# 实用胃肠疾病 综合诊疗实践

谭志洁 等/编著

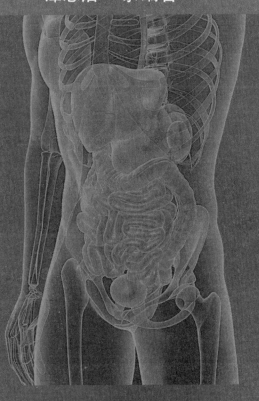

吉林科学技术出版社

**图书在版编目（CIP）数据**

实用胃肠疾病综合诊疗实践 / 谭志洁等编著. -- 长春：吉林科学技术出版社，2018.4
ISBN 978-7-5578-3843-0

Ⅰ.①实… Ⅱ.①谭… Ⅲ.①胃肠病－诊疗 Ⅳ.①R573

中国版本图书馆CIP数据核字(2018)第075538号

**实用胃肠疾病综合诊疗实践**

| | |
|---|---|
| 出 版 人 | 李　梁 |
| 责任编辑 | 孟　波　孙　默 |
| 装帧设计 | 陈　磊 |
| 开　　本 | 787mm×1092mm　1/16 |
| 字　　数 | 1160千字 |
| 印　　张 | 36.25 |
| 印　　数 | 1-3000册 |
| 版　　次 | 2019年5月第1版 |
| 印　　次 | 2019年5月第1次印刷 |

| | |
|---|---|
| 出　　版 | 吉林出版集团 |
| | 吉林科学技术出版社 |
| 发　　行 | 吉林科学技术出版社 |
| 地　　址 | 长春市人民大街4646号 |
| 邮　　编 | 130021 |
| 发行部电话/传真 | 0431-85635177　85651759　85651628 |
| | 85677817　85600611　85670016 |
| 储运部电话 | 0431-84612872 |
| 编辑部电话 | 0431-85635186 |
| 网　　址 | www.jlstp.net |
| 印　　刷 | 三河市天润建兴印务有限公司 |

| | |
|---|---|
| 书　　号 | ISBN 978-7-5578-3843-0 |
| 定　　价 | 198.00元 |

# 前 言

胃肠疾病是消化系统疾病中最常见的疾病,与人们的健康密切相关。近年来,随着人们生活水平的提高、社会经济的发展,胃肠疾病的研究已经取得了很大的进展,尤其在诊断学、治疗学方面。为了满足临床诊疗工作的需要,我们特邀请一批有经验的临床消化内科专家,结合他们多年的临床经验编写了这本《实用胃肠疾病综合诊疗实践》。

本书对临床消化系统的常见病进行了阐述。主要介绍了胃肠的解剖生理、消化内镜基础、消毒与保养、消化系统常见症状、消化系统常见诊疗技术、临床常见疾病的胃镜诊断及胃镜检查并发症、消化系统常用药物、上消化道出血、下消化道出血、食管疾病、胃部疾病、肠道疾病、肝胆胰腺疾病、腹膜及肠系膜疾病等内容。本书内容丰富,见解独到,具有较强的实用性和可操作性,对从事消化内科的医务工作者具有一定的参考价值。

尽管在编撰过程中编者们做出了巨大的努力,对稿件进行了多次认真的修改,但由于编写经验不足,加之篇幅所限,许多内容难免存在描述不够清晰,敬请广大读者提出宝贵的批评意见及修改建议,不胜感激。

# 目　　录

# 第一章　胃肠的解剖生理

## 第一节　胃、十二指肠解剖生理

胃起源于胚胎的上段前肠,由内胚层发生的消化道上皮和中胚层发生的平滑肌组织以及腹(浆)膜所形成,上下分别连接同样由前肠发育而来的食管和十二指肠。从胚胎第 4 周开始,该段前肠逐渐膨大成囊状,第 7 周时,随着食管的延长,胃也向尾侧移位,同时囊状的胃后壁生长较快,形成胃大弯,并逐渐转向左侧,顶部向上突出成为胃底,腹侧壁发育较慢,形成胃小弯,连同与其相连的十二指肠一起逐渐转向右侧,最终发育成胃,并下移至上腹部的恒定位置。胃接受由口咽摄入经食管运送而来的食物、水以及含有各种成分的液态和固态物质,作为一个暂时容纳的器官,具有贮存、混合、研磨内容物,对碳水化合物和蛋白质进行初步消化等功能,然后有规律地送入十二指肠。因此,胃有其自身的解剖和生理特点。

**【胃的解剖位置和分区】**

胃位于上腹部,是整个胃肠道最为膨大的部分,上端在膈肌食管裂孔以下与食管下端纵向相连,下端在上腹偏右通过幽门和十二指肠球部横向相连,由整体看来,胃是略呈倒 C 形的巨大囊状物,占据肝脏以下的上腹部大部分空间。胃大弯的左上部紧邻脾脏,整个下缘凭借由脏腹膜发出的大网膜覆盖并贴近横结肠,胃后壁为小网膜腔,隔潜在腔隙和后腹膜覆盖的胰腺贴近。

胃在解剖上分为五部分。

1.贲门部　与长度仅 2～3cm 的膈下腹段食管相连,是胃最小的一部分,其与胃底大弯之间形成一交角,称为 His 角。

2.胃底部　His 角左侧的胃腔向头侧突出,略高于贲门部,是胃最高的部分,故站立位时,胃内的气体常充盈于此部位。

3.胃体部　是自胃底以下占据胃面积最大的一部分,是胃内容主要的容纳部位。

4.胃窦部　胃小弯侧向远端斜行延续,在接近远端 1/3 时,转向水平,遂形成一切迹,称为角切迹,由此向相对应的胃大弯缘作一虚拟线,在此线的远侧即划为胃窦部,或称幽门窦,从组织学上并无如此清晰的分界,而是有一移行带,如此区分,只是为了便于肉眼识别。

5.幽门部　为胃的出口部分,近侧为胃窦部的延续,远侧经幽门括约肌和十二指肠相通,其表面解剖位置约在上腹胸骨柄脐连线中点右侧 1～2cm(图 1-1)。

**【胃的韧带】**

胃周围有一些由脏腹膜形成的韧带,使胃与其他脏器或组织相连,以保持胃的位置相对稳定。由于都是来自腹膜,包裹各脏器,故各邻近韧带均彼此移行相关,根据整片脏腹膜包裹各脏器的具体情况,各韧带多数为双层腹膜,但也有的仅为单层(如胃膈韧带),甚至多至 4 层(如大网膜)。多数韧带内均有相应脏器的血管走行,是上腹部手术必须准确辨认的组织解剖。①胃膈韧带:位于胃贲门部右侧和膈相连接,向右转折覆盖食管裂孔,成为膈食管韧带;②胃脾韧带:连接于胃和脾之间,向左移行于胃膈韧带;③肝胃韧带:连接于胃小弯和肝的脏面之间,右侧移行为肝十二指肠韧带,此韧带内有肝动脉、门静脉和胆总管通过,是极为重要的解剖部位;④胃结肠韧带:位于胃大弯和横结肠之间,但向前向下折叠为冗垂的大网膜;⑤胃胰韧带:指贲门、胃底、胃体向后移行至胰腺上缘的腹膜连续,只不过是一些腹膜皱褶,或称胃胰皱襞。

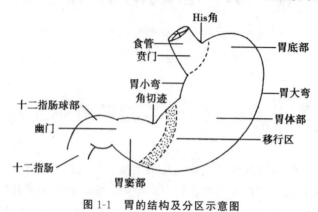

图 1-1    胃的结构及分区示意图

## 【胃的血管】

胃的血循环极为丰富,有一些重要的血管供应胃的血运,并彼此交通形成血管弓(图 1-2)。

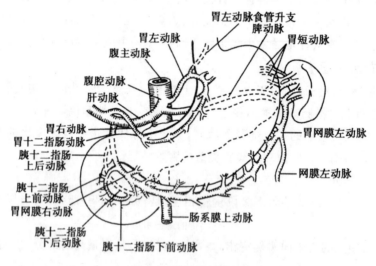

图 1-2    胃的血液供应

1.**胃左动脉**    绝大多数起自腹腔动脉干,但有少数(2.5%～15%)可直接起自腹主动脉。胃左动脉发出后向左上方走行于胃胰皱襞内,至贲门稍下方发出食管支,然后转向右下靠近胃小弯,在肝胃韧带两层腹膜中走行,沿途向胃的前后壁发出分支。

2.**胃右动脉**    多发自肝固有动脉,少数起自肝总、肝左或肝右动脉,其向胃壁的供血分支较胃左动脉分支数目少,且较细小。

3.**胃网膜左动脉**    源于脾动脉,经胃脾韧带和胃结肠韧带内走行,同时向胃前后壁发出多数分支,终端和胃网膜右动脉吻合。

4.**胃网膜右动脉**    是胃十二指肠动脉的主要分支,在胃结肠韧带内沿胃大弯向左走行,也向胃前后壁发出多数分支,其供应范围超过胃大弯的一半,终端与胃网膜左动脉连接交通,遂形成胃大弯动脉弓。

5.**胃短动脉**    起自脾动脉主干或其主要分支,一般有 4～6 支,在胃脾韧带内走行,分支进入胃底外侧。

正如其名,此动脉很短,脾肿大时几乎紧贴胃壁。胃底内侧由来自左膈下动脉的细小分支供应。

6.胃后动脉　70％左右的病人有此动脉。由脾动脉中 1/3 段的上缘或脾动脉上极支分出,经胃膈韧带进入胃底部后壁。

胃的静脉大体和同名动脉伴行。无静脉瓣、分别汇入脾静脉、肠系膜上静脉或直接进入门静脉。胃左静脉一般由胃角切迹附近开始,收受胃壁各小静脉支,沿胃小弯向贲门方向走行,在贲门下方 2～3cm 处弯向右下,并有食管支汇入,形成胃左静脉干,或称胃冠状静脉,多数汇入门静脉,少数汇入脾静脉或脾门静脉交角处。胃左静脉是肝硬化门静脉高压症时门静脉系统的重要侧支通路,几乎均出现明显曲张,多数产生反常血流,通过相交通的食管支,导致食管下段静脉曲张破裂出血,在临床上具有重要意义。

【胃的淋巴】

胃的淋巴很丰富,黏膜的淋巴液引流至黏膜下层,形成致密的淋巴网,再经肌层和浆膜层,汇合成淋巴输出管流入胃周围淋巴结,其走行方向和胃的主要动脉相一致。胃淋巴结基本上分为四组:

1.胃上组　又称胃小弯组,胃小弯淋巴液流入此组淋巴结,伴同胃左、右动脉排列,以胃左动脉为主,最上方为贲门旁淋巴结,与食管旁淋巴结相沟通。

2.胃下组　又称胃大弯组,胃大弯侧下半部及大网膜淋巴液流入此组,伴同胃网膜左、右血管排列。

3.幽门组　胃幽门部、十二指肠球部和胰头部淋巴液均流入此组,又分上下两组,分别位于胃右血管和胃网膜右血管旁。

4.脾门组　收纳胃大弯上部及胰腺体尾部淋巴液,位于脾动、静脉旁(图 1-3)。

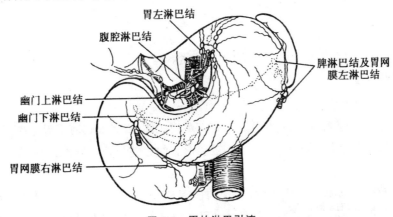

图 1-3　胃的淋巴引流

以上四组收纳的淋巴液最终汇入腹腔淋巴结,再进入乳糜池,经胸导管回流入左颈静脉。

胃周围淋巴结可进一步分为 16 组,一是分组更细,比如把幽门组分为幽门上组和幽门下组;把胃上组分为贲门右组、贲门左组、胃左动脉干组和胃小弯侧组等 4 组;把脾门组分为脾门组和脾动脉干组两组。二是扩大范围,包括肝总动脉周围组,肝十二指肠韧带内组,结肠中动脉周围组,腹腔动脉周围组,胰腺后方组,肠系膜根部组,直至主动脉旁组等,另外,还保留原有的胃大弯组。这种分组是为了便于施行胃癌根治手术时比较细致地标明淋巴结具体部位和扩大清扫周围淋巴结的需要。

【胃的神经】

胃的神经支配属于包括交感神经和副交感神经在内的自主神经系统。交感神经的节前纤维来自 7～9 胸椎神经的交感神经纤维组成的大内脏神经,经过腹腔神经节成为节后神经纤维,伴随胃的动脉到达胃,作用是抑制胃的运动和减少胃液分泌。副交感神经即来自左右迷走神经,作用与交感神经相反,促进胃的运动,增加胃的分泌。交感神经和副交感神经纤维在胃壁黏膜下层和肌层组成神经网,协调胃的运动和分泌功能。交感神经的传出纤维经腹腔神经丛及内脏神经通路进入中枢神经系统,司胃的内脏感觉。

　　迷走神经的解剖和腹部手术关系密切。缠绕食管周围的迷走神经细小分支经食管裂孔进入腹腔,随即集合为左右两主干。左干贴近食管壁转向前方,亦可称之为前干,从左上向右下走行,在贲门水平分为两支,一支走向肝门,称肝支;另一支沿胃小弯下行,称胃前支,或称前拉氏神经,在肝胃韧带内靠近胃小弯约1cm处下行,边向胃前壁发出4~6条分支至胃底和胃体前壁,行至胃角切迹附近时前支终端呈扇形分散为3~4支,因形如鸦爪,称之为前鸦爪支,进入幽门前壁。迷走神经右干,走行于食管右后方肌层外的疏松组织中,或称之为后干,较前干粗,在贲门稍下分为腹腔支和胃后支。胃后支靠近胃小弯下行,或称后拉氏神经,向胃后壁发出2~3条分支后,在胃角切迹附近也呈扇形分散开,是为后鸦爪支,进入幽门后壁。至少有1/4的人,其后干在分为腹腔支和胃后支以前,分出1~2细小支至胃底贲门部,在行迷走神经切断术时,如遗漏此支,可因切断不全而影响手术效果,故被外科医生称为罪恶支(图1-4)。

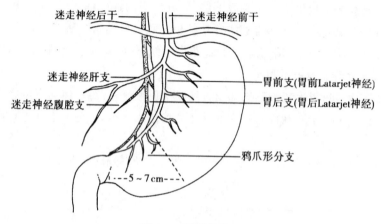

图1-4　胃迷走神经

**【胃壁组织学结构】**

　　胃壁分为四层,由内向外依次为:

　　1.黏膜层　覆盖整个胃腔表面,呈淡红色。胃窦部黏膜较厚,胃底部较薄。胃空虚时,黏膜沿纵轴出现7~10条纵行皱襞突入胃腔,胃扩张时即不明显。皱襞形态的完整与否或异常改变,常为X线钡餐检查发现病变的依据。

　　2.黏膜下层　为疏松结缔组织构成,含有大量的血管丛、淋巴管丛和自主神经丛(Meissner神经丛)。由于此层的存在,黏膜可以在肌层上滑动,手术时也可以比较容易地将黏膜由肌层上剥离下来。当然,上皮生长的癌组织也容易在黏膜下层扩散。幽门部的黏膜下层比较致密,血管、淋巴和神经组织也较少。

　　3.肌层　由三层不同方向的肌纤维组成,内层是斜行纤维,和食管的环行纤维相连,在贲门部最厚,逐渐变薄,在胃体部消失;中层是环行纤维,在幽门部最厚,向远端逐渐形成幽门括约肌;外层是纵行,与食管和十二指肠的纵行肌相连,在胃大小弯处最厚。胃肌层内也有自主神经丛(Auerbach神经丛)。

　　4.浆膜层　即脏腹膜,在胃大小弯处分别和大小网膜相连接。

**【胃黏膜组织学】**

　　胃黏膜由单层柱状上皮组成,表面有许多密集的小凹,称胃小凹,是黏膜大量腺体汇集的腺管开口处,彼此间距约0.1mm,约占黏膜厚度的1/4~1/2,贲门与胃体部较浅,幽门部较深,平均在$200\mu m$左右。每个腺体结构都像是一个细颈瓶,瓶底和瓶体由腺上皮细胞构成。胃小凹内的管状腺体主要有三种细胞:①壁细胞:分泌胃酸,$H^+$浓度可达150mmol/L,远高于血液或体液的$H^+$浓度(0.00005mmol/L)。还能分泌一种称之为内因子的糖蛋白;②主细胞:分泌胃蛋白酶原;③内分泌细胞:散在分布于壁、主细胞之间。有分泌促胃液素(又称胃泌素)的G细胞,分泌生长抑素的D细胞等。靠近瓶颈部的杯状细胞分泌偏酸性的黏液。腺体开口处胃小凹之间的柱状上皮分泌略呈碱性的黏液。胃各部的腺体分泌功能不同,贲门部主要分泌黏液,无壁细胞和主细胞;胃底和体部所占范围最大,是含有上述腺体和分泌胃酸和胃蛋白酶原的主要部位;幽门部的腺体有所不同,主要是主细胞和黏蛋白原分泌细胞,基本上无壁细胞,故其分泌液偏碱性。幽门黏膜还存在较多的内分泌细胞。胃黏膜表面单层柱状上皮细胞则分泌含有多聚糖黏蛋白的黏液,为碱性或偏中性。

**【胃的生理】**

1.消化功能　胃是重要的消化器官,食物经咀嚼并混以唾液被吞咽入胃,再混以胃液,通过胃的蠕动,搅拌研磨,成为半液状的食糜,分次小量经幽门进入十二指肠及小肠,进一步消化和吸收,胃本身的吸收功能有限,仅能吸收少量的水、葡萄糖和盐。胃的消化功能主要靠其所分泌的消化性极强的胃液。胃液由黏液、胃酸(盐酸)和胃蛋白酶原组成,含有 90% 以上的水分,还有少量的电解质、$HCO_3^-$ 和内因子等。胃酸是消化液的重要成分,由壁细胞产生,胃蛋白酶原接触胃酸后,其肽链即被裂解而成为具有活性的胃蛋白酶,消化食物中的蛋白质,最适宜的 pH 为 2,如 pH 超过 6,即被灭活而失效。食物中的碳水化合物由咽下唾液中的淀粉酶进行消化。脂肪在胃内只能被研磨搅拌,基本上不被分解。胃液中的内因子能与食物中的维生素 $B_{12}$ 结合成复合物,使之不致遭到破坏,运送至回肠末段被吸收。胃表面上皮细胞分泌的黏液不溶于水,广泛覆盖于胃黏膜表面,形成厚约 $500\mu m$ 的胶状黏液层,可以保护胃黏膜免受酸性胃液及蛋白酶的消化和固体食物的损害。胃黏膜的表面上皮细胞彼此连接紧密,细胞膜为脂蛋白,非脂溶性物质难以透过,从而阻止了胃腔内的 $H^+$ 向黏膜内逆行扩散。表面上皮细胞还能分泌 $HCO_3^-$,从黏液层的深部向表面弥散,如遇有向黏膜内扩散的 $H^+$,可予以中和,维持黏液层的 pH 梯度,表面 pH 为 2.25~2.31,深部靠近黏膜表面上皮的 pH 为 6.96~7.28,呈中性或偏碱,不但防止了 $H^+$ 的损害,而且使胃蛋白酶灭活,不致消化胃黏膜。胃的这种自我保护机制,称之为胃黏膜屏障,一旦被破坏,就会使黏膜受到严重损害。

2.胃液分泌的调控　胃液的分泌可分为消化间期和夜间的基础分泌,和进食后的餐后分泌。食物是胃液分泌的自然刺激物,进食后胃液分泌即刻增多,在整个消化过程中,胃液的分泌均受到神经体液的调控。根据调控的程序,可分为三期。

(1)头期:食物对视觉、嗅觉和味觉产生强烈刺激,兴奋大脑皮质,通过迷走神经将冲动传导至胃黏膜和胃腺体,神经终端释放乙酰胆碱,引起富含盐酸和胃蛋白酶原的胃液大量分泌。血糖低于 2.8mmol/L 时,也可刺激迷走神经中枢,导致相同的胃液分泌。当迷走神经切断后,这种头期引起的胃液分泌即消失。

(2)胃期:食物进入胃内,直接刺激胃窦部腺体的 G 细胞,分泌促胃液素,通过血循环传递至胃黏膜的壁细胞,促使胃酸分泌进一步增多。但酸性环境反过来又可抑制促胃液素的分泌,起到反馈性调节胃酸分泌的作用,切除胃窦后,胃期的胃液分泌即明显减少。另外,进食后,胃壁膨胀的机械性刺激和食物的化学性刺激也能兴奋迷走神经终端释放乙酰胆碱,促进胃液分泌。

(3)肠期:食糜进入十二指肠和近端空肠后,可刺激该段的肠黏膜产生类似促胃液素的物质,即肠泌酸素,对胃酸的分泌也有促进作用。十二指肠内的酸性食糜还能刺激促胰液素、缩胆囊素(又称胆囊收缩素)、糖依赖性胰岛素释放肽(又称抑胃肽)等消化道激素的分泌,完善消化道的消化功能。

3.胃的运动和排空功能　胃有较厚的肌层,由最内层的斜行肌、中层的环行肌和靠近浆膜的外层纵行肌构成,具有强有力的收缩功能。平时保持轻度张力,但对食物及水的容纳又有很大的顺应性,不致产生过度膨胀。空腹时有短暂的节律性蠕动,间有剧烈收缩,即所谓饥饿收缩。进食后可诱发胃收缩,由胃体部开始,向幽门方向行进,形成蠕动波,每数分钟有一个蠕动波到达幽门,此时幽门括约肌松弛,便于食糜进入十二指肠。胃的排空视食物的性状而异,一般混合性食物完全排空需 4~6 小时。平时幽门括约肌处于收缩状态,以防胆汁及十二指肠液反流。

## 【十二指肠的解剖和生理】

十二指肠近端连接胃幽门,远端连接空肠,呈C形,成人长约25~30cm。在解剖学上分为四部分:

1.第一部　较短,约3~4cm长,但较粗,管径可达4~5cm,故呈球形,又称球部,其体表投影位置相当于剑突和脐之间连线的中点偏右。自胃幽门起向右并稍向后向上走行,大部分为腹膜所覆盖,其上方与肝十二指肠韧带接连,后方为胆总管下段和胰头部。

2.第二部　第一部远端垂直转向下行,又称之为降部,长约7.5~10cm,基本上位于腹膜后,其内侧与胰头紧密相连,胆总管下端和胰腺导管开口位于其内侧壁十二指肠乳头处,在乳头上方2cm处可能还有一个副胰管开口,其后方为下腔静脉和右肾,其间为疏松结缔组织,容易分离开。

3.第三部　降部转向左横行,又称横部(水平部),完全位于腹膜后,长约7.5cm,其上方邻近胰头沟部,其后为第3腰椎体,肠系膜上动静脉在其远侧的前方纵行跨过。

4.第四部　自横部远端转向上行,又称升部,长3~5cm不等,继而转向前向下,在横结肠下方与空肠相连接,称十二指肠空肠曲。有纤维束连于膈肌右脚与十二指肠空肠曲及升部之间,称十二指肠悬肌,或Treitz韧带,是辨认近端空肠的重要解剖标志。

十二指肠的动脉血供来自胰十二指肠上、下动脉。胰十二指肠上动脉是由肝总动脉发出的胃十二指肠动脉的分支,位于十二指肠降部与胰头部之间的沟内,成弓形,同时供应十二指肠和胰头的血运,二者密不可分。胰十二指肠下动脉为肠系膜上动脉的分支,位于十二指肠横部和胰腺之间的沟内,胰十二指肠上、下动脉又各分为前、后支,在胰腺前、后吻合成动脉环。

十二指肠黏膜在球部表面平滑,自降部以下出现横行皱襞,和小肠一样,显微镜下可看到突出肠腔的绒毛,绒毛及绒毛间的隐窝,表面有杯状细胞组成的腺体,分泌黏稠的碱性黏液,称之为Brunner腺,还有分泌十二指肠液的上皮细胞,此外,有多种内分泌细胞散布在黏膜内,分泌缩胆囊素、促胰液素、促胃液素、抑胃肽等消化道激素。

十二指肠黏膜分泌碱性肠液含有肠蛋白酶、麦芽糖酶、乳糖酶、蔗糖酶、脂肪酶等,再加上胆汁和胰液也直接流入十二指肠内,故对来自胃内的食糜有进一步消化的作用。十二指肠黏膜上皮也有一定的吸收作用,但比小肠差,水、葡萄糖、电解质可迅速被吸收。

(张永乐)

# 第二节　小肠结肠解剖生理

## 【小肠的解剖】

小肠包括十二指肠、空肠与回肠,起自胃幽门,终于进入盲肠的回盲部。在成年人尸体解剖中测得小肠的平均长度约5~6m,但各人差异很大,死后检查与正常生理状态下的长度也不完全相同,直接在人体上试测的结果是3m左右,与用长的减压管放入肠道内对比所得的结果相近似。空肠约占全小肠的40%,回肠占60%。小肠的直径是上粗下细,其终部最窄。

1.十二指肠　十二指肠自第1腰椎平面与脊椎右侧相对处的胃幽门开始,止于十二指肠空肠曲,全长约25cm,形成C形,胰头位于此弯曲部分。十二指肠的位置既深又固定,且与肝和胰腺相连,与其他部位的小肠显然不同。

2.空肠　空肠开始于十二指肠空肠曲,空肠在横结肠系膜下区,依小肠系膜而盘曲于腹腔内,呈游离活动的肠襻,全长约2m余。它由肠系膜上动脉的分支供应血流。空肠主要位于左上腹与脐部,但也可至腹腔的其他部位。空肠的黏膜有许多环形皱襞,隔着肠壁即可摸到这些皱襞。空肠肠腔较宽,壁较厚,肠系膜脂肪较少,血管网较清楚,血管弓较少,末端小直血管较少而长。空肠壁上的淋巴滤泡较少,称孤立淋巴滤泡。空肠下与回肠相接。

3.回肠 回肠全长约3m左右,回肠的部位、形态随着小肠由上而下的走向而逐渐改变。回肠附着的系膜在右下腹后壁,因此它的位置大部在下腹与盆腔内。随着小肠下行,肠管亦逐渐变细,肠壁逐渐变薄而其附着的肠系膜血管吻合弓变细、变密,多至3~4个,末端小直血管较多而短。肠系膜的脂肪积聚逐渐增多变厚,血管网较为模糊。回肠的黏膜皱襞在小肠的下端逐渐减少,以至完全消失。回肠除有孤立淋巴滤泡外,在回肠壁的对肠系膜缘有丛集的淋巴滤泡,形成片状且较多,称集合淋巴滤泡,又称 Peyer 斑(图1-5)。回肠末端通过回盲瓣在右下腹与盲肠连接。

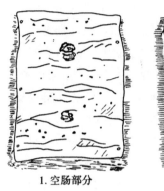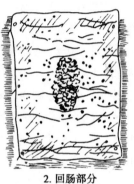

1.空肠部分　　　　2.回肠部分

**图 1-5 小肠肠壁淋巴滤泡**

空肠和回肠的交接处没有明显的界限。但是在结构上空肠与回肠有若干区别点,在手术时,可藉助这些区别点,辨认小肠是空肠还是回肠。

小肠肠壁分为4层:浆膜(即脏层腹膜)、肌层、黏膜下层和黏膜。肌层又分为外层纵肌和内层环肌。

在所有腹腔脏器中,小肠所占的体积最大。因此,受伤的机会理应最多,但小肠具有弹性,各肠曲间的活动亦较自由,范围较大,可藉以躲让外来的压力,损伤得以减少。腹部闭合伤时,小肠损伤较实质性脏器损伤为少。在开放性腹部伤,肠损伤约占半数。

小肠壁发生小的刺伤伤口时,可因小肠壁肌层收缩将小破口封闭,而无肠液外漏。如伤口大或黏膜外翻,则难于自行闭合。在闭合性损伤时,肠管被压抵脊柱或骶骨时,损伤常较重,破损较大甚至近于横断。

肠黏膜的表面有大量肠绒毛,绒毛为肠上皮所覆盖,肠上皮由柱状细胞、杯状细胞和内分泌细胞所构成。柱状细胞又称吸收细胞,是主要的肠上皮功能细胞,具有吸收功能,约占肠上皮细胞总数的90%,在吸收细胞的游离面有大量密集的微绒毛,形成刷状缘。杯状细胞合成与分泌黏蛋白。在绒毛下固有层内有肠腺,为单直管状腺,其顶端开口于绒毛之间的黏膜表面。肠腺上皮的底部有 Paneth 细胞和未分化细胞,Paneth 细胞分泌溶菌酶,未分化细胞可以增殖分化、修复上皮。肠上皮不断地更新,每分钟有几千万个细胞脱落,但不断有新生细胞进入绒毛,每3~7天为一更新周期。在固有膜的网状结缔组织间隙中有很多淋巴细胞包括 T 和 B 淋巴细胞,还有许多浆细胞、巨噬细胞。因此,小肠具有免疫功能。

4.空肠回肠的肠系膜 小肠系膜含有供给小肠的神经血管系统。其腹壁附着部或肠系膜根部从第2腰椎左侧往下伸至右侧,它横过十二指肠水平部的腹侧,跨过主动脉和下腔静脉、输尿管、而至右骶髂关节的部位。其根部的附着部长约15cm,其内含有动、静脉,淋巴管和神经。肠系膜的深度(指肠系膜根部至肠缘的距离)在小肠的两端都不长,而以跨过脊柱的部分为最长,一般不超过20~25cm。

肠系膜上动脉在其起始处附近分出十二指肠下动脉,后者在胰头与十二指肠之间。肠系膜小血管先后穿过浆膜、肌层和黏膜下层。主要的动脉分支被破坏后,由这些血管所供应的一段肠管便易发生坏死。

小肠静脉的分布与动脉大致相同,最后汇合成为肠系膜上静脉。它与肠系膜上动脉并行,在胰颈的后方与脾静脉汇合形成门静脉。肠系膜上静脉损伤或发生栓塞时,也可致小肠静脉充血、坏死和腹膜炎。

小肠由自主神经支配,交感神经的内脏神经以及部分迷走神经纤维在腹腔动脉周围及肠系膜上动脉根部组成腹腔神经丛和肠系膜上神经丛,然后发出神经纤维至肠壁。交感神经兴奋使小肠蠕动减弱,血管收缩;迷走神经兴奋使小肠蠕动增强,肠腺分泌增加,并使回盲部括约肌松弛,小肠的痛觉由内脏神经的传入纤维传导。

**【小肠的生理】**

小肠的主要生理功能是消化和吸收(同化作用)。除胰液、胆液及胃液等可继续在小肠内起消化作用外,小肠黏膜腺体也能分泌含有多种酶的碱性肠液,其中最主要的是多肽酶(肠肽酶),它能将多肽变为可由肠黏膜吸收的氨基酸。食糜在小肠内分解为葡萄糖、氨基酸、脂肪酸后,即被小肠黏膜吸收。小肠黏膜上有许多绒毛(估计有 500 万个),每一个绒毛被柱状上皮细胞覆盖,含有一个毛细血管襻和淋巴管(乳糜管),因而使吸收面积大为增加,构成近 $10mm^2$ 的吸收面。葡萄糖、氨基酸及 40% 脂肪酸系由毛细血管吸收,经过门静脉到达肝内。其余 60% 脂肪酸则由乳糜管吸收,到达乳糜池及胸导管内。除食物外,胃液、胆汁、胰液、肠液内的电解质,以及摄入的大量电解质也在小肠内被吸收进入血液循环。

小肠的运动机能在消化吸收过程中起着重要的作用。小肠的运动可分为两大类:第一类系蠕动所形成的前进推动力,带着食糜团沿着肠道下行;第二类是使食糜混合并使之与肠黏膜密切接触,这一类动作又可分为:①有节律的分节运动,将食糜一分再分;②来回的摆动运动,将食糜在局部的肠襻内摆来摆去。第一类向前运动的蠕动大部依靠肠系膜上完整的神经丛所控制,但是蠕动的传导并非完全通过神经丛来维持。用一短段玻璃管代替一部分肠段时,蠕动波可被玻璃管远端的肠段所接受,说明蠕动波可由肠腔内容物所传导。第二类运动在已被切断、无神经丛的肠襻上仍可见到。

小肠被大量切除后,营养的吸收将受到妨碍,吸收最差的是脂肪,其次是蛋白质,碳水化合物是易被吸收的营养物质。根据临床实践,空肠与回肠保留 100cm 以上,并有回盲部,经过机体的代偿,仍足以维持所需营养的消化、吸收。

末端回肠对蛋白质、脂肪、碳水化合物有良好的吸收功能,并具有对某些微量物质(铜、维生素 $B_{12}$)与胆汁的特定吸收功能。因此,大量小肠切除后,虽然切除的长度相当,但营养障碍在回肠被切除的病例较为明显。

小肠除有消化吸收与运动功能外,胃肠道的大量内分泌细胞还有分泌激素的功能,它们能摄取胺前身物,脱羧后产生多肽激素,它们和胰腺的内分泌细胞同属 APUD 系,这些细胞统称为胃肠胰内分泌细胞(GEP),现已知的肠道内分泌有 SHT 肽类,生长抑素、胃泌素、缩胆素、胰液素、胃动素、抑胃多肽、神经降压素、肠高血糖素等。它们的生理功能有的比较明确,有的尚不完全清楚。这些激素具有调节消化道功能的作用。

20 世纪 80 年代以后,对肠道的免疫功能有了进一步的认识,肠道系统含有全身 60% 的淋巴细胞,占全身产生 IgA 细胞的 70%。人类每日进入的饮食中含有大量细菌、寄生虫与病毒以及其他一些有害物质,但不能进入肠腔外机体中,主要是肠黏膜有屏障作用,现在认为肠黏膜屏障的功能是:①由黏膜细胞及紧密连接部组成的黏膜屏障;②由黏膜、消化液及肠腔内的原籍菌构成的生物屏障;③由 Sig A 淋巴细胞等组成的免疫屏障。当肠黏膜屏障发生障碍,有产生细菌易位的可能,加重机体的免疫炎症反应。

**【结肠的解剖】**

盲肠和结肠,全长约 1.5m,为全肠道的 1/4～1/5。

1.盲肠 盲肠是大肠的起端。它的长度和宽径相仿,各约 6.0cm,是大肠的最宽部分。它的肠壁最薄,有脏层腹膜包绕,但无系膜,因而经常呈半游离状态,位于右髂窝内。但也可能高达肝下或低达盆腔内。有时由于升结肠肠系膜未与后腹壁腹膜完全融合,盲肠可以移动至腹腔中部。盲肠的左内侧与末端回肠相连接,远端连接向上行的升结肠。盲肠的起始部靠近末端回肠交接处,与阑尾相连。在回肠盲肠交界处的肠腔内的上、下方有黏膜和环肌折叠所形成的瓣膜,称回盲瓣,具有括约肌样的作用。它可调节食糜进入盲肠的速度,并防止粪便反流至回肠。切除回盲部后,食糜进入到结肠的速度加快,引致腹泻。大量小肠切除后,营养的消化、吸收状况与回盲部是否保留有明显的关系。

2.结肠 结肠包括升结肠、横结肠、降结肠和乙状结肠。它的下端与直肠相接。结肠在盲肠的直径约为 6cm,以后逐渐变细,到乙状结肠的终部时直径为 2~3cm。

(1)升结肠:长约15cm。其下缘通常与髂嵴接触,其上缘则在第 10 肋跨过腋中线的水平。其后侧有右肾下部,内侧有腰大肌与十二指肠的降部。

右侧的升结肠和左侧的降结肠的后侧没有脏层腹膜覆盖,亦没有系膜附着,因而是紧靠腹后壁的间位肠管,位置固定。当腹膜外部分受外伤穿破时,可以引起腹膜后感染。

(2)横结肠:横结肠完全为腹膜所覆盖,因此,它是十分游离的肠段,长约 60cm 米。横结肠具有横结肠系膜,横结肠及其系膜将腹腔大致分为结肠上区和结肠下区两部分。这是一道自然的屏障,能防止上、下两部位发生相互感染。胃结肠韧带和大网膜附着于横结肠前方。

横结肠系膜根部与十二指肠水平部和升部、十二指肠空肠曲和胰腺在解剖上的关系很密切。横结肠系膜中有中结肠动脉,如被损伤,将造成横结肠缺血性坏死。

横结肠与右侧升结肠的交界处称为肝曲,与左侧降结肠的交界处称为脾曲。肝曲与脾曲结肠虽都有腹膜覆盖,且有系膜连着,但分别各有肝曲韧带、脾曲韧带和肝脏、脾脏、腹后相连,位置固定。脾曲的位置较肝曲为高,肝曲位于肝右叶脏面与右肾下极前面之间。前内侧与胆囊底,后内侧与十二指肠降部相邻,游离肝曲时要注意肝脏和十二指肠。脾曲位置较深,在肋缘之后并部分为胃所覆盖,其后侧为肾脏,左侧脾曲游离时要注意脾脏下极、胃大弯和后侧的输尿管。

(3)降结肠:从结肠脾曲降至髂嵴,长约25cm。其后侧面直接与腰方肌上的肌膜接触,无腹膜,其余部分有腹膜覆盖。降结肠的部位较升结肠为深,很少有肠系膜。

(4)乙状结肠:乙状结肠从髂嵴开始,在第 3 骶椎终止,长约40cm。它分为固定段(髂段)和活动段(骨盆段)。髂段位髂窝内,无系膜。骨盆段较长,由骨盆乙状结肠系膜悬于骨盆后壁。当系膜长时,这一段的活动度很大。但有时系膜很短或无系膜,它可不弯曲而直接从髂段下行至直肠。

盲肠、结肠在肉眼辨认上有三个特点:①盲肠、结肠的管壁上有 3 条纵行的结肠带附于肠壁表面。这些结肠带是由肠壁的纵行平滑肌纤维汇集而组成的 3 条并行的纤维带,到达直肠时消失;②因肠管的长度较结肠带为长,由于结肠带的限制而形成袋形皱折,称为结肠袋;③结肠壁上有肠脂垂,这些肠脂垂是由脏层腹膜间的脂肪积聚而成的指状突起。

盲肠、升结肠、横结肠的动脉血液来自肠系膜上动脉的分支,即回结肠与右、中结肠动脉。降结肠、乙状结肠与直肠的血液则由肠系膜下动脉的分支,即左结肠动脉和乙状结肠动脉、直肠上动脉所供给(图 1-6)。

回结肠动脉供应盲肠。右结肠动脉在回结肠动脉的上方,自肠系膜上动脉分出,并在右侧结肠系膜后间隙的腹膜后方行走。在接近结肠时分出上、下两支,下行支与回结肠动脉的结肠支吻合,上行支与中结肠动脉的右支吻合,此上下两支均供应升结肠。

中结肠动脉在胰腺下缘,起自肠系膜上动脉,在横结肠系膜内走行并分为左右两支,与左右结肠动脉吻合。右支供应横结肠的右侧 1/3,左支供应左侧的 2/3。

肠系膜下动脉在主动脉分叉处上方 10cm 处自主动脉分出。它分出左结肠动脉供应降结肠;乙状结肠动脉,供应乙状结肠;直肠上动脉供应直肠近端。

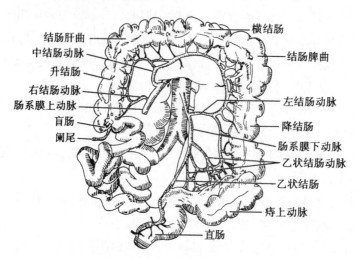

图 1-6　肠系膜下动脉及其分支

结肠的静脉大部与动脉伴行,血液经过肠系膜上静脉与下静脉回流至门静脉。

结肠的神经支配在左、右侧有所不同。左半结肠由盆神经发出的副交感神经纤维和由肠系膜下神经丛发出的交感神经纤维支配;右半结肠则由迷走神经发出的副交感神经纤维和由肠系膜上神经丛发出的交感神经支配。

结肠淋巴结可分为四组:①结肠上淋巴结,位于肠壁肠脂垂内;②结肠旁淋巴结,位于边缘动脉附近及动脉与肠壁之间;③中间淋巴结,位于结肠动脉周围;④中央淋巴结,位于肠系膜上、下动脉的周围,结肠淋巴结的分布与动脉相似,右半结肠的淋巴经各组淋巴结汇集注入肠系膜上动脉根部淋巴结,并与小肠的淋巴汇合,再注入至腹主动脉旁的淋巴结;左半结肠的淋巴则注入肠系膜下动脉根部的淋巴结,再至腹主动脉旁淋巴结。结肠的淋巴不仅流向结肠动脉根部的淋巴结,而且与邻近动脉弓附近的淋巴结相沟通,因此在行结肠癌根治手术时,应将该部位结肠动脉所供应的整段肠管及其系膜全部切除。

结肠壁如同小肠也分为黏膜、黏膜下层、肌层和外膜等四层。黏膜表面无绒毛,也无环行皱襞。黏膜表面上皮由吸收细胞和杯状细胞组成,固有膜内有肠腺,含有未分化细胞,结肠上皮细胞经常脱落,不断由肠腺来补充,更新期约为 6 天。

**【结肠的生理】**

结肠的主要机能是吸收水分和储存粪便。除水分外,葡萄糖和无机盐也可以在结肠内吸收,吸收机能在右半结肠较为明显。在大量小肠切除后,经过代偿,右半结肠可能吸收部分氨基酸。左半结肠的功能主要是储存粪便。粪便一般储存在乙状结肠内,平时直肠内无粪便,仅在排便前或排便时,才有粪便充盈。结肠黏膜分泌黏液,其作用为使黏膜滑润不致因粪便通过而受损伤。

结肠运动有节段性和推进性收缩两种,前者主要将右半结肠内容物来回揉挤,以促水分和盐类的吸收;后者则将粪便向远端推送。钡餐后钡在 4 小时后到达肝曲,6 小时后到达脾曲,24 小时后始完全排出。

结肠内含有大量细菌,其中以厌氧类杆菌、厌氧乳酸杆菌和梭状芽孢杆菌数量最多。这些细菌除能抑制某些病原菌外,还可利用肠内的物质合成维生素 K、维生素 B 复合物、短链脂肪酸等以供体内需要。

(侯俊丽)

# 第三节　阑尾的解剖生理

**【阑尾的发育】**

胚胎发育至 7mm 时,大肠和小肠在中肠的弯折处分界。17mm 胚胎时中肠弯折顶端见锥形伸出,阑尾由此尖端发育而来。胚胎 5 个月后锥形伸出的近段扩张成为盲肠。因此胚胎发育的结果导致部分盲肠为漏斗形,而不是圆形。阑尾则由盲肠顶端沿其纵轴向下。

出生时阑尾从两侧对称生长的盲肠尖端继续向下延伸。盲肠两侧在出生后发育出现不对称现象,前纵肌和右后纵肌间的盲肠壁呈袋状突出生长,左侧和后侧壁发育较少,导致成人阑尾常在盲肠内侧居后,而不是位于顶端。根据此特点行阑尾切除术时易寻到阑尾,并有助于诊断阑尾占位病变。阑尾与盲肠的位置关系由于盲肠的不同发育而有差异。根据一份大宗解剖资料,阑尾位于盲肠后内的约为 66%,达盆腔入口的约 31%,位于漏斗形盲肠下的约 2%,前位的仅约 1%。

盲肠和阑尾一般位于右下腹,这同胚胎发育密切相关,胚胎早期的腹腔非常小,中肠位于腹腔外,3 个月时胚胎约 40mm 长,随腹腔发育中肠进入腹腔。小肠进入右侧,后肠移至左侧,形成降结肠。此时肠段长度迅速增加,造成肠管迂曲、旋转。最初结肠是游离的,由中肠发育而来的盲肠上升并向右旋转至十二指肠前。盲肠从右上腹部随结肠长度增加而下降至右下腹部。

由于结肠旋转过程中的不同情况,导致盲肠和阑尾可能出现多种异位。旋转后下降不够则盲肠停留在右上腹肝下;旋转后下降过多则盲肠在盆腔;反方向旋转时,盲肠位于左腹部,盲肠过长可偏向左或达盆腔入口部;升结肠固定少时,盲肠可移动到腹中部,甚至左侧。

**【解剖和生理】**

阑尾长度一般为 6～8cm,外径 0.6～0.8cm,内径仅 0.2～0.3cm。其长度变异范围较大,老年人一般较短。其内腔与盲肠相通,开口于回盲瓣远侧 1.5～2.5cm 处。阑尾系膜因长度较短,呈三角形,内有进出于阑尾的血管、神经和淋巴管,类似于小肠系膜,所以阑尾通常呈弯曲状。

阑尾壁的层次与胃肠结构相一致,其黏膜组织和盲肠黏膜相似,所以亦可发生腺癌。阑尾黏膜下层有很多密集相连形成的集合淋巴滤泡(或称淋巴小结)和许多弥散的淋巴组织,青少年时最多,30 岁以后开始逐渐减少。阑尾壁内纵肌完整,其与盲肠的结肠带相连,进入盲肠后分开成前、后右、后左 3 条。前侧较后侧发达。

阑尾动脉为回结肠动脉的一个终末分支,位于阑尾系膜游离缘,分支后进入阑尾壁。阑尾切除时,可先于回肠下缘钳夹阑尾系膜游离缘,以控制阑尾动脉。阑尾静脉属回、结肠静脉终末支,其血流经回结肠静脉、肠系膜上静脉、门静脉进入肝内;阑尾的神经、淋巴管同静脉一样沿动脉分布。阑尾神经来自肠系膜上动脉周围的交感神经丛,与脊髓第 10 胸节相接;其淋巴回流可以到达右结肠动脉、十二指肠前和肝曲前的结肠系膜淋巴结及肠系膜上动脉周围淋巴结。

阑尾具有蠕动和吸收水、电解质的功能,阑尾蠕动可将进入其腔内的粪便和食物碎屑排出,因此阑尾壁有肿瘤时可造成阑尾的套叠。阑尾还具有一定的免疫功能,阑尾壁内有丰富的淋巴组织,被认为与回肠末端 Peyer 淋巴滤泡一起可产生淋巴细胞和抗体,对防止病毒等感染有一定的作用,故有人认为切除阑尾可能使机体丧失对一部分疾病的抵抗能力,包括恶性淋巴瘤和肠道癌肿,因此,预防性阑尾切除术或在腹部行其他手术时随意将无病变的阑尾切除是不可取的。

(侯俊丽)

# 第四节　肛管直肠的解剖生理

## 一、肛管、直肠及结肠的胚胎发生概要

由于肛管直肠移行区是由内外胚层共同组成,相互交织在一起,不但有重要的解剖学意义,而且该部位疾病发生率高,有更重要的临床意义。

人胚第2周三胚层建立后,内胚层在卵黄囊的顶壁,由于胚胎的不断发育,将卵黄囊包卷,胚体由盘状变成圆管状,卵黄囊顶部的内胚层被包卷入胚体内,随后成为两端封闭的管状,这是消化器官的原基称为原肠,卵黄囊的末端仍为囊状,并有一狭窄的卵黄囊柄与原肠相连,将盲管的原肠分为前、后两端,即前肠和后肠,腹侧尾端内胚层突出的盲管直接插入体蒂内,称尿囊,后肠尾端扩大的盲囊,称泄殖腔。在尾突出现时,后肠末端伸入尾突内,称尾肠,中间与卵黄囊相通的部分称中肠。内胚层主要分化生成消化管(从咽到直肠)的上皮以及膀胱、尿道、肺泡等的上皮;中胚层演变成横纹肌、平滑肌,以及血管、子宫、阴道等的上皮;外胚层演变成人体表皮,神经组织、肛门和男性尿道末端的上皮等。

泄殖腔的分隔:胚胎发育到第5周(7.5mm),泄殖腔两侧外面的中胚层呈纵行的凹沟与内胚层增生的脊相融合成尿直肠隔,此隔不断向尾端推进,最后与泄殖腔膜相连,将泄殖腔分隔成背腹互不相通的两腔,背侧为原始直肠、腹侧为尿生殖窦,泄殖腔膜也被分隔成为背侧的肛膜和腹侧的尿生殖膜。尿直肠隔分别参与了尿生殖窦的背侧壁和直肠腹侧壁的组成,直肠分化完成后,尿直肠隔上连膀胱直肠(女性子宫直肠)陷窝;下连会阴组织,即成人的腹膜会阴隔。胚胎第7周,鞍状的中胚层向下生长,使尿生殖窦和后肠之间的裂纹加深形成狭小的泄殖腔管,将尿生殖窦和尾肠完全隔开,尿生殖窦发育成膀胱等,尾肠向会阴部伸展发育成为直肠。到第9周出现原始会阴,尿生殖膜与肛膜之间有间质相隔,12周时会阴向后迅速生长,使肛门移到正常位置。

外括约肌的生成及肛管直肠融合套叠学说:外括约肌起源于泄殖腔膜两侧的中胚层组织。8周时出现环绕泄殖腔周围的皮肌形态,即为原始的泄殖腔括约肌。12周会阴中央带形成,将直肠从尿生殖结构中分离出来,亦将泄殖腔括约肌分割成前方的尿生殖括约肌和后方的肛门外括约肌。但组成盆底围绕肛管周围的肛提肌不是来源于泄殖腔括约肌,而是来自脊柱尾部的肌节。胚胎第7周外胚层形成一凹陷称原肛,原肛由肛门括约肌围绕,继而在中央出现数个结节状的肛突融合成脐状,最后形成肛管,借肛膜与原始直肠相隔,肛膜上方为内胚层,下方为外胚层。第8周肛膜破裂,原肛和直肠相通,成为正常的肛管直肠。原肛出现后向上套入后肠的下端,在套叠间形成两个环状的间隙,内侧为肛直窦,外侧为肛旁隙。肛直窦是后肠黏膜的折叠部分,肛旁隙位于肛管上皮与肛直窦之间。以后肛直窦闭合,肛管外移,直肠壁与肛旁隙融合,肛旁隙消失,肛管腔变宽,肛管形成。故肛管直肠没有一个清楚的分界线,而是鳞状上皮和柱状上皮交错的肛管直肠过渡区。由于此区结构复杂,肛管、直肠疾病的发病率也高。如泄殖腔分隔不全可形成直肠与膀胱、尿道或阴道瘘,肛管与直肠融合贯通不全,可形成肛门狭窄或闭锁等。

结肠的生成:胚胎第4周,胃幽门至泄殖腔整个消化道为一直管,由腹背系膜悬挂于腹腔的正中线上,它分前、中、后肠。中肠生长快,5周后卵黄囊蒂脱离肠襻逐渐消失,如未完全消失,日后则形成Meckel憩室,多位于距回盲瓣25~100cm处,男多于女。5~10周中肠的两端已固定,上方固定在十二指肠上段,下方(固定在结肠角)固定在中、后肠交界处,这两点间形成十二指肠结肠峡,从腹主动脉发生的肠系膜上动

脉经十二指肠峡到肠襻的顶部,再分支到肠襻的头支和尾支。肠襻头尾支以肠系膜上动脉为中心,从腹面观逆时针旋转 90°,结果肠襻的头支转向右下,尾支转向左上,从而建立了大小肠在腹腔中的位置,头支急剧生长形成空、回肠,尾支形成右半结肠、盲肠和阑尾。后肠形成左半结肠和直肠。如肠旋转不良可出现高位盲肠(在肝区)或低位盲肠(在盆腔)等。

## 二、肛管、直肠解剖生理概要

### 【肛管、直肠解剖概要】

1.肛管　是消化道的末端,上自齿状线,下至肛缘,长 3～4cm,肛管上段的表层是柱状上皮和移行上皮,下段为移行上皮和鳞状上皮。肛管外只有部分括约肌包绕。这是常用的解剖学肛管。另外为了适应肛管直肠外科手术的需要,又有外科肛管及肛门直肠的分法。外科肛管:上自肛管直肠环上缘(齿状线上方约 1.5cm)下至肛缘,其范围较大,包括了直肠末端和解剖学肛管,肛门括约肌环绕着外科肛管。肛门直肠:肛门直肠的分法是将括约肌包绕的齿状线以上至肛提肌附着处称直肠颈,以下称固有肛管,这三种分法都是为了适应外科手术的需要,便于术中保留括约肌。但一个肛管三种说法势必引起混乱,故仍用解剖学肛管为好。男性肛管前面与尿道,前列腺毗邻,女性与阴道毗邻,后方为尾骨。肛管的长轴指向脐,它和直肠壶腹之间形成向后开放的夹角,称肛直角,为 90°～100°。

齿状线:齿状线是直肠与肛管的交界线,又称梳状线。由肛瓣和肛柱下端组成,呈锯齿状,故称齿状线。由齿状线向下延伸约 1.5cm 的幅度,围绕肛管表面形成一环形隆起,称肛梳又称痔环。此区由复层扁平上皮覆盖,其深部含有痔外静脉丛,故痔环表面呈微蓝色,光滑而有光泽,此部皮肤借致密结缔组织与肌层紧密附着。在肛梳下缘是白线,白线并不白,也看不见,但在行直肠指诊时可扪到,即是内括约肌下缘与外括约肌皮下部之间的一环形浅沟,称内外括约肌间沟,即白线。直肠下端与口径较小的肛管相连,齿状线以上的直肠黏膜形成 8～10 个的纵行条状皱襞,长 1～2cm,称直肠柱(肛柱)。当直肠扩张时直肠柱可以消失。直肠柱内有直肠上动脉的终末支和齿状线上痔内静脉丛。直肠柱下端,相邻直肠柱之间的半月形黏膜皱襞称肛瓣。两直肠柱下端与肛瓣相连形成的许多袋状小隐窝,称肛窦或肛隐窝。肛窦开口向上,深 3～5mm,肛窦有储存黏液润滑大便的作用。肛窦底部有肛腺开口。肛腺有 4～8 个,多集中在肛管后壁,肛腺在黏膜下有一管状部分,称肛腺管。肛腺管多数呈葡萄状,少数是单腺管。2/3 的肛腺向下向外伸展到内括约肌层,少数可伸展到联合纵肌,极少数可到外括约肌或肛旁间隙。如肛隐窝感染可沿肛腺扩散。在直肠柱下端或其旁的三角形上皮突起,基底呈淡红色,尖端灰白色,直径 1～3mm,称肛乳头。肛乳头的位置不恒定,多数在直肠柱下端,少数在肛瓣上。肛乳头在感染、外伤等因素影响下可发生肥大,大的可达 1～2cm。

2.直肠　直肠长 12～15cm,上端在第 3 骶椎平面与乙状结肠相接,下端在齿状线处与肛管相连。直肠下端扩大成直肠壶腹是粪便排出前的暂存部位。在直肠壶腹部有上、中、下 3 个半月形皱襞,内含环形肌纤维,称直肠瓣,又称 Houston 瓣。其位置排列大致为左一右一左。但该瓣不恒定,可多于或少于 3 个。但中瓣较恒定并与腹膜反折平面对应。直肠扩张时直肠瓣可消失。直肠瓣有阻止粪便排出的作用,直肠壶腹的最下端变细与肛管相接。直肠并不直,直肠上段沿着骶尾骨盆面下降,形成一个向后的弓形弯曲,称骶曲。直肠末段绕过尾骨尖转向后下方,形成一个向前的弓形弯曲,称会阴曲。故在做直肠或乙状结肠镜检查时应注意直肠的弯曲。直肠上 1/3 前面和两侧有腹膜覆盖,中 1/3 段前面有腹膜,然后腹膜向前反折覆盖于膀胱或子宫上,形成直肠膀胱陷凹或直肠子宫陷凹,该陷凹是腹腔的最低点,如该陷凹有积液或恶性肿瘤细胞脱落种植转移到该陷凹时,常可通过直肠指检扪及。直肠下 1/3 段全部位于腹膜外,故直肠是腹腔内外各半的肠襻。直肠无真正系膜,只在直肠后上方有腹膜包绕直肠上血管和其他软组织,称为直肠系膜,该处与骶前筋膜(Waldeyer筋膜)之间有疏松纤维组织相连。在直肠中下段有侧韧带将直肠固定于骨盆侧壁。腹膜外直肠前方有Denonvilliers筋膜与前列腺、精囊相隔。

3.肛管、直肠肌肉　肛管直肠肌肉主要有肛管内括约肌、外括约肌、耻骨直肠肌、肛提肌和联合纵肌。除肛管内括约肌是不随意肌外,其他均是随意肌。但联合纵肌中既含有随意肌又含有不随意肌,以后者含量多。以上肌肉既能维持肛管的闭合,又能在排便时开放肛管。但如某些肌肉损伤可影响肛管的括约功能、导致大便失禁。

(1)肛管内括约肌:结直肠的肌肉是内环形,外纵形,肛管内括约肌是直肠下端环形肌的增厚,属平滑肌。上到肛管直肠环平面,下达括约肌间沟,高约2.0cm,厚约0.5cm。内括约肌的主要功能是括约肛门,排便时该肌松弛并有一定张力将粪便逼出肛管,不排便时内括约肌呈持续不自主的收缩状态,闭合肛管。

(2)肛管外括约肌:外括约肌分为三部分,即皮下部、浅部和深部。皮下部:是环形肌束,环绕肛管的下端,位于皮下。皮下部的上缘与内括约肌的下缘毗邻,两肌纤维间有联合纵肌纤维穿过至肛管皮下。浅部:位于皮下部稍外上方,在外括约肌深部与皮下部之间,它起于尾骨,向前围绕肛管止于会阴体。是外括约肌中最长、收缩力最强大的部分,附着于尾骨处的肌纤维形成肛尾韧带。深部:位于浅部的上方,呈环状肌束。该肌的后部肌束与耻骨直肠肌合并,二者不易分开;前方游离,并有部分肌纤维与会阴深横肌合并止于坐骨结节,大部分外括约肌深部的肌纤维与耻骨直肠肌在直肠前壁连合构成肛管直肠环的前部。以上三层外括约肌分界线并不很清楚,但皮下部与浅部之间的分界线稍清楚一些。肛管外括约肌的功能是,平时闭合肛管,排便时松弛,肛管扩张协助排便。近年来,Shafik认为三部分外括约肌象3个U字形的肌襻,肛管外括约肌的深部与耻骨直肠肌组成了尖顶襻;浅部形成中间襻;皮下部形成基底襻。协助排便是依3个肌襻的一缩一舒的形式来完成的,即前者收缩将粪便向下推,后者放松接纳粪便,如此反复交替。闭合肛门时尖顶襻及基底襻同时牵拉肛管后壁向前;中间襻牵拉肛管前壁向后,3肌收缩使肛管紧闭。

(3)肛提肌:肛提肌呈左右对称性排列,在中线相连成漏斗状,是组成盆底的主要肌肉,对承托盆腔内脏、协助排便和括约肛管都有重要作用。肛提肌由3部分组成:①耻骨尾骨肌:起于耻骨弓的后面绕直肠颈,止于尾骨;②髂骨尾骨肌:起自肛提肌腱弓的后面和坐骨棘的盆面,止于肛尾缝;③坐骨尾骨肌:起自坐骨棘盆面和骶棘韧带,止于尾骨。耻骨尾骨肌位于髂骨尾骨肌的内侧,将其分为提肌板及肛门悬带,提肌板的内侧称为提肌脚,提肌脚的内侧缘呈U形围成提肌裂隙,此裂隙借裂隙韧带与直肠颈相连。提肌脚在提肌裂隙处急转向下形成的垂直肌袖称肛门悬带,它穿外括约肌皮下部,止于肛周皮肤,提肌板收缩时有扩张肛管的作用。左右肛提肌在后部交叉织成肛尾缝(肛尾韧带),肛提肌及提肌脚收缩时肛尾缝被拉宽变短,直肠颈变大,有利排便。提肌脚、肛门悬带、提肌裂隙和裂隙韧带称为提肌复合体,有固定肛管的作用。

(4)耻骨直肠肌:起于耻骨下支的背面及邻近筋膜,大部分肌纤维经耻骨联合下方绕直肠外侧向后与对侧联合成U形,部分纤维附着于尿生殖膈,或向后延伸形成腱止于尾骨。耻骨直肠肌位于提肌脚下方、肛门悬带外侧,与外括约肌深部紧密融合形成尖顶襻,对括约肛管起着重要作用。

(5)联合纵肌:由三层肌纤维组成,内层是直肠纵肌的延长,中层是肛门悬带和提肌板的延续,外层是耻骨直肠肌和外括约肌深部向下延伸的部分,以上3层纵肌共同被称为联合纵肌,它们的下端在肛管内括约肌下缘平面移行成中央腱,再分出3束纤维向外进入坐骨直肠窝,向下穿外括约肌皮下部止于肛周皮肤。向内止于肛管皮肤及齿状线附近的黏膜,有固定肛管及防止直肠黏膜和内痔脱垂的作用。联合纵肌发出的大量放射状纤维将内外括约肌联系在一起,还有括约肛管的作用。但另一方面由于肌纤维止于肛周皮肤,如肛周感染易往坐骨直肠窝深部扩散。

（6）肛管直肠环：肛管直肠环由耻骨直肠肌、内括约肌、外括约肌深部和联合纵肌组成。此环做直肠指检时可以清楚地扪及，该环的作用是括约肛管，如损伤可致肛门失禁。

4.肛管、直肠周围间隙　肛管直肠周围间隙内含有大量的脂肪，并且神经分布少，容易发生感染形成脓肿或肛瘘。以肛提肌为界分为肛提肌以下的间隙和肛提肌以上的间隙。肛提肌以下的间隙有：

（1）肛门周围间隙：位于坐骨肛管横膈和肛门周围皮肤之间，左右两侧可在肛管后方相通。

（2）坐骨直肠间隙：在坐骨结节与肛管之间，坐骨肛管横膈之上，肛提肌之下，左、右各一，在肛管后方可相通。

肛提肌以上的间隙有：

（3）骨盆直肠间隙：在直肠两侧，肛提肌之上，盆腔腹膜之下，外侧是闭孔筋膜，左、右各一。

（4）直肠后间隙（骶前间隙）：在直肠与骶骨之间、肛提肌之上。

5.肛管、直肠的血管、淋巴和神经

（1）动脉：肛管直肠的血供来自直肠上、下动脉、肛门动脉和骶中动脉四支：

1）直肠上动脉是肠系膜下动脉的末支。肠系膜下动脉起于十二指肠水平部下方的腹主动脉前壁，在分出结肠左和乙状结肠动脉处靠近左侧输尿管，高位结扎肠系膜下动脉时，须显露左侧输尿管，以免误伤；

2）直肠下动脉由髂内动脉前干或阴部内动脉分出，左、右各一，通过直肠侧韧带进入直肠与直肠上动脉在齿状线上下有吻合；

3）肛门动脉由阴部内动脉分出，左、右各一，通过坐骨直肠间隙，供应肛管和括约肌，并与直肠上、下动脉相吻合；

4）骶中动脉由腹主动脉分叉处的后壁分出，紧靠骶骨下行，供应直肠下端的后壁。但此动脉在成人多数已闭合。

（2）静脉：有两个静脉丛：

1）痔内静脉丛位于齿状线上方的黏膜下层，汇集成数支小静脉，穿过直肠肌层成为直肠上静脉，经肠系膜下静脉回流入门静脉。由于直肠上静脉无静脉瓣膜易扩张成内痔。

2）位于齿状线以下的痔外静脉丛围绕在肛管的皮下组织中，并与肛管周围及其肌肉间的静脉共同汇集成肛门静脉和直肠下静脉，它们分别注入阴部内静脉和髂内静脉流入下腔静脉。如痔外静脉丛扩张则形成外痔。

（3）淋巴回流：直肠上 2/3 的淋巴沿直肠上血管到肠系膜下血管根部淋巴结，然后到腹主动脉旁淋巴结。直肠下 1/3 的淋巴不但向上流至直肠上血管旁淋巴结，而且向侧方沿直肠中血管回流到髂内淋巴结，一般情况下肠系膜下淋巴管与髂内淋巴没有交通。肛管的淋巴回流，齿状线以上回流至直肠上血管淋巴结和髂内淋巴结。齿状线以下向外到腹股沟淋巴结，也可经坐骨直肠间隙到髂内淋巴结。

（4）神经支配：

1）直肠由交感神经和副交感神经支配对痛不敏感。交感神经来自骶前神经丛，该神经丛位于腹主动脉分叉的下方，并分出 2 支主干紧贴直肠深筋膜下行到直肠侧韧带旁与 $S_2$、$S_3$、$S_4$ 骶部副交感神经共同组成骨盆神经丛，然后副交感神经的节后纤维与交感神经共同支配直肠。前列腺周围的神经丛是骨盆神经丛的一个分支，支配前列腺、精囊、海绵体、输精管和尿道，如该神经或骨盆神经丛损伤，可导致性功能及排尿功能障碍。

2）肛管的神经支配：肛管内括约肌由交感和副交感神经支配，其余部位由脊神经支配，对疼痛敏感。主要有阴部神经的分支痔下神经和前括约肌神经、肛尾神经和第 4 骶神经的会阴支支配。故行肛门局麻时应浸润麻醉一周。

### 【肛管直肠的生理】

直肠不但有暂时接纳粪便的作用,而且还能分泌黏液润滑粪便。排便是一个复杂而又协调的动作,由多个系统参与的生理反射过程。粪便到达直肠刺激直肠感受器后(齿状线至齿状线上 1.0cm 的齿状线区对刺激最敏感),通过盆神经传入排便中枢,经中枢分析、判断,认为现排便合适,然后通过传出的自主神经及躯体神经到达肛管直肠,使交感神经抑制,副交感神经兴奋,肛门内括约肌松弛,同时外括约肌也松弛。并在呼吸系统、腹壁肌肉系统等的参与下,产生屏气使膈肌下降,腹肌收缩,腹内压增高等,将粪便排出体外。因此排便是既有自主神经参加,又有躯体神经参加的错综复杂而又是一个十分协调的生理反射过程。若粪便到达直肠产生刺激,兴奋传入中枢后认为不能立即排便,此时主要通过躯体神经传出到效应器(外括约肌),使外括约肌收缩,阻止粪便排出。并产生逆蠕动将粪便退回乙状结肠,但此时外括约肌的收缩力一定要比内括约肌收缩力大才能实现。一般认为外括约肌的收缩力要比内括约肌大 2～3 倍,故能够抗拒排便。但人体不要随意抑制排便,以防直肠对粪便产生的刺激失去敏感性,发生便秘。人体正常的早晨起立反射、饭后的胃结肠反射均能使人体产生便意而排便,这是正常的生理功能,也是保持正常定时排便良好习惯的条件。

（邵长利）

# 第二章　消化内镜基础、消毒与保养

## 第一节　内镜的发展过程

### 一、早期硬式内镜

1868 年，德国 Kussmaul 在观看吞剑表演时得到启发研制出了世界上第一台直管式食管镜，由一根尖端装有软塞，长 47cm 粗 1.3cm 的金属管组成，利用 Desormeaux 灯照明，使内镜初步具有了观察价值。虽然一些学者随后对其做了一些改进（如 1880 年爱迪生发明电灯后，开始使用电灯或小电珠作为内镜的光源等），然而由于受到技术落后和设计缺陷的限制，这些内镜的实用性欠佳。

### 二、半可曲式内镜

1932 年 Wolf 和 Schindler 合作研制出了第一台半可曲式内镜，其镜身由近端硬性部和远端软管部组成，软管部装有 26 块棱镜，在镜身弯曲达 30°时仍可进行观察，较之硬式内镜有了很大进步。随后一些科学家对 Wolf-Schindler 内镜进行了许多改进，如加大弯曲角度、加装活检管道等，大大减少了观察盲区提高了内镜性能，使其达到较为实用的阶段。但与硬式胃镜一样，操作较为困难、插入时患者痛苦重为其缺陷。

### 三、纤维内镜

1957 年后，工业光导纤维产生，由美国 Hirschowitz 制成了第一台纤维胃及十二指肠镜，从而使内镜开始进入纤维光学内镜发展阶段。20 世纪 60 年代后，日本和美国的科学家对初期的纤维胃镜进行了多方面改进，例如增加活检孔道、采用外接冷光源增强视野光亮度、扩大视野角度等。1963 年 Overhoet 首先研制出纤维结肠镜并用于临床。1968 年 Mc-cune 首先使用纤维内镜成功地进行了经十二指肠乳头插管逆行胰胆道造影（ERCP）。纤维内镜以其插入痛苦小、视野范围大、照明亮度高、易于操作等优势迅速被临床医师认可，从而使内镜真正进入实用阶段。

### 四、电子内镜

电子内镜由美国 Welch Allyn 公司于 1983 年首先发明并应用于临床，与纤维内镜相比，其具有图像存储更高效快捷、色调再现更逼真、细微病变诊断率更高等优势,临床正逐步取代纤维内镜成为医师诊治消化道疾病的有力工具。国外学者将电子内镜看作是消化内镜发展史的第三个里程碑(硬式胃镜-光导纤维内镜-电子内镜)。

## 五、胶囊内镜

1999 年胶囊内镜的诞生,为消化道疾病诊断带来了革命性突破,可以对全消化道进行摄像,其无创性、无交叉感染易为患者所接受,尤其为小肠疾病诊断提供了一个全新的检查手段,被称为消化内镜史上的第四个里程碑,为内镜检查开辟了崭新思路。

随着内镜技术的飞速发展,纤维及电子内镜和其他技术相结合衍生出许多具有很高临床价值的新技术和新方法,如将微型超声探头安装在内镜的先端部制成超声内镜,使内镜既可以直接观察黏膜表面的病变形态,又可通过超声扫描获得消化管壁及邻近重要脏器的超声影像,扩大了内镜的诊断能力和范畴。近年来开发的激光共聚焦显微内镜是一种将微型共聚焦显微镜整合于传统内镜前端的新技术。通过点扫描激光分析,可在内镜检查中同时获得超高分辨率的黏膜表面和黏膜细胞形态学的图像,为体内组织学研究提供了快速、可靠的诊断工具。

## 六、超声内镜

超声内镜在腔内超声中应用最为广泛,故其发展史必然追溯至腔内超声的起源,而腔内超声最初源于直肠、妇科及泌尿科疾患。以下按超声内镜发展的时间顺序进行叙述:

1956 年 Wild 和 Reid 首次报道经直肠腔内超声诊断前列腺疾患,从而开创了泌尿科腔内超声的临床应用。

1957 年 Wild 和 Reid 采用 15MHz 的腔内超声探头经直肠对结肠癌进行超声诊断。

1964 年 Watanabe 等首次应用旋转式直肠探头扫查前列腺获得成功。

1968 年渡边等全面开展了经直肠的前列腺超声检查的临床应用。

1976 年 Lutz 等将 A 型超声探头经胃镜活检钳道插入食管和胃内。

1976 年 Frazin 首先使用经食管 M 型超声心动图,由于探头单声束探测本身的局限性而未被推广应用。

1978 年和 1980 年 Hisanaga 等用可曲式装置进行经食管二维超声心动图检查,可对心脏各切面做二维超声成像,由于探头较大使临床应用受限。

1979 年久永报道了经食管插入超声探头对胃壁、胰腺、左肾和脾脏的超声检查。以上均为非直视下将多种类型的超声探头插入食管和胃内进行超声检查,所以非真正意义上的超声内镜,直到 20 世纪 80 年代初才出现了可视性的腔内超声装置,即超声内镜。

1980 年美国的 Di Magno 首次采用"ultrasonic endoscope"一词,并在柏林欧洲胃肠学会上报道了应用内镜与超声组合在一起的电子线阵式超声内镜所做的动物实验获得成功。同年在汉堡欧洲第四次消化内镜学会上报告了两种超声内镜,一种是日本 Olympus 与 Aloka 公司合作研制的机械扇扫超声内镜(5MHz),原联邦德国的 Classen 等作了临床上对胰腺和胆总管显示的报告;另一种是美国 SRI 的 Green 研制的线阵扫描超声内镜,Di Magno 等对此作了临床应用报告。

1980 年日本 Olympus 公司研究出了 EUS 1 号试验机,扫查角 90°,频率 5MHz。

1981 年日本町田与东芝公司合作制造出了 3.5MHz 的线阵扫描超声内镜。

1981 年 Olympus 公司研制出了 EUS 2 号试验机,扫查角 180°,探头频率 7.5MHz 和 10MHz。

1982 年 Olympus 公司研制出了 EUS 3 号试验机(EU-M1),从而使 EUS 仪由试验转为临床应用,机型基本固定。

1982 年美国的 SRI 研制出了 SRI-2 型 EUS,探头频率 10MHz。

1984 年 Olympus 研制出了 EU-M2 环扫超声内镜,扫查角 360°,探头频率 7.5MHz 和 12MHz,其超声仪功能有了很大改进。

1984～1987 年东芝-町田公司研制出了 EPB-503FL(频率 5MHz)和 EPB-70FL(频率 7.5MHz)。

1985 年 Olympus 公司研制出了线阵式超声内镜,探头频率 7.5MHz。

1988 年 Olympus 公司研制出了目前广泛用于临床的 EU-M3 型环扫超声内镜,探头频率 7.5MHz 和 12MHz,该机的活检钳道内径 2.0mm。

1989 年 Olympus 公司研制出了 CF-UM3 型超声结肠镜。

1990 年 Olympus 公司研制出了 JF-UM3 型专用超声十二指肠镜。

1991 年 Olympus 公司研制出了 GF-UM20 型环扫超声内镜,探头频率 7.5MHz 和 12MHz,该机的主机系统性能得到了极大的提高。

1993 年 Olympus 公司研制出了 GF-UMQ200 型环扫超声内镜,探头频率 7.5M～20MHz,该机的主机是 EU-M30。

1999 年 Olympus 公司研制出了 GF-UM240 型环扫超声内镜,探头频率 7.5MHz 和 12MHz,该机的主机是 EU-M30。

1999 年 Olympus 公司研制出了 GF-UMQ240 型环扫超声内镜,探头频率 7.5M～20MHz,该机的主机是 EU-M30。

此后,日本又在超声内镜上增加了二维多普勒功能,研制出了多普勒超声内镜。目前,又将二维多普勒改为彩色多普勒,即 ECDUS。更新的超声内镜产品层出不穷,多家公司推出了性能优越、图像清晰、分辨率高的电子超声内镜。20 世纪 90 年代末以来穿刺超声内镜及三维超声内镜相继应用于临床,由此出现了超声内镜治疗学。

(谭志洁)

# 第二节　纤维内镜的结构与原理

## 一、纤维内镜的工作原理

纤维内镜较之硬式和半可曲式内镜最大的进步在于采用具有全反射特性的光导纤维制成导光束和导像束,将外部光源的光线导入,提高视野光亮度,将图像清晰准确地传输到目镜。

1.全反射原理　根据"折射定律",光线从光密介质射入光疏介质,折射角恒大于入射角,因此当入射角度大于临界角时,折射角大于 90°,入射光线全部返回光密介质中,产生"全反射现象"。

2.图像传输原理　纤维导光束和导像束由数万根极细的玻璃纤维组成,每根玻璃纤维均由隧石玻璃做核心纤维,被覆层用冕玻璃,隧石玻璃的折射率高于冕玻璃,以保证所有沿核心纤维传导的光线都能发生全内反射。每根光导纤维传导一个光点，所有数万个光点从物镜端传至目镜端形成图像，所以要保证图像从物镜完整传递到目镜而不失真，要求必须将大量的"首尾一致"纤维集成束。成像纤维越细，纤维数目越多，成像分辨率越高（即图像越清晰）。当光导纤维断裂时，此处将在目镜观察到的图像中出现一个黑点，黑点越多，图像质量下降。导光束因无需传递图像，其导光纤维随机排列即可，因不用考虑分辨率，所以每根纤维直径可以稍粗。

## 二、纤维内镜的结构

一套完整的纤维内镜系统由纤维内镜和附属设备组成。纤维内镜包括操作部、镜身（包括软管部和弯曲部）、先端部、导光缆。附属设备包括冷光源、吸引器、教学镜、照相系统、相关配件（活检钳、细胞刷、冲洗吸引管、穿刺针、异物取出器械等）。

1.操作部　包括目镜、调焦环、吸引阀门、注气/水阀门、角度控制旋钮、活检孔等结构，按人体工程学原理在操作部合理分布。

（1）目镜位于操作部顶端：经导像束传导的图像聚焦放大后投射到术者的眼底部。由于术者视力不同，目镜下方安有屈光调节圈，可通过转动此圈调节焦距，使术者清晰观察视野。目镜还带有照相机接口可拍摄腔内图像，还可以和示教镜连接以供带教和会诊之用。

（2）角度控制旋钮和锁钮：两个角度控制旋钮形似齿轮位于操作部右侧，当其顺时针或逆时针转动时，可分别控制先端部上下、左右改变方向。锁钮位于角度控制旋钮内侧，可将角度控制旋钮固定或松开。

（3）吸引按钮和送气送水按钮：吸引按钮和送气送水按钮上下顺序位于操作部正前方。当术者按下吸引按钮后，同时踩下吸引器脚踏板开关，形成负压可将腔内气体及液体吸出到吸引瓶中；反之则吸引停止。

送气送水按钮顶端有一小圆孔，如用食指堵住小圆孔，可通过注气注水孔道向腔内注气；如重压该按钮，则内镜先端部的注水喷嘴将水高速喷向镜面，起到清洁镜面污物的作用。

（4）活检孔道：多位于操作部的下部，但也有内镜公司生产的内镜其位于吸引按钮上方。活检孔道口盖有橡胶阀，表面有"十"字或"一"字狭缝，可使内镜配件顺利通过从先端部伸出，同时保证腔内液体不反流。

2.镜身　包括软管部和弯曲部。软管部连接操作部和弯曲部，根据用途不同其长度各异，从外至内有三层结构，外层为聚氨酯材料，中层有织网管及螺旋弹簧管，内层有导像束、导光束、活检及吸引管道、注气/注水管道及控制角度的钢丝等。弯曲部位于软管部和先端部之间，是由若干环状零件组成的"蛇管"，当调节角度控制旋钮时可牵引钢丝带动弯曲部做上、下或左、右的弯角运动。

不同型号的内镜长度各异，胃镜一般工作长度为100cm左右，大肠镜分长型、中长型、短型（多指乙状结肠镜），一般工作长度为150～170cm、130cm、60～70cm。

3.先端部　包括吸引及活检出口孔、导光镜面、物镜面、气/水喷出孔。侧视镜前端另有抬钳器。根据物镜位置的不同将纤维内镜分为前视式（物镜位于前面）、侧视式（物镜位于侧方）和斜视式（物镜位于前面和侧方的夹角，呈30～45°斜面）。导光镜面根据镜型或生产公司的不同，可设有一到两个，将冷光源的光线导入管腔，提供照明。

4.导光束连接部　导光束连接部将纤维内镜与光源和吸引器连接起来，内有导光束、送气送水管、吸引管及控制自动曝光的电缆等。

5.纤维内镜的附属设备

（1）光源：纤维内镜的冷光源类型很多，主要分为卤素灯光源和氙短弧灯光源两种。

（2）教学镜：可连接到操作部的目镜上使另一人观看，以供教学和会诊用。

（3）照相机：连接到目镜上，通过纤维内镜的光源可自动曝光照相。

（4）录像机：将动态内镜检查过程录制下来，可制成短片以供教学、会诊、存档。

（5）其他：包括吸引器、相关各种配件（包括各型活检钳、细胞刷、喷洒管、穿刺针、异物网蓝、高频电圈套等）。

（谭志洁）

# 第三节　电子内镜的结构与原理

电子内镜的发明被誉为内镜发展史上第三个里程碑，对于内镜学的发展进步具有重要意义。电子内镜的基本结构外形与纤维内镜相似，最大区别是将电荷耦合器件（CCD）代替纤维内镜之导像束，将图像的光信号转变为电信号传输到视频处理器，经处理后显示在监视器上进行观察，因此操作部去除了目镜，取而代之的是可自定义功能的按钮。与纤维内镜相比，电子内镜的优点是图像清晰不失真，资料储存、交流、处理更加方便快捷。

## 一、电子内镜的工作原理

1.像素的基本概念　CCD于20世纪70年代开发，主要制作材料是光敏感硅片，其位于电子内镜的先端部，基本结构由受光部与水平传递通路组成。受光部是由大量能把光信号转变成电信号且相互间绝缘的摄像二极管组成，每个独立的摄像二极管叫做"像素"，像素越大则成像愈清晰。光线通过物镜聚焦在CCD片上成像，进入摄像二极管转变为电信号，最终经输入增益器内的电荷—电压转换电路转变为图像。

2.电子内镜的彩色摄像方式　CCD能感受光信号的强度变化，但只能获得黑白图像，因此为了得到彩色图像，必须在光学通路上放置彩色滤光片。根据滤光片放置原理的不同将彩色摄像的方式分为顺次方式和同时方式两种。

（1）顺次方式：将三原色滤片的圆板放置在光源和导光纤维之间，当圆板以20～30V/s的速度旋转时，红绿蓝三种色光顺次照射对象物体。CCD摄像产生的红绿蓝三种信号亦顺次传送并贮存于视频处理器。Olympus公司的CV-200系列电子内镜采用该种方式。

（2）同时方式：在CCD受光面装嵌有彩色管状滤光片，通常彩色滤光片用黄、青蓝色及品红色进行补色。受白色光源照射的对象物体发出的信号作用到CCD时，通过滤片作用立即转换为色信号，红绿蓝三种信号同时传送，传递并贮存于视频处理器。Olympus公司的CV-100系列电子内镜采用此种彩色化方式。

（3）两种摄像方式比较：顺次方式由于为黑白CCD较小，故制成的胃镜端部亦较细小，易于插入，图像分辨率亦高，缺点是被照物体移动度较大时，可引起套色不准；同时方式则相反，无套色问题，但颜色再现能力差，分辨率低，但可应用纤维内镜之光源。

3.电子内镜图像的优势　对比纤维内镜只能从目镜观察，电子内镜图像显示在监视器上可供多人观察，便于临床会诊、教学和交流；电子内镜将光信号转变成电信号，图像分辨率显著提高，可观察到黏膜表面微细结构，可提高消化疾病的诊断率；图像可进一步处理，例如轮廓强调、血色素指示（IHB）、形态分析（测量、标注）等；资料携带、存储方便快捷，可通过电子媒体（光盘、硬盘）存储，无需用胶片贮存，并可经互联网传递及远程会诊。

4.用于不同部位的电子内镜　根据不同部位的需要,消化内镜包括食管镜、胃镜、十二指肠镜、小肠镜和大肠镜等,现将其主要特点介绍如下。

(1)食管镜:插入长度为70cm左右,目前因前视式胃镜检查均包括食管检查,无需单独购置食管镜,故除超声食管镜外,临床已无该型内镜。

(2)胃镜:普通型插入部外径10mm左右,活检钳道孔径为2.8mm,有效工作长度为1000mm左右,弯曲部弯曲角度向上180°～210°,向下90°,左右各90°～100°,视野角140°,景深3～100mm。

(3)十二指肠镜:均为侧视式镜,以利观察乳头及作插管治疗之用,该类内镜均配有抬钳器。

(4)大肠镜:均为前视式,活检钳道较大(3.7mm),直径13mm左右,长度L型为200cm左右,Ⅰ型为160cm左右。

5.专用内镜　随着相关学科技术的进步,出现了众多的专用内镜,包括治疗型内镜、超声内镜、放大内镜、胶囊内镜等等。治疗型电子内镜特点是活检孔道直径较大,可达3～5mm,利于通过各种内镜治疗附件,并有单孔道、双孔道两类。但由于镜身较粗,操作时患者有不适感。

# 二、电子内镜信息管理系统

随着电子内镜技术的飞速发展,对大量内镜资料进行存储、统计分析处理、多媒体教学和远程交流会诊等需求日益突显,临床迫切需要成熟的计算机软件技术参与电子内镜资料的管理,电子内镜信息管理技术应运而生。

1.电子内镜信息管理系统的构成与要求　尽管名称各异,但成熟的内镜资料或信息管理系统应满足以下要求。

(1)完善的服务器和集中存储系统,实现内镜数据的长时间备份保存,支持局域网内各工作站间的数据调阅和工作分配。

(2)影像诊断报告工作站技术,能实现病例资料的登记管理、内镜图像动态和静态采集、诊断报告完成和输出、资料与工作量的统计分析等功能。

(3)遵循DICOM 3.0国际标准,确保内镜数据的存储、传输标准化。

(4)完备的技术支持和售后服务。

2.电子内镜信息管理系统的功能

(1)系统登记:系统登记包括临床病例资料的录入,可通过预约台工作人员扫码登记;如果医院全部采用计算机网络化管理,可通过网络技术将病例资料直接调阅登记。

(2)内镜图像的采集:使用影像诊断报告工作站上安装的图像采集卡,利用工作站软件技术将内镜图像以动态、静态的方式采集下来。动态图像的采集同时还可以进行语音录制,同时记录下述者的描述和诊断。

(3)图像的处理分析:运用工作站提供的分析工具,可对图像进行明暗及对比度调整,还可进行定位、测量、标注、转动、局部缩放等处理,以供诊断分析用。

(4)内镜图文报告的编辑:按照检查内镜的不同,提供不同类型的诊断报告模版,以图文混排的方式通过打印机输出。

(5)内镜资料的检索与查询:电子内镜信息管理系统支持对患者姓名、检查号、病名等条目的精确查询,也支持对报告中字段等的模糊查询,还可以对内镜中心的工作量进行分析与统计。

(6)安全审计功能:现在国内许多公司生产的电子内镜信息管理系统都能对内镜室提供多级别管理权

限,可保证医生权责明确和内镜资料的安全。

(7)多媒体教学和远程会诊:由于目前的电子内镜信息管理系统多采用国际通用DICOM 3.0标准管理内镜图像数据,因此可方便的进行内镜资料的互联网传输,以供教学、远程会诊等。

(谭志洁)

# 第四节　超声内镜的结构与原理

超声内镜最早于1980年由美国Di Magno首次报告应用。近年来,随着超声内镜器械和相关附件快速发展,其临床应用越来越广泛。

## 一、超声内镜的构造

超声内镜检查系统包括超声和(或)内镜主机、内镜(电子内镜或纤维内镜)及其光源、监视器和附件等。

### (一)超声和(或)内镜主机

早期的超声内镜主机与普通B型超声仪相似,具有体积大、功能少、操作键分散及需专人操作等不足。后期的电视超声内镜的主机的体积显著缩小,而其超声功能显著增强。不同公司研制的超声内镜主机略有差别,以国内常用的Olympus超声内镜主机为例,早期主要有EU-M30、EU-M2000和EU-C2000,近几年新开发α系列和ME 1。近年来,随着超声内镜应用的深入,超声功能的扩展,最新的超声内镜均实现内镜和超声主机分离。这种内镜和超声双主机可以实现内镜和超声功能的最大扩展,进一步扩大期临床应用范围,新实施的超声内镜系统已可实现三维图像重建和实时超声造影。目前这两类系统均在临床广泛应用,在功能上相互各有侧重。EU-M30超声内镜主机外形轻巧,与EVIS电子内镜系统完全兼容,通过一个键盘同时操控超声和内镜两个系统。可进行图像质量调节和频率切换(7.5MHz与12MHz,7.5MHz与20MHz)、敏感度时间控制(STC)、16段增益、8段对比度、观察范围可调(1cm、2cm、4cm、6cm、9cm及12cm)、图像方向选择、64段图像转动(共360°)、内镜图像和超声图像选择显示或同时显示(即所谓"画中画")、目标病灶大小或体积测量等。EU-ME 1集诊断及治疗功能于一体,增加了宽频扫描(5MHz、7.5MHz、12MHz和20MHz)、同步双切面扫描(DPR)、内置轨迹球、图像记忆回放等功能。EU-ME 1凸阵扫描超声主机专用于超声引导下的活检穿刺,具有彩色能量多普勒功能,提高了穿刺的安全性。Pentax公司生产的超声内镜主机一般采用东芝EUB-525、EUB-6000或EUB-6500等超声主机。

### (二)超声内镜

根据超声内镜的主要用途,大体可分为诊断用超声内镜和穿刺或治疗用超声内镜。超声扫描式前者多采用机械环形扫描方式,后者多采用扇扫方式。生产超声内镜的主要厂家有Olympus公司、Pentax公司和Fujinon公司。

1.内镜操作部　纤维超声内镜的内镜操作部与常规内镜基本相同。电视超声内镜功能键相应集中,部分功能键移植到内镜操作部,其内镜操作部在纤维内镜操作部的基础上增加了水囊注水/吸引、遥控频率切换、遥控图像冻结/解冻和遥控照相等功能。Olympus GFUM2000超声内镜操作部外形与EVIS电子内镜相似,电子内镜和超声内镜功能均能随意地设定于内镜操作部遥控按钮,具有良好的可操作性。新式的Olympus α系统超声内镜又将超声功能的按键转移到超声主机,内镜操作部只控制内镜相关功能,减小了操作部的体积,更加方便内镜操作。

EVIS 1、3 和 4 为电子内镜功能按钮,U1、2 和 3 为超声按钮。

2.超声内镜探头　超声探头是超声内镜的最重要部件,不同类型超声内镜其探头大小、外形及工作频率均不同。超声内镜的探头位于内镜顶端的特制外套内,由单晶片组成,直径通常为 9～13mm,工作时其外装有特制水囊。一个探头可行多种频率切换(通常为 2 种),频率范围为 5MHz、7.5MHz 和 12MHz,以后两种频率切换为佳,既能显示消化管外脏器,如胰腺及毗邻结构形态,又能清晰显示靠近探头的结构,如十二指肠壁、胃壁等。超声内镜 GF-UM2000 及 Olympus α 系统均具有 5MHz、7.5MHz、12MHz 和 20MHz 的宽频切换探头,更有利于清晰地显示病灶。

### (三)超声内镜附属设备

超声内镜附属设备包括超声附属设备和内镜附属设备,在此仅介绍超声内镜专有附属设备与器械。

1.超声内镜自动注水装置　为避免气体对超声波的干扰,常需在消化道内注水。注入水量据被检器官及病灶而定。因此,超声内镜需配备自动注水装置,以保证在短时间内注入足量无气水。

2.超声内镜专用水囊　水囊在超声内镜使用前临时固定于探头外侧,在超声内镜插至被检部位时自动或用注射器将水囊充盈。水囊大致有两种类型:其一是水囊前端部小,后端部大,多用于超声胃镜和超声十二指肠镜;其二是水囊前端部和后端部等大,主要用于超声肠镜。

3.其他　经超声内镜的活检均应采用专用活检钳,其大致分两种类型;其一为普通活检钳,中间无针,多用于超声胃镜和超声十二指肠镜;其二为中间带针的活检钳,多用于超声食管镜和超声肠镜。

## 二、超声内镜的原理

### (一)超声原理

超声内镜将微型高频超声探头安装在内镜顶端,随内镜插入消化管腔后,既可以通过内镜直接观察消化管腔内的形态,也可同时进行实时超声扫描,获得被检查脏器及周围邻近脏器的超声图像。超声内镜所用的超声波类型为灰阶超声(即 B 超)或多普勒超声。目前超声内镜所应用的超声探头频率一般为 5M～30MHz。超声探头的扫描方式主要有机械性单极振动扫描和电子线阵扫描两种。

1.机械性单极振动扫描　机械超声探头内仅有一个振动子,一般振动子质量较大,振动所产生的能量也大,超声波的穿透能力强。由于是单极振动,其超声波的发射角几乎为零,回射波的范围也小于 2mm,因而,其近点或远点的超声图像都非常清晰。单极振动子在马达的驱动下,以每秒 667 转的转速,环绕纵轴行 360°全周扫描。此扫描方法特别适用于管道型的空腔脏器检查。

2.电子线阵扫描　超声探头内含有由多个电子元件所构成的多个振动子,这些振动子结构比较简单,质量较轻,振动所产生的能量小,穿透能力弱,探测距离相对较近。由于振动子呈线阵或凸阵排列,须由电子振动依次激活,然后聚焦,因而限制了其扫描范围,并易产生杂波,其清晰度较差。因只能进行单方向扫描,对管道型的空腔脏器不适用,一般仅作为穿刺探头用。

### (二)内镜原理

由于光导纤维的发展和其他相关技术的应用,纤维胃镜于 1957 年研制成功,并应用于临床。几十年来,特别是近 20 年来,由于电子技术的飞速发展,内镜制作与检查手段已进入了一个全新的阶段。

1.纤维内镜的原理

(1)光导纤维导光原理:光线在均匀介质中是盲线传播的,在遇到不同介质时,可因为导光系数不同而发生反射和折射现象。如入射光线不折射到第二介质中,而是完全反射回介质,则称此现象为全反射。目前的光导纤维就是以此原理设计、制造的。当光线由导光纤维端面进入后射到纤维侧面的全反射被覆层,由于全反射作用,入射光可以近似于不受损失的光量被全反射至对侧的内表面。这样,经过无数次的反复全反射,入射光即由导光纤维的另一端面射出。即使导光纤维被弯曲成一定的弧度,入射角和反射角发生变化,但全反射现象还是存在的。如果大量的导光纤维整齐排列成束,两端的导光纤维首尾相对应,则入射端端面上的图像被相应数目的纤维传导至出射端端面上。出射端端面上图像是由无数个光点组成,每根导光纤维传输一个光点。因此,导光束端面单位面积上导光纤维数越多,传导图像的清晰度越高,分辨力越大。纤维内镜的导光束和导像束即是以此制作的。

(2)纤维内镜的构造:一套完整的纤维内镜包括光源、内镜以及附属的器械。

1)冷光源系统:该系统多数由低电压、高瓦特的卤素灯或氙气灯提供足量的全色光线。灯泡外是一弧形集中罩,罩内面涂有一层介质膜,能吸收产生热效应的长波红外线,故称其为冷光源。另外,还有一透镜、反射系统,使光线能集中于导光束的端面上。冷光源系统除提供上述光源外,尚配有灯泡冷却风扇以散发灯泡产生的热量,延长灯泡使用寿命;电磁泵为纤维内镜提供送水送气的动力来源,使气或水通过内镜进入体腔,完成内镜检查;摄影自动控制系统,根据物镜和所摄物距离、光量大小而自控摄像条件,自动闪光控制系统使氙气灯在摄影片刻功率增高 3~5 倍,提供 1/3000~1/100s 的高速摄像所需亮度。

2)不同型号内镜虽构造不完全相同,但基本机构相似。

①前端部:由物镜、导光窗、送水送气孔、吸引活检孔组成。根据物镜的观察方向可将内镜分为前视型、斜视型。现有的超声内镜多为斜视型。物镜由多个透镜组成,图像经聚焦后投射在导像束的端面上,再经导像束传至接目部的目镜上。导光窗主要是散射导光束传至端部的光线,现有内镜多有两个导光窗,以使视野内光线均匀一致。送水送气孔位于观察窗旁,是送水送气管道的共同出口。操作者在操作部控制注气或注水,以使气体进入体腔,使体腔扩张或注水冲洗物镜镜面,保持清晰视野。吸引和活检管口为同一管口,当腔内有过多液体妨碍观察时,按压吸引钮,液体由此孔经内镜而排出在吸引瓶内,活检钳及其他器械亦从此孔进入腔内。根据活检钳的直径大小可分为常规型和治疗型。为方便内镜下介入治疗,现还有双孔道治疗内镜。

②弯曲部:位于前端部之后,由许多环状零件组成蛇管,每对相邻的环状零件之间均能做上下左右方向活动。活动由钢丝牵拉,钢丝的一端固定于弯曲部前端,另一端与操作部的角度控制钮相连,在钢丝牵引下弯曲部可向不同方向弯曲。弯曲部性能与内镜性能好坏直接相关。弯曲角度越大,越能全面观察,减少盲区;弯曲半径越小,越便于在狭窄的体腔内观察。

③插入管:又称镜身,其上方为操作部,下端为弯曲部。其内部为光纤导光束和导像束、送水送气通道、吸引活检管通道及多条钢丝,外有网管及螺旋弹簧管构成的软管,管外为聚氨酯等高分子材料组成的外套管。自前端部开始套管表面标有刻度,以标明内镜插入长度。不同型号内镜长度不一,胃镜的一般工作长度为 100cm 左右。肠镜分长、中、短三型,一般工作长度分别为 150~170cm、130cm、60~70cm。

④操作部:为术者手握部分,可方便地操作各种按钮,完成内镜检查。a.两个角度控制旋钮和锁钮:角度控制旋钮形似齿轮,分别控制上下、左右角度。转动角度控制旋钮,牵引钢丝而使弯曲部运动。在两个角度控制旋钮旁各有一个锁钮,当旋紧锁钮时,弯曲部的角度即被固定;放松时,弯曲部自由伸展。b.吸引阀按钮:位于操作部前方,按钮中央有一孔,术者压下此钮时,吸引管接通,腔内液体或气体通过镜前端的吸引孔吸入吸引瓶内,当放松按钮时,吸引管又被阻断。c.送水送气按钮:位于操作部前方吸引阀按钮下方,按钮中央有通气孔,光源箱内的电磁泵不断压出空气,由此孔逸出,当用手指堵住按钮孔时,空气通过单向阀进入内镜气道,至前端部的送气口进入体腔内。当按钮被压下去时,送气管被密封圈堵住,送水管

接通,空气进入贮水瓶,将瓶内的水压人送水管,经前端部的送水口喷射出来冲洗镜面。d.活检口开口:是活检钳及各种治疗用器械的插入口,插入后通过活检管(吸引/活检管道)从前端部伸出。

⑤接目部:位于操作部上方,主要为目镜。经导像束传导的图像经一系列的透镜聚焦放大后投射于目镜。肉眼可在此直接观察或接摄像头至监视设备。

⑥导光光缆:是内镜与冷光源的相连接部分。导光光缆的末端是导光连接部,包括导光束插杆、注气插管和多个接线柱,将它插入光源的内镜插座,使光源部分与内镜相连接。在连接部上有不燃气体接口,可与二氧化碳或一氧化二氮瓶连接;有送气或送水接口于贮水瓶相通;有回归电路接口与高频电发生器的回归电路连接,可防止内镜治疗时泄漏电流以保证安全;有吸引接口与吸引器连接。

2.电子内镜原理 近年来,由于固体摄像器件的改进和技术的进步,它被逐渐小型化并被应用到内镜系统上来。所谓电子内镜,就是在内镜的前端设置小型固体摄像器件代替物镜的作用,以电子传递通路代替导像束,最终应用电视监视器观察图像的内镜装置。依据用途,消化系电子内镜分为上消化道用和下消化道用两种。前者观察食管、胃及十二指肠,后者观察大肠的病变。

电子内镜的基本原理就是用被称为电子眼睛的固体摄像器件或称电荷耦合器件(CCD)代替纤维内镜的导像束,把图像的光信号变成电信号在监视器上表达。

CCD是20世纪70年代开发的一种器件,它具有把光的强度变换成电信号的功能。由于摄像方式不同,分为顺次方式和同时方式。CCD的小型化使内镜的前端部较纤维内镜更细、更短,极大地提高了内镜通过咽喉部及反转的能力。CCD及相关电子器件的不断改进,影像分辨力及清晰度逐步提高。结合计算机数字处理技术,近年来还出现了带图像放大和影像处理的新一代电子内镜。这样就使得超声内镜的端部和整个镜身的直径减小而易于插入,患者术中不适减轻。为适应CCD的工作方式,电子内镜的光源部分亦与纤维内镜有所区别。与纤维内镜不同,电子内镜另有一专用图像处理机。在操作部、镜身材料、送水送气孔、吸引活检孔等方面二者结构基本相似。但由于电子内镜中主要由电子线路传输图像信号,因此,镜体较纤维内镜轻巧,操作更灵活。

## 三、超声内镜的种类

一般根据检查部位、扫描方式、探头结构和器械运动方式等进行分类。

### (一)按检查部位分类

可分为超声食管镜、超声胃镜、超声十二指肠镜、超声肠镜、超声腹腔镜、超声膀胱镜、超声阴道镜和超声子宫镜等。行食管超声内镜检查通常采用超声胃镜。但对于食管严重狭窄不能通过内镜的患者,可选用带导丝的专用超声食管镜,如 Olympus MH-908 型超声食管镜。

### (二)按扫描方式分类

可分为线阵扫描式超声内镜和环形扫描式超声内镜。线阵扫描式超声内镜探头需对准特定方位才能显示病灶,不能同时观察消化管四壁。但超声内镜主机可用于体表超声及可做多普勒超声检查。环形扫描式超声内镜的优点是操作简便,360°旋转扫描能清楚显示消化管四壁层次。缺点是马达易损,超声仪不能做体表检查。

### (三)按探头运动方式分类

可分为电子触发式和机械旋转式,以后者应用最为广泛。

### (四)按器械结构和原理分类

可分为纤维超声内镜、电视或电子超声内镜、多普勒超声内镜等。彩色多普勒超声内镜(ECDUS)将灰阶超声与彩色能量多普勒相结合,能清晰显示所观察组织内的血管图像。

（谭志洁）

# 第五节　特殊类型内镜的结构与原理

## 一、放大内镜

放大内镜的出现为临床内镜医师观察消化道黏膜微细结构改变、指导活检,使癌前病变的早期发现成为可能,随着内镜技术的进步,放大内镜自问世至今的 40 多年中,不断发展完善,无论是放大倍数、图像清晰度还是可操作性等方面均取得了长足进步,临床上已越来越受到重视。放大内镜的发展经历了三个阶段,即实体显微镜阶段、纤维放大内镜阶段和电子放大内镜阶段。目前电子放大内镜的可操作性、放大倍数、图像清晰度等均得到显著提高,其在临床的应用越来越受到重视。临床现有放大胃镜、放大结肠镜及放大小肠镜等镜型。

1.放大内镜的结构和原理　放大内镜的结构与原理和普通内镜并无本质区别,只是在物镜与导光束或物镜与 CCD(电荷耦合器件)间装有不同倍数的放大镜头,同时像素更密集。电子放大内镜的放大技术主要分为电子放大和光学放大两类。电子放大技术只是单纯放大图像,但同时降低了图像质量。光学放大包括固定焦点放大和可变焦点放大两种,分别按其原理制造的内镜,称为固定焦点式放大内镜和焦点调节式放大内镜。

(1)固定焦点式放大内镜:固定焦点式放大内镜与普通内镜相比,其先端部透镜所设定的最小观察距离比普通内镜短,从而达到放大图像的目的,是一种受限制的图像放大。

(2)焦点调节式放大内镜:焦点调节式放大内镜的原理是其远端安装了一个微小的调节器,通过它移动透镜位置来改变透镜焦点达到从普通观察到放大观察的切换。与固定焦点放大内镜相比,既能保持普通内镜观察,又能保证放大观察而图像不失真。在光学放大的基础上联合电子放大技术,可进一步提高放大倍数,最高可达 200 倍的放大率。

2.放大内镜的临床价值　研究发现放大内镜可通过对黏膜微细结构(微血管、黏膜腺管开口等)的观察,提高内镜医师对病变组织病理类型的判断能力,指导活检,提高早期癌的检出率。例:有资料显示,放大内镜结合特殊染色对息肉病的诊断率相当高,对于判断炎性增生性息肉和腺瘤及其癌变,其敏感性和特异性分别达 93％和 95％。此外放大内镜对良恶性肿瘤、Barrett 食管、萎缩性胃及贲门炎的观察具有重要的临床意义,其操作简单、安全性高,受到临床内镜医师的广泛关注。

## 二、小肠镜

小肠镜的研制及临床应用始于 20 世纪 70 年代,传统的小肠镜只能观察近侧段空肠及末端回肠,医学专家们曾尝试各种方法,但远端空肠及回肠的观察仍不能令人满意。2002 年,日本学者山本博德与富士写真光机株式会社共同研制出双气囊电子小肠镜。双气囊电子小肠镜在内镜构造和进镜方式上都进行了改良,它不仅能够观察全部小肠,还能在检查过程中进行活检、止血、息肉切除、注射等治疗。它的问世与应用,将小肠疾病的诊断和治疗提升到一个全新高度。

**1.推进式小肠镜的工作原理**　推进式小肠镜又称经口空肠镜,采用钩拉法循腔进镜,可抵达空肠中上段。此型小肠镜操作简单易行、易于掌握、可通过活检孔道进行活检、息肉切除、止血、放置鼻饲管以及帮助有症状的胆道空肠吻合术患者行胰胆道造影等治疗。其缺点为患者痛苦较大,插入深度只能抵达空肠中上段,一般达屈氏韧带下 50～60cm。

**2.探条式小肠镜的工作原理**　探条式小肠镜细而软,一般长度 3m 左右,与十二指肠减压管相似,有两个管道,一个用于注气,另一个用于充盈内镜头端的小囊。此型小肠镜需让患者吞下镜头,送入内镜至十二指肠,用水充盈头端水囊,借助肠蠕动,推动水囊带动内镜前进,可达到空肠甚至回肠。探条式小肠镜优点是患者痛苦相对较小,适用于儿童及一般情况较差的患者,也适用于肠腔狭窄,其他小肠镜不能通过的患者,可以检查全部小肠。但此型小肠镜操作较复杂,检查时间长,多不能活检及缺乏转角装置,一旦退镜就不能使镜身再前进,对黏膜观察有盲区,较少应用。

**3.肠带诱导式小肠镜的工作原理**　肠带诱导式小肠镜一般长约 3m,有活检钳道及注气孔。该型小肠镜需将细聚乙烯塑料管(长 7m,外径 1.9mm,末端连水囊)经口送入胃内,待其排出后将其前端固定于肛门外。小肠镜可经口或肛门在塑料管的引导下送入。牵引塑料管另一端使小肠镜滑行进入肠腔。此型小肠镜的优点为可观察全部小肠,可取活检。缺点本法操作难度大,患者有明显不适及腹痛,耗时较长。此型小肠镜临床鲜为采用。

**4.双气囊电子小肠镜的工作原理**　日本富士写真光机株式会社生产的 EN-450P5/20 型双气囊电子小肠镜,整个内镜操作系统由主机部分、内镜、外套管和气泵四部分组成。内镜和外套管前端各安装一个可充气、放气的气囊,两个气囊分别连接于根据气囊壁压力不同而自动调整充气量的专用气泵。检查前将外套管套入小肠镜,两个球囊均抽气至负压,助手扶镜并固定外套管,依次将两个气囊充气,内镜、外套管与肠壁相对固定,然后缓慢拉直内镜和外套管,通过双气囊轮流的充放气、镜身和外套管的推进和钩拉将肠管缩短套叠在镜身上,这样交叉进镜可对整个小肠进行完全、彻底的检查。双气囊小肠镜能在检查过程中进行活检、止血、息肉切除、注射等治疗,实现了集检查、治疗于同一过程中完成,检查中患者耐受性和安全性均良好,是多数小肠疾病检查最理想的手段。但从目前累积经验分析,双气囊小肠镜检查亦有一定的盲区,需要进一步改进。

**5.其他类型小肠镜的工作原理**

(1)术中小肠镜:术中小肠镜是在术中经口、肛门或肠切口插入小肠镜。操作时由外科医师逐步将肠管套在内镜上配合内镜医师进行检查,有助于确定手术病变,对判定原因不明的消化道出血,尤其是血管病变出血更有价值。

(2)母子式小肠镜检查法:小肠镜在 X 线透视下由两位术者操作。第一术者操作母镜角度,按照推进式小肠镜插入方法,把母镜插至十二指肠空肠曲,将母镜拉成直线。由第二术者把子镜通过母镜活检钳道向小肠内插入。第二术者操作子镜角度钮,观察小肠肠腔,第一术者随之把子镜逐渐向小肠深部插入。观察完毕后,先取出子镜,再拔出母镜。此型小肠镜的优点为操作简便易行,子镜可通过狭窄部,可取活检。缺点为子镜太细,析像能力较差,不耐用,超出母镜的距离短,不能观察深部小肠。

# 三、胶囊内镜

从硬式内镜到电子内镜三代内镜操作方式均为"插入式"或称"推进式",其优点是可操作性强,但其"有创性"的缺陷难以克服,因此研发无创性内镜技术,一直是内镜医师的研究重点。胶囊内镜在这样的背景下应运而生。胶囊内镜最初也被称为无线胶囊内镜。其主要特点是可对全胃肠道进行简便快捷的、无创的、连续的可视性检查。

20世纪90年代初Iddan和Swamn分别在不同场合提出了制作消化道"腔内机器人"的共同想法,随后几年中微波图像传输技术的成功和互补金属氧化物硅片的诞生为无线内镜的研制提供了必备技术条件。1997年专门从事无线内镜研制的GIVEN公司成立。1998年Iddan和Scapa联手进行无线内镜的研制。1999年1月世界上首台实用型无线内镜诞生,并随即进入临床实验。2000年在圣迭哥消化疾病周和《自然》杂志进行了公开报道。2001年美国的FDA批准进入临床应用,并正式命名为胶囊内镜。目前国产胶囊内镜也已研发成功,并在临床应用。

下面以GIVEN公司生产的胶囊内镜为例介绍胶囊内镜的结构和原理。

1.胶囊内镜的结构和原理　Given诊断系统由三个主要部分组成:Given摄像胶囊(包括Given SB和Given Eso两种)、Given数据记录仪、RAPID应用软件和工作站。

(1)摄像胶囊:目前使用的M2A型胶囊大小为26mm×11mm,其最外层为塑料外壳,两端为光学半球体,靠前半球体内侧周边装有4个白光发射二极管,用于照明。中央为成像光学凸透镜,透镜后衔接互补式金属氧化硅半导体显像(CMOS)芯片,胶囊正中央为2节氧化银电池,能维持内镜工作状态达8h。闭合式环形信号发射器和环圈状天线紧贴后侧半球体。单个胶囊内镜重量为4g,图像特征包括140°视野,1∶8的放大比例,1～30mm的可视深度,最小观察直径约为0.1mm,是一种无线的一次性使用的胶囊。

(2)数据记录装置

1)阵列式传感器:阵列式传感器的功能是接收摄像胶囊的数据并将其发送到数据记录仪,它由8个相同的传感器构成。传感器由柔软的印刷电路板(PCB)构成,每个传感器通过一条电缆与其相应的记录模块相连,同时通过一次性的不溶性医疗用粘贴袋与受检者腹部皮肤相贴。

2)数据记录仪:数据记录仪是接收和存储由摄像胶囊发送的图像数据的外部接收/记录装置,如"随身听"一样大小,便于携带:由电池提供动力,在检查过程中佩带于记录仪腰带上。数据记录仪由接收器、处理器模块和存储器三部分构成,所有这些元件都封装在一个塑料(ABS)盒中,能接收、记录并存储来自于摄像胶囊发送的数据信号。

(3)工作站和应用程序软件:工作站是一种设计用于处理、播放、存储已获取的图像并生成RAPID录像的专用计算机。RAPID是Reporting and Processing of Images and Data的缩写,含义为图像和数据的报告与处理。RAPID应用程序软件,目前使用的最新版本为RAPID3.0版,用于支持胶囊内镜检查的各个阶段,包括患者登录、记录仪初始化、从记录仪下载数据(包括多路下载)、查看RAPID录像和生成胶囊内镜检查报告等。

2.胶囊内镜的安全性分析　胶囊内镜的诞生为消化道疾病的诊断带来了革命性的突破,与推进性的内镜相比,胶囊内镜的最大优点是无创、安全、便捷,尤其是对小肠的检查具有独到之处。值得注意的是,胶囊内镜有排出延迟或障碍的可能,前者是指胶囊内镜在体内滞留超出3天以上;后者是指胶囊内镜滞留于消化道无法排出。因此对疑有消化道狭窄或梗阻者、严重动力障碍者(未经治疗的贲门失弛缓症和胃轻瘫患者)、患者体内如有心脏起搏器或已植入其他电子医学仪器者、有吞咽困难者慎用。国内学者统计资料显示,胶囊内镜的不良反应发生率不足5%,而需要手术解决的并发症不足1%,因此胶囊内镜是一种安全有效的内镜检查手段。国外已研制成功即将应用于我国临床的胶囊内镜探路系统,系先服用与M2A胶囊内镜同样大小的胶囊,如能排出体外可行正式胶囊内镜检查,否则不能做胶囊内镜检查,滞留在体内的探路胶囊其后会自行溶解排出。这一技术的应用为胶囊内镜的安全应用提供了有效的预试方法。目前胶囊内镜尚存在价格比较昂贵、不可控制、图像分辨率不如电子内镜、不能活检或治疗和对清洁效果要求较高等缺陷,尚有待进一步改进。

## 四、胆道镜

胆道镜技术是内镜技术的重要分支,能将内镜送入胆道内进行检查、治疗,其使用的内镜有经口子母胆道镜和经各种人工造口进入胆道的专用胆道镜。在诊断方面胆道镜具有直视胆道内部的功能,并可对局部可疑部分进行组织病理学检查。在治疗方面胆道镜非手术治疗胆道术后残余结石广泛应用于临床,成为内镜外科主要技术之一。

1.胆道镜的分类

(1)胆道镜的技术方面分类:可将胆道镜分为经皮经肝胆道镜(术前胆道镜)、术中胆道镜和术后胆道镜。

(2)按仪器进行分类:可分为硬式胆道镜和软式胆道镜两种。硬式胆道镜只能用于术中胆道检查和治疗,目前多已经被软式胆道镜代替。软式胆道镜于 1965 年由美国医生 Shore 发明,故称为"Shore 胆道镜",在术中及术后均可以应用,扩大了胆道镜的适应证,具有重要临床价值。

2.胆道镜的工作原理

(1)经口子母胆道镜

1)经口子母胆道镜检查的操作技术:首先需行内镜下乳头肌切开术(EST),通常做正中切开,切口长度以能顺利插入子镜为标准。经口子母胆道镜检查需要两名熟练的内镜医师配合,一人操作母镜,另一人操作子镜,共同完成检查任务。先经口将较粗的十二指肠镜(母镜)插入患者的十二指肠降部上段,拉直镜身呈"倒 7 字"形,将乳头调整在视野的左上方。然后通过母镜的活检孔道上装有的附属装置插入细径前视式胆道镜(子镜),直至子镜弯曲部弯曲伸出钳道。调节子镜角度钮和抬钳器,对准乳头方向将子镜插入胆总管进行诊断或治疗。将子镜插入胆道时需要翘起镜身前部,并借助母镜轻微上翘,上翘的角度尽可能小,以免损伤子镜光导纤维束。插入胆道后,将子镜拉直,并结合其在母镜中的插入、后退动作,同时转动母镜以利于子镜的放置。处于乳头和胆道小分枝时,子镜在母镜内成锐角,活动受限。因此,胆道镜检查只能限于近端胆总管、胆囊管开口处、胆总管及其 1、2 级分支等部位的观察。偶尔由于以前有胆石通过造成螺旋形瓣的扩张,可以窥视到胆囊。

2)常用镜型及参数:目前所用的子母镜系统包括外径 14.5mm、活检孔径5.5mm的十二指肠镜(TJF-M20,日本 Olympus 光学株式会社)和外径 4.5mm、活检孔径 1.7mm 的胆道镜(CHF-B20,日本 Olympus),这种子镜前端可以双向转角,向上弯曲可达 160°,向下可达 100°。

3)利用经口胆道镜行胆道内碎石:对于绝大多数直径小于 1cm 的胆总管结石,可以用网篮轻易地取出,但如果结石大于 2cm,取石前需要采取某种方法碎石,近 20%的此类患者由于结石嵌塞或无法套住结石。常规的机械碎石法不能奏效,此时可选用液电或激光碎石。

(2)经皮经肝胆道镜(PTCS):又称术前胆道镜,系指非手术方法先行经皮肝胆道引流术(PTCD),然后再行 PTCD 窦道扩张术,待窦道被扩张至能容纳胆道镜进入胆道时,再行胆道镜检查和治疗。

与术中、术后胆道镜相比,经皮经肝胆道镜是真正的非手术方法,可对胆道肿瘤、胆道结石、胆道狭窄伴肝内胆道扩张、胆道畸形、肝内胆道蛔虫及不明原因梗阻性黄疸等疾病做出明确诊断。

(3)术中胆道镜(IOC):系指在胆道手术过程中,胆道镜可经胆囊、肝胆道造口处直接进入胆道进行检查和治疗。术中胆道镜可用软式胆道镜或硬式胆道镜来完成。应用术中胆道镜可显著降低胆道术后残余结石的发生率。

有资料显示以往手术治疗胆道结石症,受到器械的限制术中难以取净胆道结石或胆囊结石,导致胆道残石的发生率达 30%～93%。而术中应用胆道镜，发挥其可弯曲、直视的优势，能取净肝外胆道胆石，降低胆道残石发生率。国外有学者报告应用术中胆道镜可使术后残石的发生率降至 2% 以下。可见术中胆道镜对于避免胆道残石意义重大。另外术中胆道镜还可以对胆道疾病作出诊断，并可取活体组织送组织病理学检查。

(4)术后胆道镜(POC)：系指胆道外科手术后再经胆道瘘道口，插入胆道镜进入胆道进行检查和治疗。其中最常见的为经"T"管瘘道插入胆道镜。术后胆道镜检查和治疗具有痛苦小、安全易行、无需麻醉等优点。

术后胆道镜较术前、术中胆道镜应用更为普遍，其形式包括 T 形管瘘道胆道镜、胆囊造瘘术后胆道镜、肝内胆道造瘘术后胆道镜、胆肠吻合口胆道镜、空肠盲袢皮下造瘘术后胆道插入镜等。国内一般规定单纯术后胆道镜检查应于术后 4 周开始；胆道镜取石在术后 6 周方可开始。过早开始胆道镜检查和治疗，容易发生瘘道损伤。若欲行多次胆道镜取石的病例，一般每周 1 次，间隔时间最短不少于 3 天。

3.胆道镜的临床意义　胆道镜凭借能弯曲的优势可以自由进入肝内外胆道，甚而可以窥见 V 级胆道，克服了外科手术的盲区。利用镜身的活检孔道可以对胆道病变取活检做病理诊断。胆道镜可直视胆道内部情况，对经过 B 超、CT、ERCP、MRI 等方法检查仍不能确诊的多种胆道疾病可作出明确诊断，其作用不可替代。应用术中胆道镜可显著降低胆道术后残余结石的发生率。随着科技的发展，胆道镜技术的进步，各种类型的胆道镜技术必将在临床发挥更大的作用。

(谭志洁)

# 第六节　消化内镜发展与展望

从硬式内镜到纤维内镜、电子内镜、胶囊内镜，消化内镜技术经过一个多世纪的发展，伴随内镜器械的不断改进和创新，内镜诊治技术日臻完善，已由单纯内镜诊断进入到诊断与治疗相结合的阶段。许多学者预测，电子内镜在 21 世纪仍将发挥主要作用，并扩大适应证，同时希望胶囊内镜有所突破。本文对消化内镜的最新进展和应用简述如下。

## 一、内镜诊断方面的进展

1.电子内镜

(1)血色素指数技术的应用：血色素指数(IHb)色彩增强的最新技术已应用于临床(日本 Olympus 公司生产的 EVIS LUCERA 系列内镜具备该项功能)，其主要原理是：内镜观察到的色调变化主要取决于血液中所含有的色素即血色素量，用黏膜血色素浓度的相关指数 $IHb = 32\log 2(Vr/Vg)$ 表示。通过将高于观察图像 IHb 平均值的像素进一步向红色强调，将低于平均值的像素进一步向白色强调，使得正常黏膜内容易忽略的细微色调变化得以强调，清晰地显示出发红或褪色的色调变化，可使病变和背景黏膜的色调差变大，此方法可确定微小病变、早期肿瘤与正常黏膜边界，是常规内镜做不到的。利用 IHb 技术获得颜色差异，对判断病灶的性质、起源以及对某些病变的程度、类型有一定帮助，并能将难以识别的黏膜表面显示出来，有助于对平坦病变的检出和不规则病灶边缘的确定，以利于下一步治疗方案的选择。此项功能有一定的临床意义，有望拓展内镜的诊断性能。

(2)窄带图像技术的应用：窄带图像(NBI)技术于 1999 年被研发，2001 年被首次报道将该技术应用于临床有效。其主要原理是:光的穿透深度取决于波长,而短波长光线位于血色素吸收带中,可清晰显示血管图像。Yasushi 等研究多种短波长光发现,波长 415～30nm 的光适合于表面黏膜中毛细血管图像的清晰显示;波长 500～30nm 的光适合于深层较厚血管图像的显示。常规 RGB 制式内镜滤光片的波长分别为400nm(蓝)、500nm(绿)、600nm(红)。NBI 技术基于上述原理,通过使用波长分别为 415～30nm、445～30nm 和 500～30nm 的三种滤光片缩窄光谱透射率来改变光谱特征,可清晰观察黏膜表面毛细血管和深层微血管形态来辨别肿瘤。Yasushi 等研究发现,在结肠镜检查中无需染色,通过 NBI 技术实时处理图像可以有效区分增生性和腺瘤性息肉。Muto 等报道常规内镜检查中使用 NBI 技术对诊断咽部早期癌有诊断价值。Sumiyama 等也报道使用带有 NBI 技术和多弯曲先端部的放大内镜进行黏膜内胃癌的 EMR 治疗安全有效。因此将该 NBI 誉为"光学/数字色素内镜技术"。该项技术有望成为 21 世纪的标准内镜检查技术,但其应用于临床时间尚短,其可行性和有效性有待于临床进一步验证。

2.放大色素内镜　近年来随着技术的成熟与进步,放大内镜在电子化、数字化、可变焦、清晰度及可操作性等方面已经得到显著提高和增强。放大内镜进入临床伊始主要集中于大肠病变的研究(如以 Kudo 分型为依据,通过观察大肠黏膜腺管开口分型变化区分大肠肿瘤性与非肿瘤性病变等),目前研究热点已转向食管胃部病变。研究表明,放大 80 倍左右的放大内镜,可清晰显示胃肠黏膜的腺管开口和微细血管等微细结构的变化,结合黏膜色素染色,可比较准确地反映病变组织的病理学背景,能区分增生性、腺瘤性和癌性病变,提高平坦和凹陷性早期癌的检出率。放大内镜通过观察胃肠黏膜的细微结构改变,在消化道疾病尤其肿瘤的诊断方面有其独特的优势。

3.荧光内镜　生物组织内的化合物能发出其特定的荧光信号,良性组织和恶性组织(包括癌前期病变)生化特性不同,对应的自体荧光光谱也存在特异性,这种差别反映了病变组织的特异性。荧光内镜利用组织的激光诱导自体荧光光谱的差异性,来判别组织性质是近年研究十分活跃并极有前途的一种光学诊断技术。该系统由光学内镜和附加的单色激光源、光纤、ICCD、图像采集卡和计算机组成。激光由光纤经内镜的活检通道进入胃肠道并激发组织发出荧光,荧光图像经内镜的传像束传回内镜,并由接在内镜母镜上的 ICCD 探测后,送计算机内采集与处理后以伪彩色显示出来。荧光内镜用于诊断消化道疾病的研究刚刚起步。目前结果表明,荧光内镜对食管、胃及胆道等恶性疾病(特别是癌前期病变)的诊断具有重要诊断价值,具有实时、准确、无创等优点。随着研究的不断深入,临床应用前景将十分广阔。

4.共聚焦激光显微内镜　内镜检查过程中能够对消化道黏膜病变进行实时组织学预测是目前内镜发展的方向。近年来开发的共聚焦显微内镜(CEM)是一种将微型共聚焦显微镜整合于传统内镜前端的新技术。通过点扫描激光分析,可在内镜检查中同时获得高分辨率的黏膜表面和黏膜细胞形态学的图像,为体内组织学研究提供了快速、可靠的诊断工具。CEM 能够在体内观察细胞和血管的结构,进行实时组织学预测,且准确性高;还能指导活检,尤其是范围较广的病变(如溃疡性结肠炎、Barrett 食管等),避免盲目活检和可疑病灶的漏检。但 CEM 技术尚处于初级阶段,很多方面有待于完善。例如 CEM 仅能观察到活体消化道黏膜横切面的组织学图像,不能显示黏膜下层的病变,也不能对肿瘤性病变进行分级。相信随着科技的发展这些不足一定能得到克服,可以预见 CEM 在消化道疾病检查中将发挥重要作用。

5.硬度可变式结肠镜　在 20 世纪 90 年代末由日本 Olympus 公司研制成功,并已用于临床,其插入部的柔韧性是可变的,可有效防止结肠袢曲的形成,有助于插镜操作成功率的提高,并能减轻患者疼痛。该公司还研制成功一种"示踪式"结肠镜,可在显示器上显示出内镜的位置和形状的图像。目前正在研制"爬行式"微型结肠镜,力图减少患者痛苦,缩短检查时间。

6.双气囊推进式小肠镜　由日本富士写真光机株式会社生产。2001 年日本学者 Yamamoto 在世界上率先报道了使用双气囊推进式小肠镜进行全小肠检查。双气囊推进式小肠镜是在原先的推进式小肠镜外加装一个顶端带气囊的外套管,同时也在小肠镜顶端加装一个气囊。由两名医师操作,通过两个气囊的交替充放气、镜身与外套管的推进和钩拉将肠管缩短套叠在镜身上,这样交叉进镜可对整个小肠进行完全、彻底的检查。双气囊推进式小肠镜有经口腔进镜和经肛门进镜两种进镜方式。与普通推进式电子小肠镜相比,双气囊电子小肠镜由于进镜原理的创新性,在通常情况下能进行全小肠检查,并可在检查过程中进行活检、止血、息肉切除、注射等治疗,检查中患者耐受性和安全性好,是多数小肠疾病检查最理想的手段。但是从目前的累积经验分析,双气囊小肠镜检查亦有一定的盲区,有待于进一步改进。

7.胶囊内镜　1999年胶囊内镜又名无线胶囊内镜的问世,填补了小肠可视性检查的空白,也为消化道无创性可视性检查带来了新的革命,其被誉为消化内镜技术发展史上又一新的里程碑。目前所应用的胶囊内镜有以色列Given公司生产的M2A型及国产OMOM型两种,基本结构相同,包括3个主要部分:内镜胶囊、信号记录器和图像处理工作站。胶囊内镜具有应用简便、一次性使用可防止交叉感染、图像清晰、检查无需局部或全身麻醉及无严重并发症等优点,对小肠病变的诊断具有重要的应用价值,目前主要用于消化道不明原因出血、克罗恩病、小肠肿瘤等疾病的诊断。胶囊内镜的出现延长了人们对消化道的视线,解决了多年以来人们对小肠疾病和胃肠道隐血诊断方面的难题,可以预料它对消化领域尤其是对小肠生理功能和疾病发病机制的研究,将产生革命性的、不可估量的影响。目前胶囊内镜技术存在的主要问题在于不能对病灶准确定位、全消化道检查尚存在盲区、检查中不能进行活检和治疗,科研人员正努力设法解决这些问题。预计在不远的将来,胶囊内镜检查技术必将进一步成熟和完善。

8.超声内镜　超声内镜是头端具有微型超声探头的一种内镜,在内镜观察消化道各种异常改变的同时,可于距病灶最近的位置对病灶进行超声扫描,这种检查我们称为内镜超声检查(EUS)。按探头的构造分类,有机械环扫式超声内镜和电子线阵式超声内镜,此外还有微探头。按探头的扫描平面分类,有横轴超声内镜和纵轴超声内镜。横轴超声内镜的扫描平面与内镜的长轴垂直,一般用于诊断。纵轴超声内镜的扫描平面与内镜长轴平行,适用于EUS引导下的穿刺和介入治疗。超声内镜既可以在内镜下观察消化道黏膜的病变形态,又可通过超声扫描了解病变的深度与邻近脏器的关系,具有内镜与超声的双重功能。对于胰腺、胆总管末端和胆囊病变,其扫描图像比体外B超更为清晰,同时,还能在超声引导下通过内镜直视下进行深层组织脏器的穿刺,达到组织细胞学的诊断目的,目前已成为消化系统疾病的重要诊断方法。

## 二、内镜治疗方面的进展

近30年来消化内镜不仅在消化系疾病的诊断中发挥了重要作用,而且开辟了介入治疗的新领域,形成新兴的治疗内镜学,使许多疾病在内镜下得到了真正的微创治疗。

1.微创治疗　食管上皮内癌和侵及黏膜固有膜中层以内的食管癌和胃癌的Ⅰ、Ⅱa、Ⅱc型淋巴转移极为少见但临床容易漏诊,现通过高清晰放大色素内镜的观察诊断,结合高频超声探头准确的判断肿瘤浸润程度,内镜下黏膜切除术(EMR)治疗可以完整、安全的切除病变并回收标本进一步验证,已经成为上述病症的治疗首选。内镜下止血技术(如黏膜下注射、APC、高频电、激光、热极、微波及射频等)已经成为消化道溃疡出血的首选治疗方法。硬化剂、组织粘合剂注射、内镜套扎等止血技术能有效治疗食管-胃底静脉曲张破裂出血。内镜下狭窄探条或气囊扩张技术和支架置入技术可用于解除消化道等良恶性病变所引起的梗阻。经皮内镜胃造瘘术主要用于需长期肠内营养的患者,对于颅脑及颈部肿瘤患者也可短期应用。随着内镜技术的进步,IHb、NBI、多弯曲内镜等新技术的应用必将进一步为内镜医师成功进行各种内镜下微创治疗提供帮助。

ESD、STER、POEM:目前内镜下切除广泛应用于治疗黏膜下肿瘤(SMTs),其治疗方法有内镜下内镜黏膜下剥离术(ESD)及内镜黏膜下隧道肿瘤切除术(STER)。POEM 是一种通过隧道内镜技术进行肌切开的内镜微创新技术,2010 年由 Inoue 等首次报道用于治疗贲门失弛缓症患者,有效的缓解了贲门失驰缓症的临床症状,短期疗效肯定。此后,我国也相继开展经口内镜下肌切开术,治疗效果显著,无严重并发症。

早期食管癌、胃癌及癌前病变采用内镜下治疗是当前最为直接、有效,创伤小的治疗方法,但在一定时间内需进行多次内镜复查和治疗,使一些患者对此产生恐惧心理,多数处于被动和无奈的境地,甚至一些患者因无法坚持而中断,造成前功尽弃。张立玮等对 48 例早期食管癌、胃癌及癌前病变行内镜黏膜切除术和氩离子凝固术中,采用异丙酚复合小剂量咪达唑仑静脉麻醉,使所有患者整个治疗过程平稳,镇静程度评分均达 4～5 分,患者术中无知晓,术后无记忆,减少甚至消除了患者的痛苦和焦虑,提高了患者对内镜操作的耐受性,给内镜治疗提供了极佳的操作环境,保证了内镜治疗的安全、顺利,无出血穿孔等并发症的发生。镇静麻醉方法应用于早期食管癌、胃癌及癌前病变的内镜治疗具有安全、确切的镇静效果,提高了患者的耐受力,保证了内镜治疗的顺利完成和今后的定期随访。这一方法的应用,必将推动内镜治疗技术的进一步广泛开展,具有广阔的应用前景。

2.胆胰疾病的内镜治疗技术　1968 年 MeCune 发展了内镜下逆行胰胆道造影技术(ERCP)。1974 年 Classen 和 Kawai 分别在德国和日本发展了内镜下十二指肠乳头切开技术。目前临床 ERCP 及 EST 取石术、内支架引流术已比较普及,乳头括约肌气囊扩张作为不破坏乳头括约肌的技术,也已经广泛开展。胰管支架置入术已经成为治疗胰腺肿瘤和与主胰管相通胰腺囊肿的主要方法,许多胰腺的假性囊肿可以行内镜下置管引流术。对一些经 ERCP 等检查仍无法明确诊断的特殊疑难病历,子母镜可以直视下观察胆、胰管黏膜的早期病变,并可以做活检、刷检、胆胰液细胞学检查和癌标记物的测定。

ERPCSPYGLASS:SpyGlass 系统是在胆道子母镜的基础上开发出来的一种胆胰管诊疗系统,相比传统的胆道子母镜,其具有单人操作、可 4 个方向调节、冲洗、活检等优点。操作时先将十二指肠镜送至十二指肠乳头部,取直镜身并插管成功后,在导丝引导下将 SpyGlass 送入到胆胰管内,可对病变行直视下活检,同时还可利用 SpyGlass 系统进行其他的检查和治疗。

3.光动力学疗法　光动力学疗法(PDT)又称光敏疗法,于 1976 年由 Kelly 和 Snell 首创。由于 PDT 仅杀伤肿瘤细胞的特异性和适用于各种肿瘤的广谱性,毒性低仅需避光,对骨髓及免疫无影响的安全性,使其成为消化道癌瘤治疗的有效方法之一。近年来随着毒性更低、应答率更高的新一代光敏剂的问世和高功率半导体激光仪的开发,PDT 已经越来越受到临床的重视。

4.介入超声内镜技术　介入超声内镜技术(EUS)已广泛应用于胃肠道黏膜下肿瘤、胰腺癌及内分泌肿瘤的诊断及鉴别诊断以及胃肠道和胰胆系恶性肿瘤的术前分期等。随着内镜超声诊断技术的提高,近年介入超声内镜技术取得一定突破,EUS 能准确判断早期癌,同时可以通过穿刺确定是否有淋巴结转移,指导早期癌的内镜治疗,使早期癌的治疗更为安全。目前 EUS 指导下的细胞移植治疗晚期胰腺癌、肿瘤的免疫和基因治疗、胃起搏器置入术、胰腺假性囊肿穿刺引流术、胰腺肿块穿刺、腹腔神经丛阻滞及贲门失弛缓症的治疗等,均收到良好的效果,标志着 EUS 进入微创治疗疾病的介入技术时代。但我们也应认识到 EUS 技术开展时间相对较短,经验不足,且有一些并发症(如出血、穿孔、感染及胰腺炎等)的报道,今后需要不断总结经验、提高操作技术,渐趋完善。

## 三、消化内镜展望

回眸内镜技术的历史,任何新技术都不是突然出现的,而是必定有其关联技术的基础,如纤维内镜是在光导纤维出现后被发明;电子内镜也是在 CCD 发明一段时间后才走向实用。由此可见内镜技术的革命性发展进步要有相关领域技术发展进步的支持。对于将来发展趋向的预测可以从现在萌芽技术中窥其走势,我们认为 21 世纪的内镜仍将以电子内镜为中心,其图像处理和图像分析技术会得到不断加强和完善(如多弯曲部内镜、IHb 技术、NBI 等技术的临床推广应用等);关于仪器装置方面,可能将向微型机器方向发展(如胶囊内镜的改进、诊治一体的微型内镜的研发等);内镜治疗技术将围绕"微创化"的中心,进一步开发与引进效果确实、科学合理的新技术,对于现有的项目亦应反复深入研讨,总结经验,修正改良,力求完善。本节纵览概述了消化系内镜的发展沿革和内镜诊疗技术的进展轮廓。综上所述,内镜下诊断和治疗消化道疾病已取得显著成果和迅速的发展,但国内有些领域尚未开发,基础理论研究有待深入,内镜学的触角还应延伸到相关边缘学科,拓展内镜治疗范围,进而形成一个崭新的诊治领域,达到内镜技术发展的全新境界。

(谭志洁)

# 第七节 内镜消毒与保养

随着内镜检查和治疗技术的不断发展,内镜在临床上的应用越来越广泛。内镜作为一种进入人体腔内的医疗器械,若消毒不够严格,极易将微生物引入人体,导致医院感染的发生。据报道,我国人口的 HBsAg 携带率为 10%,具有消化道症状患者的 HBV 感染率要比普通人群的感染率高得多。因此,加强对内镜的消毒与管理,避免内镜诊疗中发生相关的感染传播已成为内镜诊疗工作者重要的责任。

## 一、范围

包括软式内镜清洗消毒相关的管理要求、布局及设施、设备要求、清洗消毒操作规程、监测与记录等内容。

## 二、管理要求

1.医疗机构的管理要求 有条件的医院宜建立集中的内镜诊疗中心(室),负责内镜诊疗及清洗消毒工作。内镜的清洗消毒也可由消毒供应中心负责,遵循本标准开展工作。应将内镜清洗消毒工作纳入医疗质量管理中,制定和完善内镜诊疗中心(室)医院感染管理和内镜清洗消毒的各项规章制度并落实,加强监测。护理管理、人事管理、医院感染管理、设备及后勤管理等部门,应在各自职权范围内,对内镜诊疗中心(室)的管理履行以下职责:

(1)根据工作量合理配置内镜诊疗中心(室)的工作人员。

(2)落实岗位培训制度。将内镜清洗消毒专业知识和相关医院感染预防与控制知识纳入内镜诊疗中心(室)人员的继续教育计划。

(3)对内镜诊疗中心(室)清洗、消毒、灭菌工作和质量监测进行指导和监督,定期进行检查与评价。

(4)发生可疑内镜相关感染时,组织、协调内镜诊疗中心(室)和相关部门进行调查分析,提出改进措施。

(5)对内镜诊疗中心(室)新建、改建与扩建的设计方案进行卫生学审议;对清洗、消毒与灭菌设备 的配置与质量指标提出意见。

（6）负责设备购置的审核（合格证、技术参数）；建立对厂家设备安装、检修的质量审核、验收制度；专人负责内镜诊疗中心（室）设备的维护和定期检修，并建立设备档案。

（7）保障内镜诊疗中心（室）的水、电、压缩空气的供给和质量，定期进行设施、管道的维护和检修。

2.内镜诊疗中心（室）的管理要求　应建立健全岗位职责、清洗消毒操作规程、质量管理、监测、设备管理、器械管理、职业安全防护、继续教育和培训等管理制度和突发事件的应急预案。应有相对固定的专人从事内镜清洗消毒工作，其数量与本单位的工作量相匹配。应指定专人负责质量监测工作。工作人员进行内镜诊疗或者清洗消毒时，应遵循标准预防原则和 WS/T311 的要求做好个人防护，穿戴必要的防护用品。内镜诊疗中心（室）的工作人员应接受与其岗位职责相应的岗位培训和继续教育，正确掌握以下知识与技能：

（1）内镜及附件的清洗、消毒、灭菌的知识与技能；

（2）内镜构造及保养知识；

（3）清洗剂、消毒剂及清洗消毒设备的使用方法；

（4）标准预防及职业安全防护原则和方法；

（5）医院感染预防与控制的相关知识。

# 三、布局及设施、设备要求

1.基本要求　内镜诊疗中心（室）应设立办公区、患者候诊室（区）、诊疗室（区）、清洗消毒室（区）、内镜与附件储存库（柜）等，其面积应与工作需要相匹配。应根据开展的内镜诊疗项目设置相应的诊疗室。不同系统（如呼吸、消化系统）软式内镜的诊疗工作应分室进行。

2.内镜诊疗室　诊疗室内的每个诊疗单位应包括诊查床 1 张、主机（含显示器）、吸引器、治疗车等。软式内镜及附件数量应与诊疗工作量相匹配。灭菌内镜的诊疗环境至少应达到非洁净手术室的要求。应配备手卫生装置，采用非手触式水龙头。应配备口罩、帽子、手套、护目镜或防护面罩等。注水瓶内的用水应为无菌水，每天更换。宜采用全浸泡式内镜。宜使用一次性吸引管。

3.清洗消毒室应独立设置　应保持通风良好。如采用机械通风，宜采取"上送下排"方式，换气次数宜＞10 次/h，最小新风量宜达到 2 次/h。清洗消毒流程应做到由污到洁，应将操作规程以文字或图片方式在清洗消毒室适当的位置张贴。不同系统（如呼吸、消化系统）软式内镜的清洗槽、内镜自动清洗消毒机应分开设置和使用。宜配备动力泵（与全管道灌流器配合使用）、超声波清洗器。宜配备内镜自动清洗消毒机。个人防护用品：应配备防水围裙或防水隔离衣、医用外科口罩、护目镜或防护面罩、帽子、手套、专用鞋等。内镜与附件储存库（柜）：内表面应光滑、无缝隙，便于清洁和消毒，与附件储存库（柜）应通风良好，保持干燥。

（1）用于内镜灭菌的低温灭菌设备应符合国家相关规定。应配有以下设施、设备：

1）清洗槽。手工清洗消毒操作还应配备漂洗槽、消毒槽、终末漂洗槽。

2）全管道灌流器。

3）各种内镜专用刷。

4）压力水枪。

5）压力气枪。

6）测漏仪器。

7）计时器。

8）内镜及附件运送容器。

9）低纤维絮且质地柔软的擦拭布、垫巾。

10）手卫生装置，采用非手触式水龙头。

（2）内镜自动清洗消毒机相关要求应符合 GB 30689 的规定，主要包括：

1）应具备清洗、消毒、漂洗、自身消毒功能；

2）宜具备测漏、水过滤、干燥、数据打印等功能。

3）清洗消毒室的耗材应满足以下要求：

①水：应有自来水、纯化水、无菌水。自来水水质应符合 GB 5749 的规定。纯化水应符合 GB5749 的规定，并应保证细菌总数＜10CFU/100 mL；生产纯化水所使用的滤膜孔径应＜0.2μm，并定期更换。无菌水为经过灭菌工艺处理的水。必要时对纯化水或无菌水进行微生物学检测。

②压缩空气：应为清洁压缩空气。

③医用清洗剂应满足以下要求：应选择适用于软式内镜的低泡医用清洗剂；可根据需要选择特殊用途的医用清洗剂，如具有去除生物膜作用的医用清洗剂。

④医用润滑剂：应为水溶性，与人体组织有较好的相容性，不影响灭菌介质的穿透性和器械的机械性能。

⑤消毒剂应满足以下要求：

应适用于内镜且符合国家相关规定，并对内镜腐蚀性较低；

可选用邻苯二甲醛、戊二醛、过氧乙酸、二氧化氯、酸性氧化电位水、复方含氯消毒剂，也可选用其他消毒剂；

部分消毒剂使用方法见表1；

酸性氧化电位水应符合 GB 28234 的规定。

⑥灭菌剂应满足以下要求：

应适用于内镜且符合国家相关规定，并对内镜腐蚀性较低；

可选用戊二醛、过氧乙酸，也可选用其他灭菌剂；

部分灭菌剂使用方法见表2-1。

⑦消毒剂浓度测试纸：应符合国家相关规定。

⑧干燥剂：应配备 75%～95%乙醇或异丙醇。

## 四、清洗消毒操作规程

1.基本原则　所有软式内镜每次使用后均应进行彻底清洗和高水平消毒或灭菌。软式内镜及重复使用的附件、诊疗用品应遵循以下原则进行分类处理，进入人体无菌组织、器官，或接触破损皮肤、破损黏膜的软式内镜及附件应进行灭菌；与完整黏膜相接触，而不进入人体无菌组织、器官，也不接触破损皮肤、破损黏膜的软式内镜及 附属物品、器具，应进行高水平消毒；与完整皮肤接触而不与黏膜接触的用品宜低水平消毒或清洁。内镜消毒或灭菌前应进行彻底清洗。清洗剂和消毒剂的作用时间应遵循产品说明书。确诊或疑似分枝杆菌感染患者使用过的内镜 及附件，其消毒时间应遵循产品的使用说明。消毒后的内镜应采用纯化水或无菌水进行终末漂洗，采用浸泡灭菌的内镜应采用无菌水进行 终末漂洗。内镜应储存于清洁、干燥的环境中。每日诊疗工作开始前，应对当日拟使用的消毒类内镜进行再次消毒、终末漂洗、干燥后,方可用于患者诊疗。

2.内镜 使用后应按以下要求测漏宜每次清洗前测漏;条件不允许时,应至少每天测漏 1 次。

3.工作流程

(1)预处理流程如下:

1)内镜从患者体内取出后,在与光源和视频处理器拆离之前,应立即用含有清洗液的湿巾或湿纱 布擦去外表面污物,擦拭用品应一次性使用;反复送气与送水至少 10S;

2)将内镜的先端置入装有清洗液的容器中,启动吸引功能,抽吸清洗液直至其流入吸引管;

3)盖好内镜防水盖;

4)放入运送容器,送至清洗消毒室。

(2)测漏流程如下:

1)取下各类按钮和阀门;

2)连接好测漏装置,并注入压力;将内镜全浸没于水中,使用注射器向各个道内注水,以排出管道内 气体;

3)首先向各个方向弯曲内镜先端,观察有无气泡冒出;再观察插入部、操作部、连接部等部分是否有气 泡冒出;

4)如发现渗漏,应及时保修送检;

5)测漏情况应有记录;

6)也可采用其他有效的测漏方法。

(3)清洗流程如下:

1)在清洗槽内配制清洗液,将内镜、按钮和阀门完全浸没于清洗液中。

2)用擦拭布反复擦洗镜身,应重点擦洗插入部和操作部。擦拭布应一用一更换。

3)刷洗软式内镜的所有管道,刷洗时应两头见刷头,并洗净刷头上的污物;反复刷洗至没有可见 污 染物。

4)连接全管道灌流器,使用动力泵或注射器将各管道内充满清洗液,浸泡时间应遵循产品说 明书。

5)刷洗按钮和阀门,适合超声清洗的按钮和阀门应遵循生产厂家的使用说明进行超声清洗。

6)每清洗 1 条内镜后清洗液应更换。

7)将清洗刷清洗干净,高水平消毒后备用。

(4)漂洗流程如下:

1)将清洗后的内镜连同全管道灌流器、按钮、阀门移入漂洗槽内;

2)使用动力泵或压力水枪充分冲洗内镜各管道至无清洗液残留;

3)用流动水冲洗内镜的外表面、按钮和阀门;

4)使用动力泵或压力气枪向各管道充气至少 30s,去除管道内的水分;

5)用擦拭布擦干内镜外表面、按钮和阀门,擦拭布应一用一更换。

(5)消毒(灭菌)流程如下:

1)将内镜连同全管道灌流器,以及按钮、阀门移入消毒槽,并全部浸没于消毒液中;

2)使用动力泵或注射器,将各管道内充满消毒液,消毒方式和时间应遵循产品说明书;

3)更换手套,向各管道至少充气 30s,去除管道内的消毒液;

4)使用灭菌设备对软式内镜灭菌时,应遵循设备使用说明书。

(6)终末漂洗流程如下:

1)将内镜连同全管道灌流器,以及按钮、阀门移入终末漂洗槽;

2）使用动力泵或压力水枪,用纯化水或无菌水冲洗内镜各管道至少2min,直至无消毒剂残留;

3）用纯化水或无菌水冲洗内镜的外表面、按钮和阀门;

4）采用浸泡灭菌的内镜应在专用终末漂洗槽内使用无菌水进行终末漂洗;

5）取下全管道灌流器。

（7）干燥流程如下:

1）将内镜、按钮和阀门置于铺设无菌巾的专用干燥台。无菌巾应每4h更换1次。

2）用75%～95%乙醇或异丙醇灌注所有管道。

3）使用压力气枪,用洁净压缩空气向所有管道充气至少30s,至其完全干燥。

4）用无菌擦拭布、压力气枪干燥内镜外表面、按钮和阀门。

5）安装按钮和阀门。

（8）内镜清洗消毒机操作流程:使用内镜清洗消毒机前应先遵循对内镜进行预处理、测漏、清洗和漂洗。清洗和漂洗可在同一清洗槽内进行。内镜清洗消毒机的使用应遵循产品使用说明。无干燥功能的内镜清洗消毒机,应遵循上面的(7)中干燥流程规定进行干燥。

（9）复用附件的清洗消毒与灭菌:附件使用后应及时浸泡在清洗液里或使用保湿剂保湿,如为管腔类附件应向管腔内注入清洗液。附件的内外表面及关节处应仔细刷洗,直至无可见污染物。采用超声清洗的附件,应遵循附件的产品说明书使用医用清洗剂进行超声清洗。清洗后用流动 水漂洗干净,干燥。附件的润滑应遵循生产厂家的使用说明。

选择消毒或灭菌方法:

1）耐湿、耐热附件的消毒:

①可选用热力消毒,也可采用消毒剂进行消毒;

②消毒剂的使用方法应遵循产品说明书;

③使用消毒剂消毒后,应采用纯化水或无菌水漂洗干净,干燥备用。

2）耐湿、耐热附件的灭菌首选压力蒸汽灭菌;不耐热的附件应采用低温灭菌设备或化学灭菌剂浸泡灭菌,采用化学灭菌剂浸泡灭菌后应使用无菌水漂洗干净,干燥备用。

## 五、储存

内镜干燥后应储存于内镜与附件储存库(柜)内,镜体应悬挂,弯角固定钮置于自由位,并将取 下的各类按钮和阀门单独储存。内镜与附件储存库(柜)应每周清洁消毒1次,遇污染时应随时清洁消毒。灭菌后的内镜、附件及相关物品应遵循无菌物品储存要求进行储存。

## 六、设施、设备及环境的清洁消毒

每日清洗消毒工作结束,应对清洗槽、漂洗槽等彻底刷洗,并采用含氯消毒剂、过氧乙酸或其他 符合国家相关规定的消毒剂进行消毒。每次更换消毒剂时,应彻底刷洗消毒槽。每日诊疗及清洗消毒工作结束后,应对内镜诊疗中心(室)的环境进行清洁和消毒处理。

## 七、监测与记录

1.内镜清洗质量监测　应采用目测方法对每件内镜及其附件进行检查。内镜及其附件的表面应清洁、无污渍。清洗质量不合格的,应重新处理。可采用蛋白残留测定、ATP 生物荧光测定等方法,定期监测内镜的清洗效果。

2.使用中的消毒剂或灭菌剂监测　浓度监测,应遵循产品使用说明书进行浓度监测。产品说明书未写明浓度监测频率的,一次性使用的消毒剂或灭菌剂应每批次进行浓度监测;重复使用的消毒剂或灭菌剂配制后应测定一次浓度,每次使用前进行监测;消毒内镜数量达到规定数量的一半后,应在每条内镜消毒前进行测定。酸性氧化电位水应在每次使用前,应在使用现场酸性氧化电位水出水口处,分别测定 pH 和有效氯浓度。染菌量监测,每季度应监测 1 次,监测方法应遵循 WS/T 367 的规定。

3.内镜消毒质量监测　消毒内镜应每季度进行生物学监测。监测采用轮换抽检的方式,每次按 25% 的比例抽检。内镜数量少于等于 5 条的,应每次全部监测;多于 5 条的,每次监测数量应不低于 5 条。监测方法应遵循 GB 15982 的规定,消毒合格标准:菌落总数≤20CFU/件。当怀疑医院感染与内镜诊疗操作相关时,应进行致病性微生物检测,方法应遵循 GB 15982 的规定。

4.内镜清洗消毒机的监测　内镜清洗消毒机新安装或维修后,应对清洗消毒后的内镜进行生物学监测,监测合格后方可使用。内镜清洗消毒机的其他监测,应遵循国家的有关规定。

5.手卫生和环境消毒质量监测　每季度应对医务人员手消毒效果进行监测,监测方法应遵循 WS/T313 的规定。每季度应对诊疗室、清洗消毒室的环境消毒效果进行监测,监测方法应遵循 WS/T 367 的规定。

6.质量控制过程的记录与可追溯要求　应记录每条内镜的使用及清洗消毒情况,包括:诊疗日期、患者标识与内镜编号(均应具唯一性)、清洗消毒的起止时间以及操作人员姓名等。应记录使用中消毒剂浓度及染菌量的监测结果。应记录内镜的生物学监测结果。宜留存内镜清洗消毒机运行参数打印资料。应记录手卫生和环境消毒质量监测结果。记录应具有可追溯性,消毒剂浓度监测记录的保存期应＞6 个月,其他监测资料的保存期应＞3 年。

表 2-1　部分消毒(灭菌)剂使用方法

| 消毒(灭菌)剂 | 高水平消毒及灭菌参数 | 使用方式 | 注意事项 |
|---|---|---|---|
| 邻苯二甲醛 (OPA) | 浓度:0.55%(0.5%~0.6%) 时间:消毒 >5min | 1.内镜清洗消毒机。 2.手工操作:消毒液应注满各管道,浸泡消毒 | 1.易使衣服、皮肤、仪器等染色。 2.接触蒸气可能刺激呼吸道和眼睛 |
| 戊二醛(GA) | 浓度:>2%(碱性)时间:支气管镜消毒浸泡时间>20min;其他内镜消毒>10min;结核杆菌、其他分枝杆菌等特殊感染患者使用后的内镜浸泡>45min;灭菌>10h | 1.内镜清洗消毒机。 2.手工操作:消毒液应注满各管道,浸泡消毒 | 1.对皮肤、眼睛和呼吸具有致敏性和刺激性,并能引发皮炎、结膜炎、鼻腔发炎及职业性哮喘,宜在内镜清洗消毒机中使用。 2.易在内镜及清洗消毒设备上形成硬结物质 |
| 过氧乙酸 (PAA) | 浓度:0.2%~0.35%(体积分数) 时间:消毒> 5min,灭菌> 10min | 内镜清洗消毒机 | 对皮肤、眼睛和呼吸道有刺激性 |
| 二氧化氯 | 浓度:100mg/L ~ 500mg/L 时间:消毒 3min~5min | 1.内镜清洗消毒机。 2.手工操作:消毒液应注满各管道,浸泡消毒 | 活化率低时产生较大刺激性气味,宜在内镜清洗消毒机中使用 |

| 消毒(灭菌)剂 | 高水平消毒及灭菌参数 | 使用方式 | 注意事项 |
|---|---|---|---|
| 酸性氧化电位水（AE-OW） | 主要指标：<br>有效氯浓度 60mg/L±10mg/L；pH2.0~3.0；氧化还原电位＞1100mV；残留氯离子＜1000mg/L。<br>时间：消毒 3min~5min | 1.酸性氧化电位水内镜清洗消毒机。<br>2.手工操作：使用专用连接器将酸性氧化电位水出水口与内镜各孔道连接，流动浸泡消毒 | 1.在存在有机物质的情况下，消毒效果会急剧下降，消毒前清洗应彻底。尤其对污染严重、不易清洗的内镜（如肠镜等），应增加刷洗次数，延长清洗时间，保证清洗质量。<br>2.应采用流动浸泡方式消毒。<br>3.消毒后纯化水或无菌水冲洗 2 分钟，注气 30s。 |

注 1：表中所列的消毒(灭菌)剂，其具体使用条件与注意事项等遵循产品使用说明书。

注 2：表中未列明的同类或其他消毒(灭菌)剂，其使用方式与注意事项等遵循产品使用说明书。

（谭志洁）

# 第三章　消化系统常见症状

## 第一节　吞咽困难

吞咽困难指食物或水从口腔至胃贲门运送过程中受到阻碍而产生的咽部、胸骨后或剑突部位的黏着、停滞或疼痛感的症状。重者水也不能下咽。其原因可以是功能性，也可以是器质性疾病。

### 一、病因

吞咽是一种复杂的反射性动作，它使食团从口腔进入胃。吞咽反射的基本中枢位于延髓，传入和传出神经在第 Ⅴ、Ⅸ、Ⅹ、Ⅻ 对脑神经中。根据食团在吞咽时所经过的解剖部位，可将吞咽分为三期。第一期由口腔到咽，这是在大脑皮质冲动的影响下随意开始的。第二期由咽到食管上端，它通过一系列急速的反射动作而实现。第三期沿食管下行至胃，它由食管肌肉的顺序收缩来完成。

液体或固体食物的输送可因咽、食管和毗邻脏器的器质性损害或神经系统和肌肉组织的功能紊乱而受阻，吞咽过程的任何一个环节异常均可导致吞咽困难。吞咽困难的原因常需仔细寻找。

#### （一）口腔和咽喉疾病

口炎、口腔外伤、扁桃体周围脓肿、舌癌、咽炎、咽后壁脓肿、咽部肿瘤、咽喉结核、白喉等均可出现吞咽困难。

#### （二）食管疾病

食管疾病是引起吞咽困难最常见的原因，如食管炎、食管良性肿瘤、食管癌、食管憩室炎、食管裂孔疝、Barrett 食管、食管结核、食管灼伤、食管内异物、食管黏膜下脓肿、食管受压等。

#### （三）神经、肌肉疾病

延髓麻痹、假性球麻痹、重症肌无力、皮肌炎、多发性肌炎、硬皮病、破伤风、狂犬病、中毒等均可出现吞咽困难。

#### （四）功能性病变

贲门失弛缓症、缺铁性吞咽困难、弥漫性食管痉挛等可出现吞咽困难。

### 二、发病机制

口咽部和食管机械性梗阻引起的吞咽困难可分为外源性和内源性两种原因。内源性包括咽喉部肿瘤、扁桃体周围脓肿、舌癌、食管癌、食管平滑肌瘤、食管息肉、食管良性狭窄引起或食管结核等。外源性由邻近器官组织肿瘤、增生肥大压迫所致,常见于纵隔肿瘤、肺癌、左心房扩大、主动脉瘤、异位锁骨下动脉、胸骨后甲状腺肿大、外生骨疣。

口咽、食管管腔狭窄,食团体积相对过大,引起吞咽困难,通常先出现固体食物吞咽困难,然后出现流质食物吞咽困难。

## 三、诊断措施

### (一)病史

1.发病年龄　出生后即出现频繁吐奶者,应考虑先天性食管疾病,如先天性食管狭窄、先天性食管过短等;儿童突然出现吞咽困难,应考虑食管异物;老年人出现吞咽困难,应考虑食管癌。

2.病程进展　中年患者发生进行性吞咽困难,病程较短,首先考虑食管癌;病程进展缓慢,应考虑良性狭窄;病程较长,吞咽困难症状时轻时重,应考虑贲门痉挛。

3.前驱症状　患者发病前发热可考虑扁桃体周围脓肿、咽后壁脓肿;有反复反酸史,应考虑反流性食管炎;有外伤史需考虑破伤风。

4.饮食情况　食管机械性梗阻引起吞咽困难,随着食管腔闭塞的程度不断加重,进食由普食发生吞咽困难逐渐至流质发生吞咽困难;进食液体出现呛咳、鼻反流见于延髓麻痹;进食酸性饮食即刻引起疼痛,多见于食管炎、溃疡;进食过冷、过热、过快或有刺激性食物诱发吞咽困难者多提示食管炎或食管痉挛。

5.伴随症状

(1)吞咽疼痛:吞咽时伴咽部剧烈疼痛,见于咽、喉部白喉,扁桃体周围脓肿、咽后脓肿等;吞咽时伴胸骨下疼痛,见于食管炎、食管溃疡、晚期食管癌、食管异物、纵隔炎症等;非吞咽期疼痛多为食管极度扩张引起。

(2)食管反流:延髓麻痹者进流质立即反流至鼻腔且伴呛咳;食管下端梗阻如食管贲门失弛缓症,反流物量较大;食管憩室反流物可有隔宿食物并有发酵后的腥臭味;贲门痉挛反流量常较多,且常在夜间半卧位时出现,引起呛咳;晚期食管癌反流物多为血性黏液样。

(3)呃逆:病变可能在食管下端,常见于膈疝、贲门失弛缓症。

(4)声音嘶哑:吞咽困难伴有声音嘶哑者应考虑食管癌侵犯喉返神经;或主动脉瘤、纵隔肿瘤或纵隔淋巴结结核压迫喉返神经引起声音嘶哑。

(5)呛咳、构音困难、食管反流到鼻腔者:多为脑神经疾病所致。

(6)咀嚼无力、发音困难、呼吸困难、全身肌无力者:见于肌炎、重症肌无力。

(7)哮喘、呼吸困难:常见于纵隔肿物压迫食管与主支气管;餐后发生咳嗽,可能由于反流的胃或食管内容物的误吸,常见于反流性食管炎、咽、食管憩室、贲门失弛缓症;大量心包积液时压迫食管可发生吞咽困难,也同时有呼吸困难。

(8)肌肉痉挛:破伤风、狂犬病患者除吞咽困难外,尚有全身阵发性肌肉痉挛。

(9)体重下降:体重下降可见于食管恶性肿瘤或贲门失弛缓症患者,在其他良性疾病时不多见。患者伴有体重下降并有嗜酒和吸烟史者需警惕肿瘤。

### (二)体格检查

应注意全身营养状况,有无脱水现象、皮疹、红斑,有无淋巴结肿大,注意面部表情,能否张口,有无口咽炎、溃疡或外伤,有无舌肌萎缩、舌和软腭麻痹,有无味觉障碍,声带有无麻痹,有无扁桃体肿大,吞咽动作有无异常。检查颈部有无肿块和甲状腺肿大。检查四肢有无特征性的皮肤改变,提示硬皮病;有无四肢肌力下降,提示神经肌肉疾病的表现。并检查有无肌肉压痛、病理征。对伴有声音嘶哑的口咽性吞咽困难的患者需请耳鼻喉科医师会诊行喉镜检查。

饮水试验:将听诊器放在剑突下,让患者饮水,经过 8～10 秒钟后,在剑突下应听到气过水音。若时间延长则表示有食管梗阻。

### (三)实验室检查

血常规见白细胞总数和中性粒细胞计数增多提示炎症病变,血沉加快提示结缔组织病变,CPK、ALT、AST 升高提示肌病,若为口腔病变引起,如扁桃体炎、白喉,则应做咽拭子培养,以确定病原体。

### (四)特殊检查

1.X 线食管钡餐检查  可以发现龛影、鸟嘴征等特征性病变。可确定食管病变为梗阻性或动力异常所致。往往作为首选的辅助检查方法。如发现溃疡或可疑肿瘤,或认为应行内镜下治疗者,应推荐其行胃镜进一步诊治。

2.食管镜(胃镜)检查  可直接观察到食管病变部位、范围,并可行脱落细胞学刷检和病理组织学检查确诊。对食管癌、贲门癌、食管良性肿瘤、食管良性狭窄、食管异物、食管裂孔疝、食管结核、食管真菌感染可明确诊断。但内镜检查有时会忽略轻微的黏膜环,并且不能估价食管的动力。

3.X 线胸片  可以了解有无纵隔增大、肺门淋巴结肿大、主动脉瘤、左心房增大或心包积液。

4.食管脱落细胞检查  食管拉网脱落细胞学检查是诊断早期食管癌和食管癌癌前病变的经济、简便、易行、安全、可靠的方法,可作为一种初筛的检查手段。但对食管癌有出血及出血倾向者,或伴有食管静脉曲张者应禁忌做食管拉网细胞学检查;对食管癌患者 X 线钡餐片上见食管有深溃疡或合并高血压、心脏病及晚期妊娠者,应慎行食管拉网脱落细胞学检查;对全身状况差,过于衰弱的患者应先改善患者一般状况后再做检查;合并上呼吸道及上消化道急性炎症者,应先控制感染再行检查。

5.食管测压检查  多发性肌炎、皮肌炎,可见食管上段 1/3 蠕动波消失,食管上括约肌静止压减低;食管痉挛仅见非蠕动性小收缩波、食管下括约肌不能松弛;食管弥漫性痉挛可有食管强力和反复出现的收缩波,而食管下括约肌弛缓功能良好。

6.24 小时食管 pH 检测  是目前诊断胃食管反流和食管酸反流的金标准。还可分析症状与酸反流的相关性。该检查要求患者当日禁食 6 小时,24 小时前停服抗酸药物,质子泵抑制剂应停服 7 天以上。

7.食管酸灌注试验  患者取坐位,经鼻孔插管深约 30～35cm,滴入生理盐水,100～125 滴/分,然后换用 0.1mol/L 盐酸以同样滴速灌注,如出现胸骨后疼痛或胃灼热,为阳性结果,提示反流性食管炎。

8.胸、腹部 CT  可以确定肿瘤的部位、大小和侵犯范围,尤其在显示肿瘤外侵范围及其与邻近结构的关系,纵隔或腹腔淋巴结有无转移具有优越性。

9.内镜超声显像(EUS)  将微型高频超声探头安置在内镜顶端,通过内镜既可直接观察食管腔内的形态,又可进行实时超声扫描,从而有助于判断肿瘤侵犯的深度、是否累及食管邻近组织器官和有无区域性淋巴结转移。

10.喉镜  疑为咽喉部疾病者,可行间接喉镜检查。

11.胃食管闪烁显像  此法可估计胃-食管的反流量。在患者腹部缚上充气腹带,空腹口服含有 $300\mu Ci^{99m}Tc\text{-}Sc$ 的酸化橘子汁溶液 300ml(内含橘子汁 150ml 和 0.1N HCl 150ml),并再饮冷开水 15～30ml,以清除食管内残留试液,直立显像。正常人 10～15 分钟后胃以上部位应无放射性存在。否则表示有胃食管反流存在。此法的敏感性与特异性约 90%。

## 四、鉴别诊断

### (一)反流性食管炎

反流性食管炎临床表现为餐后1小时胸骨后、剑突下或上腹部烧灼感或疼痛,可向颈、肩、背放射,平卧或躯干前屈、弯腰时加重,而站立或坐位时或服用制酸药物后可缓解。伴随烧灼感可有胃内容物反流,当躯干前屈或卧床时易出现,睡眠时由于反流液被吸入气管可引起呛咳或吸入性肺炎。初期常可因食管炎引起继发性食管痉挛而出现间歇性咽下困难。后期则可由于食管瘢痕形成狭窄,烧灼感和烧灼痛逐渐减轻而为永久性咽下困难所替代,进食固体食物时可在剑突处引起堵塞感或疼痛。严重食管炎患者可出现食管黏膜糜烂而致出血,多为慢性少量出血。长期或大量出血者可导致缺铁性贫血。

食管腔内 pH 测定、食管腔内测压以及胃-食管闪烁显像,可确定有无反流、应用食管酸灌注试验,则可确定症状是否由酸反流所致。必要时可做食管镜及活组织检查来明确诊断。

### (二)食管癌

食管癌典型临床症状是进行性吞咽困难,吞咽时胸骨后闷胀、隐痛不适感;吞咽后食管内异物感,同时可能伴有呕吐、胸背疼痛、体重减轻。肿瘤压迫气管引起咳嗽、呼吸困难等呼吸道症状;侵犯喉返神经,发生声音嘶哑;侵犯膈神经而致呃逆、膈肌麻痹;侵蚀主动脉则可产生致命性出血;癌肿远处转移时出现相应转移部位的症状,最后出现恶病质。

X 线钡餐检查显示食管黏膜中断、破坏,充盈缺损或狭窄,管壁僵硬、蠕动消失,钡剂通过障碍等表现。对于较早期食管癌患者可进行食管拉网脱落细胞学检查,目前食管镜和胃镜取得细胞学和活检标本而进行病理组织学检查是确诊手段。胸部 CT 检查可了解食管癌向外侵犯程度和有无纵隔内淋巴结转移,对决定手术有参考价值。

### (三)贲门癌

病变早期无明显症状,如吞咽不适、感觉食管内有异物、咽喉干燥;患者还会出现上腹部不适、消化不良、轻度饭后饱胀、上腹部疼痛、心窝部隐痛、嗳气、反酸、呕吐等症状。发展至进展期则可出现吞咽困难加重,下咽时费力,进食时间明显延长,进食后呕吐、反流,胸痛、背部疼痛或剑突下绞痛、上消化道出血、锁骨上淋巴结肿大。贲门癌晚期出现恶病质、贫血、水肿、全身衰竭,肝、肺、脑等重要器官转移及腹腔、盆腔转移,引起贫血、血性腹水、肝功能衰竭、昏迷、胃肠道梗阻等。

贲门癌诊断主要依靠食管镜、胃镜、贲门拉网、X 线钡餐造影、上腹部 CT。其中胃镜取病变处活组织行病理检查是确诊手段。

### (四)食管良性肿瘤

主要有食管良性平滑肌瘤、乳头状瘤、纤维瘤、血管瘤、脂肪瘤、腺瘤等。食管良性肿瘤患者的病程较长,症状和体征主要取决于肿瘤的部位和大小。较大的肿瘤可有不同程度地堵塞食管腔,出现咽下困难、胸骨后压迫感或疼痛感、呕吐和消瘦等症状。

X 线食管吞钡检查可见边缘清晰而光滑半圆形的充盈缺损,缺损与正常食管有清楚的分界,两者之间呈锐角或阶梯状,肿瘤部位黏膜皱襞消失,但无黏膜破坏与龛影。食管镜检查也有助于诊断,可见肿瘤呈圆形、椭圆形或腊肠样突入食管腔,表面黏膜完整、光滑、平展,皱襞消失,呈淡红色,半透明,行活检病理检查可确诊。

### (五)食管息肉

临床表现可能在咳嗽、呕吐或体位改变时,肿瘤突然逆行自口腔中呕出,少数病例因肿瘤误吸入呼吸道而造成窒息;吞咽困难也是其常见的症状,为进行性加重或间歇性发作。

X线食管钡餐造影可见食管腔内病变呈梭形肿大,钡剂在肿瘤表面有分流或偏一侧壁通过,局部管壁扩张,收缩功能良好。食管镜检查有助于确定瘤蒂部位,瘤体大小,并可同时取活检做病理学检查确诊。

### (六)食管憩室

多数食管憩室患者可以没有任何症状或症状轻微,如轻度消化不良、胸骨后疼痛、上腹部不适和疼痛、口臭、反胃、胸内常有咕咕的响声、反流引起误吸,憩室发展为巨大型可压迫气管引起呼吸困难。食管被牵拉变位或压迫引起狭窄,以及憩室发生炎症时可出现吞咽困难及疼痛。如果憩室炎症、溃疡、坏死穿孔,可引起出血、纵隔脓肿、食管-支气管瘘等并发症及相应的症状和体征。

典型的X线食管钡餐检查表现:充钡后食管腔内见半球形,表面光滑,尤其下缘更为清楚,较大的憩室常呈下垂状,压迫食管向一侧移位,致使管腔狭窄。食管镜检查可明确诊断。

### (七)食管异物

食管异物最易发生于食管的三个生理狭窄处,即环咽肌食管入口、主动脉弓与左总支气管的食管压迹处和膈裂孔区。食管异物几乎都有轻重不同的吞咽困难症状。异物位于食管上端可压迫气管后壁而引起呼吸困难。疼痛也将更加明显。

X线胸部透视可以观察到不透X线的异物的大小和部位,X线钡剂造影也可显示异物的形状、大小和部位。食管镜检查可明确诊断并可将异物取出。

### (八)食管裂孔疝

临床表现为胃灼热及反酸、打嗝、嗳气、声嘶、癔球症、胸痛、阵发性咳嗽,当并发反流性食管炎和食管狭窄时出现胃灼热、吞咽疼痛和吞咽困难、出血、哮喘和吸入性肺炎等。

常规X线胸部透视及胸部平片在心脏的后方或心影两侧有含气的囊腔及气液平面,吞钡检查时膈上疝囊和疝囊内出现胃黏膜影、膈上食管胃环。内镜检查可见到齿状线上移。

### (九)食管灼伤

食管良性狭窄最常见的原因是误服各种化学性腐蚀剂所引起的食管瘢痕性狭窄,诊断主要依靠典型的病史,进行性吞咽困难的症状,X线钡剂检查可明确狭窄的部位和程度。

### (十)食管结核

食管结核的好发部位为食管胸段的气管分叉处,病变较轻而局限,可无症状,或出现进食时哽噎感,吞咽困难,胸骨后疼痛等,X线钡剂检查见食管周围粘连或纵隔淋巴结压迫而导致的不规则外形。食管镜检查取活组织做病理检查见干酪性坏死和结核杆菌有确诊价值,结核菌素试验及结核杆菌血清学检查有助于诊断。

### (十一)食管真菌病

食管真菌病的主要临床表现为吞咽疼痛并伴向背部放射,有时出现恶心、呕吐和吞咽困难等症状。食管真菌病常与口腔鹅口疮并存。

X线食管钡餐造影显示食管黏膜纹理消失,锯齿状充盈缺损、浅表的龛影和管腔狭窄。食管镜检查发现食管黏膜发红、脆弱,可有糜烂和溃疡,不同直径大小的白色斑可孤立存在或融合在一起而形成假膜,活检或拭子培养可找到真菌。

### (十二)Barrett 食管

Barrett 食管的主要症状是由胃食管反流引起,如胃灼热、反流、吞咽困难。症状多见于餐后及弯腰、腹内压升高或夜间睡眠引起发作,可出现胸骨后烧灼感、针刺感,剑突下疼痛,疼痛可通过饮食或服用制酸药物缓解。

X 线食管钡餐检查时,Barrett 溃疡多位于贲门处显示较深的龛影。胃镜检查可以看到食管柱状上皮的特征性红色、天鹅绒般组织特征,与鳞状上皮苍白、光滑的表面截然不同。Barrett 黏膜可以呈环周形、岛形、舌形的不同外形表现。内镜下用亚甲蓝(美蓝)、卢戈碘液、甲苯胺蓝、靛蓝胭脂红等染色可显示 Barrett 食管的范围,有利于活检做病理检查明确诊断。

### (十三)食管先天性疾病

如食管闭锁、食管狭窄、食管蹼、先天性贲门痉挛、食管过短等,临床表现为出生后或哺乳期出现间歇性或经常性食后呕吐与吞咽困难,流涎、吐白沫、呛咳、呕吐、呼吸困难、发绀、并易发生吸入性肺炎。由于食物不能进入胃肠道,患儿呈现脱水、消瘦等征象。

食管镜检查:经口或鼻腔放入食管镜受阻不能通入胃内,或可见食管狭窄部位。经口或鼻腔放入导管,经导管注入少量水溶性碘造影剂即可显示上段食管盲端或狭窄。X 线腹部平片检查发现胃肠道含有气体,说明食管下段与气管相通。

### (十四)食管受压

食管周围器官肿大均可造成食管受压,引起吞咽困难,如纵隔肿瘤、纵隔血管畸形、左心房肥大、主动脉瘤、心包积液、巨大的甲状腺肿大等可引起吞咽困难,患者有相关基础疾病病史,行 X 线食管钡餐造影可提示食管压迫部位。

## 五、治疗

1.未完全梗阻者给予富有营养的流质或半流质饮食。

2.给予补液、纠正水电解质紊乱。

3.尽快明确病因,进行病因治疗。

4.对症治疗:如解痉、镇痛等。

5.介入治疗:如用支架扩张食管,解除食管良性狭窄。

6.有外科手术适应证者,应及时手术治疗。

(贾会兵)

# 第二节　呕吐

恶心是指一种对食物反感或食后即想呕吐的感觉。呕吐是指胃内容物或一部分小肠内容物,通过食管逆流出口腔的一种复杂的反射性动作。呕吐前常伴恶心、涎液增多。

【病因】

1.中枢性呕吐　中枢神经感染、脑血管疾病、脑肿瘤、颅内高压症、神经性呕吐(胃肠神经官能症)。

2.胃肠道疾病　胃肠道炎症、肿瘤或梗阻性病变,如急性或慢性胃炎、消化性溃疡、胃癌、幽门痉挛或梗阻、十二指肠壅滞症。

3.腹腔内脏疾病　胆囊炎、胰腺炎、阑尾炎、腹膜炎、女性内生殖器官的各种急性炎症。

4.代谢紊乱及电解质紊乱　糖尿病酸中毒、尿毒症、甲状腺危象、肾上腺皮质功能减退症危象、各种原因引起的低钠或低钾血症。

5.前庭障碍性呕吐　急性迷路炎、内耳病(梅尼埃综合征)、晕动症(晕船或晕车)等。

6.妊娠呕吐(孕吐)。

7.药物和化学毒物　如水杨酸类、磺胺类、吗啡类、呋喃类、洋地黄、放射治疗或抗癌药物等。

8.其他　如急性传染病、心血管疾病(心功能不全、急性心肌梗死)等。

**【诊断】**

1.病史

(1)呕吐的特点:呕吐的病程长短、呕吐的方式、呕吐与饮食的关系、呕吐物的性质(内容物、色、味等)及量、呕吐前有无恶心。

(2)伴随症状:有无发热、头痛、眩晕、意识障碍。有无腹痛、腹泻、腹胀、便秘等症状。近期有无吃不洁食物或服用某些刺激胃黏膜的药物。

(3)既往史:有无胃病史、有无原发性高血压、有无慢性肝肾疾病、糖尿病等病史,注意是否妊娠可能、有无精神因素等。

2.体检

(1)一般检查:注意营养状态、精神状态,有无失水现象。

(2)腹部检查:有无振水音和胃肠蠕动波、肠型。有无腹胀、腹壁有无紧张、压痛、反跳痛。腹部有无包块及移动性浊音,肠鸣音有无亢进、减弱或消失。

(3)有无脑膜刺激症状、脑膜刺激的神经反射征,颅内压增高时应作眼底检查。

3.实验室检查

(1)血常规、尿常规及酮体。

(2)血糖、尿素氮及二氧化碳结合力测定。

(3)电解质及肝功能检查。

(4)必要时做呕吐物化学分析或细菌培养。

(5)疑有颅内疾患时,做脑脊液检查。

4.特殊检查

(1)X线检查:腹部透视或平片。食管、胃肠、胆囊或颅骨摄影等。必要时做颅脑CT、脑血管造影、磁共振检查。

(2)内镜检查对食管、胃、十二指肠疾病诊断有重要价值。

**【处理要点】**

1.病因治疗。

2.对症治疗

(1)呕吐严重时禁食,待呕吐逐渐好转后,可给流质或半流质饮食。

(2)补液维持水、电解质及酸碱平衡。

(3)适当给予镇静、止吐或解痉药物,如多潘立酮(10mg)或甲氧氯普胺(10mg),每日 2～3 次口服。

(4)针灸治疗,胃肠病引起的针足三里、内关、中脘。脑部疾患引起的针合谷、少商、足三里。

3.疑有颅内情况及时请神经内科协助治疗。

(贾会兵)

# 第三节　呕血与黑便

呕血是指患者呕吐血液,黑粪是指排出柏油样黑色粪便。常由上消化道疾病(食管、胃十二指肠、胃空肠吻合术后的空肠、胰腺、胆道)急性出血所致,少数见于某些全身性疾病。大量呕血易发生失血性休克,危及生命。

## 【病因】

1.消化性溃疡　为呕血、黑粪最常见的病因。

2.食管、胃底静脉曲张破裂。

3.急性胃黏膜损害　如急性出血性糜烂性胃炎、门静脉高压性胃病;由药物(肾上腺皮质激素、解热镇痛剂、抗生素等)、乙醇、应激因素(严重创伤或感染、大手术、休克、癌症转移)等诱发急性胃黏膜出血或应激性溃疡。

4.胃癌、胃良性肿瘤、胃息肉。

5.急、慢性胃炎、十二指肠炎。

6.食管病变　食管贲门黏膜撕裂综合征、食管裂孔疝、食管炎、食管憩室炎、食管癌等。

7.肝胆胰疾病　胆道出血(胆管、胆囊疾病或肝动脉瘤破裂所致)、胰腺癌、壶腹周围癌。

8.全身性疾病　恶性血液病、尿毒症、心血管疾病、遗传性出血性毛细血管扩张症、钩端螺旋体病、结缔组织病等。

## 【诊断要点】

1.病史

(1)注意询问呕血的特点:呕血前有无恶心、呕血量及色泽,有无食物混杂,呕血前后粪便的性状,黑粪次数和量。注意与咯血及假性黑粪(服用铁剂、铋剂、中药)相鉴别。

(2)伴随症状:有无上腹疼痛、呕吐、反酸、嗳气、腹胀、食欲缺乏、发热、尿黄等。

(3)有无头昏、眼花、心悸、出汗、口干、便意、晕厥等急性大出血症状。

(4)有关诱因:如有饮食不当、劳累过度、精神紧张等。

(5)既往史:注意有无呕血黑粪史及诊治经过。有无胃病史、慢性肝病、腹痛和黄疸史。有无上腹绞痛,长期嗜酒和服用对胃黏膜有损害的药物史。有无容易出血史,或流血时间延长史。

2.体检

(1)一般检查:注意面容与贫血程度,有无周围循环衰竭表现,如烦躁不安、四肢厥冷、脉搏细速、血压下降等。有无黄疸、蜘蛛痣、肝掌及皮肤色素沉着,有无皮肤或黏膜出血,有无锁骨上淋巴结或全身淋巴结肿大。

(2)腹部检查:有无腹壁静脉曲张,有无腹压痛和包块,有无肝脾肿大和腹水。

(3)肛门直肠指检:可早期发现黑粪,注意有无痔或肿块。

3.化验

(1)血常规、尿常规检查。

(2)血型测定并做好交叉配合试验。

(3)肝功能检查、尿素氮测定。

(4)必要时做 ESR 和出血性疾病常规检查。

4.特检

(1)急诊内镜检查,应在出血24～48小时内进行,对出血部位和性质的诊断有重要价值。

(2)超声波肝、脾、胆囊探查。

(3)X线检查,一般在出血停止后1周做胃肠钡餐检查。

(4)必要时做腹部血管造影,协助诊断出血病灶与部位。

【处理要点】

1.一般措施　绝对静卧,监测脉搏、血压、呼吸、神志变化,烦躁不安者给予镇静剂。呕血者宜暂禁食,呕血停止后可给予少量多次流质饮食。

2.迅速及时补液或输血　纠正休克,需要时吸氧。

3.止血措施

(1)食管静脉曲张破裂出血可放置三腔二囊管压迫止血和(或)静注血管加压素、生长抑素。

(2)消化性溃疡或急性胃黏膜病变出血可用 $H_2$ 受体阻断剂如 Famotidine 或质子泵抑制剂 Omeprazole 静脉注射。

(3)口服或胃内灌注去甲肾上腺素(8mg/dl溶液)。

(4)内镜注射硬化剂、组织胶及套扎治疗或电凝止血。

4.介入治疗　严重消化道大出血在少数特殊情况下既无法进行内镜治疗又不能耐受手术治疗,可考虑在选择性肠系膜动脉造影找到出血灶的同时进行血管栓塞治疗。

5.手术治疗　经内科积极抢救24～48小时仍不能控制止血时,应考虑外科手术治疗。

(贾会兵)

# 第四节　便血

消化道出血时血液由肛门排出称为便血。便血颜色可鲜红、暗红或黑色(柏油便),少量出血不造成粪便颜色改变,须经隐血试验才能确定者,称为隐血便。

【病因】

1.下消化道疾病

(1)肛门及直肠疾病:痔、肛裂、直肠息肉、直肠癌等。

(2)结肠疾病:急性菌痢、阿米巴痢疾、溃疡性结肠炎、结肠息肉、结肠憩室、缺血性肠病、结肠癌等。

(3)小肠疾病:伤寒并肠出血、急性出血坏死性小肠炎、肠结核、克罗恩病、小肠肿瘤、小肠血管瘤、肠套叠、Meckel憩室炎或溃疡等。

2.上消化道疾病　消化性溃疡及食管胃底静脉曲张破裂等大出血迅速由肛门排出时。

3.腹腔内血管阻塞性疾病　肠缺血综合征、门静脉血栓形成。

4.血液系统疾病　再生障碍性贫血、白血病、过敏性紫癜、血小板减少性紫癜、血友病等。

5.急性感染性疾病及肠寄生虫病　急性重型肝炎、伤寒、钩虫病、血吸虫病等。

6.其他　尿毒症、汞或砷中毒。

【诊断要点】

1.病史

(1)年龄和职业。

(2)便血的特点:注意便血诱因、便血性状(鲜红色、暗红色、柏油样)、量的多少、便血与粪便的关系(不与大便相混、与大便均匀相混、伴有黏液或黏液脓血便)。

(3)伴随症状:有无发热、剧烈腹痛、里急后重、有无腹内包块、皮肤瘀斑与黏膜出血等。

(4)既往史:有无菌痢、痔、上消化道或消化道疾病、有无血液病、肠道寄生虫病等。

2.体检

(1)一般情况:体温、脉搏、呼吸和血压,一般状况与贫血程度,表浅淋巴结是否肿大。

(2)皮肤、黏膜有无出血倾向、黄染、蜘蛛痣。

(3)腹部:有无压痛、包块、肝脾大。

(4)常规肛门指检。

3.化验

(1)血常规、粪常规检查,必要时细菌培养、集卵等。

(2)做血小板计数、出血时间、凝血时间、凝血酶原时间检查。

(3)必要时做血培养、血清凝集反应、骨髓检查、肝肾功能检查。

4.特检

(1)胃镜检查或结肠镜检查明确出血病因及部位。前者可排除或证实上消化道疾病引起的出血。

(2)X线检查:钡剂灌肠或肠系检查。

(3)B超腹部探查肿块和肿大淋巴结。

(4)必要时做急诊腹部选择性血管造影或放射性核素检查。

【处理要点】

1.病因治疗。

2.一般对症治疗

(1)注意休息,少渣流质或半流质饮食。

(2)输液并适当选用止血药物。

(3)大量便血时应酌情输血。

3.经腹部血管造影导管超选择接近靶血管输注垂体后叶素,以每分钟0.2单位剂量输注30分钟,如造影复查出血仍未控制,可加量至0.4单位输注30分钟。出血控制后可留置导管或改用静脉滴注,每分钟0.2单位维持12小时。

4.必要时请外科协助诊治。

(贾会兵)

# 第五节　低血容量休克

低血容量休克是由于大量失血,血浆丧失或严重脱水、失盐所引起的急性周围血液循环衰竭的表现。患者反应迟钝、脸色苍白、四肢湿冷、脉搏细速、血压下降及尿量减少等。

【病因】

1.大量失血或血浆丧失　如消化性溃疡、胃癌、食管静脉曲张破裂、炎症性肠病及伤寒肠出血所致的大量呕血或便血;肺结核、支气管扩张引起的大咯血;阴道流血、脾破裂或异位妊娠等引起的内出血;大手术、严重创伤或大面积烧伤等。

2.严重脱水失盐　各种原因引起的剧烈呕吐、腹泻或大量出汗;急性或慢性肾上腺皮质功能不全;过度应用利尿剂或脱水剂等。

【诊断要点】

1.病史

(1)注意有无呕血、便血、黑粪、阴道流血、创伤出血、剧烈呕吐或腹泻等有关失血或丧失体液的病因或病史。

(2)剧烈腹痛伴有休克者应考虑空腔脏器穿孔、异位妊娠破裂出血。

2.体检

(1)仔细测量血压、脉搏、体温及呼吸变化。

(2)一般情况:注意神志及表情,皮肤及黏膜有无苍白、青紫、湿冷程度。有无失水、出血点及瘀斑等情况。

(3)腹部检查:注意腹膜炎及肠道梗阻等体征。疑脾破裂、异位妊娠破裂出血时,应做腹腔试探性穿刺。

(4)注意四肢肢端的颜色、湿度、静脉充盈度,借以判断末梢循环的状况。

3.化验

(1)血、尿、粪三大常规,及做血细胞比容检查。

(2)生化检查:血清钾、钠、氯、钙及尿素氮、二氧化碳结合力,血气分析等测定。

4.特检

(1)X线检查:对心、肺、胸腔、急腹症等疾病的诊断有帮助,但应注意休克时不宜搬动,可考虑床边摄片。

(2)心电图检查:了解心肌受损及心律失常的性质。

(3)必要时做中心静脉压及有效血容量测定、甲皱循环的观察。

【治疗要点】

1.原则　重症监护、病因治疗、抗休克治疗,并发症防治同时进行。

2.一般紧急处理　绝对静卧,保暖,给氧,保持呼吸道通畅,密切监护血压、脉搏、呼吸、神志、皮肤温度、肢端色泽、每小时尿量,并记录24小时出入水量,有条件时监测中心静脉压。

3.病因治疗　尽快找出休克病因,及时去除。

4.抗休克的重要措施

(1)迅速恢复有效血容量

1)补液量:根据病因一般每日在2000~3000ml或以上。

2)补液种类:葡萄糖盐水、平衡液适用于大多数休克患者;鲜血、血浆、低分子右旋糖酐适用于失血或失血浆患者(低分子右旋糖酐24小时内不超过1000ml)。

3)补液速度:最初阶段要快,可静脉注射或快速滴注。有条件时在监测中心静脉压的情况下,酌情调整输液速度。

(2)纠正代谢性酸中毒:根据休克和酸中毒程度,可选用5%碳酸氢钠溶液或11.2%乳酸钠溶液静脉滴注。

(3)血管活性药物的应用:根据休克的病因、休克的时期、血容量补充的反应,选用血管扩张药或血管收缩药。血管活性药物一般应在补充血容量和纠正酸中毒的前提下使用,且常常联合应用,剂量不宜过大。

（4）积极防治并发症：如肺水肿、脑水肿、呼吸衰竭、急性肾衰竭、高血钾、DIC 等均应密切观察，早期发现，及时治疗。

（胡先平）

# 第六节　腹痛

腹痛为临床常见症状，病因复杂，多为器质性病变所引起，但也可为功能性腹痛；病变多来自腹腔内器官，但腹腔外器官病变亦可引起腹痛，按病情可将腹痛分为急性腹痛和慢性腹痛。

## 【病因】

### （一）引起腹痛的腹腔与盆腔脏器的病变，按发病率的高低排列如下

1.炎症　胃炎、肠炎、胆囊炎、胰腺炎、腹膜炎、肝脓肿、膈下脓肿、盆腔炎、盆腔脓肿、肠结核、憩室炎等。

2.溃疡　胃十二指肠溃疡、溃疡性结肠炎等。

3.肿瘤　胃癌、肝癌、肠癌、胰腺癌等。

4.阻塞和扭转　肠梗阻、胆道结石、胆道蛔虫症、输尿管结石、肠粘连、嵌顿疝、急性胃扭转、肠扭转、大网膜扭转及卵巢囊肿扭转等。

5.破裂　异位妊娠破裂、黄体破裂、卵巢囊肿破裂、脾破裂、肝癌结节破裂、腹主动脉瘤破裂等。

6.穿孔　胃穿孔、肠穿孔、胆囊穿孔等。

7.血管病变　肠系膜动脉血栓形成、脾梗死、肾梗死等。

8.其他　肠痉挛、急性胃扩张等。

### （二）引起腹痛的腹外脏器与全身性的疾病较常见的有

1.胸部疾病　心肌梗死、心包炎、大叶性肺炎、胸膜炎、肺梗死、带状疱疹等。

2.变态反应性疾病　腹型紫癜症、腹型风湿热等。

3.中毒及代谢性疾病　铅中毒、血紫质病等。

4.神经、精神系统疾病　腹型癫痫、神经症、经前紧张症等。

## 【发病机制】

内脏的感觉通过自主神经传导，腹壁的感觉通过脊神经传导，两者均汇集于脊髓背根。根据发生机制的不同，可将腹痛分为三类。

### （一）内脏性腹痛

痛觉冲动主要经内脏神经传入，因空腔脏器的平滑肌过度收缩、扩张、牵拉，实质脏器的包膜张力增高或炎症而引起。疼痛弥漫、定位不明确，前者多为阵发性绞痛，而后者多为钝性疼痛。

### （二）躯体性腹痛

痛觉冲动经脊神经传入，无内脏神经参与引起的疼痛。疼痛来源于腹壁，腹膜壁层，肠系膜根部或膈肌。与内脏性腹痛相比，疼痛更强烈和局限。

### （三）感应性腹痛

是内脏神经与脊神经共同参与引起的疼痛。感觉疼痛的部位与疼痛的来源部位不同，但为同一脊髓节段背根神经所支配的皮肤感觉区。疼痛剧烈，定位明确，与躯体性腹痛特点相似。

## 【诊断和鉴别诊断】

腹痛是一个非常常见的临床症状，需加鉴别的疾病涉及临床各科。在进行诊断时应充分注意病史、症

状、体征及实验室检查结果等各方面的资料,进行综合分析。

（一）诊断

1.病史采集

（1）一般资料:首先应了解患者的年龄、性别和职业。儿童腹痛常见的病因是蛔虫症、肠系膜淋巴结炎与肠套叠等。青壮年则多见溃疡病、胰腺炎。中老年则多胆囊炎、胆结石,此外还需注意胃肠道肿瘤、肝癌与心肌梗死的可能性。肾绞痛较多见于男性,而宫外孕、卵巢囊肿扭转、黄体破裂则是妇女急腹症的常见病因。有长期铅接触史的患者要考虑铅中毒性腹痛。

（2）现病史

1）腹痛的诱因:饮酒和进油腻食物可诱发急性胰腺炎或胆道疾病;饮食不洁可导致急性胃肠炎;近期有外伤史者应考虑内脏破裂。

2）起病方式:起病隐袭的多见于溃疡病、慢性胆囊炎、肠系膜淋巴结炎等。起病急骤的则多见于胃肠道穿孔、胆道结石、输尿管结石、肠系膜动脉栓塞、卵巢囊肿扭转、肝癌结节破裂、异位妊娠破裂等。

3）腹痛的部位:应了解腹痛是局限性的还是弥漫性的、腹痛的具体部位、最痛的部位以及疼痛开始的部位。腹痛的部位,特别是腹痛开始的部位很重要,一般多为病变所在。

4）腹痛的性质和节律:胀痛常为器官包膜张力增加、系膜牵拉或肠管胀气扩张等所致。空腔脏器的梗阻常引发急性绞痛,如肠梗阻、胆管结石或输尿管结石等,并常有阵发性加重;阵发性钻顶样痛是胆道、胰管或阑尾蛔虫梗阻的特征;空腔脏器病变引起的慢性腹痛多呈阵发性,程度较轻。实质脏器病变引起的慢性腹痛多为持续性隐痛或钝痛。溃疡病引起的中上腹痛常有节律性和周期性。

5）腹痛的程度:腹痛程度在一定意义上反映了病情的轻重。但老年人、应用过镇痛药物、反应差或意识模糊的患者,有时病变虽重,但腹痛表现却不明显。

6）腹痛的放射:由于神经分布的关系,某些部位病变引起的疼痛常放射至固定的区域,如胆道病变右上腹痛伴右肩或肩胛下疼痛;肾盂、输尿管病变引起的疼痛多向腹股沟方向放射;子宫和直肠痛常放射至腰骶部。

7）腹痛的伴随症状:腹痛的伴随症状在鉴别诊断中甚为重要。伴发热的提示为炎症性病变。伴便血的可能是肠套叠、肠系膜血栓形成。伴血尿的多为输尿管结石。伴休克的多为内脏破裂出血、胃肠道穿孔并发腹膜炎。

8）与腹痛有关的因素:应了解是否存在加重或缓解腹痛的因素,腹痛与体位和运动有无关系等。

（3）既往史:胆绞痛与肾绞痛者以往多曾有类似发作史。有腹腔手术史者有肠粘连的可能,有心房纤颤史的则要考虑肠系膜血管栓塞等。

（4）月经史:对女患者要了解末次月经日期,既往月经周期是否规律,有无停经及停经后有无再出血,经血量与以往月经量是否相同等。

2.体格检查

（1）一般情况:对腹痛患者,应先观察神志、呼吸、脉搏、血压、体温、体位、痛苦程度、皮肤色泽和弹性以及有无贫血、黄疸等。

（2）腹部检查:是体格检查的重点。腹部检查的顺序以视诊—听诊触诊叩诊顺序为宜,以免触诊和叩诊影响肠鸣音的听诊。

1）视诊:观察腹壁有无疱疹和静脉曲张,腹部外形是否对称,有无膨隆、弥漫性胀气、胃型、肠型和蠕动波等,腹式呼吸是否受限。胃型和肠型是幽门梗阻和肠梗阻的典型体征。

2）听诊:应注意肠鸣音是否增强或减弱,有无腹部血管杂音等。

3）触诊：应了解有无压痛和肌紧张，腹部有无肿块，肝脾有无肿大或触痛，能否触及胆囊，有无 Murphy 征、麦氏征是否阳性等。

4）叩诊：应了解肝浊音界，移动性浊音，肝脾有无叩痛。

（3）直肠、阴道检查：对于下腹部或盆腔的急腹症，直肠检查有时可以触及深部的压痛或摸到炎性肿块；对于下腹部的慢性腹痛或怀疑消化道恶性肿瘤时，也应行直肠检查以了解有无肿瘤转移等情况。对已婚妇女做阴道检查有助于对盆腔病变的诊断。

（4）腹外情况：心肺疾病亦是引起腹痛的重要原因，心肺检查不可忽略。腹股沟部位是疝好发之所，检查中应加以注意。锁骨上淋巴结肿大，可提示腹腔内肿瘤性疾病，体检时应加重视。

3.实验室及辅助检查

（1）血常规检查：血常规检查是例行的检查，血白细胞计数及中性粒细胞增高提示存在炎症，嗜酸性粒细胞增高应考虑寄生虫感染或腹型过敏性紫癜。

（2）尿常规检查：尿常规检查发现脓尿和蛋白尿提示泌尿系统感染，血尿提示泌尿系统结石、肿瘤或外伤，血红蛋白尿提示急性溶血，发现糖尿和尿酮体提示糖尿病酮症，胆红素尿提示肝胆疾病，怀疑胰腺炎应查尿淀粉酶，怀疑卟啉病应查尿卟啉，怀疑铅中毒应查尿铅，怀疑异位妊娠破裂应作尿妊娠试验。

（3）粪常规检查：粪便的肉眼观察、隐血试验、显微镜下常规细胞、脂滴检查往往为临床诊断提供重要的资料。

（4）血液生化检查：血清淀粉酶增高提示为胰腺炎。血糖、血酮、肝、肾功能及电解质也有助于腹痛的诊断和鉴别诊断。

（5）肿瘤标志物检查：怀疑肝癌应查甲胎蛋白（AFP）；怀疑胃肠道肿瘤应查癌胚抗原（CEA）等。

（6）腹腔穿刺液的常规及生化检查：腹痛诊断未明而发现腹腔积液时，必须做腹腔穿刺检查。肉眼观察穿刺物即可初步判断是否有腹腔内出血或感染，然后应立即作常规检查、生化检查，必要时可作涂片及细菌培养，怀疑恶性肿瘤时应找病理细胞。

（7）X 线检查：腹部 X 线片见膈下游离气体有助于诊断胃肠道穿孔。肠腔积气扩张和多个液平面则有助于诊断肠梗阻。X 线钡餐造影或钡灌肠检查可以发现胃肠溃疡、肿瘤等。内镜下的逆行胰胆管造影及经皮穿刺胆管造影对胆系及胰腺疾病的鉴别诊断甚有帮助。

（8）实时超声检查：可以发现胆道结石、胆管扩张和胰腺、肝脾的肿大等；对于腹腔少量的积液，超声检查较腹部叩诊更敏感；对于腹内的肿瘤、囊肿和炎性肿物也有较好的诊断价值；在宫外孕的诊断中，有时可看到子宫一侧的胎儿或输卵管内的积液。

（9）CT 和 MR 检查：对腹内实质脏器的外伤、炎症、脓肿、肿瘤等均有较高的诊断价值。

（10）内镜检查：应用内镜可以直接观察消化道内腔，发现溃疡、出血、炎症、肿瘤等的各种病变；内镜逆行胰胆管造影（ERCP）、经皮肝穿刺胆道造影（PTC）检查有助于胆道和胰腺病变的诊断；膀胱镜可用于诊断膀胱炎症、结石或肿瘤；对诊断困难的慢性腹痛，必要时可行腹腔镜检查。

（11）正电子发射断层扫描（PET）：PET 能反映生理功能而非只是解剖结构的变化，有助于阐明体内器官功能情况和对肿瘤进行分级与定位。PET-CT 通过将 PET 图像与 CT 图像融合，可显著提高解剖结构的影像分辨率，诊断价值更进一步提高。

（12）其他检查：心电图检查有助于鉴别因心绞痛、心肌梗死引起的腹痛。脑电图检查可用于诊断腹型癫痫。对妇科急腹症患者有时需作阴道后穹隆穿刺，有助于诊断异位妊娠破裂或黄体破裂出血。选择性肠系膜血管造影可用于诊断慢性肠系膜上静脉血栓形成等内脏血管病变。必要时还可进行胃液分析、十二指肠引流液分析、小肠吸收功能试验、胰腺外分泌功能试验等检查。

(13)手术探查:当急性腹痛的病因诊断不能确定,内科治疗不见好转而病情转危的紧急情况下,为挽救生命可考虑剖腹手术探查。

**(二)鉴别诊断**

引起腹痛的疾病甚多,兹列举最常见和较有代表性者,分述如下:

1.**胃、十二指肠溃疡**　好发于中青年。腹痛以中上腹部为主,大多为持续性隐痛,多在空腹时发作,进食或服抑酸剂可以缓解为其特点。体格检查可有中上腹压痛,但无肌紧张亦无反跳痛。可伴粪隐血试验阳性。内镜检查可以确立诊断。

2.**急性阑尾炎**　大多数患者起病时先感中上腹持续性隐痛,数小时后转移至右下腹,呈持续性隐痛,常逐步加剧。亦有少数患者起病时即感右下腹痛。中上腹隐痛经数小时后转右下腹痛为急性阑尾炎疼痛的特点。可伴发热与恶心。体格检查可在麦氏点有压痛,并可有肌紧张,是为阑尾炎的典型体征。结合白细胞总数及中性粒细胞增高,急性阑尾炎的诊断可以明确。

3.**胆囊炎、胆结石**　此病好发于中老年妇女。慢性胆囊炎者常感右上腹部隐痛、进食脂肪餐后加剧,并向右肩及肩胛部放射。急性胆囊炎常在脂肪餐后发作,呈右上腹持续性剧痛,向右肩及肩胛部放射,多伴有发热、恶心、呕吐。体格检查时在右上腹有明显压痛和肌紧张,Murphy征阳性是胆囊炎的特征。急性胆囊炎发作时白细胞总数及中性粒细胞明显增高。超声检查与X线检查可以确诊。

4.**急性胰腺炎**　多在饱餐后突然发作,中上腹持续性剧痛,常伴恶心呕吐及发热。上腹部深压痛,肌紧张及反跳痛不甚明显。血清淀粉酶、CT检查有助于诊断。

5.**肠梗阻**　肠梗阻的疼痛多在脐周,呈阵发性绞痛,伴呕吐与停止排便、排气。体征检查时可见肠型,腹部压痛明显,肠鸣音亢进,甚至可闻"气过水"声,如若腹痛呈持续性伴阵发性加剧,腹部压痛明显伴肌紧张及反跳痛,或发现腹水,并迅速呈现休克者则提示为绞窄性肠梗阻。X线片检查若发现肠腔充气,并有多数液平时肠梗阻的诊断即可确立。

6.**输尿管结石**　腹痛常突然发生,多在左或右侧腹部呈阵发性绞痛,并向会阴部放射。腹部压痛不明显,疼痛发作后可见血尿为本病的特征,作腹部X线摄片、静脉肾盂造影等可以明确诊断。

7.**克罗恩病**　克罗恩病常累及末端回肠及其邻近结肠。多数患者有腹痛,多位于右下腹(与末端回肠病变有关)或脐周,一般为中等程度疼痛,呈痉挛性,餐后加重。当病变发展至肠腔狭窄时,即出现不同程度的气胀、腹绞痛等肠梗阻症状。如炎症波及腹膜或急性肠穿孔时可出现全腹疼痛,呈腹膜炎表现。克罗恩病的临床诊断需要综合临床、结肠镜、X线钡剂检查及活检进行分析。

8.**肠易激综合征**　肠易激综合征是一种包括腹痛、腹胀、排便习惯和大便性状异常,常伴有黏液便,持续存在或反复发作,而又缺乏形态学和生化学异常的功能性胃肠病。腹痛部位常在左下腹与下腹部,情绪激动、劳累可诱发腹痛发作,排气排便后症状缓解。

**【治疗】**

腹痛是一个症状,治疗腹痛应查明病因,针对引起腹痛的疾病进行治疗。有时腹痛及伴发的各种症状严重,在查明病因、实施病因治疗的同时还必须对这些症状给予积极的治疗。包括:

1.**休克**　需予积极抢救,因出血引起者尚应酌情输血。

2.**胃肠道梗阻、穿孔、急性胰腺炎、胃扩张等**　应立即禁食,并行胃肠减压,同时给予输液治疗。

3.**水、电解质、酸碱平衡紊乱**　应立即予纠正。

4.**感染**　应用广谱抗生素以预防或控制可能已发生的感染。

5.**疼痛**　在诊断未明时为避免掩盖病情延误诊断,仅可酌情用解痉止痛剂;若诊断已明确为胆绞痛、肾绞痛等则可以合用强镇痛剂与解痉止痛药。

(胡文娟)

# 第七节 腹泻

正常人每日排便一次,重量为 150~200g,含水分 60%~85%。少数人每 2~3 日排便 1 次或每日排便 2~3 次,但粪便成形,亦属正常。腹泻指排便次数明显超过平日习惯的频率,粪质稀薄,水分增加,常伴有排便急迫感及腹部不适或失禁等症状。临床上常以每日大便重量超过 200g 作为腹泻的客观指标。腹泻按病程分急性和慢性两类,急性腹泻发病急,病程在 2~3 周之内,极少超过 6~8 周;慢性腹泻病程至少在 4 周以上,常超过 6~8 周,或间歇期在 2~4 周内的复发性腹泻。

**【发病机制】**

正常人每 24 小时约有 9~10L 液体进入空肠,其中 2L 来自饮食,7L 来自分泌的消化液。小肠可吸收 90% 的液体,仅有 800~1000ml 左右排至结肠,结肠又吸收其中 90% 的水分,最终仅有 80~100ml 水分随粪排出。如果小肠或结肠的吸收减少或分泌增加,每日粪便中水分排出增加 100ml,24 小时粪便量即可超过 200g,引起腹泻。水是通过被动方式被肠上皮细胞吸收和分泌的,随着 $Na^+$ 的吸收而吸收,Cl 的分泌而分泌。肠腔内的葡萄糖、半乳糖或氨基酸可增强小肠 $Na^+$ 的吸收。任何减少 $Na^+$、水吸收和(或)增加 $Cl^-$、水分泌的过程,均可导致腹泻。腹泻按病理生理可分为三大类。

**(一)渗透性腹泻或吸收不良性腹泻**

正常人食糜经十二指肠进入空肠后,其分解产物已被消化液稀释,肠内容物呈等渗状态。如果摄入不吸收的药物或不能消化吸收的碳水化合物(乳糖酶缺乏症),或消化不良,不能吸收的肠内容物增加了肠腔内液体的渗透压,和血浆之间的渗透压差增大,血浆中的水分进入肠腔,直到肠内容物被稀释成等渗状态,肠内容积增加,超过肠道吸收能力,或由于肠黏膜病变或肠道吸收面积减少,均可引起腹泻。

1.常见消化不良的病因

(1)高渗性食物:由于肠上皮细胞刷状缘水解酶缺乏或其他原因,某些碳水化合物不能被肠黏膜消化吸收,形成高渗性的肠内容物引起腹泻。以先天性乳糖酶缺乏最常见,常在摄入牛奶或乳制品后发生水泻、腹痛、腹胀和排气增多症状,由于未消化的乳糖在肠腔聚积,使肠内渗透压增高而吸取大量水分引起腹泻。此外,未消化的乳糖在结肠内被细菌酵解,产生大量的氢和二氧化碳等气体,引起气胀和排气增多。

(2)消化不良:咀嚼功能差,胃大部切除术后、萎缩性胃炎和胃癌患者胃液分泌减少,食物未经初步消化即进入小肠;慢性胰腺炎、胰腺切除术后胰液分泌减少,消化酶含量下降,食物不能被充分消化;严重肝病或胆道梗阻导致胆汁分泌或排泄减少,脂肪不能被消化吸收。

(3)小肠细菌过度生长,分解结合胆盐,影响微胶粒形成及脂肪的消化吸收。

(4)胆盐重吸收障碍:结合胆盐在肠内参与脂肪的消化和吸收后,被末端回肠黏膜重吸收回到肝。当回肠末端严重病损时,胆盐重吸收障碍,引起腹泻。

2.常见吸收不良的病因

(1)肠黏膜病变:热带口炎性腹泻、成人乳糜泻等。成人乳糜泻又称麦胶性肠病,可能是肠黏膜细胞多肽分解酶活性不足,不能分解有肠黏膜毒性的醇溶性 α-麦胶蛋白所致。

(2)肠黏膜面积减少:手术切除小肠超过全长的 75% 或剩余肠段少于 120cm 可致短肠综合征;高位肠瘘形成短路使肠黏膜有效吸收面积减少,均可造成营养物质吸收不良。

(3)肠黏膜淤血:常见于各种原因引起的门静脉高压、右心衰竭和缩窄性心包炎,可引起吸收障碍。

(4)小肠淋巴管扩张:小肠淋巴瘤、Whipple 病以及先天性小肠淋巴管扩张时淋巴液回流障碍,可造成脂肪泻。

(5)先天性选择性吸收障碍:以先天性氯泻最为典型,但罕见,其机制为正常肠黏膜 $Cl^-/HCO_3^-$ 离子交换缺损,$Cl^-$ 不能从肠腔内被主动吸收,离子和液体聚积于肠腔。

(6)高渗性药物:含 $Mg^{2+}$ 的药物如硫酸镁及甘露醇、乳果糖、聚乙二醇等。

3.渗透性腹泻的特点　①禁食或停药后腹泻停止;②肠腔内渗透压可超过血浆渗透压;③粪便中含有大量未经消化或吸收的食物或药物。

**(二)分泌性腹泻**

肠道分泌主要由黏膜隐窝细胞进行,吸收则通过肠绒毛上皮细胞,当分泌量超过吸收能力时可致腹泻。肠黏膜隐窝细胞中的第二信使环磷酸腺苷(cAMP)增加是诱导黏膜分泌的重要环节。

1.分泌性腹泻的病因

(1)非渗透性通便药:如蓖麻油、酚酞、番泻叶等。

(2)各种细菌肠毒素引起的食物中毒。

(3)神经内分泌肿瘤:可产生高浓度的促分泌素,促进肠道分泌,主要有:

1)类癌综合征:转移性胃肠道类癌及少数原发性非转移性支气管上皮类癌可分泌大量血管活性物质,可致水泻、皮肤潮红、哮喘和腹部绞痛。约 1/3 的类癌患者以腹泻为首发症状。

2)胃泌素瘤:常伴难治性或少见部位的消化性溃疡,因分泌大量胃酸引起小肠黏膜损伤而致腹泻;此外,pH 过低可使胰脂肪酶失活和胆汁酸沉淀,引起脂肪消化不良。

3)血管活性肠肽瘤(VIP 瘤):又称胰性霍乱,罕见,系胰腺非 β-细胞腺瘤分泌血管活性肠肽等引起。表现为大量水泻,钾、$HCO_3^-$ 大量丢失引起严重脱水、低钾和代谢性酸中毒,可伴有血钙、血糖升高和颜面潮红。肿瘤分泌多种多肽类介质如 VIP、前列腺素等,刺激小肠分泌大量液体和电解质。

4)甲状腺髓样瘤:可分泌降钙素、前列腺素、VIP、5-羟色胺等引起水泻。

(4)其他肿瘤性疾病:

1)绒毛状腺瘤:结直肠绒毛状腺瘤可引起腹泻,可能与肿瘤分泌前列腺素有关。

2)肥大细胞增多症:肥大细胞浸润肠黏膜引起绒毛萎缩和吸收不良,同时释放组胺亦可刺激肠细胞分泌。

2.分泌性腹泻的特点①肠黏膜组织学基本正常;②肠液与血浆的渗透压相同;③粪质呈水样、量大、无脓血;④禁食不减轻腹泻。

**(三)渗出性腹泻**

又称炎症性腹泻。肠黏膜炎症时渗出大量黏液、排出脓血,导致腹泻。渗出性腹泻时常有肠黏膜细胞损害、死亡,绒毛萎缩及隐窝细胞增生。小肠基底绒毛细胞是未成熟细胞,$Na^+$ 偶联的糖和氨基酸转运机制减弱或缺如,另外,增生的隐窝细胞仍能分泌 $Cl^-$,结果水和电解质的吸收减少而分泌增加。此外,严重的炎症可发生免疫介导的血管损害或溃疡,蛋白从毛细血管和淋巴管中渗出,增高了肠内容物的渗透压,炎症时淋巴细胞和吞噬细胞活化可释放多种炎症介质如前列腺素等刺激肠黏膜分泌,加重腹泻。

肠道炎症的病因有:①炎症性肠病;②感染性炎症:侵入性病原体如志贺痢疾杆菌等的感染;③脓疡形成,如憩室炎、肿瘤感染;④缺血性肠炎;⑤放射性肠炎;⑥嗜酸性肠炎。

渗出性腹泻的特点:①粪便含有渗出液和血液,结肠尤其是左半结肠炎症多有肉眼黏液脓便,如有溃疡或糜烂,往往出现脓血便。小肠炎症时往往无肉眼可见的脓血便。②腹泻和全身表现的严重程度取决于肠道受损的程度。

**（四）肠动力紊乱**

一些药物、疾病和胃肠道手术使肠道神经调节功能失调，肠蠕动紊乱（多数为加速），以致肠内容物过快通过肠腔，与黏膜接触时间过短，影响消化与吸收，发生腹泻。肠动力过缓亦可导致腹泻，如糖尿病自主神经病变者肠动力紊乱，致使结肠型的细菌在小肠定植和过度生长，脂肪、胆盐和碳水化合物的吸收受到影响；此外，糖尿病患者胰腺外分泌功能不全亦是腹泻的原因。

肠动力过速的常见病因有：①药物，如奎尼丁可改变肠道正常的肌电控制；②甲状腺功能亢进；③胃大部切除术后倾倒综合征；④类癌综合征；⑤肠易激综合征。

动力过速性腹泻的特点：①粪便稀烂或水样，无渗出物；②腹泻伴有肠鸣音亢进或腹痛。

**【病因分类】**

急性腹泻的病因有：①食物中毒；②肠道感染，包括病毒、细菌或寄生虫感染，旅行者腹泻多为细菌感染所致；③药物；④其他疾病引起的腹泻。

慢性腹泻的病因比较复杂，主要有：①肠道感染性疾病：阿米巴痢疾、慢性细菌性痢疾、肠结核、梨形鞭毛虫病、血吸虫病、肠道念珠菌病常可引起慢性腹泻；②肠道非感染性炎症：包括炎症性肠病、放射性肠炎、缺血性肠炎、憩室炎、尿毒症性肠炎；③肿瘤：包括大肠癌、结肠腺瘤病、小肠淋巴瘤及内分泌肿瘤；④消化不良和吸收不良；⑤动力性腹泻；⑥药源性腹泻：如泻药、抗生素如林可霉素，以及降压药等。

**【临床表现】**

**（一）年龄和性别**

乳糖酶缺乏和先天性氯泻多从儿童期起病，功能性腹泻、肠结核和炎症性肠病多见于青壮年，而结肠癌多见于老年男性，但近年来发病有年轻化趋势。

**（二）起病与病程**

起病急伴有发热、腹泻次数频繁者应多考虑肠道感染。炎症性肠病、肠易激综合征、吸收不良综合征和结肠憩室炎等病引起的腹泻，可长达数年至数十年之久，常呈间歇性发作。结肠癌引起的腹泻很少超过两年。集体起病见于食物中毒。要注意询问不洁饮食史、服药史、饮食习惯（牛奶和糖类）、旅行情况、腹部手术史和放射治疗史，如长期应用抗生素者应考虑抗生素相关腹泻。

**（三）排便情况、粪便外观与腹痛性质**

病变位于直肠和（或）乙状结肠的患者多有里急后重，每次排便量少，有时只排出少量气体和黏液，粪色较深，多呈黏冻状，可混有血液，多伴持续性下腹或左下腹痛，便后可稍减轻；小肠病变的腹泻无里急后重，粪便稀烂成液状，色较淡，量较多。慢性胰腺炎和小肠吸收不良者，粪便中可见油滴，多泡沫，含食物残渣，有恶臭；霍乱弧菌所致腹泻呈米泔水样；慢性痢疾、血吸虫病、溃疡性结肠炎、直肠癌等病引起的腹泻，粪便常带脓血；肠结核和肠易激综合征常有腹泻与便秘交替现象；肠易激综合征的腹泻多在清晨起床后和早餐后发生，每日 2～3 次或更多，便前常伴有腹痛，粪便有时含大量黏液。影响睡眠的夜间腹泻多系器质性疾病所致。

**（四）其他症状和腹部体征**

慢性腹泻伴发热时，要考虑克罗恩病、溃疡性结肠炎、阿米巴病、淋巴瘤和肠结核。显著消瘦和（或）营养不良要考虑引起小肠吸收不良的各种疾病，胃肠道肿瘤和甲状腺功能亢进症。伴随关节炎症状的要考虑溃疡性结肠炎、克罗恩病、Whipple 病。腹泻伴少见部位或难治性消化性溃疡要排除胃泌素瘤。腹块常提示肿瘤或炎性病变，炎性块物的质地一般比肿瘤软，但压痛较明显。腹部显著压痛常见于溃疡性结肠炎、结肠憩室炎、克罗恩病和阑尾脓肿等。部分性肠梗阻时常有肠鸣音亢进。直肠指检对诊断直肠癌十分重要。

## 【实验室及辅助检查】

### (一)血常规和生化检查

可了解有无贫血、白细胞增多、糖尿病以及电解质和酸碱平衡情况。新鲜粪便检查是诊断急、慢性腹泻病因的最重要步骤,可发现红白细胞、吞噬细胞、原虫、虫卵、脂肪滴及未消化食物等,隐血试验可检出非显性出血。粪培养可发现致病微生物。

### (二)X 线检查

X 线钡剂(小肠、结肠)检查和腹部平片可显示胃肠道病变、肠道动力状态、胆石、胰腺或淋巴结钙化。选择性血管造影和 CT 对诊断消化系统肿瘤如肝癌、胰腺癌等尤有价值。

### (三)内镜和活组织病理检查

对胃肠道的肿瘤有早期诊断价值。小肠黏膜活组织检查有助于发现某些寄生虫,如贾第虫属,类圆线虫属等病原菌。怀疑胆道和胰腺病变时,ERCP 有重要价值。

### (四)血清及尿中胃肠道激素与化学物质测定

有助于诊断内分泌肿瘤等疾病引起的腹泻。

## 【诊断与鉴别诊断】

腹泻的原发疾病或病因诊断需从病史、症状、体征、常规化验特别是粪便检验中获得依据。首先应通过询问病史筛查是否为感染性、抗生素相关性腹泻、药物及泻药、全身疾病如甲状腺功能亢进及系统性硬化引起的腹泻,抑或系艾滋病患者。

急性腹泻应首先鉴别是病毒、细菌、寄生虫等所致感染性腹泻,或食物中毒、药物引起的腹泻。肠道感染多出现恶心、呕吐、腹痛、发热、脓血便或水样便;病毒感染多为水样腹泻且持续时间较短;细菌感染所致结肠炎多出现脓血便;大便培养可检出部分细菌,一些寄生虫如贾第虫等大便中不易检出,需行肠黏膜活检。细菌肠毒素、化疗药物、重金属、杀虫剂污染食物,以及毒蘑菇、海鲜等食物中毒亦可引起腹泻,常伴口麻、脸潮红、出汗、头痛头晕等神经系统症状。

慢性腹泻多可通过病史、体检、大便常规培养及找虫卵和寄生虫、大便脂肪测定,以及通过结肠镜检查和活检等来明确诊断。若有黏液脓血便,结肠镜检查可发现非特异性炎症、缺血性肠炎、炎症性肠病等;感染性肠炎亦可出现黏液血便,但通过便常规检查和培养、血清阿米巴—血吸虫抗体检测、大便艰难梭状芽胞杆菌毒素测定等筛查可排除。若有脂肪泻,则大便苏丹Ⅲ染色阳性,当大便脂肪含量>20g/24h 或>9.5g/100g 时提示胰腺疾病或胆汁酸不足,而红细胞叶酸含量低提示小肠性脂肪泻。腹部平片、B超、CT、ERCP、超声内镜等有助于诊断胰腺功能不全,胰腺外分泌功能试验已很少应用,经验性地补充外源性胰酶后腹泻改善可诊断胰腺外分泌功能不全。检测血肌内膜抗体、全消化道钡餐、结肠镜及黏膜活检、肠内容物细菌培养、葡萄糖-$H_2$ 呼气试验有助于小肠疾病及小肠细菌生长过度引起的脂肪泻。若为原因不清的水泻,可测定大便—血清渗透压差[$290-2\times(Na+K)$],若>50mOsmol/kg 则为渗透性腹泻,进一步查粪镁含量,若>45mmol/L 提示摄入镁引起的腹泻,若粪 pH<6 提示糖类消化不良。若粪渗透压正常需排除细菌及寄生虫感染,需行全消化道钡餐、小肠黏膜活检及小肠液培养,以及腹部 CT、结肠镜检查及活检以排除肠道器质性疾病。通常神经内分泌肿瘤引起的腹泻罕见,若 CT 发现肿瘤,并有神经内分泌肿瘤综合征表现,可测定血浆中胃泌素、降钙素、血管活性肠肽、生长抑素等多肽的浓度;测定 24 小时尿 5-羟吲哚乙酸(5-HIAA)、3-氧-甲基肾上腺素、组织胺有助于诊断类癌综合征、嗜铬细胞瘤、肥大细胞增多症。测定甲状腺功能、肾上腺皮质功能对相关内分泌疾病引起的腹泻的诊断有帮助。高度怀疑肠结核、肠阿米巴病等疾病时,可在密切随访下进行诊断性治疗。

## 【治疗】

病因治疗和对症治疗都很重要。在未明确病因之前,要慎重使用止泻药和止痛药,以免掩盖症状造成误诊耽误病情。

**(一)病因治疗**

1.抗感染 复方磺胺甲噁唑、喹诺酮类适用于志贺菌属、沙门菌、弯曲杆菌、大肠杆菌等所致的腹泻。艰难梭菌感染可用甲硝唑或万古霉素。肠结核应三联或四联抗结核治疗。阿米巴痢疾可选用甲硝唑、替硝唑等。病毒性腹泻常不用抗生素。送检大便培养后,可经验性予以喹诺酮类抗生素,临床提示弯曲杆菌者应加用红霉素。

2.其他 乳糖不耐受症不宜用乳制品,成人乳糜泻应禁食麦类制品。慢性胰腺炎可补充多种消化酶。药物相关性腹泻应停用有关药物。消化道肿瘤可手术切除或化疗。生长抑素及其类似物可抑制肿瘤分泌激素,用于类癌综合征及其他神经内分泌肿瘤引起的腹泻。炎症性肠病可选用氨基水杨酸制剂、糖皮质激素及免疫抑制剂。

**(二)对症治疗**

1.一般治疗 纠正水、电解质、酸碱平衡紊乱和营养失衡。可酌情口服或静脉补充液体,补充维生素、氨基酸、脂肪乳剂等营养物质。

2.黏膜保护剂 硫糖铝、双八面体蒙脱石等可用于感染性或非感染性腹泻。

3.微生态制剂 如双歧杆菌可以调节肠道菌群,用于急、慢性腹泻。

4.止泻剂 有药用碳、氢氧化铝凝胶、可待因、复方地芬诺酯、洛哌丁胺等,因这些药可引起肠动力障碍,使致病菌定植和侵袭,延长排泄时间,故不能用于感染性腹泻。次水杨酸铋可以制止某些细菌所致的肠道分泌,洛哌丁胺与抗生素合用可用于治疗旅行者腹泻。可乐定为中枢交感抑制药,具有抗分泌及抑制肠蠕动的作用,可用于糖尿病性腹泻。严重的分泌性腹泻除了奥曲肽,尚可试用钙离子拮抗剂、可乐定及吲哚美辛,吲哚美辛还可用于急性放射性肠炎及绒毛状腺瘤引起的腹泻,用于运动性腹泻可能有效。

5.其他药物 654-2、阿托品、溴丙胺太林等具有解痉作用,但青光眼、前列腺肥大者慎用;严重炎症性肠病患者中可诱发巨结肠,亦应慎用。胃肠道选择性钙拮抗剂匹维溴铵(得舒特)等副作用较少。抗焦虑药有时可缓解症状。

（胡文娟）

# 第四章 消化系统常见诊疗技术

## 第一节 电子胃镜检查

### 一、适应证

①各种胃病的随诊;②X线检查发现溃疡、肿物及其他病变不能明确性质者;③急性胃出血及慢性原因不明的失血;④凡有上腹部不适怀疑胃病,经过检查不能确诊者;⑤食管癌、胃癌高危人群的普查;⑥需经内镜的治疗者。

### 二、禁忌证

①严重心、肺、肝、肾等器质性疾病伴功能不全或全身状况极度衰竭不能耐受者;②严重高血压不能承受检查者;③内镜插入困难或易致危险者,如急性化脓咽炎、急性支气管炎、食管胃穿孔等;④不合作的精神病患者。

### 三、并发症

电子胃镜检查虽较安全,但也有一定的并发症。尤其对老年人和危重病人,并发症包括吸入性肺炎、出血、穿孔、心律不齐及感染的传播,应提高警惕。

### 四、定位法

病人的体位一般均采取左侧卧位,头部稍前倾或后仰,两腿膝部略屈曲,取下受检者活动义齿,松解领扣和腰带,放置并嘱患者轻咬口圈。若因故变换了体位如平卧位、右侧卧位或坐位时则必须注明。

胃镜插入深度:一般胃镜前端距门齿40厘米是贲门,45厘米左右为胃底部,50厘米是体部,60厘米是窦部,70厘米进入十二指肠。

镜面方向:镜面视野按钟盘分点,如3点、9点等。在视野边缘可见一三角指标代表镜面方向,位于12点处相当于小弯侧,6点处为大弯侧,9点处为前壁,3点处为后壁。

镜角位置:胃镜操作部旋钮顺时针旋转,镜头向下,即背离吸引、充气孔方向,逆时针旋转,镜头向上抬。外旋钮顺时针旋动,镜头向右弯;反之向左弯曲。

图像变化:胃内有四个定位的重要标记,分别为胃体大弯皱襞、角切迹、幽门及十二指肠上角。

## 五、操作程序

1.局麻　术前 10~15 分钟用 2% 的利多卡因或地卡因喷雾或口含麻醉,每隔 1~2 分钟一次,共 1~2 次,病人感到咽部麻木时为止。充分麻醉才能保证检查的成功。遇有敏感的病人再给肌注安定针 10 毫克及阿托品针 0.5 毫克。嘱病人左侧卧位,解开领扣及腰带,头略低向左侧,腿微曲,松弛腹壁。

2.术前检查胃镜　插入胃镜前要检查照明、注水、注气及吸引各部分是否健全灵活。若胃镜功能完好再擦上滑润剂,准备插管。

3.前视式胃镜插入法　前视式胃镜送入口腔后即可开始观察,镜前端与进入食管的解剖位置一致,可看到环咽肌的开放情况,开放时可顺势将胃镜送入食管,轻轻注气开始观察。食管与胃连接处的黏膜分界,犬牙交错,称齿状线。食管侧是白色,胃侧为红色,血管清楚、细小,平行排列。胃镜从食管进入胃时,镜身应轻左旋并稍向上抬镜角。进入胃腔后注气可见胃体大弯侧的纵行屈曲的皱襞和黏液池,由此可定位小弯侧及前、后壁。胃镜沿大弯皱襞顺势而下。进入 45~50 厘米时调整胃镜的上下角度,即可看到拱门形的胃角,圆顶向上。进到 60 厘米时充分注气可看胃角的正面像,如一根横梁,两端宽,中间窄,将胃分为两腔,上方为胃体,下方为胃窦,将镜角稍向下则可看到幽门,为一圆形黑影,再沿大弯前进,暴露于视野者为胃窦部,与胃体部不同,其皱襞减少或消失,但蠕动明显增强。观察胃窦后,使幽门保持在视野当中,继续前进即可进入十二指肠球部。胃镜前端顶住十二指肠球顶部,再向后稍拉,可见位于视野右下方的十二指肠球上角,呈半月形,其相对的则是十二指肠球上壁,上角部为下壁,视野左下为前壁,右上为后壁。镜下可见十二指肠球黏膜略呈粗糙、微绒毛样。退出十二指肠球以后,镜角向上接近 180° 时,可从幽门部观察胃角、胃小弯及胃底部,所见物像与胃镜不弯曲时正相反。胃角在视野下方,呈一个倒的半圆形拱门,与在胃体部的观察相反。自胃角流下的黏液自下而上,蠕动波由远到近。物像传入接物镜后,经过折射再传入观察者视野为正面像。边退镜边观察,退至贲门时,抽吸胃内气体。

4.侧视镜和斜视镜　侧视镜进镜使物镜面对病人的舌面,其顶端为圆形,较易咽下,在食管内为盲区,且不宜过多活动胃镜角,通过食管有阻力时不应推进,一般使用轻柔力量。必要时可先行前视镜检查。正常通过贲门时有轻微的阻力,进入胃内使镜角向下,吸尽黏液中的胃液并充气。进镜时保持镜角向下,侧视镜对近端胃的四壁均为正面像,可通过转动镜身观察。当镜顶端达体部大弯侧时使镜角向上即可看到贲门像。通过幽门,镜角稍向下,使幽门保持在视野下方,再使镜角向上即可进入十二指肠球。略退镜并使镜角向下,则前端正好钩在幽门环上,可得到十二指肠球图像。所见为上壁,通过转动胃镜可看到前后壁,下壁常不易观察。斜视镜的特点介于前视镜与侧视镜之间,观察前面时须使镜角向下。

## 六、正常胃表现

正常胃的黏膜光滑、细致,呈淡红色,表面有一层透明黏液。正常胃皱襞,以大弯处皱襞最大,起自胃底经体部达胃窦,胃体部最明显,胃窦部则逐渐细小,小弯侧皱襞很少甚至没有。正常胃内有黏液池,空腹时约有黏液 30 毫升,老年人或患有萎缩性胃炎时黏液减少,十二指肠溃疡时增多。黏液池黏液一般呈透明状,如混有胆汁时呈黄绿色,或深或浅。如有出血则呈暗褐色,幽门梗阻时伴有食物残渣。

胃角正常呈半圆形拱门,边缘光滑,一旦发生病变则显示不整齐,是定位的重要部位。幽门边缘整齐,呈圆形或椭圆形空洞,也是定位的重要部位。幽门边缘不整齐则可能球部有变形或溃疡。幽门一般随蠕动波起闭,蠕动波到达幽门时幽门关闭,过后又开放。开放关闭的形式可概括为 4 种方式:Ⅰ型,胃窦蠕动差,当蠕动波传过时,幽门持续开放,其变化很小。Ⅱ型,幽门不能闭合,但可部分收缩。Ⅲ型,幽门关闭欠紧。Ⅳ型,蠕动波传到胃窦时幽门紧闭。胆汁反流者多见于Ⅳ型,幽门不关闭者反不见反流。

正常胃黏膜看不见血管,在胃底部偶可看见 1～2 条细的血管,若注气后胃内压过高,则正常黏膜也可看到小血管网。重度萎缩性胃炎在胃内压较小时也可见到血管,而轻度萎缩性胃炎胃内压力须达 10～15 毫米汞柱时方可见到血管。胃正常蠕动波自体中部开始明显,向胃窦部推进,在幽门消失,约 15 秒进行一次,所以常是一波未平,一波又起。蠕动强度也不尽相同,有的很强,有的很弱。

# 七、胃镜特殊检查

1.活组织检查　行胃镜检查时若发现黏膜颜色及质地改变,有糜烂、溃疡及肿瘤等均应做活检。胃炎因其病变较广泛,可在胃窦及胃体的大小弯及前后壁各取一块组织。遇有溃疡在边缘至少要取 4～6 块组织,以免漏掉胃癌。

2.细菌学检查　近年来幽门螺旋杆菌与胃病的关系越来越引起人们的关注,故幽门螺旋杆菌的检查可为胃病治疗提供一定参考。该检查可取活组织检查,将组织块加入快速尿素酶试剂,观察组织块颜色的改变。

3.细胞学检查　细胞学检查对于诊断恶性肿瘤有重要意义。具体检查方法有多种,其中一种方法是用细胞刷在溃疡或病变处刷拭,然后将细胞刷退到胃镜内使刷子不致外露,连同胃镜一并拔出做涂片。

4.黏膜染色　为了提高各种胃病的诊断及鉴别诊断,可采用黏膜染色法。目前采用的有美蓝、刚果红、靛胭脂、黥墨和碘溶液。临床上美蓝使用比较普遍,一般术前 1 小时左右口服美蓝 0.1 克,充分变换体位后再做胃镜检查。也可以在胃镜检查中注入染料,根据胃内病变染色的不同,能够确诊胃癌的部位,对于决定是否需要手术及手术范围也有帮助。

5.摄影及录像　在检查中遇有病变或可疑病变时可先摄影,然后取活检。摄片时可正侧位结合,多方向的像片易于分析并决定病变的性质及形态。录像比摄影更先进,对动态观察病变的性质更有价值,有利于保存资料和病例讨论。

# 八、胃镜治疗

1.药物注射　用特大号注射针头,连接塑料管导入胃内,可做各种药物注射,如抗生素、抗癌药、硬化剂及酒精等。主要应用于上消化道出血、上消化道肿瘤及息肉、黏膜异型增生的切除。用抗癌药物注射可治疗食管癌,解除癌性狭窄,可部分缓解病人症状。溃疡病出血的治疗可局部注射医用肾上腺素、高渗盐水及 99.5% 的酒精混合液。对于食管静脉曲张的治疗,常用的硬化剂有聚氧乙烯余月桂醇醚(聚桂醇)、5%鱼肝油酸钠、乙氧硬化醇、纯酒精等。

2.高频电外科技术　主要利用高频电流产生高温起到切开凝固和产生电火花的作用。高频电流根据其主要作用可分为切开波、凝固波和混合波三种。切开波主要用于切割组织。凝固波可使组织发热和凝固,主要用于凝固组织止血。混合波为上述两种波形的混合,兼有切开及凝固作用。如用电切刀切开黏膜,用套圈围住息肉可做息肉切除。具体应用需根据病变的性质、大小而定。胃镜必须绝缘。

3.异物取出　很多异物可由于自杀或误服进入胃内,如硬币、戒指、刀片、发针、图钉等,近年来使用前视式胃镜,用各种不同式样的钳子取出异物,避免了手术。

4.激光治疗　激光能被组织吸收产生热能,高温能使组织气化、凝固,用以切割、止血等。胃镜操作时通过光束将激光导入胃内,用于止血,食管、胃及十二指肠出血均适用。

5.微波　微波是通过急速变化的电场,使组织中所含水分子旋转,运动自身生热,用于组织的凝固、切割及止血,尚用于早期胃癌及解除癌性狭窄的治疗。

## 九、胃镜的清洗消毒

检查完毕后,用纱布或海绵蘸肥皂水清拭镜身,然后用流水充分冲洗,取标本的管道用毛刷反复刷洗,尽量洗净血液及黏液,再冲洗干净,管内不要存有液体以防堵塞。放入1%的洗泌太或新洁尔灭中20～30分钟,用2%戊二醛液浸泡1分钟可使各种病毒包括乙型肝炎病毒失去活力,再用清水洗净吹干。胃镜的主要部分是两条玻璃纤维束,容易折断。使用时要轻取轻放,物镜目镜部分不应碰撞在坚硬物品上,以防玻璃损坏。

## 十、胃镜检查的感染传染问题

病人间的传染是胃镜检查感染的主要问题,前一被检病人体内的病毒和细菌可黏附到胃镜上,在未经严格消毒的情况下可随内镜进入后一被检者的体内,造成感染传播的危险。另外,也存在病人向工作人员感染传播的潜在危险,因为工作人员经常接触到带毒的唾液、血液、胃液和痰液。感染的预防关键是有效的清洗和消毒,以及采取有效的防护措施。

(马文杰)

# 第二节　超声内镜检查

## 一、检查前准备

### (一)检查室准备

内镜超声检查可在相应的检查室内进行,如分别在胃镜室作超声胃镜,肠镜室作超声肠镜,腹腔镜室作超声腹腔镜检查。当然有条件时,可在专用的检查室。消毒设施与方法同普通内镜检查。

### (二)受检者准备

患者需空腹4～6小时。可于术前15～20分钟口服祛泡剂,肌注解痉灵20mg,精神紧张者可注射5～10mg安定,咽喉部喷雾麻醉。患者通常取左侧卧位,因检查需要也可改变体位。

### (三)检查者安排

内镜超声检查一般需要2～3人,其中负责操作的医师1人,其他人员协助键盘操作及打印图像、照料病人、注水及活检等。

### (四)器械准备

1.内镜系统

(1)电子超声内镜、纤维超声内镜预检、调试和连接同普通内镜。

(2)水囊的安装和调试。安装水囊之前,应仔细检查水囊有无破损、膨胀及变色等橡胶老化现象。将水囊置于专用推送器中,使其大孔径一端橡皮圈翻折覆盖于推送器边缘,卡于其凹槽内。将水囊推送器套在超声内镜前端,使翻折橡皮圈套在超声内镜前端的大凹槽内。拔出推送器,将水囊小孔径一端橡皮圈卡在超声内镜前端的小凹槽内。安装完毕,按压注水阀门,向囊内注无气水,水囊直径 3cm 为限度。如发现水囊边缘渗水可调整水囊位置,如发现漏水应重新更换。水囊注水后发现明显偏心状态,用手指轻轻按压校正。注意水囊内有无气泡存在,若有气泡可将超声内镜头端部朝下,反复吸引注水,使囊内气泡吸尽。特别应注意的是在检查每一例患者前,均需重新检查水囊是否密封,以防插入后才发现水囊漏水,无法得到满意的超声图像。

2.超声系统

(1)开启超声发生器及超声监视器电源,调整超声画面清晰度。检查超声图像及内镜图像的切换是否完好。

(2)输入病人一般资料,如姓名、年龄及检查号待用。

(3)准备图像记录仪、录像带,开启打印机。如有电脑图像采集,先开启电脑进入图像采集系统。

3.超声微探头连接与调试

(1)微探头须用活检管道 2.8mm 以上内镜。

(2)在活检管道口安装微探头专用注水接口及阀门。

(3)连接超声驱动装置,将微探头末端连接部上标志性固定键向上,平直地插入超声驱动装置。避免微探头顶端朝上。

(4)将微探头置于无气水中,启动超声装置,观察发出的超声波形是否正常。

(5)有时因微探头顶端有气体,以致图像无法显示,此时可将探头顶端向下,捏住探头下段轻轻甩动,常可排除故障。

## 二、基本检查方法及消化系统的声像图特征

### (一)超声探查方式

1.水囊法　经注水管道向探头外水囊内注入 3~5ml 无气水,使其接触消化道壁以显示壁的层次及其外侧相应的器官。根据需要调节注入水囊内的水量,以适合于所有病变的检查。

2.浸泡法(无气水充盈法)　向消化管腔内注入无气水,使病变淹没在水中,探头在水中靠近病变并探查。有些部位须改变体位才能浸没在水中。

3.水囊法加浸泡法　超声内镜插至检查部位后,先抽尽胃内空气,再注入无气水 300~500ml,使已充水的水囊浸泡在水中。该法适合胃底、胃体中上部及周围邻近脏器的检查,持续注水有时也可用于十二指肠病变的检查。该法最常用。

### (二)超声内镜的定位操作

1.观察消化道局部病变　可直接以水囊法或水充盈法将探头靠近病灶,进行超声扫描。

2.观察消化道邻近脏器　可将探头置于以下文字叙述中括号内的部位进行显示。

(1)胰头部(十二指肠降部),胰体和尾部(胃窦、胃体后壁)。

(2)胆道下段(十二指肠降部)和中段(胃窦部)。

(3)胆囊(十二指肠球部或胃窦近幽门区)。

(4)肝右叶(十二指肠、胃窦部),肝左叶(贲门部、胃体上部)。

(5)脾脏(胃体上部)。

### (三)消化管壁超声层次结构

消化管擘在声像图下一般可分为5层。若用高频探头,则因肌层纤维间隔,可分出7层、9层甚至11层。超声频率在7.5~12MHz时,最常显示的为5层结构。

1.消化管壁的5层结构

(1)强回声:相当于黏液与上皮分界面。

(2)低回声:相当于黏膜固有层,粘膜肌层。

(3)强回声:相当于黏膜下层。

(4)低回声:相当于固有肌层。

(5)强回声:相当于浆膜(或纤维膜)。

2.胆管、胆囊

(1)强回声:相当于膜层。

(2)低回声:相当于固有肌层。

(3)强回声:相当于浆膜层。

3.胰腺　均匀中等回声,边缘光滑。

### (四)EUS对病变判断标准

1.癌　低回声,各层次结构的连贯性中断。

2.淋巴瘤　低回声,层次消失。

3.溃疡病　低回声,局限性。

4.粘膜下肿瘤

(1)平滑肌瘤:低回声。

(2)脂肪瘤、异位胰腺:强回声。

5.静脉曲张　低回声。用硬化剂后呈强回声。

6.胆石症　强回声,伴声影。

7.胆囊癌、胆管癌、壶腹癌　低回声。

8.胰腺癌　低回声,胰管扩张。

9.胰腺炎　中粗光点,回声不均。

### (五)超声图像调节

检查时先用低倍圆形全景图。要仔细观察病变时,再逐级放大,并选用半圆切面图。观察远场邻近器官,先用7.5MHz,观察黏膜表面病灶再切换成12MHz以反复比较显示。7.5MHz显示病灶实质回声较好,12MHz显示消化道壁或病灶近场的边界较好。

### (六)术后处理

超声内镜检查术后处理同普通胃镜检查,无须特殊处理。一般仅要求术后2小时内禁食、禁饮即可。

### (七)并发症

消化道超声内镜检查较安全,一般无严重并发症。其可能发生的并发症有:

1.窒息。发生率极低,主要由于胃内注水过多时变动患者体位所致。避免方法即注水≤500ml,术中变动体位前抽尽胃内注入水。

2.吸入性肺炎。较少发生,常系患者术中误吸胃内液体或注入水量过多所致。

3.麻醉意外。

4.器械损伤,如咽喉部损伤、食管穿孔、胃穿孔、消化道管壁擦伤。

5.出血。

6.心血管意外。

（马文杰）

# 第三节　胃液检查

胃是重要的消化器官之一,胃底和胃体含有大量腺体。壁细胞分泌盐酸和内分子,盐酸具有激活胃蛋白酶原的功能,并使蛋白变性易消化;内因子能帮助维生素 $B_{12}$ 的吸收。主细胞分泌胃蛋白酶原,在酸性溶液中变为具有活性的胃蛋白酶,参与蛋白质消化。黏液细胞分泌碱性黏液,起中和胃酸及保护黏膜作用。胃窦腺还有内分泌细胞可分泌胃泌素和生长抑素,后者能抑制胃泌素的分泌。胃液 pH 约为 $1.0\sim1.5$ ,成人每 24 小时分泌的胃液量约 $1.5\sim2.5$ 升,呈强酸性反应。胃液的成分较复杂,除水分外,主要有游离酸、结合酸、有机酸和电解质等。目前胃液检查分析采用插胃管法取材。胃液分析包括一般性状检查、化学检查及显微镜检查。病人禁食 12 小时,次日晨起空腹插管,胃管深度可达 $50\sim55$ 厘米,以能顺利抽取最大量胃液为佳。

凡患者食管静脉曲张、食管狭窄、严重高血压、心脏病、心力衰竭、晚期妊娠及身体衰弱者均为不适宜。

## 一、一般性状检查

1.量　常人正常空腹胃液量约为 50 毫升,最多不超过 100 毫升。胃液增多见于十二指肠溃疡。胃分泌量小于 10 毫升为减少,主要见于胃蠕动亢进。

2.色　正常胃液多为清晰无色液体,若胆汁反流则呈黄色或草绿色,红色则表示有新鲜出血,如系少量新鲜血丝则为插管时损伤黏膜所致。当有多量唾液及黏液时可呈混浊灰白色。棕褐色或咖啡残渣样外观,提示胃内有陈旧性出血,常见于胃癌、十二指肠溃疡及胃炎等。

3.黏液　正常胃液中含有少量分布均匀的黏液,胃中的黏液是由胃黏膜表面上皮细胞、胃腺中的黏液细胞、贲门腺和幽门腺细胞分泌的。胃黏液分为两种:肉眼可见的黏液为不溶性黏液,黏稠度较大,此种黏液由黏膜的表面上皮细胞分泌而来。可溶性黏液在空腹胃液中不存在。黏液可起到润滑及保护黏膜的作用,还可起到中和、缓冲胃酸,抵抗胃蛋白酶的消化作用。胃部有炎症时则见黏液大量存在,慢性胃炎常见黏液增多。黏液一般呈弱碱性。

4.气味　正常胃液略带酸味,消化不良或胃液明显潴留、有机酸增多时则有发酵味,常见于幽门狭窄、胃张力高度缺乏。粪臭味见于小肠低位梗阻,胃大肠瘘等。氨味见于尿毒症,晚期胃癌则胃液有恶臭味。

5.食物残渣　在空腹 10 小时以上时胃液中仍有食物残渣,见于胃排空障碍,如幽门梗阻等。

6.组织碎片　胃癌、胃溃疡病人胃液中有时发现组织碎片,必要时需做病检以助诊断。

7.反应　正常胃液为酸性,萎缩性胃炎、胃癌及十二指肠液大量反流时酸度均降低。

8.分层　胃液静止片刻即形成两层,上层为黏液,下层为胃液。

## 二、化学检查

胃液化学检查,包括胃酸的定性及定量,隐血、乳酸及胃蛋白酶的测定等试验。

1.胃酸分泌测定　这是胃分泌功能的主要客观指标。通常所说的胃酸即指盐酸,其存在方式,一种为解离的游离酸,一种是与蛋白质疏松结合的盐酸,这两种酸结合在一起称为总酸。在纯胃液中,绝大部分酸是以游离形式存在的。胃液中总酸的浓度约为 125～165 毫摩尔/升,其中游离酸为 110～135 毫摩尔/升。测定基础胃液分泌量(BAO)及注射组胺或五肽胃泌素后测定最大泌酸量(MAO)及高峰泌酸量(PAO)以判断胃泌酸功能。

目前一般以总酸排出量来表示胃液中的盐酸量。研究认为,在五肽胃泌素刺激下排出量最大,约为 15～20 毫摩尔/时。男性分泌多于女性,50 岁以后分泌速度即有下降。临床上使用五肽胃泌素作为胃酸分泌功能检查的刺激剂,是因其具有反应小、刺激反应强等优点。

2.游离酸及总酸的测定　取胃液 10 毫升置于烧杯中,加入托弗指示剂,以 0.1 摩尔/升氢氧化钠溶液滴定,若胃液有游离酸则呈红色,再由滴定管加 0.1 摩尔/升氢氧化钠溶液至橘红色为止,即为游离酸滴定的终点。记录能用去的 0.1 摩尔/升氢氧化钠毫升数。在原测定的胃液内加酚酞指示剂 1～2 滴,继续用 0.1摩尔/升氢氧化钠溶液滴定直至微红色不消退为止,即为总酸度滴定的终点。记录用去的 0.1 摩尔/升氢氧化钠溶液总量,计算出每 100 毫升胃液中游离酸及总酸含量,以毫摩尔/升或临床单位表示。游离酸度等于游离酸滴定至终点所用去的 0.1 摩尔/升氢氧化钠毫升数的 10 倍。总酸度等于两次滴定所用去的 0.1 摩尔/升氢氧化钠毫升数的 10 倍。

胃酸分泌增加见于十二指肠球部溃疡;胃酸分泌减少常见于胃癌、萎缩性胃炎,均与胃黏膜受损程度及范围有关。

3.乳酸定性检查　正常空腹胃液中有少量乳酸,一般方法不易查出,但患者幽门梗阻、慢性胃扩张时常见乳酸增加。乳酸为弱酸,在酸分泌正常的胃液中不解离,不与所加的试剂起反应,当酸分泌降低,其含量增加时,游离的乳酸与氯化高铁离子结合成为乳酸高铁,使胃液呈亮黄色的乳酸高铁。

4.胃蛋白酶测定　胃蛋白酶在酸性较强的环境中才起作用(pH 1.5～5.0),随 pH 的升高,胃蛋白酶的活性降低。慢性胃炎、慢性胃扩张、慢性十二指肠炎等,胃蛋白酶的分泌常减少;恶性贫血、胃癌等胃内无游离盐酸者,常无胃蛋白酶。

5.隐血试验　正常胃液不含血液。食管损伤胃黏膜或牙龈出血咽下后均可呈阳性反应,故需结合临床来判断结果。急性胃炎、消化性溃疡、胃癌等可有不同程度的出血,隐血试验呈阳性。尤其胃癌多为持续性阳性,胃溃疡则在发病时出现隐血试验阳性。

6.显微镜检查　胃液的显微镜检查应采取空腹胃液标本,吸管挑选胃液异常部分,置于载物片上以盖玻片后进行检查。因胃液内存在盐酸及胃蛋白酶等,对细胞及细菌均有破坏、分解作用,故抽取胃液后须即刻送检。正常空腹胃液中可见少量淀粉颗粒。

(1)红细胞:正常胃液内无红细胞,若有少量红细胞出现,大多是由于胃酸的作用使其溶解,也可能是由于胃酸损伤胃黏膜所致。若经常于标本中出现红细胞,则表示胃部有溃疡、炎症、肿瘤等。

(2)白细胞:正常胃液中可见有少量白细胞,若有大量白细胞出现,则为病理性变化,可见于胃黏膜的各种炎症。

(3)上皮细胞:正常胃液内可见少数来自口腔、咽部及食管黏膜的鳞状上皮细胞。患胃炎时大量柱状上皮细胞出现。

(4)癌细胞:抽取新鲜胃液离心沉淀法,取沉淀物涂片、染色做显微镜检查。在沉淀物中如见成堆的大小不匀或大而不规则,具有大核、核畸形而带核小体的细胞,则是癌细胞的可能性大,应做巴氏染色进一步鉴定。

(5)细菌:正常胃液仅见咽喉部天然寄居菌或酵母菌。若将胃液涂片做革兰氏染色或抗酸染色后检查,发现八叠球菌、酵母菌、化脓性球菌、抗酸杆菌、幽门螺旋杆菌等,则属病理变化。正常人 12 小时空腹胃液中食物残渣极少,如有少量淀粉颗粒、脂肪小滴和肌纤维是常见的食物残渣成分,大量出现时常见于幽门梗阻、胃扩张、胃下垂等。

7.胃肠道激素测定　胃肠道激素来源于胃肠道分泌细胞和神经细胞多肽的小分子活性物质,包括胃泌素、胆囊收缩素、P 物质、生长抑素、神经降压素等。胃肠道激素分泌异常往往与一些疾病有关,如胃泌素分泌过多可产生卓—艾综合征,血管活性肠肽(VIP)分泌过多可造成"胰性霍乱",胃动素能强烈刺激上消化道电活动和机械活动,因此胃肠道激素测定对疾病的诊断具有重要意义。

## 三、胃黏膜活组织检查

下文主要讨论几种常见胃病的病理特点及诊断标准。

1.慢性非特异性胃炎　该型为黏膜活检中最常见的一种胃炎,活检取材时应包括胃的各部,至少在胃窦、胃体及移行区取材。根据炎症的程度和固有腺破坏的程度可将慢性胃炎分为浅表性胃炎、萎缩性胃炎和胃萎缩三个基本类型。

(1)浅表性胃炎。浅表性胃炎是慢性胃炎的早期阶段,炎症从浅层黏膜开始,在表面上皮下、小凹之间,有淋巴细胞和浆细胞浸润,炎症严重者,炎症细胞浸润黏膜全层,直达黏膜肌层。若黏膜浅层有较多中性白细胞浸润,即为活动性浅表性胃炎。按炎症细胞在黏膜层浸润的深度,将浅表性胃炎分为三级:

轻度:炎症局限于黏膜浅层,未超过黏膜全层厚度的 1/3。

中度:炎症浸润超过黏膜上 1/3,未超过 2/3。

重度:炎症浸润超过黏膜层的上 2/3,扩展至下 1/3。

(2)萎缩性胃炎。此型胃炎的病变比较复杂,主要病理有炎症细胞浸润、腺体萎缩、上皮增生及化生等。淋巴细胞和浆细胞的浸润较重,常波及黏膜全层,形成淋巴滤泡。在黏膜浅层出现中性白细胞浸润,即为活动性萎缩性胃炎。腺体萎缩是此型胃炎的基本病变,也是病理诊断的主要依据。萎缩区常有大量炎症细胞浸润,有增生的纤维组织及平滑肌纤维,并常见上皮和腺体的化生。黏膜肌层平滑肌有增生,增生的肌纤维分散入固有膜中。

在萎缩性胃炎的发展过程中,常见上皮增生性变化,增生的上皮细胞或分化成熟,或分化不成熟,表现为异型增生。化生是萎缩性胃炎的一种常见病变。化生有假幽门腺化生和肠上皮化生两种。假幽门腺化生发生于胃底及胃体,由腺颈部增生,形成类似幽门腺的黏液腺,代替胃底及胃体腺。化生腺体主要由柱状黏液细胞组成,一般不见内分泌细胞。化生的腺体常群集,或与残留的胃体腺混杂存在。

(3)胃萎缩。多由萎缩性胃炎发展而来。黏膜变薄,固有腺大部或全部消失,代之以肠化生膜体,小凹加深,并可扩张成囊状。固有膜的炎症已不明显或完全消退,但淋巴滤泡仍保留,黏膜肌层常增厚。

2.幽门螺旋杆菌感染　幽门螺旋杆菌原称幽门弯曲菌,该菌是人体上消化道的感染菌,传播途径尚不清楚,可能经口传染至胃。食管、胃和十二指肠是幽门螺旋杆菌的感染部位。食管的感染较少见,胃各部幽门螺旋杆菌的感染率无明显差异。幽门螺旋杆菌见于胃黏膜浅层,在黏膜表面的黏液层及其下方常见大量幽门螺旋杆菌存在。其引起黏膜炎症的特点是,既引起慢性炎症,又可诱发急性炎症。前者以淋巴细胞及浆细胞浸润为主,由黏膜浅层向深层发展。后者出现中性白细胞浸润,主要在黏膜浅层。相应检查包括有创伤性检查和无创伤性检查:有创检查主要指胃镜检查获得胃黏膜标本的相关检查,包括快速尿素酶试验、病理 Hp 检查、组织细胞培养、组织 PCR 技术;无创伤性检查不需要通过胃镜检查获得标本,包括血清抗体检测、13C 和 14C 尿素呼气试验、粪幽门螺旋杆菌抗原检测。

3.巨大肥厚性胃炎　这是一种原因不明的胃炎,病变主要见于胃体及胃底,尤其是大弯区。本病属于癌前状态,临床表现有上腹痛、消化不良、呕吐、腹泻、胃酸减少、血浆蛋白降低等。特点为黏膜层高度增厚,皱襞增高,增宽,高度可达 3～4 厘米,宽度达 1.5 厘米,皱襞分布不规则,常盘曲或平行排列。黏膜表面还可呈结节状或息肉状,覆盖厚层黏液。常伴有糜烂和出血。

4.手术后胃炎　胃部分切除后,残胃首先发生急性弥漫性炎症,黏膜充血、水肿及白细胞渗出,一般数周后即可消退。急性炎症可能与手术创伤有关。急性炎症消退后即逐渐发生生理性炎症,先由慢性浅表性胃炎很快转变成萎缩性胃炎。

术后慢性胃炎特点如下:固有膜明显充血水肿,有程度不等的淋巴细胞和浆细胞浸润。表面上皮、小凹上皮及颈腺常有增生。表面上皮增生可形成乳头状,小凹增宽加深,弯曲并常发生异型增生。吻合口区常发生糜烂、溃疡及息肉。残胃属于癌前状态,异型增生属于癌前病变,癌变率随术后时间的延长而增高。

5.糜烂性胃炎　此型胃炎在胃镜、X 线及病理检查均具有一定特点。可形成小的火山口状糜烂,呈圆形或卵圆形,中心凹陷,周围呈脊状高起。常见于胃窦,或弥漫分布于全胃,多发生于胃大弯的黏膜皱襞上。镜下观察,糜烂底部为坏死组织,有多数中性白细胞和纤维素渗出。糜烂周边,小凹上皮及颈腺有明显增生,固有膜内有多数淋巴细胞和浆细胞浸润。

6.嗜酸性胃炎　嗜酸性胃炎是嗜酸性胃肠炎在胃中的表现,主要病变是大量嗜酸性粒细胞浸润,浸润限于黏膜层,或深入至黏膜下层甚至浆膜,可引起幽门狭窄。单独发生于胃部患者很少见,病人周围血中嗜酸性粒细胞和 IgE 水平增高。少数病人有全身过敏或哮喘史。

7.胃癌　由于胃镜检查技术的发展,胃癌的检出率已大大提高,而且发现了早期胃癌。早期胃癌是指癌浸润局限于黏膜层或黏膜下层,而不管淋巴结是否有转移。早期胃癌的组织学类型与进展期胃癌相同,隆起型常为高分化腺癌。早期癌的诊断结合胃镜所见仅可做出初步判断,最后诊断要根据手术切除标本的全面检查才能确定。早期胃癌在大体上多呈凹陷病灶,形成糜烂或溃疡,活检取材应于溃疡内缘或底部。镜下见溃疡边缘黏膜有癌组织生长,溃疡底常有癌细胞浸润。

良性溃疡边缘黏膜常有不同程度的异型增生。重度异型增生与高分化腺癌有时不易鉴别。高分化腺癌由于增生速度较快,周围常出现挤压现象。腺管的结构有明显紊乱,可出现生芽、共壁、搭桥和不规则分支。

常见的胃癌组织学类型分为:乳头状腺癌、管状腺癌、黏液腺癌、黏液细胞癌、低分化腺癌及未分化癌。

8.胃息肉　凡是突向胃腔生长的病变均可称为息肉。息肉由上皮细胞或间质成分增生所形成。

(1)增生性息肉。是胃息肉中最多见的一种,可发生于胃的各部,胃窦部多见,单发或多发。息肉一般呈圆形或橄榄形,小者无蒂,大者可带蒂,色泽与周围黏膜相同,可发生糜烂。此型息肉主要病变是小凹上皮增生,小凹加深、弯曲、分支,并常见扩张。扩张多于小凹底部,形成小囊状。有的息肉固有腺中有成群的增生黏液腺,很少见到主细胞和壁细胞。息肉表面可形成糜烂,有中性白细胞浸润。息肉的间质为疏松结缔组织,有多数淋巴细胞及浆细胞浸润,并可形成淋巴滤泡。息肉基底与息肉旁黏膜无截然分界。此型息肉是因胃黏膜遭受慢性炎症的长期刺激及组织损伤后过度增生所致。

(2)腺瘤性息肉。又称腺瘤,好发于胃窦,常为单发。息肉表面不光滑,多呈乳头状,少数可呈绒毛状。少数息肉呈扁平高起。表面平坦,似花坛状。大的息肉常有一较宽的蒂,小的无蒂,基底宽。

按组织学观点,息肉主要由表面上皮、小凹上皮和腺体增生形成。表面形成乳头,乳头中心为结缔组织和血管。乳头之间有深沟直达息肉基底。息肉基底增生的上皮与息肉周围黏膜上皮交界清楚,截然分界。息肉的间质为疏松的结缔组织,有少量淋巴细胞浸润,黏膜肌层无明显增生,肌纤维无分散现象。

(3)炎性纤维性息肉。为非上皮性息肉,发生于慢性炎症基础上,也见于溃疡边缘。息肉呈圆形或卵圆形,表面光滑,常有糜烂,无蒂或有蒂,多发生于胃窦。病变主要在黏膜下层,血管及纤维组织增生,疏松结缔组织围绕血管,有淋巴细胞、浆细胞、嗜酸性粒细胞及组织细胞浸润。

9.异型增生　异型增生是胃癌重要的癌前病变,各种具有癌变倾向的胃病通过异型增生发展为胃癌。研究异型增生对胃癌的防治具有重要意义。异型增生多见于癌旁黏膜,肠型胃癌的癌旁常见异型增生。早期胃癌的癌旁黏膜,异型增生更多见。异型增生可发生于胃各部黏膜,以胃窦及移行区多见,单发或多发。病灶小者胃镜不易查见,大者呈隆起或凹陷型,直径小于 2 厘米,与早期胃癌不易区别。

(谭志洁)

# 第四节　纤维结肠镜检查

结肠镜是纤维内窥镜家族中的普通一员。它通过肛门插入逆行向下可检查到直肠、乙状结肠、降结肠、横结肠、升结肠和盲肠以及与大肠相连的一小段小肠(回盲末端)。通过镜子不但可以清楚地发现肠道病变,还可对部分肠道病变进行治疗,如:大肠息肉等良性病变镜下直接摘除,对肠道出血进行镜下止血,对大肠内异物进行清除。结肠镜检查技术是目前其他诊疗手段无法替代的主要手段。

## 一、检查前准备

1.术前应充分了解病情,包括详细的病史、体格检查、生化检查和钡剂灌肠等其他影像学资料,了解有无凝血障碍及是否应用抗凝药物,了解有无药物过敏及急慢性传染病等,如怀疑此类疾病则需先进行相关实验室检查以判断有无结肠镜检查的适应证和禁忌证。如果怀疑有结肠畸形、狭窄等,通常先做钡剂灌肠检查,以了解肠腔形状。

2.知情同意。由于结肠镜检查和治疗存在一系列并发症,因此向患者说明检查目的和可能出现的问题,征询其同意并签署知情同意书,交代注意事项及配合检查时的体位。向患者做好解释工作,解除其思想顾虑和紧张情绪,以便取得其配合,保证检查成功。

3.检查前 1～2 小时食用低脂、细软、少渣的半流质食物,严重便秘的患者应在检查前 3 小时给予缓泻剂或促动力药以排出结肠内潴留的大便。检查当日禁食早餐,糖尿病患者、老年人或不耐饥饿者可适当饮用含糖水及饮料。

4.肠道准备。清洁肠道是检查成功的先决条件,结肠镜检查的成败,肠道的清洁程度是关键之一。如结肠积有粪便,影响进镜与观察病变。目前清洁肠道的方法众多,各有其特点,常用的方法有聚乙二醇(PEG)法:PEG 具有很高的分子质量,在肠道内既不被水解也不被吸收,因而在肠液内产生高渗透压,形成渗透性腹泻。将 PEG 20～30 克溶入 2000～3000 毫升水中.于术前 4 小时口服,直至排出液清亮为止。也可将 PEG 加入电解质液中以提高渗透压,如复方聚乙二醇电解质散由 PEC 和电解质组成,PEG 每次 2～3 袋溶于电解质溶液中,可减少饮水量至 2000 毫升,患者易于接受。该法清洁肠道需时短,饮水量少,对肠道刺激少,一般不引起水、电解质失衡。但是肠道内残留黄色液体较多,部分形成黄色泡沫,影响视觉效果。

5.术前用药。肠镜检查的术前用药对保障顺利插镜、仔细观察及寻找病变、准确活检和精细的内镜下治疗均十分重要。对一些精神紧张的患者术前用药还有助于减少痛苦,更好地配合检查。

解痉药可抑制肠蠕动,解除痉挛,有利于插镜及寻找病变、活检及内镜下治疗。于检查前 10～15 分钟肌注山莨菪碱 20 毫克或丁溴东莨菪碱 10 毫克,作用时间 20～30 分钟。如果术中需要稳定肠管可随时肌注或静注。对青光眼、前列腺肥大或近期发生尿潴留者忌用,可改用维生素 $K_3$ 8～16 毫克肌注或硝苯地平10 毫克舌下含服代替。

　　随着插镜技术的提高,插镜痛苦已明显减少,国内已很少应用镇痛药。仅对少数精神紧张、耐受性差或病情需要者,术前肌肉注射地西泮 10 毫克或静脉推注 5～10 毫克。个别患者可酌情肌肉注射地西泮5～10 毫克加哌替啶 25～50 毫克。用镇痛药时术者应时刻警惕因疼痛阈升高,患者对穿孔前的剧痛感觉迟钝,术者如继续进镜,就有导致穿孔或浆膜撕裂的危险,尤其是有肠管黏连或有溃疡的病例。因此,对有乙状结肠、横结肠黏连或该肠段有较深溃疡病灶的应慎用。

　　近年来国内外一些医院提倡无痛检查法,即在全身麻醉状态下进行结肠镜检查。通过静脉注射有镇静作用或麻醉作用的药物,使患者舒适、安静,呈浅麻醉状态,对镜检过程遗忘,达到无痛苦检查的目的。这种方法增加了患者的依从性,并方便检查医生的操作和诊断,提高了检查成功率。一般常用药物为异丙酚加芬太尼。但全麻下的结肠镜检查是在毫无反应状态下插镜,以至在肠管过度伸展状态下仍强行插入极易发生穿孔、浆膜撕裂及大出血,因此应严格掌握适应症,插镜动作要轻柔。

## 二、结肠镜检查注意事项

　　1.看不清肠腔不能盲目插镜。操作应轻柔,切忌盲目和暴力推进,这样易损伤肠壁,造成穿孔。当看不清肠腔或推进受阻时,可稍等片刻或向后退镜,再行推进。

　　2.注入空气不能过多。因注气过多,肠内张力增大,易引起穿孔,特别是结肠已有病变者,更易发生。由于顾虑穿孔,有人主张尽量不注气或少注气为佳。但初学者往往看不清,就大量注气,这是十分危险的。

　　3.结肠镜检查时,不能过深,过深或组织撕拉过多,也易引起出血或穿孔。

　　一旦发生肠穿孔,应立即密切观察,进行腹部透视,确诊后当及时手术。

## 三、结肠镜检查适应证

　　①原因未明的便血或持续粪潜血阳性者;②慢性腹泻、长期进行性便秘、大便习惯改变、腹痛或腹胀等诊断不明确者;③X 线钡剂灌肠检查疑有回肠末端及结肠病变,或病变不能确定性质者;④X 线钡剂灌肠检查者阴性,但有明显肠道症状或疑有恶性变者;⑤低位肠梗阻及腹块,不能排除结肠疾病者;⑥不明原因的消瘦、贫血;⑦需行结肠镜治疗者,如结肠息肉切除术、止血、乙状结肠扭转或肠套叠复位等;⑧结肠切除术后,需要检查吻合口情况者;⑨结肠癌术后、息肉切除术后及炎症性肠病治疗后需定期对随访者做结肠镜检查;⑩肠道疾病手术中需结肠镜协助探查和治疗者;⑪需行大肠疾病普查者。

## 四、禁忌证

　　1.绝对禁忌证　严重心肺功能不全、休克、腹主动脉瘤、急性腹膜炎、肠穿孔等。

　　2.相对禁忌证

　　(1)妊娠、腹腔内广泛黏连及各种原因导致肠腔狭窄者、慢性盆腔炎、肝硬化腹水、肠系膜炎症、肠管高度异常屈曲及癌肿晚期伴有腹腔内广泛转移者等,如果必须检查时,由有经验的术者小心进行;

　　(2)重症溃疡性结肠炎,多发性结肠憩室患者应看清肠腔进镜,勿用滑进方式推进结肠镜;

（3）曾做腹腔尤其盆腔手术、曾患腹膜炎以及有腹腔放疗史者进镜时宜缓慢、轻柔,发生剧痛则应终止检查,以防肠壁撕裂、穿孔;

（4）体弱、高龄病例,以及有严重的心脑血管疾病、对检查不能耐受者,检查时必须慎重;

（5）肛门、直肠有严重化脓性炎症或疼痛性病灶、对检查不能耐受者,检查时必须慎重;

（6）小儿及精神病或不能合作者不宜施行检查,必要时可在全麻下施行;

（7）妇女月经期一般不宜做检查。

# 五、并发症

消化道出血;肠穿孔;消毒不严密而导致肠道感染。

# 六、结肠镜操作方法

1.进镜　循腔进镜是纤维结肠镜检查的基本原则,也是纤维结肠镜检查安全进行的重要前提。在插镜过程中,要注意观察有无圈袢形成,准确判断肠腔走行,随时调节弯角钮,跟踪肠腔进镜,在弯曲处,可辨明肠腔走行后慢慢地滑进,避免损伤肠管。

2.退镜　退镜是寻找肠腔、防止圈袢形成、解除圈袢的重要手法。有时视野中呈现一片红色,说明镜端抵在肠壁上,此时应缓慢退镜,方能看清肠腔。如果继续盲目进镜,则不仅看不到肠腔,而且易形成圈袢,甚至引起穿孔。

3.识别和消除圈袢

（1）识别圈袢形成。在插镜过程中可以通过以下几个方面了解肠镜是否形成圈袢:①插镜距离与先端推进的距离不相等;②插镜过程中,先端部不前进,反而自肠腔内向后倒退,当退镜时,先端部反而前进;③先端部缺乏抖动反应。

（2）消除圈袢的几种手法。①钩拉法:当镜头越过弯角而不能继续前进时,术者调控弯角钮使镜头保持最大限度的弯角钩住肠壁,然后缓慢退镜,至头部稍为滑动时为止。此时圈袢解除,肠管被拉直、缩短,然后再继续循腔进镜。②旋镜法:当纤维结肠镜形成大的圈袢时,可在退镜的同时配合旋镜法,尤其在通过肝曲时使用此法可明显提高通过率。一般旋转方向取决于圈袢的形式。通常先采用顺钟向旋转镜身退镜,若此时镜头先端产生矛盾运动而前进,即可继续后拉镜身,至先端部停止前进,并稍微后退为止。顺钟向旋转镜身退镜时,先端部随之后退,则改为逆钟向旋转镜身退镜。③抖动镜身法:术者通过目镜观察肠腔,同时用右手迅速来回抖动镜身,抖动幅度为进镜5~10厘米,然后退出3~7厘米,如此反复进行可使肠管缩短、肠腔变直,避免形成圈袢。

4.定向滑进　在结肠锐角弯曲部位,有时虽向各个方向调节弯角钮,仍然难以看清肠腔,故应采取短距离的定向滑进。方法:准确判断肠腔走向并调节角度钮使镜端对准肠腔中央,然后小心沿肠壁的斜坡滑进,多可迅速通过弯曲部,看清肠腔。在滑进过程中,应随时注意观察黏膜的色泽变化。若无明显阻力,视野中肠黏膜颜色正常,向后滑动顺利,病人无不适,可顺利完成定向滑进。如遇阻力增加,黏膜颜色变苍白,血管纹理变模糊不滑动,患者自觉疼痛时,应停止进镜,并退镜,辨明肠腔走向后再进镜,切忌盲目暴力进镜,以免发生穿孔等意外。总的原则是循腔进境、循腔滑进、不断进退镜身,尽量少注气。还应注意以下一些环节:①保持肠镜纵轴成一直线,使手控制镜身的移动能传到肠镜的先端。②保持镜身的自由感,肠镜纵轴是否成一直线状态,在插入的过程中需要不断地确认镜身的自由感,也就是肠镜的先端部是否随控制镜身的手的移动而移动的感觉,保持镜身的自由感也就是保持肠镜纵轴的短缩状态。③操作镜身的手不应靠肛门太近,一般应保持距离肛门30厘米处,这样的操作容易保持镜身成一直线状态,另外还有一优点,可以把肛门作为支点使镜身的先端部随意移动,若太近,镜身旋转较困难。一定要注意解剖结构和标志,大肠内有五处固定点:直肠、乙状结肠和降结肠的交界处、脾曲、肝曲和盲肠。这几处拐弯较大,需要的情况下可变换体位和腹部按压使角度变小。此外,在拐弯和游离度大的肠段要注意滑镜太多而未见肠腔时不要贸然进镜,防止穿孔的发生。

5.结肠镜下定位方法　如遇循腔不进或病灶堵塞而中止检查,确定到达的部位不能单凭镜管插达的深度或大肠的解剖在内镜下的特征来定位,应该据以下三方面综合考虑:①大肠管腔黏膜在内镜下的形态和解剖特征;②结肠镜插入镜身的长度;③腹壁上见到透光的位置。总之,进镜时候,一定要轻柔,直视下辨别清楚肠腔后,缓慢进镜,并随时与病人交流,询问有否不适。

(谭志洁)

# 第五节　胃部 X 线检查

## 一、胃部 X 线检查方法

1.造影前准备　进行钡餐造影的患者要做好准备工作:必须空腹,一般在检查前8~12小时应禁食,如有幽门梗阻,应在抽净胃内液体后再做造影。检查务在晨间进行。

2.检查方法　胃钡餐造影常用以下四种方法。

(1)黏膜法:令患者先服用30毫升钡剂,钡剂涂布于皱襞沟内,观察位置可采立位或仰卧位,可以观察黏膜皱襞的行走方向、粗细、中断、破坏等病理征象。

(2)充盈法:使胃内充以多量钡剂,约250毫升左右,胃内壁之轮廓将显示得十分清楚,立位时可以观察胃泡、胃体部、窦部、大小弯、角切迹等部位,俯卧位时对胃体部及十二指肠可观察,这对裂孔疝、贲门周围病变、幽门病变、十二指肠等病变是不可缺少的检查。

(3)加压法:使胃处于半充盈或充盈状态,用压迫器对检查部位适当加压,有利于显示胃部病灶和黏膜皱襞情况,对胃内隆起性病变以及溃疡龛影的发现是比较好的检查方法,对胃底部及位置较高部位的检查受一定限制。

(4)双对比法:又称双重造影法。于胃内充气的情况下,将钡剂吞服到胃内。气钡双造影的对比有利于胃内壁的显示,有利于胃小沟、胃小区等细微结构和早期胃癌的诊断。

要获得成功的胃部双对比造影,应注意如下问题:配备合适的钡剂和良好的 X 光机,钡剂分布应薄而均匀,无钡剂凝集,无气泡干扰,小肠内无造影剂重叠,根据胃内充气的多少能分别显示胃黏膜皱襞、胃小沟和胃小区。双对比法应摄仰卧右侧抬高位、仰卧正位和站立左侧抬高位片。

## 二、胃壁造影

胃壁造影为腹腔和胃内分别充气以显示胃壁的方法。按照常规方法建立人工气腹,插入胃管,抽净胃内液体,注入气体使之膨胀,采用前后位、右前斜位和左前斜位进行 X 线摄影观察,此法对胃底部、体部胃壁病变的诊断起一定作用,可以鉴别起因不明的胃周围肿块。

## 三、血管造影

经股动脉穿刺插管行腹腔动脉或超选择性血管造影,可以显示钡餐造影和胃壁造影所不能显示的胃部病灶,特别是出血性病灶,在急性大出血时有特殊的意义。

## 四、胃部 CT 及 MRI 检查

常规空腹,于检查前半小时口服 1% 泛影葡胺 500 毫升,上床后再口服 200 毫升,使胃适度扩张。胃部 CT 检查主要用于观察胃壁及其周围病变与胃的关系,同时用于显示胃癌的病变范围,观察有无淋巴结扩散来协助诊断胃癌的分期。

MRI 具有高度的软组织分辨率,多平面、多参数显像及能反映分子生物学和组织学特征。MRI 对胃底贲门部及胃体部的后壁显示较好,胃壁信号强度近乎肌肉信号强度,其外缘光滑,内面粗糙,厚薄较均匀。MRI 可做冠状、矢状扫描,故易显示胃及邻近脏器的关系。

## 五、胃部正常 X 线表现

1.胃部 X 线解剖部位的名称  食管进入胃部的开口部位为贲门。贲门水平线以上部位称为胃底。以贲门为中心,半径大约 2.5 厘米的一个圆形区域叫作贲门区。胃的右上侧边缘叫作胃小弯,外、下侧边缘叫作胃大弯。胃部通向十二指肠的细短管状结构称为幽门或幽门管。胃小弯向下行,然后转向右上,转角处叫作胃角或角切迹。角切迹与大弯最低一点连线,此线与幽门之间的区域叫作胃窦,胃窦与胃底之间的区域叫作胃体。

2.胃的形态  胃的形状与人的体形及紧张力有关。体形正常及矮胖型者胃多呈牛角形;均力形体形者胃呈鱼钩形;瘦长形者胃多呈长形;中等体形或矮胖形者胃多呈瀑布形。

3.胃的黏膜形态  黏膜皱襞由黏膜、黏膜肌及黏膜下层组成,它的排列及行走方向有一定规律。一般胃体大弯侧的皱襞纹较小弯侧为宽,胃体、胃底的黏膜纹较胃窦为宽。肉眼上胃内壁表面最小解剖单位为最小区,大小约 2～3 毫米,为稍隆起之圆形、椭圆形或长方形之小区。正常人多在幽门窦部或一部分体部出现.底部则不明显。

4.胃的蠕动和收缩  胃的蠕动波为胃壁肌层有节奏地收缩所造成,钡餐造影表现为不断向幽门推进的环状收缩。蠕动波多数于胃体上部开始,正常人可以同时见到 2～3 个蠕动波,如果同时出现 5 个以上蠕动波则为蠕动亢进。胃体下来的蠕动波达幽门前区时,环肌层两端的加强肌束收缩,随后整个幽门前区的肌层同时皆向心性收缩,钡餐造影表现为蠕动波达幽门前区时不再继续前进,而且加宽加深。正常人的幽门经常处于开放状态,胃内容物的排出取决于幽门两侧的压力,胃部蠕动收缩均可见胃内钡餐进入十二指肠。胃排空的时间往往受许多因素的影响,如食物类型、性状等。由于排空时间的变异较大,所以餐后 6 小时胃内钡餐残留达 20% 以上才判断有幽门梗阻。

## 六、胃的异常 X 线征象

1.位置异常  一般分为全胃性移位或局限性移位。邻近器官如肝或脾肿大、巨大肾脏肿瘤、后腹腔肿物均可引起全胃性移位;局限性移位常见有胃底部移位、胃体部移位及胃窦部移位。

2.胃的形状异常 胃外形与位置有密切关系,位置异常即可引起外形变化,胃本身及周围器官病变也可引起外形改变。

(1)幽门前区外形异常:幽门前区可由幽门肌肥厚而变窄变长。十二指肠球基底部发生对称性凹陷而形成一张伞状的"蘑菇征"。肥厚性胃炎及幽门部浸润性胃癌均可使幽门外形变形。

(2)胃窦部变形:胃窦部变形,是由于肿瘤、溃疡病、炎症及手术后周围粘连所致。立位时,因粘连牵拉,胃窦部局部可存留气体,有局限性液面存在,全部胃外形可呈S弯曲状。

(3)胃的翻转变形:器官轴型胃翻转的胃大弯翻向上方,有时可见扭曲的网格状胃黏膜阴影。网膜型胃翻转为胃体的下部翻向左上方,十二指肠球部在胃的左后上方。

(4)皮革状胃:全胃收缩,胃腔变小,胃弹性消失,蠕动也消失,食管可有代偿性扩大。本型改变常见于胃癌、胃结核、梅毒及克隆病等。

3.胃内部结构异常

(1)胃小区及黏膜皱襞的改变:胃小区及黏膜皱襞消失可见于萎缩性胃炎、表浅性胃黏膜不典型增生的早期胃癌、进展性浸润性胃癌及淋巴组织增生等。萎缩性胃炎采用双对比造影即可以诊断。其胃底部黏膜皱襞消失,胃底部呈光滑圆顶状,胃壁很薄,大弯皱襞失去正常弯曲。

表浅型早期胃癌局部胃壁僵硬,黏膜表面粗糙,呈颗粒状,同时有溃疡龛影出现。在进展癌的周围黏膜皱襞及胃小区也消失,内腔狭窄,局部蠕动消失。

淋巴组织增生多侵犯胃窦部,甚至形成假性肿瘤样,但蠕动可正常,同时可合并胃溃疡。

(2)胃凹陷性病变:指胃壁上形成溃疡龛影的病变。常见疾病为溃疡病、溃疡型胃癌和可以产生溃疡的一些其他病变。良性溃疡与恶性溃疡应注意鉴别:良性溃疡多呈边缘光滑的圆形龛影,恶性溃疡多为边缘不整齐的不规则形状龛影。良性溃疡多在角切迹或角切迹以上;发生在大弯处则多为恶性溃疡。良性龛影周围环堤状隆起较光滑、规整,恶性溃疡周围可见不规则结节状小隆起。恶性溃疡多位于胃壁以内,发生在肿瘤上。良性溃疡周围之胃壁多较柔软,蠕动也正常,恶性溃疡周围胃壁僵硬,蠕动常消失。经药物治疗后,良性溃疡龛影可逐渐缩小,渐趋愈合,恶性溃疡治疗效果不明显,有时也可有假性愈合,但短期内又会复发。良性溃疡合并十二指肠球部溃疡者较多。

(3)胃内隆起性病变:胃部X线造影可产生充盈缺损阴影,常见者有肿瘤、毛粪石、静脉曲张等病。①良性胃肿瘤的X线征象:一般形状较小.大多为1~2厘米左右,可为单发,也可多发,外形较光滑,与周围境界分明,多发生在胃窦部,呈圆形或椭圆形,可有蒂形成,此时肿物可移动,还能脱入十二指肠内。②黏膜下肿瘤X线征象:肿瘤横切面多呈半圆形,表面光滑。黏膜皱襞可达肿物之表面,肿瘤周围皱襞可环绕肿物行走,充盈缺损处清晰可见。③恶性肿瘤X线征象:a.隆起型早期胃癌。平面凹凸不平的充盈缺损,直径2厘米左右。b.蕈伞型进展癌。其表面粗糙,呈菜花状,至晚期可形成更大之充盈缺损,表面见有脑回状凹凸不平阴影。c.广泛型内瘤。产生多发隆起性充盈缺损,呈圆或椭圆形,表面较光滑但形态不规则。以手推按时可以移动,但蠕动少且慢。④胃结石:该结石不是从胃内生长出,在胃内可以移动位置,此为与胃内肿块相鉴别之要点。结石表面可黏附钡剂,较粗糙,较大结石虽可占据整个胃腔,但与胃壁之间存在空隙。

# 七、胃部手术后X线检查

应该熟悉和了解胃部外科手术各种术式及吻合特点,并且注意以下几个问题:

1.手术后有否吻合口阻塞及胃空肠套叠。

2.有否吻合口漏与十二指肠残端漏。

3.有否复发性溃疡:胃切除后,在残余胃内又产生溃疡。

4.胃癌再发:包括胃残端癌的复发及转移。

5.边缘性溃疡:大多发生在吻合口周围,术后产生溃疡病症状,出血及穿孔的合并率较高,X线检查可看到龛影存在。

6.错位吻合口:多见于胃回肠吻合。

7.输入祥综合征:胃肠吻合术后输入段过长或形成折叠,内部的食物、分泌液存留时间过长所致,临床表现有腹痛、呕吐等。X线检查时应注意输入祥的长短及钡剂停留时间是否过长。

(谭志洁)

# 第六节　十二指肠 X 线诊断

## 一、十二指肠正常 X 线所见

十二指肠上部,从球开始到十二指肠上曲称上部。较大的球部多呈圆形,而较小的球部则呈三角形。球部的正常形态与胃型有关,在钩形胃多呈三角形,牛角形胃则呈圆球形或核桃状。十二指肠上部紧靠肝脏下缘,总胆管及肝总动脉在十二指肠球后通过。低张力情况下十二指肠黏膜皱襞多呈横纹状,皱襞较常规观察平坦,距离增宽。

## 二、检查方法

1.常规检查方法　与一般上部胃肠造影相同。口服钡剂,在检查胃部之后进行十二指肠检查。对胃紧张度低的病人应用手法压迫或利用体位使钡剂通过幽门进入十二指肠。对球部病变则应用特制装置——压迫器进行压迫即可满意显影。

2.十二指肠低张对比造影检查　有以下几种不同方法,目的是使十二指肠在注射低张药物后使其运动减慢,同时注入钡剂及空气以对病灶详细观察。

(1)胃管法:清晨空腹插入胃管后,注射平滑肌松弛剂。再于侧卧位从胃管注入钡剂 60～80 毫升,注入 400～600 毫升空气。如十二指肠全部充盈,再静脉注入平滑肌松弛剂。变换体位得到十二指肠低张双对比影像。

(2)无管法:肌肉注射药物后,立即口服 10 毫升钡剂及大量发泡剂,令病人取右侧卧位使十二指肠充盈钡剂,然后再取左侧卧位即可得到十二指肠双对比造影影像。

(3)十二指肠插管法:清晨空腹从口腔插入一带金属头的十二指肠管,然后经肌肉或静脉注射平滑肌松弛剂。病人取仰卧位注入硫酸钡制剂 30～40 毫升,使十二指肠上部及降部充盈。再于左侧位缓慢注入 100 毫升空气,利用体位变换来观察十二指肠各部的双对比造影所见。

### 三、十二指肠异常 X 线征象

1.十二指肠狭窄性病变　　以发生部位划分可分为乳头上、乳头部及乳头下。

(1)乳头上狭窄:最多见的原因为十二指肠球部及球后部溃疡所造成的瘢痕狭窄。

(2)乳头部狭窄:主要原因为十二指肠肿特别是癌瘤、胰腺肿瘤、总胆管癌等。

(3)乳头下狭窄:多发生于胰腺肿瘤、十二指肠肿瘤等。

2.十二指肠移位　　大多是因邻近器官的压迫、侵蚀所致,常见几种移位情况如下:

(1)胃部疾病引起的移位:胃窦部肿物向外生长到一定程度时可以压迫十二指肠升部及水平部。

(2)肝脏右叶肿大也可压迫十二指肠球部产生凹陷。

(3)胰腺病变可使十二指肠移位。如胰头癌的早期病变,当肿瘤发展到一定程度后,可压迫十二指肠降部。慢性胰腺炎也可以压迫十二指肠使其移位,必须结合病人临床症状、化验检查及胰管造影全面分析,鉴别诊断。

(4)总胆管扩张时对十二指肠球部压迫而产生一斜行带状压痕,此压痕阴影边缘光滑、锐利,位置与总胆管行走方向一致。

3.十二指肠结构改变　　十二指肠球部黏膜皱襞粗乱,凸凹不平,极不规则,则为十二指肠炎的表现,同时有明显激惹及痉挛现象发生,与溃疡病不同的是后者可见龛影。球部龛影主要为溃疡病,如发生在降部或升部则可能为肿瘤或结核病变引起的溃疡。

十二指肠球部溃疡的龛影多位于球部前壁之中央,后壁及小弯部次之。形状多呈圆形或椭圆形,边缘光滑。周围黏膜皱襞集中,有一透明带环绕龛影四周。龛影单发为多,但多发龛影也可达 20%~40%。

溃疡型十二指肠癌及壶腹癌的龛影多位于十二指肠降部,边缘多不规则。

4.十二指肠紧张力改变　　十二指肠的紧张力与胃相同,十二指肠在临床上少发生紧张力增高,多发生紧张力低下或无紧张状态。如患有胆囊炎、胰腺炎时,十二指肠球部则往往发生紧张力低下状态,形成巨球部。若患有糖尿病、硬皮病、甲状腺功能低下症等疾病,由于神经节缺乏而引起的先天性巨大十二指肠可呈高度低张状态。

（谭志洁）

# 第七节　小肠 X 线诊断

### 一、小肠 X 线检查方法

1.小肠钡餐造影

(1)常规检查方法:吞服硫酸钡进行 X 线造影,可分为以下两种方法:①一次性。口服一次硫酸钡剂后即进行上部胃肠造影,然后进行小肠检查。②多次服钡法。晨间每隔 10 分钟口服钡剂一次,可分 2~4 次服完,然后进行检查。分次给钡法不但可以全面观察整个小肠的变化,特别是对鉴别功能性及器质性病变时更有价值,并且可以节约检查时间,达到快速诊断目的。一般建议口服钡剂 250~300 毫升,不宜用大剂量,以免使小肠阴影互相重叠影响病变的显示。

一般服钡后 15 分钟先进行透视,当钡剂完全进入小肠时进行拍片。为易于肠祥分离一般多采用俯卧位检查,但仰卧位时也可用压迫器进行加压摄影,根据钡剂在小肠内通过情况进行摄片。最初每隔 15～30 分钟检查一次,后即每隔 30～60 分钟一次,直至大部分钡剂进入结肠为止。回盲部要进行加压检查。在检查过程中若钡剂前进缓慢,也可酌情少量进食,以加快通过时间。

(2)小肠双对比造影法:经口或鼻插一橡皮管,尖端达到十二指肠空肠附近,注入硫酸钡,一般以 500～1000 毫升为宜,钡剂下行到达回肠后,通过导管注入适量空气,对上部小肠进行拍照,当空气到达回肠以后,对回肠进行拍片。全部检查同时进行,可在 30 分钟内完成。

(3)快速法:①冰冻生理盐水法。在胃及十二指肠、上部空肠检查后,让病人饮冰冻生理盐水 250 毫升,半小时后再服一次,可使胃及小肠通过时间明显加速,在 1 小时内可结束全部小肠检查。②十二指肠插管灌肠法。经口插入十二指肠管后,用注射器在透视下注入钡剂。本法比口服法通过速度快,钡剂平均 15 分钟可到达盲肠。本法仅适于小肠器质性病变的检查,对观察病变的部位、范围、程度、僵硬状态和周围的关系较为满意。缺点是对空回肠的皱襞观察不够仔细。

(4)选择性小肠造影法:把 Miller-Abbott 管插入小肠,即可送到需要检查的部位进行造影检查。插管越过要检查的部位后,可注入空气使气囊膨胀堵塞肠管,将小肠内容物清除,再注入 20～30 毫升钡剂。此法对小肠完全性或不完全肠梗阻的诊断有一定作用。

2.腹部 X 线平片　可分为前后立位、仰卧位及侧卧位水平投照等位置。主要用于各种类型小肠梗阻性病变,对肠内金属异物、肠结石等诊断均有意义。

## 二、正常小肠 X 线表现

1.正常位置及黏膜皱襞　小肠在腹腔内的活动范围很大,空肠占据左上腹,回肠位于左下腹及骨盆腔。空肠黏膜较细,呈细羽毛状,边缘可见细小凹凸不平阴影。回肠边缘较光滑,皱襞减少,形态表现多种多样,同一人不同时期可有明显变化。其黏膜受小肠内容物及分泌液影响,如肠液过多或有脂肪酸等则产生絮凝影像,或呈分节状阴影。

2.小肠运动　正常小肠在服钡后 2～6 小时可达回盲部。若到达盲肠时间少于 2 小时则为运动过快,如迟于 6 小时则为运动过缓。

## 三、小肠异常 X 线征象

1.位置异常　主要为先天旋转异常所造成,常伴有长度的发育异常。小肠旋转异常分为胃十二指肠肠祥及中肠肠祥旋转异常两类。胃十二指肠肠祥旋转异常多见于十二指肠的位置异常。中肠肠祥旋转异常见于下列几种。

(1)未旋转:在胚胎期中肠肠祥在脐带体腔中进行了第一次 90° 旋转后,还回腹腔时未进行第二次 90° 旋转。异常的十二指肠升部及十二指肠空肠曲缺如,从十二指肠降部一直下降移行成空肠。空肠及回肠在腹腔内右侧形成肠祥,回盲瓣在盲肠的右侧面。全部结肠位于腹腔内左侧,阑尾从盲肠的右侧下垂。该旋转异常较多见,病人一般无症状。

(2)旋转不良 I 型:胚胎时期中肠肠祥进行第二次 90° 旋转后即行停止旋转称之为旋转不良 I 型。此型十二指肠通过肠系膜根部的后方,形成十二指肠空肠曲,比正常位置要偏右。十二指肠的升部较短,空、回肠在腹部中央,部分到达左侧。有时盲肠或升结肠常在十二指肠曲或升部附近被腹膜固定,可发生十二指肠外压性的狭窄。

(3)旋转不良Ⅱ型:在胚胎期中肠肠袢第一次90°旋转以后,第二次旋转为相反方向是旋转不良Ⅱ型特点。该型异常很少见,结肠前半部在十二指肠及小肠的背侧,横结肠在小肠的后方,十二指肠在上肠系膜动脉的前方。

2.小肠移位　因小肠肠系膜比较长,容易发生移位,膀胱膨胀、腹腔及腹腔内的肿物均可使小肠压迫移位。脾肿大、盆腔内囊肿或肿瘤、肿大肠系膜淋巴结等病灶可引起小肠移位。通过小肠造影检查可鉴别盆腔内肿物的压迫及肠粘连肿块,前者为压迫性移位,后者则肠管与肿物相融合。无明显压迫性征象。

3.小肠大小异常　小肠内腔狭窄、闭锁的原因虽多,但以先天性为主。空、回肠闭锁比十二指肠发生率高,腹部X线摄片可见闭锁上方肠管扩张。个肠扩张原因也很多,麻痹性小肠扩张的同时也可以看到结肠的扩张,单纯性麻痹性肠梗阻,大小肠呈中等度扩张,小肠间隙正常,腹膜脂肪线清晰可见。

机械性肠梗阻X线表现主要为小肠扩张及气体、胃肠管内液体潴留,其腹部X线平片可见:梗阻近侧端的小肠扩张,空肠肠袢的环状皱襞呈鱼骨刺状,回肠环行皱襞减少,呈管状扩张。梗阻的远侧肠管闭塞,结肠内很少见到气体。如系低位肠梗阻,可见多个阶梯状水平液面。

绞窄性小肠梗阻X线表现,绞窄肠袢呈局限性扩张,有一固定的软组织肿块影,此为充满液体的嵌闭肠曲,呈圆形肿块,边缘清晰,不能活动。立位时局部可见小液面,如系完全性绞窄性肠梗阻,则绞窄的肠管内无气体。立位摄片时可见液平面,此为阻塞的近端小肠内大量积液及气体。腹腔内可有游离液体,如逐渐增多,则肠间隙增宽,肝三角阴影消失。如腹膜发生感染,产生麻痹性肠郁张,结肠内也可产生气体,此时须结合临床症状进行分析。

4.小肠数目异常　见于小肠先天性重复畸形,以回肠最为多见。小肠重复畸形的形状多呈球形或管形。一般重复的肠管与消化道相通或不通,不通的部分则在邻近肠壁或在网膜肠系膜内形成一囊肿。囊肿内含有透明的黏液。囊肿较大时则压迫周围肠管移位,产生压迹。另外易于发生肠扭转或套叠等并发症。与肠管相通的形式各异,有的只有一端相通如同憩室,造影剂可以直接进入而显影。

5.肠管密度异常

(1)密度增高:小肠钙化阴影多较细小,若与结肠内气体粪便重叠则难于分辨。其临床表现症状常与并发症情况有关,如合并出血、阻塞及肠套叠。肠内寄生虫可以产生异常致密阴影,长期慢性肠内容物淤积可形成分层状结石,多发生于憩室内或不完全性肠梗阻的近端。胎粪性肠梗阻是由于胎儿时期小肠阻塞的结果,X线腹部平片可见腹腔内有密度增高的钙化阴影。

(2)密度减低:小肠坏死、小肠气囊症、术后壁间气体溢入等均可使小肠肠壁产生异常气体。小肠气囊症在X线腹部平片上可见多发性气体潴留。小肠阴影内可见无数透明小气泡。此种病人立位检查时可见特发性气腹。

6.小肠内部结构异常X线征象

(1)绒毛消失:正常小肠的黏膜皱襞象消失,肠管呈光滑管状,小肠运动功能异常,排泄时间过速或过慢。钡剂的分布呈分节状或团块状,此种异常征象多见于吸收不良综合征。

(2)黏膜溃疡:从形态上可分为圆形、横行及纵行溃疡。原发性小肠溃疡多呈圆形,类似胃及十二指肠溃疡,X线下可显示出肠壁溃疡龛影。一部分小肠肿瘤也可以继发溃疡而形成"牛眼征"。

(3)囊状突出:多系憩室的征象,一般在发生并发症时才被发现。此外,由于肠管壁弹性组织的破裂及胶原沉积,可以使肠壁肌肉松弛而形成假性憩室之囊状突出阴影。

(4)小肠结构完全破坏:局部肠黏膜皱襞完全消失,大多由于肿瘤组织破坏了肠壁及黏膜所造成,可见肠壁僵直,肠腔狭窄。如属于恶性淋巴瘤的浸润则除黏膜被破坏、消失外,往往管腔有扩张。

(5)局部管腔狭窄：小肠狭窄可呈对称性或非对称性，黏膜皱襞消失，狭窄部呈僵硬态，外缘光滑。此征象多由于肠壁内外病变侵蚀所致，多发生于转移性肿瘤、肉瘤等。

(6)跳跃征及"弹簧征"：病变部位只侵犯局部小肠，而周围小肠正常，钡剂通过时可迅速越过病变部位，发生所谓跳跃现象，此征象多见于肠结核病或克隆病。在发生肠套叠时，小肠套人鞘部，表现的弹簧样改变，鞘部弹簧的中心则呈一轴样阴影，若进行钡剂检查则可以看到套叠中心管内有钡剂充盈，此种征象是诊断肠套叠的证据。

(7)"牛眼征"：此征为具有中心性坏死的息肉样肿物突入肠腔所致，多发生于平滑肌肉瘤、平滑肌瘤、黑色素瘤的转移瘤、息肉样瘤等。这些肿瘤均有形成中心坏死的倾向。

(8)"线样征"：当肠管由于病变而发生激惹痉挛使肠管收缩，肠管即呈细线条状，常用此描述节段性肠炎的 X 线表现。

（谭志洁）

# 第八节　CT 小肠造影

CT 小肠造影是在 CT 及钡剂造影的基础上发展起来的新的小肠检查方法，结合了 CT 和钡剂造影的长处，能全面显示小肠、结肠和肠外器官受累情况。检查前一天晚上清洁肠道，检查当日晨饮用等渗甘露醇溶液 2000～3000 毫升以充盈小肠，检查前 10 分钟肌注 654-2 注射液 10 毫克，采用 64 排CT 进行动态增强扫描。图像输出到处理工作站，做横断面、冠状面、矢状面、多平面重建，多曲面重建，最大密度投影和容积再现。对图像进行分析，从而了解小肠及结肠的病变。

（谭志洁）

# 第九节　小肠镜检查

小肠镜的临床应用始于 1971 年，因为小肠疾病仅占胃肠道疾病的 1%～3%，所以开展较晚。

1.适应证：慢性腹痛、消瘦、慢性腹泻等疑有小肠炎症、溃疡及肿物的病人可进行小肠镜检查。小肠镜的禁忌症同胃镜。

2.小肠镜的检查方法：一般准备同胃镜，经口插入内镜，进入十二指肠后，镜端达十二指肠下角时，将滑管插入。胃内的镜管变直，胃中的空气被排出，内镜插入时不致在胃内形成弯曲，因而很容易前进。当镜端达 Treitz 韧带时用金属夹在黏膜上标记，以了解内镜进入深度。逆时针型容易插入。可插入上部空肠50～60 厘米，若用滑管可插至屈氏韧带下 120 厘米。

3.正常小肠的黏膜表现同十二指肠相似，一般可用吸引或钳子取组织做活检，也可以照相。

4.小肠常见病变依次为炎症、糜烂、溃疡、肿瘤及各种吸收不良疾病，不再一一描述。

（谭志洁）

# 第十节　小肠运动功能检查

小肠主要运动形式有分节运动及蠕动，以使肠内容物正常转输。一般食糜在小肠内呈散在分布，液体食物先从胃内排空,先于固体食物到达回盲部。临床研究证实,小肠运动功能异常之表现,主要为慢性特发性假性肠梗阻,是因平滑肌退行性变、肠肌神经丛退行性变、甲状腺机能低下及腹外恶性肿瘤等引起。在细菌过度繁殖综合征及空肠憩室病时,小肠清除作用也减弱。

　　近年开展的小肠运动功能检查有以下几种。

## 一、肠通过试验

　　主要是利用放射扫描摄影术测定固体或液体食物在肠道的转运时间及计算50%的核素标记的食物进入小肠和50%进入结肠所需的时间。用X线追踪不透X线标志物,间隔一定时间摄片,以测定小肠通过时间。有报道认为口至回盲部通过时间为9.0+3.3小时,在胃轻瘫及慢性特发性假性肠梗阻时,通过时间明显延长。

## 二、小肠测压

　　该方法可测定小肠压力波时间、平均次数和振幅及压力波曲线下面积.据此判断小肠的转输功能,并可区别其动力失常为神经源性还是肌源性。目前小肠测压值的正常范围尚未确定,有些学者提出以下定性的测压异常标准:①餐后小肠运动波形缺如;②小肠突发的压力变化;③小肠内MMC传播时间和波形异常。小肠测压方法有助于诊断假性肠梗阻综合征。

## 三、小肠吸收功能测定

　　小肠是营养物质消化和吸收的主要部位。膳食中淀粉、蛋白质、脂肪等经过小肠的吸收消化作用,分解为较简单的物质,如葡萄糖、氨基酸、脂肪酸后在小肠几乎完全吸收。因此可以通过检查上述物质的消化吸收情况来观察小肠的吸收功能。

　　1.脂肪平衡试验　在保持食物中脂肪含量相对恒定的状态下,分别测定膳食和粪便中脂肪的含量,由此可计算出脂肪的吸收率。正常的脂肪吸收率大于93%,一般对测定脂肪泻有重要价值。

　　2.粪便[131]碘三酰甘油酯排泄试验　[131]碘三酰甘油酯是一种中性脂肪,在肠道吸收前要经过脂肪酶的吸收作用,口服已知量的[131]碘三酰甘油酯,然后测定粪便的放射性,计算粪便放射性占总放射性的百分比,了解脂肪的消化和吸收功能。[131]碘油酸是一种脂肪酸,在肠道不需要消化过程可直接吸收。测定粪便的放射性就能了解小肠的吸收功能。如[131]碘油酸排除率与[131]碘三酰甘油酯相似,粪值升高,血值降低,提示小肠吸收不良。如仅[131]碘三酰甘油酯吸收障碍则为胰腺外分泌功能不良。

　　3.氢呼吸试验　正常人体细胞并不产生氢气,健康人从肺中排出的极微量的氢气来源于未吸收的碳水化合物在结肠被细菌发酵产生。利用这一原理可以检测小肠内细菌的生长,也可检测小肠对糖类的吸收功能。当摄入乳糖和蔗糖后,如果小肠内的细菌过度生长和双糖酶的缺乏使呼气中氢气的浓度增高。测验时患者清晨空腹,饮用果糖口服液250毫升(1份果糖配5份水),用导管采集呼吸,每半小时1次,共2小时,用气相色谱仪测定标本的氢含量。当呼气中氢气浓度增高大于20ppm表明对该糖吸收不良,如双糖酶缺乏。当小肠细菌过度生长,由于糖酵解发生在小肠,因此呼气中氢气浓度升高。

(谭志洁)

# 第十一节　肠电图

　　小肠平滑肌电活动相对胃电弱,描记较困难。综合肌电周期为15~120分钟,其中Ⅰ导联约在5~10分钟,Ⅳ导联速度在小肠上段为4~6厘米/分,至回肠末端时减慢为1~2厘米/分,小肠肌电Ⅱ~Ⅲ相时伴有引起收缩的峰电位,常与血浆胃动素水平升高相一致。

(胡先平)

# 第十二节　十二指肠引溶液检查

　　十二指肠引溶液是用十二指肠管取得的十二指肠、总胆管、胆囊和肝胆管的液体。因此,十二指肠液是指十二指肠液、胰液、胆汁甚至也掺有少量胃液的一种混合性液体。临床上行十二指肠引流液检查的重要目的是为了了解肝、胆、胰的分泌功能和肝、胆道有无感染、结石、肿瘤等情况。十二指肠引流液中含有来自胰液的蛋白酶、淀粉酶及脂肪酶,可以促进食物的消化吸收,但它对引流液中的细胞成分有破坏作用。

## 一、一般性状检查

　　各部胆汁按其引流出来的先后分为:总胆管液、胆囊液、肝内胆液。观察各份标本时,要注意其颜色、性状,有无团絮状物及坏死组织块、胆砂等。

　　引流液一般性状改变归纳为以下几种:

　　1.无胆汁排出:常见于总胆管因结石或肿瘤压迫引起的梗阻。

　　2.排出异常浓稠或稀薄的胆汁,前者为胆石症所致的胆囊液淤积所致,后者多因慢性胆囊炎胆囊浓缩能力低下所致。

　　3.未用任何刺激剂而有多量胆汁流出,常由于Oddi括约肌松弛或胆囊运动功能过强所致。此类胆汁颜色多为褐绿色或暗黑色。

　　4.若胃液混入胆液中,则胆汁中胆盐沉淀,排出的胆液浓厚混浊。患有十二指肠炎和胆道感染时,标本不透明并带有较多的白色团絮状物,如同时混有血液则应考虑急性十二指肠炎、消化性溃疡病及胰头癌的可能性。患有胆石症时,胆液中出现颗粒状沉淀物或胆砂。

## 二、显微镜检查

　　1.细胞　正常人各种引流液中偶见少量细胞,主要是中性粒细胞。当黏膜受到机械、化学、细菌、病毒或寄生虫等侵害时,细胞成分往往增多,主要有以下几种成分。

　　(1)胆道上皮:是指被覆于总胆管、胆囊及肝胆管黏膜的上皮细胞,均属柱状上皮。总胆管的上皮脱落后呈卵圆形,为较高的柱状上皮。肝胆管上皮为矮小的柱状上皮,脱落后其形态常不甚清晰,进一步退化后不易辨认。胆囊上皮为高柱状上皮,脱落时呈扇形排列,常为一组细胞,也可单个脱落。

　　(2)十二指肠上皮细胞:脱落后多呈卵圆形或圆形,胞体较大,约为中性粒细胞的两倍。大小不一,未经处理时不易看到,未被胆汁染色时呈灰白色,若被胆汁染色则呈淡黄色。该细胞可因炎症等而呈玻璃样及淀粉样变性。

(3)白细胞:主要是指中性粒细胞。正常人引流液中偶见白细胞,该细胞为大小一致的淡灰色具有细小颗粒的圆形球体,患有十二指肠炎或胆道感染时常增多,在化脓性胆道炎时可成堆出现,慢性或一些病毒性肝胆疾患时还可见到小淋巴细胞、浆细胞。

(4)红细胞:正常引流液中无红细胞,少量出现时见于引流管擦伤,出血性病变则红细胞出现较多。

2.黏液 正常时少量黏液溶解在各部引流液中,一般镜检时看不到黏液丝。十二指肠有炎症时黏液增多。黏液丝出现的部位不同,其镜下表现也不同,总胆管炎症时,其黏液丝可呈螺旋状排列。

3.结晶 胆汁中的结晶物主要为胆固醇胆红素和胆红素钙结晶体。胆固醇结晶为扁平无色透明缺角的长方形晶体,胆红素钙为金黄色、柠檬色或橘红色细小或较粗的颗粒状结晶。胆汁中混有胃液而出现胆盐沉淀时,可见灰黑色无定形的胆盐结晶。

4.寄生虫与寄生虫卵 在受寄生虫感染的病人的十二指肠引流液中,可见有兰氏贾弟鞭毛虫滋养体、华枝睾吸虫卵、钩虫卵、粪圆线虫幼虫等,常附于黏液小块上,或由虫体聚集成小絮片状物。必要时将各部胆汁全部离心沉淀后镜检其沉渣部分,可提高检查的阳性率。

## 三、细菌学检查

有胆道感染及引流液标本中有团絮状物时应进行细菌学检查。因胃酸对各种细菌有不同程度的杀伤作用,所以细菌培养时除应坚持无菌手续取材,并立即送检外,尚须接种于小肉汤培养管内。培养液的量需10毫升左右,接种量也要大些,约5～6滴。为提高细菌检出率,各份标本于接种后立即分别进行离心沉淀,取沉渣涂片镜检及行革兰氏染色。镜检时可发现较有意义的细菌,即革兰氏阴性杆菌,如大肠杆菌、变形杆菌、克雷白菌属及绿脓杆菌等。另外,各部胆汁标本应同时做厌氧性培养和鉴定。细菌性胆道感染时,以大肠杆菌最为常见,怀疑伤寒杆菌带菌时,注意从胆汁中培养沙门氏菌。

(胡先平)

# 第十三节 鼻饲术

## 一、适应证

胃肠功能正常而不能经口进食或给药的患者。

## 二、禁忌证

食管严重狭窄或阻塞、食管手术后患者。

## 三、术前准备

1.物品准备 弯盘、胃管、纱布、血管钳、液状石蜡、注射器、治疗碗、胶布、镊子、棉签、别针、温水、听诊器、治疗巾。

2.医务人员准备　着装规范整洁,戴口罩帽子。

3.患者准备　嘱患者平卧位或半卧位,核对患者信息,监测血压、心率,排除操作禁忌证,并向患者解释操作目的及注意事项,如尽量避免咳嗽,消除紧张感。

## 四、操作流程

1.操作前准备　①用湿棉签清洁所选择的鼻腔。②检查胃管,测量插入胃管的长度并做好标记。③用液状石蜡润滑胃管。

2.操作方法　①将胃管缠于左手,可用血管钳夹闭胃管末端,右手执胃管尖端,嘱患者放松,轻轻将胃管尖端插入患者鼻腔。当胃管插入 10～15cm 时,嘱患者做吞咽动作,快速插入通过咽部,边咽边插。②送入胃管 45～55cm 至胃内(发际至剑突的长度)。③松开血管钳,用注射器抽吸胃液,检查胃管是否在胃内;或用听诊器听气过水声。④若有持续咳呛,或将胃管末端放入盛有冷开水治疗碗中看有无气泡,排除置入气管。⑤用胶布固定胃管于鼻尖及耳垂部,并用别针固定。⑥根据医嘱给予胃肠内营养或者药物。

3.操作后注意　①留置胃管后嘱患者静卧,监测血压、心率,告诉患者及其家属如有不适应立即通知医务人员。②整理物品,处理污物。

## 五、注意事项

1.鼻饲前判定胃管确在胃内,鼻饲时宜将头及躯干略抬高,鼻饲后尽量不要搬动患者,以免引起呕吐。

2.每次取下注射器后,需夹闭胃管外口,以免胃内容物流出及空气进入。

3.间断鼻饲者,每次注入量 200～300mL,间隔时间≥2 小时。

4.长期鼻饲者,定期更换胃管,并由另一鼻孔插入鼻饲管。

(马文杰)

# 第十四节　胃肠减压术

## 一、适应证

急性胃扩张,胃与十二指肠穿孔,急性胰腺炎,腹部手术后,肠梗阻患者。

## 二、禁忌证

食管狭窄,严重的食管静脉曲张,严重的心肺功能不全、支气管哮喘患者。

## 三、术前准备

检查引流管是否通畅,备减压抽吸装置(如没有,可用注射器代替),其余准备参照"鼻饲术"。

## 四、操作方法

按常规方法插胃管,插入长度 50~75cm,将引流管接减压抽吸装置,低压抽吸。

## 五、注意事项

保持减压管通畅,定期用温开水冲洗,减压管防止扭曲、打折、受压。每日记录吸出物的量与性状,并做好口腔护理。如经引流管注入药物,需在注入后夹闭引流管 1~2 小时,以免药物被吸出。

(马文杰)

# 第十五节　洗胃术

## 一、适应证

洗胃术是为了清除胃内毒物或刺激物,避免毒物吸收,以达到解毒的目的。洗胃术还可用于某些手术或检查前的准备。

## 二、禁忌证

1.吞服强腐蚀性物品者,插管可能引起穿孔。
2.消化性溃疡、食管阻塞、食管胃底静脉曲张等一般不洗胃。
3.昏迷患者洗胃易导致吸入性胃炎;惊厥患者洗胃可能诱发惊厥,因此,禁用。

## 三、操作方法

1.口服催吐法　适用于清醒而能配合的患者。嘱患者自饮大量灌洗液,即可引起呕吐。不易吐出时,可用压舌板压其舌根部引起呕吐,如此反复进行,直至吐出的灌洗液清晰无味为止。
2.胃管洗胃法　置管方法参照"鼻饲术",一般插入长度 50cm 左右在胃内即可。先留取胃液送检,再吸尽胃内容物。洗胃时,患者取左侧头低卧位并转向一侧,洗胃溶液可选用温开水或等渗溶液,待毒物性质明确后,再采用对抗剂洗胃。每次注入的洗胃液在 200~250mL 为宜,总量可达 5~8L。

## 四、注意事项

1.洗胃是中毒抢救措施的一部分,应统筹安排。在不明毒物的种类时,忌用解毒剂。
2.在洗胃过程中应随时观察患者血压、脉搏、呼吸变化。如患者感觉腹痛,流出血性灌洗液或出现休克现象,应立即停止操作,并进行处理。

3.灌入量与吸出量要基本相符,每次灌洗液的量不能过多,灌入量过多可引起急性胃扩张,使胃内压上升,增加毒物吸收;突然胃扩张易兴奋迷走神经,严重时可发生心率减慢或骤停,故心肺疾病患者,更应慎重。

(马文杰)

# 第十六节  肛管排气术

## 一、适应证

各种原因的肠胀气或乙状结肠闭襻扭转等患者。

## 二、禁忌证

神志不清或不能配合者,腐蚀性食管炎症或严重的食管静脉曲张患者。

## 三、操作方法

患者取左侧卧位,在肛管前端涂润滑剂,将肛管轻插入直肠内 10cm 左右,肛管外端敞开或接水封瓶。

## 四、注意事项

肛管排气的效果一般欠佳,应积极治疗原发病。

(马文杰)

# 第十七节  灌肠术

## 一、非保留灌肠

1.适应证　①协助排便。②清洁肠道,用于乙状结肠显微镜检查(镜检)、腹部 X 线检查及手术前准备。

2.灌肠液

(1)一般情况可使用温开水。生理盐水适用于各种需要灌肠的患者。肥皂水常用于排便灌肠,但若存在肝性脑病先兆时应避免使用碱性液体。

(2)一般成人排便灌肠 600～1000mL 为宜,清洁灌肠需用上述量的 2～3 倍。体弱、病重或有肠道病变者用量宜小。灌肠液温度在 40～42℃。

(3)将灌肠液注入灌肠容器内备用。

3.操作方法

(1)患者取侧卧位,双膝屈曲,暴露肛门。

(2)肛管前端涂润滑剂,排除管内空气后禁止灌肠液流出,将肛管徐徐插入肛门内6～10cm。

(3)固定肛管,使灌肠液徐徐流入肠内,灌肠容器离床的高度一般在45～70cm。当患者感觉腹胀时可减慢灌入速度或暂停。

(4)灌肠液灌完后,拔出肛管,患者转为平卧位,经5～15分钟后可排便。如需清洁高位结肠,灌液可先取右侧卧位,10～15分钟后再转左侧卧位,然后排便。

(5)清洁灌肠者,可按上述步骤连续灌洗2～3次,直至洗净为止。

## 二、保留灌肠

主要为经直肠给药,灌肠前尽量保持直肠清洁。

1.准备灌肠药液与容器。

2.患者取仰卧位,双膝屈曲,抬高臀部。

3.肛管前端涂润滑剂,排除管内空气后将肛管插入肛门内10～15cm,使药液徐徐灌入直肠。药液灌完后,捏紧肛管,徐徐拔出,嘱患者静卧,两腿并拢,勿使药液排出。

4.保留灌肠液大于200mL时,宜采用滴管注入法,速度每分钟不超过70～90滴。

(马文杰)

# 第十八节　三腔二囊管压迫术

## 一、适应证

利用三腔管的气囊压力,达到直接压迫止血的目的,主要适用于门静脉高压引起的食管胃底静脉曲张破裂出血而又不具备手术条件的患者。

## 二、禁忌证

冠状动脉粥样硬化性心脏病,高血压,心功能不全及神志不清患者。

## 三、术前准备

1.器械　治疗盘、三腔二囊管、血管钳、镊子、弹簧夹、纱布、胶布、棉签、液状石蜡、50mL注射器、血压计、听诊器、牵引架、滑轮、0.5kg牵引物、蜡绳、剪刀。

2.检查三腔二囊管　有3个管2个气囊,长1米,前端1/3处有一个圆形的"胃气囊"用以压迫胃底部,中1/3段有一个长圆形的"食管气囊"用以压迫食管下端,管头端有数个小孔用以吸引胃内容物或向胃内注入药物或液体,尾部有3根分开的接头管分别接通胃气囊、食管气囊及胃。管壁上有45cm、60cm、65cm的标记,分别表示管头到贲门、胃及幽门的距离。向胃气囊注气200～300mL、食管气囊注气100～200mL,用弹簧夹夹住管口后检查气囊有无损坏、漏气或变形,充盈是否均匀。并可用血压计测定注气后气囊内压力。

3.病情交代　使用三腔二囊管压迫止血的患者,往往出血量大,病情危险性较高,随时可能发生意外。而插入三腔二囊管压迫止血操作本身又有发生意外的可能,应向患者家属交代病情的严重性和该急救技术实施的必要性;并向患者及家属详细交代注意事项以取得配合,共同努力做好患者的解释工作,倍加安慰以稳定情绪,将有助于操作的顺利进行。

## 四、操作方法

1.患者取半卧位或头偏向一侧卧位,清洁鼻腔。

2.将气囊内空气抽尽,用液状石蜡润滑三腔二囊管前端与气囊外面,由鼻腔轻缓插入,嘱患者做深呼吸,达咽部时做吞咽动作。三腔二囊管插入50～60cm处,经检查已达胃腔后抽出胃内积血,让患者取仰卧位。

3.用注射器向胃气囊内注气120～200mL,压力维持在5.33～6.67kPa(40～50mmHg),将血管钳夹住胃气囊外口,再将该管末端反折用弹簧夹夹紧,防止气体漏出。将蜡绳结扎在三腔二囊管尾端前10～25cm处,向外牵拉三腔二囊管到有阻力为止。

4.用0.5kg重牵引物通过滑轮牵引三腔二囊管,并固定于牵引架上,调整牵引架或床角高度,使牵引绳呈45°,牵引物离地面约高30cm。

5.观察出血情况,若胃囊压迫后仍有出血,再向食管气囊注气100～150mL,压力维持在4.67～6.00kPa(35～45mmHg),压迫食管静脉,用弹簧夹夹闭食管囊端。

## 五、注意事项

1.三腔二囊管压迫时间一般不宜超过72小时。为防止食管胃底黏膜缺血坏死,插管24小时后应放松压力10～15分钟。如食管气囊注气则抽去囊内气体;如仅胃气囊注气,不必抽去囊内气体,只需放松牵引物,将三腔二囊管稍稍送入胃内少许即可。观察完毕后分别向胃气囊和食管气囊充气,充其量同前。

2.如出血停止24小时后,先按上述步骤放松三腔二囊管,观察24小时,如无继续出血,将三腔二囊管内气体全部抽出后拔管,拔管前口服液状石蜡,再缓慢拔管。

3.三腔二囊管压迫期间应注意口腔与鼻腔护理,每日2次,向鼻腔内滴入少量液状石蜡。经常抽气胃内容物,如有新鲜血液,应作相应处理。并注意胃气囊有无破漏,严防胃气囊向外滑脱而堵塞咽喉部引起窒息。及时清除咽喉部分泌物,防止发生吸入性肺炎。

(马文杰)

# 第五章　临床常见疾病的胃镜诊断及胃镜检查并发症

## 第一节　食管的病变

### 一、反流性食管炎

1.概念　由十二指肠液、胃液反流至食管引起的食管黏膜炎症,称反流性食管炎。

2.胃镜特点　主要表现为充血、糜烂、溃疡等,病变多以食管下段明显。根据食管炎严重程度不同,有很多不同的分级方法,目前国际上常用洛杉矶分类,将食管炎分为 A、B、C、D4 级。

A 级黏膜损害长径不超过 5mm,1 个以上的病灶互相不连接。

B 级黏膜损害长径超过 5mm,1 个以上病灶互相不连接。

C 级黏膜损害多个病灶互相连接,超过 2 个皱襞,但不超过食管周径的 3/4。

D 级黏膜损害病灶互相连接,超过食管周径 3/4。

我国学者在 1999 年也曾制定过一个食管炎分级意见,见表 5-1 所示。

3.鉴别诊断　食管黏膜的糜烂、溃疡需与早期食管癌鉴别,病理学检查有助于区别。

表 5-1　我国反流性食管炎内镜诊断及分级

| 分级 | 食管黏膜内镜下表现 | 积分 |
|---|---|---|
| 0 | 正常(可有组织学改变) | 0 |
| Ⅰ | 点状或条状发红、糜烂,无融合 | 1 |
| Ⅱ | 条状发红、糜烂,有融合,但非全周性 | 2 |
| Ⅲ | 发红、糜烂融合呈全周性,或溃疡 | 3 |

4.治疗

(1)一般治疗:改变生活方式是一简便又有效的治疗方法,如戒烟、控制饮酒,减少脂肪食物摄入,勿饱餐,睡前 2~3h 勿进食,抬高床头睡眠等。

(2)药物治疗:针对反流物的药物如抑酸剂 $H_2$ 受体拮抗剂、质子泵抑制剂及螯合胆汁药物铝碳酸镁等。促进反流物排空的药物如多潘立酮、莫沙必利等。

(3)内镜下治疗:主要适用于需长期大剂量服药或不能坚持服药者。常用方法有射频治疗、局部注射(植入)治疗及贲门缝合术。

## 二、Barrett 食管

1.概念　食管下端鳞状上皮被柱状上皮替代,这一病理现象最早由 Barrett 报道,故称 Barrett 上皮或 Barrett 食管(BE)。Barrett 食管的病因有人认为与反流性食管炎有关,也有人认为是独立的疾病,多数人认为在食管黏膜炎症修复过程中产生,因其易发生腺癌而受到重视。

2.胃镜特点　常见于食管下段,多因食管炎引起,正常胃食管连接线食管侧的食管鳞状上皮被柱状上皮替代,此时食管上皮由原来的淡红色变成胃上皮样的橘红色,因其形态不同可分环形、岛状、舌形三种。

如受累长度≥3cm,称长节段 Barrett 食管;受累长度<3cm 称短节段 Barrett 食管。Barrett 食管因其发生腺癌的机会较正常上皮要高,因而要注意随访。

诊断 Barrett 食管需注意以下几种情况:正常食管下方为栅状血管,如鳞柱线上移,其下方为柱状上皮,透过柱状上皮可见栅状血管则为 Barrett 食管;如鳞柱线上移而其下方柱状上皮下未见栅状血管,则为裂孔疝。有时由于炎症等原因栅状血管常观察不清,文献报道可借助放大电子镜、窄波内镜等手段予以诊断。我们用芦戈碘染色来确定短节段 Barrett 食管,如在不染带中残留鳞状上皮染色区,可诊断为短节段 Barrett 食管。

3.鉴别诊断　需与食管异位胃黏膜鉴别。两者都是食管部位出现胃黏膜组织,但食管异位胃黏膜多见于食管中、上段,Barrett 食管多见于食管下段;少数发生于食管下段的异位胃黏膜与胃食管连接线不相连,周围也无炎症表现,Barrett 食管常与胃食管连接线相连,周围黏膜可伴炎症。二者病因不同,胎儿食管为柱状上皮,胎儿发育过程中由食管中部向两侧逐渐鳞状上皮化,当转化不全时,就可能会有柱状上皮残留,称异位胃黏膜;Barrett 食管多因胃食管反流等原因所致。

4.治疗　目的是控制反流症状,逆转柱状上皮,降低不典型增生及癌变危险性。根据病情程度,可选择以下治疗措施:抑酸药物,内镜下 BE 黏膜消融术(如氩等离子体电凝术等),并及时定期随访。

## 三、念珠菌性食管炎

1.概念　食管黏膜因念珠菌感染而致的炎症。常见于应用抗肿瘤药、激素、大量抗生素及免疫功能低下等患者,或因应用抑酸药物改变了食管内酸碱度而感染念珠菌。也有原因不明者。

2.胃镜特点　食管黏膜附有稍高出黏膜面的白色斑、点状分泌物,同时伴有黏膜充血、糜烂,此种分泌物用水冲洗不掉,用细胞刷涂片可找到念珠菌菌丝或孢子。

3.鉴别诊断　需与饮用牛奶或其他食物残渣附于食管黏膜相鉴别,牛奶或食物残渣用水可冲掉,冲净后所见黏膜无炎症表现;念珠菌性食管炎的白斑用水冲不掉,且周围伴有炎症表现。

4.治疗　首先治疗原发病,如有可能,停用诱发念珠菌感染的有关药物。治疗本病常用药物有两类:①多烯类药物,如制霉菌素;②三唑类药物,如氟康唑、伊曲康唑、伏立康唑等。

## 四、药物性食管炎

1.概念　因服用某些药物,如口服抗生素、铁剂、氯化钾、阿司匹林、维生素 C 等所致,可能与服药方法不当,原有食管运动障碍或食管狭窄等原因有关。上述原因导致药物在食管内停留,直接刺激食管黏膜引起炎症。

2.胃镜特点　于食管局部有糜烂、溃疡,病变界限清楚,周围黏膜正常,活检为炎症、溃疡,无肿瘤细胞。

3.鉴别诊断　需与肿瘤及其他少见病如结核引起的溃疡作鉴别。有服药病史、活检送病理学检查有助于鉴别。

4.治疗　首先停服有关药物或改换剂型。应用黏膜保护剂治疗,如硫糖铝混悬液等,也可加用抑酸剂。

## 五、食管异位胃黏膜

1.概念　从组织胚胎学看,开始胎儿食管为柱状上皮,至胚胎 6 个月,一般完成了食管黏膜鳞状上皮化,由食管中部同时向口侧和肛侧伸展,如果这种变化不完全,就造成柱状上皮残留,称异位胃黏膜。

2.胃镜特点　以食管上段为多见,异位胃黏膜色泽与食管黏膜明显不同,呈现胃黏膜的橘红色,周围无炎症表现,如位食管下段,与食管胃连接部无连续性,也不是全周性改变,多呈岛状分布。分平坦型和隆起型两型。病理学上为胃柱状上皮组织,有的胃腺含主细胞和壁细胞。

3.鉴别诊断　需和 Barrett 食管鉴别。

4.治疗　如无症状可不予处理,有症状者主要应用抑酸药物,如 $H_2$ 受体拮抗剂或质子泵抑制剂。也可采用胃镜下治疗,如热探头、氩等离子体凝固术及内镜下黏膜切除术等。

## 六、食管孤立性静脉瘤

1.概念　系食管局部黏膜下静脉扩张,其发生原因为部分上皮或黏膜下食管固有静脉丛,先天或后天性血管闭塞、狭窄,导致近端血管扩张,形成静脉瘤状扩张。

2.胃镜特点　食管局部(多见于中、上段)单个蓝色小隆起,为局部黏膜下静脉扩张,可单发或多发,以单发多见。

3.鉴别诊断　需与静脉曲张相鉴别。食管黏膜孤立的静脉瘤,不像曲张静脉那样由下而上连续呈条索状,静脉瘤表现为蓝色的孤立性小隆起。

4.治疗　因孤立性静脉瘤生长极慢,很少自发性出血,多数可不予治疗。若静脉瘤色泽明显发红,也可采用内镜下套扎、注射硬化剂等方法治疗。

## 七、食管静脉曲张

1.概念　病因多数是肝硬化,少数可继发于肝外门静脉主干或肝静脉阻塞,如布-加综合征等,导致门静脉高压,此时门一体静脉间交通支开放,使大量门静脉血液通过侧支循环直接进入体循环,造成胃底、食管静脉曲张。

2.胃镜特点　食管内可见自下向上的曲张静脉,以下段明显。根据曲张静脉的形态、部位等,1996 年日本门脉高压症食管静脉曲张学会制订了一个记载标准,如表 5-2 所示。

表 5-2　食管静脉曲张的记载标准

| 1.占据部位 | Ls | 食管静脉曲张达上段食管 |
|---|---|---|
| | Lm | 食管静脉曲张达中段食管 |
| | Li | 食管静脉曲张局限于下段食管 |
| | Lg: | 胃静脉瘤。细分为 Lg-cLg-f |
| | Lg-c: | 和贲门连接的静脉瘤 |
| | Lg-f: | 和贲门不连的孤立性静脉瘤 |
| 2.形态 | F0 | 无静脉曲张 |
| | F1 | 直线形细的曲张静脉 |
| | F2 | 串珠状中等曲张静脉 |
| | F3 | 结节状或瘤状曲张静脉 |
| 3.基本色调 | Cw | 白色静脉曲张 |
| | Cb | 蓝色静脉曲张 |
| 4.红色征 | 4.RC(-) | 完全无发红 |
| | RC(+) | 可见局限少数 |
| | RC(++) | (+)和(+++)之间 |
| | RC(+++) | 全周性多数所见 |
| 5.出血所见 | 出血中所见:喷射性出血、渗血 | |
| | 出血后所见:红色血栓、白色血栓 | |
| 6.黏膜所见 | E | 糜烂 |
| | UI | 溃疡 |
| | S | 瘢痕 |

注:所谓红色征指红蚯状(RWM)、血肿样斑(HCS)、樱桃红斑(CRS)3 种表现

上述记载标准有些繁杂,我国消化内镜学会于 2003 年根据食管静脉曲张形态和红色征,制订了一个分级标准(表 5-3)。

表 5-3　食管静脉曲张形态和红色征分级标准

| 分级 | 形态(F) | 红色征(RC) |
|---|---|---|
| 轻度(GⅠ) | F1 食管曲张静脉呈直线形或略有迂曲 | 无 |
| 中度(GⅡ) | F2 食管静脉呈蛇形迂曲隆起 | 无 |
| | 或 F1 | 有 |
| 重度(GⅢ) | F3 食管静脉呈串珠状,结节状或瘤状 | 无或有 |
| | 或 F2 | 有 |

3.鉴别诊断　食管静脉曲张伴红色征、糜烂时勿误诊为炎症、肿瘤,错误活检将造成大出血。

4.治疗　食管静脉曲张主要症状是曲张的静脉破裂引起出血,治疗主要为预防出血及出血后止血治疗。

预防出血可采用:①药物治疗,如 β 受体拮抗剂(普萘洛尔)及硝酸酯类(异山梨酯)等;②内镜下治疗,如内镜下食管曲张静脉硬化剂注射治疗或食管曲张静脉套扎术;③外科手术。

急诊止血治疗:①药物治疗,如血管加压素及其类似物和生长抑素及其类似物;②三腔两囊管气囊压迫;③内镜下治疗,内镜下注射硬化剂或套扎治疗;④介入治疗;⑤外科手术。

## 八、食管息肉

1.概念　其定义不同于胃息肉,包括来自黏膜上皮或黏膜下层的息肉样外观的良性隆起性病变,由于食管的蠕动可使黏膜下病变呈息肉样改变。食管息肉常以其组成的主要组织而分别命名,如真性黏膜息肉、纤维息肉、纤维脂肪瘤、脂肪瘤等。

2.胃镜特点　可见表面色泽与周围黏膜不同(多数色红)或相同的隆起,可有蒂或无蒂,蒂长者甚至可从口中吐出。日本山田根据隆起病变的形态分为 4 型,息肉形态也可按此分型。

3.鉴别诊断　需与隆起型癌,特别是早癌作鉴别。癌为发生于黏膜上皮的恶性病变,活检送病理组织学检查可予确诊。息肉还需和黏膜下隆起病变鉴别,真性息肉表面色泽与周围黏膜组织不同,而黏膜下隆起病变其表面色泽同周围黏膜。

4.治疗　直径<2cm 的息肉,可在胃镜下采用高频电、激光、微波、氩气等方法治疗。对于基底部宽、瘤体较大,胃镜下治疗有难度者可行外科手术治疗。

## 九、食管平滑肌瘤

1.概念　为发生于黏膜下平滑肌组织的良性隆起性病变。可起源于黏膜肌层,也可起源于固有肌层。

2.胃镜特点　食管平滑肌瘤其病变表面色泽与周围相同(因其发生于黏膜下),有的可见桥状皱襞,有的可活动,少数表面可有糜烂、溃疡。用活检钳触之质地较硬。可与其他黏膜下隆起性病变(如囊肿、脂肪瘤、血管瘤等)鉴别。

3.鉴别诊断　与息肉的鉴别,不易鉴别时可用芦戈碘染色,真性息肉表面不着色,平滑肌瘤表面黏膜正常着色。

根据隆起形态大致可确定平滑肌瘤起源,一般来说,起源于黏膜肌层的平滑肌瘤隆起比较明显,多呈山田Ⅲ型或Ⅳ型。此外,于肌瘤所在部位黏膜下注射生理盐水,如能浮起,则为黏膜肌层来的平滑肌瘤。发生于食管上段的平滑肌瘤多为黏膜肌层来的,因食管上段固有肌层为横纹肌而非平滑肌。

4.治疗　一般认为,食管平滑肌瘤除瘤体较小无明显症状外,都应治疗。直径<2cm、来源于黏膜肌层的平滑肌瘤,可采用内镜下治疗,常用方法为内镜下黏膜切除术及橡皮圈套扎术。直径>2cm 的食管平滑肌瘤或来源于固有肌层的平滑肌瘤采用外科手术治疗。

## 十、食管脂肪瘤

1.概念　来源于黏膜下脂肪组织形成的良性肿瘤称脂肪瘤。

2.胃镜特点　脂肪瘤为黏膜下肿瘤,表面黏膜色泽与周围黏膜同,有的稍发白或发黄,触之质地柔软。

3.鉴别诊断　需与其他黏膜下肿瘤如平滑肌瘤鉴别。用活检钳按压,脂肪瘤柔软,压之有凹陷,称软垫征阳性,平滑肌瘤压之硬,软垫征阴性。病理学可予确诊。

4.治疗　肿瘤直径较小或带蒂的息肉样脂肪瘤,其蒂<2cm 适合内镜下切除;如蒂>2cm,则增加出血、穿孔的危险性,应行外科手术治疗。

## 十一、食管血管瘤

1.概念　为罕见的食管良性肿瘤,多数学者认为是由于胚胎时期血管网发育畸形所致,按组织结构可分为毛细血管瘤、海绵状血管瘤、混合型血管瘤等,以海绵状血管瘤多见。临床大多无症状,部分患者可有吞咽困难、呕血等表现。

2.胃镜特点　大多可见黏膜下有蓝紫色或紫红色包块,少数黏膜表面色泽无变化,质地柔软。超声内镜显示为低回声或等回声,并可确定血管瘤涉及范围,大多涉及黏膜层和黏膜下层,也可累及固有肌层。切忌活检诊断,活检或内镜擦伤有导致出血的危险。

3.鉴别诊断　需与其他黏膜下肿瘤鉴别,蓝紫色或紫红色的包块有助于血管瘤的诊断,如表面色泽变化不明显者,需与脂肪瘤、囊肿等鉴别。二者质地也柔软,超声内镜有助鉴别,脂肪瘤为高回声,囊肿无回声。平滑肌瘤质地较硬,与柔软的血管瘤不同。

4.治疗　局限于黏膜下层<2cm的血管瘤可于胃镜下切除。切除时需注意完整切除,否则有可能引起出血。

## 十二、食管乳头状瘤

1.概念　本病为上皮性良性肿瘤,病理学上显示上皮角化不全、角化过度及食管黏膜的增生性改变。因其常合并反流性食管炎和食管裂孔疝,推测慢性刺激可能与本病发生有关;也有认为人乳头瘤病毒感染可能是其病因之一。本病症状很少,常在内镜检查时发现。

2.胃镜特点　可见有蒂或无蒂的小息肉样隆起,或呈直立的乳头状病变,表面呈分叶状或桑葚状,也可较平滑,色泽苍白或浅红色或略充血。用芦戈碘液染色可呈淡染或花斑状淡染。常需活检行病理学检查以助确诊。

3.鉴别诊断　需与息肉、疣状癌等鉴别,病理学检查可予鉴别。

4.治疗　<5mm者可直接用活检钳钳除,稍大者可在内镜下行高频电电凝、氩气刀或微波等烧灼,也可用内镜下黏膜切除术的方法切除。

## 十三、食管裂孔疝

1.概念　胃的一部分因食管裂孔松弛等原因脱入胸腔侧,称食管裂孔疝。分为3型,以滑动型最多见,此型胃食管连接部有时可恢复正常位置。

2.胃镜特点　正常情况,用反转法可见贲门唇紧紧包绕内镜。当贲门功能不全时,可见贲门唇松弛,组织皱襞变得不明显,不能完全包绕内镜。严重者不存在组织皱襞,可见食管内腔覆盖的鳞状上皮。有时胃的一部分进入食管,可见齿状线上移,出现双环征,反转法可见贲门唇消失,疝囊突向食管。

3.鉴别诊断　需与胃镜检查时患者因恶心反应胃黏膜翻入食管内作鉴别。此时也可见齿状线上移,但恶心反应过后即恢复正常,且反转法观察无贲门松弛。

4.治疗　以保守治疗为主,防治胃食管反流,促进食管排空,保护食管黏膜,改善患者生活质量。必要时外科手术治疗。

## 十四、贲门失弛缓症

1.概念　正常人吞咽后,食物随食管蠕动由上而下移动,到达食管下括约肌(LES)时,LES 松弛,使食物进入胃内。本症食物通过 LES 时,LES 不松弛,造成贲门通过障碍,故称为贲门失弛缓症。本症常因贲门通过障碍而随之发生近端食管扩张。

2.胃镜特点　主要表现为贲门口强力收缩狭窄呈玫瑰花样,贲门口局部黏膜光滑、柔软,反转法观察见贲门唇紧紧包绕镜身,在移动镜身时可见贲门处黏膜随内镜身进退。有些病例食管扩张,正常食管内径约 2cm,本症可达 3.5cm 以上,内有残留食物,如行 X 线钡餐透视可见贲门部狭窄呈鸟嘴样改变,食管腔扩张。

3.鉴别诊断　需与食管下端和贲门部肿瘤所致通过障碍鉴别。肿瘤病例镜下常见黏膜不平、糜烂等改变,胃镜通过困难或通过时阻力很大,常引起出血;贲门失弛缓症镜下黏膜光滑,胃镜通过狭窄处阻力不大。

4.治疗　目前治疗主要包括药物治疗、内镜下扩张术、LES 内注射肉毒素和外科手术。常用药物为钙离子拮抗剂,如硝苯地平以及硝酸盐类药物,如硝酸甘油等。

## 十五、食管贲门黏膜撕裂症

1.概念　系剧烈呕吐等原因引起腹腔压力及胃、食管内压急剧上升,造成食管胃连接部黏膜产生裂伤,导致上消化道出血。Mallory 和 Weiss 首先报道大量饮酒后反复呕吐、大量呕血致死的 4 例解剖结果,出血源为发生在食管下部至贲门的黏膜裂伤,故本症亦称 Mallory-Weiss 综合征。

2.胃镜特点　撕裂部位多数位于食管胃连接部胃侧或连接部,少数可位于食管侧,以小弯侧多见,其次为后壁侧,可见纵形纺锤形撕裂伤,病灶大小由数毫米致 4cm 不等,可单发,但多发者也不少见。急诊检查局部可见出血,出血停止后检查可见纺锤形的溃疡形成或线状白苔,白苔消失呈线状瘢痕,此期约需 2 周时间。

3.鉴别诊断　需与食管胃连接部肿瘤、特发性食管破裂、反流性食管炎鉴别。连接部肿瘤常致贲门口狭窄,病灶范围较广;食管破裂常伴皮下气肿、纵隔气肿等表现;反流性食管炎有糜烂、溃疡等,且溃疡位于食管侧。

4.治疗　Mallory-Weiss 综合征时的出血,大多采用抑酸、止血治疗出血多能停止。胃镜下如有活动性出血,首选内镜下治疗,如局部喷洒孟氏液、凝血酶、巴曲酶,局部注射肾上腺素(1∶10000)、高渗盐水、硬化剂,微波、电凝或光凝止血,也可应用钛夹直接夹住裂伤处。对于少数出血量较大,内科治疗无效,可行动脉栓塞治疗或外科急诊手术。

## 十六、食管鳞状上皮癌

1.概念　食管鳞状上皮癌为发生于食管黏膜上皮的恶性肿瘤,日常也简称食管癌,它占食管部肿瘤的大多数。严格来说食管癌还应包括食管腺癌,常发生在 Barrett 食管。

食管壁可分黏膜层、黏膜下层、肌层、浆膜层 4 层。根据日本食管疾病研究会的定义,病变不超过黏膜下层(包括黏膜层和黏膜下层)者,不论其有无转移,称表浅食管癌,其中无转移者称早期食管癌。一般来说黏膜癌(M1、M2、M3)很少发生转移,属早癌;黏膜下层癌(SM1、SM2、SM3)部分可伴淋巴结转移,伴转移者属表浅癌,无转移者属早癌。

2.胃镜特点

(1)表浅食管癌分为3型:0-Ⅰ型隆起型,0-Ⅱ型平坦型,0-Ⅲ型糜烂(溃疡)型,其中0-Ⅱ型又分0-Ⅱa型-平坦隆起型,0-Ⅱb型-平坦型,0-Ⅱc型-平坦凹陷型。

1)0-1型-隆起型:黏膜表面有息肉样或扁平隆起。

2)0-Ⅱ型-平坦型,其中0-Ⅱa型-平坦隆起型:病变基本平坦,仔细看有轻微隆起,高度大约不超过1mm;0-Ⅱb型-平坦型:仅有黏膜色泽或纹理轻微变化,无隆起、凹陷;0-Ⅱc型-平坦凹陷型:可见糜烂样浅凹,估计深度不超过黏膜肌层。

3)0-Ⅲ型-糜烂(溃疡)型:镜下可见凹陷性病变,深度比0-Ⅱc型深,估计超过黏膜肌层。

表浅食管癌特别是平坦型需借助芦戈碘染色和甲苯胺蓝染色来确定。特别是芦戈碘染色被认为是诊断早期食管癌不可缺少的方法。正常食管上皮细胞内含糖原,可和碘发生反应,使食管上皮染成茶褐色,因糖原含量不同,着色深浅也不同。上皮炎症、糜烂、瘢痕等染色不良,癌上皮不着色,且大多为5mm以上不规则的明显不染带。甲苯胺蓝对正常食管上皮不染色,癌上皮可染成青紫色。

(2)进展期食管癌:肿瘤浸润超过黏膜下层者称进展期食管癌,进展期食管癌可呈肿块型、溃疡型、弥漫浸润型等多种形态。

3.鉴别诊断　表浅癌需与炎症、息肉等鉴别,溃疡型癌需与其他疾病引起的溃疡如药物性食管炎的溃疡、结核溃疡、克罗恩病溃疡等鉴别,病理检查是关键。

4.治疗　对于早食管癌可行内镜下食管黏膜切除术或食管黏膜剥离术,伴淋巴结转移者需行外科手术治疗。对于进展期食管癌可行外科手术、放疗、化疗、介入等综合治疗。对已无手术机会而食管狭窄者可行食管扩张及支架置入术以解决吞咽困难。

# 十七、食管胃交界部癌

1.概念　食管胃交界部横跨食管、贲门两个部位,对于该部位范围尚无统一认识,大多认为在胃食管连接线上下2~3cm内。该部位为腺癌好发部位,有报道认为大部分由Barrett食管恶变而来,可诊断为食管腺癌;也有认为系胃的贲门癌,属胃癌的一部分。胃镜下往往不易确定是食管腺癌还是胃(贲门)癌,故可统称为食管胃交界部癌。临床上食管胃交界部癌有以下5种类型:①癌灶位于食管侧(E);②癌灶位于食管胃连接部两侧,主要位于食管侧(EC);③癌灶位于食管胃连接部两侧,浸润范围两侧大致相同(E=C);④癌灶位于食管胃连接部两侧,主要位于胃侧(CE);⑤癌灶位于胃侧(C)。

2.胃镜特点　可见不规则肿块、糜烂、溃疡,常引起贲门部狭窄,触之易出血,严重者胃镜不能进入胃内,此时不好判别癌灶范围。如能使胃镜进入胃内,需用反转法观察癌灶浸润范围,详细记录食管胃交界部癌的类型,有利于我们对食管胃连接部肿瘤的研究和认识。需常规做病理组织学检查,本病以腺癌为主。

3.鉴别诊断　需与炎症、贲门失弛缓症鉴别。需区别下段食管癌浸润贲门部,其病理类型为鳞癌。区别胃底、胃体癌累及贲门部,其癌灶主体不在贲门部。

4.治疗　早期食管胃交界部癌可行内镜下癌灶黏膜切除术或黏膜剥离术,对中、晚期癌可行外科手术、放疗、化疗、中药、免疫等综合治疗。

## 十八、食管憩室

1.概念　指食管壁的一部分,呈囊状向外突出,称食管憩室。

2.胃镜特点　以咽-食管憩室多见,也可见于食管中段或膈上,可单发或多发,胃镜下可见食管壁局限性向外膨出,小的为浅凹,大的如袋状,憩室内黏膜可正常,大憩室黏膜面也可因炎症变得粗糙。镜检时需注意,勿将憩室当食管腔而插入镜头,否则有导致穿孔的危险。

3.鉴别诊断　需与"食管-气管瘘"鉴别。食管-气管瘘其食管壁可见一开口,随呼吸有气体逸出。

4.治疗　憩室较小,无症状者可不予处理,定期观察;有症状患者,可选用抑酸药物如 H2 受体拮抗剂或质子泵抑制剂等,以减轻食管炎症状。憩室增大、症状明显或继发严重疾病者需行手术治疗。

## 十九、食管-气管瘘

1.概念　常因食管癌等病变破溃、穿孔至气管,造成食管-气管瘘,使食管与气管相通。

2.胃镜特点　胃镜进入食管可见食管壁另有一小口,仔细观察可见有气体随呼吸由瘘口逸出,瘘口大时胃镜可进入气管。

3.鉴别诊断　需与"食管憩室".鉴别,憩室内壁无缺口,不与气管相通。还需与"食管破裂"鉴别,食管破裂口通向纵隔,常伴纵隔气肿和皮下气肿。

4.治疗　内镜下带膜食管或气管支架植入术是目前治疗癌性食管瘘唯一安全、有效、微创的姑息性治疗手段。对于先天性食管-气管瘘主要采用外科手术治疗。

## 二十、食管异物

1.概念　外来物停留于食管内,称食管异物。有些食品如肉块,如由食管进入胃内即为食物,如停留在食管内则成为食管异物。

2.胃镜特点　镜下直接可见各类物品停留在食管内,特别是 3 个生理狭窄处。

3.鉴别诊断　如吞服异物史不清,异物被食物、分泌物包裹后易误诊为"肿瘤",用水冲洗后可见异物。

4.治疗　食管异物诊断一经确立,应立即行内镜下异物取出术,这是治疗食管异物可靠、有效的方法,而且越早越好,以免发生并发症。如异物嵌顿于食管无法取出或引起异物性食管损伤,则需手术治疗,如异物对食管黏膜有划伤,可用黏膜保护剂如铝碳酸镁混悬液等。

## 二十一、食管蹼

1.概念　食管蹼是指引起食管腔梗阻的黏膜隔,可发生在食管的任何一段,但以上 1/3 多见。食管蹼分为先天性和后天性两类。先天性者可在婴儿期就发病,也可到青少年期,甚至到中年后始发病。后天性食管蹼常见于缺铁性贫血,也可见于类天疱疮、大疱性表皮松解症和慢性非特异性溃疡性结肠炎,其表层黏膜常伴慢性炎症。主要临床表现为间歇发作性上段食管吞咽困难,并伴食物于胸骨后与剑突下停滞感和胸骨后疼痛,进食固体食物时更易发生,也可有食物反流。伴有缺铁性贫血者称为 Plummer-Vinson 综合征(或称 Paterson-Kally 综合征),除有贫血症状和体征外,尚可有口腔黏膜白斑和匙状指甲。

2.胃镜特点　胃镜检查时可见食管腔内蹼状隔膜,表面光滑,有偏心开口的隔膜状孔,隔膜上的食管腔扩张,必要时需行胃镜下食管蹼活检以除外炎症狭窄或癌。

3.鉴别诊断　需与食管肌肉收缩、食管炎症狭窄和食管癌等鉴别。

4.治疗　无症状者不需治疗。伴严重缺铁性贫血的患者,随着贫血的治愈,食管蹼可消失。少数大而厚的食管蹼,可在胃镜下电灼、扩张治疗,或胃镜下切除蹼。

## 二十二、食管糖原棘皮症

1.概念　食管糖原棘皮症又称食管过形成,主要为含有糖原的棘细胞层局限性肥厚,病因不明,有认为与年龄增长有关,但证据不足。男性多见,小儿和女性少见。因构成细胞无异型性,故与癌无关。

2.胃镜特点　呈白色小隆起,有透明感,表面光滑,直径约 4～5mm。一般不超过 10mm,也有报道达 15mm。大多呈圆形或椭圆形,也有如铺路石状或不规则形,边界清晰,如接近观察表面有小颗粒。糖原过形成最大特点为芦戈碘染色比正常黏膜浓染,表示含糖原多。

3.鉴别诊断　大的糖原棘皮症病灶需与"表浅癌"鉴别,芦戈碘染色可将二者区别开,表浅癌为不染灶,本症为浓染。

4.治疗　目前认为食管糖原棘皮症系与年龄相关的退行性病变,故无需特殊处理。

(刘　奎)

# 第二节　胃的病变

## 一、急性胃黏膜病变

1.概念　常因饮酒、药物、脑损伤等所致应激状态、过敏性紫癜等原因引起,多以上消化道出血为首发症状。

2.胃镜特点　表现为胃内多发性糜烂、浅溃疡。典型的急性溃疡呈壕沟状。

3.鉴别诊断　需与消化性溃疡鉴别。急性胃黏膜病变时的溃疡为急性溃疡,常为多发、表浅,愈合后不留瘢痕,其周围黏膜常有充血、水肿、糜烂;消化性溃疡为慢性溃疡,多为1～2个,溃疡愈合常留瘢痕,周围黏膜急性炎症不明显。

4.治疗　用质子泵抑制剂静脉滴注或口服。根据病情输血、补液。必要时内镜下止血治疗。

## 二、慢性胃炎

1.概念　由多种病因,如理化因素、细菌感染等引起的胃黏膜慢性炎症,目前认为与幽门螺杆菌感染关系密切。

2.胃镜特点

(1)分类:大致分非萎缩性胃炎(又称浅表性胃炎)、萎缩性胃炎和特殊性胃炎 3 类。内镜下最常见的为非萎缩性胃炎(浅表性胃炎)和萎缩性胃炎两类。

（2）内镜表现：

1）非萎缩性胃炎：黏膜呈点、片、条状发红，尤其是条状发红（梳状发红），有的可伴糜烂。

2）萎缩性胃炎：由于腺体萎缩、黏膜变薄，黏膜下血管显露，色泽灰暗，皱襞细小。部分可有黏膜不平，颗粒状改变，所谓"过形成"，系胃小凹上皮增生所致。

3）特殊性胃炎：

A.疣状胃炎（又称痘疹样胃炎）：表现为黏膜呈疣状隆起，顶端常伴凹陷、发红和糜烂。多见于胃窦部，也可累及胃体，主要沿胃大弯发生。病理学上表现为上皮增生，和增生性息肉相同，黏膜呈慢性炎症改变。关于疣状胃炎的病因有多种假说，如变态反应说、幽门螺杆菌感染说等，尚不明确。文献报道本症常伴十二指肠溃疡。疣状胃炎可发生在浅表性胃炎或萎缩性胃炎基础上。有人将疣状胃炎分为未成熟型和成熟型两型。未成熟型隆起较低，顶部脐凹较大而浅，可在数日或数月后消失；成熟型病变隆起较高，中央脐凹较小而深，表面伴糜烂，常持续存在。

B.鸡皮状胃炎：因其形如鸡皮而得名，多见于小儿和年轻患者，可能与幽门螺杆菌感染有关。需与萎缩性胃炎时的"过形成"鉴别：病理学上鸡皮状胃炎常有淋巴滤泡增生，而萎缩性胃炎表现为腺体萎缩、肠化等改变。

C.门脉高压性胃病：为特殊性胃炎的一种，主要由门脉高压引起。胃镜下表现轻者为：①淡红色小斑点或猩红热样疹；②黏膜皱襞条索状发红；③马赛克图案，呈蛇皮状。重者表现为樱桃红斑和弥漫性出血。

（3）慢性胃炎的病理学检查：浅表性胃炎与萎缩性胃炎在病理学上的区别在于炎症是否影响腺体。如造成胃腺减少，可诊断为萎缩性胃炎，如腺体无变化，则为浅表性胃炎。胃镜诊断与病理诊断二者符合率约在 38%～78%。

（4）病理学上发现炎细胞中有中性粒细胞浸润，可诊断为活动性炎症；如仅为单核细胞、浆细胞浸润，则为非活动性胃炎，目前认为活动性胃炎可能与幽门螺杆菌感染有关。此外，病理组织学上发现异型增生，又称不典型增生，一般认为重度不典型增生与高分化癌不易鉴别，应密切随访观察，而轻、中度不典型增生随炎症好转可消失。国际癌症研究协会推荐用"上皮内瘤变"一词替代"异型增生"一词，因此二者是同义词。

（5）肠上皮化生：是胃柱状上皮被肠上皮替代的一种病理现象，多见于萎缩性胃炎时。表现为灰白色的扁平隆起或米粒状、颗粒状隆起。

肠上皮可用亚甲蓝染色着色，因化生肠上皮可吸收色素，也有表现为无隆起的平坦着色或呈凹陷的着色，也可诊断肠上皮化生。

根据特殊染色，肠上皮化生可分小肠型化生、大肠型化生两种。又可细分为完全型小肠（或大肠）化生和不完全型小肠（或大肠）化生（表 5-4）。其中不完全型大肠化生一般认为与肠型胃癌关系较密切，近年资料显示其预测胃癌的价值有限，强调肠化范围越广，发生胃癌的风险越高。

表 5-4　肠上皮化生分型特点

| | 杯状细胞 | Parth 细胞 | 唾液酸黏液（PAS-AB 染色） | 硫酸黏液（HID-AB 染色） |
| --- | --- | --- | --- | --- |
| Ⅰ型（完全型） | ＋ | ＋ | ＋ | |
| Ⅱ型（不完全小肠型） | ＋ | － | ＋ | |
| Ⅲ型（不完全大肠型） | ＋ | － | － | ＋ |

（6）胃镜检查时的幽门螺杆菌检测方法：常用的有快速尿素酶试验、病理学幽门螺杆菌检查。

1）快速尿素酶检测法：在胃镜下取黏膜组织一块，置试剂上（试剂有商品），观察 3～5min，如变成红色为阳性,表示有幽门螺杆菌感染;如不变色为阴性。

2)病理学检测方法:将组织切片用 Giem-sa 或 Warthin-StaITy 银染色或其他改良法染色,可直接在显微镜下观察有无幽门螺杆菌。

(5)胆汁反流:如同时存在胆汁反流则诊断为浅表性或萎缩性胃炎伴胆汁反流,而不要诊断为胆汁反流性胃炎,因为此时胆汁反流与胃炎的病因关系尚不明确。

胃镜下胆汁反流的检查法:①胃镜插至胃内静止不动 1min 以上,可见胆汁由十二指肠经幽门口反流入胃;②在无明显恶心情况下胃镜插入后即见黏液湖有黄染或胃黏膜有胆汁斑。

根据胆汁反流程度不同可分为 3 度。Ⅰ度胆汁反流:胃黏膜有少量胆汁浸渍,或潴留液呈淡黄色;Ⅱ度胆汁反流:胃黏膜有较多胆汁浸渍,或潴留液呈深黄色;Ⅲ度胆汁反流:大量深黄、深绿色的潴留液,或大量黄色泡沫从幽门口溢出。

3.鉴别诊断　慢性胃炎的色泽变化如发红等需注意和早期胃癌鉴别。早期胃癌为局部表现,胃炎较弥散;单个疣状胃炎灶需与Ⅰ型早期胃癌鉴别。

4.治疗　慢性胃炎常采用中西药物对症治疗,活动性慢性胃炎可予抗幽门螺杆菌治疗。疣状胃炎有认为中、重度肠化和异型增生发生率高,因此有使用射频、氩气、微波等烧灼治疗者。重度异型增生(重度上皮内瘤变)应予内镜下病变黏膜切除。

# 三、胃溃疡

1.概念　因发生机制与胃酸和胃蛋白酶的消化作用有关,故又称消化性溃疡,常累及黏膜下层、肌层乃至浆膜层。UI-Ⅰ为糜烂,UI-Ⅱ、UI-Ⅲ、UI-Ⅳ为溃疡。急性溃疡多为 UI-Ⅱ溃疡,消化性溃疡多为 UI-Ⅲ、UI-Ⅳ溃疡。

2.胃镜特点　消化性溃疡为慢性溃疡,愈合后常留有疤痕。消化性溃疡在不同的时期内镜下所见不同,分为活动期(A1、A2)、治愈期(H1、H2)和瘢痕期(S1、S2)(表 5-5)。

表 5-5　溃疡的时相分期

| | |
|---|---|
| A1 期 | 溃疡底覆有厚苔,周围黏膜水肿,无再生上皮,无黏膜皱襞集中,溃疡面有出血或露出血管 |
| A2 期 | 溃疡周围浮肿减轻,溃疡边缘变明显,边缘有炎症引起的红晕 |
| H1 期 | 溃疡稍缩小,白苔变薄,溃疡缘出现再生上皮,有轻度黏膜皱襞集中征 |
| H2 期 | 溃疡缩小,可见再生上皮呈栅状发红,伴明显皱襞集中征 |
| S1 期 | 溃疡愈合,完全被再生上皮覆盖,白苔消失,残存发红的胃小区,又称红色瘢痕期。 |
| S2 期 | 溃疡完全修复,发红消退,黏膜皱襞集中征减轻,也称白色瘢痕期 |

消化性溃疡往往于原位或愈合溃疡的周围复发,因此在内镜检查时需注意,如为活动性溃疡,见到黏膜皱襞集中征,可诊断为复发性(再发性)溃疡。

3.鉴别诊断

(1)糜烂:糜烂为不规则形的浅凹,表面可覆有白苔,常为多发性。溃疡为圆形或椭圆形,多为单发,两个以上者称多发溃疡。消化性溃疡可合并有糜烂,与消化性溃疡病期无关。有的糜烂虽经抑酸治疗,溃疡已愈合而糜烂仍存在。

(2)急性溃疡:常为急性胃黏膜病变的表现之一,一般治愈后不留疤痕,很少慢性化,但也有报道急性溃疡后复发,成为慢性溃疡。

(3)与溃疡癌的鉴别:主要与Ⅱc、Ⅲ型早期胃癌和 BorrmannⅡ型癌鉴别(表 5-6)。对胃溃疡需常规活检,并在治疗后追踪观察,必要时反复活检。

有黏膜皱襞者,需注意皱襞形态,良性溃疡的皱襞呈放射状规则排列,由粗变细平滑到达溃疡边缘;恶性溃疡黏膜皱襞可中途变细、中断、融合,呈杵状、虫蚀状、锯齿状改变。

表5-6　活动期溃疡与溃疡癌的鉴别

|  | 活动期溃疡 | Borrmann Ⅱ 型癌 |
|---|---|---|
| 溃疡底 | 均匀白苔,平坦,底比胃黏膜面深。 | 苔不均一,有凹凸,有时底部分高出黏膜面。 |
| 边缘 | 平整柔软。 | 边缘不整,僵硬,易出血。 |
| 周堤 | 周边因水肿可稍高,呈缓坡状。 | 周边明显高出,有时呈蜂腰状。 |

## 四、杜氏(Dieulafoy)溃疡

1.概念　Dieulafoy溃疡系多种原因造成黏膜局部损伤致恒径小动脉破裂,常导致出血。由于病变小动脉大多来自于胃左动脉,故80%的病灶位于距贲门6cm以内的胃体上部。

2.胃镜特点　主要表现为浅表糜烂或溃疡伴喷射状出血,出血处有时可见小动脉。该病灶小,直径约2~5mm,不易发现,有人也将此病称Dieulafoy病。本病需在出血时诊断,如出血停止后检查,常因黏膜损伤小、已好转或修复而难以确诊。

3.鉴别诊断　需与动静脉血管畸形所致出血鉴别。血管畸形出血除出血部位外,其他部位也可见蜘蛛状血管。

4.治疗　杜氏溃疡常需在内镜下用钛夹钳夹出血小动脉,或用高渗盐水-肾上腺素液于出血血管及四周注射行止血治疗。

## 五、胃的良性隆起性病变

胃的隆起病变根据其形状,常以山田分型法分为4型:

Ⅰ型隆起起始部平滑呈慢坡上升,无明显境界;

Ⅱ型隆起呈半球状或平盘状;

Ⅲ型有亚蒂隆起;

Ⅳ型有蒂隆起。

一般Ⅰ型多为良性;Ⅱ型直径<5mm、Ⅲ型直径<10mm者多为良性;Ⅳ型多为良性,但直径>20mm者有恶性可能。

### (一)胃息肉

1.概念　息肉是指黏膜突向内腔形成局限性隆起的一类上皮性良性肿瘤,色泽常与周围黏膜不同,大多发红。从定义看息肉是来自上皮的良性肿瘤,来自上皮的恶性肿瘤称癌。上皮性恶性肿瘤和非上皮性的隆起如形似息肉而不能确定诊断者可统称为"息肉样病变"。

从病理组织学看,胃息肉可分过形成息肉、错构瘤、腺瘤,约90%为过形成息肉。过形成息肉也称增生性息肉,由腺窝上皮和幽门腺过形成所致。好发于30岁以后,发病率随年龄增加而增加,常伴不同阶段的胃黏膜萎缩,但与肠上皮化生无关。息肉有癌变可能,息肉越大癌变概率越高。如有报道称<1cm者癌变率为0,1~2cm者为0.9%,2cm以上者达8.2%,因此有学者推荐1cm以上者宜积极做息肉切除。胃底腺

息肉为发生在无萎缩的胃底腺范围内(以胃体部和穹隆部为中心的前后壁)的息肉,由胃底腺的过形成和囊状扩张形成。多见于中年女性,常为多发性,呈半球状或球状,数毫米大小,息肉表面光滑,可无色调变化,有的在短期内增加或消失,此种胃底腺息肉尚无癌变报道。其他尚可见一些多发性息肉,如家族性息肉病、Peutz-Jeghers综合征等。

2.胃镜特点　内镜下可呈多种形态,多呈山田分类的Ⅱ、Ⅲ、Ⅳ型,可呈分叶状,表面发红。

3.鉴别诊断　需与Ⅰ型胃癌作鉴别。接近观察息肉的表面黏膜仍为细网状的胃小窝纹理,而早期胃癌表面黏膜中胃小窝细微构造变得不明显,常是粗大结节状、糜烂等,色泽也可变为发红和灰色相混,呈不均匀红色。

4.治疗　腺瘤和≥1cm的息肉,常需内镜下切除、切除。

### (二)平滑肌瘤

1.概念　发生于黏膜肌层或固有肌层的良性肿瘤,为常见的黏膜下肿瘤。

2.胃镜特点　胃镜下表现为表面黏膜色泽与周围黏膜相同的隆起性病变,一般可见桥状皱襞,有的表面可见有溃疡。用活检钳触诊较硬,来源于黏膜肌层者活动度好,而来源于固有肌层者不活动。

3.鉴别诊断　大的平滑肌瘤常伴表面溃疡形成,需与平滑肌肉瘤鉴别。超声内镜平滑肌瘤为均一低回声,而平滑肌肉瘤高、低回声混杂。近年来认为平滑肌瘤内镜下不易与间质细胞肿瘤鉴别,需做病理学检查,间质细胞肿瘤病理学上由梭状或上皮样细胞组成,做CD117、CD34免疫组化检测大多阳性,有助于诊断。

4.治疗　位于黏膜肌层的平滑肌瘤常可在内镜下切除。位于固有肌层浅层且<2cm的平滑肌瘤,可切开肌瘤表面黏膜,露出瘤体后予以切除;位于固有肌层较深或较大肌瘤内镜下切除有穿孔危险。

### (三)脂肪瘤

1.概念　发生于黏膜下脂肪组织的良性肿瘤。

2.胃镜特点　为隆起性病变,表面色泽稍黄或同周围黏膜,触之柔软,可见软垫征阳性,超声内镜为高回声。

3.鉴别　诊断需与常见的黏膜下平滑肌瘤鉴别。平滑肌瘤用活检钳触之较硬,软垫征阴性。

4.治疗　局限于黏膜下层的脂肪瘤可在内镜下切除。确定方法为:由脂肪瘤体下方注射生理盐水,如瘤体上浮,属位于黏膜下层者;也可用超声内镜来确定。

### (四)血管瘤

1.概念　血管瘤属错构性血管病变,属良性疾病,有出血的危险。

2.胃镜特点　多见胃体部,常单发,表面呈淡蓝色或稍发红,有毛细血管扩张。组织学上以海绵状血管瘤多见,也有毛细血管性者。

3.鉴别诊断　需与静脉瘤鉴别。静脉瘤多见于胃底、贲门部,常为门脉高压引起。

4.治疗　血管瘤小且局限于黏膜下层者可予套扎或电切,确定方法同脂肪瘤。

### (五)胃囊肿

1.概念　先天性或手术后引起的黏膜下囊性病变。

2.胃镜特点　病变常呈山田Ⅰ型形态,有透光性,触之柔软,可见软垫征阳性,超声内镜为无回声区。夹破囊壁有液体流出,囊肿随之缩小或消失。

3.鉴别诊断　需与其他柔软的黏膜下肿瘤(如脂肪瘤等)鉴别。在贲门、穹隆部特别需与胃底静脉曲张鉴别,该部位切忌活检,以免造成致死性出血。超声内镜两者有区别。

4.治疗　小囊肿无症状者可不予处理,或做内镜下治疗(套扎或切除),大者常造成与周围脏器压迫或粘连,需手术治疗。

#### (六)胃迷走胰腺

1.概念　胃迷走胰腺也称胃异位胰腺组织,位于胃黏膜下或肌层,系先天异常,组织学可见胰腺腺泡和导管,较少的还可见胰岛细胞。

2.胃镜特点　80%位于胃窦,其次为胃角。胃镜特点为覆盖正常黏膜的山田Ⅰ~Ⅱ型隆起,中央有反映导管的凹陷而呈肚脐样改变,活检触诊有弹性;也有隆起中央无导管凹陷者,常需用超声内镜确定,表现为不均一低回声或高回声。活检有利于确诊,但因其位于黏膜下,普通活检不一定能取到胰腺组织,有报道在导管开口处抽取少量液体,检测可有淀粉酶升高。

3.鉴别诊断　需与类癌、转移癌鉴别。本病特点为病变中央有凹陷(系导管开口),类癌中央凹陷多为不规则形,或伴不规则小溃疡;转移癌中央凹陷不规则,且病变常为多发性。

4.治疗　据报道胃迷走胰腺有的局限于黏膜下层,有的可累及肌层。局限于黏膜下层者,可予内镜下电切,确定深度的方法同脂肪瘤。

## 六、外在压迫

1.概念　由胃外脏器压迫胃而造成胃壁局部的隆起改变,易误诊为黏膜下病变。

2.胃镜特点　胃外在压迫致胃壁隆起较常见,由于造成压迫的脏器与胃壁关系不一定,因此随检查送气及时间不同,隆起形态也常发生变化,其表面色泽无变化,通常无桥状皱襞。用活检钳触之软垫征阳性。胃窦后壁、胃小弯的压迫多由胰头、胰体部肿瘤所致;贲门下方或用反转法见到的胃体上部后壁压迫主要由十二指肠气体所致,有时也可由胰尾部肿瘤压迫所致;肝左叶及脾肿大常可压迫胃上部;肿大的胆囊可压迫胃后壁。

3.鉴别诊断　需与黏膜下隆起性病变鉴别。黏膜下隆起性病变的形态、位置较固定,而本病随患者体位变动隆起灶的形态、位置也可有变化。鉴别困难时用超声内镜检查确定。

## 七、胃石症

1.概念　摄入某些食物、毛发等在胃内聚积成团块状,称胃石症。北方多见胃柿石,由于多食柿子或空腹吃柿子所致。

2.胃镜特点　胃镜下可见不同形态的胃石,可呈褐色、黑色、黄色等不同色泽,活动,有的因摩擦导致黏膜局部溃疡形成。

3.鉴别诊断　当胃石被内容物包裹时,需与肿瘤鉴别。冲洗干净后可见胃石,用活检钳触之硬。胃石所致溃疡需与消化性溃疡鉴别,胃石所致溃疡形态可不规则,有时二者从形态上不易鉴别,若同时存在胃石可提示诊断。

4.治疗　柿石一般较硬、较大,可先予碳酸氢钠(苏打)片、质子泵抑制剂口服5~7d,使其"软化",便于粉碎,可用胃石专用碎石网篮绞碎,绞碎后的柿石小者可自行排出,大的需从胃内取出,以免排入肠道后引起肠梗阻。部分病例经服药后已自行软化粉碎,不需再用碎石网篮处理,即可自行排出。

## 八、胃内异物

1.概念　因误服或自杀等原因导致各种物品进入胃内而成异物。

2.胃镜特点　镜下可直接看到异物。

3.鉴别诊断　病史不清时易将胃内异物误诊为肿瘤。

4.治疗　小的异物可自行排出；大、尖锐、有毒的异物要在内镜下尽快取出。

## 九、胃癌

1.概念　胃癌是上皮性恶性肿瘤，根据癌的浸润深度，可将胃癌分为早期胃癌和进展期胃癌，早期胃癌指癌浸润未超过黏膜下层，不论有无淋巴结转移。早期胃癌即使有淋巴结转移，一般范围也较小，外科有充分廓清手术的可能。因此此种分类有一定的临床意义，分类也具有一定实用性。

2.胃镜特点　根据胃癌镜下形态，1999 年日本胃癌学会提出下列分型：0 型——表浅型；1 型——隆起型；2 型——溃疡型；3 型——溃疡浸润型；4 型——弥漫浸润型；5 型——不能分类型。上述 0 型相当于以前的早期胃癌，1~5 型为进展期胃癌的 Borrmann 分型。目前仍较常使用早期胃癌分型这一提法，本书中也沿用早期胃癌分型而未用表浅胃癌这一名称。

(1)早期胃癌分型(0 型)：

1)0-Ⅰ型——隆起型：可见明显的瘤状隆起。

2)0-Ⅱ型——表浅型：未见明显的隆起和凹陷。又可细分为 0-Ⅱa 型——表浅隆起型：病变表浅，有低的隆起，隆起高度不超过正常黏膜的两倍；0-Ⅱb 型——平坦型：未见超过正常黏膜的隆起或凹陷病变，仅有色泽变化；0-Ⅱc 型——表浅凹陷型：仅见糜烂或黏膜浅凹。

3)0-Ⅲ型——凹陷型：可见明显的凹陷病变。

(2)进展期胃癌的 Borrmann 分型：1 型——隆起型：病变显示明显的隆起，与周围黏膜境界清楚；2 型——溃疡型：形成溃疡，周边有堤包围，堤与周围黏膜分界较清楚；3 型——溃疡浸润型：形成溃疡，包围溃疡的堤与周围黏膜分界不清；4 型——弥漫浸润型：形成或未形成明显的溃疡，无周堤，病灶与周围黏膜分界不清，胃壁肥厚、硬化。也有将进展期胃癌不能归入上述 4 型者定为 5 型。

3.鉴别诊断　早期胃癌主要显示色调变化如发红、色淡，或黏膜微有凹凸变化，需与胃炎、淋巴瘤等鉴别，用靛胭脂染色使病灶更加明显，组织病理学检查有助诊断。隆起型胃癌需与疣状胃炎、淋巴瘤等鉴别。胃癌病灶常为单发，后二者常为多发病灶。溃疡型胃癌需注意黏膜集中征及其形态等，与良性溃疡进行鉴别。

4.治疗　癌组织为乳头腺癌或管状腺癌，2cm 以内隆起性早期胃癌或 1cm 以内伴有浅凹而无明显溃疡者，适合做内镜下黏膜切除术(EMR)。随着内镜下黏膜剥离术(ESD)的推广，ESD 治疗早期胃癌的适用范围有所扩大：①分化型癌；②无脉管浸润；③无溃疡的黏膜内癌，大小不限；有溃疡但＜30mm 的黏膜内癌；黏膜下层上方侵及＜0.5mm、大小＜30mm 且浸润部位无低分化成分。

（胡文娟）

# 第三节　十二指肠的病变

## 一、十二指肠炎

1.概念　十二指肠炎指各种原因所致的急性或慢性十二指肠黏膜的炎性变化。最常见病因是胃酸分泌增高、刺激物及毒素的作用。在有胃上皮化生时,幽门螺杆菌可定植于化生黏膜引起十二指肠炎。

2.胃镜特点　镜下最常见的表现有黏膜充血、水肿,点片状出血、渗出及糜烂,或黏膜粗糙不平呈颗粒增生状,绒毛模糊不清,黏膜下血管显露。根据胃镜下所见的不同,有人将十二指肠炎分为 3 型,即红斑型、糜烂型和黏膜粗糙型。红斑型主要表现为球部黏膜不规则、斑点状或带状发红,有时黏膜变薄,可见黏膜下树枝状血管。糜烂型表现为大小不等单发或多发的糜烂,呈点状、斑状或带状,有的呈霜斑样(以往也有称之为霜斑样溃疡的),糜烂多数平坦,也有隆起者。黏膜粗糙型为增生性改变,表现为发红的粗大隆起,也有因胃上皮化生引起的颗粒状隆起或低平隆起上有凹陷改变等多种表现。十二指肠炎的分类目前尚不统一。十二指肠炎以球部最多见。

3.鉴别诊断　十二指肠炎与十二指肠溃疡关系密切,炎症可能是溃疡的前驱表现。糜烂型与溃疡的鉴别主要是侵犯的深度。糜烂不超过黏膜层;溃疡穿透黏膜肌层达黏膜下层或更深,表面覆苔,边缘光整。黏膜粗糙型需与息肉、Brunner 腺增生和黏膜下肿瘤相鉴别。

4.治疗　十二指肠炎的病因与十二指肠溃疡有许多类似之处,因此治疗原则也类似。主要是应用抑酸药物,有幽门螺杆菌感染者可予抗菌治疗。

## 二、十二指肠胃上皮化生

1.概念　十二指肠胃上皮化生是胃黏膜在十二指肠的化生灶,可能为胃酸过多刺激十二指肠黏膜引起。

2.胃镜特点　为单个或多个小的、呈 2～3mm 的黏膜隆起,边界清晰,表面淡红色或红色,粗颗粒状或较平滑,少绒毛感,球形或圆柱形。一般散在分布,也可聚集成簇,多见于球部。部分胃上皮化生隆起灶较大,可以达数厘米如息肉样。胃上皮化生与十二指肠炎有较密切联系,幽门螺杆菌可定植于胃化生黏膜。

3.鉴别诊断　十二指肠球部出现的胃黏膜绝大多数为胃化生灶,尚有少数为异位胃黏膜,二者在内镜上不易鉴别。病理学上胃化生灶大多为仅有胃腺窝上皮或伴有幽门腺,如含有胃底腺,需考虑异位胃黏膜。胃化生灶还应与息肉、Brunner 腺增生和黏膜下肿瘤鉴别。息肉一般是半球状隆起,表面光滑,比周围黏膜稍红。Brunner 腺增生隆起顶端中央可见凹陷及腺管开口。黏膜下肿瘤表面被覆正常的十二指肠绒毛状黏膜,用亚甲蓝染色时,黏膜下肿瘤表面黏膜上皮吸收亚甲蓝而着色,胃上皮化生黏膜不吸收亚甲蓝,为不着色的隆起或平坦病变,此点可与黏膜下肿瘤鉴别。

4.治疗　十二指肠胃上皮化生可能会有幽门螺杆菌的定植,若幽门螺杆菌检测阳性,可行根除治疗。如息肉样较大的化生灶亦可行内镜下烧灼或切除治疗。

## 三、十二指肠淋巴滤泡增生

1.概念　系十二指肠黏膜下淋巴组织受某种刺激,引起淋巴滤泡增生反应的一种表现,当体内 IgA 减少或缺乏,免疫力低下时易发生。常见于十二指肠球部及降部,呈多发小结节样增生的淋巴组织。

2.胃镜特点　呈 1～3mm 的结节样多发性小隆起,表面有绒毛覆盖,质软,色泽稍发白透亮。活检标本可见淋巴滤泡。

3.鉴别诊断　Brunner 腺瘤或息肉病变的黏膜是更粗大的隆起,其病变较小时,与淋巴滤泡增生肉眼不易鉴别。

4.治疗　十二指肠淋巴滤泡增生系良性病变,一般不需做特殊处理。

## 四、十二指肠溃疡

1.概念　因多种原因造成,发生于十二指肠黏膜的慢性溃疡。目前认为与幽门螺杆菌感染有关,胃酸在其发病中起很大作用,也称消化性溃疡。病变达黏膜下层或更深时,愈合后可遗留瘢痕。

2.胃镜特点　十二指肠溃疡比胃溃疡多见,多发于球部前壁,呈圆形或椭圆形,溃疡周边可有霜斑样糜烂,一般较胃溃疡小,直径多<1cm。与胃溃疡分期原则相同,分活动期(A 期)、愈合期(H 期)和瘢痕期(S期),每期又分为两个亚期。

A1 期:底被覆厚苔,可见出血点或凝血块附着,周围黏膜充血、水肿、糜烂明显。

A2 期:溃疡周边充血、水肿明显减轻,白苔清洁,边界鲜明,黏膜皱襞集中不明显。此期时间较短,有时与 A1 期不易区分。

H1 期:溃疡缩小变浅,白苔边缘光滑,水肿消失,周围再生上皮明显,出现黏膜皱襞集中征。

H2 期:溃疡明显缩小,白苔变薄,再生上皮范围加宽。

S1 期:溃疡已全部被再生上皮覆盖。但此期再生上皮发红,呈珊状向心性放射状排列,又称红色瘢痕期。

S2 期:再生上皮增厚,红色消失,与周围黏膜大体相同,可见黏膜集中征,又称白色瘢痕期。

与胃溃疡相比,十二指肠溃疡以多发溃疡、对吻溃疡、线状溃疡多见。合并胃溃疡者称复合溃疡。发生在十二指肠上角以下的溃疡称球后溃疡。对吻溃疡指同时发生于十二指肠前后壁相对位置上的溃疡,容易导致球腔变形。线状溃疡常>2cm,所有病例都可见复杂的脊状隆起,脊状隆起之间形成假性憩室。

十二指肠溃疡的并发症主要有出血、球部和幽门变形、梗阻、穿孔等。

3.鉴别诊断　十二指肠球部溃疡需与恶性溃疡鉴别。恶性溃疡边缘不规则,周堤高,呈结节状不均匀隆起,十二指肠球部恶性溃疡极少见。

4.治疗　与胃溃疡治疗原则基本相同。有穿孔和梗阻时可考虑外科手术治疗,溃疡侵及血管引起较大量出血,药物治疗效果不好时可行内镜下止血或手术治疗。

## 五、十二指肠息肉

1.概念　来自十二指肠黏膜上皮的良性隆起性病变,呈球体状或圆柱状隆起,通常可见到头部和颈部。有蒂型息肉有明显的颈部,亚蒂型息肉的颈部缩小为基部,无蒂型息肉没有颈部,但有明显的区分界限。

2.胃镜特点　息肉是十二指肠最常见的良性肿瘤。向腔内突起,有蒂或亚蒂,可有分叶,多发或单发,直径数毫米至数厘米不等,表面色泽较周围黏膜红,边界清晰鲜明。有时息肉镜下显示不清时可用靛胭脂对比染色,使息肉变得更加清楚。

3.鉴别诊断　需要与胃上皮化生、Brunner 腺瘤鉴别。Brunner 腺瘤具有黏膜下肿瘤的特征,有腺管开口。呈息肉样的胃上皮化生与息肉不易区分,需做病理学检查。

4.治疗　直径<0.5cm 的炎性息肉可定期观察。若息肉>0.5cm,可在内镜下行息肉烧灼术或切除术,较大息肉不能一次切除的可分次切除。因十二指肠壁较薄,肠腔狭小,注意防止出血和穿孔等并发症。用圈套器套住息肉后要向腔内提起,靠近息肉头端切除,防止穿孔。

## 六、十二指肠腺瘤

1.概念　由腺上皮发生的良性肿瘤,因其形状像息肉,也称腺瘤性息肉,属肿瘤性息肉。组织学特征为腺体不典型性增长。十二指肠腺瘤可合并黏膜内癌。发生率从乳头部、球部到降部依次增多。

2.胃镜特点　十二指肠腺瘤性息肉是最常见的良性肿瘤,向腔内突起,有蒂或亚蒂,可有分叶,多发或单发,直径数毫米至数厘米不等。根据组织学特点腺瘤分型有管状腺瘤、绒毛状腺瘤和管状绒毛状腺瘤。直径较大的绒毛状腺瘤有高度恶变倾向,可引起出血、梗阻等,宜在内镜下切除。一些家族性腺瘤性息肉病也易发于十二指肠。

3.鉴别诊断　腺瘤属癌前病变,良性腺瘤需与癌变的腺瘤鉴别:后者多无蒂或为宽广的短蒂,个体较大,表面粗糙、结节不平,顶端有凹陷、糜烂或溃疡,发红充血,质脆或硬,易出血。肿瘤边缘的肠壁伸展性不良。腺瘤与黏膜下肿瘤的鉴别可用亚甲蓝染色,黏膜下肿瘤表面覆盖肠黏膜上皮被染成蓝色,腺瘤不染色。

4.治疗　腺瘤为癌前病变,发现后应及时治疗,首选内镜下治疗。

## 七、十二指肠黏膜下肿瘤

1.概念　生长于黏膜下层,被正常黏膜覆盖而生长发育的肿瘤称为黏膜下肿瘤。大多数十二指肠黏膜下肿瘤是非上皮性的,包括平滑肌瘤猗、纤维瘤、脂肪瘤、Brunner 腺瘤、血管瘤、静脉瘤和囊肿等。

2.胃镜特点　十二指肠黏膜下肿瘤通常呈圆形隆起,球形或半球形突入腔内,基底较宽,与周围分界明显,表面光滑平坦,黏膜色泽与周围黏膜一致,可见桥形皱襞。少数隆起处顶端黏膜有充血、水肿、糜烂或溃疡。不同类型的黏膜下肿瘤镜下表现有各自的特点,有时不易鉴别时可统称为黏膜下肿瘤。

(1)平滑肌瘤:是小肠最常见的良性肿瘤,在十二指肠良性肿瘤中排第二位。多起源于肌层,大小差异较大,从数毫米至数厘米不等,边界光滑,圆形或椭圆形,常伴桥状皱襞,用活检钳触之质硬。中心部可有糜烂和溃疡,可引起出血和梗阻。与平滑肌肉瘤内镜下不易鉴别,后者多>3cm。因系黏膜下病变,活检不易诊断,超声内镜下肿瘤为低回声,起源于黏膜肌层或固有肌层,对诊断有帮助。

(2)脂肪瘤:为质地较软的淡黄色半球形隆起病变,用活检钳触之可压陷,即软垫征阳性。表面坏死可引起出血。超声内镜下肿瘤为均匀高回声,起源于黏膜下层,易于诊断。

(3)静脉瘤:是静脉曲张所致,可为孤立性蓝色隆起,也可是范围较大的静脉扩张。以十二指肠降部多发,多见于肝硬化或门脉高压症患者。

(4)血管瘤:是一种错构瘤性血管病变,可发生于胃、小肠、大肠,单发或多发,皮肤、头颈部也可见血管瘤。病理学上可分为毛细血管样血管瘤、海绵状血管瘤或混合性血管瘤。胃镜下表现为息肉样紫红色、灰白色病变,界限清楚,有时表面可有充血、糜烂,少数表面色泽同周围黏膜。

(5)Brunner 腺瘤:是 Brunner 腺过形成性腺瘤,因其发生系 Brunner 腺增生所致,故也称 Brunner 腺增生。根据息肉的定义(发生于上皮的良性局限性增殖隆起),Brunner 腺瘤也应归入息肉范围。但它与一般的息肉不同,即表面黏膜色泽无变化,有黏膜下肿瘤的特征,有时其表面也可伴有糜烂,成为上消化道出血的原因。胃镜下表现为球部多发的黏膜下肿瘤性结节状小隆起,弥漫分布,半球形,顶部可见黏液分泌和腺管开口。结节大小不等,多为 2~3mm 的小结节,也可大到数厘米。因腺体可伸入黏膜层,活检有助于诊断。

(6)囊肿:质地柔软,透明感,活检后囊液流出,体积缩小,超声内镜声像图为典型的无回声囊样改变,有助于诊断。

（7）异位胰腺：内镜下呈脐样隆起，周围隆起黏膜光滑，色泽正常，凹陷多在隆起中央，多数异位胰腺发生于胃窦大弯侧幽门前区6cm范围内，但也可异位于整个消化道，如十二指肠球部。超声声像图特征为黏膜下等回声或稍高回声隆起，周围有黏膜层的堤样隆起，典型病例内部能显示导管结构，可明确诊断。

3.鉴别诊断　黏膜下肿瘤应注意与外压性病变鉴别，后者易活动，有顶突感，部分注气后可消失。血管瘤需注意与息肉鉴别，以免活检引起出血。黏膜下肿瘤在内镜下有时很难鉴别属于哪种类型，超声内镜检查有利于进一步鉴别。

4.治疗　不同性质的黏膜下肿瘤治疗原则不尽相同。起源于黏膜肌层的直径较小的平滑肌瘤，可在内镜下治疗，方法有：皮圈套扎、圈套切除、肌瘤剥除等。若起源于固有肌层的平滑肌瘤，内镜下治疗的穿孔风险较大。肿瘤较大、增长较快和有恶变倾向或疑似肉瘤时应选择手术切除。脂肪瘤、Brunner腺瘤和异位胰腺、囊肿均属良性病变，可定期观察，不做特殊处理，也可行内镜下治疗。血管瘤和静脉瘤因有出血危险，可行内镜下瘤体套扎术或硬化治疗。

# 八、外在压迫

1.概念　系十二指肠管壁外的脏器或病变压迫十二指肠使黏膜内突而呈现的异常隆起。

2.胃镜特点　外在压迫所致隆起，有顶突感，形态易发生变化，有时充气后可消失，表面黏膜多正常。

3.鉴别诊断　主要是与黏膜下病变鉴别。外压性病变顶突感明显，注气增加肠腔压力后外形有变化甚至可消失。超声内镜检查易于鉴别。外压性病变位于浆膜层之外，若为脏器或良性病变压迫，则消化管壁结构清晰完整；而黏膜下肿瘤位于浆膜层之内。

4.治疗　外在压迫要视具体压迫物病变性质选择不同治疗方法。一般应寻找原发病并做相应处理。

# 九、十二指肠恶性肿瘤

## （一）十二指肠癌

1.概念　十二指肠肿瘤少见，约占全消化道肿瘤的0.6%～3.1%，按起源可分为上皮性和非上皮性两种，起源于上皮性的称为癌。原发性十二指肠癌发生率极低，约为0.035%。十二指肠癌是十二指肠恶性肿瘤中最常见的，以腺癌最多见，包括原发性十二指肠癌和壶腹癌。壶腹癌和壶腹周围癌很难明确区分，原因为难于确定癌是起源于十二指肠黏膜后侵犯到乳头，还是乳头癌侵犯到十二指肠黏膜。

2.胃镜特点　原发性十二指肠癌以乳头部最多，其次是乳头上部、乳头下部，而球部、水平段和升段则很少见。十二指肠癌的内镜表现通常呈结节状或息肉状，也可形成糜烂、溃疡。活检质脆，触之易出血。壶腹癌镜下可仅表现为壶腹部饱满或呈菜花样隆起。

3.鉴别诊断　须注意与良性乳头肿瘤、乳头部结石嵌顿、乳头炎等鉴别。良性病变表面较光滑、柔软，活检有助于诊断。乳头部结石嵌顿时，镜下观乳头明显隆起肿胀，乳头皱襞消失。

4.治疗　十二指肠癌治疗原则与其他肿瘤一样，能手术切除的首选手术治疗。若不能手术或患者不愿手术，合并十二指肠狭窄的，可在内镜下置入十二指肠支架；若病变位于十二指肠乳头部附近而导致梗阻性黄疸，可行内镜下胆道引流术。

## （二）十二指肠恶性淋巴瘤

1.概念　起源于黏膜下淋巴组织的恶性肿瘤。可为原发，也可继发于其他腹腔内或全身性淋巴瘤，主要为非霍奇金淋巴瘤。

2.胃镜特点　以弥漫型较多见。胃镜下可见黏膜增厚,多个结节状大小不等的无蒂息肉样肿物,或广泛糜烂及不规则溃疡等,病理组织学检查是确诊的关键。但因其起源于肠壁淋巴组织,沿黏膜下层浸润生长,直到晚期才侵犯黏膜,因此有时活检阳性率不高。在溃疡边缘和隆起糜烂处多点和同一部位重复活检(达到深挖目的)可提高阳性率。

3.鉴别诊断　需与十二指肠癌鉴别。恶性淋巴瘤多见黏膜弥漫增厚,表面有结节状肿物及多发散在的溃疡等多种病变。超声内镜有助于诊断,确诊需靠病理活检。

4.治疗　十二指肠恶性淋巴瘤治疗原则基本同十二指肠癌。但也可选化疗或局部放疗。有梗阻时行支架植入或胆道引流。

**(三)周围脏器癌浸润**

1.概念　常见由胰腺、胃、胆管系统、右肾和结肠肝曲的恶性肿瘤直接蔓延、淋巴管扩散及血行转移而来。

2.胃镜特点

(1)胃癌球腔浸润:胃癌并不常浸润至十二指肠,但有时也可侵及幽门及球部。

(2)胰腺癌致十二指肠降部狭窄:胰腺癌常常侵犯至十二指肠降部及水平部,形成结节状肿块、溃疡或狭窄。内镜活检有助于诊断。

3.鉴别诊断　注意观察原发病灶,并区分浸润病灶和原发灶的关系,注意与十二指肠原发恶性病变相鉴别。

4.治疗　一般十二指肠恶性肿瘤,患者情况允许时首选外科手术治疗。若无手术机会,有肠道梗阻时可考虑内镜下十二指肠支架植入术。若肿瘤压迫乳头造成梗阻性黄疸,可按梗阻性黄疸处理原则行胆道引流术。

# 十、十二指肠乳头部病变

1.概念　主要指十二指肠乳头和壶腹周围组织的炎症和肿瘤性病变,如乳头部炎症、异位乳头、乳头癌和Vater壶腹肿瘤等。乳头癌和壶腹周围癌,不论肿瘤原发于何处,因各部位解剖上的密切关系,都会相互波及,病理上也很难区分,因此也统称为壶腹周围癌。这些部位的病变容易导致梗阻性黄疸。

2.胃镜特点　十二指肠乳头部炎症多因胆管结石或化脓性胆管炎波及所致。镜下见十二指肠乳头充血、水肿,触之易出血。化脓性胆管炎时可见脓液自乳头口溢出。壶腹周围癌见乳头或壶腹周围组织肿大隆起,表面多呈不规则结节状,有充血、糜烂、坏死、渗出或溃疡,溃疡底部不平,边缘为块状或火山口样隆起,触之易出血,乳头开口不易找到。异位乳头多发生在十二指肠近段,形态较小。

3.鉴别诊断　十二指肠乳头部病变需注意与胆管结石乳头部嵌顿、乳头部腺瘤和黏液分泌型胰腺肿瘤鉴别。结石嵌顿在壶腹部或胆总管下端,内镜下乳头明显膨出、肿大,乳头开口朝下、变形,组织也可充血、水肿,触之易出血,甚至久之可形成乳头旁瘘管,有时可见结石嵌于乳头出口处。黏液分泌型胰腺肿瘤镜下乳头开口扩张明显,且有大量黏液蛋白自开口流出为其特点,乳头黏膜多正常。乳头部腺瘤也见乳头肿大,但黏膜多光滑、柔软,活检可与癌肿鉴别。异位乳头需注意与十二指肠腺瘤和息肉鉴别。

4.治疗　炎症性病变除内科抗感染治疗外,发热、黄疸较重者,还需内镜下按梗阻性黄疸处理原则行胆道引流治疗,如为炎症行鼻胆管引流,肿瘤性病变不能切除的可行鼻胆管引流或支架引流。乳头部腺瘤还可行内镜下腺瘤切除术。

## 十一、十二指肠的其他病变

### (一)十二指肠憩室

1.概念　因局部解剖弱点或肠腔压力的增加,使十二指肠壁局部向外呈囊状膨出,称憩室。

2.胃镜特点　十二指肠憩室较常见,尤以降部和乳头旁最多见。大小差异较大,多在 0.5~2.5cm 之间,有的憩室内残留肠液和食物,底部黏膜可有充血和糜烂。若憩室开口狭小,则容易并发炎症、溃疡和结石,甚至发生出血、穿孔等并发症。

3.鉴别诊断　十二指肠球部溃疡愈合后,由于瘢痕收缩及局部肠壁薄弱,可形成憩室样膨出,为假性憩室,常伴球部变形。

4.治疗　十二指肠憩室一般不需特殊处理。但若因食物堵塞导致憩室炎或结石,则需在内镜下行憩室内异物取出术。憩室穿孔或大出血则要急诊手术。

### (二)十二指肠毛细血管扩张

1.概念　是黏膜或黏膜下层小血管的集簇、扩张。

2.胃镜特点　黏膜表面稍隆起的、从中心向四周放射、细小的树枝状或蜘蛛痣样血管扩张,表面鲜红色,界线清楚,多为小动脉扩张。最常见的并发症是出血。如果肠黏膜贫血,则不易发现本病。

3.鉴别诊断　注意与黏膜紫斑和糜烂鉴别。前者是点状或片状的出血斑,没有蜘蛛痣样改变,后者有黏膜破损。

4.治疗　毛细血管扩张出血,可在内镜下行扩张血管烧灼术或硬化治疗。

### (三)艾滋病的上消化道病变

1.概念　艾滋病是由人类免疫缺陷病毒(HIV)引起的一种严重传染病,病毒特异性地侵犯并损耗 CD4 细胞,造成细胞免疫受损,常可伴有包括病毒、细菌、真菌或寄生虫等感染。累及上消化道常见者有念珠菌食管炎、巨细胞病毒(CMV)引起的上消化道溃疡、Kaposi 肉瘤等。

2.胃镜特点　巨细胞病毒引起的肠道溃疡常为多发性,有的较大,溃疡底少苔,活检有时可见 CMV 的包涵体。Kaposi 肉瘤镜下呈红色的黏膜下肿瘤样,有的如葡萄串样,有的为发红的小隆起。活检组织中可见呈栅状增生的纺锤形细胞间隙中有红细胞、含铁血黄素和均质体。

3.鉴别诊断　溃疡样病变注意与消化性溃疡、癌性溃疡、淋巴瘤等鉴别。Kaposi 肉瘤需注意与各种黏膜下肿瘤及息肉鉴别。

4.治疗　针对病因积极治疗原发病和合并感染,提高机体免疫力。

(胡文娟)

# 第四节　胃镜检查的并发症

胃镜检查经多年临床实践及广泛应用,已证实有很高的安全性,但也会发生一些并发症,严重的甚至会导致死亡。并发症的发生或是医生操作不当、动作粗暴,或是患者不配合或不能耐受检查。死亡原因多是出现严重并发症时既没有及时发现、诊断,又未及时治疗。随着内镜科技含量的提高,以及医生操作的娴熟,近年胃镜检查的并发症较初期已明显减少(0.01%~0.10%以下)。但老年及急、重症患者并发症的发生率仍相对较高,对这些患者进行胃镜检查时应在监护下操作。我国曾总结 2082893 例受检者,严重并发症的发生率为 0.012%。美国胃肠内镜协会（ASGE）统计 200000 例受检者,并发症发生率为 0.13%,死亡率为 0.004%。

胃镜检查的严重并发症有心血管并发症（如心绞痛、心肌梗死、心律失常和心搏骤停）,严重低氧血症,出血,食管贲门黏膜撕裂或胃肠穿孔,感染,梨状窝撕裂,喉头痉挛、喉头水肿导致窒息,吸入性肺炎,胃镜嵌顿等。

胃镜检查的一般并发症包括下颌关节脱臼、喉部感染或咽后脓肿、腮腺肿大、咽部水肿、短暂性脑缺血、咽部麻醉剂及镇静剂引起的过敏反应等。个别患者可诱发躁狂性精神异常、癔症等。眼结膜充血、球结膜出血较少见。

国内曾报道 31939 例胃镜检查中出现 110 例并发症,分别是:咽部擦伤 43 例,占 39%;食管贲门黏膜撕裂伤 33 例,占 30%;下颌关节脱臼 16 例,占 14.5%;颌下腺肿胀 6 例,占 5.5%;麻醉药过敏 5 例,占 4.5%;颜面部皮下出血 4 例,占 3.6%;急性胃扩张 1 例,占 0.9%;吸入性肺炎 1 例,占 0.9%;猝死 1 例,占 0.9%。从上述资料可见,胃镜检查中最常见的并发症为咽部擦伤,其次为食管贲门黏膜撕裂伤。

## 一、出血

胃镜检查导致胃肠道出血的较少见,国内报道发生率为 0.002%～0.03%,国外报道发生率为 0.03%～0.1%。常见原因有:

(1)活检损伤黏膜内血管。

(2)检查过程中患者剧烈恶心、呕吐,导致食管贲门黏膜撕裂出血。

(3)原有食管胃底静脉曲张等病变,内镜检查时损伤或误做活检引起出血。

(4)内镜擦伤消化道黏膜,尤其是患者患有出血性疾病（如血小板减少或凝血功能障碍）时。

内镜检查时要认清病变,活检时一定要避开血管。溃疡性病变要钳取边缘,切忌将静脉曲张活检。操作时动作轻柔,进镜时勿使头端弯曲角度过大,退镜时宜将弯角钮放松。活检后要常规观察片刻,如遇出血可喷洒止血药物或电凝止血,对于出血明显者应留院观察,必要时应住院给予止血治疗。

## 二、消化道穿孔

胃镜检查时出现胃肠穿孔很少见,但后果严重。上海市内镜协作组曾报道 149602 例（次）内镜检查,穿孔 9 例,占 0.006%,其中死亡 2 例,占 0.0013%。美国胃肠内镜协会统计穿孔率为 0.03%,死亡率为 0.001%。穿孔部位在食管、胃、十二指肠均可发生。最易发生穿孔的部位是下段食管和梨状窝,约占全部穿孔的 50%。引起穿孔的原因有:

(1)患者不合作,而检查者操作粗暴、盲目插镜引起。

(2)食管贲门部有正常的生理性狭窄,进镜不当时易发生穿孔。

(3)瀑布胃者内镜在胃底打圈,检查者不能找到胃腔,粗暴用力导致穿孔。

(4)患者有消化道溃疡、憩室、肿瘤等疾病,因注气过多而引起穿孔。

(5)内镜强行通过肿瘤阻塞的病变部位也会引起穿孔。

(6)内镜活检引起穿孔,比较少见。

一旦穿孔发生,无论是在胸腔还是腹腔内,应尽早手术治疗。治疗不及时可能会因感染、败血症、休克导致死亡。应根据穿孔部位、大小、形态和患者全身情况确定做修补、局部切除或造瘘等。

## 三、感染

诊断性胃镜检查导致感染,多数是由于内镜操作本身或器械被污染。国内报道发生率为 0.01%,内镜检查因消毒不严,可造成细菌与病毒的传播而导致全身感染。应用了超剂量的镇静剂、胃潴留、大量胃出血患者或年老体弱的瘫痪患者,在检查时易继发吸入性肺炎。

## 四、心血管并发症

最常发生的心血管并发症有诱发心绞痛、心肌梗死、心律失常和心搏骤停。我国曾总结 2082893 例受检者并发症中,11 例患者出现心血管意外,占 0.5/10 万,其中 50% 患者死亡。美国胃肠病学会统计 211410 例受检者,发生心肌梗死 4 例,占 0.02‰。引起心血管意外的原因有:①插镜及胃部扩张刺激了迷走神经;②检查时合并低氧血症,特别是原有缺血性心脏病、慢性肺疾患及老年患者;③术前应用抗胆碱能药是发生心动过速及其他心律失常的危险因素。

治疗与预防:由于通常情况下胃镜检查是安全的,因此对一般人来说,行胃镜检查时不需要常规心电监护,也不需要应用利多卡因等药物预防心律失常。但对某些特殊患者,如有心律失常、冠心病、心绞痛、年老体弱、高血压、肺部疾病以及精神特别紧张、焦虑者,应术前给予适当镇静剂、抗心律失常药、扩张冠状动脉药,以预防心律失常和心绞痛的发生。在检查过程中应行心电图监护,必要时同时监测氧饱和度。内镜检查室内应常规备有心脏除颤器及抢救药品和设备,一旦发生心血管意外,应立即终止检查并给予相应治疗。如心搏停止应立即行心脏体外按压等复苏措施,并行气管插管。

## 五、肺部并发症

肺部并发症可由下述因素引起,如术前应用麻醉剂、口咽部插管、胃镜检查中胃膨胀引起的膈肌上升等。ASGE 统计结果显示,在 21000 例(次)胃镜受检者中,共发生 114 例严重心肺并发症(即需要救治或导致死亡者),发生率为 5.43%。下列患者胃镜检查时发生肺部并发症的风险增高:年龄>65 岁;血红蛋白<100g/L;体重指数>28/$m^2$。行胃镜检查的患者肺部误吸率为 0.07%,其危险因素包括胃部扩张、胃排空不充分及气道保护性反射受损等,如有胃幽门梗阻或上消化道出血时此风险增加。

(谭志洁)

# 第六章 消化系统常用药物

## 第一节 抗消化性溃疡

消化性溃疡(PU)包括胃溃疡(GU)及十二指肠溃疡(DU),是一种常见病、多发病,总发病率约占人口总数的 10%~20%。其发病机制主要是胃黏膜的防御因子和攻击因子失衡。PU 的主要症状为慢性或周期性胃区疼痛、嗳气、腹胀、返酸等,可引起多种并发症,如胃出血、胃穿孔、胃癌等。它是一种慢性和复发性疾病,死亡率虽小却给患者带来很大的痛苦,同时也增加了家庭的负担。由此,PU 疾病的防治是目前医药学研究的一个重点课题。

PU 的发病机理较为复杂,迄今尚未完全阐明。概括起来,是由于胃、十二指肠局部黏膜损害(致溃疡)因素和黏膜保护(黏膜屏障)凶素之间失去平衡所致,当损害因素增强和(或)保护因素削弱时,就可出现溃疡,这是溃疡发生的基本原理。各种与发病有关的因素如胃酸、胃蛋白酶、药物因素、幽门螺杆菌(Hp)感染、烟和酒的刺激、遗传、体质、环境、饮食、生活习惯、精神因素等,通过不同途径或机制,使侵袭作用增强和防护机制减弱,均可促发溃疡发生。应该指出,各因素在发病中往往不是单独起作用,同一因素也可能参与不同的发病环节.各因素往往是互相联系或综合作用,例如精神因素及内分泌调节紊乱既可引起胃酸分泌增多,又可削弱黏膜屏障,还有患者的个体特异性,可有不同起主要作用的发病因素。抗 PU 药物在整个消化系统药物中占有极为重要的地位,品种较多,发展较快,特别是近 20 多年来,随着科学技术的发展,其药物开发已逐步深入到 PU、胃炎等的发病机理,并且取得了巨大进展,产生了显著的经济效益和社会效益。

攻击因子主要是胃酸、胃蛋白酶和幽门螺杆菌(Hp)感染。

常用的抗 PU 药有抗酸药、抑制胃酸分泌药、黏膜保护药和抗幽门螺杆菌药。

## 一、抗酸药

抗酸药为无机弱碱性物质,能中和过多的胃酸,降低胃蛋白酶分解胃壁蛋白的能力,减弱或解除胃酸对胃及十二指肠溃疡面的腐蚀和刺激作用,有利于溃疡面的愈合。

小剂量的抗酸药能缓解疼痛,但要促使溃疡愈合则需大剂量多次服用才能奏效。由于新的抑酸药大量涌现,目前很少单独应用抗酸药来治疗溃疡。然而,抗酸药仍然是溃疡病治疗中一种有效和经济的替代药物。临床上,如遇到拟诊为 PU 的患者,在尚未确诊前,可先使用这一类药物以缓解症状,又不致影响确诊后的药物和疗程的选择。含钙、铋、铝制剂可导致便秘,镁制剂可致腹泻,目前临床上多用几种药物组成的复方制剂以取长补短。新型抗酸药铝碳酸镁、铝加镁等具有抗酸作用迅速、持久,有较高缓冲能力,不良反应小等特点,值得选用。

常用药物有氢氧化镁、三硅酸镁、氧化镁、氢氧化铝等。

## 二、抑制胃酸分泌药

胃酸的分泌受组胺、促胃泌素和乙酰胆碱的控制,这些物质能兴奋壁细胞(又称泌酸细胞)膜上的 $H_2$ 受体、促胃泌素受体和 M 受体,通过第二信使激活 $H^+$,$K^+$-ATP 酶(质子泵)。$H^+$,$K^+$-ATP 酶位于壁细胞的管状囊泡和分泌管上,能将 $H^+$ 从壁细胞内转运到胃腔,$K^+$ 从胃腔转运到壁细胞,进行 $H^+$-$K^+$ 交换分泌胃酸。M 受体阻滞药、$H_2$ 受体阻滞药、促胃泌素受体阻滞药和 $H^+$ 泵抑制药均能抑制胃酸分泌。另外,前列腺素类也能抑制胃酸分泌。

抑酸药主要有 $H_2$ 受体拮抗剂($H_2$RA)和质子泵抑制剂(PPI)。它们对溃疡治愈率较高,症状缓解快,副作用较小。对 Hp 阴性的 PU、药物(如非类固醇抗炎药)和其他因素引起的应激性溃疡,单用抑酸剂或加用胃黏膜保护剂是正规的选择。

### (一)$H_2$RA

$H_2$RA,如西咪替丁、雷尼替丁、法莫替丁、罗沙替丁、尼扎替丁等,这类药物的作用机制是抑制组胺引起的胃酸产生。这些药物是有效的抑酸剂,但是由于它们只是作用在三个途径之一,所以即使很高的剂量也不能完全抑制胃酸的分泌。

1.西咪替丁　本品是美国史克公司首创的,1976 年以商品问世的第一代 $H_2$ 受体拮抗剂。其结构类似组胺的咪唑环,可逆性阻滞壁细胞上 $H_2$ 受体,抑制基础排酸量及最大排酸量,对 DU 疗效优于 GU。夜间服用西咪替丁 $300\sim400$mg 以后,24 小时内胃酸分泌降低 70%,常规量 $1\sim1.2$g/d,DU $4\sim6$ 周愈合率为 $60\%\sim80\%$,$3\sim4$ 个月时增加到 $90\%\sim95\%$,但停药后易复发。副反应率在 20% 以上,几乎均可逆,主要副反应为胃肠道反应(口干、纳差、恶心、呕吐、腹胀、腹泻及便秘)、神经系统(头痛、头昏、耳鸣、失眠、面红与出汗)、内分泌(男性乳房发育、性功能减退及阳痿)、白细胞降低、荨麻疹、蛋白尿等。本品在国内也有生产,剂型有片剂(含缓释片、咀嚼片)、针剂、口服乳剂等。它的药理作用主要是:①抑制胃腺分泌:阻滞胃壁细胞 $H^+$ 受体,拮抗组胺引起的胃酸分泌,不仅能抑制基础胃酸分泌,对促胃泌素、咖啡因、进食和刺激迷走神经等引起的胃酸分泌均有抑制作用;②对免疫的影响:西咪替丁阻滞 T 细胞上的 $H_2$ 受体,减少组胺诱导的抑制因子生成,从而使淋巴细胞增殖,促进淋巴因子如白细胞介素-2,γ 干扰素和抗体产生。

2.雷尼替丁　本品 1981 年由英国葛兰素公司研究开发成功,并在英国首次上市。与西咪替丁比较,本品疗效好,副作用小。雷尼替丁以呋喃环取代了西咪替丁的咪唑环,有更强的 $H_2$ 受体拮抗作用,半衰期为 $2.1\sim3.1$ 小时,抗酸作用比西咪替丁强 $5\sim10$ 倍,作用时间长,副作用少,静脉注射 50mg 可抑制五肽胃泌素刺激的酸分泌达 80%,口服 150mg 后酸分泌抑制持续 8 小时以上。口服 150mg,2/d,4 周愈合率 DU 与 GU 分别为 70% 与 65%。对西咪替丁无效的 DU 患者改用雷尼替丁治疗是有效的。其副作用比西咪替丁少,一般有头晕、头痛、嗜睡、腹泻、皮疹及口干等轻微不良反应。

3.法莫替丁　本品为第三代组胺 $H_2$ 受体拮抗剂,由日本山之内公司研制开发,1985 年在日本首次以商品名 Gaslco 上市,1986 年美国 Merck 公司批准生产,现已在 80 多个国家和地区上市。其结构以噻唑环取代咪唑及呋喃环,无西咪替丁所特有的抗雄激素作用。法莫替丁 5mg 与西咪替丁 300mg 相当,但作用时间较长,至少可延续 72 小时。用 20mg 可使 MAO 降低 87%。口服 20mg,2/d,持续 6 周 DU 与 GU 愈合率达 80% 左右,增量到 60mg 时不再提高治愈率。对餐后饱胀及烧心的缓解优于雷尼替丁,其主要优点为对经肝代谢及经肾小管排泄的药物无干扰作用,副作用少,偶有腹泻、口渴、头重、面部发红及轻度白细胞下降,个别有转氨酶升高的情况。

4.罗沙替丁　本品适应证为 PU、胃溃疡疼痛与反流性食管炎等,由日本帝国脏器公司开发,1986 年获日本厚生省批准上市,1989 年 9 月在德国上市,商品名为 Allcrt。本品耐受性极好,且无西咪替丁与雷尼替丁治疗期间的抗雄性激素作用,也不妨碍肝脏的药物代谢,其有效剂量为 150mg/d,作用是西咪替丁的 4～6 倍。有临床报道,在 $H_2$ 受体拮抗剂治疗消化性溃疡复发率对比中,本品为最小。

5.尼扎替丁　本品是第 5 个问世的 $H_2$ 受体拮抗剂,其化学结构是由雷尼替丁的侧链和法莫替丁的母环拼合而成,药理活性与毒副作用也与二药相似。除已上市品种外,目前国外正在研究之中的还有米芬替丁、尼培替丁、舒福替丁、唑替丁等。

### (二)质子泵抑制剂

20 世纪 70 年代 $H_2$ 受体拮抗剂的问世,使 PU 的治疗发生了划时代的变化,与过去抗酸药相比缩短了疗程,提高了疗效,极大地减少了因 PU 而导致的死亡。20 世纪 90 年代医药市场又推出了酸泵抑制剂,即 $H^+/K^+$-ATP 酶抑制剂,它比 $H_2$ 受体拮抗剂具有更强的抑制胃酸分泌作用,对溃疡的治愈率更高,速度更快。质子泵抑制剂通过抑制胃膜上的 $H^+/K^+$-ATP 酶而具有强烈的抑制胃酸分泌的作用,$H^+/K^+$-ATP 酶又称质子泵,负责运转胃酸到胃腔的最后一个环节。如该酶被抑制,则不能将胃酸(基础胃酸或由其他因子,如组胺、乙酰胆碱、胃泌素等激发分泌的胃酸)运转到胃,从而有效抑制胃酸对胃黏膜的损伤作用。

目前,质子泵抑制剂主要有 ATP-拮抗剂(奥美拉唑型)和 $K^+$-拮抗剂两类。$K^+$-拮抗剂为可逆型,而 ATP-拮抗剂为不可逆型。不可逆型主要有苯并咪唑衍生物和多羟酚衍生物 2 种,当前开发应用的多是苯并咪唑类衍生物,此类又可细分为取代吡啶类,取代苯胺类及杂类 3 种。

1.取代吡啶类质子泵抑制剂

(1)奥美拉唑:由瑞典 Astra 公司首创,商品名洛赛克,1988 年在欧洲上市。目前已获准在 50 多个国家上市。国内外多年临床研究证实,本品对 PU 确有良好疗效,具有高效低毒,治愈率高,治愈时间短,耐受性好,病人易于接受等优点。

(2)兰索拉唑:由日本武田制药厂开发的第二个质子泵抑制剂,于 1991 年被批准,1992 年在法国上市。用于短程治疗 DU 和内镜证实的反流性食管炎。本品分子中含有 3 个氟原子,因而增加了脂溶性,疗效显著。本品与奥美拉唑比较,对大鼠酸分泌的抑制作用是奥美拉唑的 2～3 倍,对 Hp 有强烈的抗菌作用,其 MIC 50(最小抑菌浓度)为 16mg/L,而奥美拉唑为 64mg/L,体外试验 24 小时后其杀菌率为 99.9%,体内临床试验表明与奥美拉唑无显著差别。

(3)泮托拉唑肠溶片:商品名潘妥洛克,泮托拉唑是苯并咪唑衍生物,通过与胃壁纤维的质子泵的特异性综合、抑制胃酸分泌。抑制呈剂量依赖关系,并且影响胃酸的基础酸分泌和最大酸分泌。与其他质子泵抑制剂和 $H_2$ 受体拮抗剂一样,使用泮托拉唑治疗后,胃酸分泌减少而胃泌素水平随胃酸减少相应升高。这种胃泌素水平升高是可逆的。因为泮托拉唑在细胞受体水平上与酶的远端结合,因此泮托拉唑可独立或在其他物质(乙酰胆碱、组胺、胃泌素)的刺激下影响胃酸分泌。口服和静脉使用泮托拉唑,可达到相同的效果。即使单次口服本品 40mg,泮托拉唑会被迅速吸收并达最大血药浓度。平均 2.5 小时达到峰值浓度 2～3μg/ml,多次给药仍可维持此浓度。其表现分布容积为 0.15L/kg,清除率为 0.1L/(h·kg),清除半衰期($t_{1/2}$)约为 1 小时。少数病人有清除延迟现象。在剂量范围为 10～80mg,口服或静脉注射泮托拉唑的血浆动力学均呈线性。泮托拉唑血浆蛋白结合率为 98%,该药几乎均在肝内代谢。其大部分(约 80%)由肾脏排出,其余从粪便中排出。肾功能不全(包括肾透析)的患者使用泮托拉唑不需减量,同健康人群一样,患者的泮托拉唑半衰期很短,只有极少量的泮托拉唑被透析。尽管主要代谢物有中度延迟的半衰期(2～3 小时),排泄仍然很快,不会发生蓄积。肝昏迷的患者(Chilcl 分级 A 和 B),半衰期延长至 7～9 小时,最大血药浓度与健康者相比只增加了 1.5 倍。老年志愿者与青年组对照,AUC 和 Cmax 轻微升高,但无临床意义。适用于十二指肠溃疡、胃溃疡,中、重度反流性食管炎与下述药物配伍用能够根除幽门螺杆菌感染:克拉霉素和阿莫西林,或克拉霉素和甲硝唑,或阿莫西林和甲硝唑以减少该微生物感染所致的十二指肠溃疡与胃溃疡的复发。注意:泮托拉唑不用于治疗病变轻微的胃肠道疾患,如神经性消化不良。在应用潘妥洛克治疗胃溃疡前,须除外胃与食道的恶性病变,以免因症状缓解而延误诊断。反流性食管炎的诊断应经内镜检查核实。不良反应:偶尔引起头痛和胃肠道症状,如上腹症、腹泻、便秘或腹胀,以及过敏反应,如瘙痒、皮疹(个别病例出现麻疹、血管神经性水肿或过敏反应如过敏性休克)。亦有极少病例此药引起恶心、头晕、视力障碍(视物模糊)的报道。个别病例出现周围性水肿、发热、抑郁或治疗结束时肌痛,肝酶测定值增加(转氨酶,Y-GT)以及三酰甘油水平增高。禁忌:泮托拉唑不能用于已知对该药的某种成分过敏的患者。中、重度肝肾功能障碍的患者禁用根除幽门螺杆菌感染的联合疗法,因为目前尚缺乏联合疗法对这类患者疗效及安全性的临床经验。孕妇及哺乳期妇女用药:对妊娠和哺乳期妇女,泮托拉唑必须严格限制使用,因为目前还没有将之用于此种情况的经验。尽管动物实验未发现其对胚胎的任何损害,但确定可见少量药物进入动力的乳汁。目前还没有将之用于儿童的经验。此外,类似药物还有拉贝拉唑等。

2.取代苯胺类质子泵抑制剂:NC-1300　由日本 Nippon Chemiphar 公司开发。该品种的特点是对血浆胃泌素没有或仅有较小的升高作用,而且在结构中,用 N,N-二甲苯胺代替多取代吡啶,容易合成,在成本方面较奥美拉唑及兰索拉唑等低得多,有较大的经济效益和社会效益。由于奥美拉唑、兰索拉唑为不可逆质子泵抑制剂,能长期抑制胃酸分泌,这样会影响胃窦反馈机制导致胃泌素血症。长期处于这种状态,有可能在胃体中引起内分泌细胞增生,形成类癌,故在临床上不宜长期连续使用。目前,开发可逆型的质子泵抑制剂已引起人们的关注。由于这一类药物 pH 值较低时,发挥抑酸作用,当 pH 值较高时不再抑制 $H^+/K^+$-ATP 酶。通过这一可逆型抑制作用的调节,使胃酸稳定在一定水平,以减少胃酸因长时间受抑制而引起的不良反应。这类药物的开发成为质子泵抑制剂的开发方向。

### (三)抗幽门螺杆菌(Hp)药物

1.Hp 与溃疡的发病与复发密切相关　杀灭 Hp 后顽固性溃疡容易愈合,根除 Hp 可以使溃疡的复发率降低至 10 以下,对 Hp 阳性的 PU,不论溃疡初发还是复发,不论活动或静止,不论有无并发症均应给予抗 Hp 治疗。近年来在根除 Hp 方案、抗 Hp 粘附与定植、Hp 疫苗的研究等方面有较大突破。

根除 Hp 的一线治疗方案目前推荐应用三联疗法,有四类方案:铋剂＋两种抗菌药物(铋剂三联)、PPI ＋两种抗菌药物(PPI 三联)、$H_2$RA＋两种抗菌药物($H_2$RA 三联)、雷尼替丁胶体铋＋两种抗菌药物(RBC 三联)。两种抗菌药物为克拉霉素、阿莫西林或甲硝唑的任意两种配伍,阿莫西林可用四环素替代,甲硝唑可用替硝唑替代。当一线根除治疗失败时,则用 PPI＋铋剂三联的四联疗法。

(1)"铋剂三联":以铋剂为中心再加上两种抗菌药物是传统推荐的"标准"三联疗法。其方案是每次胶体枸橼酸铋(CBS)120mg、阿莫西林 500mg、甲硝唑 400mg,均每天 4 次,疗程 14 天,根除率 80%～90%。如用四环素代替阿莫西林根除率可达 95%,用次水杨酸铋代替 CBS,用替硝唑代替甲硝唑,疗效并不降低。铋剂为中心的三联二周疗法经大量临床验证,疗效稳定,价格适宜,但不良反应较多,病人依从性差,症状缓解慢。根据国人体重轻的特点,在核心药铋剂剂量不变的情况下把甲硝唑和阿莫西林的剂量减半,治疗 Hp 感染的 DU 患者,Hp 根除率 80%,副反应明显减少,容易被病人接受。以后,大量临床研究证实铋剂三联 1 周疗法与 2 周疗法疗效相近,副反应减少。

(2)"PPI 三联":PPI＋两种抗菌药物的新三联疗法的特点是疗效较高,症状缓解快,不良反应较少,但价格较高。目前全球最常用的一线根除方案为 PPI、克拉霉素与阿莫西林或甲硝唑联用,疗程大多 1 周。具体方案如 PPI 标准剂量＋克拉霉素 500mg,阿莫西林 1000mg(PPI-C-A),2/d,连用 7 天;PPI 标准剂量＋克拉霉素 250mg＋甲硝唑 400mg(PPI-C-M),2/d,连用 7 天。系统研究提示,在 PPI-C-A 方案中,克拉霉素 500mg 较 250mg 根除率高。作为一线疗法 PPI-C-A 较使用 PPI-C-M 日益增多,这可能是因为阿莫西林较甲硝唑耐药率低的原因。研究认为选择的抗生素中包含克拉霉素,可使 Hp 根除率提高 10％～20％。PPI＋阿莫西林＋甲硝唑(PPI-A-M)三联的治疗效果较其他配伍方案疗效较差,一般已不作推荐。

(3)$H_2RA$ 三联:$H_2RA$ 三联的 Hp 根除率 80％左右,较 PPI 三联低些,但其价格较低廉。

(4)"RBC 三联":雷尼替丁胶体铋(RBC)是雷尼替丁加铋剂和枸橼酸复合物的一种新型化合物,RBC 既具备 $H_2$ 受体的抑制胃酸分泌作用,又具备铋剂杀灭 Hp 的作用。RBC 联合克拉霉素、阿莫西林三联 1 周疗法,疗效好,副作用少。Tursia 岛对 210 例患者进行该方案 1 周疗法,疗效为 89.6％,仅 3 例不能耐受,29 例出现副作用,在欧洲被视为有希望的新药。

四联疗法在大多数地区,PPI、铋剂、甲硝唑和四环素的四联治疗方案被用作二线疗法。Gomollon 用兰索拉唑、铋剂、四环素、克拉霉素四联 1 周治疗已用兰索拉唑、阿莫西林、克拉霉素三联 1 周治疗失败的患者可达到 95.2％的根除率。有研究提出质子泵抑制剂＋铋剂＋克拉霉素＋呋喃唑酮的四联 1 周疗法可用于根除一线治疗失败后的再治疗。

2.抗 Hp 在胃黏膜上的粘附与定植剂　Hp 感染的特点是由胃黏膜粘附定植导致多重细胞毒性物质和酶介导的感染。粘附是先决条件,抗粘附药物有助于防止 Hp 移生,使之随上皮细胞脱落和黏液层被快速清除。在宿主组织中已发现 3 种 Hp 粘附分子,受体与粘附物间的相互作用在 Hp 粘附于人胃黏膜的过程中起着重要作用。基于这些分子结构,可设计和开发出新的防止 Hp 在胃黏膜上粘附的药物。某些抗溃疡作用的胃黏膜保护剂能抑制 Hp 在人胃黏膜上粘附,如瑞巴派特、依卡倍特钠、索法酮、硫糖铝等抗粘附剂有望能根除 Hp。已有临床研究证实抗粘附剂与抗生素及 PPI 联用能提高 Hp 根除率。

3.Hp 疫苗的研究进展　有效疫苗的研制是根除 Hp 最有效、经济、快捷的方法。近年来,随着基因工程技术、疫苗载体技术的发展以及 Hp 基因组、蛋白组研究的深入,对 Hp 全菌灭活疫苗、亚单位疫苗、载体疫苗和 RNA 疫苗的研究取得了较大的进展。最近,国内外研究都倾向于灭活全菌疫苗,它虽有一定程度的副作用,但治疗及预防效果也是显而易见的。此为无毒、高效、使用简便的 Hp 疫苗的进一步深入研究提供了思路。

### (四)增强胃黏膜防御因子药物(本类药物为胃黏膜保护剂)

近年来,已日益重视加强胃黏膜防御功能的重要性。认为对溃疡愈合不仅要注意黏膜缺失的修复,还要注意黏膜下组织结构的修复重建。胃黏膜保护剂可提高溃疡愈合质量,减少溃疡复发。

1.铋剂　常用铋剂有次枸橼酸胶体铋、硫酸胶体铋和次水杨酸铋。铋剂治疗溃疡其疗效与 $H_2RA$ 相当,铋剂与 $H_2RA$ 相比其最大优点在于可降低溃疡复发率。

2.硫糖铝　硫糖铝就其安全性、疗效、价格均不逊于 $H_2RA$,但需每日服药 4 次,不如后者临睡前服药 1 次方便。其溃疡复发率低于 $H_2RA$。

3.前列腺素类药　前列腺素对胃黏膜的保护作用主要不是通过抑制胃酸,而是增强黏膜防御系统的功能来实现。其抗溃疡作用不及 $H_2RA$ 加之副作用较大,使用受到一定的限制。一般仅用于长期服用 NSAIDs 的患者作为预防溃疡之用。近年来,米索前列醇、罗沙前列醇、恩前列腺素、奥诺前列素已相继用于临床。

4.清除氧自由基的药物　如超氧化物歧化酶、谷胱甘肽、维生素 E 等。

5.生长因子　生长因子通过促进细胞增殖和迁移、血管生成结缔组织再生,在溃疡上皮组织和底部结缔组织再建过程中发挥重要作用,有望成为抗溃疡作用的新靶点。生长因子有表皮生长因子(EGF)、碱性成纤维细胞生长因子(bFGF)、血管内皮生长因子(VEGF)、转化生长因子 α(TGF-α)、肝细胞生长因子(HGF)、血小板源性生长因子(PDGF),它们对溃疡愈合和保护胃黏膜的作用已被深入研究。临床上常用的是表皮生长因子。有学者报道,DU 患者 24 例空腹服用 EGF 口服液 50ml(40mg),qid,共 2 周,EGF 组 DU 愈合率 66.7%。

6.醋酸己酸锌　胡伏莲等"用奥美拉唑与醋酸己酸锌"联合应用治疗胃十二指肠溃疡,并与奥美拉唑＋安慰剂作对照,结果奥美拉唑与醋酸己酸锌组瘢痕 2 期(S)获得率明显高于对照组,表明醋酸己酸锌在提高溃疡愈合质量中起重要作用。

7.其他较常用的胃黏膜保护剂　还有麦滋林、施维舒、瑞巴派特、思密达等。

(贾会兵)

# 第二节　促胃动力药及胃肠动力抑制药

## 一、促胃肠动力药

促胃肠动力药是指具有调节胃肠道平滑肌动力的药物,大致可分为促进胃肠道运动药物和减弱胃肠道运动药物,后者又可称为"胃肠解痉药"。由于功能性胃肠病在消化道疾病谱中呈明显增多的流行趋势,胃肠动力障碍是这类疾病重要的发病机制之一,因而,胃肠动力药成为主要的治疗措施。此类药物品种多,新药研制快,临床应用广泛,药物的正确选择十分重要。

药物作用主要增强上部胃肠动力,有甲氧氯普胺、多潘立酮;也可选用全胃肠道促动力药物——苯甲酰胺类,其代表药物为西沙必利、莫沙必利及伊托必利等,这些药物主要用于治疗胃食管反流病、功能性消化不良及糖尿病胃轻瘫,可缓解上腹饱胀不适或隐痛,以及烧心感等症状。

甲氧氯普胺价最廉,促上胃肠作用可靠,但对胆道平滑肌却呈松弛作用,另一特点是具有强大的中枢镇吐作用。缺点为不良反应较多,因本品易透过血脑屏障,在剂量偏大或应用期较长时,特别在小儿与老人易出现锥体外系症状(肌震颤、头向后倾、斜颈、共济失调、发音困难等),以及较普遍出现的倦怠、思睡等副作用,使其应用大受限制。而多潘立酮,据国内报道,多潘立酮对上胃肠道动力障碍的治疗作用优于莫沙必利。莫沙必利对上胃肠道的效应基本同西沙必利,但对小肠和结肠基本无作用,故对便秘无效。伊托必利的作用特点与莫沙必利类似。

西沙必利对便秘的药效,个体差异大,对重度便秘患者可能需用药 2～3 个月才有较好效果。用药期间如发生瞬时肠痉挛性腹痛、腹鸣或腹泻时,可减量应用。重要的还在于此药潜在的心脏毒性,应注意心电监护。

红霉素有很强的胃动力促进作用,也能增强肠动力,故可用于老年慢性便秘。但不良反应较多,忌与西沙必利合用(会增强心脏毒性),故不作为促胃肠动力首选药。

近年上市的新药替加色罗(泽马可)在此类药物中异军突起,既是新型的胃肠动力促进剂,又能改善内脏高敏感性,纠正功能性胃肠病另一个重要的发病机制,特别是对改善便秘的效果好,是第一个成功用于治疗便秘型肠道易激综合征的药物,并能缓解便秘时伴有的腹痛、腹胀症状。也可用于慢性功能性便秘及功能性消化不良,对胃、食管反流也有疗效,可试用于抑酸无效的患者。本品安全性好,不良反应发生率低,但要注意:有症状的胆囊病-奥迪括约肌功能障碍及有肠粘连者禁用本品。

### (一)多巴胺受体拮抗剂

胃肠道有较多的多巴胺受体表达,多巴胺能够降低食管下括约肌的节律和胃内压力,影响胃窦、十二指肠运动的协调性,多巴胺这些影响效应是通过激活多巴胺能受体起作用,但也有学者认为是通过肾上腺素受体起作用,该学者进一步通过动物活体研究认为多巴胺能通过胃肠道外的受体(如激活中枢神经多巴胺受体)来影响胃肠道动力。

此类主要的代表药物包括甲氧氯普胺(商品名:胃复安、灭吐灵)和多潘立酮(商品名:吗丁啉)。甲氧氯普胺是1964年合成的、临床上最早应用的促胃肠动力药,是中枢与外周多巴胺受体拮抗剂。多潘立酮是20世纪90年代末第一个外周多巴胺受体拮抗剂,不易透过血脑屏障,中枢神经系统不良反应少,避免了甲氧氯普胺的中枢不良反应。甲氧氯普胺和多潘立酮作用于多巴胺$D_2$受体以阻断多巴胺对消化道平滑肌的抑制作用,尤其是对近端胃肠。$D_2$受体的兴奋与乙酰胆碱递质释放呈负反馈调节,甲氧氯普胺和多潘立酮除拮抗$D_2$受体兴奋引起的抑制作用外,也相对增强乙酰胆碱的兴奋平滑肌作用。这类药物可增加食管蠕动,促进胃的排空,同时作用于中枢化学感受器区而具有较强的抗呕吐作用。甲氧氯普胺还能兴奋5-羟色胺受体,有更明显的胃排空效应。

### (二)5-HT₄受体激动药

分为苯甲酰胺类、苯并咪唑类和吲哚烷基胺类三种。

1.苯甲酰胺类　包括西沙必利、莫沙必利、扎考必利、伦扎必利等,是在甲氧氯普胺对5-HT₄受体激动基础上发展起来的新一代非选择性的5-HT₄受体激动药。主要通过兴奋肠神经系统(ENS)节前和节后神经元的5-HT₄受体,释放乙酰胆碱,增强胃肠道平滑肌的蠕动收缩,有效的刺激部分有动力障碍患者的胃肠动力和食物推进。

(1)西沙必利:西沙必利主要作用于肠神经系统(ENS)。ENS接受来自自主神经和中枢神经系统的神经冲动,但又是一个相对独立的单位。西沙必利正是作为作用于肌间神经丛的促动力药而问世。西沙必利是一种全胃肠道促动力药,比第一代甲氧氯普胺、第二代多潘立酮有更大的优越性。它对整个胃肠道包括从食管到肛门括约肌均有促动力作用,能防止胃内容物反流入食道,并改善食道的清除率;增加胃和十二指肠收缩性与胃窦、十二指肠的协调性;加强肠的运动并促进小肠和大肠的转运。值得注意的是,本品对患心律失常的病人易造成Q-T间期延长或尖端扭转型室性心律失常,故必须谨慎使用。

(2)枸橼酸莫沙必利:于1999年在国内上市,是一种新型安全有效的消化道促动力药。莫沙必利是强效选择性5-HT₄受体激动药,通过兴奋胃肠道胆碱能中间神经元和肌间神经丛的5-HT₄受体,促进乙酰胆碱的释放,从而增加胃肠运动,但不影响胃酸分泌。本品与中枢神经元突触膜上的多巴胺$D_4$、$\alpha_1$,5-HT₁受体和5-HT₂受体无亲和力,因而没有这些受体阻滞所引起的锥体外系综合征。莫沙必利还具有5-HT₃受体的阻断作用,强度与西沙必利、甲氧氯普胺相似。

2.苯并咪唑类　是一种具有强烈的激动5-HT₄受体和拮抗5-HT₃受体的作用,包括BIMU1和BIMU8两种药物,不拮抗$DA_2$,与西沙必利相似,兴奋ENS节前和节后神经元5-HT₄受体,释放乙酰胆碱,调节回肠纵肌和环肌的动力,同时拮抗5-HT₃受体和激动5-HT₄受体,抑制嗜铬细胞释放5-HT₃,产生更有效的抗呕吐作用。离体动物实验显示其增加LES压力,加快胃肠道排空。另一种为苯并呋喃衍生物(普卡必利),可刺激结肠巨大收缩,促进近端结肠的排空,对健康人的胃排空无影响。

3.烷基胺类　替加色罗和KW5092是高选择性和特异性的5-HT₄受体的激动药。通过刺激嗜铬细胞释放钙基因相关蛋白(CGRP)、血管活性肠肽(VIP)和P物质,调节环肌的松弛和收缩,加速结肠内容物的通过,也具有部分增加 LES 压力和促进胃排空作用;而且加速胃肠通过,提高进餐前后结肠张力和动力指数,能显著改善兼顾便秘型肠易激综合征的临床症状,偶尔可引起腹泻、肠鸣、腹痛等不良反应。对于患有肠梗阻、症状性胆囊疾病,可疑奥迪括约肌功能紊乱或有肠粘连病史者禁用。

### (三)胃动素受体激动药

胃动素作为胃肠道激素,能激发胃肠道的 MMC Ⅲ 期运动,促进胃肠道蠕动。红霉素及其类似物,EM574、EM523 具有刺激胃动素释放的作用。研究发现可能有 2 种药理学作用途径。一是选择性直接作用于胃动素受体、调节细胞钙,使平滑肌细胞直接收缩;二是作用于神经元,通过兴奋神经细胞膜上的胃动素、胆碱能和 5-HT₃ 受体,激发胆碱能神经释放 Ach 以及促进细胞外钙离子等增强平滑肌收缩。

伊托必利　伊托必利是一种具有与现有药物作用机制不完全相同的促胃肠动力药,为胃肠道动力障碍引起的消化不良症状的治疗提供了一种新的选择。伊托必利是通过阻断多巴胺 Dz 受体和抑制乙酰胆碱酯酶活性两方面的机制,不仅能刺激乙酰胆碱的释放,还能抑制其降解,从而发挥促胃肠动力作用。动物试验还发现,伊托必利还具有一定的抗呕吐作用。对多巴胺 Dz 受体激动剂阿扑吗啡诱导的狗呕吐反应模型的观察发现,口服伊托必利 $10\sim100mg$ 能延缓呕吐发生时间并减少呕吐次数。

在伊托必利安全性方面,动物试验中发现,伊托必利因具有多巴胺受体阻滞和乙酰胆碱酯酶抑制作用,对中枢神经系统、自主神经系统和平滑肌有一定影响,但是各项最小效应剂量均高于促胃肠动力作用的效应剂量。与甲氧氯普胺和多潘立酮相比,伊托必利较少进入脑内。目前的临床研究中,伊托必利治疗功能性消化不良症状改善率较高,并且没有严重药物不良反应和实验室异常的发现。

### (四)CCK_A 受体阻断药

胆囊收缩素(CCK-A)作为胃肠激素具有多种生物作用,CCKA 受体的阻断药氯谷胺能抑制一过性 LES 松弛,加速胃排空,减低脂肪餐后饱胀感,具有 5-HT₄ 受体兴奋作用,加速健康人和便秘患者结肠通过时间,可用于 GERD 和便秘型 IBS,但临床有待进一步验证。

## 二、胃肠动力抑制药

1. 抗胆碱能类药物　本类药与乙酰胆碱和各种拟胆碱药竞争 M 受体,从而阻断他们的毒蕈碱样作用,表现为能松弛多种平滑肌,较大剂量时抑制腺体分泌,很大剂量时也有阻断 N 节烟碱(N1)受体的作用。阿托品用于各种平滑肌痉挛引起的疼痛,对胃痛、肠绞痛、胆绞痛等均有效,但有面红、流涎、瞳孔散大、心率加快等副作用,可改用山莨菪碱(654-2)、溴丙胺太林(普鲁本辛)、颠茄等。

2. 5-HT₃ 受体拮抗剂　阿洛司琼主要抑制肠神经系统中非选择性离子通道的 5-HT₃ 受体,可抑制内脏感觉反射,能减少以腹泻为主的 IBS 患者的便意窘迫感。昂丹司琼和格拉司琼主要对内脏神经敏感性起抑制作用,减低十二指肠-胃神经反射,有强烈的止痉作用,明显提高 IBS 患者对直肠扩张的感觉阈值。

3. 钙离子拮抗剂　匹维溴胺可作用于 L 通道 $\alpha_1$ 亚单位的钙离子拮抗剂,通过抑制平滑肌细胞钙离子的内流,降低了慢波的振幅和频率,从而抑制 IBS 患者胃肠高动力状态,对餐后结肠反应性的抑制有利于治疗腹泻,对便秘患者可加速远端结肠内容物的转运。

(贾会兵)

# 第三节　抗炎药

## 一、青霉素类抗生素

本类药物可分为：①主要作用于革兰阳性细菌的药物，如青霉素、普鲁卡因青霉素、苄星青霉素、青霉素 V（苯氧甲基青霉素）；②耐青霉素酶青霉素，如甲氧西林（现仅用于药敏试验）、苯唑西林、氯唑西林等；③广谱青霉素，抗菌谱除革兰阳性菌外，④还包括：对部分肠杆菌科细菌有抗菌活性者，如氨苄西林、阿莫西林；对多数革兰阴性杆菌包括铜绿假单胞菌具抗菌活性者，如哌拉西林、阿洛西林、美洛西林。

### （一）适应证

1.青霉素　青霉素适用于溶血性链球菌、肺炎链球菌、对青霉素敏感（不产青霉素酶）、金葡菌等革兰阳性球菌所致的感染，包括败血症、肺炎、脑膜炎、咽炎、扁桃体炎、中耳炎、猩红热、丹毒等，也可用于治疗草绿色链球菌和肠球菌心内膜炎，以及破伤风、气性坏疽、炭疽、白喉、流行性脑脊髓膜炎、李斯特菌病、鼠咬热、梅毒、淋病、雅司、回归热、钩端螺旋体病、奋森咽峡炎、放线菌病等。青霉素尚可用于风湿性心脏病或先天性心脏病患者进行某些操作或手术时，预防心内膜炎发生。

普鲁卡因青霉素的抗菌谱与青霉素基本相同，供肌注，对敏感细菌的有效浓度可持续 24 小时。适用于敏感细菌所致的轻症感染。

苄星青霉素的抗菌谱与青霉素相仿，本药为长效制剂，肌注 120 万单位后血中低浓度可维持 4 周。本药用于治疗溶血性链球菌咽炎及扁桃体炎，预防溶血性链球菌感染引起的风湿热。本药亦可用于治疗梅毒。

青霉素 V 对酸稳定，可口服。抗菌作用较青霉素为差，适用于敏感革兰阳性球菌引起的轻症感染。

2.耐青霉素酶青霉素类　本类药物抗菌谱与青霉素相仿，但抗菌作用较差，对青霉素酶稳定；因产酶而对青霉素耐药的葡萄球菌对本类药物敏感，但甲氧西林耐药葡萄球菌对本类药物耐药。主要适用于产青霉素酶的葡萄球菌（甲氧西林耐药者除外）感染，如败血症、脑膜炎、呼吸道感染、软组织感染等；也可用于溶血性链球菌或肺炎链球菌与耐青霉素葡萄球菌的混合感染。单纯肺炎链球菌、溶血性链球菌或青霉素敏感葡萄球菌感染则不宜采用。

3.广谱青霉素类　氨苄西林与阿莫西林的抗菌谱较青霉素广，对部分革兰阴性杆菌（如流感嗜血杆菌、大肠埃希菌、奇异变形杆菌）亦具抗菌活性。对革兰阳性球菌作用与青霉素相仿。本类药物适用于敏感细菌所致的呼吸道感染、尿路感染、胃肠道感染、皮肤软组织感染、脑膜炎、败血症、心内膜炎等。氨苄西林为肠球菌感染的首选用药。

哌拉西林、阿洛西林和美洛西林对革兰阴性杆菌的抗菌谱较氨苄西林广，抗菌作用也增强。除对部分肠杆菌科细菌外，对铜绿假单胞菌亦有良好抗菌作用；适用于肠杆菌科细菌及铜绿假单胞菌所致的呼吸道感染、尿路感染、胆道感染、腹腔感染、皮肤软组织感染等。

本类药物均可为细菌产生的青霉素酶水解失活。

### （二）注意事项

1.无论采用何种给药途径，用青霉素类药物前必须详细询问患者有无青霉素类过敏史、其他药物过敏史及过敏性疾病史，并须先做青霉素皮肤试验。

2.过敏性休克一旦发生,必须就地抢救,并立即给病人注射肾上腺素,并给予吸氧、应用升压药、肾上腺皮质激素等抗休克治疗。

3.全身应用大剂量青霉素可引起腱反射增强、肌肉痉挛、抽搐、昏迷等中枢神经系统反应(青霉素脑病),此反应易出现于老年和肾功能减退患者。

4.青霉素不用于鞘内注射。

5.青霉素钾盐不可快速静脉注射。

6.本类药物在碱性溶液中易失活。

## 二、头孢菌素类抗生素

头孢菌素类根据其抗菌谱、抗菌活性、对β内酰胺酶的稳定性以及肾毒性的不同,目前分为四代。第一代头孢菌素主要作用于需氧革兰阳性球菌,仅对少数革兰阴性杆菌有一定抗菌活性;常用的注射剂有头孢唑啉、头孢噻吩、头孢拉定等,口服制剂有头孢拉定、头孢氨苄和头孢羟氨苄等。第二代头孢菌素对革兰阳性球菌的活性与第一代相仿或略差,对部分革兰阴性杆菌亦具有抗菌活性;注射剂有头孢呋辛、头孢替安等,口服制剂有头孢克洛、头孢呋辛酯和头孢丙烯等。第三代头孢菌素对肠杆菌科细菌等革兰阴性杆菌具有强大抗菌作用,头孢他啶和头孢哌酮除肠杆菌科细菌外对铜绿假单胞菌亦具高度抗菌活性;注射品种有头孢噻肟、头孢曲松、头孢他啶、头孢哌酮等,口服品种有头孢克肟和头孢泊肟酯等,口服品种对铜绿假单胞菌均无作用。第四代头孢菌素常用者为头孢吡肟,它对肠杆菌科细菌作用与第三代头孢菌素大致相仿,其中对阴沟肠杆菌、产气肠杆菌、柠檬酸菌属等的部分菌株作用优于第三代头孢菌素,对铜绿假单胞菌的作用与头孢他啶相仿,对金葡菌等的作用较第三代头孢菌素略强。

### (一)适应证

1.第一代头孢菌素　注射剂主要适用于甲氧西林敏感葡萄球菌、溶血性链球菌和肺炎链球菌所致的上、下呼吸道感染、皮肤软组织感染、尿路感染、败血症、心内膜炎等;亦可用于流感嗜血杆菌、奇异变形杆菌、大肠埃希菌敏感株所致的尿路感染以及肺炎等。头孢唑啉常用于预防手术后切口感染。

头孢拉定、头孢氨苄等口服剂的抗菌作用较头孢唑啉为差,主要适用于治疗敏感菌所致的轻症病例。

2.第二代头孢菌素　主要用于治疗甲氧西林敏感葡萄球菌、链球菌属、肺炎链球菌等革兰阳性球菌,以及流感嗜血杆菌、大肠埃希菌、奇异变形杆菌等中的敏感株所致的呼吸道感染、尿路感染、皮肤软组织感染、败血症、骨、关节感染和腹腔、盆腔感染。用于腹腔感染和盆腔感染时需与抗厌氧菌药合用。头孢呋辛尚可用于对磺胺药、青霉素或氨苄西林耐药的脑膜炎球菌、流感嗜血杆菌所致脑膜炎的治疗,也用于手术前预防用药。

头孢克洛、头孢呋辛酯、头孢丙烯等口服剂,主要适用于上述感染中的轻症病例。头孢呋辛酯口服尚可用于淋病奈瑟球菌(包括产青霉素酶及非产青霉素酶菌株)所致单纯性淋菌性尿道炎、宫颈炎、直肠肛门感染。

3.第三代头孢菌素　适用于敏感肠杆菌科细菌等革兰阴性杆菌所致严重感染,如下呼吸道感染、败血症、腹腔感染、肾盂肾炎和复杂性尿路感染、盆腔炎性疾病、骨关节感染、复杂性皮肤软组织感染、中枢神经系统感染等。治疗腹腔、盆腔感染时需与抗厌氧菌药如甲硝唑合用。本类药物对化脓性链球菌、肺炎链球菌、甲氧西林敏感葡萄球菌所致的各种感染亦有效,但并非首选用药。头孢他啶、头孢哌酮尚可用于铜绿假单胞菌所致的各种感染。

第三代口服头孢菌素主要用于治疗敏感菌所致轻、中度感染，也可用于经第三代头孢菌素注射剂治疗病情已基本好转后的病例；但需注意第三代口服头孢菌素均不宜用于铜绿假单胞菌和其他非发酵菌的感染。

4.第四代头孢菌素　目前国内应用者为头孢吡肟。本药的抗菌谱和适应证与第三代头孢菌素同，尚可用于对第三代头孢菌素耐药而对其敏感的产气肠杆菌、阴沟肠杆菌、沙雷菌属等细菌感染，亦可用于中性粒细胞缺乏伴发热患者的经验治疗。

所有头孢菌素类对甲氧西林耐药葡萄球菌和肠球菌属抗菌作用均差，故不宜选用于治疗上述细菌所致感染。

### （二）注意事项

1.禁用于对任何一种头孢菌素类抗生素有过敏史及有青霉素过敏性休克史的患者。

2.用药前必须详细询问患者先前有否对头孢菌素类、青霉素类或其他药物的过敏史。有青霉素类、其他β内酰胺类及其他药物过敏史的患者，有明确应用指征时应谨慎使用本类药物。在用药过程中一旦发生过敏反应，须立即停药。如发生过敏性休克，须立即就地抢救并予以肾上腺素等相关治疗。

3.此类药物多数主要经肾脏排泄，中度以上肾功能不全患者应根据肾功能适当调整剂量。中度以上肝功能减退时，头孢哌酮、头孢曲松可能需要调整剂量。

4.氨基糖苷类和第一代头孢菌素注射剂合用可能加重前者的肾毒性，应注意监测肾功能。

5.头孢哌酮可导致低凝血酶原血症或出血，合用维生素 K 可预防出血；本药亦可引起戒酒样反应。用药期间及治疗结束后 72 小时内应避免摄入含酒精饮料。

## 三、碳青霉烯类抗生素

目前在国内应用的碳青霉烯类抗生素有亚胺培南/西司他丁、美罗培南和帕尼培南/倍他米隆。碳青霉烯类抗生素对各种革兰阳性球菌、革兰阴性杆菌（包括铜绿假单胞菌）和多数厌氧菌具强大抗菌活性，对多数 β 内酰胺酶高度稳定，但对甲氧西林耐药葡萄球菌和嗜麦芽窄食单胞菌等抗菌作用差。

### （一）适应证

1.多重耐药但对本类药物敏感的需氧革兰阴性杆菌所致严重感染：包括由肺炎克雷伯菌、大肠埃希菌、阴沟肠杆菌、柠檬酸菌属、黏质沙雷菌等肠杆菌科细菌、铜绿假单胞菌、不动杆菌属等细菌所致败血症、下呼吸道感染、肾盂肾炎和复杂性尿路感染、腹腔感染、盆腔感染等；用于铜绿假单胞菌所致感染时，需注意在疗程中某些菌株可出现耐药。

2.脆弱拟杆菌等厌氧菌与需氧菌混合感染的重症患者。

3.病原菌尚未查明的免疫缺陷患者中重症感染的经验治疗。

亚胺培南/西司他丁可能引起癫痫、肌阵挛、意识障碍等严重中枢神经系统不良反应，故不适用于治疗中枢神经系统感染。美罗培南、帕尼培南一倍他米隆则除上述适应证外，尚可用于年龄在 3 个月以上的细菌性脑膜炎患者。

### （二）注意事项

1.禁用于对本类药物及其配伍成分过敏的患者。

2.本类药物不宜用于治疗轻症感染，更不可作为预防用药。

3.本类药物所致的严重中枢神经系统反应多发生在原有癫痫史等中枢神经系统疾患者及肾功能减退

患者未减量用药者,因此原有癫痫等中枢神经系统疾病患者避免应用本类药物。中枢神经系统感染的患者有指征应用美罗培南或帕尼培南时,仍需严密观察抽搐等严重不良反应。

4.肾功能不全者及老年患者应用本类药物时应根据肾功能减退程度减量用药。

## 四、β内酰胺类/β内酰胺酶抑制剂

目前临床应用者有阿莫西林/克拉维酸、替卡西林/克拉维酸、氨苄西林/舒巴坦、头孢哌酮舒巴坦和哌拉西林、三唑巴坦。

### (一)适应证

本类药物适用于因产β内酰胺酶而对β内酰胺类药物耐药的细菌感染,但不推荐用于对复方制剂中抗生素敏感的细菌感染和非产β内酰胺酶的耐药菌感染。

阿莫西林/克拉维酸适用于产β内酰胺酶的流感嗜血杆菌、卡他莫拉菌、大肠埃希菌等肠杆菌科细菌、甲氧西林敏感金葡菌所致感染,如鼻窦炎、中耳炎、下呼吸道感染、泌尿生殖系统感染、皮肤软组织感染、骨关节感染、腹腔感染,以及败血症等。重症感染者或不能口服者应用本药的注射剂,轻症感染或经静脉给药后病情好转的患者可予口服给药。

氨苄西林/舒巴坦静脉给药及其口服制剂舒他西林的适应证与阿莫西林/克拉维酸相同。

头孢哌酮/舒巴坦、替卡西林/克拉维酸和哌拉西林/三唑巴坦仅供静脉使用,适用于产β内酰胺酶的大肠埃希菌、肺炎克雷伯菌等肠杆菌科细菌、铜绿假单胞菌和拟杆菌属等厌氧菌所致的各种严重感染。

### (二)注意事项

1.应用阿莫西林/克拉维酸、替卡西林/克拉维酸、氨苄西林/舒巴坦和哌拉西林/三唑巴坦前必须详细询问药物过敏史并进行青霉素皮肤试验,对青霉素类药物过敏者或青霉素皮试阳性患者禁用。对以上合剂中任一成分有过敏史者禁用该合剂。

2.有头孢菌素或舒巴坦过敏史者禁用头孢哌酮/舒巴坦。有青霉素类过敏史的患者确有应用头孢哌酮/舒巴坦的指征时,必须在严密观察下慎用,但有青霉素过敏性休克史的患者,不可选用头孢哌酮/舒巴坦。

3.应用本类药物时如发生过敏反应,须立即停药;一旦发生过敏性休克,应就地抢救,并给予吸氧及注射肾上腺素、肾上腺皮质激素等抗休克治疗。

4.中度以上肾功能不全患者使用本类药物时应根据肾功能减退程度调整剂量。

5.本类药物不推荐用于新生儿和早产儿;哌拉西林/三唑巴也不推荐在儿童患者中应用。

## 五、氨基糖苷类抗生素

临床常用的氨基糖苷类抗生素主要有:①对肠杆菌科和葡萄球菌属细菌有良好抗菌作用,但对铜绿假单胞菌无作用者,如链霉素、卡那霉素、核糖霉素。其中链霉素对葡萄球菌等革兰阳性球菌作用差,但对结核分枝杆菌有强大作用;②对肠杆菌科细菌和铜绿假单胞菌等革兰阴性杆菌具强大抗菌活性,对葡萄球菌属亦有良好作用者,如庆大霉素、妥布霉素、奈替米星、阿米卡星、异帕米星、小诺米星、依替米星;③抗菌谱与卡那霉素相似,由于毒性较大,现仅供口服或局部应用者有新霉素与巴龙霉素,后者对阿米巴原虫和隐孢子虫有较好作用。此外尚有大观霉素,用于单纯性淋病的治疗。所有氨基糖苷类药物对肺炎链球菌、溶血性链球菌的抗菌作用均差。

### （一）适应证

1.中、重度肠杆菌科细菌等革兰阴性杆菌感染。

2.中、重度铜绿假单胞菌感染。治疗此类感染常需与具有抗铜绿假单胞菌作用的 β 内酰胺类或其他抗生素联合应用。

3.严重葡萄球菌或肠球菌感染治疗的联合用药之一（非首选）。

4.链霉素或庆大霉素亦可用于土拉菌病、鼠疫及布鲁菌病,后者的治疗需与其他药物联合应用。

5.链霉素可用于结核病联合疗法。

6.新霉素口服可用于结肠手术前准备,或局部用药。

7.巴龙霉素可用于肠道隐孢子虫病。

8.大观霉素仅适用于单纯性淋病。

### （二）注意事项

1.对氨基糖苷类过敏的患者禁用。

2.任何一种氨基糖苷类均具肾毒性、耳毒性(耳蜗、前庭)和神经肌肉阻滞作用,因此用药期间应监测肾功能(尿常规、血尿素氮、血肌酐),严密观察患者听力及前庭功能,注意观察神经肌肉阻滞症状。一旦出现上述不良反应先兆时,须及时停药。需注意局部用药时亦有可能发生上述不良反应。

3.氨基糖苷类抗生素对社区获得上、下呼吸道感染的主要病原菌肺炎链球菌、溶血性链球菌抗菌作用差,又有明显的耳、肾毒性,因此对门急诊中常见的上、下呼吸道细菌性感染不宜选用本类药物治疗。由于其毒性反应,本类药物也不宜用于单纯性上、下尿路感染初发病例的治疗。

4.肾功能减退患者应用本类药物时,需根据其肾功能减退程度减量给药,并应进行血药浓度监测调整给药方案,实现个体化给药。

5.新生儿、婴幼儿、老年患者应尽量避免使用本类药物。临床有明确指征需应用时,则应进行血药浓度监测,根据监测结果调整给药方案。

6.妊娠期患者应避免使用。哺乳期患者应避免使用或用药期间停止哺乳。

7.本类药物不宜与其他肾毒性药物、耳毒性药物、神经肌肉阻滞剂或强利尿剂同用。与注射用第一代头孢菌素类合用时可能增加肾毒性。

8.本类药物不可用于眼内或结膜下给药,因可能引起黄斑坏死。

## 六、四环素类抗生素

四环素类抗生素包括四环素、金霉素、土霉素及半合成四环素类多西环素(强力霉素)、美他环素(甲烯土霉素)和米诺环素(二甲胺四环素)。四环素类曾广泛应用于临床,由于常见病原菌对本类药物耐药性普遍升高及其不良反应多见,目前本类药物临床应用已受到很大限制。

## 七、大环内酯类抗生素

目前沿用的大环内酯类有红霉素、麦迪霉素、螺旋霉素、乙酰螺旋霉素、交沙霉素、柱晶白霉素。大环内酯类新品种(新大环内酯类)有阿奇霉素、克拉霉素、罗红霉素等,其对流感嗜血杆菌、肺炎支原体或肺炎衣原体等的抗微生物活性增强、口服生物利用度提高、给药剂量减小、不良反应亦较少,临床适应证有所扩大。

## （一）适应证

1.红霉素（含琥乙红霉素、依托红霉素、乳糖酸红霉素）等沿用大环内酯类

（1）作为青霉素过敏患者的替代药物，用于β溶血性链球菌、肺炎链球菌中的敏感菌株所致的上、下呼吸道感染；敏感β溶血性链球菌引起的猩红热及蜂窝织炎；白喉及白喉带菌者。

（2）军团菌病。

（3）衣原体属、支原体属等所致的呼吸道及泌尿生殖系统感染。

（4）其他：口腔感染、空肠弯曲菌肠炎、百日咳等。

麦迪霉素、螺旋霉素，乙酰螺旋霉素及交沙霉素，主要用于革兰阳性菌所致呼吸道、皮肤软组织、眼耳鼻喉及口腔等感染的轻症患者。

2.大环内酯类新品种　除上述适应证外，阿奇霉素可用于军团菌病，阿奇霉素、克拉霉素尚可用于流感嗜血杆菌、卡他莫拉菌所致的社区获得性呼吸道感染，与其他抗菌药物联合用于鸟分枝杆菌复合群感染的治疗及预防。克拉霉素与其他药物联合，可用于幽门螺杆菌感染。

## （二）注意事项

1.禁用于对红霉素及其他大环内酯类过敏的患者。

2.红霉素及克拉霉素禁止与特非那丁合用，以免引起心脏不良反应。

3.肝功能损害患者如有指征应用时，需适当减量并定期复查肝功能。

4.肝病患者和妊娠期患者不宜应用红霉素酯化物。

5.妊娠期患者有明确指征用克拉霉素时，应充分权衡利弊，决定是否采用。哺乳期患者用药期间应暂停哺乳。

6.乳糖酸红霉素粉针剂使用时必须首先以注射用水完全溶解，加入生理盐水或5％葡萄糖溶液中，药物浓度不宜超过0.1％～0.5％，缓慢静脉滴注。

# 八、利福霉素类抗生素

利福霉素类目前在临床应用的有利福平、利福喷汀及利福布汀。

## （一）适应证

1.结核病及其他分枝杆菌感染　利福平与异烟肼、吡嗪酰胺联合是各型肺结核短程疗法的基石。利福喷汀也可替代利福平作为联合用药之一。利福布汀可用于免疫缺陷患者鸟分枝杆菌复合群感染的预防与治疗。

2.麻风　利福平为麻风联合化疗中的主要药物之一。

3.预防用药　利福平可用于脑膜炎奈瑟球菌咽部慢性带菌者或与该菌所致脑膜炎患者密切接触者的预防用药；但不宜用于治疗脑膜炎球菌感染，因细菌可能迅速产生耐药性。

4.其他　在个别情况下对甲氧西林耐药葡萄球菌如甲氧西林耐药金葡菌、甲氧西林耐药表皮葡萄球菌（以下简称表葡菌）所致的严重感染，可以考虑采用万古霉素联合利福平治疗。

## （二）注意事项

1.禁用于对本类药物过敏的患者和曾出现血小板减少性紫癜的患者。

2.妊娠3个月内患者应避免用利福平；妊娠3个月以上的患者有明确指征用利福平时，应充分权衡利弊后决定是否采用。

3.肾功能不全、胆管梗阻、慢性酒精中毒患者应用利福平时应适当减量。

4.用药期间,应定期复查肝功能、血常规。

5.结核病患者应避免用大剂量间歇用药方案。

# 九、甲硝唑和替硝唑

本类药物对厌氧菌、滴虫、阿米巴和蓝氏贾第鞭毛虫具强大抗微生物活性。

## (一)适应证

1.可用于各种需氧菌与厌氧菌的混合感染,包括腹腔感染、盆腔感染、肺脓肿、脑脓肿等,但通常需与抗需氧菌抗菌药物联合应用。

2.口服可用于艰难梭菌所致的假膜性肠炎、幽门螺杆菌所致的胃窦炎、牙周感染及加德纳菌阴道炎等。

3.可用于肠道及肠外阿米巴病、阴道滴虫病、贾第鞭毛虫病、结肠小袋纤毛虫等寄生虫病的治疗。

4.与其他抗菌药物联合,可用于某些盆腔、肠道及腹腔等手术的预防用药。

## (二)注意事项

1.禁用于对硝基咪唑类药物过敏的患者。

2.妊娠早期(3个月内)患者应避免应用。哺乳期患者用药期间应停止哺乳。

3.本类药物可能引起粒细胞减少及周围神经炎等,神经系统基础疾患及血液病患者慎用。

4.治疗期间禁止饮酒及含酒精饮料。

5.肝功能减退可使本类药物在肝脏代谢减慢而导致药物在体内蓄积,因此肝病患者应减量应用。

# 十、喹诺酮类抗菌药

临床上常用者为氟喹诺酮类,有诺氟沙星、依诺沙星、氧氟沙星、环丙沙星等。近年来研制的新品种对肺炎链球菌、化脓性链球菌等革兰阳性球菌的抗菌作用增强,对衣原体属、支原体属、军团菌等细胞内病原或厌氧菌的作用亦有增强,已用于临床者有左氧氟沙星、加替沙星、莫西沙星等。

## (一)适应证

1.泌尿生殖系统感染:本类药物可用于肠杆菌科细菌和铜绿假单胞菌等所致的尿路感染;细菌性前列腺炎、淋菌性和非淋菌性尿道炎以及宫颈炎。诺氟沙星主要用于单纯性下尿路感染或肠道感染。但应注意,目前国内尿路感染的主要病原菌大肠埃希菌中,耐药株已达半数以上。

2.呼吸道感染:环丙沙星、氧氟沙星等主要适用于肺炎克雷伯菌、肠杆菌属、假单胞菌属等革兰阴性杆菌所致的下呼吸道感染。左氧氟沙星、加替沙星、莫西沙星等可用于肺炎链球菌和溶血性链球菌所致的急性咽炎和扁桃体炎、中耳炎等,及肺炎链球菌、支原体、衣原体等所致社区获得性肺炎,此外亦可用于革兰阴性杆菌所致下呼吸道感染。

3.伤寒沙门菌感染:在成人患者中本类药物可作为首选。

4.志贺菌属肠道感染。

5.腹腔、胆道感染及盆腔感染:需与甲硝唑等抗厌氧菌药物合用。

6.甲氧西林敏感葡萄球菌属感染。本类药物对甲氧西林耐药葡萄球菌感染无效。

7.部分品种可与其他药物联合应用,作为治疗耐药结核分枝杆菌和其他分枝杆菌感染的二线用药。

## (二)注意事项

1.对喹诺酮类药物过敏的患者禁用。

2.18 岁以下未成年患者避免使用本类药物。

3.制酸剂和含钙、铝、镁等金属离子的药物可减少本类药物的吸收,应避免同用。

4.妊娠期及哺乳期患者避免应用本类药物。

5.本类药物偶可引起抽搐、癫痫、神志改变、视力损害等严重中枢神经系统不良反应,在肾功能减退或有中枢神经系统基础疾病的患者中易发生,因此本类药物不宜用于有癫痫或其他中枢神经系统基础疾病的患者。肾功能减退患者应用本类药物时,需根据肾功能减退程度减量用药,以防发生由于药物在体内蓄积而引起的抽搐等中枢神经系统严重不良反应。

6.本类药物可能引起皮肤光敏反应、关节病变、肌腱断裂等,并偶可引起心电图 QT 间期延长等,用药期间应注意观察。

（贾会兵）

# 第四节　抗菌药物的合理利用

1928 年,英国细菌学家弗莱明发明了青霉素,直至 1940 年,英国病理学家弗洛里和侨居英国的德国生物化学家钱恩合作,重新研究青霉素的性质、分离和化学结构,终于解决了青霉素的浓缩问题。而青霉素的大量生产,拯救了千百万伤病员,成为第二次世界大战中与原子弹、雷达并列的三大发明之一。这一造福人类的贡献使弗莱明、钱恩和弗洛里共同获得了 1945 年诺贝尔生理学和医学奖。青霉素的发现是人类发展抗生素历史上的一个里程碑。从此,以青霉素为代表的抗生素从病魔手中挽救了数以万计的生命,为人类健康立下了不朽的功勋。青霉素的问世,开创了抗生素研究的新纪元,目前,已有 200 余种的抗生素应用于临床,尤其是近数年抗生素发展速度更快,为人类抗击细菌性病原体提供了强有力的武器和丰富的选择。

但是,由于近年来人们对抗生素的过分依赖和滥用,导致耐药菌株迅猛发展,耐药菌株已成为与耐多药结核菌、艾滋病病毒相并列的、对人类健康构成严重威胁的三大病原微生物之一。尤其在我国,抗菌药物过多使用甚至滥用的现象不容乐观,据世界卫生组织在国际范围内的调查,住院患者中应用抗生素的约占 31.7%。而我国住院患者中使用抗生素的情况大大超过国际水平,据统计大量住院患者大部分使用抗生素,其中用于治疗性的为 30%~40%,用于预防性的接近 50%,约近 2/3 的患者采用联合应用抗菌药物。对于抗生素的过分依赖和广泛使用,导致了大量的耐药菌产生,抗生素成为了威胁人类健康的"隐形杀手"。细菌的耐药现象几乎无一例外是由人类自身滥用或不规范使用抗生素所造成的,抗生素作用于细菌的 DNA 分子复制或蛋白质分子合成的同时,也会刺激它们的基因结构发生改变,出现"耐药基因",即对抗生素产生抵抗作用。

全世界花费大量的人、财、物力来不断地研制十分昂贵的新生代抗生素,对付业已顽固和棘手的细菌耐药问题。但是纵观细菌的耐药发展历史,可以发现,某种新的抗生素推出不久,就有一批新的耐药病菌出现。一种抗生素从研制到临床使用大约要 10 年左右时间,而这一代药物的耐药病菌出现往往只需二三年,抗生素的研制速度似乎永远赶不上耐药病菌的繁殖速度。许多医药专家无不忧心忡忡地说:"抗生素的滥用意味着抗生素时代的结束"。因此,大力推行合理应用抗菌药物刻不容缓。

## 一、抗菌药物应用中存在的问题

抗菌药物是防治感染性疾病的主要药物,临床应用十分广泛,在我国由于各种因素的影响,抗菌药物不合理应用现象普遍存在,导致耐药菌株越来越多,临床疗效越来越差,感染越来越难控制,不良反应日益增多。目前抗菌药物应用主要存在以下几方面问题。

1.无指征滥用抗菌药物或选择不当　门诊一些发热病人,包括非感染性发热者,往往是边用抗菌药物治疗,边做检查。其中一些病毒性感染无抗菌药物使用指征,滥用抗菌药物现象普遍存在。比较常见的上呼吸道感染,除对症给药外,常使用一种或两种抗菌药物。事实上病毒引起上呼吸道感染占90%以上,抗菌药物对病毒的感染治疗是无效的。只有当病毒感染损伤了局部黏膜,致病菌入侵引起细菌感染,才需使用抗菌药物。其他例如麻疹、水痘等病毒性疾病临床亦常见合用抗菌药物治疗。在根据病情选用抗菌药物治疗的同时,还要注意病人的肝、肾功能及有无过敏史。如慢性肝病及肝功能不良的病人,应尽量避免或慎用对肝脏有损害或主要在肝脏代谢的药物,如氯霉素、四环素、红霉素等。肾功能不全的患者,应避免使用肾毒性较大的氨基糖苷类、头孢菌素类抗生素。喹诺酮类抗生素是否对幼童、未成年人的软骨发育有损害国内外专家看法均不一致,在其他抗生素可供选择的情况下以不使用喹诺酮类为妥。以往有过敏史的药物要慎用或不用。

2.药物使用不当　问题主要集中在以下几个方面:①用药剂量偏高或偏低。药物有其常用量,剂量增加时,疗效可适当提高,但毒性反应随剂量增加而加重。有的药物剂量增加,疗效并不提高。如四环素超过机体需要量而被排泄,用量太小特别是低于最小有效量则达不到药物治疗的作用。如1岁儿童服用红霉素片每次10mg,每天3次,总疗程2天。红霉素常用量为$25\sim50mg/(kg\cdot d)$,10mg达不到有效剂量,而且易产生耐药菌株。②用药疗程过长,不及时更换或调换频繁。抗菌药物的血药浓度达到稳态发挥抗菌作用至少需要$4\sim5$个半衰期,需$2\sim3$天。所以抗菌药物频繁更换不能发挥疗效。而有时候因各种因素随意延长抗菌药物疗程的情况亦随时可见。③给药方法不当。如青霉素、先锋霉素、庆大霉素、红霉素等全日剂量1次静脉滴注,造成给药间隔时间过长,难以维持血药浓度。应根据药物本身性质结合病人的年龄及肾功能情况予以适当调整。④配伍不合理。如静止期杀菌药庆大霉素与丁胺卡那霉素联合应用,两者都干扰细菌蛋白质的合成,作用环节相同,而其肾毒性及耳毒性增加。红霉素与林可霉素合用,两药均作用于细菌核糖体50s亚基,而红霉素对50s亚基的亲合力大于林可霉素,两药合用时不仅不能增强抗菌疗效,反而影响林可霉素的作用。⑤溶媒选择不当。静脉滴注抗菌药物选用的溶媒不当直接影响治疗效果。如乳糖酸红霉素以10%葡萄糖液为溶媒,由于红霉素最稳定的pH值为$6.0\sim8.0$,而10%葡萄糖液的pH值为$3.2\sim5.5$,使红霉素降效。

3.未注意特殊人群用药问题　儿童的身体及各器官功能正处于健康发育时期,尤为特殊的是新生儿必须经过一系列迅速和连续的解剖学和生理学变化,来尽快适应新的环境。因此,幼儿及新生儿对大多数药物的药代动力学及药效学与成人之间有显著的区别。老年人生理功能低下,在应用抗菌药物时,由于肾功能低下,药物排泄降低,半衰期延长,血药浓度增高,毒性也增加,并且大剂量长期应用可因机体抵抗力下降而容易发生细菌感染和菌群失调症。哺乳期妇女、肝肾功能不全病人等特殊人群用药亦因情况不同而合理使用药物,避免造成严重后果。

为避免抗菌药的不合理应用,需注意药物的适应证、配伍、个体差异联合用药,以减少药物的不良反应,保证用药安全有效。

## 二、抗菌药物临床应用的基本原则

抗菌药物的临床应用所涉及科室及人群相当广泛,正确合理应用抗菌药物是提高疗效、降低不良反应发生率以及减少或减缓细菌耐药性发生的关键。使用抗菌药物前应明确以下几点:①应用抗菌药物的临床指征;②选择抗菌药物的类型及给药方案是否正确、合理;③是否存在肝肾功能等器官功能不全;④对某一种或某一类药物产生过敏时,应尽量避免再次使用;⑤注意孕妇、哺乳期妇女、老年人、婴幼儿等人群用药。临床应用抗菌药物的基本原则如下。

1.明确应用抗菌药物的指征,根据病原种类及细菌药物敏感试验结果选用抗菌药物　根据患者的症状、体征及血、尿常规等实验室检查结果,初步诊断为细菌性感染者以及经病原检查确诊为细菌性感染者方有指征应用抗菌药物;由真菌、结核分枝杆菌、非结核分枝杆菌、支原体、衣原体、螺旋体、立克次体及部分原虫等病原微生物所致的感染亦有指征应用抗菌药物。缺乏细菌及上述病原微生物感染的证据,诊断不能成立者,以及病毒性感染者,均无指征应用抗菌药物。尽早查明感染病原,根据病原种类及细菌药物敏感试验结果选用抗菌药物。开始用药前应尽快提供病原学证据,在给予抗菌药物之前多次留取血培养可提高感染性心内膜炎、菌血症及败血症等的病原菌检出率。痰中杂菌多,并混有唾液,尤其是非有创性操作留取的痰标本,很难确定致病菌,采集标本前清洁口腔、鼓励深咳嗽,雾化吸入高渗盐水等可望获得较合格的痰标本,送相关科室涂片及痰培养。对某些不典型病原体、真菌、组织胞浆菌等感染可采用血清学监测,有助于诊断的明确。

分离及鉴定病原菌后必须做细菌的药物敏感试验,有条件的单位应同时测定联合药敏,并保留细菌标本,供做血清杀菌活性试验。联合药敏对免疫缺陷患者伴发感染时有重要意义,选用体外联合药敏试验存在协同作用的药物可提高疗效。也有认为应用强大抗菌活性的单一广谱抗菌药物如头孢他啶、美罗培南等可获得较好疗效,而不良反应较联合用药少。如存在严重感染,应在临床诊断的基础上根据患者的发病情况、发病场所、原发病灶、基础疾病等推断最可能的病原菌,并结合当地细菌耐药状况立即开始经验性治疗,不必为等待病原体检查和药物试验结果而延误治疗时机。获知细菌培养及药敏结果后,对疗效不佳的患者调整给药方案。

2.按照药物的抗菌作用特点及其体内过程特点选择用药　各种抗菌药物的药效学(抗菌谱和抗菌活性)和药代动力学、药效学、不良反应等特点不同,因此各有不同的临床适应证。药敏结果获知后是否调整用药仍应以经验治疗后的临床疗效为主要依据。因抗菌药物不同品种在适应证、抗菌活性、药代动力学(吸收、分布、代谢、消除半衰期、各种给药途径的生物利用度等)、药效学、不良反应等方面存在差异,因此即使是同类(青霉素类、头孢菌素类、喹诺酮类、氨基糖苷类等)或同代(第一、二、三、四代头孢菌素等)药物之间也不宜彼此混用或替代。

临床医师应根据各种抗菌药物的上述特点,按临床适应证正确选用抗菌药物。临床上无指征或指征不强的用药例子很多,如以氨苄西林、哌拉西林治疗产青霉素酶葡萄球菌感染(两者均不耐青霉素酶)或第三代头孢菌素治疗严重金葡菌感染(对球菌作用不如第一代强),以氨基糖苷类(对引起社区感染获得性呼吸道感染的链球菌属作用不强)作为治疗急性呼吸道感染的门诊急诊一线用药等。

3.抗菌药物治疗方案应综合患者病情、病原菌种类及抗菌药物特点制订　根据病原菌、感染部位、感染严重程度和患者的生理、病理情况制订抗菌药物治疗方案,包括抗菌药物的选用品种、剂量、给药次数、给药途径、疗程及联合用药等。在制订治疗方案时应遵循下列原则。

(1)品种选择:根据病原菌种类及药敏结果选用抗菌药物。

(2)给药剂量:按各种抗菌药物的治疗剂量范围给药。治疗重症感染(如败血症、感染性心内膜炎等)和抗菌药物不易达到部位的感染(如中枢神经系统感染等),抗菌药物剂量宜较大(治疗剂量范围高限);而治疗单纯性下尿路感染时,由于多数药物尿药浓度远高于血药浓度,则可应用较小剂量(治疗剂量范围低限)。

(3)给药途径

1)尽量口服给药:轻症感染可接受口服给药者,应选用口服吸收完全的抗菌药物,不必采用静脉或肌内注射给药。重症感染、全身性感染患者初始治疗应予静脉给药,以确保药效;病情好转能口服时应及早转为口服给药。

2）抗菌药物的局部应用宜尽量避免：皮肤黏膜局部应用抗菌药物后，很少被吸收，在感染部位不能达到有效浓度，反易引起过敏反应或导致耐药菌产生，因此治疗全身性感染或脏器感染时应避免局部应用抗菌药物。抗菌药物的局部应用只限于少数情况，例如全身给药后在感染部位难以达到治疗浓度时可加用局部给药作为辅助治疗。此情况见于治疗中枢神经系统感染时某些药物可同时鞘内给药；包裹性厚壁脓肿脓腔内注入抗菌药物以及眼科感染的局部用药等。某些皮肤表层及口腔、阴道等黏膜表面的感染可采用抗菌药物局部应用或外用，但应避免将主要供全身应用的品种作局部用药。局部用药宜采用刺激性小、不易吸收、不易导致耐药性和不易致过敏反应的杀菌剂，青霉素类、头孢菌素类等易产生过敏反应的药物不可局部应用。氨基糖苷类等耳毒性药不可局部滴耳。

（4）给药次数及疗程：为保证药物在体内能最大地发挥药效，杀灭感染灶病原菌，应根据药代动力学和药效学相结合的原则给药。青霉素类、头孢菌素类和其他 β-内酰胺类、红霉素、克林霉素等消除半衰期短者，应一日多次给药，半衰期长的品种可相应延长给药间隔时间。氟喹诺酮类、氨基糖苷类等可一日给药一次（重症感染者例外）。抗菌药物疗程因感染不同而异，一般宜用至体温正常、症状消退后 3～4 天，如有局部脓肿或病灶需待局部病灶基本吸收后停药。如临床疗效欠佳，急性感染在用药后 2～3 天后应考虑调整治疗方案。败血症、感染性心内膜炎、化脓性脑膜炎、伤寒、布鲁菌病、骨髓炎、溶血性链球菌咽炎和扁桃体炎、深部真菌病、结核病等需较长的疗程方能彻底治愈，并防止复发。

（5）抗菌药物的联合应用要有明确指征：具体见本节"四、抗菌药物的联合应用"。单一药物可有效治疗的感染，不需联合用药，仅在有指征时联合用药。

4.根据患者的生理、病理状态合理用药　新生儿体内酶系发育不完全，血浆蛋白结合药物的能力较弱，肾小球滤过率较低，按体重计算抗菌药物用量后，其血药浓度比儿童及成人要高，消除半衰期也较长。出生 30 天期间，新生儿的酶系、肝、肾功能不断发育完善，宜按日龄调整剂量或给药间期。

老年人的血浆白蛋白减少是普遍存在现象，肾功能亦随年龄增大逐渐减退，因此采用同等剂量药物后血药浓度较青壮年为高，消除半衰期也延长。老年人应用抗菌药物，需根据肾功能情况给予调整，定期监测血药浓度，以确保用药安全。

孕妇肝脏易遭受药物损害，应避免采用四环素类（静滴较大量容易引起肝脂肪变性）和依托红霉素（无味红霉素，导致丙氨酸氨基转移酶升高或胆汁淤积性黄疸）。氨基糖苷类可进入胎儿循环系统，孕妇应用后有损胎儿听力的可能，故应慎用或避免使用庆大霉素、链霉素和阿米卡星等药物。

肾功能减退的患者应避免使用肾毒性抗菌药物，应用主要自肾排泄的药物时，应减量使用。在血液透析患者中使用抗菌药物时，应考虑药物是否可经过血液透析滤过而影响疗效。

5.给予综合性治疗措施　在应用抗菌药物治疗细菌感染的过程中，必须充分认识到人体免疫功能的重要性，过分依赖抗菌药物的功效而忽视人体内在因素是治疗失败的重要原因之一。在应用抗菌药物的同时，必须尽力改善患者全身状况，给予纠正水、电解质和酸碱平衡紊乱等各种综合性措施，改善微环境，补充血容量，输血、血浆、血清白蛋白或氨基酸，处理原发病和局部病灶等，均不可忽视。

# 三、在消化系统疾病中抗菌药物临床应用

## （一）抗菌药物的预防性应用

预防用药占抗菌药物临床应用总量的相当比例，据国内外有的报道占 30%～40%，有的甚至达到 50% 以上。在内科（包括儿科）领域，抗菌药物大多用以预防肺部细菌性并发症，或用于病毒性感染，如流感或

上呼吸道感染等,以防止继发细菌感染。发热、昏迷、休克、心衰等患者普遍采用抗菌药物预防感染,采用肾上腺皮质激素者也常同时应用抗菌药物。而在这些患者中预防用药,既缺乏指征也收不到相应疗效,反而造成一系列不良后果。

1.内科及儿科预防用药原则

(1)用于预防一种或两种特定病原菌入侵体内引起的感染,如伤口(金葡菌、大肠埃希菌等)或血循环(草绿色链球菌、粪肠球菌等)而发生感染,可能有效;如目的在于防止任何细菌入侵,则往往无效。

(2)预防在一段时间内发生的感染可能有效;长期预防用药,常不能达到目的。

(3)患者原发疾病可以治愈或缓解者,预防用药可能有效。原发疾病不能治愈或缓解者,或用于如免疫缺陷者,预防用药应尽量不用或少用。对免疫缺陷患者,宜严密观察其病情,一旦出现感染征兆时,在送检有关标本作培养同时,首先给予经验治疗。

(4)通常不宜常规预防性应用抗菌药物的情况:普通感冒、麻疹、水痘等病毒性疾病,昏迷、休克、中毒、心力衰竭、肿瘤、应用肾上腺皮质激素等患者。

2.预防用药在消化内科系统疾病中应用　器官移植患者预防乙型肝炎,应服药拉米夫定,成人每日口服 100mg,自移植前 4 周起至移植后 12 个月。霍乱密切接触者可服用多西环素每日 300mg 顿服或四环素 0.5g,每日 4 次,服用 3 天。疟疾的预防可用乙胺嘧啶与磺胺多辛的复方制剂作为预防用药,每 2 周 1 次,每次服用乙胺嘧啶 50mg 与磺胺多辛 1g,连用不宜超过 3 个月,严密注意发生严重皮炎的可能,预防服药应在进入疫区前 2 周开始,离开后继续服药 6 周。

3.外科预防用药原则

(1)外科手术预防用药目的:预防手术后切口感染,以及清洁—污染或污染手术后手术部位感染及术后可能发生的全身性感染;减少因术后感染而延长住院的时间,节省费用。

(2)外科手术预防用药基本原则:主要根据手术野有否污染或污染可能,决定是否预防用抗菌药物。

1)清洁手术:手术野为人体无菌部位,局部无炎症、无损伤,也不涉及呼吸道、消化道、泌尿生殖道等人体与外界相通的器官。手术野无污染,通常不需预防用抗菌药物。仅在下列情况时可考虑预防用药:手术范围大、时间长、污染机会增加;手术涉及重要脏器,一旦发生感染将造成严重后果者,如头颅手术、心脏手术、眼内手术等;异物植入手术,如人工心瓣膜植入、永久性心脏起搏器放置、人工关节置换等;高龄或免疫缺陷者等高危人群。

2)清洁—污染手术:上、下呼吸道,上、下消化道,泌尿生殖道手术,或经以上器官的手术,如经口咽部大手术、经阴道子宫切除术、经直肠前列腺手术,以及开放性骨折或创伤手术。由于手术部位存在大量人体寄殖菌群,手术时可能污染手术野引致感染,故此类手术需预防用抗菌药物。

3)污染手术:由于胃肠道、尿路、胆道体液大量溢出或开放性创伤未经扩创等已造成手术野严重污染的手术。此类手术需预防用抗菌药物。术前已存在细菌性感染的手术,如腹腔脏器穿孔腹膜炎、脓肿切除术、气性坏疽截肢术等,属抗菌药物治疗性应用,不属预防应用范畴。

4)外科预防用抗菌药物的选择:抗菌药物的选择视预防目的而定。为预防术后切口感染,应针对金黄色葡萄球菌(以下简称金葡菌)选用药物。预防手术部位感染或全身性感染,则需依据手术野污染或可能的污染菌种类选用,如结肠或直肠手术前应选用对大肠埃希菌和脆弱拟杆菌有效的抗菌药物。选用的抗菌药物必须是疗效肯定、安全、使用方便及价格相对较低的品种。

5)给药方法:接受清洁手术者,在术前 0.5～2 小时内给药,或麻醉开始时给药,使手术切口暴露时局部组织中已达到足以杀灭手术过程中入侵切口细菌的药物浓度。如果手术时间超过 3 小时,或失血量大(> 1500ml),可手术中给予第 2 剂。抗菌药物的有效覆盖时间应包括整个手术过程和手术结束后 4 小时,总的预防用药时间不超过 24 小时,个别情况可延长至 48 小时。手术时间较短(<2 小时)的清洁手术,术前用药一次即可。接受清洁—污染手术者的手术时预防用药时间亦为 24 小时,必要时延长至 48 小时。污染手术可依据患者情况酌量延长。对手术前已形成感染者,抗菌药物使用时间应按治疗性应用而定。

6)应用抗菌药物预防外科手术后感染可获得一定效果,但不能替代严格的手术操作。遵循严格消毒措施,掌握无菌和细微的操作技术,减少组织损伤及出血等,尽量减少操作时间,对于防止和减少术后感染具有重要的作用。近年来抗菌药物预防性应用的范围有扩大趋势,例如对 ICU 病房内应用呼吸机的患者采用抗菌药物消除口咽部可能存在的细菌,减少发生肺部感染的几率。

4.预防用药在消化外科的应用

(1)上消化道手术:除胃酸分泌失常和胃蠕动失常外,上消化道手术后感染发生率较低,预防用药仅适用于高危患者,包括肥胖、幽门梗阻、胃酸分泌减少、胃蠕动缓慢者,可选用头孢唑啉 1g 或头孢呋辛 1.5g,肌注或静滴。部分患者可于 12 小时后再应用一次。

(2)胆道手术:预防用药指征主要为高危患者,如年龄超过 70 岁,以往有胆管手术病史、胆总管结石、急性胆囊炎,曾行胆管—小肠吻合术者。感染主要由肠杆菌科细菌、链球菌引起,亦可为沙雷菌属、假单胞菌属和厌氧菌等。术前应用头孢唑啉 1g 单药静滴或头孢呋辛 1.5g,肌注或静滴。根据病情伴有胆囊或胆管感染者可于手术后采用相应抗感染治疗。

(3)腹部穿刺伤急诊手术:术前采用哌拉西林 2g 静滴加甲硝唑 0.5g 静滴;如有肠穿孔,术后同量,每 8 小时 1 次,连用 2~5 天。病原菌有大肠埃希菌、脆弱拟杆菌等。

(4)阑尾手术:单纯阑尾炎而无穿孔者是否需要预防用药目前意见尚不一致。有穿孔或阑尾呈坏疽型者,可能继发弥漫性或局限性腹膜炎。预防用药也是治疗措施,可于睡前用头孢唑啉(或氨苄西林 2g、哌拉西林 2g)加甲硝唑 0.5g 静滴,术后同量,每 8 小时一次,连续用药 4~5 天。也可选用克林霉素 600mg 每 6 小时一次,加庆大霉素 1.5mg/kg,每 8 小时一次,疗程 5 天以上。

(5)结肠、直肠手术:手术前晚清洁灌肠,术前 1 天下午 1、2 时和 11 时口服新霉素(或卡那霉素)和红霉素各 1g,也可应用新霉素 1g 加甲硝唑 0.5g 或克林霉素 0.6g 口服。诱导麻醉时用头孢唑啉 1g 加克林霉素 0.6g 或甲硝唑 0.5g 静滴。急诊手术则应静脉滴注头孢唑啉 1~2g 加甲硝唑 0.5g。术后是否用药,则意见不统一。

## (二)抗菌药物的治疗性应用

临床上发热的原因多种多样,并非所有发热都是感染引起的,其他包括过敏、肿瘤、中枢性热等非感染因素,而引起感染的病原体也包括细菌、病毒、真菌、衣原体、支原体、立克次体、寄生虫等。抗菌药物主要对细菌性感染有效,且大多数抗菌药物均伴有一定程度的副反应,如应用不慎可对机体造成不可挽回的损害。如青霉素类药物的过敏性反应特别是过敏性休克,氨基糖苷类的耳、肾毒性,氯霉素的再生障碍性贫血等均可导致患者残疾甚至死亡。因此,抗菌药物的应用必须有明确的临床指征,虽有一定程度的风险但必须为之,但如指征不明确或无指征用药,或轻度感染滥用药物,则可能带来不必要的损失,甚至给个人及社会带来严重的后果。

抗菌药物的治疗性应用必须有明确的适应证,需有较为明确的临床诊断,有条件的医院需有病原微生物的证据。临床上很多细菌性疾病由固定种属所引起,如丹毒、猩红热、立克次体病、伤寒、布鲁菌病、炭疽、鼠疫等,确立临床诊断后即可明确病原体,而这些病原体对某些抗菌药物常具有一定程度的敏感性。而有些疾病如肺炎、脑膜炎、尿路感染等,其病原体多种多样,且各种病原体对药物的作用亦有差别,因而对抗菌药物的选用要求较高。有条件的医院,对严重危及生命的一些感染,如败血症、脑膜炎、感染性心内膜炎等,应尽可能明确病原体,并在抗菌药物应用前多次作血培养、脑脊液培养或其他标本涂片及培养,完善药物敏感试验,然后根据临床情况及经验予以相应抗感染治疗。根据临床疗效及药敏结果调整治疗方案。对轻中度感染如伤口感染、泌尿系感染、上呼吸道感染等,仍需检查病原体并作药敏试验,供选用抗菌药物或调整治疗时参考。

## 四、抗菌药物的联合应用

1.抗菌药物联合应用　抗菌药物联合用药的目的是扩大抗菌谱,增强疗效,使用一种药无法达到抗菌目的,减少药物用量,减少或避免毒副作用,减少或延缓耐药菌株的产生。而联合用药在体外或动物实验中可获得"无关""累加""协同"和"拮抗"四种作用,而在人体内除非有严格临床对照试验,这些作用不易判断及鉴别,为鉴定所以联合用药是否有效,可作血清杀菌活性试验。

一般将抗菌药物分为四类:第一类繁殖期或速效杀菌剂,如青霉素类、头孢菌素类,这些杀菌剂对细胞壁生物合成旺盛时期的敏感菌特别有效,对已形成细胞壁的细菌无抗菌作用,故称为繁殖期杀菌剂。氟喹诺酮类抗菌药物的作用机理是抑制细菌核酸代谢而发挥杀菌作用,也属于速效杀菌剂。第二类静止期或慢效杀菌剂,如氨基糖苷类、多肽类,主要作用于细菌蛋白质合成过程,本类药物对静止期细菌的杀灭作用较强,故称为静止期杀菌剂。第三类速效抑菌剂,仅作用于分裂活跃的细菌,属生长期抑菌剂,如四环素类、大环内酯类、林可霉素类,它们的作用机理相同,均是抑制细菌的蛋白质合成,从而产生快速抑菌作用,而不是杀菌作用。第四类为慢效抑菌剂,其通过干扰敏感菌的叶酸代谢而抑制其生长繁殖,如磺胺类及抗菌增效剂。

第一类繁殖期杀菌剂和第二类静止期杀菌剂,因第一类药物使细菌细胞壁的完整性被破坏后,第二类药物易于进入细胞内作用靶位所致,合用可以获得增强和协同作用,第一类速效杀菌剂不能和第三类速效抑菌剂联合,因第三类药物能迅速抑制细菌蛋白质合成,使细菌处于停止生长繁殖的静止状态,致使第一类繁殖期杀菌剂不能充分发挥作用,降低药效,容易出现拮抗作用。第一类繁殖期杀菌剂与第四类慢效抑菌剂合用,虽然一般无增强或减弱的影响,不会有重大影响或发生拮抗作用,但由于第一类对代谢受到抑制的细菌的杀灭作用较差,故一般不宜联合应用。第二类和第三类、第四类联用,常常可以获得协同和相加作用。第三类与第四类合用,由于都是抑菌药,一般可获得协同作用。第四类与第三类不同,对第一类的抗菌活性无重要影响,合用后有时可产生累加作用。应该指出上述资料多来自体外与动物试验在特定条件下的观察,与临床实际不尽相同,仅供参考。抗菌药物的各种联合所产生的作用,可因不同菌种和菌株而异,药物剂量和给药顺序也会影响测定结果。

同一类抗菌药物,如果作用机理不同,一般表现协同作用,可以考虑合用。如青霉素与氟喹诺酮类同属第一类杀菌剂,它们之间联用呈协同作用。同一类抑菌药物,如果作用机制或作用方式相同以不合用为宜,如红霉素和氯霉素或林可霉素作用机理相同,都是作用于细菌核糖体的 50s 亚基,抑制肽链的延长,阻碍细菌蛋白质合成而产生快速抑菌作用,它们联用时因竞争结合靶位而出现拮抗作用。氨基糖苷类之间的链霉素、庆大霉素、卡那霉素等不宜联用,否则将增强耳、肾毒性。

临床上不合理应用联合用药,有可能产生不良后果:如增加毒性反应、过敏性反应等不良反应发生率,尤其是联合用药中个别剂量未减少时;使耐药菌株增多;容易出现二重感染;浪费药物,增加个人及社会负担;给人一种虚伪的安全感,延误正确治疗。

2.联合用药的适应证　联合应用抗菌药物的适应证较单独用药更为严格,明确适应证如下。

(1)病原菌未明的严重感染:病原菌未查明的严重感染病人,往往患者其他严重的基础疾病,常常不能等待相应的病原学检查结果,可在采取有关标本后进行病原学检查后立即给予抗菌药物联合应用,选用广谱抗菌药物,之后根据病原学检查结果以及药敏结果调整用药。

(2)单一抗菌药物不能控制的严重混合感染:感染性心内膜炎以及血液病、肿瘤等病人伴发的各种严重感染如败血症,肺炎等,单一抗菌药物往往不能有效控制感染,应该联合用药。

(3)单一抗菌药物不能有效控制的混合感染:混合感染常见于消化道穿孔所致的腹膜炎、胸腹部严重创伤后,病原菌常为多种需氧菌与厌氧菌混合感染,有联合应用抗需氧菌如哌拉西林,第二、三代头孢菌素等和抗厌氧菌如甲硝唑、克林霉素等的指征。

(4)长期用药细菌有可能产生耐药者:常见于如结核、慢性尿路感染、慢性骨髓炎等病人。抗结核药如异烟肼、利福平、链霉素等长期单独应用容易导致结核杆菌产生耐药,联合用药后耐药菌产生的机会明显减少。目前常用三联或四联疗法,但即使应用近年来多应用的多联疗法,多重耐药的结核杆菌仍在不停涌现,导致一度受控制的结核病可能再度泛滥。

(5)用以减少药物毒性反应:如两性霉素 B 和氟尿嘧啶合用治疗深部真菌,前者用量可减少,从而减少毒性反应,有利于疗程的完成。

(6)临床感染一般用二药联用即可,常不必要三药联用或四药联用,以避免造成耐药、浪费以及增加毒副反应。由于药物协同抗菌作用,联合用药时应将毒性大的抗菌药物剂量减少,如两性霉素 B 与氟尿嘧啶联合治疗隐球菌脑膜炎时,前者的剂量可适当减少,从而减少其毒性反应。联合用药时宜选用具有协同或相加抗菌作用的药物联合,如青霉素类、头孢菌素类等其他 β-内酰胺类与氨基糖苷类联合,两性霉素 B 与氟尿嘧啶联合。联合用药通常采用 2 种药物联合,3 种及 3 种以上药物联合仅适用于个别情况,如结核病的治疗。此外必须注意联合用药后药物不良反应将增多。

## 五、特殊病人的抗菌药物应用

### (一)肾功能减退患者抗菌药物的应用

许多抗感染药物排泄的途径主要经肾小球滤过、肾小管分泌而排出体外,且一些抗感染药物本身具有肾毒性,肾功能减退的患者接受抗菌药物治疗时经肾脏排泄的药物及代谢产物可在体内发生积聚,以致发生毒性反应,因此肾功能减退时必须根据患者的具体情况调整用药方案,使得抗感染治疗有效而又安全。

肾功能减退患者应用抗菌药物的基本原则是:①尽量避免使用肾毒性抗菌药物,确有应用指征时,必须调整给药方案;②根据感染的严重程度、病原菌种类及药敏试验结果等选用无肾毒性或肾毒性低的抗菌药物;③根据患者肾功能减退程度以及抗菌药物在人体内排出途径调整给药剂量及方法。

根据抗菌药物的体内过程特点及其肾毒性的大小,其在肾功能减退患者感染时选用以下 4 种情况:①维持原剂量或剂量略减:属此类者主要包括由肝脏代谢或主要由肝胆系统排泄的大环内酯类,如红霉素、螺旋霉素等;利福平、多西环素等,青霉素类和头孢菌素类中肾和肝均为重要排泄途径的部分品种亦属此类,如氨苄西林、美洛西林、头孢哌酮、头孢曲松等。但在肾功能中度以上损害时则需减量使用。氯霉素和两性霉素 B 虽然肾功能减退时血半衰期仅轻度延长,但由于该两药具有明显的血液系统和肾毒性,因此,宜根据病情,权衡利弊后再予以减量应用;②剂量需适当调整:此类药物无明显肾毒性,或仅有轻度肾毒性,但由于排泄途径主要为肾脏,肾功能减退时血半衰期明显延长,药物可在体内积聚。因此在肾功能轻、中、重度减退时均需适当调整药物剂量。如青霉素、头孢菌素的大多数品种,头孢他啶、头孢噻肟、头孢唑啉、头孢孟多等。氟喹诺酮类中的氧氟沙星、依诺沙星、诺美沙星亦属此类。肾功能不全患者如按原剂量应用这些药物时,可因血液浓度或组织体液浓度过高而导致不良反应,例如青霉素血浓度大于 100mg/L 或脑脊液浓度大于 8mg/L 时则导致"青霉素脑病"的可能,在青霉素应用每日 1000 万单位以上,而 Ccr<

20ml/min 时尤易;③避免使用或确有应用指征时需在血药浓度监测下减量应用:此类药物均有明显肾毒性,且主要经肾排泄。氨基糖苷类、万古霉素、多黏菌素等均属此种情况。氨基糖苷类和万古霉素需进行血药浓度监测以调整剂量。多黏菌素肾毒性大,肾功能减退者可减量使用,但宜以毒性低、抗菌作用相仿的药物,如新一代的头孢菌素类代替;④不宜应用:此类药物主要为四环素类(除多西环素外),呋喃妥因和萘啶酸。

### (二)肝功能减退患者抗菌药物的应用

肝脏功能十分复杂,许多药物包括抗菌药物经由肝脏生物转化、解毒和清除。肝功能损害时药物的体内过程受到不同程度的影响。由于目前常用的肝功能检验不能作为调整抗菌药物用药方案的依据,故肝功能减退者,抗菌药物的选用及给药方案可参考肝功能减退对药物体内代谢的影响程度和肝病对该类药物发生毒性反应的可能性。

一般可将肝功能减退时抗菌药物的应用分为以下几种情况。

1.药物主要经肝脏清除 肝功能减退时,药物清除明显减少,但无明显毒性反应发生,故仍可应用,但需谨慎,必要时减量应用,主要包括大环内酯类药物(不包括红霉素酯化物)、林可霉素、克林霉素、螺旋霉素、麦迪霉素、罗红霉素及阿奇霉素等,主要经胆汁排泄,在胆汁中浓度较高,相当量的药物可能在肝内代谢灭活,少量随尿排出。肝功减退时,药物排泄较慢,但无明显肝毒性发生,因此可谨慎应用,按原治疗量或减量。克林霉素与林可霉素在肝内代谢,随胆汁及粪便排出,肝功减退时其清除半衰期明显延长,血药浓度升高,可引起血清转氨酶升高,但转氨酶的升高和高胆红素血症可能由药物干扰比色测定所致,并非肝毒性反应,故应慎用,并需减量给药。

2.主要经肝或相当量经肝清除 肝功能减退时药物清除及代谢减少,导致毒性反应发生。包括氯霉素、氨苄西林酯化物、红霉素酯物、利福平、异烟肼、两性霉素 B、四环素类、磺胺药及酮康唑、咪康唑,肝功能减退时应避免应用。

3.药物经肝、肾两途径清除 肝功能减退时血药浓度略升高,如同时有肾功损害时,则血药浓度升高尤为明显。严重肝病时应减量应用,属此类的有脲基青霉素中的美洛西林、哌拉西林、头孢哌酮、头孢曲松、头孢噻肟、头孢噻吩等。此外头孢哌酮、头孢曲松、头孢孟多在肝病时易引起凝血功能障碍,主要抑制维生素 K 合成,从而使凝血因子合成不足及血小板减少,应予注意。

4.药物主要经肾排泄 肝功减退时不需调整剂量,包括青霉素、头孢唑啉、头孢他定、亚胺培南等药物,氨曲南、磷霉素、万古霉素、多黏菌素及喹诺酮类药物(不包括培氟沙星),肝功减退时,选用这类药物最安全。对氨基甙类药物,尽管主要经肾脏排泄,但肝病患者肾毒性发生率明显增高,因此肝功能减退者应同时注意。

肝功减退者细菌感染,一般根据感染部位及病原菌类型,选用适宜抗菌药物,避免应用肝毒性药物,除败血症外,一般不采用两种抗菌药物联合应用。其疗程根据临床情况而定,症状好转后,仍应延长疗程,以免感染复发,一般极重感染不短于 3 周。

### (三)老年患者抗菌药物的应用

老年人由于生理功能减退和组织器官萎缩等各方面原因,老年人更容易患感染性疾病,尤其是严重细菌性感染。在抗菌治疗中的不良反应发生率也高于青年人,必须根据老年人的特点制定抗感染方案。

1.老年人药物体内过程的特点

(1)肾功能生理性减退,药物消除半衰期延长,血药浓度升高,感染时需按肾功能减退程度调整给药方案。血肌酐值不能正确反映肾功能状态,宜以肾小球滤过率或肌酐清除率作为评判肾功能的指标。

(2)老年人心输出量减少、肝血流量减少,药物在肝脏的代谢、解毒、消除功能降低。

(3)组织器官退化、防御免疫功能降低,胃、胆汁和尿中常有细菌生长。

(4)肌肉萎缩,脂肪增多,全身含水量减少,脂肪组织中药物浓度升高。

(5)血清白蛋白减少,血中游离药物浓度增高。

2.老年人感染特点

(1)易发生细菌感染,由于老年人的组织器官功能退化,免疫防御功能降低,易患各种感染。老年人菌尿症、菌血症、败血症、感染性心内膜炎等的发病率明显升高。

(2)老年人感染的临床表现不典型,常出现非特异性症状,如乏力、精神状态改变等,而并不一定伴随发热。对老年患者,无发热者亦需警惕感染的可能,以利早期诊断。

(3)常见肺部感染、慢性支气管炎合并感染、尿路感染、皮肤软组织感染、胆道感染和败血症等。

(4)常见病原菌包括革兰阴性杆菌、金黄色葡萄球菌、肺炎球菌、肠球菌和真菌等。

3.抗菌治疗原则

(1)宜选用杀菌剂,由于免疫功能降低和组织功能退化,细菌的清除更有赖于抗菌药物的杀菌作用,青霉素类和头孢菌素类均为可选,仍应按照患者肾功能调整剂量和给药时间,抗感染疗效需充足。

(2)尽量避免使用肾毒性大的药物,如氨基糖苷类、万古霉素、多黏菌素类等。必须应用时需定期检查尿常规和肾功能,并根据肾功能随时调整给药剂量和间期。需进行血药浓度监测,调整治疗方案,或测定患者的内生肌酐清除率,根据其结果减量用药,不宜以血肌酐作用减量的依据。

(3)老年患者药物不良反应多见,应严密观察。

(4)老年人肝、肾等重要脏器清除功能减退,药物易积蓄,剂量宜采用低治疗量,大剂量青霉素应避免应用,如有指征应用时,1日剂量宜分多次静滴。

(5)严密观察心功能、水和电解质平衡等的变化。

### (四)新生儿患者抗菌药物的应用

新生儿期一些重要器官尚未完全发育成熟,具有与成人及年长儿不同的生理及代谢过程,在此期间其生长发育随日龄增加而迅速变化,这种变化对抗菌药物的药理性质起着重要的作用。新生儿时期具有以下生理及药理学特点:①酶系统不足或缺乏,新生儿各种酶含量少,活性低下,可使某些抗菌药物体内代谢过程发生重大变化,导致药物毒性加大或其他副反应产生;②血浆蛋白与药物结合能力差,其血中游离药物浓度高于成人导致药物的游离部分明显升高;③细胞外液容积较大,较成人所占比例大,药物分布至细胞外液后,排泄相对缓慢,导致药物的半衰期延长;④肾功能发育不全,大多数由肾小球滤过排泄的抗菌药物,血药浓度增高、半衰期延长;⑤免疫系统发育不完全,功能低下,白细胞及淋巴细胞功能低下,容易发生感染。因此新生儿感染使用抗菌药物时需注意以下事项。

1.新生儿感染时应避免应用毒性大的抗菌药物,包括主要经肾排泄的氨基糖苷类、万古霉素、去甲万古霉素等,以及主要经肝代谢的氯霉素。确有应用指征时,必须进行血药浓度监测,据此调整给药方案,个体化给药,以确保治疗安全有效。不能进行血药浓度监测者,不可选用上述药物。

2.新生儿期避免应用或禁用可能发生严重不良反应的抗菌药物,可影响新生儿生长发育的四环素类、喹诺酮类禁用,可导致脑性核黄疸及溶血性贫血的磺胺类药和呋喃类药避免应用。

3.新生儿期由于肾功能尚不完善,主要经肾排出的青霉素类、头孢菌素类等 β-内酰胺类药物需减量应用,以防止药物在体内蓄积导致严重中枢神经系统毒性反应的发生。

4.新生儿的体重和组织器官日益成熟,抗菌药物在新生儿的药代动力学亦随日龄增长而变化,因此使用抗菌药物时应按日龄调整给药方案。另新生儿组织对化学性刺激的耐受性差,不宜肌注药物。

### （五）妊娠期和哺乳期患者抗菌药物的应用

1.妊娠期间孕妇由于激素水平的改变,感染机会增多,除常见的细菌感染外,孕妇罹患真菌感染的机会亦增多,应用抗菌药物需考虑药物对母体和胎儿两方面的影响。由于孕妇的生理学特点,药物在体内的吸收、分布、代谢和消除过程均有不同程度的改变,尤以对分布、消除过程影响较为明显。应用抗菌药物时应考虑以下几点。

1)对胎儿有致畸或明显毒性作用者,如四环素类、喹诺酮类等,妊娠期避免应用。

2)对母体和胎儿均有毒性作用者,如氨基糖苷类、万古霉素、去甲万古霉素等,妊娠期避免应用;确有应用指征时,须在血药浓度监测下使用,以保证用药安全有效。

3)药毒性低,对胎儿及母体均无明显影响,也无致畸作用者,妊娠期感染时可选用。青霉素类、头孢菌素类等 β-内酰胺类和磷霉素等均属此种情况。

美国食品药品管理局(FDA)按照药物在妊娠期应用时的危险性分为 A、B、C、D 及 X 类,可供药物选用时参考。

2.哺乳期患者抗菌药物的应用:哺乳期应用抗菌药物时对乳儿的影响主要与药物分泌至乳汁中的量以及乳儿可自乳汁中摄取的药量有关。哺乳期患者接受抗菌药物后,药物可自乳汁分泌,通常母乳中药物含量不高,不超过哺乳期患者每日用药量的 1%;少数药物乳汁中分泌量较高,如氟喹诺酮类、四环素类、大环内酯类、氯霉素、磺胺甲噁唑、甲氧苄啶、甲硝唑等。青霉素类、头孢菌素类等 β-内酰胺类和氨基糖苷类等在乳汁中含量低。然而无论乳汁中药物浓度如何,均存在对乳儿潜在的影响,并可能出现不良反应,如氨基糖苷类抗生素可导致乳儿听力减退,氯霉素可致乳儿骨髓抑制,磺胺甲噁唑等可致核黄疸、溶血性贫血,四环素类可致乳齿黄染,青霉素类可致过敏反应等。因此治疗哺乳期患者时应避免选用氨基糖苷类、喹诺酮类、四环素类、氯霉素、磺胺药等。哺乳期患者应用任何抗菌药物时,均宜暂停哺乳。

（胡先平）

# 第七章　上消化道出血

## 第一节　概述

### 一、定义与分类

上消化道出血是指十二指肠悬韧带（Treitz 韧带）以上的食管、胃、十二指肠和胆、胰等病变引起的出血，包括胃空肠吻合术后的空肠上段病变出血。

上消化道出血有多种分类方法。依据出血的量与速度可分为慢性隐性失血（仅大便潜血试验阳性）、慢性显性失血[呕血和（或）解柏油样黑粪，不伴急性周围循环衰竭]和急性大出血（24h 内失血量超出 1000ml 或循环血容量的 20%，往往伴有血容量减少引起的急性周围循环衰竭，是临床常见的急危重症）。上消化道出血的病因多种多样，而病因的诊断是临床诊治的关键，故临床也常按常见病因及出血部位分为食管疾病，胃、十二指肠疾病，上消化道邻近器官或组织疾病，全身性疾病，应激所致出血等。近年来，上消化道出血的治疗有了很大的发展，特别是内镜下的治疗措施日新月异，食管-胃底静脉曲张所致上消化道出血的治疗手段与非此原因有很大的不同，故目前最推荐的分类方法是按是否存在食管-胃底静脉曲张，分为非静脉曲张性上消化道出血（NVUGIB）及食管-胃底静脉曲张性出血（EGVB）。NVUGIB 通常为食管、胃及十二指肠的溃疡和黏膜糜烂导致的出血，占上消化道出血的 55%～74%；贲门黏膜撕裂综合征（Mallory-Weiss 综合征）占 2%～7%；血管病变占 2%～3%；肿瘤占 2%～5%。EGVB 占上消化道出血的 5%～14%。

### 二、诊治现状

上消化道出血在临床很常见，是消化系统常见病、多发病及急危重症之一，病死率高达 10%～15%。近年来，尽管诊断水平不断提高，治疗方法不断更新，但文献报道病死率仍高达 7%～10%。如何早期诊断、有效治疗、积极防治、改善预后仍然是目前消化领域研究的热点。

病情评估在急性上消化道大出血的抢救治疗中尤为重要，包括接诊时的初步评估和稍后的全面评估。大出血患者接诊时的初步评估主要针对患者的意识状态和生命体征进行评估，并积极实施液体复苏和经验性药物治疗。在上述措施后，或初次评估患者病情较轻、生命体征平稳时，即应开始进行全面评估，包括对患者病情严重程度、可能的疾病诊断、有无活动性出血、是否需要内镜下治疗干预及出血预后等做出判断。预后评分量表在病情危险程度判定中的作用越来越得到肯定。目前用于 NVUGIB 患者严重程度的评分系统主要包括 Blatchford 评分量表和 Rockall 评分量表。内镜下对溃疡性病变出血的严重程度的判定主要采用 Forrest 分级。对 EGVB 需通过内镜判定静脉曲张程度、Child-Pugh 评分和终末期肝病模型(MELD)等评估出血风险。国外指南多推荐用肝静脉压力梯度(HVPG)来评估静脉曲张出血的危险。当 HVPG>5mmHg(1mmHg=0.133kPa)时,提示门脉压增高;当 HVPG>10mmHg,在无静脉曲张的患者中,该压力可发生静脉曲张;当 HVPG>20mmHg,是预后最差的危险因子,发生静脉曲张出血的危险性明显增高。治疗后 HVPG 下降至 12mmHg 以下或从基线起降幅>20%,静脉曲张出血的危险性下降。但是 HVPG 尚缺乏操作指南和统一标准,目前采用经颈静脉或股静脉将球囊插入的方法来检测,设备和技术要求高,在国内尚未广泛开展。

上消化道出血的各种诊断手段不断进步。内镜是上消化道出血首选的诊断措施,近年来更是随着内镜下治疗手段的更新和发展越来越突出其重要地位。既往,由于急性糜烂性出血性胃炎、Mallory-Weiss 综合征可在短短的几天内愈合而不留痕迹,有些血管畸形在活动性出血或近期出血期才可以看到病变,强调急诊胃镜检查(出血后 24~48h 内进行)对于上消化道出血患者的病因诊治至关重要。目前,多种内镜下止血技术,包括内镜下药物局部注射、热凝治疗和机械止血等的广泛开展,起到了迅速控制出血、防止再出血、积极改善预后的作用。早期的胃镜检查不仅能明确病因,还大大有利于治疗,故现在更强调 24h 内的急诊内镜,即紧急内镜的实施。胶囊内镜与双气囊小肠镜检查是小肠疾病定位、定性诊断的最佳方法,首先可行胶囊内镜检查,若胶囊内镜发现出血部位,则可进一步行双气囊小肠镜实施镜下治疗;若胶囊内镜未发现出血部位,则可进一步行双气囊小肠镜检查明确出血部位。这两种技术对小肠疾病的确诊率高,将逐步替代剖腹探查和术中内镜检查。选择性血管造影技术是目前对胃肠道血管诊断的最佳方法,不仅可以在出血时发现病症,而且可以精确地定位出血部位,更重要的是还可以在非出血期发现出血血管的异常。选择性血管造影可单独显示血管结构,避免其他组织结构的重叠,对病变范围、性质判断较为准确。新兴的多排螺旋 CT 血管成像(CTA)作为一项新颖的影像检查技术,正在逐步得到临床医师的认可。有研究发现,CTA 检查的确诊率明显高于传统血管造影,并且与普通血管造影相比是一项无创的检查,对患者身体条件要求较低,从而易于患者接受。CT 门静脉系统重建成像可以完整显示门静脉主干及肝内分支、脾静脉及肠系膜上静脉,胃底静脉及其侧支循环、食管静脉、脾肾静脉、胃肾静脉等,可以显示曲张静脉的供血血管及异常分流血管,对静脉曲张治疗方法的选择和预后判断有重要意义。

对于大部分上消化道出血仅通过药物治疗即可取得满意效果。抑酸药是治疗 NVUGIB 最关键的药物,它能提高胃内 pH,避免血凝块被消化溶解(pH>4.5),促进血小板聚集(pH>6.0)和纤维蛋白凝块形成,有利于止血和预防再出血。近年来,随着多种质子泵抑制药(PPI)的不断问世与临床应用,减少了内镜及手术止血的需要。而且内镜检查前应用 PPI 可以改善出血病灶的内镜表现,内镜治疗后,应用 PPI 可以降低患者再出血的发生率,并降低病死率。生长抑素类药物可以收缩内脏血管,减少内脏血流并降低门静脉压力,同时抑制胃酸与促胃液素的分泌,而特别适合于 EGVB 患者,也可用于对 PPI 治疗效果不佳的 NVUGIB 大出血患者。虽然对于绝大多数病例仅通过药物治疗就可止血,但对那些反复出血或持续出血的病例,应及时行内镜下干预。消化道出血的介入治疗,是目前治疗研究的又一热点。对于内镜下止血失败,或不能进行内镜下止血治疗时,选择性血管造影下的介入治疗仍不失为一种可选方法。可使用血管造影导管滴注加压素,使小动脉和毛细血管收缩,达到止血的目的,无效者可给予栓塞治疗。对 EGVB 患者,经颈静脉肝内门体分流术(TIPS)是创伤小、恢复快、疗效较肯定的方法,但技术要求高,难以广泛开展,且患者术后规范管理、术后再狭窄等问题都有待进一步解决。药物和上述非手术方法的进展,已使目前选择外科手术止血的病例大大减少。

(王 莹)

# 第二节　病因与发病机制

## 一、食管-胃底静脉曲张破裂出血

肝硬化、门静脉和肝静脉疾病可引起门静脉高压，门脉压力升高时，门脉侧支循环建立以降低门脉循环压力，这些侧支包括：①食管-胃底静脉曲张；②腹壁静脉曲张；③痔静脉扩张。食管-胃底静脉曲张破裂是门脉高压所致上消化道出血的主要机制。食管曲张静脉是否破裂出血，与曲张静脉的程度、压力、张力以及曲张静脉局部及周围支持组织情况有关。

食管静脉曲张的程度与门脉压力呈正相关，门脉压力越高，食管内静脉曲张程度越重，曲张静脉内的压力也就越高，曲张静脉的管壁也越薄，由于食管与胃连接处血管内压力最高，故静脉曲张以食管下段或胃底部最显著。当门脉压力突然升高时，曲张的静脉就可破裂出血，门脉压力持续升高，曲张静脉中的压力就不断增加，管壁变薄，血管半径变大，成为破裂的基本条件。在此基础之上，一旦有诱发因素如发热、情绪激动、呕吐或进食烫及硬的食物等，进一步增高曲张静脉的压力或者损伤曲张静脉，就会发生曲张静脉破裂而大量出血。门脉压力梯度（门脉压-下腔静脉压）在 $11\sim12\text{mmHg}(1.466\sim1.6\text{kPa})$ 者不会出血。

曲张静脉壁张力与局部因素、曲张静脉、门脉压力、曲张静脉管径综合状态有关，是曲张静脉破裂的决定性因素。根据；aplace 定律公式为：曲张静脉壁张力＝$(P1-P2)\times r/w$（P1 为曲张静脉内压力，P2 为食管腔内压力，r 为曲张静脉的半径，w 为曲张静脉壁的厚度），大的曲张静脉与曲张静脉内升高的压力，促使曲张静脉壁的张力增加；如果静脉曲张程度严重，静脉壁薄，即使曲张静脉内压力不很高，但出血的危险性仍很大。曲张静脉周围的组织支持也具有重要意义，血管曲张到一定程度，如其周围有坚强的组织支持，则不至于破裂，但支持组织黏膜面可因炎性反应、糜烂等局部因素所损伤，使组织支持力量减弱而易于破裂。因此，当曲张静脉张力增加到高度危险的程度时，任何增加门脉压力的因素，或周围支持组织有任何缺陷，都会促使曲张静脉破裂出血。

## 二、非食管静脉曲张破裂出血

### （一）胃食管疾病致消化道出血的发生机制

大多由于胃、食管疾病导致胃、食管黏膜组织水肿、溃疡、坏死，侵及血管或胃食管血管本身损伤而导致消化道出血，最常见的原因有消化性溃疡、急性胃黏膜病变、胃食管肿瘤、食管贲门黏膜撕裂综合征等。

1.消化性溃疡　消化性溃疡包括胃溃疡（GU）和十二指肠溃疡（DU），为临床常见病、多发病。消化性溃疡并发上消化道大出血是消化系统常见的急症，表现为呕血、黑粪，可发生出血性休克而导致死亡。其中，以十二指肠溃疡多见，胃溃疡和复合性溃疡次之。其出血机制主要因为溃疡边缘与基底血管受到胃酸侵袭破裂而引起。高胃酸分泌不仅可直接损伤胃黏膜，同时又可激活胃蛋白酶加重对胃黏膜的侵袭，而且高胃酸还可以影响血小板的聚集和凝血因子的活性导致出血及再出血。有学者研究发现，消化性溃疡大出血多数为溃疡底部潜行动脉脉管炎扩张形成假性动脉瘤破裂所致，少数是溃疡底部-凸出的动脉直接受侵蚀造成。溃疡基底部显露血管被胃酸消化溶解，出血部位血凝块和血痂溶解脱落是导致大出血及出血不止的主要原因。溃疡基底部肉芽组织的渗血或溃疡周围黏膜糜烂性出血，一般量小，表现为逐渐出现的小细胞低色素性贫血和大便潜血阳性。

2.急性糜烂出血性胃炎　急性糜烂出血性胃炎是指由各种病因引起的、以胃黏膜多发性糜烂为特征的急性胃黏膜病变,常伴有胃黏膜出血,并可伴有一过性浅溃疡形成,也称应激性溃疡、急性胃黏膜病变。常见病因为药物损伤(如非甾体抗炎药)、应激因素(如重度的颅脑疾病、外伤、烧伤等)和乙醇(饮酒),这些因素导致胃黏膜出现急性糜烂、出血甚至溃疡形成,一般在应激情况发生 24～48h 后,整个胃黏膜出现 1～2mm 直径的糜烂,病情继续发展,糜烂灶相互融合扩大,全层黏膜脱落,形成溃疡,深达黏膜肌层及黏膜下层,血管也可糜烂破裂,即引起出血。患者一般情况好转,在 3～4d 后胃镜检查 90％的患者开始愈合,一般 10～14d 完全愈合,不留瘢痕。

3.食管贲门黏膜撕裂综合征　食管贲门黏膜撕裂综合征(Malloy-Weiss 综合征)是指由于剧烈呕吐或干呕,或者剧烈咳嗽等因素,使腹内压力或胃内压力骤然增加,导致食管贲门黏膜和黏膜下层撕裂出血。由于强烈的牵拉而产生纵行撕裂,形成纵行裂口,可深达黏膜肌层,伴有大量出血。撕裂的程度与胃内压力呈正相关,胃内压力越大,撕裂越重。如果局部黏膜有炎性反应或糜烂等病变,或者存在食管裂孔疝时,局部黏膜伸展性更差,就更容易发生撕裂。

4.食管癌及胃癌　多数因癌肿表面损伤、糜烂,甚至形成溃疡,表面可以发生渗血,少数患者由于肿瘤侵蚀血管而发生大出血。由于肿瘤局部的血管被肿瘤挤压或受到癌细胞浸润,中小血管内有癌栓形成,可以发生小血管或毛细血管破裂出血,表现为小量出血。在有较大的癌灶坏死,侵犯到较大血管及较多的新生血管破裂时,才会引起大出血。

5.食管黏膜剥离　进食过快、粗糙食物或因吞食含有细小骨刺的食物损伤黏膜,引起食管痉挛,反射性剧烈呕吐,导致食管黏膜机械性损伤。此时,随着黏膜剥脱,黏膜下毛细血管网破裂,从而引起出血,出血的多少依黏膜剥脱的范围而定。

6.胃黏膜血管畸形　占上消化道出血的 0.1％～0.3％,包括以下三种情况。

(1)血管发育不良:特征是黏膜及黏膜下静脉和毛细血管畸形,表现为管壁变薄、血管扩张,胃及近端十二指肠为常见部位。如杜氏病(Dieulafoy 病),又称 Dieulafoy 溃疡或恒径动脉出血,是引起上消化道大出血的少见但易致死的原因之一,多发于高位胃体小弯侧,其次为十二指肠。病灶较小,常不典型,无活动性出血时内镜检查易于漏诊或误诊。表现为有先兆、间歇性、反复发作的大量呕血和(或)黑粪或便血。其发病机制尚不完全清楚,多数认为是血管先天性发育畸形,胃左动脉分支在经浆膜进入肌层后不是逐渐变细形成毛细血管网,而是保持在黏膜下动脉管径不变,故称为恒径动脉。在来自胃左动脉高压力血流的冲击下,局部扩张使覆盖其上的黏膜受压萎缩,造成压迫性溃疡。Wanken 纤维束将动脉与黏膜紧密相连,形成特定的黏膜易损区,表面黏膜脱落使血管裸露,失去外周支持,易发生扩张而破裂出血。此外,在高动力循环状态下,扭曲的恒径动脉易发生硬化,随着年龄的增长,机体自我修复能力下降,血管壁顺应性降低,更易导致血管破裂,所以老年人 Dieulafoy 病的发病率更高。饮酒、吸烟、胆汁反流、服用非甾体抗炎药、进食粗糙干硬的食物等均可导致胃黏膜损伤、糜烂,或因机械损伤而破裂,从而引起大量出血。

(2)遗传性毛细血管扩张症:血管畸形的方式有毛细血管扩张、真性动静脉畸形和动脉瘤,多有阳性家族史,特点为慢性、复发性、无痛性的上消化道出血,可导致不同程度的缺铁性贫血,内镜检查仅有 1/4 病例有活动性出血。

(3)胃窦血管扩张:又称"西瓜胃",是一种少见的获得性血管畸形,多血管的胃窦黏膜皱襞似车轮辐样或西瓜皮条纹样覆盖于幽门部,或胃窦呈弥漫性界限清楚的红斑样病变。

7.消化道憩室　消化道憩室是指不同原因所造成的局部消化道壁的病理性囊袋样膨出。憩室并发出血的发病机制是在憩室缺损或薄弱部常有小血管贯穿于肌层,由于肌肉的收缩运动使小血管的血流发生障碍,造成局部缺血,从而发生溃疡、糜烂,或是血管受侵破裂引起出血。

8.胃间质细胞瘤　胃间质细胞瘤是一种起源于胃壁肌层的良性肿瘤。当肿瘤体积大时,表面胃黏膜可因供血不足产生糜烂、溃疡而发生上消化道出血。胃间质细胞瘤所引起的上消化道出血常出血量大、反复出血、内科止血效果差,出血量与肿块大小呈正比(即肿块越大,出血量越大),严重者可引起缺铁性贫血。部分患者以呕血为首发症状,出血量大。也有以消化不良或单纯黑粪为主要症状者。

9.上消化道少见恶性肿瘤　上消化道原发及转移性恶性肿瘤均可引起上消化道出血。恶性间质瘤、淋巴瘤[包括胃黏膜相关样淋巴组织(MALT)淋巴瘤]、十二指肠腺癌、类癌、卡波西肉瘤等均可引起出血,占急性上消化道出血病因的2%～3%。

10.其他病变

(1)重度钩虫病:从事体力劳动及水田间耕种易感染钩虫。随着人民生活水平的提高和卫生条件的改善,钩虫病在临床上越来越少见。钩虫是吸血的寄生虫,寄生于人体的小肠上段为主,主要为十二指肠,借口囊内锐利的板齿咬破宿主的肠黏膜,可造成出血及形成小溃疡,有时为大块出血性瘀斑,可深达黏膜下层甚至肌层,咬破血管可造成大出血。钩虫可分泌抗凝素延长凝血酶原时间以利钩虫吸血。患者均有黑粪,部分有呕血;内镜下可见十二指肠存在钩虫,虫体较细长,略透明,呈肉红色,可见虫体蠕动。

(2)胃血吸虫病:胃吸虫病只限于虫卵沉积于胃壁各层而命名,为少见的异位损害,血吸虫经过多次重复感染导致肝内病变、门静脉压力改变、血流滞缓和侧支循环等改变,虫卵才由幽门静脉和胃冠静脉逆流入胃。好发于胃窦幽门区,主要与幽门静脉和肠系膜下静脉较接近而幽门静脉又与胃冠静脉在胃窦幽门区吻合支较丰富有关。

(3)胃右动脉瘤:由邻近组织炎性反应、动脉硬化、创伤、自身免疫性血管病或退行性变引起,患者可表现为腹部不适和致命的腹腔内或消化道出血。内镜及CT有助于诊断。

(4)轻链或原发性淀粉样变性:是发达国家最常见的淀粉样变性类型,与克隆性浆细胞性恶病质相关。原发性淀粉样变性病死率高,大约15%的患者倾向于同时患有骨髓瘤。当淀粉样物质累及胃肠道时,小肠受累程度最大;尸检发现多达31%的淀粉样变性患者有小肠受累。黏膜或神经分子淀粉样物质沉积引起的胃肠道病变有可能导致出血(黑粪)、(肠)运动障碍或吸收不良。在极少情况下,AL型淀粉样变性有可能导致结肠和小肠梗阻(因淀粉样物质沉积所致),进而导致大片皱襞褶皱增厚和大的息肉样凸出物形成。胃肠道淀粉样变性的内镜和X线表现可包括X线片上非特异性小肠增厚,内镜上浅表性溃疡。尽管胃肠道淀粉样变性十分罕见,但临床医师在遇到十二指肠/空肠有多处溃疡的老年患者时应考虑该诊断。

小肠镜检查显示轻度胃肠炎,胃窦活检幽门螺杆菌感染阴性,十二指肠第二段延伸至整段受检空肠可发现多个斑片状黏膜剥脱和溃疡区,这些区域很脆并且有活动性渗出。

(5)异位胰腺:又称迷走胰腺或增胰,是一种常见的先天性异常,其确切发病原因尚不清楚,可以发生在消化道的任何部位。最常发现的部位是十二指肠占27.7%、胃占25.5%、空肠占15.0%、回肠占7.5%。消化道出血是异位胰腺最常见的并发症,出血的可能原因为:①具有分泌功能的异位胰腺分泌的胰液作用于胃肠黏膜形成水肿、糜烂和溃疡而出血;②异位胰腺并存病的出血;③异位胰腺本身急性炎性反应、溃疡所致的出血。

(6)损伤

①医源性损伤:器械检查治疗时给药途径错误,例如孟氏液应导管内注入而误用口服;放疗、射频治疗;肝动脉化学栓塞治疗,可引起曲张静脉破裂出血,可引起11%～45%患者发生胃、十二指肠黏膜糜烂和溃疡而大出血,介入治疗后的剧烈呕吐可引起食管、贲门撕裂而导致出血。

②异物损伤:异物可能在患者进食的过程中,随着食物顺利地通过了口、咽、食管、胃及十二指肠等,在

此过程中,除轻微腹痛外,余无明显不适。异物随着胃肠蠕动而发生位置移动,在胃肠道内的移动过程中,划破消化道黏膜,损伤了血管,出现了呕血、黑粪,由于黏膜自身修复能力较强且损伤程度较轻,故患者出血量少,且可自行停止,未影响血容量。当患者出现呕血时,医师仅从消化道本身的病变着手,反复查胃镜均未明确出血原因。提示对于此类无明确异物吞入史的消化道出血患者,在按照正常诊断思路进行常规检查后仍未能明确病因的情况下,应考虑到消化道异物的可能性。

③化学损伤:如强酸或强碱,直接损伤食管、胃肠黏膜,引起黏膜糜烂、溃疡而出血。

**(二)胆系疾病致消化道出血的发生机制**

胆系疾病引发的消化道出血主要以胆管出血为代表,是由于胆系疾病、胆管内病变及肝内外血管与胆管之间的先天性或后天病理性内瘘,血液经胆管进入十二指肠所致。本病是导致上消化道出血的病因之一。主要表现为右上腹部疼痛、呕血、黑粪,并可伴有外伤、胆结石、感染或肿瘤史。致病因素主要有炎性反应、胆结石、肿瘤、血管及各种创伤。

1.胆系感染与胆结石　胆系感染是国内常见的胆道出血的原因,但从病因学上看又很难与胆结石和寄生虫截然分开。感染性胆道出血病例中主要继发于胆道蛔虫,其次为肝内胆管结石,出血多发生在化脓性胆管炎的基础上,由肝内弥漫性小胆管炎、多发性小脓肿汇集成大脓肿、溃疡、腐蚀伴行的肝血管壁破裂而引起胆道出血。

2.肝、胆系外伤　胆道出血的病因除感染之外,也可由于外伤所致,包括医源性损伤。尤其在西方,胆道出血以创伤为主,而创伤中又以医源性损伤所致的胆道出血占多数;国内由于工矿事业的发展,交通事故的频发,无论是闭合性或开放性创伤引起的胆道出血都有逐渐增加趋势。开放性损伤有明显出血,结合开放部位不难做出诊断,难点在于闭合性的中心型肝实质内血肿,此时常为肝内小动脉支破裂形成搏动性肝组织破溃腐蚀肝胆管而致相通即发生胆道出血,为早期出血。如肝内血肿机化后形成假性动脉瘤,再溃破入胆管则导致后期胆道出血。一般情况下,由外伤所致的胆道出血,主要来自动脉,其次为静脉。当血管与胆管病理性沟通时则血通过胆管流入消化道,也可在胆管内形成血凝块,可以暂时无消化道出血,也可数周至数年后出现胆道出血症状。中央型肝损伤,发生胆道出血者多见,常是肝内小动脉支破裂形成搏动性血肿、破溃、腐蚀邻近肝胆管而发生胆道出血。胆道出血与肝损伤的程度有直接关系,小的动脉胆管瘘,少数病例可无出血或仅有暂时的出血,但大多数为持续时间较长的胆道出血。

3.医源性损伤　随着医疗技术的提高,各种诊断方法的开展和相关器械的推广应用,胆道出血近年也有上升趋势。大的胆道出血甚至可以危及生命,必须急诊手术,但并不常见;小的胆道出血伴有黑粪或胆管内凝血块,虽很常见但诊断较困难。

(1)肝胆管或邻近器官手术

1)胆囊切除术后的胆道出血常见于术中使用止血钳或缝针试图控制胆囊动脉出血时误伤动脉或胆管壁而引起。

2)勉强从胆总管内拖出结石可致脆弱的管壁黏膜病变出血。

3)胆总管切开、探查、取结石及缝合也可造成胆道出血。胆管周围上下壁内外有密布的血管丛,从上面的胆囊动脉和下面的胰十二指肠上动脉和后动脉分支之间提供侧支循环,流入门静脉。如果在胆总管切开时未能注意就很容易造成损伤。

4)内镜下括约肌切开出血致反复发作的胆管梗阻是由于血块充满胆总管的结果,表现为小量的胆道出血。

5)胃、十二指肠或胰腺手术时,不慎损伤动脉而形成假性动脉瘤,后者腐蚀或穿入胆管形成动脉胆管瘘,可致胆道出血。

6)胆总管切开置管引流常可引起胆道出血,因为"T"形管滑脱,滑出的"T"形管压迫肝右动脉形成假性动脉瘤并逐步穿入胆管引起大出血。

(2)利用各种器械进行诊断时引起损伤

1)经肝胆道造影(PTC)诊断过程中可致胆道出血。

2)经皮肝穿刺针吸活检也常致胆道出血。

3)经皮经肝胆道镜检查(PTCS),出血原因是导管侧孔与肝内血管相通。

4)经肝胆进行介入性诊断与治疗:胆道内支架置入术,包括经皮经肝和经内镜逆行支架置入术后24h内可出现血胆汁,若自成血凝块则可判定胆道出血。出血是由胃十二指肠动脉胆总管瘘所致。应用自扩性金属内支撑可治疗手术后发生胆道狭窄并发胆道出血。肝动脉插管行持续区域性灌注化疗也会引起胆道出血。

### (三)胰腺疾病致消化道出血的发生机制

1.炎性反应蔓延邻近器官　急性坏死性胰腺炎由于坏死病变蔓延到胃或十二指肠或结肠,可造成瘘管并引起大量消化道出血。

2.弥散性血管内凝血(DIC)　见于重型胰腺炎患者。其发生可能是胰蛋白酶进入血流促使凝血酶原转变为凝血酶所致。随之产生继发性纤维蛋白溶解,除凝血因子和血小板被消耗外,还产生纤维蛋白降解物,它具有抗凝血酶和抗血小板活性作用,妨碍凝血机制,抑制血小板凝集以及凝血活酶的生成,引起全身广泛出血,包括胃肠道出血。

3.应激性溃疡或原发溃疡出血　胰蛋白酶对消化道黏膜的溶解引起坏死及出血,或由于休克、缺氧等因素引起应激性溃疡致消化道出血,或使原有溃疡引起活动和出血。

4.感染性休克　由于休克时消化道微循环障碍,组织的缺血缺氧致胃和十二指肠黏膜发生糜烂出血。

5.动脉瘤形成　急性胰腺炎时可影响胰腺附近的血管,特别是脾动脉、胰十二指肠动脉和胃十二指肠动脉形成动脉瘤,破裂后与胰管或胰腺中的假性囊肿相通,发生胰腺囊性出血,临床上表现呕血或黑粪。

6.合并食管静脉曲张破裂　急性胰腺炎常伴有肝胆疾病,并发门脉高压伴食管静脉曲张,可导致上消化道大出血。

7.胰腺外科术后出血　胰内引流术、大网膜胰固定术、胰十二指肠切除术、胰腺切除胆道手术等术后即有可能引起术后出血。

### (四)主动脉消化道瘘和主动脉瘤

1.主动脉消化道瘘　很少见,多为个案报道。有主动脉食管瘘及主动脉十二指肠瘘,多出现于主动脉瘤外科术后,也可为原发性,如梅毒、结核或真菌性主动脉炎引起,消化道肿瘤或胰腺假性囊肿侵蚀至主动脉、腹部放射性治疗、穿透性的消化性溃疡亦可造成主动脉小肠瘘。

2.主动脉瘤破裂　主动脉瘤破裂致上消化道出血的病死率高,临床上易被误诊。反复发作的上消化道大出血病例应高度怀疑腹主动脉瘤,及时行急诊内镜、腹腔动脉数字减影血管造影、腹主动脉增强CT可增加诊断率,出血原因不明时可行剖腹探查以避免误诊。不选择内镜治疗,应立即手术或血管介入治疗。

### (五)纵隔疾病

纵隔肿瘤或脓肿破入食管时都可诱发上消化道出血。

### (六)全身性疾病

1.出血性疾病

(1)过敏性紫癜(腹型):为胃肠道的黏膜下和浆膜下发生出血和水肿,轻者为局部黏膜发生散在的出血点,严重者广泛弥漫出血,并且融合成大片。早期胃镜检查提示:胃肠黏膜有广泛散在出血点和雪花状多发性小溃疡。

(2)血友病:血友病是一组先天性凝血因子缺乏,以致凝血活酶生成障碍的出血性疾病。

(3)血小板减少性紫癜、白血病:血小板生成障碍、血小板破坏或消耗过多引起血小板减少以致消化道出血。

2.尿毒症　尿毒症引起消化道出血原因如下:①血液中的尿素弥散到消化道,在尿素分解细菌的作用下使胃肠道氨含量增加,胃肠黏膜损害引起糜烂、出血、溃疡;②尿毒症时出凝血功能障碍,体内尿素、肌酐及胍类等毒素增多,影响血小板的黏附和生成减少,同时体内多种抗凝物质降低,抗凝作用减弱导致出血;③胃泌素升高和高钙血症,致使胃酸升高;④尿毒症合并贫血,胃肠黏膜缺血,黏膜自身修复差。

3.结缔组织病　结节性多动脉炎、系统性红斑狼疮均可造成缺血性溃疡而出血,皮肤改变及自身抗体阳性可作鉴别。

4.急性传染病　流行性出血热、钩端螺旋体病等。

5.急性中毒　如强酸或强碱直接损伤食管、胃肠黏膜,引起黏膜糜烂、溃疡致出血。

### (七)药物致消化道出血的发生机制

1.肾上腺皮质激素　有关肾上腺皮质激素引起消化道出血的机制,尚未完全明了,可能与下列机制有关。

(1)糖皮质激素促进胃分泌盐酸及胃蛋白酶和加强胰腺分泌胰蛋白酶,可引起药物性胃、十二指肠黏膜损伤,导致急性胃黏膜病变,甚至上消化道大出血。

(2)激素减弱胃黏膜屏障的保护作用,抑制黏液分泌并使胃壁各层变薄甚至萎缩,阻碍组织修复,使溃疡愈合延迟,导致原有的消化性溃疡加重,导致出血或穿孔发生。

2.非甾体抗炎药(NSAID)　前列腺素(PG)如前列腺素 $E_2$(PGE$_2$)和前列环素(PGI$_2$)具有胃黏膜保护作用,是通过以下机制完成的:抑制胃酸分泌;促进壁细胞分泌重碳酸盐中和酸;增加胃黏液产生;促进胃黏膜增生;增加胃黏膜血流灌注;胃损伤后促进黏膜恢复。NSAID 抑制环氧合酶(COX)置换为花生四烯酸和 PG,长期应用 NSAID,可抑制 PG 合成,引起胃黏膜屏障功能降低,增加了酸、胆盐和消化酶对胃黏膜的损伤,易形成慢性溃疡,从而出现上消化道出血;PG 缺乏时,影响胃溃疡边缘细胞间隔的增加和溃疡底部肉芽组织内新生血管生长,故可影响溃疡修复。

3.抗肿瘤药　抗肿瘤药物引起消化道出血者较多见,主要见于烷化剂类、抗代谢和生物碱类抗肿瘤药。引起消化道出血的机制主要与骨髓抑制有关,其次抗肿瘤药物杀灭大量白细胞,释放大量的促凝物质进入血循环,引起 DIC。临床上多引起大便潜血阳性或少量呕血或黑粪,引起大出血者少见。甲氨蝶呤骨髓抑制明显,可能会在使用安全剂量时突然发生,引起骨髓抑制,白细胞减少、血小板减少、贫血和出血。甲氨蝶呤有肝毒作用,可引起凝血障碍,也是引起出血的一个因素。胃肠系统方面甲氨蝶呤还可引起溃疡性胃炎、出血性肠炎和致命的肠穿孔,引起消化道出血。

4.抗凝血药　抗凝血药物如肝素、华法林等,干扰机体凝血过程,激活纤维蛋白溶解系统,抑制维生素 K 合成和抑制血小板功能或使血小板减少,可诱发原有溃疡出血,还可直接致黏膜出血或其他潜在病变出血。

(王　莹)

## 第三节　临床表现

上消化道出血的特征性表现为呕血和黑粪。患者的临床表现主要取决于出血量与出血速度,其次与出血部位、病变的性质、患者在出血时的全身情况等有一定关系相关。

## 一、呕血与黑粪

1.呕血 指上消化道急性出血经口腔呕出,包括呕出黑色胃内容物、咖啡渣样胃内容物及鲜血或暗红色血块。呕血的性质主要取决于出血量及血液在呕出前是否经过胃液(胃酸)的作用,如食管静脉曲张破裂、食管溃疡、贲门撕裂等情况,呕血多因出血量多或血液在胃内停留时间短,表现为呕吐暗红色血块或鲜红色血液;而胃、十二指肠病变在出血速度快、出血量大时,由于血液在胃腔潴留或反流入胃腔引起恶心、呕吐可导致呕血,但因受胃酸作用形成亚铁血红素,使呕吐的血液呈咖啡色或暗褐色。

2.黑粪和便血 指消化道出血自肛门排出,包括黑粪、柏油样便、暗红色血便。上消化道病变若出血量较少、速度较慢时可无呕血,血液通过肠道时,经硫化物的作用,形成黑色硫化铁故排出时呈光泽黑粪,很像柏油,故称"柏油样便";如出血量大而速度快,刺激肠道使肠蠕动增加,血液在肠道内停留时间短则排出粪便可呈暗红色甚至鲜红色而表现为便血,易和下消化道出血相混淆。

一般而言,有黑粪者可无呕血,但有呕血者均有黑粪。但如出血量少,出血速度也慢,血液在胃内时也未引起恶心、呕吐,则全部以黑粪方式排出。反之,如出血量大,在幽门以下的血液反流到胃内引起恶心、呕吐亦可产生呕血。每日出血量在 5ml 以上,大便颜色可以正常,但大便潜血试验可为阳性;出血量在 10~100ml 以上,可产生黑粪;上消化道短时间内出血量达 250~300ml 可引起呕血,多呈棕褐色。在严重的上消化道大出血后黑粪可能持续数日之久,但不一定表示出血未止,其原因在于肠道内残留血液持续排泄。

## 二、失血性周围循环衰竭

急性大量消化道出血由于血容量迅速减少而导致周围循环衰竭,脉搏和血压的改变是失血程度的重要指标。急性消化道出血时血容量锐减,机体最初的代偿功能是心率加快、小血管反射性痉挛,使肝、脾、皮肤血窦内的贮血进入循环,增加回心血量,调整体内有效循环量,以保证心、肾、脑等重要器官的供血。

急性上消化道出血的失血量<500ml 时,可无自觉症状或轻度头昏,血压、脉搏正常;当急性失血量在 800~1000ml 时(占总血量的 20% 左右),血容量轻度减少,可由组织液及脾贮血所补偿,循环血量在 1h 内即得改善,故可无自觉症状或患者仅有循环血量不足的表现,如皮肤苍白、头昏、心悸,出汗、恶心、口渴、黑矇或晕厥等,收缩压可下降和心率增快,尽管此时血压可能正常,但已进入休克早期,应密切观察血压的动态改变,一旦由于失血量过大,机体代偿功能不足以维持有效血容量时,就可能进入休克状态;当大量出血达 1500ml(占全身血量 30%)以上时,即可产生休克,收缩压在 80mmHg(10.6kPa)以下,甚至测不到,脉压缩小(<4kPa)及脉搏快而弱(脉率>120 次/分),表现为烦躁不安或神志不清、面色苍白、四肢湿冷、口唇发绀、呼吸困难、尿少等症状。皮肤由于血管收缩和血液灌注不足而呈灰白、湿冷等,若处理不当,可导致死亡。这是因为上消化道大量出血之后引起循环血容量减少,静脉回心血量相应不足,心排血量明显降低引起机体组织血液灌注减少和细胞缺氧,导致血管扩张、有效血容量锐减,严重影响心脑肾血液供应,形成不可逆休克而死亡。部分原有脑血管病、心脏病等缺血性疾病,可因少量消化道出血导致周围循环衰竭而出现缺血临床症状及脏器功能障碍。

## 三、贫血和血象改变

急性大量出血后均有失血性贫血,血红蛋白浓度、红细胞计数与血细胞比容下降,但在出血早期可无明显变化,这是因为上消化道大出血早期 3～4h 内血管和脾脏代偿性收缩,组织液不能渗入血管内,使血液浓缩,因此血象检查不能作为早期诊断和病情观察的依据。不久,大量组织液(包括水分、电解质、蛋白质等)渗入血管内以补充失去的血浆容量,此时血红蛋白和红细胞因稀释而数值降低,大量出血后 2～5h 可有急性失血后贫血,24～72h 血液稀释达到最大限度。同时失血后伴发的机体应激性反应,白细胞计数可增加达 $(10.0～20.1)×10^9/L$,血小板增加,血止后 2～3d 才恢复正常。但在肝硬化伴有脾功能亢进的患者,则白细胞计数、血小板可不增高甚至低于正常。急性出血患者为正细胞正色素性贫血,在出血后骨髓有明显的代偿性增生,骨髓反应为红细胞系统代偿性增生,可暂时出现大细胞性贫血,慢性失血则为小细胞低色素性贫血。出血 24h 内网织红细胞增高,至出血后 4～7d 可高达 5%～15%,甚至可见晚幼红细胞,以后逐渐降至正常。如网织红细胞持续升高,提示出血未停止。

## 四、发热

大量出血后,多数患者在 24h 内常出现低热,一般不超过 38.5℃,持续数日至 1 周,一般情况下 3～5d 后降为正常。发病的原因可能由于血容量减少、贫血、周围循环衰竭,以及血红蛋白的分解吸收、毒性物质作用等因素导致体温调节中枢的功能障碍。

## 五、氮质血症

上消化道出血患者可出现不同程度的氮质血症,可分肠源性、肾前性、肾性氮质血症。肠源性氮质血症发生机制是由于大量血液蛋白质的消化产物在肠道吸收,血中尿素氮浓度暂时增高。一般在出血 24～48h 达到高峰,大多不超过 14.3mmol/L,3～4d 后降至正常,如果血液尿素氮仍持续升高,则提示出血未停止;肾前性氮质血症是由于失血性周围循环衰竭造成肾血流量暂时性减少,肾小球滤过率和肾排泄功能降低,以致血液中氮质潴留,在纠正低血压及休克后,血中尿素氮可迅速降至正常;肾性氮质血症一般发生于休克已纠正、血容量已补足的情况下,其原因在于严重而持久的休克已引起肾小管坏死或失血加重了原有肾脏疾病的损害所致,严重者甚至出现少尿、无尿症状,肾功能衰竭程度随出血量多少而异。

## 六、出血后心脑肾并发症

急性上消化道大量出血引起的心脑肾并发症常见于老年患者,尤其是动脉硬化的老年患者,原有冠状动脉硬化以及原有肝硬化、糖尿病的患者。

1.心肌缺血缺氧的表现　心绞痛、心肌梗死、心律失常、房性期前收缩、心房颤动等。

2.脑供血不足的表现　老年性震颤、帕金森综合征样表现,如动作迟缓、肌僵硬、精神呆滞、谵妄、木僵、老年性痴呆或精神症状。

3.糖尿病酮症酸中毒表现　患者在发生意识障碍前数天有多尿、烦渴多饮和乏力,随后出现食欲减退、恶心、呕吐,常伴头痛、嗜睡、烦躁、呼吸深快,呼气中有烂苹果味(丙酮)。随着病情进一步发展,出现严重失水,尿量减少,皮肤弹性差,眼球下陷,脉细速,血压下降。至晚期时各种反射迟钝甚至消失,嗜睡以致昏迷。

4.肝性脑病 肝硬化患者在消化道出血后常伴有肝功能减退,在缺血缺氧、血容量减少以及血氨增加的情况下,出现肝性脑病和腹腔积液。临床表现:情绪、性格改变如欣快、易激动、焦虑或淡漠,举止异常,意识错乱及行为异常,定向及运算错误,嗜睡和兴奋交替、扑翼样震颤、肌张力增高、病理反射阳性;昏睡和严重神志错乱,唤之能醒,但不能正常回答,四肢抖动,共济失调,浅昏迷或深昏迷。

5.失血性休克 患者的脉搏细速、血压下降,收缩压在80mmHg(10.6kPa)以下,由于外周血管收缩和血容量灌注不足,皮肤湿冷,呈花斑样或灰白色,静脉充盈差,体表静脉塌陷,继而出现精神委靡、意识模糊、反应迟钝。老年患者常因有脑动脉硬化,即使出血量不大也会很快出现脑缺血的表现。

6.肾功能不全 休克早期因肾血管收缩,血容量不足,可以出现肾前性少尿,尿量可减至20ml/h以下。休克晚期由于肾实质受损,肾功能不全,使少尿加重,甚至出现无尿,若血尿素氮超过17.85mmol/L须考虑并发急性肾衰竭的可能。

(马文杰)

# 第四节 治疗

## 一、一般治疗

### (一)卧床休息

上消化道出血患者应卧床休息,取平卧位,头偏向一侧,同时抬高下肢,保持呼吸道通畅,清除口腔及鼻腔血液,避免血液误吸进气管引起窒息,必要时吸氧。患者在出血时,往往表现出恐惧紧张的情绪,应嘱其保持安静,必要时可给予镇静治疗,但对门静脉高压所致食管-胃底静脉曲张破裂大出血者应慎用。

### (二)饮食

在上消化道出血的活动期应禁食,然后根据具体情况逐渐恢复饮食。消化性溃疡患者如无大量出血,可尽早进食,因为饮食可中和胃酸,维持水和电解质平衡,保持营养;食管胃静脉曲张出血,一般在出血停止后2～3d,以低蛋白流食为妥;贲门黏膜撕裂出血在出血停止24～48h后可进食全流食,逐步过渡到半流食;出血并发幽门梗阻的患者,出血停止后应继续禁食。

## 二、失血性休克的抢救

### (一)估计出血量,判断是否存在休克

1.出血量的估计 胃内积血量达250～300ml时可引起呕血;一次出血量不超过400ml时,一般不引起全身症状;出血量超过400～500ml时,可出现头昏、心悸、乏力等全身症状;短时间内出血量超过1000ml时,可出现周围循环衰竭的休克表现。

2.神志 休克早期,中枢神经系统兴奋性提高,患者表现为精神紧张、兴奋、烦躁不安或焦虑。休克期,神经系统由兴奋转为抑制,表现为表情淡漠、反应迟钝,严重时出现意识模糊、昏迷、脑疝。

3.皮肤颜色 休克早期,血容量减少的症状还不是很明显,患者出现皮肤苍白、湿冷、发绀等症状。进

入休克期后,全身皮肤黏膜发青。

4.毛细血管充盈时间　正常者可在 1s 内迅速充盈,微循环灌注不足时,则充盈时间延长,按压皮肤,皮色恢复较正常慢得多,皮下可见青蓝色的网状条纹。

5.体征　心率增快,>120 次/分,四肢冰冷,收缩压低于 90mmHg,临床上常用脉率/收缩压(即休克指数)帮助判断休克的有无及严重程度,指数为 0.5 多表示无休克;1.0~1.5 有休克;>2.0 为严重休克。

6.中心静脉压(CVP)测定　CVP 正常值为 0.49~0.98kPa(5~10cmH$_2$O)。当 CVP<0.49kPa(5cmH$_2$O)时,表示血容量不足;高于 1.47kPa(15cmH$_2$O)时,则表示心功能不全、静脉血管床过度收缩或肺循环阻力增高;若 CVP 超过 1.96kPa(20cmH$_2$O)时,则表示存在收缩性心力衰竭。

7.尿量的测定　正常人尿量每小时约 0.5ml/kg。休克时,周围循环衰竭,肾脏血液灌注量降低,尿量减少,这是观察休克的重要指标。

8.血象　检测红细胞计数、血红蛋白浓度、血细胞比容和血尿素氮。红细胞计数、血红蛋白浓度和血细胞比容持续下降,血尿素氮持续或再次增高是活动性出血的表现。

**(二)失血性休克的抢救**

1.积极补充循环血容量　立即建立有效的多条静脉通路,尽快补充血容量。静脉穿刺困难时,应立即静脉切开或中心静脉穿刺置管。立即查血型和配血,在配血过程中,先快速输入平衡盐液或葡萄糖盐水,45min 内输入 1000~2000ml。若患者血压恢复正常,表明失血量较少且已无活动性出血,如果血细胞比容>30%,则仍可继续输给上述溶液,不必输血。下列情况是紧急输血指征:①改变体位出现晕厥、血压下降和心率加快;②失血性休克;③血红蛋白低于 70g/L 或血细胞比容低于 0.25。如遇血源缺乏,可用右旋糖酐 40、羟乙基淀粉等血浆代用品,但血浆代用品往往抑制血小板和纤维蛋白聚合,导致出血时间延长,24h 内用量不宜超过 1000~1500ml。原则上补液量是需要多少补充多少,常为失血量的 2~4 倍,晶体与胶体比例约为 3:1。输血量视患者周围循环动力学及贫血改善而定,尿量是有价值的参考指标,应防止因输液、输血过快、过多导致肺水肿。大量输血后,应补充钙剂,以预防低血钙。

2.止血　出血的病因不同,所采用的止血方法也不尽相同。门脉高压所致食管胃静脉曲张出血可用血管加压素、生长抑素降低门脉压力,还可应用三腔二囊管压迫止血以及内镜下急诊套扎、硬化剂或组织胶注射治疗。消化性溃疡、急性胃黏膜病变者,分局部止血和全身止血治疗。口服或胃管内注入止血药物,包括去甲肾上腺素、凝血酶、云南白药等;静脉用药以抑酸药物为主,还可应用卡巴克洛、氨基己酸、巴曲酶等药物,此外,胃镜下喷洒止血药物、热探头、高频电灼、微波、注射或上止血夹等治疗,也是有效的治疗方法。

3.纠正酸中毒　消化道出血后有效血容量减少,周围循环衰竭,组织缺血缺氧,酸性代谢产物增加,会造成不同程度的代谢性酸中毒,纠正酸中毒,可以增加心肌收缩力,恢复血管的舒缩效应,消除弥散性血管内凝血的条件。如果出血量较少,休克较轻,经输血后,血容量迅速恢复正常,组织灌流很快得到改善,缺氧得到纠正,有氧代谢恢复,使代谢性酸中毒通过机体内环境的调节得到纠正。如果休克严重或持续时间较长,酸中毒也较重,即使循环得到改善,但由于细胞内代谢产物转到细胞外液,进而到达血循环中,故血循环不但不能纠正,甚至可加重酸中毒。可用碳酸氢钠纠正酸中毒。休克患者大都有不同程度的酸中毒,轻度休克只要输入平衡盐液即可,较严重的休克,应根据检验结果输入适量的 5% 的碳酸氢钠。根据血气 CO$_2$CP 计算所需补碱量:所需补碱量(mmol/L)=目标 CO$_2$CP−实测 CO$_2$CP(mmol/L)×0.3 体重(kg)或所需补碱量(mmol/L)=碱丢失(mmol/L)×0.3 体重(kg),目标 CO$_2$CP 一般定为 20mmol/L,1.5% 碳酸氢钠含 HCO$_3^-$ 178mmol/L,折算成 1.5% 碳酸氢钠量(ml)=所需补碱量÷178×1000(如需 5% 浓度可按相应比例折算)。应补碳酸氢钠总量的 1/3~1/2 量缓慢静脉滴注。在应用碳酸氢钠 2~4h 内复查血气分析,根据测定结果决定是否继续补充,输注碳酸氢钠溶液时应注意:①5%的碳酸氢钠为高渗性,输入过快可引起高钠血症;②在酸中毒纠正过程中易出现低钙血症;③过快地纠正酸中毒还能引起低钾血症;④纠正过度可引起代谢性碱中毒。为避免钠离子过多产生组织水肿,可用三羟甲基氨基甲烷(THAM),既能纠正代谢性酸中毒,也能纠正呼吸性酸中毒。

4.预防急性肾功能衰竭　血压基本稳定后,在无心力衰竭的情况下,可在10～30min内快速静脉滴注20%甘露醇或25%山梨醇100～250ml利尿,以防发生急性肾功能衰竭。如有心力衰竭,不宜用上述药物静脉滴注,可静脉注射呋塞米40mg或依他尼酸50mg。

# 三、药物治疗

## (一)非静脉曲张性上消化道出血的药物治疗

### 1.局部药物治疗

(1)去甲肾上腺素:去甲肾上腺素8mg加入100ml生理盐水或冰生理盐水中分次口服或胃管内注入,每30～60min1次,每次20～30ml,应激性溃疡或急性糜烂出血性胃炎患者慎用。

(2)凝血酶:凝血酶是一种"胰蛋白酶样"丝氨酸蛋白酶蛋白质,催化纤维蛋白原转变为纤维蛋白,同时催化其他许多与凝血相关的反应,故被广泛用于上消化道出血的局部止血治疗,取得了显著疗效。

1)作用机制:局部应用后凝血酶作用于病灶表面的血液很快形成稳定的凝血块,用于控制毛细血管、静脉出血。

2)用法:用生理盐水或温开水(不超过37℃)溶解成10～100U/ml的溶液,口服、灌注或内镜下局部喷洒,每次凝血酶500～20000U,每2～4h 1次,临用时新鲜配置,必须直接与创面接触才能止血。

3)注意事项:a.凝血酶严禁注射,不允许进入血管内,以免引起血栓形成或局部坏死。b.受热或遇酸、碱及重金属盐可使本品活力下降。c.本品必须与创面直接接触才能起止血作用。d.出现过敏症状时,立即停药。e.儿童中应用本品的安全性未被证实,妊娠期妇女只在具有明确指征以及病情需要时才能使用。

(3)孟氏液:孟氏液具有强烈收敛、促进血液凝固、闭塞出血血管的作用,促进血栓形成,收缩平滑肌,局部喷洒治疗大出血,有效率可达81%～93.5%。配制方法是:将硫酸5.5ml、蒸馏水80ml置容器内,加热至100℃,加入硝酸7.5ml、硫酸亚铁10.45g,搅拌至无泡沫为止,将硫酸亚铁溶解后再加入硝酸,每次数滴,同时加热至红色烟气消失为止,冷却后再添加蒸馏水至100ml,过滤后装瓶备用。5%孟氏液30～50ml胃管滴入,1～2h重复1次,也可内镜下局部喷洒,可应用2～3次。孟氏液的不良反应主要是恶心、呕吐和痉挛性腹痛,且浓度越大,不良反应越明显。

(4)胃黏膜保护药:临床常用硫糖铝混合液,是一种碱制剂,能与黏膜创伤表面带有正电荷的蛋白质相结合形成一层保护膜,覆盖于糜烂或溃疡的表面,阻止胃酸和胃蛋白酶侵袭溃疡面;能增加胃黏膜血液,促进黏膜再生;可促使前列腺素的合成,既可通过前列腺素作用于壁细胞基底膜上的受体,使cAMP生成减少,以减少胃酸分泌,又能增强胃、十二指肠黏膜的防御机制;结合表皮生长因子聚集在溃疡面和其周围黏膜,促使溃疡愈合。大剂量口服可保证药物充分与胃黏膜接触而达到止血目的,主要用于各种原因引起的广泛胃黏膜糜烂出血,其止血率可达95%以上。国内文献报道,用于内镜下喷洒也可取得较好的疗效。

(5)中药止血

1)云南白药或三七粉:云南白药由三七、麝香、重楼和草乌等中药组成,具有去瘀、止血、收缩血管功能。三七还能使血小板增加,缩短凝血时间,起止血或减少出血作用。云南白药无不良反应,无局部刺激,使用安全,可促进成纤维细胞与血管内皮细胞生成,促进溃疡面愈合。云南白药经胃镜局部喷洒,对于细小动脉、小静脉和局部糜烂止血效果好。云南白药 0.5～1g,每 4～6h 口服 1 次。

2)五倍子液:此药是由五倍子加水煎成,有敛肺涩肠、止血解毒功能,是一种强有力的植物收敛剂,止血效果肯定,作用迅速,止血时间短,尤其对消化性溃疡、急性胃黏膜病变所致的出血效果好。其止血机制是:抑制胃液分泌,并可抑制胃蛋白酶的活性,抑制胃平滑肌的蠕动,从而减少机械损害,利于血栓形成,五倍子含有大量鞣酸,对蛋白有凝固作用,与出血创面接触,可形成一层薄膜,小血管被挤压收缩,血液凝固起止血作用;此外,经抑菌试验证实,五倍子液对幽门螺杆菌有抑菌作用,对促进溃疡修复、炎性反应消退有重要意义。内镜下喷洒,每次 5～20ml,口服每次 30～40ml,视出血情况隔 4～6h 重复使用。

3)石明液:为中药石榴皮、明矾等的煎剂。石榴皮和明矾都有敛肠、固涩、止血之功效。石榴皮含有大量鞣酸及生物碱,有较强的收敛、杀菌、黏膜干燥和减少腺体分泌的作用;明矾能与蛋白形成难溶于水的蛋白化合物而沉淀,两药合用,可使蛋白凝固,小血管闭塞,与血液作用后形成血块而阻塞小血管,与胃黏膜表面形成一种胶样物质,起到协同止血及保护胃黏膜的作用。内镜下喷洒,每次 25～40ml,视出血量可加大用量,口服每次 20ml,每小时 1 次,连服 3 次,可达到良好的止血效果。石明液止血效果与出血量无关,与创面大小和出血速度有关,创面大,出血快,加大用量仍有良好的止血效果。石明液无不良反应,用于各种原因引起的消化道出血。

4)白及粉:白及含有黏液质、淀粉、挥发油等成分,用于胃肠道止血的机制:白及所含的黏液质具有高度黏附性,可在黏膜表面形成具有一定厚度的膜状胶,此膜可机械性地阻断血流,利于血栓形成;粗糙的白及颗粒表面可以增加血小板的聚集、吸附和释放作用,活化凝血反应,加速血凝块的形成,使血栓变硬,白及所含的黏液质还可以促进红细胞聚集,缩短凝血时间和凝血酶原时间;白及可抑制抗凝血酶和纤维蛋白的溶解,同时还可加速纤维蛋白的形成,网罗更多的细胞形成血凝块。

2.抑制胃酸　胃酸和胃蛋白酶对消化性溃疡的形成具有重要作用,并且胃酸和胃蛋白酶还干扰内外凝血系统,抑制血小板的聚集,在 pH<5.0 胃液中,新形成的凝血块会迅速溶解,因此,抑制胃酸分泌,使胃内 pH 达到 5.0 以上,是止血的重要手段。

(1)质子泵抑制药:质子泵抑制药(PPI)作用于壁细胞胃酸分泌的关键酶 $H^+-K^+-ATP$ 酶,使其不可逆失活,因此抑酸作用强而持久。能使胃内 pH>6.00,止血效果好,是治疗非静脉曲张出血的主要药物。目前应用的药物有奥美拉唑(洛赛克)、兰索拉唑、泮托拉唑、雷贝拉唑、埃索美拉唑。

1)奥美拉唑:第一代质子泵抑制药,可使正常人及溃疡患者的基础胃酸及由组胺、五肽胃泌素等刺激引起的胃酸分泌均受到抑制,而且对阿司匹林、乙醇、应激所致的胃黏膜损伤有预防保护作用。奥美拉唑的弱酸作用与刺激物类型无关,在降低胃内酸度后,进而使胃泌素与酸度降低成比例增加,其增加是可逆的,对胃酸分泌的作用与血药浓度-时间曲线下面积直接相关。奥美拉唑不仅能抑制胃酸形成的最后步骤——酸泵,保持胃内 pH 值在 6.0 以上,保证了止血迅速、彻底,而且还有升高胃黏膜血流量的作用,故能改变胃黏膜血循环,维持上皮细胞的能量代谢,更有效地治疗上消化道出血。奥美拉唑持续应用无耐药性,且作用持久递增,3～5d 达稳态。奥美拉唑的不良反应主要为恶心、胀气、腹泻、便秘、上腹痛等。皮疹、ALT 和胆红素升高也有发生,一般是轻微和短暂的,大多不影响治疗。对本品过敏者、严重肾功能不全者及婴幼儿禁用;严重肝功能不全者慎用,必要时剂量减半。本品具有酶抑制作用,一些经肝脏细胞色素 P450 系统代谢的药物,如双香豆素、地西泮、苯妥英钠等,其 $t_{1/2}$ 可因合用本品而延长。

2)兰索拉唑:抑制胃酸分泌,升高血胃泌素,胃黏膜保护作用与奥美拉唑相似,但抑制胃酸分泌作用较强。

3)泮托拉唑:弱碱性物质,经小肠吸收后,在酸性环境中活化,特异地作用于胃壁细胞的分泌小管,与微管中质子泵($H^+-K^+-ATP$ 酶)的巯基不可逆结合,抑制胃酸分泌。泮托拉唑在弱酸环境中比同类药物更为稳定,被激活后仅与质子通道上活化部位两个位点结合(奥美拉唑、兰索拉唑则显示更多无关的结合位点),从分子水平上体现出与质子泵结合的高度选择性。

4)雷贝拉唑:是一种新型的质子泵抑制药,$pK_a$值(酸碱离解常数)5.0,在新生或衰老壁细胞中的聚集浓度均比奥美拉唑高10倍,主要通过非酶途径代谢,转化成硫醚,极少依赖细胞色素 P450 同工酶的催化,其生物利用度不受给药时间、抗酸药及食物的影响,能迅速而持久地抑制胃酸。另外还有以下优点:抑酸作用起效快;昼夜均可维持较高的抑酸水平;疗效确切,个体差异小。Williams 等研究表明,雷贝拉唑发挥抑制胃酸分泌的作用较奥美拉唑更快、更完全。他们在 24 名幽门螺杆菌(Hp)阴性的健康男性志愿者中,对比雷贝拉唑和奥美拉唑(剂量均为 20mg/d,连续 8d)的抑酸作用,与安慰剂相比,单次服用雷贝拉唑和奥美拉唑均能明显降低 24h 胃内酸度。雷贝拉唑组第 1 日 24h 胃内酸度明显低于奥美拉唑组[分别为 331mmol/(L·h)和 640mmol/(L·h)],雷贝拉唑组 24h 胃 pH 中位数较高,而且维持胃内 pH$>$3 和 pH$>$4 的时间延长,服药第 8 日,雷贝拉唑使胃内 pH$>$3(69%对奥美拉唑 59%)及 pH$>$4(60%对奥美拉唑 51%)的时间更长,提示新一代 PPI 雷贝拉唑与奥美拉唑相比的药理学优越性。还有试验显示与奥美拉唑比较,雷贝拉唑能更强地抑制餐后胃酸分泌。然而对侵蚀性胃食管反流病的维持治疗,雷贝拉唑与奥美拉唑作用相似。

Pantoflickova 等采用 24h 胃内 pH 监测法,在 18 例幽门螺杆菌阴性的健康志愿者中观察了服用雷贝拉唑、兰索拉唑,泮托拉唑、奥美拉唑及奥美拉唑复合剂型(MUPS)后胃内 pH 变化,结果表明,雷贝拉唑在第 1 个 24h 胃内 pH 明显高于其他质子泵抑制药。与早期 PPI 比较,雷贝拉唑的抑酸作用持续时间长。Pantoflickova 等研究也表明与奥美拉唑(20mg)、兰索拉唑(30mg)、泮托拉唑(40mg)比,雷贝拉唑(20mg)能够达到更高的夜间胃内 pH。而且雷贝拉唑的不良反应少,第一代 PPI 因为可以引起胃排空延迟、壁细胞肿胀和明显的停药后胃酸分泌反弹,所以临床应用有局限性。临床试验显示雷贝拉唑发生以上不良反应的概率要小。另一研究也显示应用雷贝拉唑 1 周,未见有明显影响胃排空的情况发生。综上所述,雷贝拉唑是理想的抑制胃酸分泌的药物。

5)埃索美拉唑:埃索美拉唑也是近年出现的一种新的 PPI 产品,即为奥美拉唑的 S-构型旋光异构体。奥美拉唑为一种手性化合物,由 2 种等量但旋光方向和反的旋光异构体组成,即外消旋体。埃索美拉唑与奥美拉唑的不同之处在于它将消旋体中原有的 S-构型和 R-构型部分拆分开来,将 S-奥美拉唑作为一种新药来代替原来的外消旋体奥美拉唑。

质子泵抑制药的不良反应较小,迄今总体上的临床报道和评价较好,如奥美拉唑,它在人群中的耐受性较好,仅有 1%患者出现头痛、腹泻、便秘、腹痛、恶心、呕吐和胃肠胀气反应,极少发生红斑、丘疹、瘙痒、眩晕、肢端麻木、嗜睡、失眠和疲倦反应。有药物过敏史、肝功能损伤的患者和高龄患者慎用。国外报道,泮托拉唑有良好的耐受性,不良反应较低。患者对雷贝拉唑的耐受性好,常见不良反应为身体不适、恶心、腹泻、头痛、皮疹等。

(2)抗酸药:氢氧化铝凝胶或镁铝合剂口服。

(3)$H_2$ 受体拮抗药:通过阻断壁细胞上的 $H_2$ 受体,抑制基础胃酸分泌和夜间胃酸分泌,对胃泌素及 M 受体激动药引起的胃酸分泌也有抑制作用,且不良反应少,但是在突然停用 $H_2$ 受体拮抗药时,可导致胃酸分泌反跳性增加。常用的药物有西咪替丁、雷尼替丁、法莫替丁。

1)西咪替丁(甲氰咪胍):是第一代 $H_2$ 受体拮抗药,结构和组胺相似,含有一咪唑环,抑制基础胃酸、夜间胃酸和各种刺激引起的胃酸分泌,口服后小肠吸收快,1～2h 血药浓度达高峰,抑酸分泌 6h。一般用口服,禁食者用静脉制剂,每次 400mg,每 4～6h 1 次。不良反应为头痛、头晕、乏力、腹泻、便秘、肌肉痛、皮疹、皮肤干燥、心动过缓等,极少数有血白细胞减少和粒细胞缺乏症、血小板减少症和再生不良性贫血。偶见血浆肌酐或血清转氨酶增加,极少数出现肝炎、发热和间质性肾炎,中枢神经系统反应可见睡眠、焦虑、定向力障碍、幻觉。

2)雷尼替丁:不含咪唑环,代以呋喃环,抑制胃酸分泌作用和胃黏膜保护作用与西咪替丁类似,但抗酸作用较强,为西咪替丁的6～10倍,50mg静脉滴注,每6～8h 1次。常见的不良反应为一过性肝损害,有或无黄疸性肝炎、头痛、头晕、幻觉、躁狂等,静脉注射可导致心动过缓,偶见白细胞、血小板减少、男性乳房发育等,停药后上述不良反应消失。

3)法莫替丁:含噻唑环,与西咪替丁相似,但抑制胃酸分泌作用较强,为西咪替丁的40～50倍,雷尼替丁的7～10倍,不抑制肝药酶,无抗雄激素作用,也不影响血催乳素浓度,偶见口干、腹泻或便秘、头晕、血压升高、颜面潮红、失眠、过敏反应如皮疹、血白细胞减少。法莫替丁20mg,每12h 1次,静脉滴注或静脉注射,疗效不如质子泵抑制药,用于低危患者。严重肝肾功能不良者以及孕妇禁用。

(4)生长抑素:该药可以抑制胃酸、胃蛋白酶的分泌,抑制胃泌素的作用,协同前列腺素对胃黏膜起保护作用。用法:生长抑素一次250μg,以后每小时250μg,持续48～72h,生长抑素半衰期短,只能连续静脉滴注。另外,也可用人工合成的长效型生长抑素类似物奥曲肽,首剂50～100μg,静脉注射,以后每小时25μg静脉滴注,持续72h,也可以皮下注射或肌内注射。

(5)前列腺素:抑制胃酸(基础胃酸、最大胃酸和夜间胃酸)和胃蛋白酶的分泌,同时促进胃黏液分泌和调节十二指肠黏液分泌,增加胃黏膜保护屏障,对黏膜细胞有保护作用,对溃疡和急性胃黏膜病变引起的出血均有效。用法:米索前列醇200μg口服,每日4次,于餐前和睡前服用。不良反应有轻微而短暂的稀便或腹泻,偶见恶心、头痛、眩晕和腹部不适。

3.其他止血药物　维生素K可以应用于肝脏疾病引起的出血,参与凝血因子的合成。急性出血可应用巴曲酶1kU肌内注射,1kU静脉注射,对快速止血有一定作用;另外,酚磺乙胺、卡巴克洛等止血药物可酌情应用。

(1)巴曲酶:是由巴西蛇的毒液中分离得到的一种血液凝固酶,同时具有类凝血酶和凝血活酶样酶作用的快速止血药,此凝血活酶样酶不会被抗凝血药肝素所抑制,而凝血活酶样酶在血小板因子Ⅲ存在下,可使凝血酶原变为凝血酶,也可活化因子Ⅴ、Ⅵ和Ⅷ,并影响因子Ⅹ,能将纤维蛋白原转化成纤维蛋白而起凝血作用,这个过程不需$Ca^{2+}$参与也能完成,当然$Ca^{2+}$的存在会加速此凝血过程,因而对血液具有凝血和止血的双重作用,作用迅速。此药多用于静脉滴注及内镜下局部喷洒,可用于各种原因引起的消化道出血,包括肝病性出血、肿瘤出血或胆道出血、手术出血等,也可用于预防出血。国内资料报道,巴曲酶的临床止血有效率达85%～97%,本品静脉给药5～10min起效,持续24h,肌内或皮下给药20～30min起效,维持48～60h。本品尚无不良反应,但局部用药时,对有血栓形成、栓塞史的患者应慎用;妊娠3个月者不应用本品,血中缺乏纤维蛋白原时,无法形成纤维蛋白凝块,可在补充纤维蛋白原后使用,缺乏纤维蛋白原稳定因子(Ⅻ)时,可在输血后给本品,以发挥疗效;严重血小板减少时,凝血酶被消弱,可在输入血小板悬液后给本品,以发挥疗效。DIC导致的出血不是适应证。本品在新生儿出血时应与维生素K合用。大血管受损出血,必须进行外科手术处理时,可同时使用本品,减少出血和渗血。

(2)维生素K:主要作用是参与肝合成凝血因子Ⅱ、Ⅶ、Ⅺ、Ⅹ,抗凝血蛋白C和抗凝血蛋白S。维生素$K_1$ 10mg,肌内注射或静脉注射,每日2次,必要时可加大剂量静脉滴注。注射过快可出现面部潮红、出汗、胸闷,对晚期肝病患者,应用此药无效。

(3)氨基己酸:初用量4～6g,以5%～10%葡萄糖溶液或生理盐水稀释后静脉滴注,该药物排泄快,需持续用药。偶有腹部不适、腹泻、呕吐、胃灼热、鼻塞、结膜充血、皮疹、低血压及排尿减少。有DIC、血尿及栓塞性血管疾病者禁用。

### （二）肝硬化门脉高压食管胃静脉曲张出血的药物治疗

1.血管加压素及其类似物 血管加压素及其类似物包括垂体后叶素、特利加压素等,是治疗门脉高压急性食管胃静脉曲张出血的常用药物。静脉使用血管加压素的疗效已在一些临床试验中得到证实,它可明显控制曲张静脉出血,但病死率未获降低,且不良反应较多(心脏及外周器官缺血、心律失常、高血压、肠缺血)。加用硝酸酯类药物可改善其安全性及有效性,但联合用药的不良反应高于特利加压素、生长抑素及其类似物。因此为减少不良反应,静脉持续使用最高剂量血管加压素的时间不应超过24h。

(1)垂体后叶素:垂体后叶素20U加入葡萄糖液体中静脉滴注,速度为0.2～0.4U/min,最高可加至0.8U/min,止血后改为0.1～0.2U/min,维持8～12h后酌情停药。不良反应有腹痛、腹泻、面色苍白、胸部不适,常联合静脉输入硝酸酯类药物,并保证收缩压＞90mmHg。对高血压、冠心病者,该药可以诱发心绞痛和心肌梗死,应属禁忌。

(2)特利加压素:特利加压素是合成的血管加压素类似物,可持久有效地降低肝静脉压力梯度(HVPG)、减少门静脉血流量,且对全身血流动力学影响较小。特利加压素的推荐起始剂量为每4h 2mg,出血停止后可改为每日2次、每次1mg。一般维持5d,以预防早期再出血。止血效果优于垂体后叶素,与生长抑素及其衍生物奥曲肽相似。该药全身不良反应轻,不减少肝脏血流量,但有高血压、冠心病者仍禁用。

2.生长抑素及其类似物 生长抑素是一种多肽,因可抑制生长激素而得名,生理性生长抑素主要存在于下丘脑下部和胃肠道。临床上应用的是人工合成的十四肽生长抑素、八肽生长抑素类似物、伐普肽等。生长抑素及其类似物能显著改善出血控制率,无明显毒性,但病死率未获改善。疗效和病死率与血管加压素大致相同,但不良反应更少、更轻微。与血管加压素不同,生长抑素与硝酸甘油联用不但不能加强疗效,反而会带来更多不良反应。此外,生长抑素可有效预防内镜治疗后的HVPG升高,从而提高内镜治疗的成功率。

(1)施他宁:十四肽生长抑素施他宁是人工合成的环状14个氨基酸肽,其与天然生长抑素在化学结构和作用机制上完全相同。

①降低门静脉压力的作用机制

a.直接作用于内脏血管平滑肌,引起血管收缩。

b.抑制胰高糖素、降钙素基因相关肽(CGRP)等内源性扩血管物质的释放。

c.降低内脏血管对扩血管物质的敏感性,而静脉注射施他宁引起的门静脉压降低主要是直接作用的结果。由于其半衰期短,静脉注射施他宁引起的降低门静脉压作用短暂,因此反复静脉注射或静脉注射后再予以静脉持续滴注,可维持门静脉压力于较低水平,从而能有效防治门脉高压症所引起的食管静脉曲张破裂出血。施他宁可明显降低门静脉压,对体循环血流动力学影响较小,使用安全,无明显不良反应和并发症,是治疗食管静脉曲张破裂出血的有效药物。

②施他宁的其他药理学作用

a.可以抑制由试验餐和五肽胃泌素刺激的胃酸分泌,可抑制胃蛋白酶、胃泌素的释放。

b.可以显著减少内脏血流,降低门静脉压力,降低侧支循环的血流和压力,减少肝脏血流量。

c.减少胰腺的内外分泌以及胃小肠和胆囊的分泌,降低酶活性,对胰腺细胞有保护作用。

d.抑制胰高血糖素的分泌。

e.可影响胃肠道吸收和营养功能。因此,生长抑素用于肝硬化门脉高压所致的食管静脉出血、消化性溃疡、应激性溃疡、糜烂性胃炎所致的上消化道出血,预防和治疗急性胰腺炎及其并发症,胰、胆、肠瘘的辅助治疗。

③用法：应用生理盐水或5%葡萄糖液溶解，首剂负荷量250$\mu$g静脉推注后，持续进行250$\mu$g/h静脉滴注，为避免再出血，在止血后用同一剂量维持治疗48～72h。

④不良反应

a.少数患者产生眩晕、耳鸣、脸红。

b.注射本品的速度超过500$\mu$g/h，则会产生恶心、呕吐。

⑤注意事项

a.禁用于对本品过敏者以及妊娠和哺乳期妇女。

b.由于本品抑制胰岛素及胰高血糖素的分泌，在治疗初期会导致血糖水平短暂的下降，对于胰岛素依赖性糖尿病患者应每3～4h查血糖1次。

c.本品可以延长环己巴比妥的催眠作用时间，加剧戊烯四唑的作用，不宜同时使用。

d.应单独给药，本品不宜与其他药物配伍给药。

e.动脉性出血不属生长抑素的适应证。少数病例用药后出现恶心、眩晕、面部潮红。

f.在连续给药的过程中，应不间断地注入，换药间隔最好不超过3min。有可能时，可通过输液泵给药。通过静脉注射生长抑素还可抑制甲状腺刺激激素、胰岛素和胰高血糖素的分泌，并抑制胃酸的分泌。它还影响胃肠道的吸收、动力、内脏血流和营养功能。由于其抑制胰高血糖素的分泌，从而有效地治疗糖尿病酮症酸中毒。

（2）善得定：是1982年Bauer等人工合成的八肽生长抑素类似物，它保留了生长抑素的大多数效应，且半衰期更长。荟萃分析及对照研究显示，善得定是控制急性出血安全有效的药物。

①用法：起始静脉推注50$\mu$g，之后25～50$\mu$g/h静脉滴注，或每6～8h皮下注射1次，使用5d或更长时间。首次控制出血率为85%～90%，无明显不良反应。

②不良反应

a.注射局部可出现疼痛，注射部位针刺或烧灼感，伴红肿，这些现象极少超过15min。

b.胃肠道反应包括厌食、恶心、呕吐、痉挛性腹痛、腹胀、腹泻及脂肪泻。

c.由于善得定可以降低胰岛素的释放，故本品可降低患者餐后的糖耐量，个别患者长期用药可引起持续性高血糖。

（3）伐普肽：是人工合成的环形八肽生长抑素类似物，半衰期30min，耐受性好，其不良反应也比奥曲肽少。

①用法：起始剂量50$\mu$g，之后50$\mu$g/h静脉滴注。

②注意事项

a.慎用：第一为既往使用奥曲肽或其他生长抑素类似药时出现过敏或其他不良反应者。第二为糖尿病患者。第三为肾功能不全患者。

b.药物对儿童的影响：儿童用药的安全性及有效性尚不明确。

c.药物对妊娠的影响：尚不明确。

d.药物对哺乳的影响：尚不明确。

e.用药前后及用药时应当检查或监测血细胞比容。

③不良反应

a.中枢神经系统：可出现疲乏（86%）和头痛（50%）。

b.代谢/内分泌系统：有引起血糖增高和糖尿病的报道，但其发生率并不高于安慰剂组。

c.胃肠道：可出现食欲缺乏、恶心（50%）、呕吐（36%）、腹泻（86%）、腹痛（36%）、便秘、脂肪泻。肝硬化和食管静脉曲张破裂出血患者用药后有出现腹痛和食管溃疡出血的报道,但其发生率并不高于安慰剂组。

d.血液:有引起白细胞减少和中性粒细胞减少的个案报道。

e.皮肤:皮下注射本品,可引起注射部位疼痛、红斑、感染及皮下脓肿,需要每周变换注射部位。

3.β受体阻滞药 通过阻断β受体而减少心输出量,反射性收缩内脏血管,减少门静脉血流,从而降低门静脉压力。但β受体阻滞药对于急性出血的控制效果不佳,一般用于出血的预防。

(1)普萘洛尔(心得安):每日40~60mg,最大剂量每日360mg,并以基础心率的下降判断疗效,基础心率下降25%说明降低门脉压力有效,但服药后心率不能低于55次/分,因此基础心率较低的患者不适宜应用此类药物。

(2)卡维地洛:卡维地洛是近几年合成的一种新型的第三代β受体阻滞药,可非选择性阻断β受体和α1受体,具有更强的降低门脉压力的作用。在降低肝静脉压力梯度方面优于普萘洛尔,但其总体降压作用可能会影响其应用。

卡维地洛的应用剂量因人而异,开始剂量宜小,2d后即可增量,以后根据疗效反应再逐渐增加剂量。一般每日1~2次,每次10~20mg,一日最大剂量不应超过40mg。该药的不良反应少而且轻微,耐受性良好,较常见的不良反应有头痛、疲乏、眩晕,其发生率不足5%,一般不需停药。

4.血管扩张药

(1)硝酸酯类:通过松弛血管平滑肌,扩张门静脉侧支循环血管床,以及松弛肝纤维隔及肝窦前区的肌成纤维细胞,减低肝内血管阻力,从而降低门静脉压力。临床上硝酸酯类主要扩静脉血管而对动脉作用较弱,一般临床上与血管加压素合用,减少此类药物的不良反应,或与普萘洛尔合用,预防门脉高压性出血。

(2)α₁受体阻滞药:肝门脉血流主要受α₁受体调节,α₁受体阻滞药扩张肝内小血管,降低门脉流出道及肝外侧支循环阻力,具有门体分流样作用,同时,该类药物还能增加肾血流量,因而适用于腹腔积液、少尿患者,这类药物的应用还需要临床研究的证实。

(3)钙通道阻滞药:钙通道阻滞药阻滞肝纤维隔内的肌成纤维细胞膜上的钙通道,松弛肌成纤维细胞,降低肝内阻力,从而降低门静脉压力。目前应用的药物有硝苯吡啶、维拉帕米等。

5.三腔二囊管压迫止血 一般用三腔二囊管或四腔二囊管填塞胃底及食管中下段止血。其中四腔二囊管专有一管腔用于吸取食管囊以上的分泌物,以减少吸入性肺炎的发生。以三腔二囊管为例,先检查三腔管是否漏气,经石蜡油或橄榄油润滑后,通过鼻腔插入三腔管,先向胃囊注入200~300ml气体,压力要求在40~60mmHg,并以250~500g重物牵引压迫胃底,如不能止血,再向食管囊注入气体50~80ml,压力要求在35~40mmHg(4.67~5.33kPa)。初次压迫可持续12~24h,以后每8~24h放气1次,视出血活动程度,每次放气5~30min,然后再注气,以防止黏膜受压过久发生缺血性坏死。拔管时机应在血止后24h,一般先放气观察24h,如仍无出血才拔管。拔管前先喝些食用油,以便减少气囊与食管壁的摩擦。

(1)三腔二囊管的绝对禁忌证:静脉曲张出血停止,患者近期接受过食管、胃连接部手术。相对禁忌证为:收缩性心力衰竭,呼吸衰竭,心律失常,不能肯定曲张静脉出血的部位。三腔二囊管不能用于近期硬化剂治疗者,因穿孔的危险很大。

(2)气囊填塞常见并发症:①气囊向上移位,堵塞咽喉引起窒息死亡。当患者有烦躁不安,或气囊放置位置不当,食管囊注气多于胃囊或胃囊注气过多破裂时尤易发生。为防止意外,应加强监护,床头置一把剪刀,随时在出现紧急情况时剪断皮管放气。②吸入性肺炎。③食管黏膜受压过久发生坏死,食管穿孔。气囊填塞对中、小量食管静脉曲张出血效果较佳,对大出血可作为临时应急措施。止血有效率为40%~90%。三腔管放置时间不宜超过3~5d,一般压迫24~48h大多数病例都可以止血,超过3d出血仍不止者应考虑手术治疗。由于上述三腔二囊管的严重并发症,且随着有效药物的发现,三腔二囊管的应用已经减少,只在血管加压素、生长抑素治疗无效的大出血及反复大量出血等待手术治疗的病例,或一般治疗无效又不具备手术条件的情况下使用。

## 四、内镜治疗

### (一)食管-胃底静脉曲张破裂出血的内镜下治疗

内镜治疗的目的是控制急性食管静脉曲张出血,并尽可能使静脉曲张消失或减轻以防止其再出血。内镜治疗包括内镜下曲张静脉套扎术、硬化剂或组织黏合剂(氰基丙烯酸盐)注射治疗。药物联合内镜治疗是目前治疗急性静脉曲张出血的主要方法之一,可提高止血成功率。中华医学会消化病学分会、中华医学会消化内镜学分会食管胃静脉曲张学组分别于 2008 年和 2009 年通过了《肝硬化门静脉高压食管胃静脉曲张出血的防治共识》和《消化道静脉曲张及出血的内镜诊断和治疗规范试行方案》,常用内镜下止血方法有以下三种。

1.食管静脉曲张内镜下套扎治疗　食管静脉曲张套扎术(EVL)是美国 Stiegrnann 医师在 1986 年首次报道的最新治疗食管静脉曲张出血的方法之一。根据套扎器的不同,EVL 包括两种方法:单环单发和多环连发。使用外套管的单发皮圈套扎器,每次内镜只能进行一个皮圈套扎,缺点是外套管粗,插管时患者痛苦大,每套扎一个皮圈需要插入一次胃镜,术后患者有胸骨后隐痛不适及吞咽困难;而多发皮圈套扎器具有操作方便、成功率高等优点,现多采用多发皮圈套扎器。食管静脉曲张 EVL 的目的是使套扎的曲张静脉纤维化,闭塞曲张静脉腔,预防和减少再出血,主要用于出血后择期治疗。皮圈套扎可即时阻断曲张静脉血流,形成的溃疡较硬化剂治疗浅而大,以后逐步坏死纤维化,皮圈连同坏死组织一起脱落,脱落时间为 7~15d。因此,再次套扎或改行硬化剂治疗的时间为 10~15d 为宜。由于标准套扎法为从贲门向上呈螺旋状套扎,可遗留下短条静脉,套扎后曲张静脉消失率低。套环过早脱落、曲张静脉直径过粗者是套扎后 3~10d 内发生再出血的主要因素,再出血率达 25%~35%。一项套扎后长期随访的结果表明,平均套扎 2 次,平均随访(25+11)个月,曲张静脉复发时间在静脉根除后 5~24 个月间,复发率为 44.8%,再出血率为 24.1%。曲张静脉复发率高是套扎后长期再出血的主要原因。因此,套扎后定期随访是必要的,近期演化的几种套扎方法,如单环的密集套扎法、自贲门向上 2cm 内密集套扎法和套扎后追加硬化术等,可使止血率>95%,再出血的发生率可减少到 10%左右。

(1)EVL 的适应证

1)急性食管静脉曲张出血。

2)外科手术后食管静脉曲张再发。

3)食管静脉曲张患者虽无出血史但存在出血危险倾向(一级预防)。

4)既往有食管静脉曲张破裂出血史,预防再次出血(二级预防)。

(2)EVL 的禁忌证

1)有上消化道内镜检查禁忌证。

2)出血性休克未纠正。

3)二级以上肝性脑病患者。

4)过去粗大或细小的静脉曲张。

(3)套扎器的使用方法:套扎器分单环发和多环发两大类。由于单环单发使用过程中需提前在食管内插入直径为 2cm 的外套管,患者不易耐受,故临床已很少应用。目前多使用连发套扎器,连发套扎器套柱上备有套扎橡胶圈 4~8 个,由于橡胶圈太多,外套管加长,给操作带来不便,常用五连发或六连发套扎器。

连发套扎器由三部分组成。①透明外套管:使用时插在胃镜前端,其内壁装多个橡皮圈。②牵拉线:为长140cm、直径0.75mm的钢丝。③操作手柄:安放在胃镜活检插孔内。旋转手柄,通过牵拉线作用于外套管上的橡皮圈使其释放。

操作方法:先检查食管静脉曲张的分布、性状及表面有无溃疡、糜烂、红色征等,若需要行静脉曲张套扎,则内镜头端套上外套管及牵拉线,置入内镜后,一般情况下,自齿状线上缘开始向上顺序套扎,将内镜头端抵住曲张静脉,启动负压吸引器持续吸引,数秒后内镜下可见曲张静脉逐渐进入内柱环内,继而视野一片发红,表明套柱内已充满曲张静脉,立即牵拉牵引线,外套管内壁上的皮圈被推出,套扎至吸入曲张静脉的黏膜根部;停止负压吸引,内镜缓缓注气,即可窥见套扎的曲张静脉呈息肉状,色泽逐渐变紫,基本被皮圈紧套。如此反复套扎所有曲张静脉。套扎过程中或套扎完毕后,可经牵引钮旁的特殊通道向钳道内注射生理盐水清洗镜面,了解有无活动出血及套扎部位是否理想等。

EVL治疗的注意事项如下。

①套扎时应充分吸引,避免因吸引不足使圈套早期脱落,此时静脉内血栓形成不全,易招致大出血。

②如果曲张静脉上有红色征或糜烂,应尽量避开,在其远端套扎,否则宜导致术中和术后出血。

③如果吸引时,视野不能完全变红,往往是因为外套管贴黏膜壁过紧所致,此时要适当退镜或调整内镜前端方向,即可见视野完全变红。

④结扎时需注意食管内积血涌于口腔至误吸,如果出现呼吸困难,立即吸引,最好用较粗的抽吸管。

⑤低蛋白血症及血糖持续居高不下者,应择期治疗,否则术后近期出血率高。

⑥伴有重度胃底曲张静脉破裂出血者,不宜单纯进行食管静脉曲张套扎治疗,应采用联合治疗。

⑦硬化治疗术后患者及残存细小静脉曲张者,不宜首选套扎治疗。

(4)EVL治疗疗程:首次套扎间隔10~14d后可行第2次套扎,直至曲张静脉消失或基本消失。建议疗程结束后1个月复查胃镜,然后每隔3个月复查第2、3次胃镜;以后每6~12个月进行胃镜检查,如有复发则在必要时进行追加治疗。

(5)并发症:动物实验及临床研究表明由于套扎术后食管固有肌层是完整的,因而该治疗是安全的,并发症发生率较低。随着临床大量开展,也出现罕见的术中并发症。这种并发症大致可分为两种类型:一是外套管的应用所致;二是由于弹性橡皮圈和结扎器松脱所致。

1)食管曲张静脉大出血:使用单环结扎器时,为了放置橡皮圈需要反复从食管插管,因为外套管的置入是内镜食管曲张静脉结扎术整体的一部分。曾有报道,在进行结扎术之前放置外套管时,突然出现大量的出血,大量的鲜血从外套管内涌出,随予以持续的抽吸,能见度极低,以致无法进行结扎,若不及时采取措施会招致严重的后果。这种意外情况的出现,可能是当口咽外套管插入食管的中段,使曲张静脉受压,致使静脉回流受阻,使高压的静脉内压力进一步增高,导致曲张静脉破裂,引起插管过程中大出血。

处理方法:a.将外套管向外抽出,直至末端抵达环状软骨咽部,可减轻导管对静脉曲张压力的阻断。一般退出7~8cm即可。b.因这时要找到确切的出血点十分困难,此时可以快速盲目结扎,结扎的方法为从食管与胃交界处向上盲目结扎,一般只要牢固结扎2~3个部位,由于黏膜的紧缩压迫,或某些血管血流阻断,出血往往很快停止,食管内液体由鲜红变成淡色,视野也愈清晰,使进一步结扎治疗能顺利进行。c.若出血量大,无法操作或盲目结扎失败甚至很快出现循环不稳定情况,应立即停止手术,退出外套管,放置术前已准备好的三腔二囊管,进行压迫止血,待循环稳定、出血暂时控制后,再进行结扎治疗。

2)食管黏膜、黏膜下的损伤和食管穿孔:在放置外套管时,由于内镜和外套管之间有间隙,食管黏膜和黏膜下组织会疝入这个间隙并受到挤压而致损伤。通常外套管内径为16mm,常用的内镜直径是9.8~12.6mm,这个间隙有4.4~7.2mm大小。另一种原因是在操作时患者颈部过伸和扭动,而放置在食管内的外套管会在食管内硬性滑动而损伤。

处理方法：a.一旦有了食管黏膜下，甚至是食管穿孔，继续放置或推进外套管会受到阻力，难以插入，患者会诉说咽痛或胸痛，有此情况应迅速终止插入外套管，进行内镜检查，如直视下见食管内有假道形成，就证实有食管或黏膜下的损伤，应终止进行内镜结扎治疗。b.必要时进行对比剂的食管造影，进一步证实有无黏膜下损伤，有无对比剂渗入纵隔现象，以及有无纵隔气肿和颈部皮下组织积气。c.禁食、输液和抗生素治疗，并严密观察。d.必要时请胸科会诊，及时正确处理。

3)内套筒脱落：内套筒脱落是指在实现一个部位结扎终了时，退出内镜而内套管和牵引导丝均嵌在结扎团块的基部。往往是在胃镜退出外套管时，牵引导丝和内套管仍在食管内，有一定的张力，如果暴力拖动，很可能使刚刚结扎的团块撕脱，易引起大出血。

处理方法：将内镜循金属拖动导丝，再次送入食管，凭着拖动导丝的导向，很易将内套筒复位进入外套筒内，并轻轻在直视下旋转胃镜，小心拖动导丝，内套筒与导丝就能从结扎团块上松脱，完整推出结扎器与胃镜。

预防：在启动负压吸引时，负压应保持8～13kPa，压力不要过大，以免形成过大的团块，使内套筒退出困难。

4)结扎圈松脱：在结扎过程中，可能出现某个结扎圈松脱，离开结扎部位，漂浮在食管腔内，结扎团块消失，经过负压抽吸的黏膜组织处溢血，本来很清晰的视野可突然模糊，一片红色。

处理方法：使用单环结扎器时应迅速抽出胃镜，更换新的戴有橡皮圈的内套筒，进行再结扎，若使用多环结扎器，可及时重新结扎。在原结扎部位的下端或侧方，距原结扎部位1～2cm处，果断地进行抽吸结扎，只要结扎成功2～3个部位，往往因附近有新的结扎团块，原松脱的结扎部位黏膜过紧受压，或因血管两端再次结扎阻断，出血很快控制。视野既可从模糊红色的情况变成清亮清晰的局面。不可在原脱落部位重复抽吸结扎，以免导致侧面撕脱，引起大出血。

预防：出现橡皮圈松脱的原因如下。a.结扎时结扎器末端与食管壁无360°的接触，启动负压抽吸后，吸入的团块不大，虽然加大抽吸力量，亦无大的进展，勉强结扎而致松脱。b.结扎完毕，团块也较大，结扎也牢固，但在再次进行其他部位结扎时，胃镜多次进出食管腔，碰脱落结扎圈。c.再次结扎的部位太靠近结扎团块，在邻近部位负压吸引，使已结扎的团块扯动、松脱。d.多环结扎器的橡皮圈因是固定在透明帽上，有时可出现"疲劳"现象而致结扎圈松脱。以上原因都可导致结扎过程中，橡皮圈松脱，只要操作细心，正确掌握要领，橡皮圈脱落现象是可以避免的。

5)橡皮圈自动弹落：在实施结扎时，胃镜尚未抵达预计的结扎部位，或已达结扎部位，经抽吸团块尚未形成，橡皮圈就自动弹跳或坠落在食管腔中，或盖在小团块的顶端，致使结扎失败。

处理与预防方法：a.选择弹力较好的橡皮圈，对于安在内套筒上松弛不紧的橡皮圈勿使用。b.安放橡皮圈在内套筒上，橡皮圈距内套筒的下缘应有0.3～0.4mm的距离，太靠近边缘容易自动弹跳。在使用多环结扎器时，操作者的手应置于多环结扎器的柄上，只有显露好要结扎的静脉曲张，才置柄于射击位置。c.结扎过程中，一定要选择好结扎部位，对于静脉曲张过小，不易形成团块的部位，虽然负压抽吸力量大，但形成团块小，而且内套筒会因负压大而自行向外套筒滑动，从而出现过早自动弹跳现象。

6)其他并发症：a.胸痛，发生于术后2～3d，可自行缓解，一般不需特殊处理；b.急性食管梗阻，因套扎的静脉曲张阻塞食管腔而致狭窄。

(6)术后处理

1)术后严密检测患者血压、脉搏及一般情况。术后不用鼻胃导管。

2)术后禁食24h，以防套扎圈因进食过早脱落致大出血，禁食期间予以补液静脉营养支持。24h后可进流食,逐渐过渡到软食。

3)并发曲张静脉破裂出血,应改行硬化止血或栓塞止血。

4)套扎团块 4~10d 开始坏死,随后坏死组织腐脱、橡皮圈脱落,遗留基底部白色深 1~2mm、直径10~12mm 的圆形或椭圆形的浅溃疡,2~3 周后覆盖上皮组织修复,故套扎后应休息 14d 再行下一次套扎。也有研究认为,每隔 2~3 周的反复套扎较易引起套扎后出血,可能是因为套扎导致食管溃疡出血,故建议延长套扎间隔,每 2~3 个月行 1 次套扎治疗为宜。

2.内镜下硬化剂注射治疗术(EIS)　　1939 年瑞典医师 Crafoord 和 Frenekuer 首次开展并证实内镜下硬化剂注射治疗疗效确切,20 世纪 70 年代逐渐受到重视,20 世纪 80 年代临床研究逐渐增多,疗效逐步得到肯定,对首次出血的止血率为 76%~92%。硬化剂注射后局部黏膜和静脉发生化学炎性反应,形成静脉内血栓。2 周后肉芽组织逐渐取代血栓,3 个月后肉芽组织机化,静脉周围黏膜纤维化,从而起到止血和预防再出血的作用。

(1)常用的硬化剂

1)聚桂醇(聚氧乙烯月桂醇醚,曾用名乙氧硬化醇):目前最普遍的硬化剂,疗效可靠,不良反应少。

2)5%鱼肝油酸钠:止血效果满意,但不良反应大,易出现发热、胸痛、深溃疡等。

(2)硬化治疗的适应证:同套扎治疗。对于不适合套扎治疗的食管静脉曲张者,也可考虑应用硬化剂治疗。由于胃曲张静脉直径较大,出血速度较快,硬化剂不能很好地闭塞血管,因此胃静脉曲张较少应用硬化治疗。但在下列情况下,可对胃静脉曲张给予硬化治疗作为临时止血措施:急诊上消化道出血行胃镜检查见胃静脉喷射状出血;胃曲张静脉有血囊、纤维素样渗出或其附近有糜烂或溃疡。

(3)硬化治疗的禁忌证

1)有上消化道内镜检查禁忌证。

2)出血性休克未纠正。

3)Ⅱ期以上肝性脑病。

4)伴有严重肝肾功能障碍、大量腹腔积液或出血抢救时应根据医师经验及医院情况而定。

(4)注射方法:包括血管内、血管旁和联合注射。对小的曲张静脉做血管内注射,对大的曲张静脉采取联合注射法。

1)血管内注射:在出血的附近静脉内注射,对未找到活动出血处,可在齿状线上方 2cm 开始左右的曲张静脉内注射。每点注射硬化剂 3~10ml 为宜,亦可根据静脉曲张程度酌情增减,总量不超过 40ml。每次 1~4 点,注射完后内镜观察,确保无活动出血时退镜。

2)血管旁注射:在曲张静脉周围黏膜下每点注射剂量 0.5~1ml,使静脉周围黏膜形成隆起,压迫静脉达到辅助止血目的。

3)联合注射:先行血管旁注射,压迫曲张静脉使其管腔缩小,随后再行血管内注射使曲张静脉闭塞。

(5)疗程:第 1 次硬化治疗后,再行第 2、3 次硬化治疗,直至静脉曲张消失或基本消失。每次硬化治疗间隔时间约 1 周。第 1 疗程一般需 3~5 次硬化治疗。建议疗程结束后 1 个月复查胃镜,每隔 3 个月复查第 2、3 次胃镜,6~12 个月后再次复查胃镜。发现静脉再生必要时行追加治疗。

(6)并发症:并发症发生率为 10%~33%,包括食管狭窄、穿孔、出血、纵隔炎、溶血反应(5%鱼肝油酸钠)、异位栓塞等。其中 1/3 为严重并发症,病死率为 0~2.3%。

1)出血:对于穿刺点渗血,可用镜身压迫或喷洒凝血酶,一般 1~5min 可止血。如果注射后几日发生再出血,主要是穿刺处局部溃疡所致,大部分为渗血,用热凝、电凝等方法有时难以控制,常用止血夹控制出血;持续较大的出血来源于破裂的曲张静脉,最好的办法是使用组织黏合剂栓塞静脉,或再次行 EIS 术以控制出血。气囊压迫止血可使穿孔危险增大,应尽量减少使用。

2)溃疡:发生率国内外各家报道差别较大(4%～23%),包括浅溃疡和深溃疡,一般多无症状,发生时间大多在 3d～3 周,平均 1 周,直径多>1cm,数目多为 1～2 个,与注射点的多少有关系,形状为椭圆形,表面有较多纤维素样渗出物,呈暗红色、黄色或白色。愈合较快,1～2 周愈合。

3)穿孔:5%鱼肝油酸钠的穿孔风险大,而聚桂醇的穿孔发生率通常很低,约<1%,可因注射针头过粗或过长、过深注射使硬化剂引起食管肌层广泛坏死而穿孔。一旦发生,应立即胃肠引流,必要时胸腔引流,全胃肠外营养和抗菌药物联合保守治疗。小穿孔可以愈合,大穿孔病死率高达 75%～100%,操作中应高度重视。

4)狭窄:发生率为 3%～33%,主要见于反复注射治疗的患者,血管旁注射法较易发生,为食管壁深层坏死所致。早期在坏死愈合后,狭窄形成前,可采用每周 2 次的单纯内镜扩张术,防止狭窄发生;后期对于已形成的狭窄可行球囊扩张治疗,一般不需要外科治疗。

5)其他:如胸骨后疼痛、吞咽哽噎感、发热等较为常见,一般在术后 2～3d 内自行消失,可对症处理。此外尚可发生菌血症、吸入性肺炎、胸腔积液、脓胸、颈部气肿、纵隔炎、食管旁脓肿等,尽量用短的注射针(<5mm)、尽量采用血管内注射法、及时应用抗菌药物可预防此类并发症的发生。

(7)术后处理

1)密切监测患者生命体征及一般情况。

2)禁食 6～8h 后可进流食。

3)注意休息。

4)适当应用抗菌药物。

5)酌情应用降门静脉压力药物,严密观察出血、穿孔、发热、败血症及异位栓塞等并发症征象。

3.组织黏合剂注射　组织黏合剂(组织胶)是一种水样固化物,注射后与血液接触立即产生聚合固化,经内镜注射入曲张静脉,可有效地闭塞血管和控制曲张静脉出血,从而达到控制出血的目的。组织黏合剂无论是对食管静脉曲张,还是对胃底静脉曲张,均有止血作用。目前认为,组织黏合剂注射是胃底静脉曲张出血治疗的首选方法。

(1)适应证

1)急性胃静脉曲张出血。

2)胃静脉曲张有红色征或表面糜烂且有出血史(二级预防)。

3)急性食管静脉曲张出血时小剂量使用。

(2)禁忌证:同一般内镜检查的禁忌证。

(3)术前器械准备

1)内镜:选择同硬化治疗。为了预防黏合剂与内镜前端黏合造成内镜损害,使用硅油涂抹内镜前端蛇骨管部位及镜面,形成硅油保护层。工作通道也应吸入硅油,使工作通道腔面内面形成硅油保护膜。

2)注射针和栓塞剂:使用 23G 注射针。根据所用黏合剂的性质,在配制时加或不加碘化油,内镜的工作钳道要预充碘化油,以防钳道堵塞,曲张静脉内注射用三明治夹心法,根据曲张静脉的容积,选择注射量,通常为 1～2ml。

3)其他准备:由于组织黏合剂的黏合性很强,每个操作者都应戴上保护眼镜,以防高压推注时不慎溅入眼睛。

(4)术前患者准备:患者的眼睛应采取保护措施,余同套扎治疗术。

（5）操作方法

1）常规内镜检查确定排除其他原因出血,寻找合适的注射部位,出血间歇期选曲张静脉最隆起点为注射部位,出血活动期注射部位以曲张静脉的部位不同而不同,食管曲张静脉尽可能于出血点或其近侧（近贲门侧）注射,结合部曲张静脉接近贲门出血点注射,当出血点直接注射困难时,可在出血点旁最容易注射处进针,胃底曲张静脉尽可能接近出血点注射,如不可能,可在出血点旁穿刺破裂出血的血管。

2）插入备好内镜注射针（此时针头退入外管内）用注射针外管前端触探静脉,以判定确实为曲张静脉,并最后确定针头穿刺部位。

3）将备好黏合剂混合液的注射器与注射针尾相连。

4）射针外管前端恰好接触注射部位,伸出针头并使之穿刺入血管腔内,应尽可能绝对避免静脉旁过深注射至食管肌层,因为静脉旁组织黏合剂注射将会导致严重的局部深溃疡。

5）快速、强力推入黏合剂混合液:如果注射在静脉旁黏膜下则出现蓝灰色隆起,而准确注入静脉腔内则无此现象,应尽可能绝对避免静脉旁注射,以免导致严重的局部深溃疡。

6）快速更换注射器:注入 0.7～1.0ml 蒸馏水（内镜注射针内芯容量）,以确保所有黏合剂完全注入曲张静脉内。

7）然后迅速将注射针头退入注射针外管内,并使整个注射针前端位于胃腔中央,使针端远离镜面,以确保内镜镜面不被粘住。一次注射后至少 20s 内避免吸引,以防从充血点注射部位漏出的未凝固的黏合剂被吸入内镜工作通道造成管腔阻塞。已经凝固的黏合剂如被吸入工作通道,需要立即退出内镜,使用内镜刷清除。

8）20s 之后再以相同的方法进行其他部位的栓塞治疗。

（6）并发症

1）近期排胶出血:与曲张静脉未达到完全闭塞而发生排胶有关。

2）菌血症或败血症:与组织胶注射针和内镜活检管道细菌易于生长有关。

3）异位栓塞:多为肺栓塞和门静脉栓塞,比较少见,与异常的血管交通支及注药量大有关。

4）局部黏膜坏死:一般发生于组织胶注入曲张静脉旁,主要原因是栓塞技术错误和用量过大。

（7）术后处理

1）术后常规处理同硬化剂治疗。

2）给予抗菌药物治疗 5～7d。

3）酌情应用抑酸药。

### （二）非静脉曲张消化道出血的内镜治疗

急性非静脉曲张性上消化道出血（ANVUGIB）是指屈氏韧带以上消化道非静脉曲张性疾病引起的出血,包括胰管或胆管的出血和胃空肠吻合术后吻合口附近疾病引起的出血,年发病率为（50～150）/10 万,病死率为 6%～10%,多为上消化道病变所致,少数为胆胰疾病引起,其中以消化性溃疡、上消化道肿瘤、应激性溃疡、急慢性上消化道黏膜炎性反应最为常见。2009 年《中华内科杂志》编委会联合《中华消化杂志》、《中华消化内镜杂志》编委颁布了《急性非静脉曲张性上消化道出血诊治指南（2009,杭州）》。

1.出血征象的监测

（1）症状和实验室检查:记录呕血、黑粪和便血的频度、颜色、性质、次数和总量,定期复查红细胞计数、血红蛋白、血细胞比容与血尿素氮等,需要注意血细胞比容在 24～72h 后才能真实反映出血程度。

（2）生命体征和循环状况:监测意识状态、脉搏和血压、肢体温度、皮肤和甲床色泽、周围静脉特别是颈静脉充盈情况、尿量等,意识障碍和排尿困难者需留置导尿管,危重大出血者必要时进行中心静脉压、血清乳酸测定,老年患者常需心电、血氧饱和度、呼吸监护。

2.液体复苏

(1)血容量的补充:应立即建立快速静脉通道,并选择较粗静脉以备输血,最好能留置导管。根据失血的多少在短时间内输入足量液体,以纠正循环血量的不足。对高龄、伴心肺肾疾病患者,应防止输液量过多,以免引起急性肺水肿。对于急性大量出血者,应尽可能施行中心静脉压监测,以指导液体的输入量。下述征象对血容量补充有很好的指导作用:意识恢复;四肢末端由湿冷、发绀转为温暖、红润,肛温与皮温差减小(1℃);脉搏由快弱转为正常有力,收缩压接近正常,脉压>30mmHg;每小时尿量多于0.5ml/kg;中心静脉压改善。

(2)液体的种类和输液量:常用液体包括生理盐水、平衡液、全血或其他血浆代用品。失血量较大(如减少20%血容量以上)时,可输入胶体扩容剂。下列情况可输血,紧急时输液、输血同时进行。①收缩压<90mmHg,或较基础收缩压降低幅度>30mmHg;②血红蛋白<70g/L,血细胞比容<0.25;③心率增快(>120次/分)。

(3)血管活性药物的使用:在积极补液的前提下,可以适当地选用血管活性药物(如多巴胺)以改善重要脏器的血液灌注。

3.内镜下止血措施　内镜下止血起效迅速、疗效确切,应作为治疗的首选。推荐对 Forrest 分级Ⅰa～Ⅱb的出血病变行内镜下止血治疗。

(1)适应证:急性上消化道出血,尤其是原因不明者,在补充血容量、纠正休克、生命体征平稳后均可接受内镜检查和止血治疗。

(2)内镜下止血禁忌证:严重心、肺功能不全,疑有消化道急性穿孔,不能耐受内镜检查或不能配合者,大量漏出性出血,如主动脉-食管瘘、主动脉-十二指肠瘘。

(3)内镜止血治疗方法:常用的内镜止血方法包括药物止血、热凝止血和机械止血。临床证据表明,在药物注射治疗的基础上,联合一种热凝或机械止血方法,可以进一步提高局部病灶的止血效果。

1)药物喷洒止血:在内镜直视下,在距离病灶1～2cm处,将止血药物对准出血病灶直接喷洒,直至出血停止。此方法的优点是操作方便、安全;药源充足;疗效确切;对消化道黏膜无损伤。

a.常用的药物有8%去甲肾上腺素溶液、5%的孟氏液、凝血酶、5%精氨酸钠等。凝血酶可直接作用于凝血过程的第三阶段,使纤维蛋白原转化成纤维蛋白,形成胶体状态的纤维蛋白凝块,达到局部止血目的,适合于各种原因的上消化道出血。

b.适应证:局限性的较表浅的黏膜面糜烂或溃疡面出血;贲门黏膜撕裂综合征;内镜下黏膜活检术后及息肉切除术后的出血。

c.禁忌证:弥漫性黏膜病变;巨大血管瘤;毛细血管瘤出血;应激性溃疡;食管、胃、肠滋养动脉破裂出血。

d.注意事项:配制液不要过浓,以防注入内镜导管推注困难;选用直视型内镜有助于止血定位方便、准确;溶液状态的凝血酶会很快失活,因此应在临用时新鲜配制;喷洒药液前要用生理盐水将出血病灶周围的血性物冲洗干净,药液的覆盖面要大于出血灶,止血后观察5～10min无出血方可退镜;治疗72h内应禁食或进少量流食,防止进食致血凝块脱落导致再发出血。

2)生物蛋白胶止血:生物蛋白胶是从生物组织中提取的,多种可凝性蛋白质组织,含纤维蛋白原、凝血酶、第Ⅷ因子、钙离子等,通过内镜喷洒于组织创面,在创面形成一层乳白色凝胶,封闭受损组织,能有效地制止组织创面渗血和小静脉性出血。

a.适应证:消化性溃疡合并出血;急性胃黏膜病变;贲门黏膜撕裂综合征;内镜下黏膜活检术后及息肉

切除术后的出血。

b.禁忌证:巨大血管瘤、毛细血管瘤出血,食管、胃、肠滋养动脉破裂出血。

3)局部注射法止血:即在内镜直视下经内镜注射针将止血药物注射至出血病灶内,达到止血目的。药物注射可选用高渗钠-肾上腺素溶液(HsE)、1∶10000肾上腺素生理盐水等,其优点为方法简便易行。

a.器械:内镜注射针,主要有金属和塑料注射针两种,塑料注射针较金属注射针更为实用,且易清洗消毒,目前还有一次性塑料注射针,实用更方便、安全。塑料注射针有外经5F(1.59mm)和7F(2.23mm)两种,分别适合于工作通道为2.8mm和3.7mm的内镜。注射针的外径0.5mm,长度应<7mm,以防发生穿孔,针尖的斜坡面(马蹄面)应小。注射针管应可选用1ml、2ml或5ml注射器,使用前应常规检查注射针头是否通畅。

b.药物准备

高渗钠-肾上腺素溶液(HsE):该溶液止血机制为肾上腺素有强力的血管收缩作用,而高渗钠可延长肾上腺素局部作用的时间,并使黏膜下组织肿胀,使血管发生纤维化变性及血管内血栓形成。局部注射HsE液后,胃壁局部血流缓慢,有利于止血。为预防溃疡形成,该溶液配制为1.5%NaCl溶液20ml加0.1%肾上腺素1ml,为了减少疼痛还可酌情加入2%利多卡因。

1∶10000肾上腺素:为1ml(含1mg)肾上腺素加生理盐水至10ml。

95%~100%无水乙醇:在出血灶的周围,可使其脱水、固定,引起血管收缩、管壁坏死或血栓形成达到止血目的,同时尚有刺激局部组织修复的作用。

1%聚桂醇:可使局部组织水肿,出血灶周围压力增高,压迫血管,血管内血栓形成。

高渗盐水或生理盐水:注射于出血血管的周围或基底部,使黏膜下组织肿胀,压迫血管,达到止血的目的。高渗盐水浓度多为15%~20%,总量为3~5ml,生理盐水量为10~20ml。

c.操作方法:根据出血部位选择使用前视或前斜视治疗内镜,有抬举器更好。常规插入内镜,行消化道急诊内镜检查,发现活动性出血灶后用蒸馏水冲去渗血。从活检管道插入注射针,注射针伸出内镜前端3cm左右,以免伸出过长使操作失控,伸出过短使刺入部位发生裂伤。注射针头刺入出血灶应保持45°角,角度过大使针头刺入太深,过小使针头刺入太浅,针头刺入出血灶的深度一般是3~5mm,使针头刺入黏膜层、黏膜下层而不会进入肌层引起坏死、溃疡、穿孔。在距离出血病灶1~2mm处分为3~4点注射,每点注射的量依止血药物的种类不同而不同。HsE每点注射1~2ml,总量5~10ml。1∶10000肾上腺素每点注射0.5ml,总量不超过10ml,无水乙醇每点注射0.1~0.2ml(最好使用皮试注射器),注射速度应<0.2ml/s,总量不超过1.2ml,以免引起黏膜坏死。凝血酶注射总量10~15ml,1%聚桂醇注射总量不超过5ml。

d.注射技术

溃疡性出血:采用两种方式,即出血血管周围注射和可见血管直接注射。首先推荐单纯肾上腺素注射,次选肾上腺素+聚桂醇联合注射,即在溃疡周围黏膜下层环绕血管直接注射5~10ml去甲肾上腺素稀释溶液,在上述部位待出血停止后,视野清楚情况下,再注射聚桂醇,以加强止血作用。

贲门黏膜撕裂综合征:沿撕裂黏膜的边缘逐点注射,如见出血点或有血管残端,应直接进行出血点部位注射止血,最常使用的止血药是1∶10000肾上腺素。

内镜治疗术后出血:最常见的是息肉切除术后及十二指肠乳头切开术后出血,息肉切除术后出血常出现在粗蒂、亚蒂或无蒂大息肉。息肉切除后基底部少量渗血,注射方法同溃疡出血,环形局部黏膜下注射1∶10000肾上腺素,如基底部动脉性出血或可见血管残端则不宜采用注射止血术,应选用止血夹钳夹止血。

e.注意事项：注射后观察数分钟，也可在内镜直视下用冰盐水冲洗血凝块以判断止血效果，必要时可补充注射，确认无新鲜出血后退镜。

f.并发症

局部并发症：注射高渗盐水、乙醇及聚桂醇时，可发生注射后疼痛，而且过量过深注射时将导致注射局部黏膜坏死，如超过正常量大剂量，坏死将扩大，最终发生穿孔。坏死面如并发活动性出血常需手术。

全身不良反应：肾上腺素吸收可导致心动过速或血压明显升高，但发生率很低，预防措施是减低注射浓度减少注射量。对原有心血管疾病的患者慎用肾上腺素稀释液注射。

4）金属钛夹止血术：金属夹子钳夹止血法是一种有效的内镜止血方法，其基本原理是利用特制金属夹（钛夹）止血，经内镜活检孔插入内镜，对准出血部位，直接将出血的血管或撕裂的黏膜夹持住起到机械压迫止血及"缝合"的作用，特别是对非静脉曲张性急性活动性出血及可见血管残端是一种简便有效的立即止血和预防再出血发生的方法。

a.适应证：急慢性消化性溃疡出血、直肠孤立性溃疡出血；贲门黏膜撕裂综合征；Dieulafoy病；非门脉高压性胃底静脉瘤并急性大出血；肿瘤出血血管残端可见性出血；内镜治疗术后出血如组织活检后出血、息肉切除术后出血、黏膜切除术后；带蒂息肉切除前预防出血；直径＜0.5cm 的穿孔并出血。

b.禁忌证：溃疡大穿孔合并出血；弥漫性黏膜出血。

c.器械准备

持夹钳：由操作部、外管、内管及金属夹钩三部分组成。且均有旋转装置，用于钳夹前调整金属夹方向。根据所需内镜的长度及活检孔道不一样，其长度和外径亦不一样。

金属夹：根据夹臂的长度不同分为标准型、长夹子及短夹子三种类型。又根据夹子臂之间的夹角分为90°、135°两种类型。根据用途又分为止血夹子和病变标记夹子。

d.方法：常规插入胃镜，寻找出血灶，并明确部位。从内镜工作钳道插入安装好的止血夹系统，在术者指导下，助手持止血夹持放器，使止血夹在显示视野中张开。当出血部位特殊，如位于胃底部时，应先伸直内镜使止血夹伸出镜端，再反转内镜。适当向后移动手柄部，使止血夹张开度将达到最大（1.2cm），助手通过顺时针方向旋转止血夹手柄部的方法调节止血夹方向，当止血夹的方向与钳夹目标相适应时，术者推进止血夹，使张开的止血夹尽量垂直接触出血部及部分周围组织，此时助手用力收紧止血夹，当听到"喀嗒"声说明夹子已完全合拢。推动内芯，使止血夹连接柄脱离，退出止血夹释放器，操作完成后认真观察套扎是否牢固，是否确实有效止血。套扎止血的数量可根据病灶大小，长度而定，一次可使用一至数个止血夹。

5）电凝止血：高频电流产生的热能可以凝固并切除组织，电凝止血是手术中常用的止血方法，在内镜治疗消化道出血方面已应用多年。通常需要两个内镜电极，这两个电极都必须接触黏膜表面才起作用。分单极电凝法和多极电凝法：直接将单极电极压在出血部位上，通过高频电流产生的热量使组织蛋白凝固，血管闭塞而止血。经内镜活检钳道送入电凝电极，将电极接触出血灶周围黏膜后，接通电源进行电凝，持续2～7s，电凝5次左右，直到创面冒烟、局部黏膜凝固发白，出血停止为止。一般在出血灶周围电凝4个点，最后对出血中心部位电凝，止血成功率为，80%～95%。

a.适应证及禁忌证：电凝止血法对出血性胃炎、消化性溃疡出血、贲门黏膜撕裂和吻合口出血均有止血作用，但对较大血管的出血、糜烂渗血效果不满意。

b.术前准备：同常规内镜检查，对出血量较大的患者，先纠正低血容量状态。

c.操作方法：常规插入内镜，发现出血病灶后。用生理盐水冲洗病灶表面血凝块，充分暴露病灶，尤其是出血血管更应暴露清晰。检查高频电发生器及各种电极连接有无故障。插入相应的电凝电极探头，探头正面对准出血病灶，轻轻按压在出血病灶中心部位，通电时间为2～3s，确认出血停止后退出探头。对病灶适量注水,观察1~2min,确认出血停止后退出内镜。

d.并发症:穿孔的发生率为1.8%,一旦发生即按急性胃肠穿孔常规处理。为预防并发症的发生,电凝强度不能过高,通电时间不能太长。

6)激光光凝止血:激光应用于内镜止血方面已被广泛研究,激光很容易集中在一个面积较小的地方,如溃疡面上的出血点,照射止血病灶后,光子被组织吸收,转为热能,使组织水肿,压迫血管使血管收缩,组织迅速升温,使蛋白质凝固,血管收缩闭塞而致出血停止,常用的激光有氩激光和石榴石激光两种,两种激光的波长不同而具有不同的物理性质,氩激光被血液吸收,能限制其穿透能力而又能凝固较深层的动脉,石榴石激光波长较长,凝固能力也较强,可穿透深达4mm的组织,能使直径3mm的血管凝固,但引起穿孔的可能性增加,因此氩激光止血安全且组织损伤小。

7)微波组织凝固止血法及射频止血法

a.微波组织凝固止血法:微波是波长很短的无线电波,波长介于超短波和红外线之间。生物体细胞属有机电解质,其中极性分子在微波场作用下引起极化,并随着微波电场的交替变换而来回转动,在转动过程中与相邻分子产生类似摩擦的热耗损,使组织加热到一定温度而发生凝固。一般使用30~50W微波发生器,照射时间5~30s,微波组织凝固区范围直径达3~5mm,凝固深度视电极插入的深度而定,一次照射后组织修复可在2~4周内完成,无穿孔等并发症。对于较大创面的出血,需在其不同部位做多点凝固,方能达到止血目的。

b.射频止血:用于非食管静脉曲张引起的出血。射频本质上是特定范围内的电磁波。目前医用射频多采用200~750kHz的频率。当射频电流达人体组织时,因电阻损耗而转为热能,使病变部位升温,细胞内外水分蒸发、干燥、固缩以致无菌性坏死,从而达到治疗的目的。射频的生物效应为单纯的热效应,电极头处温度较高,射频造成的组织损伤程度与输出功率和时间成正相关,在治疗出血时有以下优点:止血迅速,电极头不易使组织炭化,不发生黏着,处置快捷;安全性高,蛋白质变性后电极头处热量迅速衰减,可避免穿孔;术中不产生电火花、烟雾及刺激性气味,对肌肉和神经无刺激和兴奋作用,在放电时患者无明显不适;导线在工作时不发热,不会损伤内镜;止血同时,可以对某些疾病进行治疗。对渗血患者,一般选择25W左右,只需1~2s即可止血。不足之处:仍有电极黏着发生,但较微波明显轻。注意:应用射频进行出血治疗后,应同时应用抑酸、保护胃黏膜等治疗,有利于病灶愈合。

8)热探头止血法:原型热探头是由一个中空的铝圆筒构成,内有一个绕在陶制轴心上的加热线圈,此线圈与外面的铝圆筒彼此电绝缘,另有一个热电偶装在探头的尖端,用来测量瞬时的实际温度,通过自控系统调节热量,使之达到所需的温度。近年Olympus公司又生产多型的改良装置。用探头压住出血的血管,连续供给热探头几个脉冲的能量,每一脉冲给予15~20J能量,即可使出血部位及其周围黏膜变白,止血成功。临床上主要用于溃疡病大出血的治疗。

a.此法治疗出血时具有以下优点:止血迅速,电极头不易使组织炭化,不发生黏着,处置快捷;安全性高,蛋白质变性后电极头处热量迅速衰减,可避免穿孔;术中不产生电火花、烟雾、刺激性气味,对肌肉和神经无刺激和兴奋作用,在放电时患者无明显不适;导线在工作时不发热,不会损伤内镜。

b.操作的注意事项:热探头接触出血灶的压力应适中,切勿重压,以免损伤组织太深而致穿孔;热探头与出血灶间接触不密切可影响止血效果。热凝固后,脱离凝固组织前应喷注水,使探头冷却后分离,再退出探头,以免撕脱组织,导致再出血。

9)内镜下氩离子凝固术(APC):APC是近年来兴起的一项新技术,设备由一个氩气源和一个高频功率源组成。当高频电压达到一定程度,高频电极与肌体组织之间的距离适当时,氩气流中将产生导电的氩离子束,从而使高频电流能够在电极和组织之间流动,到达组织上的高频电流可产生凝固效应,且电凝效果均匀。APC是一种新的非接触性的电凝技术,具有不接触创面,可连续性凝固,限制损伤深度,无炭化、汽化和冒烟现象等优点,可有效制止大面积出血,尤其适用于血管扩张、恒径动脉出血等。操作时,只需对准病灶 1cm,脚踏空气开关 1～3s,即可立即止血。

## 五、放射介入治疗

当门静脉高压食管胃静脉曲张破裂出血的患者,经药物治疗和内镜治疗不能止血,又不能耐受手术时,可采用经颈静脉肝内门体分流术或经皮经肝曲张静脉栓塞术止血。

### (一)经颈静脉肝内门体分流术

经颈静脉肝内门体分流术(TIPS)穿刺颈内静脉,插入导管,通过下腔静脉进入肝静脉,从肝静脉向门静脉左支或右支进行穿刺,穿刺成功后,行门静脉造影见曲张静脉,即将导管选择性插入胃冠状静脉和胃短静脉,然后经导管注入栓塞剂(可选用明胶海绵、血管硬化剂、组织胶、无水乙醇、不锈钢圈等),再插入球囊,扩张穿刺道后,置入支架,建立肝静脉和门静脉之间的人工分流道,使部分门静脉血流分流入体循环,从而降低门静脉压力,门静脉造影示曲张静脉消失。控制和预防门静脉高压所致的上消化道大出血,实质上是一种非外科的门体分流术。自 1988 年 Richter 将其应用于临床以来,已成为一种治疗门脉高压引起的食管胃静脉曲张破裂出血的有效手段。与外科分流术相比,TIPS 创伤小,安全,适应证广,分流和断流并举的优点,尤其适用于肝功能差(如 Child-Pugh C 级),年龄大,外科手术危险性大,其他疗法效果不好的患者,对等待肝移植的晚期肝病患者,TIPS 具有预防出血的重要作用。

### (二)经皮经肝选择性食管胃静脉曲张栓塞术

经皮经肝选择性食管胃静脉曲张栓塞术(PTVE)是 1974 年瑞典学者 Lunderquist 最先介绍于临床的,是经皮经肝穿刺途径将导管置入门静脉并选择性插入胃冠状静脉和胃短静脉,然后经导管注入栓塞剂(可选用明胶海绵、血管硬化剂、组织胶、无水乙醇、不锈钢圈等),阻断曲张静脉血流而达到止血目的的一种介入疗法。在控制急性出血、降低病死率等方面有明显疗效,但由于该方法操作较复杂,对机体损伤大,术后再出血率高,并发症多且严重,故临床上已较少单独使用此法。PTVE 可以与脾脏栓塞术合用,既栓塞了出血静脉又能部分降低门脉压力和控制脾功能亢进,同时保留了脾脏的免疫功能和过滤功能,解决了因脾功能亢进造成的血细胞三系下降问题,从而使食管静脉曲张的程度有一定的缓解,并迅速改善血细胞减少尤其是血小板的减少,患者的出血倾向得以控制,其长期疗效优于单纯 PTVE。

### (三)脾动脉栓塞术

Maddison 于 1973 年最先报道应用脾动脉栓塞方法治疗脾功能亢进。在此之后很多学者不断进行动物实验和临床应用研究,证实了这种方法的有效性。目前,这一介入治疗技术已成为治疗各种原因所致脾功能亢进的主要方法,并能达到部分降低门脉压力的疗效。具体方法有两种。①脾动脉主干漂流栓塞术:栓塞体积 60%～70%是安全而有效的。②选择性脾下极动脉栓塞术:栓塞体积达 30%～40%即可达到疗效,可能是超选择性注入较多微球彻底栓塞靶动脉的结果。栓塞后的脾脏肿胀,淤血并持续 24h 以上,此后脾脏体积数月内逐渐缩小。脾栓塞后一般在 3～10d 内白细胞、血小板显著升高。由于有降低门脉压的作用,在控制曲张静脉出血方面也发挥了作用。部分性脾栓塞治疗脾功能亢进疗效可靠,还能保持脾的部分功能。而且并发症少,明显优于外科脾切除术。主要的并发症是脾脓肿,是由于脾动脉栓塞后脾静脉压力降低和脾脏缺血导致脾静脉血流反向流动,造成肠道细菌污染脾脏缺血血管床,脾实质广泛坏死使厌氧菌在缺氧失活的组织中生长所致。

### (四)经脾肾或胃肾自发性分流道途径逆行性胃底静脉曲张栓塞术

经脾肾或胃肾自发性分流道途径逆行性胃底静脉曲张栓塞术(BORTO)主要针对以胃底静脉曲张为主,存在影像学检查可以清晰显示的脾肾或胃肾分流道的门脉高压症,对于无法接受外科分流术或 TIPS

治疗,或因门静脉阻塞而无法进行分流的胃底静脉曲张,该术具重要的临床意义。具体步骤是经右股静脉入路,应用多功能导管通过左肾静脉超选择进入分流通道,造影,而后根据分流道静脉的直径应用略大于分流道的球囊导管进行栓塞,先将球囊充起,再注入 5%鱼肝油酸钠,待血流明显缓慢停止栓塞,10min 后造影证实胃底静脉曲张消失并回抽部分残留血液,结束操作。此法全部经静脉操作,安全可靠,效果满意。

### (五)动脉内灌注血管加压素或血管栓塞

动脉内灌注血管加压素或血管栓塞治疗非静脉曲张性上消化道出血是非常有效的,20 世纪 60 年代初期,血管造影术首先被用于明确胃肠道出血部位,60 年代末期,开始应用动脉内灌注血管升压素控制消化道出血,并于 1972 年首次报道了动脉栓塞术治疗消化道出血,在 70 年代,动脉内灌注血管升压素常作为介入治疗上消化道出血的首选方法,只有在灌注血管升压素无效时才谨慎地使用血管栓塞。随着血管栓塞术经验的积累及超选择插管技术的发展,在 80 年代,血管栓塞术已成为介入性治疗上消化道出血的首选方法。

1.栓塞及血管升压素治疗的适应证

(1)内镜证实为出血性胃炎,动脉造影显示多处渗血或胃广泛出血。

(2)动脉血供受损(由于前次手术或栓塞治疗,严重的内脏动脉粥样硬化)。

(3)吻合口溃疡出血或内镜活检部位出血。

2.栓塞及血管升压素治疗的禁忌证

(1)近期心肌梗死、严重冠心病、心肌储备力差。

(2)幽门、十二指肠出血。

(3)胃溃疡病,包括消化性溃疡和恶性溃疡。

(4)胆管出血。

(5)出血破入胰腺假性囊肿或出血来源于内脏动脉瘤。

(6)内镜凝固术后出血。

(7)鼻饲管、引流管侵蚀引起的出血。

(8)凝血机制异常者。

(9)大量出血;无法适应外科手术者。

3.血管升压素治疗改为栓塞治疗时机的选择 在动脉造影过程中,垂体后叶素以 0.2U/min 的速度滴注,连续灌注 20~30min,然后再次造影,观察止血效果,若有效则逐渐减量,直至停药并灌注生理盐水12~24h,无再出血则停止药物灌注并拔管。再次造影仍有出血,则将血管加压素的剂量加大至 0.4U/min。对注入加压素止血失败者,胃肠壁血管畸形,以及上消化道恶性肿瘤出血而不能立即手术者,则把导管插至出血动脉末级分支,通过导管将明胶海绵、真丝微粒或不锈钢圈释放出来,栓塞靶血管;患者出现并发症需立即减药或停药,但出血未停止;在血管加压素治疗过程中或治疗后短时间内再次出血。将栓塞治疗改为血管升压素治疗的时机的选择:不能超选择性插管;超选择性插管位置不稳定,可能造成栓塞剂流出,栓塞非靶器官。

4.两种治疗方法的比较 栓塞治疗具有并发症少、输血量小、止血迅速、不需留置导管、无心血管不良反应和减少重症监护费用。但栓塞治疗必须超选择性插管,栓塞剂一旦脱落转移,将引起严重的后果,若患者的侧支循环欠佳时,易引起缺血性坏死,如栓塞治疗后仍需血管升压素灌注治疗,易造成组织坏死,且对操作者的技术要求高。血管升压素治疗不强求选择性插管,如血管升压素治疗失败,可再次选择栓塞治疗,出现不良反应时可随时减药或停药。但使用血管升压素需要严密地进行 ICU 监护,会增加导管相关性并发症,并易导致低血容量性休克,治疗失败后,患者情况将进一步恶化,影响下一步外科治疗危险性。

栓塞治疗止血准确,迅速,不需开腹手术,但技术要求高,设备昂贵,偶可引起脏器局部梗死。

(马文杰)

# 第八章　下消化道出血

下消化道出血是指屈氏韧带以下的空肠、回肠、盲肠、结肠和直肠疾病所引起的出血。

## 一、病因

1.**肿瘤性疾病**　癌肿、息肉（腺瘤样、绒毛状、家族性、Peutz-Jeghers 综合征）、肉瘤、淋巴瘤、平滑肌瘤、脂肪瘤。

2.**炎症性疾病**　溃疡性结肠炎、克罗恩病、感染性疾病（细菌性、结核、阿米巴、寄生虫、真菌）、放射性肠炎、缺血性肠炎、中毒性肠炎、出血坏死性肠炎。

3.**血管性疾病**　血管瘤、血管畸形、先天性动静脉畸形、痔核、遗传性毛细血管扩张症、肠系膜血管栓塞、动脉炎。

4.**机械性疾病**　肠扭转、肠套叠。

5.**全身性疾病**　血液病（过敏性紫癜、血友病、白血病）、尿毒症、急性传染病（出血热、钩虫病）。

6.**先天性疾病及其他**　梅克尔憩室、肠重复畸形、白塞病。

## 二、临床表现

1.**便血**　是下消化道出血的最主要表现，出血量每天大于 50～100ml 可见到血便。因出血部位不同粪便颜色不一，小肠出血可排柏油样黑便，横结肠以上部位出血可排暗红色便，横结肠以下部位可排鲜红色便，痔疮出血以无痛性便前、便后滴血为特点。但粪便颜色与出血速度和出血量有关，若出血速度很快、量大，即使空肠出血，大便颜色也会呈鲜红色。

2.**全身反应**　成人急性失血＜400ml（循环总量的 10％），一般不出现临床症状和体征，成人出血500ml/d（循环总量的 15％），可有头晕、心悸、心动过速、血压偏低、乏力等循环障碍之表现。成人失血量≥1000ml/d（循环总量的 25％），可出现休克，表现为面色苍白、四肢湿冷、口唇发绀、少尿（＜17ml/h）、血压下降等表现。

## 三、诊断

### （一）病史及体检

仔细询问病史，重点完成体检，是做出正确病因诊断的开端。有反复少量显性出血史，提示痔、息肉、憩室；排便习惯改变或粪便变细有切迹，应高度怀疑直结肠肿瘤；反复血性腹泻史应高度怀疑炎症性肠病、肠套叠。急性出血性肠病多见于青少年和儿童，而肿瘤及血管性病变则常见于中、老年人。便后滴鲜血，与粪便不相混淆者多见于内痔、肛裂或直肠息肉病;粪便呈脓血样或血便伴有黏液,要考虑菌痢、血吸虫病、肠结核、炎症性肠病、大肠肿瘤;便血伴剧烈腹痛并出现休克,多见于出血坏死性肠炎、肠系膜血管栓塞、肠套叠;血便伴有腹部包块,常见于肿瘤、肠结核、克罗恩病和肠套叠等;便血伴有皮肤或其他器官出血者,多为血液系统疾病、急性感染性疾病;反复大量或中等量出血,除贫血和失血性休克外,无其他症状,可考虑肠血管性病变,如血管畸形、血管发育不良、血管瘤或者肠憩室、先天性肠重叠畸形等。直肠指诊应作为诊断下消化道出血的常规体检方法,可以发现距肛门 10cm 内的肿瘤性病变。

### (二)特殊检查

1.结肠镜检查　结肠镜检查操作方便,具有清晰、直观等优点,还可行内镜下治疗,能对下消化道出血的病因及部位做出及时准确的诊断,误诊和漏诊率低,已成为诊断下消化道出血病因的首选方法。

2.小肠镜检查

(1)推进式小肠镜:长度 165cm,能达到屈氏韧带以下 60~80cm,即空肠近端。现有小肠镜长度为200cm,在滑管的辅助下,可达屈氏韧带以下 150cm,能到达空肠远端,诊断阳性率 13%~38%。

(2)探条式小肠镜:直径 5mm,长 3000mm,无活检钳通道,从鼻腔插入可达空肠,随肠蠕动前进,6~7h后可达回盲部,成功率 77%~84%。退镜观察肠黏膜,诊断阳性率 50%。

(3)双气囊电子小肠镜:如临床怀疑病变在小肠上段,则首选经口进镜,如怀疑病变在小肠下段,则首选经肛门进镜,诊断阳性率可达 90.7%。

3.胶囊内镜　胶囊大小为 26mm×11mm,照明时间长达 8h,由微型摄像镜头、发光管、电池和电脑芯片组成。从口腔吞入后利用胃肠蠕动将到达不同部位的内镜图像发送到绑在病人腰际的无线感应接收器,通过电脑储存分析,能比较清晰地看到胃、小肠及结肠的内镜图像,对小肠疾病的诊断阳性率50%~70%。

4.腹腔镜　近年来推荐用于诊断下消化道出血的新技术,可清晰探查全腹腔,尤其对怀疑肠扭转、肠套叠、急性出血坏死性肠炎、憩室炎、克罗恩病、肿瘤等所引起的出血,诊断准确率为 80% 以上,并能做肠管复位、肠管切除等。

5.放射性同位素检查

(1)$^{99m}$锝标记的红细胞扫描($^{99m}$Tc-RBC):以 $^{99m}$Tc 标记患者 RBC,此标记细胞在出血部位溢出形成放射性浓染区,采用大视野腹部 r 照相闪烁扫描判断出血部位,当扫描时出血率达 0.1~0.4ml/min 可能得到阳性结果。$^{99m}$Tc 标记的红细胞在血中滞留时间较长,24h 反复显像无需注射示踪剂,特别适合于间隙性出血的诊断。

(2)$^{99m}$Tc 硫化胶体扫描:$^{99m}$Tc 硫化胶体显像对急性活动性出血的诊断具有操作简便和出血部位之间对比度较高的优点,可检测出血速度为 0.05~0.1ml/min 的病灶。此方法可隔几小时反复应用,以监测再出血,但由于消除快,在不出血间期必然是阴性结果。

6.血管造影检查　选择性肠系膜动脉造影检查,如造影时出血量>0.5ml/min,则可能显示造影剂外溢,可以通过造影剂外溢进入胃肠道,异常血管的显现和肿瘤染色,对消化道出血做出定位、定性诊断,并具有以下优点。

(1)胃肠道内积血不影响检查结果,无需肠道准备,且在造影时出血量越大,阳性率越高。

(2)只需麻醉穿刺部位,痛苦较小,危重病人也可检查,如失血性休克可边输血边检查。

(3)若结果阳性,不仅了解是哪处血管出血,且可根据造影表现,判断出血病变的性质。

(4)动脉造影对血管病变,尤其是黏膜下血管病变的重要诊断方法。

(5)便于术前明确诊断,有利于手术时准确切除,以免盲目切除而增加手术死亡率。

（6）动脉造影不仅有诊断价值，且可经导管动脉灌注加压素及栓塞治疗。

## 四、治疗

### （一）补充血容量

对急性下消化道大出血的病人，首先要及时补充血容量，包括输液、输血浆或全血，可输平衡液或葡萄糖生理盐水。开始输液速度要快，待血压回升后可根据中心静脉压和每小时尿量决定输液速度和种类。出现低血容量性休克时，应尽早输全血。

### （二）药物止血

常用止血药物包括以下几种，但目前缺乏科学的临床研究评价药物止血的疗效。

1.生长抑素　善宁 0.6mg 加入 500ml 液体中静滴维持 12h；思他宁 3mg 加入 500ml 液体中静滴维持 12h。

2.垂体后叶素　通常将垂体后叶素 20u 加入 5％葡萄糖溶液或生理盐水中，20min 内缓慢静脉滴注。垂体后叶素滴注期间应专人监护，限制滴速，慎防心律失常。有冠心病和心肌梗死患者禁用。

3.立止血　活动性出血时，立止血 1～2ku，肌内注射或静脉注射，每日 1 次。

4.巴曲亭　一般情况下活动性出血时，可肌内注射或静脉注射 1～2ku，每日 1 次。紧急情况下，可立即静脉注射 1ku，同时肌内注射 1ku。

5.去甲肾上腺素　去甲肾上腺素 8mg 加入冷生理盐水 200～300ml 中灌肠，必要时可重复应用，对直肠、乙状结肠出血可有止血作用。

### （三）内镜下止血

1.局部喷洒药物止血法经　结肠镜器械管道插入导管，对准出血病灶直视下喷洒药物进行止血。该法适用于结肠溃疡、糜烂、炎性病变、癌性溃疡、息肉摘除术后出血等。可酌情选用下列药物：去甲肾上腺素生理盐水溶液、1∶10000 盐酸肾上腺素溶液、孟氏液、组织黏合剂等。

2.局部注射药物止血法　对较局限的小出血病灶，尤其是血管性病变，可经结肠镜插入内镜注射针进行局部注射治疗。先用生理盐水冲洗出血灶表面，然后在出血灶周围选 2～4 个点，注射时注射针头倾斜 30°插入黏膜下，针头不得与肠壁垂直，以免刺入过深造成肠穿孔。止血药物可选用下列药物：

（1）1∶10000 盐酸肾上腺素溶液：可在病灶周围选 3～4 个点，每个点黏膜下注射 0.5～1ml。

（2）高渗氯化钠-肾上腺素溶液：该溶液内含有 3.6％NaCl 及 0.005％盐酸肾上腺素溶液，在血管病灶周围选 2～3 个点，每个点注射 1ml。

（3）无水乙醇：在病灶周围选 3 个点，每个点注射 0.1～0.2ml，观察数分钟，若仍出血，可再注射 1～2 个点。每次注射量不宜超过 0.6～0.8ml，注射量过大易致溃疡。

（4）硬化剂：1.5％乙氧硬化醇或 0.75％＋四烷基磺酸钠，在血管病灶周围选 2～3 个点，各注射硬化剂 0.5ml。

3.高频电凝止血法　结肠镜检查发现出血病灶后，用生理盐水或去甲肾上腺素生理盐水冲洗，以除掉血凝块及积血，然后根据病灶性质选用电热活检钳或电凝器止血。

4.止血夹止血法　此法主要适用于小动脉出血，在内镜直视下经器械管道用持夹器送入止血夹，夹住出血部位，松去持夹器，观察 5min，若无出血可退镜。

5.氩离子凝固术止血法　氩离子凝固术（APC）是一种新型可控制的非接触性电凝技术，该技术经离子化气体将高频能量传递至靶组织，使该组织表层获得有效凝固效应，从而达到止血和治疗病变的作用。

## （四）介入性止血治疗

指施行选择性或超选择性血管造影，明确消化道出血部位后，经导管灌注药物或进行栓塞治疗，从而达到止血目的。目前最常用的灌注药物是垂体后叶加压素，成人最佳灌注速度为 0.2u/min，一般情况下肠系膜上动脉灌注速度为 0.2～0.3u/min，肠系膜下动脉为 0.1～0.2u/min。该药通常在动脉内灌注后 20～30min 减少血流作用最强。

## （五）选择性动脉栓塞疗法

分暂时性栓塞和永久性栓塞两种，前者用自体组织、吸收性明胶海绵等，后者用聚乙烯醇、硅橡胶小球等。适用于严重下消化道出血但不能手术的患者，可先栓塞，待病情稳定后择期手术。

（常媛媛）

# 第九章　食管疾病

## 第一节　贲门失弛缓症

贲门失弛缓症是一种原发性食管神经肌肉病变所致的食管运动功能障碍性疾病(EMD)。以吞咽时下食管括约肌(LES)不能正常松弛或完全不松弛为特点,并伴有食管体部的扩张和食管失蠕动。病因不十分明确,临床主要症状有吞咽困难、胸痛和食物反流。近代国际文献上通用"Achalasia"这一病名,国内也有采用食管贲门失弛缓症。

### 一、流行病学

本病世界各地均有发病,流行病学调查,发病率大约 1~1.2/10 万人口,美国报道为0.6/10 万,我国上海市胸科医院 20 年收治的食管疾病患者中,本病占 4.4%。男女发病大致相同。文献报道世界各地 2148 例患者中,男性为 49.8%,女性为 50.2%。本病可在任何年龄组发病,平均发病年龄 40~50 岁,以 20~40 岁多见。Kilpatric 曾报道,该病在母女、孪生兄妹间发生,有家族倾向,但迄今为止,尚未发现其遗传基因的改变。

### 二、病因及发病机制

病因不十分明确,研究证明可能与下列因素有关:

#### (一)神经源性病变

食管组织学检查发现,位于内层环形肌和外层纵形肌之间的 Auerbach 神经丛的神经节细胞退行性变、减少或消失,单核细胞浸润,神经节被纤维组织代替。这种异常可累及食管体部和 LES,导致贲门在吞咽时不能松弛和食管扩张及失蠕动。

#### (二)迷走神经功能不全

研究证明,动物实验犬的脑干迷走神经核团中,迷走神经背运动核,节前神经轴索等在光学和电子显微镜下均显示病理性改变,如脂肪性变、髓鞘破裂、神经纤维断裂、轴索肿胀以及嗜银细胞消失等。临床研究也证明,贲门失弛缓患者有明显的胃酸分泌障碍,与迷走神经切断术后类似,提示本病发病与迷走神经功能不全有关。

#### (三)食管平滑肌损害

在电镜下观察贲门失弛缓症患者的食管平滑肌时,可见一些非特异性的平滑肌病变,如肌细胞自溶,肌纤维细胞核及胞浆内包涵体纤维密度中有花斑,肌细胞萎缩或硬化等。这些病理改变主要限于扩张的食管部分和食管胃连接部位。

### (四)食管下括约肌的超敏性

近代研究提示贲门失弛缓症患者,LES 对某些内源性或外源性消化道内分泌激素有超敏感性。Orlando 等研究,贲门失弛缓症和食管痉挛患者对五肽胃泌素有超敏反应,导致 LES 的高张状态。此外,对胆囊收缩素(CCK)有异常反应。在贲门失弛缓症患者的下端食管神经纤维中,血管活性肠肽(VIP)含量减少,致 LES 压力升高。Penagini 等研究结果显示,本病患者食管下括约肌对阿片受体刺激有高敏感性。因此,本病不仅有神经元损害,也存在神经、肌肉受体的异常,从而导致 LES 对某些内源性或外源性的刺激表现的超敏反应。

### (五)一氧化氮

动物及人的实验已证实一氧化氮(NO)是抑制非肾上腺能和非胆碱能神经传递和调节的介质。Bult 等首次报道一氧化氮与消化系统生理、病理关系密切,特别对消化道运动的调节作用。内源性一氧化氮是左旋精氨酸在一氧化氮合成酶(NOS)的作用下生成的。人的食管中 59% 的肠肌间神经元中含有一氧化氮合成酶。Mearin 等证明,贲门失弛缓症患者缺乏一氧化氮合成酶,一氧化氮产生减少,与食管功能和 LES 异常有关。

### (六)其他

到目前为止,尚未证实贲门失弛缓症的遗传基因。Singaram 等在患者的血清中查到一种新的自身抗体,系一种非特异性直接抗神经元抗体,这种自身抗体拮抗胃肠道神经,但在贲门失弛缓症中的作用,目前尚未被证实。

## 三、病理及病理生理

本病累及 LES 和食管体中部。疾病早期食管大体标本基本正常,至中晚期食管体部扩张、延长、扭曲、食管壁变薄,但环形肌可肥厚,LES 无明显解剖学异常。组织学检查可见食管体部黏膜有不同程度的炎性改变、溃疡、异型增生等。典型特征为肌神经丛病变、神经节细胞的减少或缺失、单核细胞浸润、纤维化及瘢痕样改变。脑干中背侧迷走神经核的神经节细胞也减少,迷走神经可发生沃勒变性。在电镜下可发现食管平滑肌的微丝丛,从表面膜脱落或细胞萎缩。

由于食管壁神经丛病变和食管平滑肌的去神经性萎缩,以及迷走神经功能障碍,导致 LES 静息压升高,可超过正常人的 2 倍。在吞咽时,LES 又不能很好松弛,甚至完全不能松弛,使食团进入胃内受阻。另一方面,由于食管体部的失蠕动和运动不协调,对食团无推进作用,食物潴留于食管内,一直至食管内压超过 LES 压力时,由于重力作用,食团才能缓慢通过。长期的食管内容物残留,进一步导致食管扩张、延长和弯曲、食管炎症、溃疡、憩室或癌变。

## 四、临床表现

本病的主要症状有吞咽困难、反胃和胸痛。大多数缓慢发病,开始时症状不明显,持续多年或数月才就诊。突然发病者多与情绪紧张有关。

### (一)吞咽困难

吞咽困难是本病最早出现的症状。早期症状不十分明显或间断性发生。诱发因素有情绪紧张,进食过快或过冷、过热饮食等。患者常感进食后胸骨下部有食物黏附感或阻塞感,可持续多年而不引起患者足够注意。疾病进一步发展,患者感觉食物不能吞咽,并阻塞在胸骨下端部位。患者常常设法解除吞咽困难如大量饮水,或改站立位,进餐时不断用力咽空气,深呼吸,不自觉的 Valsalva 动作等。

### (二)反胃、夜间反流和肺吸入

50%～90%的患者发生反胃,较吞咽困难发生晚些,因为早期虽然食管排空迟缓,但 LES 尚可缓慢通过食物,此时食管内潴留物并不多,患者大多数只感吞咽困难或阻塞感。随着疾病进展,吞咽困难加重,食管进一步扩张,在进餐中或餐后出现反胃现象。开始多为当餐或当日进食的食物,常混有大量唾液和黏液样分泌物。疾病晚期,由于食管高度扩张,容量增加,可滞留更多的食物,反胃次数可相对减少,反出的内容物甚至是 2～3 天以前进食的已腐烂变臭的食物。夜间入睡后也常有食管内容物反出,称夜间反流(NR)。反流物误吸入呼吸道称肺吸入(ASP),可导致支气管肺部感染和夜间哮喘发作。

### (三)胸痛

贲门失弛缓症引起胸痛,发生率 13%～90%。位于胸骨后,剑突下或胸骨下端,可放射到肩、颈部或心前区。疼痛性质不一,针刺样或灼烧样痛、隐痛或剧烈的挤压样痛。大多发生在进食时,也可自发性疼痛,口服硝酸甘油片可缓解,与心绞痛发作相似,临床上应予以慎重鉴别。由于酸性胃内容物对食管黏膜的刺激和食管黏膜对酸的敏感性可诱发食管运动异常和第三收缩而致胸痛。

### (四)其他

重症和病程较长时,则有明显体重减轻、营养不良和贫血。如短期内迅速消瘦,吞咽困难呈进行性加重的患者,应警惕并发食管下端贲门癌。

本病典型病程可分为三期:①早期:吞咽困难,反胃和胸骨后痛为主要症状;②中期(代偿期):以食管运动障碍为特征,吞咽时食管无蠕动。由于食管扩张,代偿性容量增加,吞咽困难可稍有减轻;③晚期(失代偿期):食管极度扩张,夜间反流和肺吸入,以及消瘦恶病质等。

## 五、实验室检查

本病实验室检查有:X 线食管吞钡检查、内镜及活检、食管测压、同位素食管排空时间测定以及诱发试验等,均对诊断本病均有重要价值。

### (一)X 线检查

1.胸部平片　中、晚期患者伴有明显食管扩张时,胸部平片可见右纵隔影自上而下明显增宽,轮廓光滑整齐,有时可见气液平面。常伴发慢性肺部疾患,如肺炎、支气管扩张及肺脓肿 X 光征象等。

2.食管钡剂检查　早期食管下端狭窄呈漏斗状,边缘光滑,食管扩张不严重,少量钡剂尚可通过 LES 到达胃内。失代偿期食管下端呈圆锥状狭窄,典型的呈鸟嘴样;上端食管普遍扩大,食管内潴留物较多,可出现分层现象(气体、液体、钡剂);食管蠕动完全消失。

### (二)内镜检查

食管腔扩大、松弛,腔内潴留较多,并混有食物残渣。合并巨食管者,食管壁变薄,有时可见局限性向外膨出形成假憩室。食管体部蠕动减弱或完全无蠕动,食管下端有时可见到环形收缩皱襞。一般均合并有食管炎,表现有黏膜充血、糜烂渗出、溃疡形成、黏膜增厚及息肉样改变。当发现黏膜表现有白色伪膜覆盖或白斑时,应进行细胞刷片直接查找菌丝或酵母菌,偶见合并念珠菌性食管炎。贲门呈持续关闭状态,但黏膜光滑,柔软,内镜缓慢滑入贲门口,进入胃内并不困难。如发现贲门口狭窄、僵硬、表面不光滑,应考虑合并贲门癌可能,须多处取活检进行组织学检查和细胞刷片,印片进行诊断。有时胃底部癌可发生假性贲门失弛缓症象,应注意观察。

### （三）食管测压

食管测压对诊断贲门失弛缓症有重要意义,可作为药物治疗疗效、扩张术及食管肌切开术后食管功能评价的一种量化指标。食管测压通常用灌注式导管法、气囊式测压法和腔内金属微形传感器法等。上世纪80年代末新问世的移动式(佩带式)24小时食管测压技术(EM),可连续24小时动态记录食管LES压力松弛情况以及食管蠕动等压力参数。

贲门失弛缓症的食管测压具有以下特征性的改变:

1.LES静息压升高或正常　当吞水或作干吞试验时,LES无松弛或松弛不完全,有时LESP可高达6.0kPa,大部分病例LESP在4.5kPa以上,也有LESP正常者。

2.食管体部压力和运动异常　食管静息压上升,几乎和胃内压相同,呈正压。吞咽时,食管体部缺乏推进性的蠕动收缩,而被许多杂乱无章的小波所代替,或呈低幅非传导性同步收缩。

3.腾喜龙激发试验　静脉注射5～10mg(80～260μg/kg),1～2分钟后,食管强力收缩,食管腔内压骤增,持续5～10分钟甚至更长;LES压力上升;甚至诱发胸痛、呕吐。这种超敏反应在弥漫性食管痉挛者更为明显。

4.食管上括约肌(UES)压力及松弛功能正常。

### （四）同位素食管排空时间测定

放射性同位素闪烁扫描检查食管通过时间,通常用于评价食管肌切开术或扩张术后,食管排空的改善程度或用于观察术后有否伴发胃食管反流。检查方法是空腹4小时以上,口服15ml水,内含8.1MBq $^{99m}$Tc,在γ照相下连续进行食管区域的同位素计数,测出1分钟和5分钟食管核素通过百分率。

## 六、诊断和鉴别诊断

原因不明的吞咽困难,慢性发病,非进行性或间歇性发作,特别发生在青年患者,应考虑此病。X线食管吞钡检查和内镜及活体组织学检查,排除其他原因所致的吞咽困难,诊断即可确立。必要时进行食管测压和同位素食管排空等检查,应与下列疾病相鉴别。

### （一）节段性失蠕动

节段性失蠕动是一种与精神、心理因素有关的非特异性吞咽困难。食管测压显示食管末端呈低幅蠕动或无蠕动,故称节段性失蠕动。但具有正常的LES静息压和吞咽时松弛功能正常,可与贲门失弛缓鉴别。

### （二）假性贲门失弛缓症

食管-胃接合部的肿瘤,浸润至黏膜下层和肌间神经丛时,可伴有类似贲门失弛缓症样LES高压和吞咽的无松弛,称假性贲门失弛缓症。内镜及活检具有重要鉴别意义。

### （三）弥漫性食管痉挛

弥漫性食管痉挛是由于食管平滑肌反复高压性、同步收缩所致的胸痛和吞咽困难。食管排空延缓,对胆碱能药物也具有超敏反应,硝酸甘油类制剂、钙通道阻滞剂治疗可缓解症状。上述特点均与贲门失弛缓症相同,因此鉴别较困难,表9-1提供两者鉴别的要点。

### （四）特发性高张力性下食管括约肌

特发性高张力性下食管括约肌(LES)又称特发性下食管括约肌高压征。原因不明,食管测压显示LES高压状态(>4.0kPa有时达6～7kPa)。吞咽时可正常松弛或松弛不全,但食管蠕动正常。X线食管吞钡检查无食管扩张等改变有助于同贲门失弛缓症鉴别。

### （五）老年性食管

老年性食管这一概念，系指发生在老年人的功能性食管病。常见的症状是吞咽困难、胸痛，或胃食管反流症状，常被怀疑食管癌。本病发生机理可能与老年人神经调节机制失调和平滑肌退行性病变有关。食管测压和食管内镜检查可与贲门失弛缓症及食管癌鉴别。

### （六）恰加斯病食管

恰加斯病食管系流行于南美的一种锥虫病，因侵犯食管，使肌间神经丛退行性变。临床表现与贲门失弛缓症不易区别，也常伴巨食管。食管测压时，LES 不能松弛，食管失蠕动。

表 9-1　贲门失弛缓症与弥漫性食管痉挛的鉴别

| 鉴别要点 | 贲门失弛缓症 | 弥漫性食管痉挛 |
| --- | --- | --- |
| 胸痛 | 轻、胸骨下端、进食诱发 | 重、胸骨后、可自发 |
| 吞咽困难 | 重 | 轻 |
| 反流 | 多见 | 少见 |
| 夜间支气管肺吸入 | 常见 | 无 |
| 食管内潴留 | 几乎全部伴发 | 无 |
| 食管测压 | LES 吞咽时松弛不全或完全不松弛 | LES 压力及松弛功能大多正常。偶有 LES 高压高幅、宽大畸形蠕动波 |
| | 食管体部低幅蠕动或无蠕动 | 高幅、宽大畸形蠕动波 |
| X 线检查 | 胸片　食管液平面 | 无 |
| | 急慢性肺疾患 | 少见 |
| | 胃泡消失 | 可见胃泡 |
| | 吞钡食管扩张 | 无 |
| | 吞钡无高压性同步收缩 | 呈"串珠"样"曲线状"高压同步收缩 |

## 七、并发症

贲门失弛缓症虽属良性疾患，但可并发食管癌、食管黏膜病变以及严重的呼吸道感染，而导致死亡。

### （一）食管癌

贲门失弛缓症患者食管癌的发生率为 1.7%～16.7%。Harley 综合 3679 例贲门失弛缓症患者，其中并发食管癌 121 例，发生率为 3.3%。我国黄国俊及张炜等报道 173 例并发食管癌 8 例，发生率为 4.6%，显著高于一般人群。可能与食物长期潴留，导致食管黏膜病变有关。癌发部位在食管中段，其次为下段；男性多见。年龄 48～51 岁，较无弛缓症者发生早。

### （二）呼吸系统病变

大约 10% 的患者并发慢性支气管肺部疾患。常见有吸入性肺炎、慢性支气管哮喘、肺脓肿、支气管扩张、肺纤维化以及肺结核等。重症患者，因食管高度扩张、食管内容物充盈、压迫气管，导致呼吸困难，甚至窒息。

### （三）食管黏膜病变

由于食物潴留，化学性或继发细菌性感染长期刺激而引起食管黏膜损害表现有：①食管炎：内镜下可见充血、渗出、糜烂，严重者可发生溃疡，少数可发生出血或穿孔；②食管霉菌病：常见为念珠菌感染，多发生在重症衰弱的患者,受累多在食管中下段,内镜检查见黏膜充血、水肿、糜烂、溃疡或白色伪膜样白斑,霉菌特殊培养可明确诊断;③食管黏膜白斑:由于慢性炎症、鳞状上皮角化过度引起的白色斑块样损害,可能是食管癌的癌前病变。

## (四)其他少见并发症

偶见食管下段局限性向外膨出形成憩室,不伴门脉高压的食管静脉曲张、肺性肥大性骨关节病等。

# 八、治疗

治疗目的在于减低 LES 高压,促使 LES 松弛改善,加速食管排空,达到解除和缓解失弛缓症症状的目的。可以选择内科姑息治疗、扩张术或外科食管肌切开术,切断食管环肌层等措施。

## (一)内科治疗

1.一般内科治疗法　轻症病例,应指导患者注意饮食习惯,少量多餐,软质食物为宜。进餐时应细嚼慢咽,发生哽噎时可喝汤冲下。避免进食冷饮和刺激性食物。有精神和心理障碍者,应给予安慰和必要的镇静剂。晚期重症患者,当潴留物较多,食管高度扩张时,可禁食或抽吸,使食管排空,静脉输液给予足够的热量和液体,并注意纠正全身营养不良状态。

2.药物治疗　内科药物治疗包括四大类:①硝酸甘油制剂;②钙通道阻滞剂;③抗焦虑和镇静药;④平滑肌松弛剂。抗胆碱能药物大多无效。但有报道普鲁苯辛、山莨菪碱(654-2)、1%普鲁卡因 10ml 口服等,增加食管排空,可试用。目前尚无使食管蠕动恢复正常的药物,避免使用促胃动力药。硝酸甘油与钙通道阻滞剂合用,较单一用药疗效好(表9-2)。如发生反流性食管炎,可给予抑酸制剂及黏膜保护药。发生霉菌性食管炎时,可用制霉菌素、克霉唑、酮康唑和氟康唑等抗霉菌治疗。

表 9-2　治疗贲门失弛缓症可供选择的药物

| 分类 | 药物名称 | 作用机制 | 剂量与方法 | 副作用 |
|---|---|---|---|---|
| 硝酸甘油类 | 硝酸甘油 | 松弛 LES,可能与 NO 释放有关 | 0.4～0.6mg,3～4 次/天,口服或舌下含化,饭前 15 分钟 | 暂时性头痛、血压下降、心率加快、胃肠道反应,恶心、腹泻 |
| | 硝酸戊四醇酯 | 同上 | 10～20mg,3～4 次/天,口服,饭前 15 分钟 | 头痛、眩晕、青光眼禁用 |
| | 硝酸异山梨醇酯(消心痛) | 同上 | 5～10mg,3～4 次/天,口服或舌下含化,饭前 15 分钟 | 头痛、眩晕、青光眼禁用 |
| 钙通道阻滞剂 | 硝苯地平(心痛定) | 抑制细胞膜钙离子内流,松弛 LES | 5～10mg,3～4 次/天,口服或舌下含化,饭前 15 分钟 | 面部潮红、出汗、头痛恶心 |
| 抗焦虑药 | 安定镇静,抗焦虑,松弛肌肉 | 2.5～5mg,3 次/天,口服 | | 嗜睡、便秘、皮疹、重症肌无力禁用 |
| 其他 | 丁溴东莨菪碱(解痉灵) | 季胺类抗胆碱药,平滑肌解痉,促进食管排空作用,对明显食管潴留者有效 | 10～20mg,3 次/天,口服,肌内注射,静注或静滴(葡萄糖或生理盐水稀释) | 青光眼、器质性梗阻 |

## （二）食管扩张疗法

扩张治疗术前禁食至少 12 小时,如食管扩张明显,潴留物多时应延长禁食时间,必要时将食管内残渣吸引,清除冲洗干净。常用的扩张方法有:

1.流体静力性扩张法　通过引导线用 41F 和 50F 的扩张橄榄探条进行扩张。48 小时后再进行水囊扩张,同时监测其压力。

2.气囊扩张法　采用 Browne Mchardy 和 Hurst-Tucker 扩张器,方法基本与流体静力性扩张法相似,但用空气代替水进行扩张。目前,临床上用得比较多的 Rigiflex 气囊扩张技术,可在内镜直视下进行,可获得满意的效果,此法操作简单,不需要 X 线监视。

3.钡囊扩张法　使用套囊内充钡的方法,在 X 线监测下,向囊内注入 25～30ml 的钡剂,达到扩张的目的。

4.探条扩张法　通常用直径为 18F 的探条扩张器,直接或内镜引导。但扩张狭窄部位,效果不如气囊。

5.金属扩张器　目前使用的系改良的 Stark 扩张器,在直视下经口将扩张器置于确切位置。

6.Witzel 扩张器　为一长 20cm 的聚乙烯管,外附有充气装置和一个长 15cm 的气囊。由胃镜引导经口送入胃内,胃镜顶端入胃后后屈,反转法在贲门部可见气囊的下段,推进内镜使气囊中点与贲门平行,充气压力达 40kPa,维持 1 分钟。

扩张治疗贲门失弛缓症的优点是不破坏 LES 的弹性特性,疗程短,患者多乐于接受。无论哪一种扩张方法,一年随访临床成功率可达 90% 以上。

扩张术常见并发症有穿孔、出血、胃食管反流和疼痛等。为防止并发症发生,开始应严密进行监护,6 小时后开始进流食,24 小时后可进软食。必要时给予抗生素、输液。发生穿孔者,应进行外科监护或手术。

## （三）放置食管贲门支架治疗

近年来开展内镜直视下或 X 线监视下放置食管贲门支架技术,应用于扩张治疗失败或扩张治疗后贲门失迟缓症症状无改善的患者。但应选择可回收的带膜的金属支架,并且应注意支架滑行的问题。

## （四）外科治疗

经内科保守治疗无效,或合并有严重并发症,怀疑癌肿,多次扩张术失败或穿孔者,应进行手术治疗。手术的方法包括缩窄扩大的食管腔,缩短屈曲延长的食管,扩张 LES 区,食管-胃部分切除吻合或转流手术,贲门成形术及食管肌切开术等。术式较多,改良的 Heller 术应用最广泛,80%～90% 患者症状明显改善,术后并发症最常见的有胃食管反流,发生率为 10%～50%,同时行胃底折叠术抗反流可减少 GER 的并发。手术总的评价为长期有效率占 85%～90%;并发症为 3%;消化道狭窄发生率为 5%。手术理想的疗效应是有良好的食管排空而不发生反流,可长期维持在症状缓解状态,无死亡率和较少的并发症。

## （五）微创肌切开术

近年来迅速发展的胸腔镜或腹腔镜下改良 Heller 肌切开术,具有传统开放手术的有效性,手术操作得以简化,减少了创伤,缩短了术后住院日和康复时间,降低了术后死亡率。经腹腔镜或胸腔镜手术患者,随访 1 年的有效率为 78%～100%,最近两个研究提示,在 2 年随访中,所有患者(n=8,n=10)均获显著或良好疗效。所有病例术后内镜检查均正常,术后食管测压(n=7)从 4.67kPa 显著下降至 1.13kPa。

目前,多数采用经腹腔镜手术,认为其具有下列优点:①术中手术器械与食管纵轴平行;②LES 更易直视;③扩张食管常偏向右胸,经胸手术暴露困难,而经腹手术通过牵拉胃可顺利完成肌层切开;④简化麻醉操作;⑤减少术后疼痛,缩短住院时间;⑥手术失败时开腹手术比开胸手术更易于被患者接受。

## （六）内镜下括约肌内肉毒毒素注射治疗

肉毒毒素(BT)是一种神经肌肉胆碱能阻断剂,故可以降低食管下括约肌胆碱能神经的兴奋性,从而缓解症状。

1993 年成功地应用于仔猪动物模型。1994、1995 年分别有 10 例、21 例临床研究。1996 年长期随访研究发现,初期有效率为 90%,长期(>6 个月)疗效为 71%(其中 3 例经再次注射)。更长期的随访(2～4 年)发现,1 年后有效率为 68%,LES 压力降低 45%(降至 3.33kPa 左右),食管直径缩小 25%,食管反流减少 35%。初治后疗效持续时间平均为 1.3 年,15 例复发再注射患者中有 9 例再次缓解,且缓解持续时间与初治无差别。下括约肌内 BT 注射与 Rigiflex 气囊扩张器的随机双盲对照研究发现,两者有相似程度的症状缓解,客观指标(如 LES 压力)无统计学差异,穿孔发生率分别为 0% 和 2.2%。目前尚未发现 BT 注射有危及生命安全的明显迹象,副作用轻微,仅可见短时胸痛、胸骨后灼烧感、短时皮疹,但其远期安全性尚不明确。还需警惕可能会出现类似 BT 治疗骨骼肌疾病中出现的问题。因此,BT 注射仅适用于年龄偏大,严重营养不良患者、扩张术并发症发生率高的患者、手术无效者、曾行扩张并发穿孔者、伴发膈上憩室者等。

(刘　奎)

# 第二节　胃食管反流

胃食管反流病(GERD)是指胃内容物反复反流入食管,引起不适症状和(或)并发症的一种疾病。最常见的有反流性食管炎(RE),也有部分胃食管反流病患者存在反流症状而无内镜下食管黏膜损害,称为内镜阴性的胃食管反流病或非糜烂性反流病(NERD)。胃食管反流病是常见疾病,全球不同地区患病率亦不相同。欧美国家胃食管反流病的患病率为 10%～20%。亚洲国家的报道通常较低,为 3.5%～10.5%。内镜检查资料显示反流性食管炎的患病率为 3.0%～5.2%。而我国流行病学调查资料显示胃食管反流病的患病率为 5.77%～7.28%。经内镜检查反流性食管炎检出率为 2.95%～4.1%。多数资料显示胃食管反流病的发生率呈上升趋势。

## 一、病因和发病机理

国内外资料显示胃食管反流病的病因和危险因素包括原发性 LES 功能低下,食管裂孔疝,胃排空障碍性疾病,贲门和食管手术后,肥胖,过度饮酒,吸烟,服用药物,心身疾病,便秘和家族史等。根据我们的胃食管反流病的危险因素流行病学调查资料显示,性别不同胃食管反流病的患病率不同,男性是女性的 1.163 倍,并且患病率随年龄增长而上升,每增加 1 岁,患病的危险性增加 1.014 倍;上夜班者胃食管反流病的危险性是不上夜班者的 1.313 倍,重体力劳动者与轻体力劳动者相比,患者危险性增加 2.120 倍,尚不能认定经济状况是胃食管反流病的危险因素。

### (一)抗反流机制

1.胃泌素可使食管下段括约肌(LES)作用增强,而胰泌素、胆囊收缩素(CCK)、肠抑胃肽(GIP)、血管活性肽(VIP)等可使 LES 作用降低。蛋白餐后胃泌素分泌增加,因而,LES 作用增强,脂肪餐后 CCK 大量释放,使 LES 作用降低。有些药物也可对 LES 产生影响。

当各种原因导致 LES 作用降低,或 LES 对增压反应不敏感时,就有可能发生胃食管反流病。

2.横膈膜脚的"弹簧夹"作用,食管穿过右横膈膜脚进入腹腔后与胃连接,膈肌收缩可起"弹簧夹"作用而防止胃液反流。

3.黏膜活瓣作用:食管胃连接处与胃底形成的 His 角为锐角,使胃黏膜在食管下口外侧形成一活瓣,当胃内压升高时,胃囊向上、向右抬高,可压迫和关闭食管下端。另外,食管入胃口处黏膜推向上并堵住食管下口,从而阻止胃液反流。当食管手术、食管裂孔疝时,上述解剖结构发生变化,"弹簧夹"作用和黏膜活瓣作用因此而消失。

### (二)食管对反流物的清除力

食管以反流物的清除力包括反流物重力、食管蠕动和唾液分泌等。反流物进入食管下段常可引起继发性蠕动收缩,从而将反流物重新排入胃内。食管酸清除作用分为两个步骤,第一步是容量清除,由1~2个蠕动性收缩而完成,容量清除使食管排空,但黏膜的 pH 仍为酸性;第二步通过唾液缓冲作用而中和残留酸。当食管蠕动力减弱时,不能将反流物及时清除,易发生食管炎。吸烟可降低唾液腺功能,使食管酸清除时间延长。

### (三)食管上皮的抗酸作用

食管黏膜上皮具有一定的抗酸能力,黏膜表面有一层包括中性及酸性黏液质的细胞外层,这种表面黏液蛋白被认为可保护食管而不被胃反流物化学性消化。食管黏膜下腺有分泌碳酸氢盐的能力,是清除食管腔内酸的有效手段。近年来,一般认为,在黏膜上皮与反流物接触时提供保护作用的"组织抵抗力"包括:①上皮前防御,有表面黏液、不移动水和 $HCO_3^-$;②上皮防御,食管上皮为有分泌能力的复层鳞状上皮,在结构上提供保护作用的是表面的细胞角质层,此角质层借腔面细胞膜的双层脂质及其细胞间的连接结构组成一个防止 $H^+$ 及其他分子自由穿透组织的渗透性屏障。但仅仅角质层的结构式屏障功能本身并不能完全防止 $H^+$ 的逆扩散,尚有其他一些功能因素,如食管黏膜上皮细胞的缓冲作用,主要是细胞内蛋白、磷酸盐及 $HCO_3^-$。此外,通过 $Na^+/H^+$ 交换和 Na 依赖 $Cl^-/HCO_3^-$ 交换将细胞内 $H^+$ 排出,直至上皮细胞 pH 值恢复正常;③上皮后防御主要是血液供应,血液能调节组织的酸碱平衡,为正常细胞功能提供营养及氧,排除有毒的代谢产物,包括 $CO_2$ 及酸,给细胞间质提供 $HCO_3^-$。食管的血供不是固定的,如在应答酸应激时,血流量可增加。

### (四)胃排空功能障碍

胃排空功能障碍时可发生胃内压升高,当超过屏障压时,就可导致胃食管反流。

当胃内容物流入食管后,胃酸和胃蛋白酶损害食管黏膜,在反流性食管炎的发生中起主要作用。胆汁可增加食管黏膜对 $H^+$ 的通透性,胆汁中卵磷脂,被胰液中的卵磷脂 A 转变为溶血卵磷脂,也可损伤食管黏膜引起食管炎。但也有人认为单纯十二指肠液不会引起食管炎,只有酸同时存在才起协同损伤作用。

在反流物引起食管炎症的发生中,反流液在食管内的停留时间起重要作用,少数几次长时间的接触,比反复多次短时间接触的损伤大。食管的清酸功能减退,比反复多次短时间接触的损伤大。食管的清酸功能减退,使内容物接触食管黏膜时间延长,容易引起食管炎症。

## 二、病理

反流性食管炎多发生于食管下段,肉眼所见为食管下段充血、水肿、糜烂和溃疡,但也有肉眼无异常所见,而组织学证实有炎症者。

组织学所见,在正常情况下,食管黏膜下部为基底细胞,并形成乳腺头,基底细胞层占黏膜层的10%~15%,乳头高度不超过黏膜层总高度的50%。在炎症时黏膜和黏膜下层有多形核白细胞等炎症细胞浸润,且基底细胞增多,上皮乳头延长。甚至基底细胞层增厚,而乳头几乎接近黏膜层的最表面,此时若炎症细胞浸润不显著,仍可诊断为食管炎。乳头富于血管和神经,对酸很灵敏,可能是反流性食管炎时烧灼痛的发病机制。

病理组织学标准为：

1.必须条件　①急性炎症所见有中性粒细胞浸润；②糜烂性炎症所见有上皮缺损；③慢性炎症所见有间质纤维化。

2.参考条件　①毛细血管增生扩张；②肉芽形成；③乳头延长；④上皮再生；⑤基底细胞增殖；⑥黏膜肌层肥厚消失；⑦中性以外炎性细胞浸润；⑧水肿。

随着病变进展，反流性食管炎可形成纤维组织增生，致使食管壁增厚，甚至引起狭窄。此外，少数食管炎患者食管下端可出现食管黏膜异位柱状上皮，称 Barrett 食管。

## 三、临床表现

胃食管反流病在临床上一般表现较轻，除有反流的症状外，还可引起食管炎，其症状不能预示食管炎的严重程度。胃食管反流病患者亦可呈现其他症状，如胸痛、嗳气、恶心、吞咽困难、早饱和上腹痛，伴或不伴有典型反流症状。在一些患者中，反流症状、肠易激综合征（IBS）和功能性消化不良之间存在重叠。

### （一）食管症状

餐后发生烧心和反胃，反酸（或两者）是胃食管反流病的高度特异性症状。

1.反酸、反胃　胃内容物可反流至食管任何部位，远的可达环咽括约肌。食管上括约肌在静止状态保持主动性收缩状态，使食管上端关闭，可防止胃内容物反流入咽部，以提供保护性屏障，使气管、支气管免受来自食管内容物的侵袭。反流性食管炎患者食管上括约肌静止压比正常人高，可能系对 LES 功能异常的代偿性反应。但是胃食管反流严重时仍可有反酸、反胃症状，反入口腔中的胃内容物可被吐出或咽下，在咽部及口腔内留着一种酸或苦味，造成口臭、口水增多及味觉损害。对咽部的刺激可引起咽痛、声嘶等症状。

2.烧心和胸痛　烧心是指剑突下或胸骨后烧灼感，常由胸骨下段向上延伸。严重时表现为剑突下或胸骨后烧灼痛、刺痛或酷似心绞痛，可能系反流物化学性刺激食管上皮下的感觉神经末梢造成。虽然尚未明了解剖学上确切的感觉通道，但已知疼痛涉及到胸段第1～6节交感神经所分布的区域内。有些患者可用食管滴酸试验诱发类似疼痛。国内有报告在 52 例心绞痛样胸痛中（排除冠心病）由胃食管反流引起者达 82.7%，酸诱发胸痛试验阳性率为 42.9%。食管炎所致胸痛可发生在任何造成反流动作，如下蹲、嗳气及餐后。饮水或以牛奶冲洗食管，服制酸剂中和胃酸，刺激唾液及引起食管原发蠕动等任何办法，均可缓解疼痛。

3.吞咽困难　常为间歇性、非进行性加重，不仅进固体食物，进流食也有吞咽困难，系食管运动功能异常所致。当食管发生炎性狭窄时，往往伴有较固定的吞咽困难，尤其是进固体食物时，有时因肉块或果核卡住，甚至可引起完全梗阻。吞咽时可伴疼痛，源于食管扩张或第三收缩。实验发现正常食管用气囊扩张至3～4cm 直径时有疼痛，而有食管黏膜炎症及食管黏膜感受器敏感性增强时，只要少许扩张就能引起疼痛。

### （二）其他症状

因食管炎黏膜充血、糜烂或溃疡可导致急性或慢性出血，出血量多少不等。少量、慢性出血可导致缺铁性贫血，大量出血表现为呕血和黑便。连续作吞咽动作以消除食管内积食可造成胃肠胀气，出现嗳气、打嗝等症状。呼吸道并发症和哮喘、慢性支气管炎、肺间质纤维化、吸入性肺炎等也见于部分患者，此因反流物进入呼吸道，刺激支气管黏膜引起炎症和痉挛，或因反流物刺激食管黏膜感受器，通过迷走神经反射性引起支气管痉挛所致。

## 四、实验室及辅助检查

### (一)内镜及活组织检查

内镜可直接观察食管炎症情况,并取黏膜活检,是诊断胃食管反流病最准确的方法。有的病例食管炎症处于愈合期,但组织学上仍有改变。Barret食管胃内镜检查疑见柱状上皮并经组织学检查证实,今年来强调需要有肠化生存在。

根据内镜检查,肉眼所见严重程度不同,有多种分级方法。

1.Johnson分级　Ⅰ级:黏膜充血变脆;Ⅱ级:浅表糜烂或溃疡;Ⅲ级:溃疡大,且较深,其间有岛状肿胀黏膜;Ⅳ级:狭窄形成。

2.Savary-Miller的分级及内镜表现　Ⅰ级:贲门上方一处或多处非融合性的黏膜损害,红斑伴或不伴有渗出及表浅糜烂。Ⅱ级:融合性糜烂,渗出性病变,但未完全累及食管一周。Ⅲ级:融合性糜烂、渗出病变,已完全累及食管一周,导致食管壁炎性浸润,但未引起狭窄。Ⅳ级:黏膜糜烂发展为溃疡、纤维化、狭窄、食管短缩伴Barrett食管等。

3.日本分型　①色调变化型(以黏膜色调变化为主);②糜烂溃疡型(以黏膜缺损为主);③隆起肥厚型(黏膜多发性小隆起,肥厚为主)。

4.洛杉矶分型　正常:食管黏膜没有破损;A级:一个或一个以上食管黏膜破损,长径小于5mm;B级:一个或一个以上黏膜破损,长径大于5mm,但没有融合性病变;C级:黏膜破损融合,但小于75%食管周径;D级:黏膜破损融合,至少达到75%的食管周径。

5.我国内镜诊断分型　①轻度:红色条纹和红斑,累及食管下1/3;②中度:糜烂累及食管中、下段<1/2食管圆周;③重度:Ⅰ级:糜烂累食管中、下段及>1/2食管圆周;或已累及上段,或形成溃疡及<1/3食管圆周;Ⅱ级:溃疡累及>1/3食管圆周。

### (二)食管pH值测定

食管pH值测定是将一个微型腔内pH传感器直接送入食管内,然后由体外记录装置记录pH值变化。目前主要有鼻管式传感器和胶囊式传感器两种方法。

1.标准酸反流试验　先将pH电极送到胃内,记录pH值,再向胃内注入0.1mol/L HCl 150～300ml,缓慢牵拉pH电极,置LES以上5cm、10cm、15cm等不同点,分别检测pH值,同时配合Valsalva试验、Mueller试验、直腿抬高和腹部加压等方法诱发胃食管反流,如pH<4,持续5秒以上的为阳性,并根据反流指数判断生理或病理性反流。病理性反流时,反流指数在2以上。

2.食管内pH值连续监测　是指在一定时间内连续测定食管内pH值变化,以确定是否存在胃食管反流,区分生理性GER和病理性GER以及确定临床症状与GER的关系。常用的6种参数即:①总pH<4的时间百分率(%);②直立位pH<4的时间百分率(%)分数;③卧位pH<4的时间百分率(%);④反流次数;⑤pH<4长于5分钟的次数;⑥最长反流持续时间。正常人食管内pH<4的总时间占监测时间的百分率文献报道不一,约为1.2%～5%左右,主要发生在站立位。有人认为正常人pH<4长于5分钟的次数小于3次,而反流发作最长时间不大于9分钟,如超过上述标准为病理性反流。为了方便患者,也有用监测餐后3小时或夜间10小时、12小时的pH值变化来代替24小时监测,认为不论检查时间多少,都能比较正确地区分出胃食管反流病,但以24小时pH值监测敏感性最高。

24小时食管pH值监测表明,白天站立位有反流者食管炎较轻,夜间卧位有反流者食管炎较重,而白天、夜间均有反流者食管炎最重。食管炎程度与反流症状并非完全一致。

食管 pH 值监测主要用于酸性反流的诊断，对碱性反流诊断无效。因此，对于有下列情况时应分别对待：①有贲门手术史，反流物常有胆汁；②内镜检查可见食管内有胆汁及胆汁斑；③胃液酸度测定 pH>4；④胃内与食管内 pH 值连续监测均提示为碱性。

### （三）X 线检查

上消化道 X 线吞钡检查是诊断胃食管反流的一种基本方法。它可提供食管蠕动情况，并可发现憩室、裂孔疝和肿瘤等病变。气钡双重对比造影可显示良好的食管黏膜，食管炎时可见黏膜粗糙、溃疡等改变。患者采取头低脚高位或通过各种增加腹压的方法，以证实钡剂有无反流。

### （四）食管测压

反流性食管炎测压往往有 LES 压力降低。LES 松弛时间明显延长，说明反流性食管炎患者 LES 为低张状态。部分食管炎患者的食管体部蠕动为减幅收缩，且有运动障碍，这可导致食管清酸作用减弱，加剧食管炎的发生。

部分患者伴有食管裂孔疝，特别是中老年患者，裂孔疝可能是胃食管反流的病因，裂孔疝患者食管测压可见 LES 高压带呈双峰曲线（即有两个高压带），对诊断食管裂孔疝有一定帮助。

文献报道胃食管反流患者的 LES 自发性松弛常为间断发生，因而有些患者需较长时间的观察才能发现，此时应用便携式 24 小时压力监测仪，有利于连续观察。

### （五）食管闪烁扫描

为生理性无创检查法，对诊断 GER 敏感性较高，有报道检出率可达 90%，且方法简单，易为患者接受。通常摄入 8.1MBq $^{99m}$Tc 标记的硫化胶体和 300ml 酸化桔子汁，测定食管放射性活性来判断，可通过缚在腹部的可充气带加压来增加检出率。

### （六）标准酸滴注试验

是测定食管黏膜对酸敏感性的一种方法。患者取坐位，空腹于鼻腔插入双腔胃管到 30cm 处固定。在未预先告知患者使用何种溶液的情况下，先以每分钟 100～200 滴（约 6～7.5ml）速度滴注生理盐水 10～15 分钟作对照，如患者无特殊不适，则换注 0.1mol/LHCl 共 10～15 分钟，滴速同前，如在滴酸过程中患者出现胸骨后疼痛、烧灼感时，则予停注，再换滴生理盐水，症状消失，如此可重复两次。如滴酸后不引起症状为阴性；滴酸后诉胸骨后烧灼感及疼痛，提示食管炎；如盐水和盐酸滴入均阳性，则可能是高度敏感者。

文献报告试验有 15% 的假阳性和 15% 假阴性，阳性者与食管炎程度不成正比，可能与患者对酸的敏感有关。本试验对确定食管源性胸痛有一定帮助。

### （七）食管酸清除试验

是判断食管清除胃反流物能力的方法。将 pH 电极置 LES 上方 5cm 处，一次注入 15ml 0.1mol/L HCl，此时食管内 pH 值降至 1.5 以下，嘱患者每隔 30 秒吞咽 1 次，正常人在少于 10 次吞咽动作后可清除酸负荷，大多数经 1～3 次吞咽后即清除。如吞咽 10 次以上 pH 值仍未达到 5 以上即为阳性，说明食管清除功能不良。

### （八）食管跨黏膜电位测定

通过测定电位差来了解和评价食管黏膜完整性的方法。

## 五、诊断和鉴别诊断

胃食管反流病的诊断主要有两个方面，一是根据有典型的烧心和反流症状作出初步诊断，二是根据胃食管反流的检查证据或 PPI 试验结果作出比较可靠的诊断和鉴别诊断。

1.根据胃食管反流症状作出诊断

(1)典型的烧心和反流症状,且无上消化道梗阻的证据,临床上可诊断为胃食管反流病。

(2)食管外症状,又有反流的症状,可考虑胃食管反流有关或可能相关的食管外症状,如胃食管反流及咳嗽、哮喘,但需注意功能性消化不良,肠易激综合征与胃食管反流病的重叠症状。

2.根据质子泵抑制剂(PPI)　试验结果作出诊断,现已证实是一种行之有效的方法。服用标准剂量PPI,一日两次,1～2周。服药后如症状明显改善,支持酸相关胃食管反流病的诊断;如症状改善不明显,则可能有酸以外的因素或不支持胃食管反流病的诊断。PPI试验具有方便、无创和敏感性高的优点,缺点是特异性较低。因此,在我们国家食管癌、胃癌高发地区,还需结合上消化道内镜检查,以免食管癌、胃癌和消化性溃疡的漏诊。

3.根据胃食管反流和特殊检查证据进行诊断　食管钡餐造影检查可显示有无黏膜病变,狭窄,食管裂孔疝等,并显示有无钡剂和胃食管反流,对胃食管反流病的诊断有重要的作用;上消化道内镜检查有助于确定有无反流性食管炎、Barrett食管、食管裂孔疝,食管炎性狭窄和食管癌等;也有助于非糜烂性反流病食管炎(NERD)的诊断;24小时食管pH值监测是证实有无胃食管酸反流的可靠方法,能详细显示酸反流、昼夜酸反流规律、酸反流与症状的关系,对糜烂性食管炎(EE)的阳性率超过80%,对NERD的阳性率为50%～70%;食管测压能帮助评价食管功能;食管胆汁反流测定能反映胃食管反流患者是否存在胆汁反流及其程度。

4.Barrett食管的诊断　主要根据内镜检查和食管黏膜活检结果。可按二种分类方法分型:①按柱状上皮化生长度分类:长节段Barrett食管(LSBE)指化生的柱状上皮累及食管全周,长度≥3cm;短节段Barrett食管(SSBE)指化生柱状上皮未累及食管全周,或虽累及全周,但长度<3cm;②按内镜下形态分类:分为全圈型,舌型和岛状。

目前国际上对Barrett食管的诊断存在两种见解:①食管远端鳞状上皮被柱状上皮取代即可诊断为Barrett食管;②食管远端鳞状上皮被柱状上皮取代的同时存在肠上皮化生才能诊断。

# 六、治疗

胃食管反流病的治疗目标是:缓解症状、治愈食管炎、预防复发和并发症。治疗原则是改变生活方式,规范药物治疗,慎重选用内镜治疗。

## (一)改变生活方式

改变生活方式是胃食管反流病的基础治疗,抬高床头、睡前3小时不再进食、避免高脂肪饮食、戒烟酒、减少摄入可降低LES的压力的食物(如巧克力、咖啡、浓茶等)、肥胖者应减轻体重。

## (二)药物治疗

1.制酸药物　可中和胃酸,降低胃蛋白酶的活性,减少酸性胃内容物对食管黏膜的损伤,改善胃食管反流病患者的烧心与反流症状。氢氧化铝凝胶10～30ml或氧化镁0.3g,每日3～4次。但长期服用会出现便秘、腹泻等副作用,目前多用复合制剂,可减轻副作用。

2.抑酸药物　抑制胃酸分泌是目前治疗胃食管反流病的主要措施,包括初始治疗和维持治疗两个阶段。

(1)初始治疗的目的是尽快缓解症状,治愈食管炎。

1)$H_2$受体阻断剂($H_2RA$):适用于轻中度胃食管反流病的治疗。$H_2RA$(西咪替丁、雷尼替丁、法莫替丁等)治疗反流性食管炎治愈率为50%～60%,烧心症状缓解率为50%。但症状缓解时间短,服药4～6周后大部分患者出现药物耐受,而导致疗效不佳。

2)质子泵抑制剂(PPI):是治疗胃食管反流病和反流性食管炎最有效的药物。对反流性食管炎黏膜愈合和缓解胃食管反流病的症状疗效优于 $H_2RA$。多项临床研究结果表明,PPI治疗糜烂性食管炎的愈合率为80%～90%。服药采用标准剂量,疗程8周。目前国内共有五种PPI(奥美拉唑、兰索拉唑、泮托拉唑、雷贝拉唑和埃索美拉唑)可供选用。对非糜烂性反流病缓解症状疗效不如糜烂性食管炎。治疗的疗程尚未明确,一般主张不少于8周,对疗效不满意者应进一步寻找影响疗效的原因。

(2)维持治疗是巩固疗效、预防复发,用最小的剂量达到长期治愈的目的。

临床资料显示停用PPI后半年,食管炎与症状复发率分别为80%和90%,故经初始治疗8周,通常需采取维持治疗。目前维持治疗的方法有减量维持、间歇维持、按需治疗三种。采取哪一种维持治疗方法,主要由医师根据患者的症状及食管炎分级来选择药物及剂量:①减量维持:减量使用PPI,每日1次,以持久缓解症状,预防食管炎复发;②间歇治疗:PPI剂量不变,通常隔日服药,3日一次或周末疗法,因间隔时间太长,抑酸效果较差,不提倡使用;③按需治疗:仅在出现症状时用药症状消失后及停药。建议在医师指导下由患者自己控制用药。在维持治疗过程中,若症状出现反复,应增至足量PPI维持。个别患者若存在夜间酸突破(指在每日早、晚餐前服用PPI治疗的情况下,夜间胃内 $pH<4$,持续时间大约1小时,治疗方法包括调整PPI剂量,睡前加用 $H_2RA$,应用半衰期更长的PPI等。

(3)促胃肠动力药物:在治疗胃食管反流病的过程中,促胃肠动力药可作为抑酸药物治疗辅助用药。尤其适用于抑酸药物治疗效果不佳,或伴胃排空延迟的患者。可选用的药物有甲氧氯普胺、多潘立酮、莫沙必利、伊托必利等。

### (三)外科手术治疗与内镜治疗

对于严重反流性食管炎,内科治疗无效,可考虑抗反流手术,以增强LES抗反流作用,缓解症状,减少抑酸药物的使用,提高患者的生存质量。术前应进行24小时食管pH值监测和食管测压,了解患者反流的严重程度和LES及食管替补的运动功能、指导选择手术方式。一般主张腹腔镜下抗反流手术。

内镜治疗创伤小、安全性较好,其治疗方法有内镜下贲门缝合、内镜下射频消融治疗和内镜下注射治疗等。长期疗效有待进一步观察,应慎重选择,严格掌握适应证。

对于有严重并发症如食管狭窄,可采用胃镜直视下气囊或探条扩张器的方法进行扩张治疗。伴有重度异型增生或黏膜内癌的Barrett食管,可考虑内镜下黏膜切除术如ESD或内镜下射频消融治疗。

(刘　奎)

# 第三节　弥漫性食管痉挛

弥漫性食管痉挛(DES)是以高压型食管蠕动异常为动力学特点的原发性食管运动障碍性疾病。临床特征是慢性间歇性胸痛和吞咽困难。病因及发病机制尚不十分清楚。任何年龄均可发病,多见于50岁以上,男女无差异。本病不多见,国内尚无本病的流行病学调查。

弥漫性食管痉挛首先在1889年由Osgood介绍。以后曾有人用"症状性、特发性、弥漫性食管痉挛""串珠状食管""螺旋形食管"以及"食管肌肥大"等描述。

## 一、病因及发病机制

弥漫性食管痉挛的病因及发病机制迄今不十分明了。对弥漫性食管痉挛是一独立的疾病还是多种原因的临床综合征尚有争议。一部分老年人和无症状性食管运动有差异,常常有高幅蠕动和第三收缩,这与弥漫性食管痉挛的动力紊乱相似。因此,有人认为弥漫性食管痉挛可能是老年食管一种生理现象。也有人认为是贲门失弛缓症发展中的一个阶段,因为个别弥漫性食管痉挛患者,可发展成典型的贲门失弛缓症,称弥漫性食管痉挛为早期型贲门失弛缓症或"强力型弛缓症",或两种疾病共存。但在病理组织学两者有明显不同,弥漫性食管痉挛患者食管壁肌层神经丛中神经节细胞是正常的,而贲门失弛缓症患者神经细胞则减少,两者有本质上的不同。本病一般无 LES 的功能异常。但 Campo.S. 报道弥漫性食管痉挛患者有 LES 功能异常表现。一些弥漫性食管痉挛患者对外源性胆碱能刺激有超敏反应,提示食管去神经作用可能在弥漫性食管痉挛发病中起作用。亦有个别病例报道有迷走神经变性。组织学研究证实弥漫性食管痉挛多数病例显示食管肌肥厚,并且纵行肌、环形肌以及黏膜肌层均肥厚,可达 2cm。Auerbach 神经丛有慢性炎症细胞浸润,部分病例有食管迷走神经分支退行性变和神经细胞轴突的退行性变,但食管肌细胞的超微结构无明显变化。

晚近有人提出一氧化氮(NO)对食管动力调节可能起重要作用,认为:①NO 通过调节吞咽后食管体部推进性收缩时间,控制食管动力;②弥漫性食管痉挛患者可能存在内源性 NO 合成或降解障碍;③在临床上应用三硝基甘油酯治疗弥漫性食管痉挛可改善症状,提示 NO 在弥漫性食管痉挛发病机制中可能起作用。

## 二、临床表现

弥漫性食管痉挛可能在任何年龄发生,但有随年龄增长而增加倾向,特别是在 50 岁以后,男女均可罹患。本病并不是常见病。临床上以慢性反复发作性、间歇性胸骨下疼痛和吞咽困难为主要症状。有相当一部分患者,临床上并无明显症状,但食管测压和食管钡剂造影可发现其异常蠕动和第三收缩,称无症状性弥漫性食管痉挛。

### (一)胸痛

疼痛位于胸骨后或胸骨下,疼痛性质轻重不等,轻者仅有不适或进食时疼痛,重者呈"绞痛样"发作,并向颈、肩、背部放散,酷以"心绞痛"。疼痛多在进食时或情绪紧张时发生,也可自发性无任何诱因下发作,疼痛持续时间长短不一,长者可达 1 小时。舌下含硝酸甘油可缓解,饮水也可获得缓解,此点与心源性胸痛可鉴别。弥漫性食管痉挛胸痛发作时,多无心电图的改变,但偶尔可由于食管痉挛,引起血管迷走神经反射,导致心律失常,此点尤难与"心绞痛"鉴别。

### (二)吞咽困难

多数患者有程度不等的吞咽困难,具有慢性、反复发作的特点。咽下困难不仅发生在进食固态食物,而且饮用酸、冷刺激性饮料时也可发生,有时与情绪激动有关。这些吞咽困难特点均与食管器质性病变和机械性梗阻不同。

### (三)伴发症状

弥漫性食管痉挛除胸痛、吞咽困难两大主要症状外,可见伴发症状,如吞咽疼痛,特别是当吞咽哽噎时,吞咽疼痛尤为明显。部分患者由于长期吞咽困难,害怕进食而致体重下降、营养不良。严重吞咽困难者可发生呛咳和支气管肺吸入,但伴发胃-食管反流者并不多见。大多数患者体检无明显异常。

## 三、实验室检查

当胸痛伴有吞咽困难时,食管源性胸痛可能性很大。弥漫性食管痉挛的诊断主要根据详尽的病史调查,同时应给予必要的实验室检查,常规检查包括食管 X 线、食管内镜检查以及食管动力学监测。

## (一)X 线检查

疑为弥漫性食管痉挛的患者,首先应作食管钡剂造影。尽管由于弥漫性食管痉挛患者症状并不是持续存在,而且有部分患者是无症状性的,因此食管钡剂造影,可有假阴性。阳性显示食管不正常者只占弥漫性食管痉挛的 50% 左右,但由于 X 线摄片方法简单,可动态观察,特别是如果能结合电影食管 X 线照相术,对诊断 DES 是十分有意义的,其弥漫性食管痉挛典型 X 线特征如下:①吞钡后食管下段蠕动波减弱,显示被动性扩张;②食管下段外形呈波浪状或明显的对称性收缩,即无推动力的第三收缩伴纵形缩短;③严重典型病例食管外形呈弯曲状、螺旋状或串珠样钡柱;④大多数病例食管并无扩张,一旦钡剂到达食管下段,即能正常排空。但观察食管运动,可见有正常蠕动波,同时伴有第三收缩,食管下段有明显第三收缩,钡剂呈节段性滞留。有时由于强力第三收缩,使钡剂逆行向上。

## (二)内镜检查

多数可见食管痉挛征象,入食管蠕动频繁、环状收缩,但无器质性改变。由于一些食管器质性疾病,如肿瘤浸润食管壁时,也可能产生食管痉挛样 X 线表现,因此弥漫性食管痉挛诊断前必须行食管及胃的内镜检查,特别仔细观察食管下段与贲门胃底部,必要时黏膜活检,以排除局部病变。有时可见食管痉挛征象。

## (三)食管测压

食管测压是诊断弥漫性食管痉挛的重要方法之一,与贲门失弛缓症、“胡桃钳”食管等食管运动障碍鉴别有重要价值。弥漫性食管痉挛食管测压特点及动力学诊断参考标准如表 9-3 所示。

表 9-3　DES 食管测压特点及动力学诊断参考标准

| 部位 | 测压表现 |
| --- | --- |
| UES | UES 压力及松弛功能正常 |
| 食管体部 | 食管体部蠕动异常:①多发生在食管中、下段;②高幅、宽大、畸形蠕动波波幅>20kPa,收缩波持续时间>6秒;③多发性非传导性蠕动波(第三收缩)多发性反复收缩以及不伴咽下的自发性、高压性、非传导性收缩;④正常传导性蠕动波存在;⑤食管体部蠕动速度减慢<0.8~1.5cm/s |
| LES | LES 水平压力及功能大多正常,偶有高压和松弛不全 |

最近用 24 小时食管压力监测法并与食管内 pH 值以及心电图同步进行监测,对确定弥漫性食管痉挛等食管动力异常导致的胸痛确诊有重要意义。

## (四)激发试验

对一些临床症状很典型的患者,临床上已完全除外心源性疾病,并高度怀疑弥漫性食管痉挛,但常规食管动力学检查及食管 X 线造影均不能确定诊断时,可用激发试验。由于弥漫性食管痉挛患者对胆碱能药物有异常敏感性,用药物诱发食管运动异常或胸痛发作为激发试验阳性。临床常用比较安全的腾喜龙或胆囊收缩素作为激发药。在作食管测压监测下,静脉注射 10mg 后,连续记录 15 分钟压力,如诱发胸痛,食管收缩波幅增高>12kPa,收缩持续时间延长>6 秒,第三收缩发生率>30%,为试验阳性,提示弥漫性食管痉挛可能。该试验对贲门失弛缓症及有癌性浸润 Auerbach 神经丛的患者,也可出现阳性,因此无鉴别意义。

除用药物作激发试验外,也可用气囊扩张法诱发食管痉挛,该试验要在 X 线监视下进行。

## (五)其他检查方法

应用食管同位素闪烁法,检查食管排空时,大多数弥漫性食管痉挛患者食管排空是正常的,部分患者减慢。24 小时食管 pH 值监测、标准酸灌注试验等,可提示胸痛与食管动力障碍因素有关,但对诊断弥漫性食管痉挛无直接意义。

## 四、诊断与鉴别诊断

弥漫性食管痉挛诊断是比较困难的,由于其症状间歇性发生,实验室检查包括食管 X 线造影、食管测压。其阳性发现与症状有时并不一致,特别是相当一部分患者是无症状的,因此给诊断造成一定困难。但对症状典型者,如慢性、复发性、非进行性吞咽困难、胸痛等,应全面详尽的体检,并结合必要的实验室检查,如内镜检查除外食管器质性病变,食管钡剂造影或电影食管摄片显示"串珠样"或"螺旋状"食管。食管测压可见多发性第三收缩,宽大、畸形的蠕动波,间或有正常蠕动波出现,而食管 UES 及 LES 功能正常等典型表现,弥漫性食管痉挛诊断即可成立。

## 五、治疗

弥漫性食管痉挛的治疗原则是排除诱发因素,解除食管平滑肌痉挛,缓解胸痛及吞咽困难症状,对药物治疗无效者,可用扩张术及食管肌切开术。

### (一)内科治疗

由于弥漫性食管痉挛的病因学机制尚不十分明确,因此治疗多是对症性的。首先应解除患者精神上和心理上的负担,说明其疾病的良性过程。症状发作期鼓励患者进半流质和少食多餐,并禁食刺激性食物和过热、过冷饮食以及含碳水化合物的饮料。如有胃食管反流者可用制酸剂抑制酸分泌,防止酸性胃内容物对食管的刺激产生痉挛、诱发胸痛。伴有焦虑症状的患者,适当用镇静剂,如安定可改善症状。

### (二)食管扩张术

对内科治疗无效者,可使用扩张治疗,用各种不同型号的扩张器如流体静力性扩张、气囊扩张、探条法扩张等。但用扩张治疗弥漫性食管痉挛的疗效远不如贲门失弛缓症效果好,且需反复多次扩张。

### (三)食管肌切开术

当内科及扩张治疗均失败,患者症状严重,食管 X 线钡剂造影及食管测压均明显异常,特别是伴有明显肌层肥厚者,可考虑食管肌层长切开术治疗,手术经胸,与治疗贲门失弛缓症相似。术式的选择、切口的长短取决于术前食管压力监测所提供的食管动力参数、异常运动的定位以及 LES 功能的情况,大多数学者认为弥漫性食管痉挛行肌切开术的疗效优于扩张法。

(谭志洁)

# 第四节　食管裂孔疝

食管裂孔疝是指腹腔内脏器(主要是胃)经膈食管裂孔进入胸腔所致的疾病,是各种膈疝中最常见者。

一般认为本病的发病率东方人低于西方人。有报道 40 岁以下的发病率约为 9%,50 岁以上达 38%,而 70 岁以上高达 69%。女性多于男性,约为 3:1~2,但也有报道男性略多于女性。

## 一、病因和发病机制

正常人的横膈食管裂孔具有环肌束,右侧肌束(也称膈肌右脚)强大,将食管下端夹在其中,在深吸气时收缩,将食管拉向右侧,并压小其管腔。此外,食管下段为膈食管膜所包绕。膈食管膜起源于膈肌下面的食管裂孔周围,系由弹力纤维和结缔组织构成的完全密闭的韧膜,将腹腔与胸腔分开,并能抗腹内高压,防止食管前庭和贲门脱垂。在食管下段和食管胃连接部,分别由上、下膈食管韧带、胃膈韧带固定于食管裂孔处,以保持其正常位置,防止食管胃连接部和其他腹腔脏器疝入胸腔。

本病的病因主要有先天性和后天性两种,以后者多见。先天性者由于发育不全,如膈肌右侧肌束一部分或全部缺失,膈食管裂孔比正常的宽大松弛;后天性者则因膈食管膜、食管周围韧带的松弛和腹腔内压力增高,均能成为本病的发病因素。正常膈食管裂孔的直径约2.5cm,随着年龄的增长,裂孔周围组织和膈食管膜弹力组织萎缩,使食管裂孔增宽;膈食管膜和食管周围韧带松弛,逐渐推动其固定食管下段及贲门于正常位置的作用。因此,随着年龄的增长,本病的发病率也增高。腹腔压力的增加,胸腹腔压力的不均衡为另一个发病因素,如妊娠后期、肥胖、腹水、巨大的腹内肿瘤、剧烈的咳嗽、频繁的呕吐和呃逆等均可诱发本病。此外,食管炎、食管溃疡引起食管瘢痕收缩、癌肿浸润所致的食管缩短、胸椎后凸、强烈的迷走神经刺激引起的食管纵肌收缩而使食管缩短等因素,均能导致胸腔内食管向上牵引而发病。严重的胸腹部损伤和手术所致的食管、胃与膈食管裂孔正常位置的改变,或由于手术牵引造成的膈食管膜和膈食管裂孔的松弛,也可致本病。饮食习惯对本病的发生也有一定影响,精细、少渣饮食容易发生便秘而增高腹腔内压力,故其发病率明显高于粗糙、多纤维素食者。

## 二、临床分型和病理

本病的分型方法颇多,按其形态可分为以下四型:

### (一)滑动型裂孔疝

约占85%～90%,常在平卧时出现而站立时消失。由于膈下食管段、贲门部经松弛的膈食管裂孔滑行入胸腔,使正常的食管胃交接锐角(His角)变为钝角,同时食管下段正常的防反流机制常被破坏,故多并发不同程度的胃食管反流时出现症状。

### (二)食管旁裂孔疝

膈食管裂孔的左前缘薄弱或缺损,而膈食管膜尚未破坏,通常表现为胃底大弯侧从食管的左前方疝入胸腔。腹膜和胃-结肠大网膜也可以被牵拉,通过扩大的食管裂孔而进入纵隔,形成完全性疝囊。但由于膈下食管段和食管-胃交接角仍保持正常的解剖位置和正常生理性括约肌作用,故此型极少发生胃食管反流。约1/3的巨大食管旁裂孔疝易发生嵌顿。

### (三)混合型裂孔疝

指前两型裂孔疝同时并存,少见。此型常是膈食管裂孔过大的结果,食管-胃连接处移位膈上,胃的疝入部分较大,可达胃的1/3或整个胃,部分网膜,偶有部分结肠也随之疝入。

### (四)裂孔疝伴短食管

不管卧位或站位,贲门固定在膈上,疝囊呈钟形。食管过短可以是慢性食管炎的后果,或由食管下段切除后把胃囊拉入胸腔作食管胃吻合术。

真正的先天性食管过短症极为少见,乃由于胚胎发育障碍,食管下段及部分胃底位于胸腔内,至出生后仍未降至膈下正常位置所致,不能称为食管裂孔疝。

本病患者多伴不同程度的胃食管反流,加上食管被疝挤压后,局部循环发生障碍,故反流性食管炎和食管溃疡常见。炎症反复发作及愈合,可致食管瘢痕性狭窄。如炎症蔓延至食管壁外,可致食管周围炎。疝入胸腔内的胃也可因嵌顿、扭转和疝的挤压引起局部循环障碍而导致胃黏膜水肿、充血、梗塞、糜烂、溃疡和出血。

本病所致的胃食管反流,可造成反流性食管炎、食管溃疡以及食管下端瘢痕收缩狭窄,而食管炎又可促使食管纵肌的收缩,从而导致牵引性食管裂孔疝。因此反流性食管炎与食管裂孔疝是互为因果和互相促进的。

## 三、临床表现

本病的临床表现主要由胃内容物反流至食管,引起反流性食管炎所致。

### (一)胸骨后烧灼感和反胃

为最常见的症状,尤其多见于滑动型食管裂孔疝。烧灼感从轻微的烧灼或饱胀不适至强烈的灼痛,多位于胸骨后(中或下 1/3)、剑突下或两季肋区。疼痛可扩散至背部、颈部、颌部、上胸、左肩及左臂。因为症状多在饱食后 1/2~1 小时发生,故颇似心绞痛。疼痛可伴嗳气或呃逆,平卧、弯腰、蹲下、咳嗽、饱食后用力憋气等可诱发或加重,而站立、半卧位、散步、呕吐食物或酸水后可减轻,多在 1 小时内自行缓解。临床上疝囊大小与症状可不成比例,疝囊小者往往疼痛较重,而疝囊大者则很少剧痛。孕妇在妊娠后期有明显的中上腹烧灼感,也可能与本病有关。

反胃亦常见,且经常伴有胃灼热或疼痛,有时可反出未完全消化的食物,或酸液突然涌满口腔。

### (二)吞咽困难

患者常于进食后有食物停滞在胸骨下段的感觉。伴发食管炎症、糜烂及溃疡者,则可能出现明显的吞咽疼痛。吞咽困难则多见于食管炎伴食管痉挛者,或食管炎并发瘢痕狭窄者和巨大食管旁疝压迫食管者,在进粗糙、过热或过冷的食物后发作。瘢痕狭窄所致者,吞咽困难多呈持久性。

### (三)上消化道出血

小量出血(粪便隐血阳性)及缺铁性贫血常见,多由食管炎、食管溃疡等并发症所致。疝嵌顿、扭转,以及合并胃、十二指肠溃疡者亦可发生大量出血。

### (四)心脏症状

约有 1/3 的患者可有心前区痛、阵发性心律失常、胸闷及心前区紧束感等心脏症状,有时难与冠心病、心肌梗死鉴别。本病疼痛发生时可刺激迷走神经,反射性地引起冠状动脉供血不足,心电图出现心肌缺血性改变,心脏虽无器质性病变,而临床表现酷似冠心病,称之食管-冠状动脉综合征。同样,本病亦可诱发和加重心绞痛。

### (五)其他症状

贲门部疝入食管裂孔可反射性地引起咽部异物感。巨大的裂孔疝可压迫心、肺和纵隔而产生气急、心悸、咳嗽、紫绀、肩痛和颈侧痛等症状。

### (六)体格检查

本病无并发症时通常无特殊发现,但巨大食管裂孔疝者胸部可叩出不规则鼓音区与浊音区,饮水后或被震动时,胸部或许可听到肠鸣音及震水声。

## 四、并发症

最常见者为食管炎。食管瘢痕狭窄或膈上胃嵌顿或绞窄时,可出现食管梗阻和急性胃扩张等严重情况。上消化道出血亦为常见。

此外,本病常可合并消化性溃疡(约占 50%)、慢性胆囊炎(约占 20%)、胆石症(约占 10%～30%)以及肠憩室病等。膈疝、胆石症和结肠憩室称为 Saint 三联症;滑动型裂孔疝、胆囊疾病和食管溃疡或十二指肠溃疡称为 Caston 三联症。

## 五、诊断和鉴别诊断

### (一)临床诊断

年龄较大,体型肥胖,并具有腹腔压力增高条件和上述症状者,应警惕本病,并进一步询问能诱发本病的有关因素。

### (二)X 线诊断

本病主要依靠 X 线检查确诊。巨大的或不可复性食管裂孔疝,在胸透或胸部平片中可在心脏的左后方见到含气的囊腔,站立位时囊腔内尚可见液平;如囊腔内不含气体时,则表现为左侧心膈角消失或模糊。吞钡检查时,疝囊内可见到胃黏膜影,可证实该囊腔为疝入胸腔的胃。

1.食管裂孔疝的 X 线征象

(1)膈上食管胃环(schatski 环):食管胃环是在疝囊壁上出现的深浅不一的对称性切迹,是本病的一个重要征象。

(2)膈上疝囊(即胸内胃):钡餐检查时左侧膈上可见疝囊影。疝囊由食管、胃两部分组成,中间呈环状分隔,上部分为扩张的食管胃区,下部分为疝入纵隔的部分胃。

(3)疝囊内胃黏膜皱襞影:膈上出现粗大的胃黏膜影,并经增宽的食管裂孔延续致膈下胃底部。

(4)食管下端括约肌(LES)升高和收缩:食管裂孔疝时,可能由于胃酸反流刺激食管下端,使之痉挛收缩,LES 上移,并成为疝囊的上端。

2.食管裂孔疝的间接 X 线征象　①膈食管裂孔增宽(＞2cm);②钡剂反流入膈上囊(＞4cm 宽);③食管胃角变钝;④膈上 3cm 以上部位出现功能性收缩环。

由于膈上疝囊并非固定存在,一次检查阴性尚不能除外本病。如临床症状可疑,并发生上述间接征象,则应多次重复检查。

### (三)内镜检查

内镜检查可发现:①齿状线上移,距膈裂孔压迹 3cm 以上;②贲门食管胃角(His 角)变钝,超过 120°以上;③胃底变浅或消失;④可见红色黏膜疝入食管腔内;⑤食管下段黏膜充血和糜烂;⑥有时可见贲门口松弛,附近的胃底黏膜充血;⑦倒镜时检查可见疝囊。

本病应与心绞痛、心肌梗死、胃炎、消化性溃疡、上消化道肿瘤、胆道疾患,以及胃肠或咽喉神经官能症等鉴别。出现咽下困难者,更应与食管癌鉴别。与后者不同的是,本病的咽下困难发生在吞咽之末,而不是在其始;呈长期间歇发作,而非进行性恶化;有时小口进食反比大口进食反易引起咽下困难;症状可突然出现,并持续几分钟、几小时或几天,也可突然消失或逐渐缓解。

## 六、治疗

### (一)内科治疗

约有 1/4 的患者可无症状,亦毋需特殊治疗。有临床症状者应避免诱因。肥胖者减轻体重。晚餐距睡眠时间宜长,可使卧床时胃已排空。其他内科治疗同反流性食管炎。

## （二）外科治疗

手术治疗可纠正裂孔疝的解剖缺陷，但术后发生食管胃连接部功能障碍者达10％。手术后复发率最高可达50％，故大多数患者宜采用内科治疗。

1.手术指征　症状明显，经内科长期治疗无效；有严重食管炎、反复出血等并发症；疝囊较大，反复长期嵌顿而产生心肺压迫症状者；急性嵌顿或绞窄者。

2.手术目的　修复扩大的食管裂孔，处理疝囊，恢复食管胃角关系，加强LES张力和防止反流。

3.手术方法　主要有修复扩大的食管裂孔、食管贲门固定术、胃固定术加胃底折叠术、食管贲门角复原术。近年来开展的腹腔镜下食管裂孔修补术，也可取得比较好疗效。

（邵长利）

# 第五节　食管贲门黏膜撕裂症

食管贲门黏膜撕裂综合征（MWS）是指因剧烈恶心呕吐或其他原因致腹内压骤然增加，导致食管下部、食管胃贲门连接处撕裂而引起以上消化道大出血为主的症候群，是临床常见的上消化道出血原因之一。本病系Mallory和Weiss于1929年首先描述，他们报告大量饮酒后反复呕吐、大量呕血致死的4例尸检结果，出血源为发生在食物下端至贲门的黏膜撕裂伤，故本症命名为Mallory-Weiss综合征（MWS）。本病发病率占上消化道出血的2.7％～14.7％。

## 一、病因及发病机制

由于贲门附近黏膜在组织结构上较薄弱，黏膜肌层伸展性较差，周围缺乏支持组织，因而在腹内压或胃内压骤然升高时可引起食管远端、贲门黏膜撕裂导致出血。恶心呕吐是胃内压升高的主要因素，包括妊娠剧吐、食管炎、急性胃炎、放置胃管、内镜检查、糖尿病酮症等都可引起剧烈呕吐。其他凡能引起胃内压升高的任何情况均可诱发本病，如剧烈咳嗽、酗酒、用力排便、举重、分娩、癫痫发作等。饮酒、服用药酒及非甾体类消炎药是本病的常见诱因。

## 二、临床表现

本病以男性多见，约为女性的4～6倍，好发年龄为30～50岁。典型表现为先有频繁而剧烈的呕吐，初为胃内容物，随后出现呕血，呕血多为鲜红或暗红色，可伴柏油样便。呕吐开始至呕血的时间间隔不一，有时几乎同时出现，有时在呕吐数小时后才呕血。出血量的多少与黏膜撕裂范围、程度和位置有关，如撕裂处血管大或小动脉破裂可引起严重出血，此时可呕出大量新鲜血液，出现血压下降、全身出汗、面色苍白、心率加快、脉搏细弱等出血性休克表现。若黏膜撕裂的血管较小时，出血量少，可无呕血表现，仅见呕吐物中含有血丝，或仅有黑便，此外由10％～15％患者有失血表现而无呕血、黑便症状。多数患者无明显的症状和体征，少数患者胸骨后或剑突下出现程度不等的疼痛和轻度压痛。本病患者伴发食管裂孔疝时可有剧烈腹痛。

## 三、诊断与鉴别诊断

### （一）诊断

Mallory-Weiss 综合征的诊断首先依靠于病史,饮酒后呕吐、呕血为典型的食管贲门黏膜撕裂症病史,但任何引起腹内压增加和剧烈呕吐,继之发生上消化道出血者,均需考虑本病可能,有食管裂孔疝更应考虑。

胃镜检查是确诊此病的最有效手段,宜在发病 48 小时内进行,24 小时内检出率更高。内镜表现特征:可见食管和胃的交界处、食管远端黏膜下层纵行撕裂,以小弯处多见,多为单发,也可有 3～4 处之多,根据裂伤部位可分为是食管型、胃型、食管胃并存型 3 型。病变轻者仅见一条出血性裂痕,周围黏膜炎症反应不明显;病变重者,裂痕局部常覆盖凝血块和灰白色坏死组织,边缘可有新鲜出血,周围黏膜充血水肿。

X 线气钡双重造影,此项检查对本病诊断价值较小,但有助于食管裂孔疝的鉴别。

选择性腹腔动脉造影,可检出速度为每分钟 0.5ml 的出血,可见造影剂自食管和胃的交界处溢出,沿食管上或下流动,适用于钡餐、内镜检查阴性的患者。

### （二）鉴别诊断

Mallory-Weiss 综合征出血较大时应与食管胃底静脉曲张破裂出血及急性胃黏膜病变鉴别。另外,还需与食管胃连接部肿瘤及反流性食管炎鉴别。

## 四、治疗

本病轻型者常可自愈。出血明显者,宜先行内科保守治疗,内科治疗不能止血者,可考虑手术治疗。

### （一）内科治疗

主要有:①镇静止吐,剧烈呕吐者首先给予止吐剂,以防进一步呕吐和再次出血,疼痛、烦躁者给予镇静止痛剂;②减少腹压,必要时应用胃管吸出胃内容物,因为饱满的胃可以促使黏膜撕裂加重;③禁食,如有持续出血或暂时难以明确出血是否已经停止,都应禁食,禁食时间一般 1 天至数天,并以止血,无再出血风险时,可开始进食流质,10～15 天后,恢复普通饮食,并应严格禁酒;④抗休克治疗,及时输血输液,补充血容量;⑤止血是治疗本病的关键环节。其具体包括:口服黏膜保护剂、抗酸剂,静脉点滴血管加压素,冰盐水或 0.8% 去甲肾上腺素胃管灌注、食管硬化栓塞等。

### （二）内镜治疗

胃镜下有活动性出血,首选内镜下治疗。如局部喷洒孟氏液、凝血酶、立止血、局部注射肾上腺素(1∶100000)、高渗盐水、硬化剂、微波、电凝或光凝止血,应用钛夹等均可取得满意疗效。

### （三）外科治疗

指征为:①严重大量出血,出血危及生命者;②经内科治疗而出血不能控制者;③可疑食管穿孔者;④目前外科可行动脉栓塞治疗或急诊做裂伤连续缝合术止血。

（邵长利）

# 第六节　食管炎症性疾病

食管是一个扁平的纵行肌性管道,是传送食物和药物的通道。由于经常接触到食物及带入的一些有害微生物和寄生虫,或受到口服药物的理化性质的刺激,少数治疗过程中的放射线的损害,以及酸性或碱性胃肠反流物的刺激,容易发生病变。有时食管也会受到来自邻近脏器疾病的直接蔓延或是全身疾病的影响,或作为免疫性疾病的靶器官,导致食管炎症种类繁多,部分还相当罕见。本章主要讲述化脓性食管炎、药源性食管炎、放射性食管炎、特异性食管炎(食管结核、食管梅毒、霉菌性食管炎、疱疹性食管炎)、特发性嗜酸性细胞性食管炎、食管克罗恩病等。

化脓性食管炎为致病性细菌侵及食管壁所致的食管化脓性炎症,多在食管黏膜损伤的基础上发生。

# 一、化脓性食管炎

## (一)病因及发病机制

致病因子多为革兰阴性菌。食管化脓性炎症常在食管壁损伤的基础上发病,以机械、异物的损伤、穿孔为多见。进食粗糙和刺激性食物,且速度太快,或大量酗酒均可损伤食管黏膜,使得细菌趁虚而入。

食管化脓性炎症可局限性,表现为单个或多个黏膜下脓肿;炎症也可在食管壁扩展,表现为食管蜂窝织炎;也可累及邻近器官,形成瘘管,如累及气管可形成食管气管瘘,扩散至纵隔形成食管纵隔瘘等。

## (二)临床表现

症状可轻可重,轻者仅有咽下灼热感,重者有颈部痛、胸骨疼痛及吞咽困难等,部分严重患者出现全身中毒症状,如畏寒、寒战和发热等。

## (三)实验室检查和辅助检查

1.血常规　可见白细胞总数增多及中性粒细胞比例增高。

2.X线钡餐造影　可发现表面光滑、突出的充盈缺损。

3.内镜检查　可早期诊断,急性期检查应谨慎,以防穿孔。由于病变的轻重不等,可表现为局部黏膜充血、水肿、表面覆着黄色脓性分泌物及大小不等的脓肿。分泌物可培养出化脓性细菌。

4.病理活检　可见大量中性粒细胞浸润。

## (四)诊断与鉴别诊断

1.诊断　有引起食管黏膜破损的病史,有上述食管局部和全身症状以及血象增高应考虑本病,食管镜或胃镜检查可确诊。

2.鉴别诊断　主要应与疱疹性食管炎鉴别。疱疹性食管炎内镜下可见食管疱疹或典型的打洞样溃疡,X线钡餐检查可见多发小龛影,活检或病毒培养可阳性。

## (五)治疗

1.诊断明确者应尽早应用强有力的抗菌药物:可根据药敏选择抗生素。经验性用药时多选用广谱抗生素。除全身用药物外,也可局部用药,如氨基糖苷类抗生素加入500ml生理盐水,摇匀后缓缓口服,每日3次。

2.并发食管脓肿时可行内镜下脓肿切开引流术。

3.当病变侵及气管和纵隔时也可进行外科手术引流。

## (六)预后

局限性化脓预后良好,病变广泛者可导致患者死亡,故一经诊断,即应积极治疗。

# 二、药源性食管炎

药源性食管炎为药物所致的食管炎性病变。药源性食管炎可分两类:暂行性食管炎,如四环素引起者;持续性食管炎,此型可导致食管狭窄,见于氯化钾及非甾体类抗炎药所致。

## （一）病因和发病机制

药源性食管炎与食管的解剖、生理有关。发好部位为食管中段,其次为下段,再次为上段。主要与以下因素有关:

1.与食管中段解剖特点有关　①是横纹肌和平滑肌的过渡区;②主动脉弓经由及压迹;③该区生理性蠕动较弱。其次与食管本身的异常有关,如食管裂孔疝、胃食管反流和食管运动异常甚至导致药物在该处容易滞留。

2.与药物的理化性质有关　四环素类药物;硫酸亚铁溶解后常形成 pH<3.0 溶液,造成酸性腐蚀作用;氯化钾可导致静脉炎或血栓形成,产生食管炎症。

3.与药物在食管滞留有关　药片较大,饮水不足 100ml,或临睡前服药可使药物吸附在食管黏膜上,产生局部药物高浓度,以致损伤食管黏膜。

4.与患者年龄有关　老年人易患糖尿病、食管裂孔疝、神经病变等,均可使食管运动障碍,致使药物易在食管滞留。

引起食管炎症的药物有:氯化钾、氯林可霉素、维生素 C、硫酸亚铁、长效硝酸甘油、NSAID、阿司匹林、溴化依米普罗丁、奎尼丁、萘肤胺酯、木瓜蛋白酶、茶碱、巯甲丙脯酸和氨甲酰胆碱等。

## （二）临床表现

通常在服药后 4～12 小时急性发病,但服用氯化钾缓释片或奎尼丁致食管炎的老年患者起病缓慢。临床症状有吞咽疼痛、吞咽困难、胸骨后疼痛,严重者可出现呕血和黑便。

## （三）辅助检查

1.X 线检查　气钡双重造影可见黏膜糜烂,也可见溃疡之龛影,溃疡可单发也可多发,小至几毫米的溃疡,也可以是较大的溃疡。

2.内镜检查　可见黏膜充血、糜烂、质脆、溃疡,溃疡孤立一个,也可成群,可深可浅,也可产生狭窄。

3.活组织病理检查　为非特异性的黏膜急、慢性炎症,水肿和溃疡等。

## （四）诊断

有服用上述药物史,服药后短期内出现上述症状,结合临床表现、X 线、内镜及组织病理学检查可作出诊断。

## （五）治疗

1.停用致食管炎的药物,也可改变给药途径或把药物改变成液体制剂。告诉患者服药时采取坐位或立位。不要在临睡前服药,服药时饮水量不小于 100ml。

2.制酸剂

口服 $H_2$ 受体阻滞剂,如西咪替丁 800mg,每日 1 次;或雷尼替丁 150mg,每日 2 次;或法莫替丁 20mg,每日 2 次。

口服质子泵抑制剂:奥美拉唑 20mg,每日 1 次;或兰索拉唑 30mg,每日 1 次。禁食者,可用雷尼替丁 0.1g 静滴,每日 2 次;或用洛赛克 40mg,静注,每日 1 次或每日 2 次。

3.情况严重者可禁食,静脉输液,上消化道出血者予止血药物。

4.合并食管狭窄者可行内镜下探条扩张术。


# 三、放射性食管炎

放射性食管炎是颈部、胸部肿瘤放射治疗过程中,放射线所造成食管组织的损伤。随着放射治疗越来越广泛地应用于颈部和胸腔疾病,而且食管鳞状上皮细胞对射线电离作用比较敏感,故易产生病理反应,使放射性食管炎发病有增多趋势。

### (一)发病机制

食管的放射损伤与放射治疗的方式有关:常在颈部、胸部肿瘤接受放射治疗后发生,如食管癌、胸腺瘤、淋巴瘤、肺癌、乳腺转移癌等。

其次与放射剂量有关,由于个体的敏感性差异,接受的放射量一般在 20～60Gy 以上时易出现放射性食管炎症,尤在 60Gy 以上更易发生。

### (二)病理

可分为三期:①坏死期,基底细胞停止分裂,发生变性坏死;②枯萎期,坏死组织脱落,管壁变薄,易发生出血和穿孔;③再生期,上皮细胞再生,黏膜修复。

### (三)临床表现

放射治疗初期可有一过性吞咽困难,可自行缓解。大多在 3～4 周出现典型的食管炎症状,胸骨后疼痛伴恶心,随吞咽疼痛加重,这是黏膜的糜烂、溃疡所致,并可出现消化道出血,炎症反应轻者仅为 OB 阳性,炎症侵及血管时也可呕血甚至穿孔。吞咽困难常发生在放射治疗 3～18 个月后,此时炎症波及肌层,导致瘢痕形成产生食管狭窄。

### (四)辅助检查

内镜下表现:要谨慎操作,食管黏膜充血、水肿、渗出、糜烂、溃疡、瘘管,病程长者可出现狭窄,蠕动减弱,甚至可发生癌变。

活组织病理检查为非特异性炎症反应。

### (五)治疗

1.一般治疗　暂停或减少放射治疗检查,以除去致病因素。流质或半流质饮食,疑有穿孔者,可禁食。

2.药物治疗

(1)促动力药:可应用胃复安、西沙必利等促动力剂,由于食管很少有多巴胺受体分布,故吗丁啉效果一般不佳。

(2)黏附性利多卡因制剂,口服。

(3)钙离子拮抗剂:心痛定,10mg,每日 3 次。

(4)维生素 E 粉剂,口服。

(5)黏膜保护剂,思密达 0.3g,每日 3 次。

(6)炎症严重者可用抗生素预防继发感染,必要时在用抗生素的同时,应用皮质激素以减轻其炎症过程。

(7)中药治疗:锡类散 0.6g,每日 3 次,干吞,也有一定效果。

3.并发症的治疗　出血者予以止血,必要时输血。对药物治疗无效的食管狭窄者,可行食管探条扩张术。

### (六)预后

一般较差。

## 四、特异性食管炎

### (一)食管结核

食管结核是结核分枝杆菌引起的食管特异性肉芽肿性疾病,多来源于纵隔淋巴结结核,好发于食管上中段,患者多为年轻女性。

**1.概述**

(1)组织病理学上可分为 3 型:溃疡型、增殖型、粟粒型。

1)溃疡型:表现为食管黏膜单个溃疡或多个溃疡,大小不一,大多较浅表,少数溃疡也可穿透食管,致食管气管瘘。此型多见。

2)增殖型:大多发生在黏膜下层或肌层,干酪坏死病灶破溃至黏膜也可见溃疡。黏膜可正常,或仅见隆起,内含有结核结节。此型多为纵隔淋巴结结核侵犯所致,也可因食管纤维化致食管狭窄。

3)粟粒型:最少见,黏膜上见多发颗粒状小结节,可并发牵拉性憩室。

(2)病因学上食管结核分为原发性和继发性两种,原发性食管结核尤其少见,且多伴其他脏器的结核,其发病率低的原因为:

1)食管为直通管状结构,黏膜也为纵行,结核杆菌不易滞留。

2)食管黏膜为鳞状上皮,对结核杆菌有较强的抵抗力。

3)食物、饮用水及唾液对食管内壁的冲刷作用,可减少结核杆菌在食管内膜上停留时间。

4)频繁的食管蠕动将食物及时推入胃内的过程,减少了结核杆菌和食管壁的接触机会。

5)食管的淋巴组织不丰富,形成结核的可能性小。

6)食管下括约肌在防止胃内容物逆流入食管的同时,也减少了食管和结核杆菌接触的机会。

(3)感染途径

1)邻近结核病灶直接侵及或蔓延:为食管结核的常见感染途径。常表现为纵隔淋巴结结核、脊柱结核和食管淋巴结结核直接侵及食管或者咽喉部结核向下蔓延至食管。

2)吞咽带菌的痰液:当全身抵抗力下降,食管局部免疫力降低,尤其并发食管真菌感染或肿瘤时,吞咽带菌的痰液而感染,多见于重型开放型肺结核。

3)经淋巴管蔓延:气管和支气管周围淋巴结结核可沿淋巴管逆行蔓延至食管。

(4)血行播散:粟粒型结核的血行播散,其中以食管旁淋巴结结核侵及食管为最常见。

**2.临床表现**

(1)食管结核的临床症状由于病情的轻重不等而不同,多数表现不典型。

疼痛、吞咽困难、胃灼热感、消瘦、盗汗、贫血及血沉增高等为其主要症状,胸骨后疼痛及吞咽困难是其最常见的症状,溃疡型的突出症状常表现为胸骨后或咽喉部持续性刺痛,吞咽时加重;增殖型和粟粒型多表现为吞咽困难、吞咽哽噎、不能进硬食,吞咽困难可轻可重,也可进行性加重。

(2)全身症状有:低热、进行性消瘦和食欲减退等。另外,食管结核也可被全身其他部位结核所掩盖,而食管本身不显示症状。

(3)食管结核的并发症主要有穿孔、出血、狭窄、窦道及瘘管形成等,当合并食管胸主动脉瘘或食管纵隔瘘时可表现为吞咽困难和急性大出血而危及生命。

**3.辅助检查**

(1)X 线食管吞钡检查:表现多种多样,根据临床 X 线来确诊食管结核是不可能的,当出现下列表现时可提示食管结核:

1)食管局部管壁僵硬、扩张度差、管腔狭窄,此时需与食管癌相鉴别。

2)向腔内凸出的类圆型肿块,管腔扩张不良,常被疑为平滑肌瘤。

3)管腔受外物压迫,有时甚至可见食管旁类圆形肿块。

(2)内镜检查:内镜下,食管结核表现为:环堤样隆起的浅表溃疡,基底可呈灰白色,四周可见多个小结节状隆起、黏膜粗糙、糜烂;也可见黏膜肿胀、肥厚,甚至见肿物向腔内突出和管腔狭窄。有时可见多个黄色小点状隆起,或见瘘口、憩室。也可见外压性改变,腔内黏膜正常。

内镜表现无特异性,且一次活检不易有阳性结果,须多次活检,如病理组织学找到干酪坏死型肉芽肿可确诊。

4.诊断与鉴别诊断　食管结核的临床表现及辅助检查多无特异性,诊断的关键在于提高对该病的警惕性。活检提示有干酪坏死型肉芽肿可确诊,活检组织结核杆菌培养阳性亦可确诊。但在找不到干酪性肉芽肿的年轻患者,若按食管溃疡治疗效果不佳,要警惕食管结核的可能,可予以诊断性抗结核治疗,如在一个月内复查溃疡愈合,可确诊为结核。

临床上,食管结核和食管癌在临床表现、X线及内镜表现上很相似,容易误诊。鉴别诊断主要依据内镜或手术标本组织病理学检查。

5.治疗　抗结核治疗适用于各型食管结核,疗效好,1个月后复查多见病灶明显好转,但必须坚持足量、联合和全程。

(1)药物选择

1)可供口服的药物有下列几种:①雷米封(INH):100mg/次,每日3次;②利福平(RFP):150~200mg/次,每日3次;③乙胺丁醇(EMB):0.25g/次,每日3次;④吡嗪酰胺(PZA):0.25~0.5g/次,每日3次;⑤氨硫脲(TB):25mg/次,每日3次。上述药物亦可顿服。

2)常用的注射药物有:①链霉素(SM):每次0.75g,肌内注射,每日1次,或每次0.5g,肌内注射,每日2次;②卡那霉素(KM):用法同链霉素。

当上述针剂过敏或出现副反应时,亦可改用卷曲霉素(CPM)或紫霉素(VM)。

3)疗程与方案

①长程化疗:a.雷米封,乙胺丁醇,链霉素,3个月后停用链霉素,前2个药维持用15个月;b.雷米封,利福平(或利福定),链霉素,3个月后停用链霉素,前2个药维持治疗15个月。长程疗法的效果可靠,但疗程长,费用高,坚持全程不易。为克服这个缺点而发展了短程化疗。

②短程化疗:以雷米封、利福平和吡嗪酰胺强化治疗2个月,然后用雷米封、利福平维持治疗,总疗程为6~9个月。一般6个月的疗程即可取得肯定的效果。但如果病情重,或有其他脏器的结核,以9个月疗程为妥。短疗程的关键在于雷米封和利福平必须全程服用。

用药期间必须注意药物对白细胞以及肝、肾功能可能带来的副作用,应检测血常规及肝肾功能。

(2)内镜下治疗:有食管狭窄者可行食管探条扩张术。并发气管、食管瘘者可在内镜直视下置入食管支架。

(3)外科手术治疗:必要时可考虑,外科手术适应证为:①症状明显者,经抗结核治疗无效;②溃疡深,有穿透可能者;③不能排除同时有食管癌者;④有明显狭窄,经内科治疗无效者;⑤并发气管-食管瘘者;⑥增殖型病灶>3cm者。因病灶大,干酪样坏死易形成寒性脓肿,抗结核药物往往难以进入病灶中央。

6.预后　食管结核抗结核治疗一般预后良好,也有未经治疗而自愈的。

**(二)食管梅毒**

食管梅毒大多是由梅毒螺旋体随血行传播至食管引起,梅毒螺旋体极少侵及食管,原发于食管者更为罕见。

本病可为先天性,亦可为后天性。先天性经胎盘传染,后天性则为接触传染,可与食管结核和食管癌同时存在。

1.病理分型　梅毒分为三期,其基本病变主要为血管周围炎,血管外围的淋巴细胞和浆细胞浸润,血管壁增厚,阻塞性动静脉内膜炎。晚期显示结核样改变,中心有干酪样坏死。结核样改变主要为三期梅毒所致。

2.临床症状　主要为吞咽困难或吞咽时哽噎感,进展缓慢,时轻时重,伴或不伴轻重不一的胸骨后疼痛。

3.辅助检查

(1)血清学试验:既往有康氏和华氏试验,现可选用的有性病研究试验室试验(VDRL)、不加热血清反应素试验(USR)、荧光螺旋体抗体吸收试验(PTA-ABS)、梅毒螺旋体血凝学试验(TPHA)和梅毒螺旋体制动试验(TPI)。

(2)食管吞钡造影:可见食管壁僵硬,亦可见梗阻。

(3)内镜检查:为非特异性,可见食管黏膜充血、水肿、糜烂、溃疡;亦可见白色斑块,或呈颗粒状;管腔不同程度狭窄,管壁僵硬。

(4)病理活检:可发现血管周围炎、血管内膜炎及干酪性坏死。

4.诊断及鉴别诊断　诊断主要依据梅毒感染史及临床表现、血清学检查、X线、内镜检查及组织病理学检查等。

当食管梅毒表现为食管占位性病变时,难以与食管肿瘤鉴别,鉴别主要依组织病理学检查。

5.治疗

(1)驱梅治疗

1)普鲁卡因青霉素,80万U,肌内注射,每日1次,15天为一疗程,总量为1200万U。

2)长效青霉素,240万U,肌内注射,每周1次,3周为一疗程,总量为720万U。

3)对青霉素过敏者,可采用红霉素,0.5g,每日4次,30天为一疗程,总量为60g。

4)其他大环内酯类药如琥乙红霉素、罗红霉素或四环素类药亦可使用。

(2)驱梅治疗应注意以下几个问题

1)赫氏反应:常在青霉素治疗后6~8小时发生;24小时后消失。表现为寒战、发热,全身不适,心悸,咽痛,肌痛,严重者可导致休克而危及生命。其发病机制可能为短时间内杀死大量螺旋体,释放出大量异性蛋白质作为抗原,与相应抗体形成免疫复合物,亦与螺旋体释放内毒素致热源有关。对赫氏反应的处理,可用肾上腺皮质激素治疗。

2)治疗矛盾:驱梅治疗后,损害迅速好转,病灶消失过速,而组织修补过迟或纤维瘢痕增生和收缩,症状可能不但没有减轻,反而会加重。

3)预防治疗:为预防赫氏反应和治疗矛盾:可在驱梅治疗前,用强的松口服,每次5mg,每日4次,共3天。

4)疗程要规范和充足,中途停药或治疗不规范,不利于彻底驱梅,易复发。

5)随访:第一年每季度随访1次,第二年每半年随访1次,往后每年随访1次。随访内容包括临床随访和血清学检查两方面。①临床随访:主要观察症状和体征有无好转,或有无复发;②血清学检查:观察血清滴度有无下降及消失。血清滴度往往逐步下降,最后阴转。如果1年后血清学仍阳性,应认为无效,需再次驱梅。

(3)内镜治疗:食管狭窄者,可酌情行内镜下食管扩张术。

(4)外科手术治疗:当内科治疗效果不佳,或合并食管气管瘘者,可考虑外科手术。

**(三)霉菌性食管炎**

霉菌性食管炎是霉菌侵入食管黏膜形成的伪膜性炎症,食管是胃肠道霉菌感染最常见的部位。霉菌性食管炎可由各种霉菌感染所致：如白色念珠菌、曲霉菌、组织胞浆菌、芽生菌及隐球菌等，其中90%以上为白色念珠菌感染所致。白色念珠菌是一种条件致病菌，正常情况下多寄生在正常人的口腔、消化道等而不致病。

霉菌性食管炎可分为两种类型：即原发性和继发性。原发性霉菌性食管炎很少见，临床上常见的为继发性霉菌性食管炎，多继发于长期接受广谱抗生素或皮质激素治疗者、进行放化疗治疗的晚期肿瘤患者以及患慢性病或老年体弱等免疫力低下患者。

1.病因和发病机制

(1)病因：进行化疗或放疗过程中的恶性肿瘤患者，长期接受广谱抗生素治疗或皮质激素治疗者，加上食管有运动功能障碍，慢性病或老年者机体免疫能力差：如再生障碍性贫血、糖尿病、营养不良者。近年来随着艾滋病发病率的增加，结核病的增加，器官移植的增多，霉菌性食管炎有增多趋势。上述情况导致机体免疫能力下降，尤其是细胞免疫能力下降，或黏膜受损和菌群失调易导致霉菌性食管炎。正常人用广谱抗生素发生霉菌性食管炎者，往往在伴有食管运动障碍的情况下发生。

(2)发病机制：只有在机体出现下列病理生理情况下才致病。①细胞介导的免疫功能受损；②食管黏膜局部受损；③菌群失调；④食管运动功能障碍。

2.临床表现　可伴有鹅口疮。轻者可无症状，或仅有进食时食物通过感、胸骨后疼痛。吞咽固体食物时感觉吞咽困难，为炎症水肿或纤维化所致，也可能有食管狭窄和梗阻。当念珠菌侵犯到血管时可引起消化道出血，甚至大出血。少数有自发食管穿孔的可能。

儿童霉菌性食管炎多无上述吞咽困难及吞咽痛等典型表现，而最常见的临床表现为出血，多发生在食管下段。

3.辅助检查

(1)免疫功能检查：如念珠菌抗原PPD、SK-SD等皮试常可发现其细胞免疫功能低下。血清念珠菌凝集素滴度则均在1∶160以上。

(2)食管吞钡剂检查：常伴有食管运动障碍如弥漫性食管痉挛或蠕动减弱，食管张力降低；可见黏膜紊乱，或呈颗粒状；严重患者偶可见到钡剂进入假膜下形成双重线征，此征有一定的特异性；也可见结节样或卵石样充盈缺损类似静脉曲张；偶有炎性水肿明显形成巨块型充盈缺损颇似食管癌；有时也发现多发性假憩室。但X线阳性率低，仅仅依靠X线难于诊断。

(3)内镜检查：主要病变常发生在食管下2/3，黏膜充血、水肿、糜烂、溃疡、表面覆白斑或伪膜。用镜身摩擦斑块可脱落，暴露出鲜红色基底。Kadsi等将该病分为4级：第Ⅰ级：白斑为2mm大小，略高过黏膜，黏膜充血、水肿、无溃疡；第Ⅱ级：多个白斑形成，黏膜充血、水肿、无溃疡；第Ⅲ级：白斑呈片状、线状、结节状，黏膜充血水肿，合并溃疡；第Ⅳ级：合并食管狭窄。白斑或伪膜处活检及毛刷刷片可见到真菌。如活检见有菌丝侵入上皮或涂片见有霉菌菌丝者可确诊。

4.诊断　诊断主要建立在临床表现、免疫功能检查、食管吞钡检查、内镜检查等，但确诊主要依靠内镜及组织病理学检查。

5.治疗　主要为抗霉菌治疗。

(1)局部用药可用制霉菌素、两性霉素B、克霉唑等。用甘油将制霉菌素调成糊状制剂疗效较好，具体用法为：制霉菌素，100万单位，每日3~4次，缓缓吞下，2周为一疗程。由于食管解剖特点及其蠕动，使得药物难在管腔内较长时间滞留，影响药物与真菌接触时间，使真菌清除率较低，或容易复发。该药难于吸收，故无明显副作用。

(2)口服可用氟康唑、酮康唑、伊曲康唑等，口服后吸收到血液中起到全身抗霉菌作用。

（3）严重病例也可静脉滴注大扶康（氟康唑）和两性霉素 B。具体用法为：大扶康 0.2g 静滴，每日 2 次，疗程为 2～4 周。

两性霉素 B 仍是目前作用最强的抗霉菌药但副作用极大，可有寒战高热，肝肾损害，疗程一般 2 周。因此用两性霉素 B 前应进行下列有关详细考虑和准备，以减轻可能的副作用。

应用前先做真菌药物敏感试验，如大扶康敏感则优先用。如其耐药，再用两性霉素 B。

为尽可能减轻其副作用，必须注意以下几点：①应选用偏小的剂量，如 0.3～0.5mg/（kg·d）；②使用时不能用生理盐水溶解，应先用少量蒸馏水溶解，然后再溶入 500ml 的葡萄糖中；③液体内应加碳酸氢钠 2ml 以碱化；④再另外加用地塞米松 5mg；⑤消炎痛 12.5mg，输液前半小时口服；⑥使用时要用锡纸包住，以避光滴注；⑦滴速应慢，一般建议 500ml 液体在 6 小时滴完；⑧使用时要有专人在床边护理，每 15 分钟摇瓶 1 次，以防结晶。

6.预后 大部分患者经过及时治疗可以治愈。据报道，霉菌性食管炎患者癌变率为 17.3%。因此对于霉菌性食管炎患者应密切随访，以防治癌变。

### （四）疱疹性食管炎

疱疹性食管炎为疱疹病毒感染所致的食管炎症。

1.病因

主要病因为：单纯疱疹病毒Ⅰ、Ⅱ，巨细胞病毒，EB 病毒和带状疱疹病毒等。

发病诱因多为肿瘤、器官移植、免疫性疾病等。另外，化疗患者以及长期应用皮质激素治疗者、机体免疫力下降者均可发病，亦可偶见于健康人。

2.临床表现 常见症状为吞咽疼痛、吞咽困难、胸骨后疼痛和胸骨后异物感等，其中急性吞咽痛是疱疹性食管炎最常见的症状。

3.实验室检查

（1）气钡双重造影：可见多发小溃疡，但阳性率低。

（2）内镜：可见水泡样改变，但少见；亦可见大小不等的溃疡，呈钻孔样或火山口状，底部充血、水肿、黏膜变脆，一般无苔。

（3）血清学检查：可检查到有关病素抗体阳性。

（4）病理检查：可见黏膜水肿明显，上皮细胞呈气球样变性，并可发现病毒包涵体。活组织病毒培养可呈阳性。常合并真菌感染。

4.诊断 免疫功能低下患者，伴上述食管炎症状者，应想到疱疹性食管炎的可能。X 线、内镜下的典型表现可提示本病，确诊需组织病理学检查或疱疹病毒培养。

5.治疗

（1）营养支持和对症治疗：应警惕患者发生休克。给予 B 族维生素制剂，必要时输液。

（2）抗病毒治疗：阿昔洛韦 10～20mg/（kg·d），静脉滴注，疗程为 5～10 天，对带状疱疹有效。聚肌胞 2mg，肌内注射，每周 2 次，具有广谱抗病毒作用，效果也较好。

（3）免疫方法：可给予丙种球蛋白和免疫制剂。

（4）抑制胃酸：可用 $H_2$ 受体阻滞剂，如西咪替丁、雷尼替丁、法莫替丁、尼扎替丁。亦可用质子泵抑制剂，奥美拉唑和兰索拉唑。

（5）黏膜保护剂：可用麦滋林-S 0.67g，每日 3 次，干吞。亦可用乳状的硫糖铝制剂，缓慢吞服。

## 五、特发性嗜酸性细胞食管炎

特发性嗜酸性细胞食管炎是嗜酸细胞异常浸润于食管黏膜引起的以吞咽困难和食物嵌塞为主的食管慢性炎性病变。据国内一组接受上消化道内镜检查报告,该病的发病率约 6.5%。

### (一)病因

原因迄今不明,嗜酸性细胞食管炎多发生在年龄小于 50 岁、有哮喘史的男性患者,推测可能与变态反应有关:①研究发现,此病常合并变态反应性疾病,如哮喘、有食物过敏史或有其他变态反应性疾病的患者;②周围血嗜酸性细胞增多及病变组织中有大量嗜酸性细胞浸润,可能为过敏原与食管壁组织接触后,发生抗原抗体反应。由于嗜酸性细胞表面有 $C_3$ 受体,易浸润在免疫复合物沉积的部位;③用皮质激素治疗大多能迅速缓解;④血中 IgE、IgA 增高。可能是组织中肥大细胞通过 Fc 受体与抗原所致的 IgE 结合,再次遇到相应抗原后,促使肥大细胞脱颗粒,释放炎症介质。

### (二)病理

1.病理可分为弥漫型和局限型

(1)弥漫型见黏膜充血、水肿、肥厚、糜烂。

(2)局限型可见息肉样隆起,质地坚实,表面光滑。

2.镜下观　见黏膜下大量嗜酸性细胞浸润,黏膜下间质水肿,如是局限型可见黏膜下肉芽肿形成。

### (三)临床表现

多见于青壮年患者,男性发病率略高于女性,可有过敏疾病史,如支气管哮喘、过敏性鼻炎、过敏性皮炎。

临床症状主要为吞咽困难,其次为进食梗塞感,也可表现为胸骨后疼痛、反酸、嗳气及烧心感,部分患者无临床症状。如病变累及消化道其他部位可有相应症状,也可出现呕血、黑便、贫血、消瘦。可长期反复发作。发作与某些食物及药物有关。

### (四)实验室检查和辅助检查

1.血常规　显示嗜酸性细胞绝对计数增高。

2.食管钡剂造影　可无异常,也可显示食管狭窄(多发生在近端),或见充盈缺损。

3.内镜检查　见食管黏膜充血、水肿、糜烂、白色渗出物黏附在食管壁或食管壁见息肉样隆起。有时可见单个或多个食管黏膜环,颈食管蹼。内镜下典型表现为同心圆状食管黏膜、线状黏膜沟、白色斑块或渗出物附着以及食管腔狭窄。但嗜酸性细胞食管炎很少出现远端食管黏膜糜烂,这与反流性食管炎不同。

### (五)诊断

凡是有过敏性疾病史,进食某些食物或药物食管炎症状加重者,出现血中嗜酸性细胞绝对计数增高,应考虑到本病的可能。此时应进行内镜检查及病理活检,病理阳性者可确诊,但病理组织学诊断嗜酸性细胞食管炎的阳性率仅为 0.4%,因此阴性者不能排除本病。

中年男性有哮喘病史,出现食管炎临床症状,且内镜下见到以上典型表现,高度提示嗜酸性细胞食管炎。当患者出现无法解释的吞咽困难或者对抗酸药物、抑制胃酸分泌的药物治疗无效时,要考虑到此病。

目前嗜酸性细胞食管炎的诊断共识包括以下几点:①具有食管炎症状,尤其是吞咽困难和进食堵塞感;②组织学标本高倍镜视野下见到大于等于 15 个嗜酸细胞;③排除具有类似症状的其他疾病如 GERD 等。

## （六）治疗

目前嗜酸性细胞食管炎治疗原则主要是饮食控制、局部外用或口服糖皮质激素，当激素治疗效果欠佳时，可加用细胞毒性药物；当合并食管内息肉样隆起或食管狭窄、食管环时可行内镜或手术治疗。

1.停止有害因素侵害，如诱发本病的食物或药物。

2.激素治疗强的松，每日 40mg，可在 1～2 周后缓解，缓解后减量维持，然后逐渐递减最后停药。

3.细胞毒性药物如硫唑嘌呤等。可用于激素治疗疗效不显著者，每日 50～100mg，可与强的松联合应用，但必须注意此类药对骨髓的抑制作用。

4.当出现息肉样隆起时也可行内镜下摘除术，必要时外科手术治疗，术后复发者少见。

5.内镜下狭窄食管扩张术：合并食管环或食管狭窄时，可行内镜下狭窄食管扩张术。术后患者的临床症状可得到明显缓解。该手术安全有效，穿孔发生率很低。

（庞念德）

# 第七节　食管静脉曲张

食管静脉曲张形成是由于门静脉高压使门静脉的属支胃左静脉和注入奇静脉、半奇静脉的食管静脉之间的吻合支开放和扩张，导致食管静脉扩张、迂曲。食管胃静脉曲张破裂出血是肝硬化的严重并发症，其中尤以食管静脉曲张为多见。肝硬化是我国的常见病，无静脉曲张肝硬化患者中食管静脉曲张的年发生率约为 8%。Meri 等通过内镜随诊发现，无静脉曲张的肝硬化患者中 1 年后有 5%、3 年后有 28% 发生食管静脉曲张，轻度食管静脉曲张患者 1 年后有 12%、3 年后有 31% 进展为重度食管静脉曲张。食管静脉曲张出血的年发生率为 5%～15%。食管静脉曲张出血后的 1 天之内再出血的可达 35%～20%，1 年之内达 60%～80%。如未经治疗 60% 的患者在首次出血后 1～2 年内再次出血。重度肝功能不全的患者每次发生静脉曲张出血的死亡率达 15%～20%。

食管静脉曲张破裂出血的发生率和死亡率相对较高，因此应充分认识其发病机制，及早作出准确诊断，采取恰当、有效的预防和治疗措施，根除曲张静脉，防止反复破裂出血。

## 一、食管静脉曲张的病理生理

食管静脉曲张是由于各种原因引起的门静脉高压使门静脉的属支胃左静脉和注入奇静脉、半奇静脉的食管静脉之间的吻合支开放和扩张的结果。正常门静脉的血流速度约为 1500ml/min，收集来自大肠、小肠、脾、胃的血液，注入肝脏。任何原因引起门静脉血流受阻，均可引起门静脉压力升高。门静脉高压使门静脉和腔静脉之间的吻合支的开放，将回流受阻的血液通过侧支循环注入腔静脉，长期门静脉高压可使侧支循环形成进一步扩张，迂曲，形成静脉曲张。其中食管胃静脉曲张的形成和出血率最高。

### （一）食管静脉曲张形成的解剖学基础

肝脏的血供有两条，肝固有动脉和门静脉。正常肝脏血流约 1500～2000ml/min，其中 2/3 以上来自门静脉。门静脉主干长约 6～8cm，直径 1～1.2cm，通常由肠系膜上静脉和脾静脉汇合而成，在肝门处分左、右两支进入左、右半肝，经多次分支后在肝小叶间（汇管区）形成小叶间静脉。小叶间静脉的分支进入肝小叶内，其终末支小静脉扩大成肝血窦。肝小叶内的肝血窦汇集至中央静脉，后者出肝小叶在小叶间汇合，先成为小叶下静脉，最终成为左、中、右肝静脉，分别开口于下腔静脉。门静脉循环具有几个特征：①第一个特征是门静脉流出道有阻力。起始于胃、肠、胰、脾的毛细血管网,终端为肝窦状隙。当肝硬化时肝脏流出道阻力增大时,引起门静脉压力增高;②门静脉是肝的机能血管,收集了消化道、脾、胰、胆囊的血液,携带丰富的营养物质输送入肝脏,除作为肝本身的代谢能原外,还合成新的物质,供给血全身组织的需要;③门静脉系统没有静脉瓣,因此当门静脉压力过高时,门静脉系的血液可以发生逆流,引起其起始端毛细血管的扩张,形成离肝血流,同时造成肝脏门静脉灌注不足,加重肝病;④门静脉与腔静脉之间存在较多的交通支,主要包括:门静脉系的胃左静脉与上腔静脉系的奇静脉和半奇静脉之间的食管静脉丛;门静脉系的副脐静脉与上腔静脉系的胸腹壁静脉、腹壁上静脉和下腔静脉的腹壁浅静脉、腹壁下静脉脐静脉的脐周静脉网;门静脉系的直肠上静脉与下腔静脉系的直肠下静脉和肛静脉之间的直肠静脉丛。

食管壁内静脉丰富,在黏膜下层和食管周围吻合成丛,形成食管静脉丛,由丛汇成数条食管静脉,胸段食管静脉注入奇静脉、半奇静脉或副半奇静脉。腹段食管静脉丛向下与胃左静脉属支汇合,正常情况下汇入门静脉或经脾静脉最终汇入门静脉。胃底的静脉由胃短静脉汇入脾静脉,贲门附近静脉血由胃左静脉汇入门静脉或脾静脉。胃左静脉的分支在贲门附近穿过肌层,到黏膜下形成毛细血管网,与贲门上部的微细纵行小静脉连接,向上与食管下端的静脉丛相通。

当门静脉系统血流发生障碍,导致门静脉压力增高时,在门静脉高压时,为了使淤滞在门静脉系统的血液回流,这些交通支大量开放,而建立侧支循环。其中以食管下段静脉曲张的形成及出血风险最高,原因可能是胃左静脉及胃短静脉距离门静脉主干距离最近,最直接和持续受到门静脉高压的影响。门静脉血液流向胃左静脉及食管静脉丛,经奇静脉注入上腔静脉,而食管静脉由于血流压力增加而扩张、迂曲,形成食管静脉曲张。也可经胃短静脉建立门腔静脉间的侧支循环,形成贲门及胃底静脉曲张,随之引起食管下段静脉曲张。

### (二)门静脉高压症

正常情况下,肝内血管对门静脉压力具有调节作用。当门静脉血流量增加时,肝内门静脉细小分支及肝窦扩张,加速血液回流,维持相对较低的门静脉压力($4\sim8mmHg$)。当门静脉流出道受阻,流经门静脉的血流所受阻力增加时,内脏小动脉血管扩张引起门静脉血流量增加,从而引起门静脉高压。

1.门静脉高压症的常见病因

(1)门静脉血流增加:①动静脉瘘:肝内或肝外的动静脉瘘如腹外伤或肿瘤继发肝-门动静脉瘘,可以引起门静脉血流增加,导致门静脉高压;②非肝病性脾肿大:如Gaucher病、热带性脾肿大、淋巴瘤等。

(2)门脾静脉血栓形成或阻塞:此类病因可引起肝外窦前门静脉高压,脾静脉栓塞原因多为脾肿瘤、慢性胰腺炎、外伤、假性囊肿、感染等;门静脉血栓则多见于感染、术后,外伤、高凝状态以及肿瘤浸润压迫等。

(3)肝脏疾病:①急性:酒精性肝炎、酒精性脂肪肝、暴发型肝炎;②慢性:酒精性肝病、慢性肝炎活动期、自身免疫性肝炎、各种原因肝硬化、血吸虫病、Wilson病、血色病、特发性门静脉高压、药物性肝病、先天性肝纤维化、结节病、转移性肿瘤。

(4)肝静脉或下腔静脉阻塞性疾病:如肝小静脉闭塞病、布加氏综合征,由于肝静脉流出道受阻可引起肝内和肝外窦后性门静脉高压。

(5)心脏疾病:包括缩窄性心包炎、心肌病、心瓣膜病引起下腔静脉回流受阻导致肝外窦后性门静脉高压。

2.门静脉压力测量方法

(1)直接测压法

1)手术中直接穿刺门静脉测压:在腹部手术中经肠系膜静脉将导管插管至门静脉、胃网膜右静脉分支或脐静脉,直接测定门静脉压力,可同时进行门静脉造影。由于受到麻醉药物和患者应激状态的影响,这一方法不能用于估计基础状态下 PVP。也不能获得基础腹内压,故其结果与基础状态下 PVP 的关系尚待进一步确定。

2)超导向下经皮经肝门静脉穿刺测压:受检者取平卧位,局麻后在超声引导下采用细针直接穿刺进入肝内门静脉分支,或将能长期留置的造影管门静脉放置入肝内门静脉分支或门静脉主干进行测压。由于门静脉高压时,门静脉分支扩张,穿刺或置管容易成功;测得的数据变异小、稳定性好。该法也具有一定风险,尤其对于严重凝血机制障碍者。该法不能测得 IVCP。

3)经静脉肝穿刺测压:经股静脉或颈静脉穿刺测量门静脉压力可同时获得 IVCP、FHVP、WHVP、PVP 及肝内压。并可做肝脏或组织检查。此法安全性大,但操作难度较高。

(2)间接测压法

1)经皮脾髓压测定:用于为确定脾或门静脉血栓形成而行的脾门静脉造影检查时测得。此项检查对脾脏肿大者操作较容易,将穿刺针经肋间插入脾脏,有血液经针管自由流出时,连通测压计测定。由于脾脏位于门静脉系统的起始端,各种类型的门静脉高压均可引起。该法对确定门静脉高压症较为敏感,但无法确定门静脉高压的病因。

2)肝静脉插管测定 WHVP:半个世纪以来,此项技术一直是 PHT 的经典方法。临床上采用 Seldinger 法经颈静脉或股静脉插入气囊导管,依次测定下腔静脉压力(IVCP)、肝静脉游离压力(FHVP)、肝静脉嵌塞压(WHVP),计算出肝静脉压力梯度(HVPG)。此法操作简单、安全,且重复性高。目前国内外临床上常用肝静脉压力梯度(HVPG)来代表门脉压力,HVPG>5mmHg 提示门脉压增高。

目前国内外多用肝静脉压力梯度(HVPG)代表门静脉压力。一般认为 HVPG 12mmHg 是食管静脉曲张能否形成及破裂的界限值。最近一项前瞻性研究表明,患者 HVPG 减少其基础水平的 20% 以上,即使 HVPG 在 12mmHg 以上,其出血危险性也明显下降。门静脉压力的变化与门静脉的血流量和门静脉肝内阻力成正比,血管阻力增加是引起门静脉高压最常见的原因。

3.门静脉高压形成的机制 门静脉高压是门体侧支循环形成、扩张并最终形成静脉曲张的主要的原因。根据欧姆流体力学定律:P(血管压力)=Q(血流)×R(血管阻力),门静脉压力=门静脉血流×门静脉阻力。门静脉压力由门静脉血流量和门静脉对血流的阻力决定。门静脉压力的变化与门静脉的血流量和门静脉肝内阻力成正比,血管阻力增加是引起门静脉高压最常见的原因,通过以下机制起作用。

(1)门静脉血流阻力增加:门静脉回流受阻是引起门静脉高压形成的始动因素和主要原因。正常情况下,由于肝窦内的血管阻力低,门静脉血液汇流入肝窦,正常门静脉压力是 1.27～2.36kPa。肝硬化时肝脏结构紊乱,肝窦扭曲变形,门静脉血流明显受阻。肝硬化引起门静脉阻力增加主要是以下几个方面:

1)肝内间隙缩小:主要原因是 Dissel 间隙胶原化,肝细胞及巨噬细胞体积增大,贮脂细胞脂肪蓄积,纤维组织增生,各种肿瘤细胞的浸润,增殖,各种原因引起的肝外造血及肝内血管血栓形成等。

2)肝窦毛细血管化:各种肝损害时,由于转化生长因子等胶原刺激因子的作用,间隙中贮脂细胞转化为纤维母细胞,后者分泌大量胶原蛋白,沉积于血管内皮,形成基底膜,封闭内皮小孔,内皮去窗孔化使肝窦毛细血管化,不仅影响了细胞内外的物质交换,而且妨碍血细胞的通过,增加血液阻力,参与门静脉高压的形成。

3)肝内血液分流:肝内肝动脉分支与门静脉分支在汇入肝血窦之前沟通吻合,形成动静脉短路,使高压力的肝动脉血流入门静脉内,使已因阻塞而升高的门静脉压力更高。吻合支形成进一步加重分离肝血流,减少肝脏血流灌注,加重肝细胞的损害。

4)肝内血管收缩:肝内血管紧张度受内源性缩血管物质调节,如内皮素、$\alpha$ 肾上腺素、白三烯、血栓素 $A_2$ 和血管紧张素 II 等,同时也受扩血管物质调控,如一氧化氮(NO)、前列环素和多种扩血管药物(硝酸酯、肾上腺素能受体阻滞剂和钙通道阻滞剂)等。在正常情况下,缩血管物质与扩血管物质之间处于一种动态平衡状态。肝硬化时,肝脏血管阻力增加则是由于舒血管物质与缩血管物质之间失衡所致,此时舒血管物质的生物学效应小于缩血管物质的作用。研究证实内皮素-1和一氧化氮在门静脉高压和食管静脉曲张的形成中的作用。ET-1是一个作用强的血管收缩剂,由肝窦内皮细胞合成,在肝纤维化中及肝硬化血管阻力增加起促进作用。NO是肝窦内皮细胞合成的一种血管扩张剂。肝硬化患者肝脏微血管系统内皮功能障碍,NO的产生减少,内皮素—氧化氮合成酶(eNOS)活性和肝窦内皮细胞的亚硝酸盐产物减少,引起肝内血管收缩。

(2)门静脉血流量增加和高动力循环:肝硬化门静脉高压发生的另一个主要因素是门静脉循环血量增加。当肝脏正常时,门静脉血流量增加很难引起门静脉高压。如很难通过增加门静脉血流量来诱导狗的门脉高压的形成。而在肝硬化,由于门静脉阻力增加,门静脉血流量轻度增加也可引起门静脉压力的明显升高。

肝硬化时门脉高压的形成起着重要的作用是内源性血管活性物质(扩血管物质和缩血管物质)的失衡,这主要是由于内源性扩血管物质(来自内皮细胞、神经或体液因素所释放的物质)过度释放或破坏减少所致。这些扩血管物质可扩张内脏小动脉,致使通过门静脉系统的血流量明显增加。增加的门静脉血流进一步作用于门静脉血管壁,增加门静脉血管阻力。随着门静脉高压的发展,门体侧支循环形成和内脏血管床阻力下降,内脏血管扩张的同时,伴有心输出量增加和全身血管扩张,血容量过多,形成高动力循环状态。由于内脏小动脉压力明显高于门静脉系统,因此,小动脉扩张引起门脉血流增加的同时,可以将肝动脉内压力传导至门静脉血管,明显增加肝静脉阻力。当肝脏阻力继续增加时,门静脉压力进一步升高,更多的门静脉血流通过侧支循环直接回流到体循环,即使肝硬化患者有80%的门脉血流通过大量门体侧支循环分流,仍然可以使门静脉高压得以维持。肝脏的灌注减少,长期灌注不足将加速肝病进展。

4.食管静脉曲张的形成、发展及破裂出血

(1)食管静脉曲张的形成:正常情况下门静脉与上、下腔静脉之间交通支细小,血流量小。当肝内或肝外门静脉阻塞时,门静脉血流受阻,门静脉压力升高,由于门静脉系统没有静脉瓣,其血流方向由压力梯度决定,血液可以发生逆流沿交通支回流到体循环,使这些交通支开放及扩张形成门体侧支循环。侧支循环的形成是对门静脉高压的一种反应,使门静脉血液从侧支循环回到体循环,以缓解过高的门静脉压力。当侧支循环开始形成时,由于内脏血管舒张,门静脉血流量增加。由于侧支循环血流增加和侧支循环血管阻力的作用,门静脉压力进一步升高。而随着门静脉压力的进一步升高及侧支循环血流量增加,侧支循环血管逐渐变得粗大、弯曲,最终导致静脉曲张形成。其中以食管下段静脉曲张的形成及出血风险最高,原因可能是胃左静脉及胃短静脉距离门静脉主干距离最近,最直接和持续受到门静脉高压的影响。

门静脉血液流向胃左静脉及食管静脉丛,经奇静脉注入上腔静脉,而食管静脉由于血流压力增加而扩张、迂曲,形成食管静脉曲张。也可经胃短静脉建立门腔静脉间的侧支循环,形成贲门及胃底静脉曲张,随之引起食管下段静脉曲张。

当肝静脉压力梯度(HVPG)超过12mmHg,食管静脉曲张开始形成。HVPG改变通常与静脉曲张的大小变化成正比,当HVPG下降到12mmHg以下,静脉曲张明显减退,因此HVPG增高在食管静脉曲张的发生、发展中期起关键作用。门静脉血流经胃食管侧支循环分流到体循环的血流量是静脉曲张的形成和进展的另一个重要因素。门静脉压力和奇静脉血流量之间有一个指数关系,而且静脉曲张的大小"形状"与奇静脉血流量相关。但有5%的患者有较高的奇静脉血流和较高的门静脉压力而没有胃食管静脉曲张,说明侧支循环的开放不一定都发展成静脉曲张。

(2)食管静脉曲张的发展:引起食管静脉曲张逐渐增粗可能的因素有以下几种:①肝硬化门静脉压力

和血流的缓慢增加,另外,患者餐后和饮酒后使门静脉压力和门静脉血流突然增加;②剧烈运动和腹内压的突然升高能使门静脉和曲张静脉的压力的突然升高。反复压力增高和血流量的增加使静脉曲张程度逐渐加重。

(3)食管静脉曲张破裂:对于食管静脉曲张出血,多年来人们一直倾向于两个最主要的假说,胃食管反流引起的静脉壁的腐蚀和进食固体食物对静脉壁的机械性刺激造成变薄的食管曲张静脉管壁的破裂。但没有证据证明这两个观点,因为没有进食与食管静脉曲张出血之间的关系,在静脉曲张出血患者反流或食管炎的发生率并不比未发生出血的患者高。

目前最广泛接受的解释是"爆炸假说",认为出血是由于门静脉压力梯度迅速增加,食管曲张静脉内的压力升高,曲张静脉扩张,管壁变薄,管壁的张力突然升高:超过曲张静脉管壁的弹性限度,导致曲张静脉破裂出血。曲张静脉破裂出血中关键的是三个因素:曲张静脉压力、大小及管壁厚度。这三个因素相互作用,其中静脉曲张压力更重要,因为它提供了曲张静脉扩张的动力,当曲张静脉扩张时,管壁变薄,管壁张力增加。血管壁张力过大可导致静脉曲张破裂。静脉曲张破裂出血的可能性随着曲张静脉的体积/直径和曲张静脉压力(与 HVPG 成正比)的增加而增加。许多研究均已发现,HPVG<12mmHg,静脉曲张就不会发生出血。而且 HVPG 长期降低到 12mmHg 以下或下降基线的 20% 以上,将明显减低出血风险和死亡风险,甚至曲张静脉变小、消失。

内镜下测量曲张静脉压力的方法学更明确说明了曲张静脉内压与其破裂关系密切。曲张静脉压力的测量表明,以往发生过出血患者比未出血者曲张静脉内压力更高。曲张静脉测压比 HVPG 能更好预测出血风险。纵向研究进一步表明,曲张静脉压力是一个很好的出血风险的预测指标和对药物治疗(服药)反应的判定。

曲张静脉管壁张力的概念也解释了食管静脉曲张更易于出血。因为在吸气时食管曲张静脉呈负压,使胃左静脉的血液不断被吸入食管;食管曲张静脉缺乏外部组织支撑,降低了血管的弹性限度;食管黏膜的炎症影响曲张静脉的牢固性,饮酒和进食粗糙、刺激性食物时,容易引起损伤,曲张静脉大小及管壁厚度是影响管壁张力另外两个因素。

粗大食管静脉曲张的出血率是较细的食管曲张静脉的两倍。影响曲张静脉张力的几个因素相互作用。静脉曲张的压力能增加管壁张力,但同时也增加曲张静脉的半径,使曲张静脉管壁变薄。位于胸腔内的食管静脉,吸气时为负压,静脉血液不断被吸入食管;食管黏膜的炎症影响曲张静脉的牢固性,饮酒和进食粗糙、刺激性食物时,容易引起损伤;恶心呕吐或剧烈运动都等引起腹内压突然增高而使曲张静脉破裂出血。因此当门静脉高压时,最易形成食管胃静脉曲张和破裂出血。

曲张静脉破裂出血和早期的再出血不是单纯的机械变化。引起门静脉压力梯度突然增加的因素尚未完全明确,体液因素可能在曲张静脉破裂出血中起重要作用。细菌性感染和由此产生的内毒素血症也参与其中,内毒素能能够诱发体液的变化,引起门静脉压力的升高、凝血功能障碍加承,最终导致曲张静脉出血。早期预防性应用抗生素已成为治疗静脉曲张破裂急性出血治疗方案中的重要的组成部分。研究也证实预防性应用抗生素不仅有利于预防早期再出血,而且明显降低死亡率。

## 二、食管静脉曲张的检查和诊断

食管静脉曲张患者多有慢性肝病、肝硬化病史及临床表现,或有引起门静脉高压的肝前因素或肝后因素,是诊断的重要依据。

诊断食管静脉曲张的方法主要有:食管钡餐 X 线造影、上消化道内镜检查、胶囊内镜、增强 CT 扫描,均可用于食管静脉曲张的诊断。其中上消化道内镜检查是食管静脉曲张及其出血诊断的金标准。

### （一）内镜检查

上消化道内镜检查是门静脉高压食管胃静脉曲张及其出血诊断的金标准，且内镜检查肝硬化的患者应该进行内镜诊断，记录静脉曲张的存在，并确定静脉曲张出血的风险。对于代偿期肝硬化没有静脉曲张肝脏情况稳定者，可在两年后内镜复查，肝病逐渐加重者、失代偿期肝硬化及有轻度静脉曲张的患者应每年进行内镜复查。食管胃静脉曲张破裂出血的患者应在建立静脉通道、充分扩充血容量、备血的条件下尽早进行内镜检查以明确出血部位及进行内镜下治疗。

1.内镜检查术前准备　无出血患者内镜检查术前准备：①内镜检查前，需征得患者知情同意。内镜检查过程中，可能发生静脉曲张出血，并可能进行紧急内镜治疗，要预先向患者说明这些特殊情况；②上消化道出血的肝硬化患者，在上消化道内镜检查前应预防性应用抗生素，以降低细菌感染的风险；③病情重、静脉曲张重、拟行内镜治疗的患者常规建立静脉通道；④术前进行咽部麻醉；⑤可以根据情况使用安定镇静或有麻醉科协助进行无痛条件下的内镜检查与治疗。

出血患者急诊时作术前准备，常规备血，一般在清醒状态下进行，个别情况可以使用气管插管，其他准备同无出血患者内镜检查术前准备。

2.食管静脉曲张的分类方法　日本食管胃静脉曲张分类方法(日本内镜学会和门脉高压食管静脉曲张学会)按部位、形态、色泽、红色征、出血、周围黏膜。

国内消化内镜学会推荐消化道静脉曲张使用 LDRf 分型方法。静脉曲张 LDRf 分型记录方法采用以下 3 个因素进行：①曲张静脉的位置(L)；②曲张静脉直径(D)；③危险因子(Rf)。

(1)位置(L)：代表曲张静脉所发生的位置。Le：e 为食管英文的首字母。Le 表示曲张静脉位于食管；再将食管发生曲张静脉的位置分为上段、中段、下段，分别记做 $Le_s$、$Le_m$、$Le_i$，若曲张静脉为多段，使用相应部位代号联合表示。

Lg：g 为胃英文的首字母，Lg 表示曲张静脉位于胃部；再将发生曲张静脉的位置细分为胃底、胃体、胃窦，分别记做 $Ls_f$、$Lg_b$、$Lg_a$，两处以上曲张静脉，使用相应部位代号联合表示。

如果出现食管胃底静脉相延伸则用 Le,g 统一表示；如果食管胃底血管是完全分开的则用 Le,Lg 分别表示。

(2)直径(D)：表示所观察到曲张静脉最大的直径，为内镜下治疗提供治疗参考。依照曲张静脉的直径(以代号 D 后面加上曲张静脉的直径大小表示)分为以下几个梯度：$D_0$、$D_{0.3}$、$D_{1.0}$、$D_{1.5}$、$D_{2.0}$、$D_{3.0}$、$D_{4.0}$、$D_{5.0}$ 等。

(3)危险因素(Rf)：表示观察到的曲张静脉出血的风险指数。静脉曲张破裂出血的相关危险因素有：①红色征(RC)，Rc＋包括血泡征、条痕征、樱桃红征等；②肝静脉楔压(HVPG)，HVPG 是评价门静脉高压导致曲张静脉出血风险的危险因素，研究表明当 HVPG＞12mmHg 时曲张静脉出血的风险明显增加(可在有条件下进行)；③糜烂，提示曲张静脉表层黏膜受损，是近期出血或将要出血的征象，需要及时内镜下治疗；④血栓，无论是红色血栓或是白色血栓都是近期出血的征象，需要及时内镜下治疗；⑤活动性出血，内镜下可以看到曲张静脉正在喷血或是渗血；⑥以上因素均无，但是镜下可见到中到大量新鲜血液物质并能够排除非静脉曲张出血因素。

依照是否有近期出血征象以及是否有急诊内镜下治疗的指征分为 3 个梯度：①$Rf_0$：RC 阴性，未见糜烂、血栓及活动性出血；②$Rf_1$：RC＋或 HVPG＞12mmHg，未见糜烂、血栓及活动性出血；③$Rf_2$：可见糜烂、血栓、活动性出血，或镜下可见到新鲜血液中到大量新鲜血液，并能够排除非静脉曲张出血因素。

LDRf 分型方法的意义：目前用于治疗食管胃静脉曲张的方法常用的包括套扎治疗(套扎环直径在

9mm 左右)、硬化剂注射治疗(EIS)、组织黏合剂注射治疗、联合治疗,以及处于研究中的氩离子血浆凝固术(APC)、激光、止血铗治疗等方法。LDRf 分型方法区别于其他方法的主要特点是对治疗方法与时机具有明显指导作用。

### (二)胶囊内镜

胶囊内镜系统由摄像胶囊、接受储存器和计算机工作站组成。胶囊内置数码摄像机,摄像机视角范围140°,最大分辨率为 0.1mm。外壳为防水、抗腐蚀的特殊无毒、无副作用保护层,不会对人体产生直接损伤。可以在漆黑的消化道内拍出清晰的照片。胶囊内镜检查前,被检查者须先禁食。患者将智能胶囊吞下后,它即随着胃肠肌肉的运动运行,同时对经过的腔段连续摄像,并以数字信号传输图像给患者体外携带的图像记录仪进行存储记录,工作时间达 6～8 小时,在智能胶囊吞服 8～72 小时后就会随粪便排出体外。医生通过影像工作站分析图像记录仪所记录的图像就可以了解患者整个消化道的情况,从而对病情做出诊断。

胶囊内镜检查具有操作简单、安全卫生、准确性好、患者依从性强的特点,也可是肝硬化患者筛查食管静脉曲张筛查的检查方法。胶囊内镜禁忌证:①明确或怀疑有胃肠梗阻、消化道畸形、消化道穿孔、狭窄及瘘管者;②严重吞咽困难,不能顺利吞入摄像胶囊者;③体内置入心脏起搏器或其他电子仪器者,因为电子仪器会干扰胶囊内镜的正常工作。

Roberto 等完成的多中心的试验评价胶囊内镜与常规内镜在筛查食管静脉曲张中的作用。ECE 检查食管静脉曲张的敏感性、特异性、阳性预测值、阴性预测值分别为 66.7%、88.4%、92.9%和 79.1%。两种检查手段的符合率为 87.3%,其中 82%(232/284)的患者静脉曲张分级完全一致。他们认为 ECE 是一种安全、无创且耐受性好的检查食管静脉曲张的手段,筛查和诊断食管静脉曲张的效果和常规胃镜一致。但Fremette 等认为胶囊内镜对食管静脉曲张筛查作用有限。

最近 Lapalus 等进行的一项多中心前瞻性研究研究评价多 ECE 在肝硬化食管静脉曲张筛查中的作用,发现 ECE 对于食管静脉曲张检查的敏感性特异性、阳性预测值、阴性预测值分别为 77%,86%,69%和90%。对于需要进行一级预防的食管静脉曲张(食管静脉曲张≥2 级和/或有红色征)检查的敏感性、特异性、阳性预测值、阴性预测值分别为 77%,88%,90%和 75%。观察者之间对 ECE 的静脉曲张诊断的一致性达到 79.4%,分级达到 66.4%,一级预防的指征判定的一致性达 89.7%。

ECE 可作为可做为不愿接受内镜检查的肝硬化门静脉高压患者食管静脉曲张筛查的方法。目前临床上由于其价格相对较贵,在我国不用于食管静脉曲张筛查及跟踪随访。

### (三)超声内镜检查

超声内镜是前端带有超声探头的装置,由内镜和超声结合的技术。对于食管静脉曲张的诊断及套扎和硬化治疗术后的随访均有一定价值。

超声内镜检查为一种可重复、非创伤性的手段,EUS 比腹部超声、血管造影、彩色多普勒等检查能更好地观察到门静脉系统的大部分。超声内镜在正常人和门脉高压症患者均可见到奇静脉、脾、肠系膜及门静脉,而胃、食管静脉曲张和胃及食管周围侧支静脉则仅见于门脉高压症患者。EUS 对食管、胃底静脉曲张的检出率分别为 67%和 100%。表现为黏膜及黏膜下层无回声或低回声的管腔图像,呈圆形、椭圆形或长形,其管壁较正常静脉明显变薄。另外,在门脉高压性胃病患者,EUS 可观察到胃壁内扩张的小血管。

食管超声内镜的图像分 5 层结构:界面反射层、黏膜层、黏膜下层、肌层、外膜层。食管胃静脉曲张超声内镜下可见第 3 层增厚,其中可见低回声的静脉腔呈椭圆形或圆形,有时在第 1、2 层间可以见到小圆形低回声影,多为曲张静脉表面形成红色扩张的小血管,管壁较正常静脉明显变薄,根据食管黏膜或黏膜下层、肌层中及食管旁出现的无回声血管腔影能作出更为准确的关于侧支、贯穿静脉的诊断。胃底静脉曲张表现同食管静脉曲张,扩张的静脉呈迂曲的低回声。曲张静脉内硬化剂注射后静脉形态固定,内部血栓形成,回声增强。

### (四)CT 扫描血管成像及三维血管重建

CT 扫描是检查中到重度食管静脉曲张的好办法,同时还可对门静脉系统进行全面评估。与血管造影和胃镜检查相比,CT 扫描创伤性小,仅需要进行外周静脉注射。

非增强 CT 检查食管胃静脉曲张无特异性表现,可能仅表现为食管壁的增厚,食管旁曲张静脉显示与肿大淋巴结、纵隔后肿物、食管裂孔疝相似。合并胃静脉曲张肝胃韧带区可以出现卵圆形或葡萄状软组织影。

增强 CT 扫描能显示侧支血管的分布范围,并初步估计其病变程度。门静脉系统的 CT 评估多数是采用螺距 1.5～1.7 和准直器宽度 5mm 螺旋 CT 扫描技术。对比造影剂的对比量和延迟时间较常规腹部螺旋 CT 扫描的更大。食管静脉曲张表现为突向管腔的管状或迂曲血管团,呈持续强化,延迟性强化。食管旁曲张静脉与食管曲张静脉表现相同,但其走形与食管壁平行,而非突向管腔。食管旁曲张静脉因与周围肺及纵隔脂肪组织对比往往更容易发现。食管胃静脉曲张可出现在食管壁和胃壁的各个层次,胃镜只能观察到黏膜面的情况,对于胃壁、食管壁有无静脉曲张无法作出准确判断,也不能观察与其相连的壁外曲张静脉和贯通静脉以及门静脉高压的其他侧支血管。

SeHyungKim 等对 90 例肝硬化患者分别进行多排螺旋 CT 检查和胃镜检查,研究发现 CT 对食管静脉曲张的诊断、分级及出血风险评估与胃镜检查具有较高的一致性,与胃镜检查相比,CT 检查更容易为患者接受,因此认为 CT 可用于食管静脉曲张的分级及风险评估。

CT 门静脉血管成像及三维重建能够明确曲张静脉的部位和其在胃壁、食管壁各层次中的分布及与周围组织、脏器之间的关系。还可以观察到食管周围静脉和食管旁静脉,前者是紧贴食管外膜的较小静脉,后者是与食管外膜分开的较大静脉。既往对其评价需胃左静脉造影或经食管超声检查。在 CTA 图像上,食管周围静脉表现为食管壁内的团状扩张血管,在横断面图像上显示清晰。食管旁静脉表现为与食管下段伴行的迂曲扩张的血管,追踪其行程可至奇静脉或半奇静脉。门静脉 CTA 三维重建可以准确直观地显示门体侧支循环,其对于评价门静脉系统优于超声和磁共振门静脉血管成像,几乎可以替代血管造影。传统的血管造影属创伤性诊断技术,具有一定危险性,门静脉 CTA 正成为理想的无创性显示血管的有效方法。Matsumoto 等对 30 例胃底静脉曲张患者分别进行了 CT 及传统的间接门静脉造影(经肠系膜上动脉或脾动脉的间接门静脉造影),以此评价 CT 在观察胃底静脉曲张血流动力学中的能力。结果 30 例患者 CTP 均能清楚显示胃底静脉曲张的存在,63%患者存在胃左静脉供血,93%患者存在胃后静脉或胃短静脉供血,90%患者存在胃肾分流,10%患者存在副脐静脉引流,7%患者存在膈下静脉引流,CTP 结果与门静脉造影结果具有较高的一致性。以上结果表明,CTP 在显示静脉曲张的血流动力学特征中具有重要价值。

增强 CT 扫描血管成像能够对食管胃静脉曲张位置、宽度清楚显示,并能判断是否有门静脉栓子,多排螺旋 CT 还可显示食管胃静脉曲张及其供血血管、分流血管的解剖特点曲张静脉,可作为患者治疗方案的选择的依据及静脉曲张硬化治疗后随访有一定价值。例如脾/胃-肾静脉分流患者,在作内镜硬化治疗时,须注意所用栓塞或硬化剂的用量及注射速率,以避免栓塞剂或硬化剂通过分流进入体循环造成异位栓塞,另外,脾/胃-肾静脉分流还可作为经下腔静脉对食管胃静脉曲张栓塞治疗的通道。CT 门静脉造影及三维血管重建能够清楚显示门静脉的侧支的数量及位置及肝内门静脉及肝静脉,是 TIPS 和肝移植前的术前评估的重要工具。

因此,在食管胃静脉曲张的诊断上,门静脉 CT 血管成像及三维血管重建具不可替代的价值。

### (五)门静脉 MRI

MRI 包括 MR 平扫及三维动态增强扫描。MR 门脉造影加 MRI 重建可显示曲张的食管静脉网,其效果近似于血管造影,典型的食管静脉曲张可表现为食管下段周围静脉、胃冠状静脉、胃短静脉及奇静脉呈圆条状、蚯蚓状扩张、迂曲。Matsuo等利用MRI增强扫描进行检查并评价其诊断及对食管静脉曲张分级的能力,72例慢性肝病患者分别接受了MRI增强检查及内镜检查。结果发现,结合平扫及增强扫描影像诊断食管静脉曲张的敏感度为81%,远远高于单独MRI平扫影像诊断,但其特异度却大大下降。Willmann等对19例临床疑有胃静脉曲张的患者分别进行了3DCEMRA及内镜超声检查(EUS),以此来评价MRI诊断胃周静脉曲张及胃黏膜下静脉曲张的能力。结果发现3DCEMRA及EUS均能发现胃周静脉曲张,且均能发现14例患者存在胃黏膜下静脉曲张。3DCEMRA及EUS诊断胃静脉曲张时,对曲张静脉大小及部位的评价其一致性为86%,研究者认为3DCEMRA在诊断胃静脉曲张的能力方面可以与EUS媲美。

MRA与DSA相比:检查时间短,无创伤、无辐射,无需插管,不用考虑含碘对比剂所引起的并发症;并具有较高的空间分辨率。与CTA相比:对比剂用量少,较含碘对比剂安全性高,冠状位采集数据可以用较少的层面覆盖更大范围的血管,成像时只有血管有信号,周围背景组织无信号,重建简单、容易,观察清晰。

### (六)食管吞钡造影

X线检查是发现食管静脉曲张有效、简便而安全的一种方法。低张力双重造影较单纯钡餐检查使静脉曲张检出率明显提高。轻度静脉曲张最初局限于食管下段,表现为黏膜皱襞稍增粗或略微迂曲,管壁边缘略不平整,管壁轮廓呈小凹状。中度静脉曲张常累及到食管的中段和下段,典型表现为食管中、下段的黏膜皱襞粗大、迂曲,呈蚯蚓状或串珠状充盈缺损,食管稍扩张,管壁轮廓凹凸不平,呈锯齿状或小凹状,钡餐通过时扩张良好,可有排空延迟。重度静脉曲张范围明显延长,扩展至中、上段,甚至累及食管全段,黏膜纹明显增粗,曲张形成明显的类圆形或囊状充盈缺损,呈虫蚀状表现,管壁凹凸不平呈粗齿状,管腔扩张,张力减低,蠕动减慢。常合并胃底静脉曲张,表现为胃底蚯蚓装的团块结节,如胃内充气过多,可使这种改变不明显。

一项前瞻性盲法研究对61例肝硬化患者进行了内镜检查,并于3周内进行了食管吞钡造影,结果显示,食管吞钡造影能发现所有较大的食管曲张静脉,对小的静脉曲张敏感性为71%(95%可信区间75.9%,96.5%),总体特异性为89%(95%可信区间64.5%,94.7%),阳性预告值及阴性预告值分别为89%和83%(95%可信区问64.5%,94.7%),与胃镜检查一致性达到87%。认为食管吞钡造影检查对食管静脉曲张的检查具有一定的准确性,是一种无创性检查,有望成为一级预防的判断标准。

## 三、食管静脉曲张及破裂出血的治疗

食管胃静脉曲张出血是肝硬化门静脉高压的严重并发症和主要死亡原因之一,占肝硬化死亡原因的1/3。Meri等通过内镜随诊发现,无静脉曲张的肝硬化患者中1年后有5%、3年后有28%发生食管静脉曲张,轻度食管静脉曲张患者1年后有12%、3年后有31%进展为重度食管静脉曲张。食管静脉曲张出血的的年发生率为5%～15%。食管静脉曲张出血后的1天之内再出血的可达35%～20%,1年之内达60%～80%。如未经治疗60%的患者在首次出血后1～2年内再次出血。重度肝功能不全的患者每次发生静脉曲张出血的死亡率达15%～20%。对于门静脉高压食管静脉曲张患者的治疗包括预防首次出血,治疗急性出血和预防再出血。

肝硬化食管静脉曲张形成和破裂出血的原因主要是门静脉高压导致食管曲张静脉压力增高发生破裂出血,因此预防和治疗均应从降低门静脉压力和根除局部曲张静脉着手。预防和治疗食管曲张静脉破裂出血方法有以下几种:①通过药物可能通过减少门静脉血流减少门静脉压力。像血管扩张剂(特利加压素,生长抑素及其类似物,用于急性出血,非选择性β阻滞剂用于预防一级预防及再出血),或应用减少肝内阻力的药物,像血管扩张剂(硝酸异山梨酯)。联合应用血管扩张剂及血管收缩剂可能获得好的降低门静脉压力的效果;②通过外科或放射介入转流术,将门静脉血流转流至体循环,从而减小门静脉压力。而且,静脉曲张出血还可通过去除曲张静脉来预防;③通过内镜下治疗消除曲张静脉,包括内镜下套扎治疗,内镜下硬化剂注射治疗,内镜下组织胶注射。内镜下治疗尽管没有改善门静脉高压,但消除曲张静脉能起到止血的和明显降低出血风险的作用。

## (一)食管静脉曲张的常用治疗方法

1.药物治疗

(1)非选择性β受体阻滞剂

1)作用机制:非选择性β受体阻滞剂作用机制如下:①阻滞了内脏血管床的$\beta_2$受体,使与之抗衡的α受体相对兴奋,引起内脏血管收缩,因此减少了门静脉血流;②阻滞了心脏β1受体,降低了心率和心输出量,内脏血流量和门静脉血流量相应减少,从而使门静脉压力降低。普萘洛尔也能预防适度体育锻炼引起的HVPG;③选择性降低门体侧支循环血流量,使胃左静脉内径缩小,管壁张力减低。

2)适应证与禁忌证

适应证:①门静脉高压食管胃静脉曲张的一级预防;②门静脉高压食管胃静脉高压的静脉曲张的二级预防。

禁忌证:窦性心动过缓、支气管哮喘、慢性阻塞性肺气肿、心力衰竭、低血压、Ⅱ度以上房室传导阻滞和胰岛素依赖性糖尿病。

非选择性β受体阻滞剂的不良事件有头晕、乏力、呼吸困难、性功能障碍。并可能导致不能耐受而停药。

3)用法和用量:普萘洛尔的起始剂量一般为20mg,每日2次,那多洛尔一般为40mg,每日1次,逐步调整用量。理想上应依据肝静脉压力梯度(HVPG)来调整用药,在最初治疗的两个月内,使HVPG小于12mmHg或减低20%。HVPG是肝静脉楔压(WHVP)减去肝静脉压(FHVP),这些值通过肝静脉导管在肝静脉压力(FHVP)的直接测量获得。但此法为有创性。故临床上多采用将心率调至比基线水平降低25%,但最低不得低于60次/mm为宜。

停用非选择性β受体阻滞剂后出血的风险重新出现,所以在患者耐受的前提下应无限期服用。

口服或静脉注射普萘洛尔使HVPG下降到9%~23%。这种变化主要是因为WHVP的降低,而WHVP的降低是由于肠系膜动脉收缩引起门静脉血流减少。研究显示单一剂量普萘洛尔降低门静脉压力的程度从HVPG下降50%到10%甚至更低。这种对普萘洛尔反应差,可能是由于同时引起侧支循环和(或)肝窦内的阻力增加,或为防止肝楔形压力的下降所引起的反射性的肝动脉血流增量。后者机制是在门静脉血流减少后为维持肝窦灌注的代偿机制。使用初始剂量无反应时应加大剂量。

(2)硝酸酯类药物

1)作用机制:硝酸酯类扩血管剂的其作用机制是通过血管平滑肌细胞的一氧化氮(NO)介导起作用的。亲脂的硝酸酯在穿过平滑肌细胞膜后,以无机硝酸盐形式同巯基相互作用,产生NO。NO再与巯基相互作用,产生5-亚硝酸硫醇。通过NO和5-亚硝酸硫醇刺激细胞产生cGMP,cGMP可减少细胞内质网钙离子浓度下降,引起平滑肌松弛。硝酸甘油降门静脉压力作用因剂量不同而异,大剂量可直接松弛门静脉系统和门-体侧支血管,减轻肝内血管和侧支阻力,从而门静脉压力降低;小剂量时,静脉扩张,心脏前负荷减轻,心排血量减少,同时也反射性地引起内脏血管收缩,使得门静脉血流减少,压力降低。

2)适应证与禁忌证:

适应证:①与非选择性β受体阻滞剂联合应用门静脉高压食管胃静脉曲张的一级预防及二级预防;②静脉注射硝酸甘油用于急性出血时与血管加压素联合用药。

禁忌证:青光眼。

不良反应:头痛、眩晕、恶心、出汗,甚至虚脱。不良反应发生率较高。

3)用法和用量:分为短效(硝酸甘油)和长效二硝酸异山梨醇酯(从每日 3 次、每次 10mg 开始,逐渐增至 80mg/d)、5-单硝酸异山梨酯(从每日 2 次、每次 10mg 次开始,逐渐增至 80mg/d)。又名 5-单硝酸异山梨酯或单硝酸异山梨酯(异乐定),是硝酸异山梨醇酯经肝脏脱硝基形成的活性代谢产物属新一代长效硝酸制剂。口服后吸收迅速完全,不经肝脏生物转化即可发挥药理效应,生物利用度可达 100%,半衰期长达 4～5 小时。具有强扩张静脉,弱扩张动脉的作用,降低心脏前负荷、肺动脉压及排出量。其降低门静脉压的作用机制同硝酸甘油。剂量和用法为口服 20mg,每日 2～3 次,毒副作用较硝酸甘油少且轻微。

(3)血管加压素及其类似物

1)作用机制:血管加压素及其类似物包括血管加压素、垂体后叶素、特利加压素等。血管加压素与分布于血管平滑肌的血管加压素受体结合后,激活磷酸酯酶 C,通过一系列反应,促使细胞内 $Ca^{2+}$ 释放,再激活蛋白激酶 C,收缩血管平滑肌,增加血管阻力。肠系膜动脉和脾动脉等内脏血管收缩,明显减少内脏血流量,从而减少门静脉及门体侧支循环血流量,降低门静脉压力,达到止血作用。

特利加压素是血管加压素的人工合成类似物,本身无活性,在体内经氨基肽酶作用,脱去其 N 末端的 3 个甘氨酰残基后,缓慢"释放"出有活性的赖氨酸加压素,较血管加压素药理效应更持久,副作用更少,可降低再出血率及死亡率。目前临床多用特利加压素代替血管加压素。联合内镜介入治疗效果更好。

2)适应证及不良反应:

适应证:食管胃静脉曲张出血。

不良反应:血管加压素有明显的增加外周阻力、引起心肌、脑、肠、肢体缺血等副作用,不降低再出血率和病死率。

3)用法用量:静脉应用最高剂量血管加压素的时间不应超过 24 小时。垂体后叶素用法同血管加压素。推荐用法:0.4U/kg 静推后,以每分钟 0.4～1.0U/kg 持续静滴,联合硝酸甘油 10～50μg/min 静滴。特利加压素首剂 2mg 缓慢静注后,每 4 小时静注 1mg,持续 24～36 小时或直至出血被控制。

(4)生长抑素及其类似物奥曲肽

1)作用机制:生长抑素选择性直接作用于内脏血管平滑肌,收缩内脏血管,还通过抑制胰高血糖素、血管活性肠肽等扩血管激素的释放,间接收缩内脏血管,减少门静脉血流和压力;生长抑素还可抑制胃泌素、胃酸、胃蛋白酶的分泌,能显著改善出血控制率。

2)适应证与禁忌证:

适应证:食管胃静脉曲张急性出血;长效生长抑素类似物可有效降低 HVPG,可试用于二级预防。

不良反应:少数病例用药后出现恶心、眩晕、面部潮红。当注射速度超过每分钟 0.05mg 时,患者会发生恶心和呕吐现象。

3)用法用量:生长抑素先给予 0.25mg 静推,同时以 0.25mg/h 持续静滴,疗效欠佳,改为 0.5mg/h,奥曲肽 50μg 静推,同时以 25～50U/h 持续静点;维持 3～5 天。

(5)其他可降低门静脉压力的药物:包括血管紧张素转换酶抑制剂、血管紧张素Ⅱ受体阻滞剂、钙离子拮抗剂、螺内酯等均具有降低门静脉压力的作用。但尚需大规模的临床研究验证其疗效。曾有研究发现血管紧张素Ⅱ受体阻滞剂能降低中重度门静脉高压患者的 HVPG,但随后研究发现仅能轻度降低 HVPG,

且能引起高血压和肾小球滤过率减少。

2.内镜下治疗方法

(1)内镜下硬化剂注射术:内镜下硬化剂注射术(EIS)是在内镜直视下通过特殊的内镜注射针将硬化剂直接注射入曲张静脉内或曲张静脉旁的黏膜下,达到阻塞曲张静脉的目的。

1)作用机制:经过大量的临床及病理学家的动物及病理解剖研究发现,硬化剂注射入静脉后首先破坏血管内皮,引起白细胞浸润,形成血栓性静脉炎,同时出现纤维母细胞增生,一周左右发生局部组织坏死,重者形成溃疡,于10~14天出现肉芽组织,3~4周发生纤维化,血管闭塞,以上病理变化的时间与曲张静脉的粗细、血流速度、硬化剂用量等有密切相关。EIS防止静脉曲张破裂出血的主要作用包括:静脉内血栓形成;增厚静脉管壁;静脉周围黏膜凝固坏死形成纤维化,增强静脉的覆盖层。

2)适应证与禁忌证

适应证:①急性食管静脉曲张破裂出血;②食管静脉曲张二级预防;③存在出血危险倾向的中重度食管静脉曲张的一级预防。

禁忌证:①有上消化道内镜检查禁忌证者;②出血性休克未得到纠正者;③肝性脑病≥2级;④有严重的肝、肾功能障碍、大量腹水、重度黄疸。

3)器械准备及术前准备

器械准备:①普通胃镜,有条件者也可选择双钳道手术胃镜或大钳道胃镜;②注射针选用21、23或25号专用注射针;③常用硬化剂有1%聚桂醇、5%鱼肝油酸钠、5%乙醇胺油酸酯、1%~3%十四羟基硫酸钠、无水乙醇。

术前准备:术前准备同普通胃镜检查,同时必须应获得患者知情同意,常规建立静脉通道,术前备血,准备三腔双囊管。为减少食管蠕动,可于术前15~30分钟肌内注射阿托品0.5mg和安定5~10mg。

4)操作方法:硬化剂注射方法包括曲张静脉血管内注射及血管旁注射,以血管内注射为主,每次1~4个注射点;注射量:初次每支血管注射10ml左右为宜,一次总量不超过40ml,之后按照血管的具体情况减少剂量;单次终止治疗指征:内镜观察无活动性出血。

5)术后处理:术后禁食8小时,以后进流质饮食,并注意休息;适量应用抗生素预防感染;酌情应用降低门静脉压的药物,如奥曲肽或生长抑素。

6)疗程及随访:EIS治疗每周一次,直至曲张静脉根除或基本消失。第一疗程一般需3~5次硬化治疗,经首次治疗后曲张静脉未达到根除或溃疡未完全愈合者,应在1~3个月内进行随访内镜复查;达到根除的患者应在6~12个月进行内镜跟踪检查,而后根据静脉曲张具体情况进行治疗;静脉曲张基本消失的患者,需继续治疗直到根除;经内镜治疗的患者,应终生随访及治疗。

7)并发症:并发症主要包括食管狭窄、溃疡、穿孔、出血、纵隔炎、溶血反应(5%鱼肝油酸钠)、异位栓塞。

(2)内镜下曲张静脉套扎治疗:内镜下曲张静脉套扎治疗(EVL)使用最早见于20世纪80年代。最初仅有单环套扎器,每次胃镜插入仅能套扎一个环,一次治疗需要反复多次胃镜插入。后来采用多环套扎器,一次胃镜插入最多可完成10个环的套扎。EVL与EIS相比副作用更少,不良事件发生低,且止血迅速。Meta分析结果显示EVL与EIS对急性静脉曲张出血的止血率相当。套扎治疗与药物治疗联合治疗优于单用药物止血效果。如果有活动性出血,可先采用硬化治疗,随后进行EVL。对于食管静脉曲张破裂出血,内镜治疗前多已采用药物止血,发现活动性出血的概率明显减少,因此EVL治疗用于急性止血逐渐取代EIS。急性出血时使用可能会出现视野不清晰,影响操作;在食管、胃没有血性物质时套扎较为安全;套扎从食管胃结合部开始,螺旋形向口侧食管移动进行套扎;每根静脉根据需要结扎多个套扎圈,2个环之间间隔 1.5cm 左右。

1)治疗机制:内镜下曲张静脉套扎治疗的原理是理就是将套扎的皮圈拉开后直接放在与内镜前端紧密连接的透明帽上,利用负压将曲张静脉直接吸引入透明帽内,而后将套扎的皮圈推出,直接扎在曲张静脉上,从而达到结扎曲张静脉的目的,利用该原理将曲张静脉分段进行套扎,就可以使曲张静脉血流中断,形成血栓,达到治疗曲张静脉的目的。基于上述原理,内径约 10mm 的套扎器适用于 4～9mm 直径的曲张静脉,曲张静脉过细,套扎器直接将食管肌层吸入透明帽,套扎肌层,术后患者疼痛时间长,且局部形成瘢痕狭窄。曲张静脉直径大于 10mm,如果不使用"压空手法"就有可能出现曲张静脉套扎不完全,其情形相当于在一条很粗的管子上咬一口,术后并发致死性大出血机会增加。动物实验证实内镜下结扎部位肌层完整,黏膜及黏膜下层有局部坏死,在结扎 1～4 天内有急性炎症反应、肉芽组织增生及坏死脱落,形成浅溃疡,并逐渐被瘢痕组织代替,使血管消失。人体食管曲张静脉套扎治疗过程与此相似。

2)适应证与禁忌证

适应证:同 EIS。

禁忌证:①肝性脑病≥2 级;②有严重的肝、肾功能障碍、大量腹水、重度黄疸;③曲张静脉>2cm;④Le,g患者,胃曲张静脉直径>2cm;⑤乳胶过敏;⑥环咽部或食管狭窄、穿孔;⑦曲张静脉细小者。

并发症:食管狭窄、大出血、发热等。

3)器械准备及术前准备:器械准备:①普通胃镜;②专用套扎器。术前准备:术前准备同 EIS。

4)操作方法:由于食管静脉曲张出血急诊内镜检查一般只有不到 1/3 的患者被发现有活动性出血,目前的套扎器均是在内镜前端带一个透明帽,其最大的问题是透明帽内存入血凝块,影响视野,短期双囊三腔管压迫止血或先行生长抑素持续静点,在 12 小时左右行套扎治疗,会减少胃内存血对套扎器的影响。对出血点的套扎,发现出血点或血栓头时应该在出血位点的下方进行套扎,发现交通支可以在交通支上加固套扎,直接正对出血点或血栓进行套扎,是非常危险的操作,因为在负压吸引时会引发大出血。在处理出血点后,应该从贲门口向头侧依次进行套扎,虽然从理论上讲有螺旋式套扎与沿静脉直线套扎两种方法,但我建议采取从下而上,逐段套扎的方法,尽量减少套扎器往返于套扎过的食管,以免引起静脉的机械切割。

5)术后处理:术后处理同 EIS。术后进食 24 小时,以后进流质饮食,并注意休息。

6)疗程及随访:首次套扎治疗后 10～14 天后可行第二次套扎,直至曲张静脉消失或基本消失。疗程结束后曲张静脉未达到根除或溃疡未完全愈合者,应在 1 个月到 3 个月内进行随访内镜复查;达到根除的患者应在 6 个月到 12 个月进行内镜跟踪检查,而后根据静脉曲张具体情况进行治疗;静脉曲张基本消失的患者,需继续治疗直到根除;经内镜治疗的患者,应终生随访及治疗。

7)并发症:并发症主要包括食管狭窄、大出血、发热等。

(3)组织黏合剂注射:组织黏合剂注射自 1984 年报道以来,其应用对食管、胃静脉曲张均有即时止血效果。

1)治疗机制:组织黏合剂是一种能快速固化的水样物质,与血液接触后迅速发生聚合反应,形成固体,球形扩张,堵塞曲张静脉达到止血的效果。它不同于硬化剂,不能被人体所吸收。堵住血管以后,将在固体的黏合剂外面形成一层膜,使黏合剂与血管完全隔离开,从而闭塞血管。固体黏合剂会在血管最薄弱的地方,穿破血管,排入胃腔(俗称:排胶之),从而使血管完全塌陷、闭塞、消失。

2)适应证:①择期治疗食管以外的消化道静脉曲张;②急诊治疗所有消化道静脉曲张出血,在食管静脉曲张出血时小剂量使用。

3)器械准备及术前准备:

器械准备:①普通胃镜;②23G 注射针;③组织黏合剂选用 histoacryl 和 D-TH 胶(α-氰基丙烯酸正辛

酯)组织黏合剂为 α-氰基丙烯酸正丁酯或异丁酯;④硬化剂。

术前准备:术前准备同 EIS。

4)操作方法:操作前,先行胃镜检查寻找合适的注射部位,选曲张静脉破裂处、破口周围 1cm 内或曲张静脉最隆起处。确定注射点后,向胃镜钳道注入碘化油 2ml 并用空气冲出,使钳道内面形成碘化油保护层,以防钳道堵塞,并向注射针针芯和外套内注入碘化油,使针芯内层管壁形成一层保护膜,以防组织黏合剂在针芯内凝固。根据所选黏合剂的性质,在配制时加或不加碘化油。准备完毕后将 1:1 组织黏合剂和碘化油混合剂 1ml 快速、强力推入曲张静脉,快速更换注射器,推入 2ml 碘化油,以确保黏合剂全部注入曲张静脉内。迅速退针,用 5% 葡萄糖反复冲洗注射针,以防注射针堵塞。20 秒后以相同方法进行其他部位栓塞治疗,每次注射 1~4 点,每点注射 1:1 组织黏合剂 1ml。与 histoacryl 不同的是,D-TH 液采用"原液法"(即不作任何稀释)注射。操作中,注射完黏合剂后,应迅速拔针,并推注生理盐水,冲刷掉注射针管内残余的黏合剂。

5)术后处理:术后处理同 EIS。

6)随访:治疗后 1~24 个月观察止血及再出血情况,1 个月后复查 2 次胃镜观察 D-TH 胶排出情况及曲张静脉消失情况。

7)并发症:①异位栓塞,偶有门静脉、肠系膜静脉、肺静脉栓塞;②近期排胶出血;③局部黏膜坏死。

**3.三腔两囊管压迫止血**　三腔两囊管压迫止血的使用日益减少,因为止血后再出血的发生率很高,而且有严重并发症发生的风险,且患者依从性较差。但是,气囊压迫在很多情况下仍是暂时止血的方法,尤其是无法施行内镜下止血,或者经药物和内镜止血失败后的患者。它可以帮助维持患者生命体征的平稳,并为其后的治疗争取时间。使用前应仔细检查通向食管囊、胃囊、胃腔的管道是否通畅,气囊是否漏气、松脱,充气后膨胀是否均匀。按刻度自鼻腔插入三腔两囊管约 60cm,自胃管内抽出血性胃内容物,即可向胃管内注气 250~300ml 充盈胃气囊后,然后向外牵拉直至有中度阻力感时,表示胃囊已压迫至胃底,固定在面部,并以 0.5kg 的沙袋通过滑轮持续牵引三腔两囊管。经观察仍有出血者,再向食管囊内注入空气 100~150ml,并盖紧气阀。使用中定时观察气囊内压力,及时补充气体,维持有效压力。每 8~12 小时检查食管气囊放气并放松牵引 1 次。使胃气囊与胃底黏膜分离,同时口服石蜡油适量,避免粘连及坏死。

**4.放射介入治疗**

(1)经颈静脉肝内门-体静脉支架分流术:经颈静脉肝内门-体静脉支架分流术(TIPS)是采用特殊的介入治疗器材,在 X 线透视引导下,经颈静脉穿刺沿静脉途径进入肝静脉,在肝内建立一个肝静脉与门静脉之间的人工分流通道,使部分门静脉血流直接分流入下腔静脉,从而使门静脉降低,控制和预防食管胃底静脉曲张破裂出血,促进腹水吸收。是 Rosch 等在经颈静脉途径肝活检、胆管造影及门脉造影基础上构思起来的介入治疗技术,并于 1969 年报告了 TIPS 的初步实验结果,但这一报告在当时未引起重视。直到 1988 年德国学者 Richter 等成功将这一技术用于临床。

1)适应证:①终末期肝病拟行肝移植患者在等待供体期间发生食管胃底静脉曲张破裂大出血,经内镜下注射硬化剂无效者;②食管胃静脉曲张反复出血,经药物及内镜治疗无效;③胃静脉曲张出血,估计硬化剂治疗无效者;④外科分流术后通道阻塞者。

2)禁忌证:

绝对禁忌证是:①右心功能衰竭;②多囊肝;③严重的全身感染。

相对禁忌证:①肝癌,尤其是中央型;②所有肝静脉均阻塞;③门静脉血栓形成;④严重凝血功能异常(INR>5);⑤血小板减少低于 $20 \times 10^9/L$。

3)疗效评价:与外科门.体分流术相比,TIPS 具有创伤性小、技术成功率高、降低门静脉压力可靠、可控制分流道的直径、能同时做断流术(栓塞静脉曲张)、并发症发生率低等优点。TIPS急诊成功率可达90%,但中远期疗效尚不十分满意,影响疗效的主要因素是术后分流道狭窄或闭塞,主要发生在术后6～12个月。覆膜支架的应用大大降低了术后分流道狭窄、闭塞的发生。

4)并发症:包括:①腹腔大出血;②支架狭窄和闭塞;③肝性脑病;④胆道损伤、肝包膜下小血肿等。

(2)经球囊导管阻塞下逆行闭塞静脉曲张术:经球囊导管阻塞下逆行闭塞静脉曲张术(BORTO)是采用经静脉途径(股静脉或颈静脉)入下腔静脉,通过胃-肾上腺静脉分流道、脾-肾分流道、左侧膈下静脉等侧支逆行进入门静脉属支,在球囊充分阻断远端血流的前提下,向靶血管内注入足量的乙醇胺油酸碘必乐,并留置30分钟。进行闭塞静脉曲张。

1)适应证:存在胃-肾分流或脾-肾分流,同时有胃底中-重度静脉曲张,无论有无静脉曲张破裂出血史者,均可考虑做BORTO术。存在胃-肾分流或脾-肾分流,虽然无胃底-食管静脉曲张,但有肝性脑病(HE)者,采用栓塞自发分流道后可使HE缓解或消除。

2)禁忌证:①用球囊不能完全阻断分流道者;②在阻断自发分流道下,逆行注入对比剂时向门静脉反流明显、不能避免误栓门静脉者;③在阻断自发分流道下,逆行注入对比剂后不能确认胃底-食管静脉曲张者;④其他:如肾功能不全(BORTO术后溶血、血红蛋白尿可能造成肾功能衰竭)、左侧肾静脉血栓、存在血管造影的禁忌证。

3)疗效评价:BORTO是一比较简单的介入技术,优点有对肝功能影响小、术后无HE并发症、损伤较小等,技术成功率60%～90%,临床有效率50%～80%,以日本学者报道较多,我国尚无大宗病例报道,尚未见有欧美国家和地区报道BORTO的资料。

BORTO作为急诊止血手段有一定限度,如将BORTO与脾动脉栓塞、经内镜途径处理食管静脉曲张、经皮经肝穿刺门静脉途径栓塞胃底静脉曲张等联合进行,可提高疗效。在TIPSS术中如发现巨大胃-肾分流或脾-肾自发分流时,用BORTO技术阻断自发分流道下栓塞胃冠状静脉、胃短静脉等,可避免栓塞剂进入下腔静脉。

(3)经皮经肝胃食管静脉曲张栓塞术(PTVE):PTVE系继经皮经肝门静脉造影术而延续发展的技术,首先由瑞典学者Lunderquist和Vang于1974年报道,曾是上世纪80年代介入治疗胃、食管静脉曲张破裂出血的主要方法。现超声引导下能安全可靠穿刺门静脉,数字减影技术的普及、导管细径化以及栓塞物质之多样化使PTO又获重新评价,亦有PTO联用EIS乃至同时采用B-RTO与PTO的"双栓塞疗法"的报道。该技术在日本开展最多,止血率为82.2%～100%,止血率与Child分级有关,B级为100%,C级为75%,1年再出血率为30%,2年为38%。再出血与下列原因有关:①栓塞剂仅部分进入食管静脉(EV)或胃静脉(GV);②血管再通或有新生血管。PTO的优点是可一次完成,无需反复多次治疗,所需时间短,但自从TIPS应用于临床后,PTO不再受重视,近年来国外少见此法的报道。

1)适应证与禁忌证

适应证:食管静脉曲张出血内科治疗无效者;外科脾切除加断流术后或分流术后再出血者。

禁忌证:严重凝血功能障碍,肝硬化ChildC患者,肝硬化合并大量腹水;穿刺通道上有肿瘤性病变者。

2)并发症:腹腔内出血;气胸、血胸;门静脉栓塞;肺、脑栓塞。

3)疗效评价:胃冠状静脉栓塞治疗胃、食管静脉曲张出血,控制急性出血有效,但效果只是暂时的,术后出血复发率较高,且不能改善肝功能。因此,目前临床上以较少使用。

5.外科手术治疗 急性曲张静脉出血的外科手术治疗的效果确实,但围手术期病死率高,术后肝性脑病发生率高。外科手术仅适用于经药物治疗、内镜下治疗、放射介入治疗均不能控制出血、早期复发出血或无法施行 TIPS 的情况。

外科禁忌证:①严重凝血功能障碍者;②Child-Pugh C 级肝硬化患者施行急诊外科手术应慎重,必要时可考虑肝移植。

(1)门体静脉分流术:是将门静脉系和腔静脉系连通起来,使压力较高的门静脉系血流直接回流到到体循环中。门体分流术是最早用于治疗门静脉高压合并食管胃静脉曲张破裂出血的手术方法。按手术方式分为全门体静脉分流手术、部分门体静脉分流手术及选择性门体静脉分流术。HPVG>20mmHg(出血24 小时内测量)Child-Pugh A 级行急诊分流手术有可能挽救患者生命。

1)完全性门体静脉分流术:完全门体静脉分流术是指将门静脉主干或其主要分支与下腔静脉或其主要分支之间的直径大于 10mm 的血管吻合。最常用的方式是门静脉下腔静脉侧-侧连接。完全性门体静脉分流术有效降低了门静脉压力,控制出血,而且减轻了肝窦压力,缓解腹水。但完全性门体静脉分流术改变了血管解剖结构,减少了门静脉的入肝血流,甚至门静脉成为肝脏流出道,形成离肝血流,术后可导致肝脏营养障碍,肝性脑病发生率增高。并给将来的肝移植手术造成影响。且其与内镜和药物治疗相比并未明显改善生存率,主要用于伴有大量腹水的大出血患者,目前 TIPS 已广泛用于该适应证,故完全性门体静脉分流术已较少应用。

2)部分门体静脉分流术:Sarfeh 等 1983 年提出小口径人造血管(8cm)行门腔静脉搭桥术。可在维持部分门静脉入肝血流的情况下,有效减低门静脉压力(≤12mmHg)。患者可发生吻合口血栓形成导致反复出血。

3)选择性门体静脉分流术:可有效降低门静脉压,同时维持有效的门静脉入肝血流。包括远端脾肾分流术,胃左静脉下腔静脉分流术。

(2)门奇静脉断流术:是通过手术阻断门奇静脉间的反常血流,达到食管静脉曲张破裂出血的预防和治疗。手术不但不降低门静脉压力,反而使门静脉压力增高,增加门静脉对肝的灌注,有利于改善肝功能;但随着时间的推移可能会出现新的静脉曲张和出血。

(3)肝移植手术:肝移植是通过手术植入健康的肝脏供体。肝移植手术目前已十分成熟,原则上它可以治疗所有肝脏疾病,但由于供体来源限制,移植禁忌证及高额的移植相关费用使其不能够广泛临床应用。目前主要用于:各种终末期肝病。对于严重的曲张静脉破裂出血或反复破裂出血的患者,可以考虑肝移植。对于酒精性肝病需行肝移植患者,需待戒酒至少 6 个月以下才考虑对其进行肝移植。

## (二)食管静脉曲张的一级预防

肝硬化食管曲张静脉发生出血的风险与静脉曲张的形状和大小及肝功能异常相关。轻度静脉曲张的患者出血风险较小,但肝功能代偿能力较差、有红色征的患者,静脉曲张出血的风险增加。严重肝功能异常的患者中食管静脉曲张出血每次发作死亡率达 15%～20%。首次出血后再出血率及死亡率均明显增高。因此应加强一级预防。一级预防的目的是防止静脉曲张的形成和进展,预防中、重度曲张静脉静脉破裂出血,防止并发症的出现,提高生存率。所有未发生过静脉曲张破裂出血的肝硬化患者均应进行内镜检查明确静脉曲张情况。依据有无静脉曲张、曲张静脉的大小、形状及患者的肝功能 Child-Pugh 分级确定,来确定一级预防的措施。一级预防的措施包括:①通过降低门静脉压力,缓解静脉曲张的发展和破裂出血;②直接根除曲张静脉。

1.食管静脉曲张形成的预防    对于肝硬化食管静脉曲张的形成,目前尚没有特异的预防方法。一项大规模多中心、安慰剂对照、双盲临床试验显示,非选择性 β 受体阻滞剂噻吗洛尔不能有效预防肝硬化患者静脉曲张的发生,而且不良事件的发生率显著增高。对于无静脉曲张的肝硬化患者,不推荐使用非选择性 β 受体阻滞剂预防静脉曲张的形成。建议无静脉曲张的代偿期肝硬化患者每 2～3 年胃镜检查一次,建议失代偿期肝硬化患者每年检查一次。

2.对于静脉曲张发展的预防　对于出血风险不大的轻度食管静脉曲张,不推荐用非选择性β受体阻滞剂预防静脉曲张的发展。有两项关于非选择性β受体阻滞剂预防食管静脉曲张由小到大的发展的研究,其中一项是法国进行的非选择性β受体阻滞剂普萘洛尔预防食管静脉曲张发展的研究,结果显示普萘洛尔不能有效预防静脉曲张的发展;另一项在意大利进行的研究显示那多洛尔组静脉曲张的发展显著低于安慰剂组,认为那多洛尔可以用于预防静脉曲张的发展。这两项研究结论相反,因此尚不能得出非选择性β受体阻滞剂能够预防静脉曲张发展的结论。建议有轻度静脉曲张但出血风险不大的患者每1～2年胃镜检查一次。

3.食管静脉曲张首次出血的预防　无出血史的轻度食管静脉曲张患者,如出现肝功能失代偿或红色征阳性,推荐使用非选择性β受体阻滞剂(普萘洛尔或那多洛尔)进行一级预防。同时需重视对原发病的治疗,如建议抗病毒和抗肝纤维化治疗等。肝硬化伴中、重度静脉曲张从未出血者,若出血风险不大(Child-Pugh A级或红色征阴性),推荐使用非选择性β受体阻滞剂预防静脉曲张首次出血,而不行内镜下治疗曲张静脉。若出血风险较大(Child-Pugh B、C级或红色征阳性),非选择性β受体阻滞剂应逐步调整至最大耐受剂量使心率下降到55～60次/分钟,且需长期坚持服用。对于β受体阻滞剂疗效欠佳者加用硝酸酯类药物联合应用,对于那些有β受体阻滞剂禁忌证或不能耐受者应进行内镜下套扎治疗,对于曲张静脉粗大,近期有出血风险的患者也可以考虑硬化剂注射来预防出血。

4.药物治疗

(1)非选择性β受体阻滞剂:非选择性β受体阻滞剂(如普萘洛尔和纳多洛尔)是唯一被推荐用于一级预防的药物。多中心随机对照试验的 Meta 分析显示非选择性β受体阻滞剂与未进行积极预防或安慰剂对照组比较,明显减低了中重度食管静脉曲张的出血率和死亡率。在一级预防各项措施中,非选择性β受体阻滞剂也有明显成本效益优势,实施简单,且因其降低门静脉压力,还可预防门静脉高压的其他并发症如门脉高压性胃病出血、腹水、自发性腹膜炎等不利的方面。

有研究发现停用普萘洛尔后,静脉曲张出血的危险与安慰剂组相同,提示停止使用后可能会引起反弹。因此建议一旦开始服用非选择性β受体阻滞剂进行一级预防,将需要长期服药,甚至终生服药。

口服或静脉注射普萘洛尔使 HVPG 下降到 9%～23%。这种变化主要是因为 WHVP 的降低,而WHVP 的降低是由于肠系膜动脉收缩引起门静脉血流减少。研究显示单一剂量普萘洛尔降低门静脉压力的程度从 HVPG 下降50%到10%甚至更低。这种对普萘洛尔反应差,可能是由于同时引起侧支循环和(或)肝窦内的阻力增加,或为防止肝楔形压力的下降所引起的反射性的肝动脉血流增量。后者机制是在门静脉血流减少后为维持肝窦的灌注的代偿机制。许多人的初始剂量无反应而需加大剂量。

(2)硝酸酯类药物不单独用于一级预防:随机对照试验比较了硝酸酯类同β受体阻滞剂的作用,证实在平均随访29个月未发现单硝酸异山梨酯组和普萘洛尔组出血发生率和死亡率之间显著区别。但在随访至7年,发现单硝酸山梨酯组死亡率显著高于普萘洛尔组。其原因是由于普洛奈尔的治疗作用或单硝酸山梨酯的副作用,目前尚不可知。且有研究发现在一级预防中单用单硝酸异山梨酯与安慰剂之间无显著差异。还有研究发现,单硝酸山梨酯组出血率显著高于那多洛尔组。因此已不再单独应用硝酸酯类进行一级预防。

(3)非选择性β受体阻滞剂与硝酸酯类药物联合应用:联合用药不能减少单用普萘洛尔者的出血风险,且联合用药不良反应更多,因此不推荐常规使用。对非选择性β受体阻滞剂效果不佳者可加用硝酸酯类药物。联合用药的理论依据是基于动物模型的观察。非选择性β受体阻滞剂阻滞了内脏血管床的β₂受体,使与之抗衡的α受体相对兴奋,增加了内脏动脉的压力因而减低了门静脉的压力。而α肾上腺素受体兴奋也引起门静脉血流阻力增加,削弱了其降低门静脉压力的作用,而硝酸酯类能对抗其增加门静脉流出道阻力的作用。

5.内镜治疗

(1)EVL:内镜下食管曲张静脉套扎(EVL)是根除食管静脉曲张的理想办法,同 EIS 治疗相比并发症发生率低。已有多项研究对 EVL 用于在食管静脉曲张一级预防的作用。目前有已出版三个关于 EVL 用于食管静脉曲张一级预防的 Meta 分析。一项 EVL 用于食管静脉张一级预防的 Meta 分析显示,与空白对照组相比,经 EVL 治疗后明显降低了食管静脉曲张首次出血的风险率(RR=0.36)、出血引起的死亡(RR=0.20)及各种原因的死亡率(RR=0.55)。另一个比较 EVL 和 β 受体阻滞剂研究的 Meta 分析发现与 β 受体阻滞剂相比,EVL 在食管静脉曲张一级预防中能降低出血率,但不能降低死亡率,但这些关于 EVL 研究的随访期限相对短,而且,EVL 后偶尔在套扎环脱落时发生大出血。第三个 Meta 分析发现一级预防中,EVL 后出血率及不良事件发生率降低,但对死亡率没有异常。与 β 受体阻滞剂应用相比,选择套扎疗法作为一级预防还需考虑其他因素,如费用、对医生的操作要求及手术的风险。另外考虑到套扎可能不能永久解决办法,套扎后可能出现食管静脉曲张复发,或出现胃底静脉曲张。因此,推荐 EVL 治疗用于中到重度食管静脉曲张患者的一级预防,尤其是不能耐受 β 受体阻滞剂的患者。澳大利亚一项回顾性研究发现肝移植术前食管静脉曲张出血高风险者进行 EVL。

(2)EIS:EIS 是一种有效的治疗食管静脉曲张破裂出血的方法。但不推荐用于一级预防。越南的一项 EIS 用于酒精性肝病食管静脉曲张患者一级预防的多中心随机对照单盲研究发现,治疗组出血率明显减少,但其死亡率明显增高。另一项随机对照试验发现 β 受体阻滞剂预防食管静脉曲张出血优于硬化治疗,且硬化治疗与 β 受体阻滞剂联合应用不优于单用 β 受体阻滞剂。荷兰进行的一项多中心随机对照研究显示:在轻到中度出血风险的肝硬化食管静脉曲张患者,硬化治疗与未经特殊治疗组相比,静脉曲张出血率降低,尽管静脉曲张出血死亡率降低,但总体死亡率无显著差异。而对出血风险高的患者可能有益。目前对于曲张静脉粗大,近期有出血风险的患者可以考虑硬化剂治疗来预防出血。

6.EVL 与非选择性 β 受体阻滞剂联合应用 一项研究发现食管静脉曲张一级预防中加用非选择性 β 受体阻滞剂并不优于单用 EVL,但接受联合治疗的患者更少再次形成静脉曲张。对于 EVL 联合非选择性 β 受体阻滞剂是否优于单用 EVL 尚缺乏大规模临床试验。

7.TIPS 不被推荐用于一级预防 TIPS 能降低门静脉压力和肝窦压力,与外科分流术相比无需全身麻醉,且患者容易耐受。但由于其术后肝性脑病发生率明显增高,且不能降低死亡率,故不被推荐用于一级预防。TIPS 手术本身不改变门静脉解剖结构,在肝移植术前进行 TIPS 不影响肝移植手术。但对于等待肝移植患者出血风险较大时,也可考虑采用 TIPS,以降低风险。

8.外科分流术禁用于一级预防 外科门腔静脉分流术是最早用于肝硬化患者静脉曲张出血的方法。30 多年前进行的四个前瞻性随机对照试验比较门体静脉分流术和内科治疗。这些研究发现外科分流术预防出血的效果显著,但术后肝性脑病的发生率也显著增高,且其死亡率显著高于对照组。故目前禁用于一级预防。

9.病因治疗 引起肝硬化的病因包括病毒性肝炎、酒精、胆汁淤积、自身免疫、遗传代谢及药物性肝病等,应重视对其病因的治疗。病毒是我国肝硬化的主要病原,抗病毒治疗可减轻肝纤维化,降低门静脉压力,从而起到预防静脉曲张发生或出血的作用。其他原因所致肝病也应针对病因进行治疗。

## (三)食管静脉曲张破裂出血的治疗

食管静脉曲张破裂出血是肝硬化门静脉高压最严重的并发症之一,死亡率较高。临床上患者出现急性消化道出血,首先判断出血量。食管胃静脉曲张破裂出血量往往较大,多表现为呕吐鲜血,黑便甚至暗红或鲜血便,如不能及时判断出血量及早救治,患者往往很快出现烦躁不安、面色苍白、血压下降、脉搏细速等失血性休克失血性休克征象。经紧急救治止血成功的患者,也往往出现感染、肝性脑病、肝肾综合征等并发症。因此对于可疑食管静脉曲张出血患者的救治应在重症监护室进行,其原则是维持生命体征,积极止血,同时预防出血后并发症。

1.紧急救治　食管静脉曲张破裂比其他原因的上消化道出血量大,普遍存在血容量不足。应积极补液,纠正患者的低血容量休克,稳定生命体征。注意保持气道通畅,尤其是意识障碍者,应防止呕血时误吸引起窒息和肺部感染.必要时进行气管插管。扩容治疗应谨慎,避免因过度输液引起继续或再次出血,对于急性大量出血者,应尽可能施行中心静脉导管置管和中心静脉压监测,以指导液体复苏。过度输液或仅用氯化钠补液导致或加重水电解质代谢异常而引起的昏迷、腹水或低钠血症。同时应建立静脉输血通道,交叉配血、备血。对于凝血功能明显异常者,可适当输注新鲜冰冻血浆和新鲜血液,加用维生素 $K_1$ 改善凝血功能。输血指征:①收缩压<80mmHg(1kPa=7.5mmHg),或较基础收缩压降低>30mmHg;②血红蛋白<50g/L,血细胞压积<25%;③心率增快>120 次/分。血容量充足的指征:①收缩压 90～120mmHg;②脉搏<100 次/分;③尿量>40ml/h。一般不宜将血红蛋白浓度升至 90g/L 以上,以免诱发再出血。大量输血时应补充凝血因子、钙等。血小板<$50×10^9$/L,需适当补充血小板。

2.并发症预防　肝硬化患者经常伴有细菌感染,尤其是发生胃肠道出血后,包括自发性腹膜炎、呼吸道感染、泌尿系感染、菌血症等。预防性应用抗生素可明显改善食管静脉曲张患者预后,降低死亡率。建议选用广谱抗生素应用通常连续应用 3～7 天。美国 AASLD 建议肝硬化消化道出血患者选用短期(不超过 7 天)应用口服诺氟沙星 400mg,每日 2 次或静脉注射。

呕吐或大剂量利尿剂可能诱发低钾性碱中毒,可能促进肾脏的产氨作用,并促进氨通过血脑屏障诱发和加重肝性脑病,应积极预防。常规应用乳果糖预防肝性脑病的发生。

肾功能衰竭或者是由于急性肾小管坏死或由于肝肾综合征,能够通过适量液体输入,避免氨基糖苷类药物,避免不匹配的输血来预防。

酒精性肝病患者还应补充维生素 $B_1$,并监测戒断综合征。营养不良患者尤其在大量葡萄糖输入后引起血清胰岛素浓度升高,导致钾离子和磷酸根离子的细胞内转移出现低钾血症和低磷血症。

3.药物止血治疗　食管静脉曲张破裂出血药物治疗的目的是减少门静脉血流、降低门静脉压力,从而降低曲张静脉内的压力。同时也可通过应用抑酸药物改善胃内酸环境,促进凝血。

对于可疑食管胃静脉曲张应尽早应用血管收缩药物,目的是降低门静脉压力,从而降低曲张静脉的压力。常与内镜下介入治疗联合应用或单独应用。目前认为有效的血管收缩药物主要有血管加压素及其类似物和生长抑素及其类似物。这几种药物之间作用没有明显区别,但血管加压素有更多副作用,应用时要注意药物用法用量。

(1)血管加压素及其类似物:大量临床试验评估了血管加压素在食管胃静脉曲张急性出血中的作用。血管加压素初期止血率达 60%～80%,但早期再出血率高,且不能改善活动性出血的死亡率。

目前临床多用特利加压素代替血管加压素。联合内镜介入治疗效果更好。推荐用法:特利加压素首剂 2mg 缓慢静注后,每 4 小时静注 1mg,持续 24～36 小时或直至出血被控制。

(2)生长抑素及其类似物:包括生长抑素及奥曲肽等。生长抑素通过抑制胰高血糖素等扩血管激素的释放,间接收缩内脏血管,减少门静脉血流和压力,生长抑素还可抑制胃泌素、胃酸、胃蛋白酶的分泌,能显著改善出血控制率。生长抑素在静脉推注后数秒钟内能够使门静脉血流和压力、奇静脉血流及曲张静脉内的压力降低。其类似物奥曲肽半衰期更长,推荐用法:生长抑素先给予 0.25mg 静推,同时以 0.25mg/h 持续静滴,疗效欠佳,改为 0.5mg/h,奥曲肽 50μg 静推,同时以 25～50U/h 持续静点;维持 3～5 天。生长抑素或其类似物与内镜下曲张静脉套扎治疗(EVL)或内镜下硬化治疗(EIS)联合应用,效果优于单一药物或内镜治疗。

4.内镜治疗　内镜治疗广泛应用于门静脉高压食管静脉曲张急性出血的止血,而且内镜检查是门静脉高压食管静脉曲张诊断的金指标,在患者生命体征平稳的情况下,应尽早进行急诊内镜检查和治疗,通常在入院后2~12小时进行。治疗方法主要有内镜下硬化剂注射治疗治疗(EIS)和内镜下套扎(EVL)和内镜下组织胶注射。食管静脉曲张出血的治疗首选EIS或EVL,食管胃静脉曲张出血的治疗首选内镜下组织胶注射。

(1)EIS:EIS最早见于20世纪30年代。是食管静脉曲张出血首选的治疗方法。对于食管静脉曲张急性出血的止血率在81.6%~98.0%,能够减低早期再出血的风险;但不能改善患者的存活率。多中心研究得出如下结论,EIS的止血效果优于单用血管加压素或单用三腔两囊管压迫止血。内镜下硬化治疗和生长抑素应用止血疗效相当,联合应用效果优于单用。其缺点是并发症的发生率较高。我院从1987年、2003年、2004年、2005年共进行急诊治疗719次,急诊止血率达97%。AggarwaiN等报告了17例怀孕妇女肝硬化并发曲张静脉出血经硬化治疗8.2%的患者出血终止。YachhaSK等报道86例小儿曲张静脉出血的治疗,其止血成功率为100%。

(2)EVL:EVL与EIS相比副作用更少,不良事件发生低,且止血迅速。如果有活动性出血,可先采用硬化治疗,随后进行EVL。对于食管静脉曲张破裂出血,内镜治疗前多已采用药物止血,发现活动性出血的概率明显减少,因此EVL治疗用于急性止血逐渐取代EIS。

套扎止血的成功率为83%~95%。AltjlltasE等对21例食管静脉曲张出血患者进行了套扎止血治疗,并对患者进行了3.5~64个月的随访,发现食管静脉曲张完全消失需要(3.57+1.99)次治疗,(11.57+6.8)周,曲张静脉复发率57.14%(12/21),复发平均时间29个月,再发出血率为19.04%,复发患者胃底静脉出现率25%(3/12)。不同肝功患者套扎治疗后效果明显不同,Child C级患者套扎治疗后其止血率、静脉曲张根除率、曲张静脉再出血率明显差于Child A、B级的患者。LoPesCV等报告了128例有出血史的患者的套扎治疗情况,其中Child A 55例,B49例,C24例,曲张静脉根除率Child A、B为82.7%(86/104),ChildC54.2%(13/24)(P=0.0061),曲张静脉复发率为38.4%(38/9)这在Child分级中没有差别,但复发出血率Child A、B患者明显低于Child C级患者,Chid A、B患者的病死率明显低于ChildC级患者。

(3)组织黏合剂注射:1985年Soehendra等首次报道用组织胶栓塞胃底静脉曲张内注射,解决了内镜下胃底静脉曲张出血难题。Soehendra报道止血成功率达100%,并介绍组织黏合剂除能紧急止血外,也有较好的消除胃曲张静脉的作用。随后国内外的多项研究均证实,组织黏合剂注射用于食管胃静脉曲张急性出血止血效果确实,急诊止血率达100%。近年来,国内外许多研究已证实,经内镜注射组织黏合剂是控制出血的有效治疗方法,尤其适用于胃底曲张静脉和食管下段粗大曲张静脉出血。胃底孤立性静脉曲张出血患者内镜下注射组织黏合剂治疗的疗效优于注射无水乙醇。与经颈静脉肝内门体分流术和外科手术相比,组织黏合剂治疗更为经济有效。笔者所在医院对数百例患者行内镜下组织黏合剂注射治疗,临床疗效分析显示该方法治疗出血安全有效,急性和远期并发症均较少见,可作为胃底曲张静脉出血的首选治疗方法。

(4)EVL联合EIS:最近几年有大量的关于EVL+EIS联合治疗食管静脉曲张出血的文献报告,笔者所在医院曾对EIS和EVL+EIS对食管曲张静脉的疗效进行过比较,发现EIS组和EVL+EIS组中,静脉曲张消失和基本消失率分别为90%(28/30)和100%(30/30),两组比较差异无显著性。两组并发症发生率差异无显著性,经过2年左右的随访,发现食管静脉曲张复发率EIS、EVL+EIS组分别为9/30例(30%)和13/30例继续(34.3%),EVL+EIS组高于EVS组。北京友谊医院张澍田等报道,硬化治疗后在每条曲张静脉下端进行套扎,曲张静脉消失率(4 周)35%(7/20),其第 1、4、12、24 周再出血率分别为 10%、15%、15%、25%。

(5)组织胶注射:①使用 23G 注射针;②组织黏合剂为 α-氰基丙烯酸正丁酯或异丁酯;③根据所用黏合剂的性质,在配制时加或不加碘化剂;④内镜的工作钳道要预充碘化油,以防钳道堵塞;⑤曲张静脉内注射,三明治夹心法;⑥根据曲张静脉的容积选择注射量。

适应证:①择期治疗食管以外的消化道静脉曲张;②急诊治疗所有消化道静脉曲张出血,在食管静脉曲张出血小剂量使用。

并发症:①异位栓塞,偶有门静脉、肠系膜静脉、肺静脉栓塞;②近期排胶出血;③局部黏膜坏死。

单次内镜止血治疗失败的指征:①内镜治疗后 2~72 小时又发生新鲜呕血;②没有输血情况下血红蛋白继续下降 30g/L 以上。

单次内镜治疗失败后治疗方法的选择:①三腔两囊管压迫;②再次内镜治疗;③放射介入治疗。

5.三腔两囊管压迫止血　三腔两囊管压迫止血的使用日益减少,因为止血后再出血的发生率很高,而且有严重并发症发生的风险,且患者依从性较差。但是,气囊压迫在很多情况下仍是暂时止血的方法,尤其是无法施行内镜下止血,或者经药物和内镜止血失败后的患者。它可以帮助维持患者生命体征的平稳,并为其后的治疗争取时间。使用前应仔细检查通向食管囊、胃囊、胃腔的管道是否通畅,气囊是否漏气、松脱、充气后膨胀是否均匀。按刻度自鼻腔插入三腔两囊管约 60cm,自胃管内抽出血性胃内容物,即可向胃管内注气 250~300ml 充盈胃气囊后,然后向外牵拉直至有中度阻力感时,表示胃囊已压迫至胃底,固定在面部,并以 0.5kg 的沙袋通过滑轮持续牵引三腔两囊管。经观察仍有出血者,再向食管囊内注入空气 100~150ml,并盖紧气阀。使用中定时观察气囊内压力,及时补充气体,维持有效压力。每 8~12 小时检查食管气囊放气并放松牵引 1 次。使胃气囊与胃底黏膜分离,同时口服石蜡油适量,避免粘连及坏死。

6.放射介入治疗

(1)TIPS:能在短期内降低门静脉压力,可有效地控制出血,已经广泛用于治疗门静脉高压及其并发症,但其明显增加肝性脑病的危险。与外科门体分流术相比,具有创伤小、成功率高、效果肯定、并发症少等特点,可控制分流道直径,可同时行断流术,栓塞曲张静脉。TIPS 急诊成功率可达 90%,但中远期疗效尚不十分满意,影响疗效的主要因素是术后分流道狭窄或闭塞,主要发生在术后 6~12 个月。覆膜支架的应用大大降低了术后分流道狭窄、闭塞的发生。

(2)其他介入治疗:包括经球囊导管阻塞下静脉曲张术、脾动脉栓塞术、经皮经肝曲张静脉栓塞术等。

7.外科手术治疗　急性曲张静脉出血的外科手术治疗的效果确实,但围手术期病死率高,术后肝性脑病发生率高。外科手术仅适用于经药物治疗、内镜下治疗、放射介入治疗均不能控制出血、早期复发出血或无法施行 TIPS 的情况。外科禁忌证:①严重凝血功能障碍者;②Child-Pugh C 级肝硬化患者施行急诊外科手术应慎重,必要时可考虑肝移植。

(1)门体静脉分流术:是将门静脉系和腔静脉系连通起来,使压力较高的门静脉系血流直接回流到体循环中。门体分流术是最早用于治疗门静脉高压合并食管胃静脉曲张破裂出血的手术方法。按手术方式分为全门体静脉分流手术、部分门体静脉分流手术及选择性门体静脉分流术。HPVG>20mmHg(出血 24 小时内测量)Child Pugh A 级行急诊分流手术有可能挽救患者生命。

1)完全性门体静脉分流术:完全性门体静脉分流术是指将门静脉主干或其主要分支与下腔静脉或其主要分支之间的直径大于 10mm 的血管吻合。最常用的方式是门静脉下腔静脉侧-侧连接。完全性门体静脉分流术有效降低了门静脉压力,控制出血,而且减轻了肝窦压力,缓解腹水。但完全性门体静脉分流术改变了血管解剖结构,减少了门静脉的入肝血流,甚至门静脉成为肝脏流出道,形成离肝血流,术后可导致肝脏营养障碍,肝性脑病发生率增高。并给将来的肝移植手术造成影响。且其与内镜和药物治疗相比并未明显改善生存率,主要用于伴有大量腹水的大出血患者,目前 TIPS 已广泛用于该适应证,故完全性门体静脉分流术已较少应用。

2)部分门体静脉分流术:Sarfeh 等 1983 年提出小口径人造血管(8cm)行门腔静脉搭桥术。可在维持部分门静脉入肝血流的情况下,有效减低门静脉压力(≤12mmHg)。患者可发生吻合口血栓形成导致反复出血。

3)选择性门体静脉分流术:可有效降低门静脉压,同时维持有效的门径门静脉入肝血流。包括远端脾肾分流术,胃左静脉下腔静脉分流术。

(2)门奇静脉断流术:是通过手术阻断门奇静脉间的反常血流,达到食管静脉曲张破裂出血的预防和治疗。手术不但不降低门静脉压力,反而使门静脉压力增高,增加门静脉对肝的灌注,有利于改善肝功能;但随着时间的推移可能会出现新的静脉曲张和出血。

### (四)食管静脉曲张二级预防

急性静脉曲张出血停止后,患者再次发生出血和死亡的风险很大。对于未经预防治疗的患者,1～2 年内平均出血复发率为 60%,死亡率可达 33%。死亡原因包括复发性静脉曲张出血,肝功能衰竭,进行性加重的腹水和感染。因此有食管胃静脉曲张急性出血史的患者应常规进行二级预防,急性静脉曲张出血治疗出血停止的患者仍需继续接受治疗。二级预防的目的:减低门静脉压力及根除曲张静脉。

对于未接受一级预防者,建议使用非选择性 β 受体阻滞剂、套扎治疗、硬化治疗或药物与内镜治疗联用。对于已接受非选择性 β 受体阻滞剂进行一级预防者,二级预防建议加行套扎和硬化治疗。一般二级预防在首次静脉曲张出血 1 周后开始进行。

二级预防治疗的方法有以下几种:非选择性 β 受体阻断剂和非选择性 β 受体阻断剂与硝酸酯类药物联合用药、内镜下硬化治疗、套扎,以及联合应用,TIPS 和外科分流手术。

1.药物治疗

(1)非选择性 β 受体阻滞剂:非选择性 β 受体阻滞剂可减少再出血、提高生存率。多个多中心临床试验对比非选择性 β 受体阻滞剂与安慰剂用于复发性食管胃静脉曲张。实验中人选患者中大约 75% 的为 Child-Pugh A 肝硬化患者,酒精是肝病主要的原因,排除了有 β 受体阻断剂使用禁忌者。试验中使用 propranolol 剂量按减少基础心率的 25%,从 10mg 到 480mg。Metal 分析显示再出血风险下降 40%,死亡率下降了 20%。对于 Child-Pugh C 级患者,在二级预防采用普萘洛尔可因减少肝动脉及门静脉血流而加重肝功能损害。

(2)非选择性 β 受体阻滞剂联合硝酸酯类药物:几项研究显示,非选择性 β 受体阻滞剂联合硝酸酯类药物改善了血流动力学反应,明显降低了再出血率。改善血流动力的机制可能是降低了流出道阻力降低,门静脉向肝血流增加。一项研究显示对普萘洛尔的反应差,HPVG 没有下降 12mmHg 以下或减少小于 20% 的患者,加用硝酸酯类后,HPVG 下降率由原来的 8.9% 增加到 26%。因此对于肝硬化 Child-Pugh A 和 B 级患者,如果对普萘洛尔的反应性差或基础心率低,可联合应用血管扩张药(如硝苯吡啶、5-单硝酸异山梨醇等),但仍需更多临床循证医学依据。

(3)其他药物:近期报道长效生长抑素类似物可有效降低 HVPG,可试用于二级预防。由于部分肝硬化门静脉高压患者因各种原因对单一降门静脉压力药物无反应,故需选择联合用药。

2.内镜下治疗　二级预防内镜治疗的目的是根除静脉曲张。曲张静脉根除者 5 年生存率明显高于未根除者。对于急诊采用内镜治疗的食管胃静脉曲张出血者,应连续治疗至食管静脉曲张消除或基本消除,可加用非选择性 β 受体阻滞剂以提高疗效。对于食管胃静脉曲张出血时采用药物和双囊三腔管压迫止血者,可在 1 周内进行内镜治疗。

单独食管静脉曲张二级预防内镜治疗主要采用 EIS 和 EVL,合并胃静脉曲张可联合应用组织胶注射。

(1)内镜下硬化治疗:内镜下硬化治疗是二级预防中常用的治疗方法。研究证实同安慰剂相比,再出血率及死亡率均显著降低。同 β 受体阻滞剂相比,硬化剂注射预防再次出血更有效,但不能提高存活率。硬化剂联合 β 受体阻滞剂,出血率明显降低,但未能减低死亡率。

(2)内镜下套扎治疗:Meta 分析表明,与硬化剂注射相比,套扎治疗降低再出血率(OR=0.47),死亡率(OR=0.67),以及食管狭窄的形成(OR=0.1)。套扎治疗明显优于硬化剂注射治疗。在二级预防中 EVL 逐渐代替 EIS。但套扎治疗后静脉曲张复发更常见。一项关于 EVL 与 β 受体阻滞剂研究的 Meta 分析显示套扎治疗联合 β 受体阻滞剂疗效优于单独 EVL 或单独 β 受体阻滞剂应用。联合运用 β 受体阻滞剂和 ISMN 与 EVL 进行二级预防的作用基本相同。

(3)内镜下硬化治疗联合套扎治疗:EVL 组和 EIS 已经被提出来的加速曲张静脉消除和减少再出血的可能性。多项研究评估 EVL 和 EIS 联合治疗食管静脉曲张,且结论各异,主要是由于研究对象的差异。

一项 Meta 分析显示,内镜套扎联合硬化治疗与单独硬化治疗的止血率(OR=1.01,95% CI=0.43～2.36),及再出血(OR=1.12,CI=0.69～1.81)和死亡率(OR=1.1,CI=0.70～1.74)无显著差异。根除曲张静脉需要的时间也相近。联合治疗在二级预防中没有明显优势,且联合治疗组食管狭窄的并发症显著增高。

3.内镜治疗与非选择性 β 受体阻滞剂联合应用 有研究显示,联用非选择性 β 阻滞剂和套扎治疗是静脉曲张破裂出血二级预防的最佳选择。但要求患者定期复查胃镜以减少再发出血、延长生存期。

(1)内镜下硬化治疗与非选择性 β 受体阻滞剂联合:内镜下硬化治疗是二级预防中常用的治疗方法。研究证实同安慰剂相比,再出血率及死亡率均显著降低。同 β 受体阻滞剂相比,硬化剂注射预防再次出血更有效,但不能提高存活率。硬化剂联合 β 受体阻滞剂,出血率明显降低,但未能减低死亡率。

(2)内镜下套扎治疗与非选择性 β-受体阻滞剂联合:有两个 Meta 分析表明,二级预防中非选择性 β 受体阻滞剂和内镜套扎治疗联合治疗疗效优于单用。其中一个对于 23 个随机对照试验的 Meta 分析得出以下结论:内镜套扎治疗联合非选择性 β 受体阻滞剂应用在降低总体再出血率优于单用内镜治疗(RR=0.68,95% CI 0.52～0.89),也优于单独药物治疗(RR=0.71,95% CI 0.59～0.86)。联合治疗与单独内镜治疗或单独应用非选择性 β 受体阻滞剂相比,降低了静脉曲张再出血率和静脉曲张复发率。但联合治疗在降低死亡率方面与单独内镜治疗或单用非选择性 β 受体阻滞剂并没有统计学差异。

4.放射介入治疗

(1)TIPS:TIPS 预防复发出血 6 个月内的有效率为 85%～90%,1 年内 70%～85%,2 年内 45%～70%。美国一组多中心双盲对照研究结果表明,TIPS 术后 1～2 年(平均 18 个月)复发出血率低于内镜治疗,但肝性脑病发生率较高,总体生存率未获改善。近年聚四氟乙烯(PTFE)被覆膜支架广泛应用于临床,明显降低 TIPS 术后再狭窄及血栓形成率,可提高远期效果,但需进一步临床对照研究证实其疗效。TIPS 在 Child-Pugh A、B 级药物治疗或内镜治疗无效、复发出血者再出血率、肝性脑病发生率和死亡率方面与远端脾肾分流术基本相同。内镜及药物治疗失败者可考虑 TIPS,由于其不改变门静脉结构,或作为肝移植前的过渡。

(2)PTVE:PTVE 是否可作为预防食管胃静脉曲张破裂出血的措施,目前尚无循证医学证据。对于破裂风险很高的重度胃底静脉曲张者,若急救条件有限,且不考虑其他治疗措施时,可考虑行 PTVE。

(3)BORTO:是一种比较有效的介入技术,对肝功能影响小、术后无肝性脑病并发症、损伤较小,技术成功率 60%～90%,临床有效率 50%～80%。日本学者报道较多,我国尚无大宗病例报道。

（4）脾动脉栓塞术是一种安全、有效的介入诊疗技术，临床用于无急诊手术指征的脾脏损伤、门静脉高压症等多种疾病的治疗。

5.外科手术　随着药物发展和内镜治疗技术的进步，肝硬化门静脉高压症外科手术治疗例数明显减少。分流手术在降低门静脉压力及食管静脉出血风险方面非常有效，但肝性脑病发生率显著上升，死亡率也增加。外科手术指征：反复出血内科治疗无效、全身情况能耐受手术的 Child-Pugh A 级患者考虑施行门体分流术，也可考虑选择性门体分流术。当患者肝功能属 Child-Pugh B 级，分流手术应慎重，肝功能 Child C 级禁忌行门体分流术。Child A/B 级且伴中、重度静脉曲张时，为预防可能发生的出血，可实施门-奇静脉断流手术，Child C 级不推荐断流术。

6.肝脏移植　肝移植是通过手术植入健康的肝脏供体。肝移植手术目前已相对成熟，理论上肝脏移植是治疗终末期肝病最有效的方法。但由于供体来源限制，移植禁忌证及高额的移植相关费用使其不能够临床广泛应用。对于严重的肝硬化食管胃底曲张静脉破裂出血或反复破裂出血的患者，可以考虑肝移植。

（贾会兵）

# 第八节　食管肿瘤

## 一、食管平滑肌瘤

食管良性肿瘤在临床上比较少见，占食管肿瘤的 10% 以下。Nemir 根据其组织来源分为三类，其中最常见的食管良性肿瘤为平滑肌瘤，约占食管良性肿瘤的 52.1%～83.3%，其次为息肉和囊肿。在发病率方面食管平滑肌瘤男性高于女性，男女之比约 2.6：1。

**【临床表现】**

食管平滑肌瘤的主要特点是病程长，病情进展缓慢，直径小于 5cm 者很少引起症状。当发生症状时，主要为咽下困难。

**【诊断与鉴别诊断】**

食管平滑肌瘤临床表现无特异性，诊断主要依靠食管 X 线钡餐、内镜检查和超声内镜检查。

**（一）食管 X 线钡餐检查**

食管平滑肌瘤典型的 X 线表现为食管壁内平滑的半月形充盈缺损，黏膜表面完整光滑，边缘锐利。有时可见"涂抹征"和"环形征"。

**（二）内镜检查**

内镜表现主要为凸入食管腔的半圆形、椭圆形、结节状肿物，肿物表面黏膜光滑完整，皱襞消失，黏膜内血管清晰可见。由于食管平滑肌瘤位于食管肌层，镜下咬取活检位置往往较浅，难以取到肿瘤组织。此外，咬取活检会引起黏膜损伤，导致黏膜与肿瘤的粘连，增加了再次手术剥离的难度。因此，镜下所见拟诊食管平滑肌瘤时，一般禁忌咬取活检。

**（三）超声内镜检查**

超声内镜能清楚分辨出食管各层的组织结构，判断食管平滑肌瘤的准确率达 97%～100%。超声内镜下食管良性肿瘤多表现为境界清晰的弱回声占位病变，位于黏膜下层或固有肌层，但脂肪瘤则表现为黏膜下层境界清晰的强回声肿块。超声内镜还能准确地将食管平滑肌瘤与食管外压性疾病相鉴别。

发生于食管的胃肠道间质瘤(GIST)的内镜下表现与食管平滑肌瘤相似,但免疫组化可发现 GIST 有 c-kit 蛋白表达。GIST 在超声内镜下多表现为位于第 4 层(肌层)管壁局限性边界清楚的低回声,有时混有少量高回声,系玻璃样变所致。超声内镜引导下细针穿刺对 GIST 的诊断价值较高。

**【治疗】**

食管平滑肌瘤一旦明确诊断,如无手术禁忌证,原则上应尽早手术切除。少数肿瘤体积小,无任何症状,患者不愿手术,可密切随访观察。手术方法有:

**(一)内镜下单纯肿瘤摘除术**

适应证与禁忌证:适用于肿瘤体积小,表面黏膜光滑,无糜烂、溃疡者。①来源于食管黏膜肌层或固有肌层浅表的平滑肌瘤;②来源于固有肌层深层小于 3cm 的平滑肌瘤,常需切开肌瘤被覆的黏膜,然后再切除肌瘤;③来源于固有肌层深层大于 3cm 的平滑肌瘤内镜下很难完全切除,且容易引起食管穿孔,一般主张外科手术摘除。

**(二)外科手术治疗**

适用于:①食管平滑肌瘤疑有恶变者;②大于 3cm 的平滑肌瘤;③大片食管黏膜破损,肿瘤与黏膜广泛紧密粘连。

## 二、食管癌

食管癌是主要起源于食管鳞状上皮和柱状上皮的恶性肿瘤,其中,食管鳞癌约占 90%,食管腺癌约占 10%。我国是食管癌的高发区,也是食管癌病死率最高的国家之一,年死亡率超过 100/10 万人以上者有 19 个县市,年死亡率最高者达 303.37/10 万人。

**【流行病学】**

**(一)发病率和死亡率**

本病发病情况在不同国家和地区相差悬殊。高发地区包括亚洲、东南非洲和法国北部。我国是食管癌高发区,据 1990～1992 年全国 22 个省(市、区)抽样地区居民恶性肿瘤死亡率及死因构成分析来看,其死亡率为 15.15/10 万人,居于胃癌、肝癌、肺癌之后。

**(二)性别与年龄**

本病的发病与性别、年龄有关。男性发病多于女性,我国的男女之比约为 1.3～2.7：1,美国约为 2～4：1。我国的食管癌患者大多数在 40 岁以后起病,且发病率随年龄的增加而增加。病死率亦随年龄的增大而增加,50～69 岁年龄组的病死率占病死总数的 60%。

**(三)种族和移民**

我国各民族中,新疆哈萨克族的食管癌发病率最高。美国黑人的发病率比白人高 6 倍。移民流行病学资料表明,新加坡华人的发病率为 20/10 万,较当地人高;广东省食管癌高发区南滨岛居民迁往梅县的第一代移民的食管癌病死率为 32/10 万,高于梅县当地居民的 18.7/10 万。

**(四)地区差异**

我国的食管癌高发区大致包括 7 个区域:①太行山区包括河南、河北、山西交界的漳河流域;②秦岭区包括陕西、河南、湖北三省交界秦岭东南高发区;③大别山区包括湖北、河南、安徽 10 余个县;④川北区;⑤闽粤交界区;⑥苏北区以江苏扬中县为中心;⑦新疆的托里县、布尔津县、青河县和新源县。

## 【病因和发病机制】

本病的确切病因尚未完全清楚,但某些理化因素的长期刺激和食物中致癌物质是食管癌的重要病因,同时食物中微量元素和矿物质的缺乏、酗酒、抽烟、基因突变、遗传因素等,也可能参与本病的发生。

### (一)亚硝胺类化合物和真菌霉素

现已知有近30种亚硝胺能诱发实验动物肿瘤。我国林州研究结果证明,当地居民喜食的酸菜中,含有大量白地霉菌和高浓度硝酸盐、亚硝酸盐和二级胺,食用酸菜量与食管癌的发病率呈正相关。镰刀菌、白地霉菌、黄曲霉菌和黑曲霉菌等真菌不但能将硝酸盐还原成亚硝酸盐,还能增加亚硝胺的合成。维生素A、E、C,微量元素等缺乏可加强硝酸盐类物质的致癌作用。钼、硒等元素缺乏都可能与食管癌的发病有关。

### (二)食管损伤、食管疾病以及食物的刺激作用

在腐蚀性食管灼伤和狭窄、食管贲门失弛缓症、食管憩室或反流性食管炎患者中,食管癌的发病率较一般人群为高。研究资料表明,Barrett 食管的癌变危险平均为每年 1%,其癌变率比同龄对照组高 30～125 倍。生活习惯如吸烟、嗜酒、嗜食烫的食物及食物粗糙、缺少蛋白质与新鲜蔬菜水果等与食管癌的发病也有关。

### (三)遗传背景

食管癌的发病有明显的家族聚集现象。在某些癌症高发家族中,常有抑癌基因,如 p53 基因的点突变或等位基因的杂合性丢失。食管癌中存在大量食管癌相关基因的变化,如细胞周期调节基因(cyclinD1 等)、生长因子及其相关基因(c-erbB-2 等)、凋亡相关基因(bcl-2 等)、代谢酶基因、DNA 错配修复基因等。

## 【病理】

食管癌可发生在下咽部到食管-胃接合部之间的食管任何部位。我国统计资料显示,食管中段最多,约 $52.69\%\sim63.33\%$,下段次之,约 $24.95\%\sim38.92\%$,上段最少,约 $2.80\%\sim14.10\%$。与国外资料大致相似。

### (一)临床病理分期和分型

1.临床病理分期　食管癌的临床病理分期对治疗方案的选择及疗效评定有重要意义。

1997 年国际抗癌联盟(UICC)食管癌 TNM 标准:1997 年,UICC 对沿用多年的食管癌 TNM 标准和临床分期作了修订。TNM 标准中,T 代表原发肿瘤,N 代表有无淋巴结转移及转移程度,M 代表有无远处转移。

T:Tx 代表原发肿瘤不能评估,$T_0$ 代表无原发肿瘤证据,Tis 代表原位癌,$T_1$ 代表肿瘤浸润食管黏膜固有层和黏膜下层,$T_2$ 代表肿瘤浸润食管肌层,$T_3$ 代表肿瘤浸润食管外膜,$T_4$ 代表肿瘤侵犯食管邻近结构(组织)。

N:Nx 代表区域淋巴结不能评估,$N_0$ 代表区域淋巴结无转移,$N_1$ 代表区域淋巴结有转移。

M:Mx 代表远处转移情况不详,$M_0$ 代表无远处转移,$M_1$ 代表远处有转移。胸上段食管癌:$M_{1a}$ 代表有颈淋巴结转移,$M_{1b}$ 代表有其他的远处转移;胸中段食管癌:$M_{1a}$ 不应用,$M_{1b}$ 代表非区域淋巴结或其他的远处转移;胸下段食管癌:$M_{1a}$ 代表有腹腔动脉旁淋巴结转移,$M_{1b}$ 代表有其他的远处转移。

在 1997 年 UICC 的 TNM 标准和分期中食管癌区域淋巴结的定义如下:颈段食管癌者为颈部淋巴结,包括锁骨上淋巴结;胸段食管癌者为纵隔及胃周淋巴结,不包括腹腔动脉旁淋巴结。

2.病理形态分型

(1)早期食管癌:按其形态可分为隐伏型、糜烂型、斑块型和乳头型。国内有人对 100 例早期食管癌大体形态作研究后建议,除上述 4 型外,增加表浅糜烂型和表浅隆起型。

(2)进展期食管癌:可分为髓质型、蕈伞型、溃疡型、缩窄型、腔内型。除上述分型外,临床还常见两型

同时存在的混合型,此外,尚有5%无法确定其类型。

3.组织学分型　鳞状细胞癌:最多,约占90%;腺癌:较少见,又可分为单纯腺癌、腺鳞癌、黏液表皮样癌和腺样囊性癌等4个亚型;其他:未分化癌和癌肉瘤,少见,但恶性程度较高;小细胞癌,为肺外最常见的小细胞癌,易早期转移,治疗后复发率高,预后差。食管上、中段绝大多数为鳞癌,而下段则多为腺癌。

### (二)食管癌的扩散和转移方式

1.食管壁内扩散　食管癌旁上皮的底层细胞癌变是肿瘤的表面扩散方式之一。癌细胞还常沿食管固有膜或黏膜下层的淋巴管浸润。

2.直接浸润邻近器官　食管壁因缺少浆膜层,因此食管癌的直接浸润也很常见。食管上段癌可侵入喉部/气管及颈部软组织,甚至侵入甲状腺;中段癌可侵入支气管,形成支气管-食管瘘,也可侵入胸导管、奇静脉、肺门及肺组织,部分可侵入肺动脉,形成食管-主动脉瘘,引起大出血致死;下段癌可累及心包。受累脏器的频度依次为肺和胸膜、气管和支气管、脊柱、心及心包、主动脉、甲状腺及喉等。

3.淋巴转移　中段癌常转移至食管旁或肺门淋巴结;下段癌常转移至食管旁、贲门旁、胃左动脉及腹腔等淋巴结,偶可至上纵隔及颈部淋巴结。淋巴转移的频度依次为纵隔、腹部、气管及气管旁、肺门及支气管旁。

4.血行转移　多见于晚期患者。常见的转移部位依次为肝、肺、骨、肾、肾上腺、胸膜、大网膜、胰腺、心、甲状腺和脑等。

### 【临床表现】

#### (一)早期症状

症状一般较轻,持续时间较短,常反复出现,时轻时重,可有无症状的间歇期,持续时间可达1~2年,甚至更长。主要症状为胸骨后不适、烧灼感或疼痛,食物通过时局部有异物感或摩擦感,有时吞咽食物在某一部位有停滞感或轻度梗阻感。下段癌还可引起剑突下或上腹部不适、呃逆、嗳气等。

#### (二)后期症状

1.吞咽困难　是食管癌的典型症状。吞咽困难在开始时常为间歇性,可以因食物堵塞或局部炎症水肿而加重,也可因肿瘤坏死脱落或炎症消退而减轻。但总趋势进行性加重,如出现明显吞咽障碍时,肿瘤常已累及食管周径的2/3以上。吞咽困难的程度与食管癌的病理类型有关,缩窄型和髓质型癌较为严重。有约10%的患者就诊时可无明显吞咽困难。

2.反流　食管癌的浸润和炎症反射性地引起食管腺和唾液腺黏液分泌增加。当肿瘤增生造成食管梗阻时,黏液积存于食管内引起反流,患者可以表现为频繁吐黏液,所吐黏液中可混有食物、血液等,反流还可引起呛咳,甚至吸入性肺炎。

3.疼痛　胸骨后或背部肩胛间区持续性疼痛常提示食管癌已向外浸润,引起食管周围炎、纵隔炎,疼痛也可由肿瘤导致的食管深层溃疡引起;下胸段或贲门部肿瘤引起的疼痛可位于上腹部。

4.其他　肿瘤侵犯大血管,特别是胸主动脉可造成致死性大出血;肿瘤压迫喉返神经可致声音嘶哑,侵犯膈神经可致呃逆;压迫气管或支气管可致气急或干咳;并发食管-气管或食管-支气管瘘,肿瘤位于食管上段时,吞咽食物时常可产生呼吸困难或呛咳。

5.体征　早期体征不明显。晚期,因患者进食困难,营养状况日趋恶化,患者可出现消瘦、贫血、营养不良、失水和恶病质。当肿瘤向肝、腹膜转移时,可有大量腹水形成。

### 【辅助检查】

#### (一)影像学检查

1.食管钡餐检查　食管蠕动停顿或逆蠕动,食管壁局部僵硬不能充分扩张,食管黏膜紊乱、中断和破坏,食管管腔狭窄,不规则充盈缺损、溃疡或瘘管形成及食管轴向异常等均为食管癌的重要征象。低张双重造影对早期食管癌的检出较常规造影更有效。

2.食管 CT 检查　CT 检查可清晰地显示食管与邻近纵隔器官的关系。正常食管与邻近器官分界清楚,食管厚度不超过 5mm,如食管壁厚度增加,与周围器官分界模糊,则表示食管病变存在。CT 检查还可充分显示食管癌病灶大小、肿瘤外侵范围及程度,同时,CT 检查结果还有助于确定手术方式、制订放疗计划等。

3.正电子发射成像(PET)　PET 对食管癌的鉴别诊断和术前分期、对良、恶性食管损害的鉴别、有无淋巴结转移和预后的判断有明显优点。

### (二)脱落细胞学检查

食管脱落细胞学检查方法简便、安全,患者依从性较好,准确率可达 90% 以上,是食管癌普查的重要手段。但对全身状况较差,或有高血压、心脏病、晚期妊娠者,有出血倾向者应慎用或不用该项检查。

### (三)内镜检查

可在直视下观察肿瘤大小、形态、部位、范围和作活组织及细胞刷检查,是最可靠的食管癌诊断方法。内镜下早期食管癌的形态表现:①病变处黏膜充血肿胀,微隆起,色泽深于正常黏膜,与正常黏膜分界不清,易出血,但管壁舒张度好;②病变处黏膜糜烂,色泽深于正常黏膜且失去正常黏膜光泽,有散在小溃疡,表面附有黄白色或灰白色苔膜,易出血,但管壁舒张度好;③病变处黏膜有白斑样改变,微隆起,白斑周围黏膜色泽较深,黏膜中断,食管壁较硬,触之不易出血。内镜下进展期食管癌直径一般在 3cm 以上,其形态学依不同类型各有特点。

1.色素内镜　对早期食管癌和癌前病变的诊断有重要价值。在色素内镜检查中,利用上皮质的鳞状细胞内含有丰富的糖原颗粒,而糖原正常情况下遇碘黏膜染成褐色,其病理变化部分可被碘染成黄白色,显得十分突出。正常鳞状上皮细胞不摄取美蓝而不染色,但可能被肠化细胞和柱状细胞摄取,或与糜烂、溃疡、癌表面的白苔和坏死物质结合而染成蓝色。

2.超声内镜(EUS)和微小超声探头(SUP)　均可应用于食管癌的早期诊断,超声内镜优点:①可以精确测定病变在食管壁内浸润的深度,准确率达 90%;②可以测出壁外异常肿大的淋巴结,包括远离病变部位处的淋巴结,显示率达 70%;③迅速而容易地区别病变位于食管壁内还是壁外。不足之处:①探测范围有限,仅能达到仪器主杆中心 4cm 远的地方;②中间不能存在干扰超声的结构;③当病变段狭窄严重探头通不过时,其下方食管旁的淋巴结就无法探测到。目前所使用的 SUP 可以从标准内镜的活检孔道到达食管需要检查的部位。依据 EUS 和 SUP 检查结果所作的食管癌分级与 TNM 的分级的一致率可达 85%,远高于食管 CT。

## 【诊断与鉴别诊断】

### (一)诊断

依据临床表现和辅助检查,典型的食管癌诊断并无很大困难,但早期食管癌的诊断常因患者缺乏明显症状而延误。对食管癌高发区的高危人群作普查是一项发现早期食管癌、降低食管癌相关死亡率的重要工作。

### (二)鉴别诊断

本病应与下列疾病鉴别:

1.食管-贲门失弛缓症　吞咽困难也是本病的明显症状之一,但其达到一定程度后即不再加重,情绪波动可诱发症状的发作。食管钡餐检查时,可见食管下端呈光滑的漏斗状或鸟嘴状狭窄;食管测压对本病的诊断有重要价值。

2.食管良性狭窄　可由误吞腐蚀剂、食管灼伤、异物损伤、慢性溃疡引起的瘢痕所致,食管钡餐检查可见食管狭窄、黏膜消失、管壁僵硬,狭窄与正常食管段逐渐过渡。内镜直视下对可疑病灶活检可明确诊断。

3.食管良性肿瘤 主要为少见的平滑肌瘤。吞咽困难较轻,进展慢,病程长。食管钡餐、内镜及 EUS 检查有助于诊断。

4.食管周围器官病变 如纵隔肿瘤、主动脉瘤、甲状腺肿大、心脏增大等均可造成食管不同程度的狭窄,食管钡餐等检查有助于鉴别。

5.癔症球 又称梅核气。多见于青年女性,时有咽部异物感,但对进食无妨碍。其发病常与精神因素有关。近来,随着食管测压检查的推广,有人发现,近一半的本-病患者有食管上括约肌障碍,因此,本病患者除应作食管钡餐和内镜检查以除外食管的器质性疾病外,有条件者,还应作食管测压检查。

【治疗】

食管癌的治疗方法主要为外科手术及包括放疗、化疗、经内镜治疗等在内的非手术治疗,近年多强调手术与放疗、化疗相结合的综合治疗方法。

（一）手术

手术切除是食管癌治疗的首选方法。手术适应证:①UICC 分期中的 0、Ⅰ、Ⅱa、Ⅱb 及 Ⅲ 期中的 $T_3N_1M_0$;②非手术治疗无效或复发病例,尚无局部明显外侵或远隔转移征象。禁忌证:①Ⅲ期中 $T_4$ 任何 $NM_0$ 及 Ⅳ 期;②恶病质;③有心脏、肺等脏器功能不全者。影响手术治疗预后的因素有:切除是否彻底、癌的分期、有无淋巴结转移及肿瘤外侵程度等。早期食管癌的手术切除率为 100%,手术死亡率为 0~2.9%,5 年和 10 年生存率分别可达 90% 和 60%。

（二）放疗

由于食管癌主要是鳞癌,对放疗较敏感。放疗的适应证较外科手术为宽,早、中期患者如因病变部位高而不愿手术,或因有手术禁忌证而不能手术者均可作放疗。对晚期患者,即使已有左锁骨上淋巴结转移者也应尽量作姑息治疗,但已穿孔或有腹腔淋巴结、肝、肺或骨的广泛转移时,则不宜再作放疗。但近 30 年来,常规放疗的 5 年生存率始终维持在 4.3%~17.0%,近年采用三维适形放疗等新技术,放疗疗效已见提高。

（三）化疗

化疗通常用于不能手术或放疗的晚期病例,其疗效虽仍不满意,但对于治疗食管癌的全身转移,化疗是目前唯一有效的方法,因此化疗在食管癌的治疗中占有一定地位。单药化疗有效率在 6%~37%,联合化疗的有效率在 10%~86%。研究较早的药物包括 5-FU、丝裂霉素、顺铂(DDP)、博来霉素、甲氨蝶呤、米多恩醌、阿霉素和长春地辛。新的药物包括紫杉醇、多西他赛、长春瑞滨、奥沙利铂、洛铂、伊力替康、奈达铂、吉西他滨(健择)等。NCCN 推荐术前化疗采用 5-FU/DDP 和紫杉醇为主的方案,术后化疗采用紫杉醇为主的方案。联合 5-FU 和 DDP 方案,报道的有效率在 20%~50% 之间。紫杉醇联合 5-FU 和 DDP 被认为是一个对鳞癌和腺癌都有效的方案。

（四）综合治疗

食管癌的综合治疗主要有 4 种形式,术前或术后放疗;化疗后手术;化疗加放疗后再手术;放疗加化疗。资料表明,到目前为止,术前加化疗和放疗的疗效最显著,其手术切除率达 49%~91%,5 年生存率可达 34%。有关研究的病例数均较少,随访时间也较短,其疗效有待进一步论证。

（五）经内镜治疗

对病灶直径<2cm 或小于食管半周的范围,浸润深度未达黏膜下层的食管癌可行内镜下黏膜切除术(ESD);对不能或不愿进行手术、放疗、化疗的进展期食管癌患者,主要的治疗手段有局部注射化疗、激光治疗、微波治疗、光化学治疗;对有梗阻症状者,可通过经内镜放置食管支架以缓解症状。

**【预防】**

措施包括：①改变不良饮食习惯，不吃不新鲜蔬菜和霉变食物，不进食过烫食物；②改良水质，减少饮水中亚硝酸盐含量；③推广微量元素肥料，纠正土壤缺乏硒、钼等元素的状况；④积极治疗与食管癌相关的疾病，同时积极应用维生素 E、C、$B_2$、叶酸等治疗食管上皮增生以阻断癌变过程；⑤对易感人群监测，普及防癌知识，提高防癌意识。

（常媛媛）

# 第十章　胃部疾病

## 第一节　慢性胃炎

慢性胃炎系指由多种原因引起的胃黏膜慢性炎症和(或)腺体萎缩性病变。病因主要与幽门螺杆菌(Hp)感染密切相关。其他原因如长期服用损伤胃黏膜的药物,主要为非甾体抗炎药,如阿司匹林、吲哚美辛等。十二指肠液反流,其中胆汁、肠液和胰液等可减弱胃黏膜屏障功能,使胃黏膜发生炎症、糜烂和出血,并使胃腔内 $H^+$ 反弥散至胃黏膜内,炎性渗出而使慢性炎症持续存在。此外,酗酒、长期饮用浓茶、咖啡等也可导致胃炎。慢性胃炎的发病常随年龄增长而增加。胃体萎缩性胃炎常与自身免疫损害有关。

根据新悉尼胃炎系统和我国 2006 年颁布的《中国慢性胃炎共识意见》标准,由内镜及病理组织学变化,将慢性胃炎分为非萎缩性(浅表性)胃炎及萎缩性胃炎两大基本类型和一些特殊类型胃炎。

**【诊断标准】**

1.临床表现

(1)症状:无特异性,多数慢性非萎缩性胃炎患者无任何症状。少数患者可有上腹痛或不适、上腹胀、早饱、暖气、恶心等非特异性消化不良症状。如有胃黏膜糜烂者可出现少量或大量上消化道出血。长期少量出血可引起缺铁性贫血。胃体萎缩性胃炎可出现恶性贫血,常有全身衰弱、疲软、神情淡漠、隐性黄疸,消化道症状一般较少。

(2)体征:体征多不明显,有时上腹轻压痛,胃体胃炎严重时可有舌炎和贫血。

2.辅助检查

(1)胃镜检查

①慢性胃炎的诊断主要依据胃镜所见和胃黏膜组织病理检查。按照悉尼胃炎标准要求,完整的诊断应包括病因、部位和形态学 3 方面。例如诊断为"胃窦为主慢性活动性 Hp 胃炎"、"NSAIDs 相关性胃炎"。凡有上消化道症状者都应进行胃镜检查,以除外早期胃癌、胃溃疡等疾病。中年妇女患者应做胆囊超声检查,排除胆囊结石的可能。

②内镜下慢性非萎缩性胃炎可见红斑(点状、片状、条状),黏膜粗糙不平,出血点(斑),黏膜水肿及渗出等,尚可见糜烂及胆汁反流。萎缩性胃炎则主要表现为黏膜色泽白,不同程度的皱襞变平或消失。在不过度充气状态下,可透见血管纹,轻度萎缩时见到模糊的血管,重度时看到明显血管分支。内镜下肠化黏膜呈灰白色颗粒状小隆起,肠化也可以呈平坦或凹陷外观。如观察到黑色附着物通常提示糜烂等致出血。

③病理组织学检查:萎缩的确诊依赖于病理组织学检查。萎缩的肉眼与病理之符合率仅为 $38\%\sim78\%$,这与多灶性萎缩性胃炎的胃黏膜萎缩呈灶状分布有关。一些因素可影响结果的判断,如活检部位的差异;Hp 感染时胃黏膜大量炎症细胞浸润,形如萎缩,但根除 Hp 后胃黏膜炎症细胞消退,黏膜萎缩、肠化

可望恢复。活组织病理学检查时可同时检测 Hp,并可在内镜检查时多取 1 块组织做快速尿素酶检查以增加诊断的可靠性。内镜检查和胃黏膜组织学检查结果与慢性胃炎患者症状的相关分析表明,患者的症状缺乏特异性,且症状之有无及严重程度与内镜所见及组织学分级并无肯定的相关性。慢性萎缩性胃炎的临床表现不仅缺乏特异性,而且与病变程度并不完全一致。

(2)X 线钡餐检查:依靠 X 线诊断慢性胃炎价值不如胃镜和病理组织学。

【治疗原则】

慢性非萎缩性胃炎的治疗目的是缓解消化不良症状和改善胃黏膜炎症。治疗应尽可能针对病因,遵循个体化原则。消化不良症状的处理与功能性消化不良相同。无症状、Hp 阴性的非萎缩性胃炎无需特殊治疗。

1.一般治疗　不论其病因如何,均应戒烟、忌酒,避免使用损害胃黏膜的药物如 NSAIDs 等,以及避免对胃黏膜有刺激性的食物和饮品,如过于酸、甜、咸、辛辣和过热、过冷食物、浓茶、咖啡等,饮食宜规律,少吃油炸烟熏腌制食品,不吃腐烂变质食物,多吃新鲜蔬菜和水果,所食食品要新鲜并富于营养,保证有足够的蛋白质、维生素(如维生素 C 和叶酸)及铁质摄入,精神上乐观,生活要规律。

2.针对病因或发病机制的治疗

(1)根除 Hp:慢性非萎缩性胃炎的主要症状为消化不良,其症状应归属于功能性消化不良范畴。目前国内外均推荐对 Hp 阳性的功能性消化不良行根除治疗。因此,有消化不良的 Hp 阳性慢性非萎缩性胃炎患者均应根除 Hp。另外,如果伴有胃黏膜糜烂,也应根除 Hp。大量研究表明,根除 Hp 可使胃黏膜组织学得到改善;对预防消化性溃疡和胃癌的发生有重要意义;对改善或消除消化不良症状具有费用一疗效比优势。

(2)保护胃黏膜:硫糖铝、瑞巴派特、替普瑞酮、吉法酯、依卡倍特适用于有胆汁反流、胃黏膜损伤和(或)症状明显者。

(3)抑制胆汁反流:促动力药可防止或减少胆汁反流;胃黏膜保护药,特别是有结合胆酸作用的铝碳酸镁制剂,可增强胃黏膜屏障、结合胆酸,从而减轻或消除胆汁反流所致的胃黏膜损害。

(4)促动力药:如多潘立酮、马来酸曲美布丁、莫沙必利、盐酸伊托必利主要用于上腹饱胀、恶心或呕吐等为主要症状者。

(5)有胃黏膜糜烂和(或)以反酸、上腹痛等症状为主者,可根据病情或症状严重程度选用抗酸药、H$_2$受体拮抗或质子泵抑制剂(PPI)。

(6)助消化治疗:对于伴有腹胀、食欲缺乏等消化不良症状而无明显胃灼热、反酸、上腹饥饿痛症状者,可选用含有胃蛋白酶、胰酶和复合酶制剂治疗。

(7)对于贫血,若为缺铁,应补充铁剂。大细胞贫血者根据维生素 B$_{12}$ 或叶酸缺乏分别给予补充。

(8)抗抑郁药或抗焦虑治疗:可用于有明显精神因素的慢性胃炎伴消化不良症状患者,同时应予耐心解释或心理治疗。

(9)其他对症治疗:包括解痉止痛、止吐等。

(10)关于手术问题:萎缩性胃炎和肠化不是手术的指征,对伴有息肉、异型增生或有局灶性凹陷或隆起者,应加强随访。

(谭志洁)

# 第二节　急性胃炎

急性胃炎系由不同病因引起的胃黏膜或胃壁的急性炎症。病变严重者可累及黏膜下层与肌层,甚至深达浆膜层。病理主要表现为中性多核细胞浸润,胃镜表现为胃黏膜充血、水肿、糜烂、出血及炎性渗出物。临床表现多种多样,可以有上腹痛、恶心、呕吐、上腹不适、呕血和黑便,也可无症状,而仅有胃镜下表现。病变可以是局限性的,也可以是弥漫性的,甚至不局限于胃内,若同时伴有食管炎者,称食管胃炎,伴随肠道炎症者称急性胃肠炎。急性胃炎一般是一种可逆性疾病,大多数患者经过治疗能在短期内恢复正常。

急性胃炎的分类和命名目前仍未统一。根据引起急性胃炎病因的不同,可分为急性外因性胃炎和急性内因性胃炎。凡致病因子经口进入胃内引起的胃炎称为外因性胃炎,包括细菌性胃炎、中毒性胃炎、急性腐蚀性胃炎、药物性胃炎等;凡致病因子通过血液或淋巴循环到达胃黏膜而引起的胃炎称为内因性胃炎,包括急性传染病合并胃炎、全身性疾病(如尿毒症、肝硬化、肺心病、呼吸衰竭等)合并胃炎、化脓性(急性蜂窝织炎性)胃炎、过敏性胃炎、应激性胃炎等。1990年悉尼世界胃肠病大会Misiewicz和Tytgat等提出了新的胃炎分类法,国内学者参照"悉尼胃炎分类系统",着重按病因对急性胃炎进行分类:药物性急性胃炎、应激性急性胃炎、酒精性急性胃炎、腐蚀性急性胃炎、感染性急性胃炎、食物中毒性急性胃炎、化脓性急性胃炎、碱性反流性急性胃炎、缺血性急性胃炎、放射性急性胃炎、机械创伤性急性胃炎等。根据病理改变不同急性胃炎通常分为急性单纯性胃炎、急性糜烂性胃炎、急性腐蚀性胃炎、急性化脓性胃炎等,本章采用此种分类方法。

## 一、急性单纯性胃炎

急性单纯性胃炎又称急性非特异性胃炎、急性浅表性胃炎,是由多种原因引起的急性胃黏膜非特异性炎症。

### (一)病因与发病机制

可由化学、物理(机械的和温度的因素)、微生物感染或细菌毒素等引起,以后者较为多见。

1.微生物感染或细菌毒素　在进食被微生物和细菌毒素污染的食物引起的急性单纯性胃炎中,微生物包括沙门菌属、嗜盐杆菌、幽门螺杆菌、轮状病毒及诺沃克病毒、巨细胞病毒、杆状病毒、胃肠道腺样病毒和星状病毒等,常见的细菌毒素有金黄色葡萄球菌毒素和肉毒杆菌毒素,尤以前者多见。另外,流感、猩红热、伤寒、白喉等病原体可通过血流或淋巴到达胃黏膜引起急性炎症。

2.化学物质　①药物如阿司匹林、保泰松等非甾体类抗炎药(NSAID)可抑制细胞线粒体内的氧化磷酸化,从而抑制细胞膜上的$Na^+$-$K^+$-ATP酶和主动运输系统,导致黏膜的渗透性增加,细胞内水钠潴留,细胞肿胀并脱落;还可通过抑制环氧化酶,阻断内源性前列腺素$E_2$和$I_2$的合成,上皮分泌的碳酸氢钠及黏液减少,$H^+$反弥散,从而破坏胃黏膜屏障。洋地黄、利血平、金霉素、氯化铵及某些抗癌药物等均可刺激胃黏膜,损害胃黏膜屏障。②误食毒蕈、砷、汞、灭虫、杀鼠等化学毒物,均可刺激胃黏膜引起炎症。③酗酒、服烈性酒及浓茶、咖啡等饮料,也可引起急性胃炎。

3.物理因素　进食过冷、过热或粗糙食物及胃内冷冻、放射治疗,均可损伤胃黏膜,引起炎症。

4.其他因素　胃内异物或胃石、胃区放射治疗,均可作为外源性刺激导致本病。情绪激动、应激状态及体内各种因素引起的变态反应,也可作为内源性刺激而致病。某些全身性疾病如尿毒症、肝硬化、慢性肺心病、呼吸功能衰竭及晚期癌肿等,均可作为内源性刺激因子,引起胃黏膜急性炎症。

急性单纯性胃炎病程多呈自限性,数天内症状消失,很少转变成慢性胃炎。但幽门螺杆菌感染所致的急性胃炎如果不进行特殊治疗,则几乎都转变成慢性胃炎。

### (二)病理

大体表现为胃黏膜充血、水肿,黏液分泌增加,表面覆盖白色或黄色分泌物。黏膜皱襞上常见点状出血和(或)轻度糜烂,深的糜烂可累及腺体,但不超过黏膜肌层。镜检见表层上皮细胞脱落,固有层血管受损引起出血和血浆外渗,伴多量中性粒细胞浸润,严重者黏膜下亦有水肿。腺体细胞,特别是腺颈部细胞呈不同程度的变性和坏死。

### (三)诊断

根据病史、临床表现,结合辅助检查,诊断并不困难。

1.病史　多为急性起病,发病前多有一定诱因,有细菌和(或)细菌毒素引起的急性胃炎发病前多有不洁饮食史:沙门菌引起者,潜伏期4～24h,污染物多见于肉类或蛋类;嗜盐杆菌引起者,潜伏期9～12h,污染物多为海产品及腌渍品;变形杆菌引起者,潜伏期5～12h;金黄色葡萄球菌毒素引起者,潜伏期2～3h,污染物多见于淀粉类食物。由药物引起者多有服用非甾体类抗炎药或皮质激素等;由酒精引起者有酗酒史。

2.临床表现　主要表现为中上腹不适、疼痛,以至剧烈的腹部绞痛,厌食、恶心、呕吐,因常伴有肠炎而有腹泻,大便呈水样,严重者可有发热、呕血和(或)便血、脱水、休克和酸中毒等症状。因饮酒、刺激性食物和药物引起的急性单纯性胃炎多表现为上腹部胀满不适、疼痛,食欲减退、恶心、呕吐等消化不良症状,症状轻重不一,伴肠炎者可出现发热、中下腹绞痛、腹泻等症状。体检有中上腹、脐周或全腹压痛,肠鸣音亢进。

3.实验室检查　感染因素引起者末梢白细胞计数一般轻度升高,中性粒细胞比例增高,呕吐物培养可发现致病菌;伴肠炎者大便常规检查可见少量黏液及红、白细胞,大便培养可检出病原菌。

4.内镜检查　可见胃黏膜明显充血、水肿,有时见糜烂及出血点,黏膜表面覆盖黏稠的炎性渗出物和黏液;但内镜不必作为常规检查。

### (四)鉴别诊断

根据病史和症状、体征一般可做出诊断。但若伴有上消化道出血,尤其有酗酒或服水杨酸盐制剂等诱因者,应考虑急性糜烂性胃炎的可能。以上腹痛为主要症状者应与急性阑尾炎、急性胰腺炎、胆囊炎、胆石症等疾病相鉴别。

1.急性阑尾炎　典型的病程为转移性右下腹痛,发病早期腹痛可位于上腹部或定位不准确,亦可出现恶心、呕吐等症状,但其发病无明确诱因,查体上腹部压痛不明显而麦氏点压痛明显,外周血白细胞及中性粒细胞计数多升高。

2.急性胆囊炎　本病的特点是右上腹持续性剧痛或绞痛,阵发性加重,可放射到右肩部,墨菲征阳性。腹部B超、CT或MRI等影像学检查可确立诊断。

3.急性胰腺炎　常有暴饮暴食史或胆道结石病史,突发性上腹部疼痛,重者呈刀割样疼痛,伴持续性腹胀和恶心、呕吐;血尿淀粉酶在早期升高,重症患者腹水中淀粉酶含量明显增高。B超、CT等辅助检查可发现胰腺呈弥漫性或局限性肿大者有利于诊断。

4.胃、十二指肠溃疡急性穿孔　多有消化性溃疡病史,发病前有规则或不规则的腹痛,穿孔时表现为全腹剧烈疼痛,体检有压痛与反跳痛、腹肌紧张呈板样,叩诊肝浊音界缩小或消失。X线透视或平片可见膈下游离气体。

5.肠梗阻　肠梗阻呈持续性腹痛,阵发性加剧,伴剧烈呕吐,肛门停止排便排气、早期腹部听诊可闻及高亢的肠鸣音或气过水声,晚期肠鸣音减弱或消失。腹部X线平片可见充气肠襻及多个液平。

6.胆道蛔虫病　以儿童及青少年多见,为突然发生的右上腹部或剑突下阵发性钻顶样疼痛,疼痛较为剧烈,但间歇期可完全不同,可有一过性黄疸和淀粉酶升高,症状与体征不符为其特征,粪便和十二指肠液检查可见虫卵,B超和ERCP检查有助于确诊。

7.急性心肌梗死　以中老年多见,多有高血压、冠心病心绞痛病史,可表现为突发的上腹部剧烈的闷痛或胀痛,不敢变换体位,亦可有恶心、呕吐,但腹部定位不明确。查体可有腹肌紧张,但无腹部压痛,多有心前区压迫感,心电图有助于确诊。

### (五)治疗

1.一般治疗　应去除病因,卧床休息,停止一切对胃有刺激的饮食或药物,酌情短期禁食,然后给予清淡少渣的流质饮食,鼓励饮水,以糖盐水为好。

2.对症治疗　针对不同的症状进行治疗。

(1)解痉止痛:适用于腹痛较剧烈的患者。可选用:①阿托品0.3mg,口服;或0.2~0.5mg,皮下注射,必要时可6h后重复使用;②山莨菪碱,10mg,口服或肌内注射,必要时可重复使用;③颠茄片,8mg,口服,3次/d;④普鲁苯辛15~30mg,口服,3次/d;⑤亦可针刺足三里、内关。

(2)止吐:对有呕吐尤其频繁者,可选用:①多潘立酮,10mg,口服,3次/d;②甲氧氯普胺,10mg,口服或肌注、静注,3次/d;③维生素B6100~200mg,加入5%~10%葡萄糖溶液静滴。

(3)抗酸治疗:如①西咪替丁200mg,口服,4次/d或400mg,口服,1次/12h,或静注。②雷尼替丁,150mg,1次/12h,口服或静注;③信法丁20mg,口服,1次/12h;④其他:对上腹灼热伴泛酸者,可使用质子泵抑制剂如奥美拉唑20mg,口服,1~2次/d治疗。

(4)保护胃黏膜:可选用麦滋林、思密达、硫糖铝、前列腺素E或胶体铋剂等黏膜保护剂治疗,以减轻黏膜炎症,促进黏膜上皮细胞的修复。

3.抗感染治疗　一般不需要抗感染治疗,但由细菌引起尤其伴腹泻者,可选用黄连素、痢特灵、磺胺类制剂、氟哌酸等喹诺酮制剂、庆大霉素等抗菌药物,但需注意药物的毒副作用。

4.维持水、电解质及酸碱平衡　因呕吐、腹泻导致水、电解质紊乱时,轻者可给予口服补液盐,重者应予静脉补液,可选用平衡盐液或5%葡萄糖盐水,并注意补钾;对于有酸中毒者可用5%碳酸氢钠注射液进行纠正。

## 二、急性糜烂性胃炎

急性糜烂性胃炎是以胃黏膜多发性糜烂为特征的急性胃炎,又称急性胃黏膜病变或急性糜烂出血性胃炎。近年来有上升趋势,本病已成为上消化道出血的重要病因之一,约占上消化道出血的20%。临床症状多为上腹部的隐痛或剧痛,伴恶心等症状。少数患者由于原发病症状较重,表现为呕血和(或)柏油样便,出血常为间歇性,部分病人表现为急性大量出血,病情较重,可出现失血性休克。

### (一)病因及发病机制

本病的病因和发病机制尚未完全阐明。一般认为可能由于各种外源性或内源性致病因素引起黏膜血流量减少或正常黏膜防御机制的破坏,加上胃酸和胃蛋白酶对胃黏膜的损伤作用。

1.外源性病因　引起急性单纯性胃炎的各种外源性刺激因子,尤其是酒精与非甾体类抗炎药均可破坏胃黏膜屏障,使 $H^+$ 及胃蛋白酶逆向弥散入黏膜而导致胃黏膜的急性糜烂。

2.内源性因素 一些危重疾病,如严重创伤、大面积烧伤、败血症、颅内病变、休克及重要脏器的功能衰竭等严重应激状态,是急性糜烂性胃炎更常见的病因。此时去甲肾上腺素和肾上腺皮质激素分泌增加,内脏血管收缩,胃血流量减少,黏膜缺血造成黏液和碳酸氢钠分泌不足,局部前列腺素合成及再生能力下降,胃黏膜屏障作用减低,造成黏膜损害;肾上腺糖皮质激素分泌增多导致胃酸分泌亢进,黏膜侵袭因素增强;严重应激时迷走神经兴奋,可引起胰腺消化酶的释放,加之胃肠运动功能减弱,幽门功能失调,造成胆汁和胰液反流,进一步损伤缺血的胃黏膜上皮,使胃黏膜屏障遭受破坏,最终导致黏膜发生糜烂与出血。

### (二)病理

本病典型损害是多发性糜烂和浅表性溃疡,常有簇状出血病灶,可遍布全胃或仅累及某一部分。显微镜检查见胃黏膜上皮失去正常柱状形态而呈立方形或四方形,并有脱落,黏膜层有多发局灶性出血坏死,以腺颈部的毛细血管丰富区为明显,甚至固有层亦有出血。有中性粒细胞群聚于腺颈周围而形成小脓肿,亦可见毛细血管及血栓形成。

### (三)诊断

1.病史 发病前有服用非甾体类抗炎药、酗酒,以及烧伤、大手术、颅脑外伤、重要脏器功能衰竭等应激状态病史。

2.临床表现 临床症状多为上腹部的隐痛或剧痛,伴恶心等症状,由药物所致者,亦称为药物性胃炎。少数患者由于原发病症状较重,因此出血前的胃肠道症状如上腹部隐痛不适、烧灼感,一常被忽视或无明显症状,常以上消化道出血为首发症状,表现为呕血和(或)柏油样便,出血常为间歇性,部分病人表现为急性大量出血,病情较重,可出现失血性休克。

3.实验室检查 患者表现为呕吐和(或)柏油样便及部分病人急性大量出血时,血红蛋白总量下降,大便及呕吐物潜血实验均阳性。

4.X 线检查 胃肠道钡餐检查常不能发现糜烂性病变,且不适用于急性活动性出血患者,因为钡剂可涂布于黏膜表面,使近期不能做内镜或血管造影检查;在急性出血时肠系膜上动脉超选择性血管造影术可做出出血的定位诊断,出血间歇时则常为阴性。

5.急诊内镜检查 是确诊本病最安全、可靠的手段。一般在出血后的 24~48h 内进行,出血后 12~24h 内,胃镜检查阳性率为 95%,活性出血率为 77.4%,24~48h 内阳性率为 85%,活动出血率为 57%,48h 后阳性率及活动出血率更低,因此内镜检查应在 48h 内进行。其镜下表现为胃黏膜局限性或弥漫性充血、水肿、糜烂、表面覆有黏液和炎性渗出物。以出血为主要表现者,常可见黏膜有点、片状糜烂,黏膜表面有新鲜出血和黑色血痂,同时可见黏膜下出血表现,胃液为鲜红色或咖啡色。由应激因素引起的病变,多局限在胃底和胃体部,而药物引起者,则病变多在胃窦部。胃黏膜活检组织学表现为胃小凹间有大量红细胞渗出,表面上皮脱落,覆盖有纤维素渗出物,黏膜及黏膜下层血管充血,可见糜烂或浅表性溃疡。

### (四)鉴别诊断

1.消化性溃疡并出血 消化性溃疡可以上消化道出血为首发症状,表现有呕血、黑便存在而易与之相混。但既往多有溃疡病病史存在,常伴有规律性上腹部疼痛,胃镜检查提示胃或(和)十二指肠溃疡的存在有助于鉴别。

2.肝硬化食管静脉曲张破裂出血 亦表现为呕血、黑便。但出血量较大、较急,既往有慢性肝炎、肝硬化病史存在,并有肝功能减退和门脉高压表现,如低蛋白血症、腹水、侧支循环建立等,B 型超声波、CT 等检查可见肝硬化、脾肿大,X 线钡餐造影或胃镜检查见有食管胃静脉迂曲存在可资鉴别。

3.胃恶性肿瘤 包括晚期胃癌、胃恶性淋巴瘤、胃肉瘤等,均可表现有呕血、黑便而与急性糜烂性胃炎相混淆。但这些疾病在出血前常缺乏急性糜烂性胃炎的相关诱因存在,且常伴有腹痛、消瘦、贫血,胃镜检查及病理组织学检查有助于明确鉴别。

4.其他　如食管贲门黏膜撕裂、胆道疾病等鉴别,通过这些原发疾病的临床表现和胃镜、B超、CT、MRI等辅助检查,一般可鉴别。

### (五)治疗

1.一般治疗　去除诱发病因,治疗原发病。患者应卧床休息,禁食或流质饮食,保持安静,烦躁不安时给予适量的镇静药如地西泮;出血明显者应保持呼吸道通畅,必要时吸氧;加强护理,密切观察神志、呼吸、脉搏、血压变化及出血情况,记录24h出入量。

2.抗酸治疗　根据病情可选用或联合使用下述药物①制酸剂:出血期应用较少,出血控制后可选服胃舒平、胃必治、胃速乐,2~3片,3~4次/d。②$H_2$受体拮抗剂:可选服西咪替丁,200mg,4次/d或400mg,1次/12h;雷尼替丁150mg,1次/12h;法莫替丁20mg,1次/12h。对不能进食者可予静脉注射。③质子泵拮抗剂:可口服奥美拉唑20mg,1次/d或1次/12h;兰索拉唑30mg,1次/d或1次/12h;潘托拉唑40mg,1次/d或1次/12h等。近年来抑酸作用更强的制剂已应用于临床,主要有雷贝拉唑(商品名:波利特)10~20mg/d,因其药动学的特点属非酶代谢(即不完全依赖肝细胞色素P450同工酶CYP2C19进行代谢),故其抑酸效果无显著个体差异性;埃索美拉唑(商品名:耐信),20~40mg/d,口服,该药是奥美拉唑的左旋异构体。必要时可静注或静脉输注奥美拉唑,40mg/次,1次/d或1次/8h。

3.保护胃黏膜　可口服麦滋林0.67g,3次/d;硫糖铝1.0g,3~4次/d;铝碳酸镁,3片,3~4次/d;果胶铋、思密达3.0g,3次/d;亦可选用吉福士、安胃得胶浆等服用。近年来还多广泛应用替普瑞酮(商品名:施维舒)胶囊,50mg,3次/d;或前列腺素$E_2$衍生物米索前列醇(商品名:喜克溃),常用量为200$\mu$g,4次/d,餐前和睡前口服。

4.大出血者应积极采取以下治疗措施

(1)补充血容量:对伴上消化道大出血者应立即建立静脉通道,积极补液,酌量输注新鲜血液,迅速纠正休克及水电解质紊乱。输液开始宜快,可选用生理盐水、林格液、右旋糖酐40(低分子右旋糖酐)等,补液量根据失血量而定,但右旋糖酐4024h不宜超过1000ml。输血指征为:①血红蛋白<70g/L,红细胞计数<$3\times10^{12}$/L或血细胞比容<30%。②收缩压<80mmHg。③脉率>140次/min。

(2)局部止血:留置胃管,可观察出血情况、判断治疗效果、降低胃内压力,也可经胃管注入药物止血。

①去甲肾上腺素:6~8mg加于生理盐水100ml中,分次口服或胃内间歇灌注。②凝血酶:1000~4000u加水稀释,分次口服或胃管注入。③云南白药:0.5g加水溶解后口服,3次/d。④冰盐水:注入3~5℃冰盐水,每次约500ml,反复冲洗,直至冲洗液清亮,总量不超过3000ml,可清除胃内积血,使黏膜下层血管收缩,有利于止血。

(3)止血药:①卡巴克洛(安络血):可以减低毛细血管的渗透性,并增加断裂毛细血管断端回缩作用,每4~8h肌注10mg。②酚磺乙胺(止血敏):能促使血小板凝血活性物质的释放,并增加其集聚活性与黏附性,可用2~4g加入5%葡萄糖溶液或生理盐水中输入。③立止血:能使纤维蛋白原转化成纤维蛋白,且不受凝血酶抑制剂的影响;能促进出血部位血小板聚集,1ku,1次/8h静注(首次使用时应同时皮下注射1ku)。④也可酌情选用氨基己酸、氨甲苯酸(抗血纤溶芳酸)等药物。

止血药物在出血控制后应及时停用。

(4)抗分泌药:抗分泌药可以减少胃酸分泌,防止$H^+$逆向弥散,pH上升后,可使胃蛋白酶失去活性,有利于凝血块的形成,从而达到间接止血的目的。①$H_2$受体拮抗药:如西咪替丁每次600~1200mg,1~2次/d;法莫替丁每次20~40mg,1~2次/d,加入葡萄糖或生理盐水中静脉滴注。②质子泵抑制药:奥美拉唑静脉滴注 40mg,1～2 次/d;泮托拉唑 40mg 静滴,1～2 次/d。

(5)中药:已报道许多中药复方经动物实验和临床验证具有较强的细胞保护作用,如大柴胡汤、加味左金丸、补中益气汤、沙参麦冬汤、四逆汤等。中成药胃痛灵口服液、猴头健胃灵等可减轻急性胃黏膜损伤。

(6)生长抑素:人工合成的生长抑素能抑制胃酸、胃蛋白酶和胃泌素的分泌,刺激胃黏液分泌,减少内脏血流量。常用有十四肽生长抑素(施他宁),首次以 250μg 加 5% 葡萄糖 20ml 缓慢静脉推注,再以 250μg/h 静脉持续滴注,必要时剂量可加倍。人工合成类似物八肽生长抑素(善宁),首剂 100μg,皮下或静脉注射,然后以 20～50μg/h 的速度静脉维持 24～48h。此类药物用于严重出血而常规方法治疗无效者。

(7)内镜下止血:内镜治疗前应尽可能抽吸和去除胃内积血,保持内镜视野清晰。可用 5%～10% 孟氏液 30～50ml 或去甲肾上腺素、凝血酶局部喷洒止血,也可酌情选用电凝、激光、微波凝固止血,常规止血方法无效时可选用内镜下止血方法。

(8)选择性动脉内灌注垂体后叶素:常规止血方法无效时可考虑应用放射介入治疗,方法为经股动脉穿刺插管,将垂体后叶素灌注入腹腔动脉及肠系膜上动脉,每 5min0.1～0.3u,维持 18～24h。近年来多选用特利加压素每次 1～2mg 灌注,疗效更好且副作用少。

(9)手术治疗:单纯的广泛糜烂出血性胃炎不宜手术治疗。少数伴有应激性溃疡出血者,经 24～48h 内科积极治疗仍难以控制出血时,在急诊胃镜检查后基本明确诊断的基础上,可选用外科手术治疗。手术前准备要充分,并补充足够血容量。

# 三、急性腐蚀性胃炎

急性腐蚀性胃炎是由于吞服强酸(硫酸、盐酸、硝酸)、强碱(苛性钾或钠)、实验室用洗液、来苏尔、氯化汞、砷、磷及其他一些腐蚀剂等,引起胃黏膜发生变性、糜烂、溃疡或坏死性病变。吞服腐蚀剂后,早期临床表现为患者即感口腔、咽喉、胸骨后及上腹部剧烈疼痛、烧灼感,吞咽困难和呼吸困难,恶心、呕吐血性物或黏稠的分泌物。严重时可因食管、胃广泛的腐蚀性坏死而致休克。

## (一)病因及发病机制

病变的范围和程度与腐蚀剂的性质、浓度、吞服量、腐蚀剂与胃肠道黏膜接触的时间及胃内所含食物量有关。

强酸类腐蚀剂与强碱类腐蚀剂引起损伤的性质和部位不同,前者常产生胃的灼伤,尤其是幽门窦和小弯,食管往往可免受其害,而后者损害食管较胃为重。胃内充满食物时,吞入的腐蚀剂沿小弯到达幽门使幽门痉挛,故损伤可局限于幽门。

浓酸可使蛋白质和角质溶解或凝固,组织呈界限明显的灼伤或凝固性坏死伴有焦痂。此坏死块可限制腐蚀剂穿透至更深的组织,但受损组织收缩变脆,故可产生大块坏死组织脱落造成继发性胃穿孔、腹膜炎;强碱与组织接触后,迅速吸收组织内的水分,并与组织蛋白质结合成胶冻样的碱性蛋白质,与脂肪酸结合成皂盐,造成严重的组织坏死,常产生食管壁和胃壁全层灼伤,甚至引起出血或穿孔。两者后期都可引起瘢痕形成和狭窄而使胃腔变形,引起上消化道梗阻。

## (二)病理

腐蚀剂对胃肠黏膜造成的损伤按照皮肤烧伤的分级标准分为 3 度:

Ⅰ度仅引起黏膜表层的损伤,导致黏膜充血、水肿。黏膜层脱落后完全修复,不形成瘢痕或狭窄。

Ⅱ度损伤侵及黏膜下层和肌层。1～2 周内病变组织脱落,形成深的溃疡,随后肉芽组织增生修复,第 2～3 周开始纤维增生,数周或数月后由于胶原收缩而引起食管或胃的狭窄。食管狭窄好发于腐蚀剂聚集的 3 个生理狭窄处;胃的狭窄在空腹者好发于胃窦,而餐后吞服腐蚀剂者常发生于胃体中部。

Ⅲ度腐蚀剂引起食管或胃壁穿孔。

### (三)诊断

1.病史　病前有自服或误服强酸、强碱或其他腐蚀剂等诱因史存在。

2.临床表现　吞服腐蚀剂后,最早出现的症状为口腔、咽喉、胸骨后及上腹部剧烈疼痛、烧灼感,常伴有吞咽疼痛、咽下困难、频繁的恶心、呕吐。严重者可呕血,呕出血样黏膜腐片,甚至可因食管、胃广泛的腐蚀性坏死而致休克,也可出现食管及胃的穿孔,引起纵隔炎、胸膜炎和弥漫性腹膜炎,有继发感染者可出现高热。不同的腐蚀剂可在口、唇及咽喉部产生不同颜色的灼痂,如硫酸致黑色痂,盐酸致灰棕色痂,硝酸致深黄色痂,醋酸或草酸致白色痂,强碱则黏膜呈透明性水肿。因此应特别注意观察口腔黏膜的色泽变化,以助于各种腐蚀剂中毒的鉴别。

3.实验室检查　对剩余腐蚀剂或呕吐物进行化学鉴定,制定针对性的治疗方案。

4.X 线检查　急性期内禁忌上消化道钡餐检查,以免引起食管和胃穿孔,待急性期过后,钡餐检查可了解胃窦黏膜有无粗乱、胃腔有无变形,食管有无狭窄,也可了解胃窦狭窄或幽门梗阻的程度。晚期如患者只能吞咽流质时,可吞服碘水造影检查。

5.胃镜检查　急性期内绝对禁忌胃镜检查;晚期如患者可进流质或半流质,则可谨慎做胃镜检查,以了解食管与胃窦、幽门有无狭窄或梗阻。如食管高度狭窄,胃镜不能通过时,不应硬性插入,以免发生穿孔。

### (四)鉴别诊断

急性腐蚀性胃炎应和早期急性阑尾炎、急性胆囊炎、急性胰腺炎等鉴别,内镜检查有助于诊断和鉴别诊断。

1.急性阑尾炎　本病早期可出现上腹痛、恶心、呕吐,但随着病情的进展疼痛逐渐转向右下腹,且有固定的压痛及反跳痛,多伴有发热,白细胞增高,中性白细胞明显增多。

2.胆囊炎、胆石症　有反复发作的腹痛,常以右上腹为主,可放射至右肩背部;查体时注意巩膜、皮肤黄染,右上腹压痛,莫非氏征阳性或可触到肿大的胆囊;血胆红素测定及尿三胆检测有助于诊断。

3.其他　大叶性肺炎、心肌梗死等发病初期可有不同程度的腹痛、恶心、呕吐,如详细询问病史,体格检查及必要的辅助检查不难鉴别。

### (五)并发症

由于与强酸或强碱接触,食管和胃常产生全层灼伤。此种坏死组织易液化而遗留较深的溃疡乃至穿孔,晚期可引起消化道狭窄。

### (六)治疗

本病是一种严重的内科急症,必须积极抢救。

1.治疗原则　应了解口服的腐蚀剂种类,并及早静脉输液补充足够的营养,纠正电解质和酸碱失衡,保持呼吸道畅通;禁食,一般忌催吐和洗胃,以免造成穿孔,如有食管或胃穿孔的征象,应及早手术。

2.减轻腐蚀剂继发的损害　为了减少毒物的吸收,减轻黏膜灼伤的程度,吞服强酸者可先饮清水,口服氢氧化铝凝胶 30～100ml,或尽快给予牛乳、鸡蛋清、植物油 100～200ml 口服,避免用碳酸氢钠以免产气过多而导致穿孔;吞服强碱者可给予食醋 300～500ml 加温水 300～500ml 口服,一般不宜服浓食醋,因浓食醋与碱性化合物作用时,产生的热量可加重损害,然后再服少量蛋清、牛乳或植物油。来苏尔所致者,最好口服橄榄油。

3.对症治疗　剧痛者可酌情使用止痛剂如强痛定 50～100mg,肌注;或盐酸派替啶 50mg,肌注;或吗啡 10mg,肌注,用药期间应严密观察病情,以免有掩盖穿孔等并发症存在的可能。呼吸困难者给予氧气吸入,已有喉头水肿、呼吸严重阻塞者,应及早做气管切开,并应用广谱抗生素防止继发感染。有学者主张可酌情在发病24h内,使用肾上腺糖皮质激素,如氢化可的松100~200mg或地塞米松5~10mg静脉滴注,数天后可改成泼尼松片口服,以减轻咽喉局部水肿,并可减少胶原及纤维瘢痕组织的形成。但不应长期服用,且使用皮质激素时应并用抗生素。

4.并发症的治疗　如并发食管狭窄、幽门梗阻者可行内镜下气囊扩张治疗;食管局部狭窄时,可植入支架治疗,不宜行扩张或支架治疗者应行手术治疗。尚无资料提示早期(2周内)的预防性食管扩张对患者有益,反而使食管损害进一步加重,而且并不能阻止狭窄的发生。待病情好转后,则可行食管球囊扩张以预防食管狭窄;对于明显狭窄,影响进食,则可行探条或球囊扩张或放置支架,值得注意的是扩张的并发症——食管破裂所致的纵隔炎是相当严重的。

# 四、急性化脓性胃炎

急性化脓性胃炎是由化脓性细菌引起的局限于胃壁黏膜下层的蜂窝织炎,又称急性蜂窝织炎性胃炎,1862年由Cruveihier首次报告。通常表现为急性上腹部疼痛、发冷、发热、腹痛较重,坐位时疼痛减轻或缓解,常有恶心、呕吐,呕吐物常混有胆汁等症状。但本病自从广泛应用抗生素以来已较罕见。

## (一)病因

多发生于免疫力低下、且身体其他部位有感染灶的患者,致病菌通过血液或淋巴循环播散到胃。最常见的致病菌为α-溶血链球菌,约占70%,其次是金黄色葡萄球菌、肺炎球菌及大肠杆菌变形菌、枯草菌及丝状菌等。

细菌侵入胃壁的途径可由:

1.因胃溃疡、慢性胃炎、胃憩室、胃癌、胃内异物等,使胃黏膜受损,咽下的致病菌直接由受损黏膜侵犯胃壁。

2.败血症、细菌性心内膜炎、猩红热、骨髓炎等疾病时,致病菌通过血流进入胃壁。

3.在患胆囊炎、腹膜炎时,致病菌通过淋巴系统进入胃壁。饮酒、营养不良、年老体弱、低胃酸或无胃酸,常为此病的诱因。

## (二)病理

本病的化脓过程可遍及全胃,但很少超过贲门或幽门,最常见于胃远端的1/2。细菌侵入胃壁后,多经黏膜下层扩散,主要病理变化为黏膜下层化脓性炎症,并可形成坏死区,严重者炎症可穿透肌层达浆膜层,发生穿孔时可致化脓性腹膜炎。胃黏膜表面发红,可有溃疡、坏死、糜烂及出血。胃壁由于炎性肿胀而增厚变硬。切开胃壁可见有脓液流出。镜下可见黏膜下层有大量的白细胞浸润,亦可看到多数细菌,有出血、坏死及血管内血栓形成。

## (三)诊断

1.临床表现　发病突然且凶险,多为突发性上腹部剧烈疼痛,多无放射痛,坐位时疼痛减轻或缓解,为本病的特异症状,与胃穿孔有鉴别意义。常有恶心、呕吐,呕吐物常混有胆汁。并可见吐出坏死黏膜的脓样物,虽不多见,但具有诊断价值。伴寒战高热,亦可有腹泻及呕血和便血。体检时,腹部较膨隆,上腹部有明显压痛,如病变侵及腹膜,可发生肌紧张及反跳痛。肠鸣音早期亢进,以后则减弱或消失。严重病例,可出现中毒性休克,或并发胃穿孔、血栓性门静脉炎及肝脓肿等。

2.实验室检查　白细胞升高多在$2.0 \times 10^9$/L左右,以中性粒细胞为主,并有核左移现象,白细胞内可出现中毒颗粒。尿液分析可有蛋白及管型;大便潜血试验可呈阳性。胃内容物涂片或培养多可找到致病菌。胃液分析胃酸多减少或消失。

3.X 线检查　部分病人腹平片示胃扩张或局限性的肠胀气,个别病人可发现增厚的胃壁。如产气荚膜杆状芽孢杆菌感染者可见胃壁内有气泡形成,伴有穿孔者膈下可见游离气体。因 X 线钡剂检查可导致病人胃穿孔,故上消化造影相对禁忌,一般显示胃体扩大,黏膜增粗,胃皱襞消失,胃张力低下,钡剂潴留及胃窦僵直。

4.超声检查　可见患者胃壁增厚,有产气荚膜梭状芽孢杆菌引起者,胃壁内可见低回声区。

5.内镜检查　一般认为本病禁忌做内镜检查,因为充气和操作不慎可能诱发胃穿孔。

### (四)鉴别诊断

本病与消化性溃疡穿孔、急性胆囊炎及急性胰腺炎混淆。

1.消化性溃疡穿孔　此类病人多有溃疡病史,早期体温不高,穿孔后突然出现剧烈上腹痛并迅速波及全腹,全腹均有压痛,反跳痛显著,腹肌呈板样强硬,叩诊肝浊音界缩小或消失;X 线透视多可见膈下游离气体。但应注意急性化脓性胃炎也可并发胃穿孔。

2.急性胆囊炎　虽有发冷、发热、上腹部痛,但多为右上腹持续性疼痛,阵发性加剧,可放射至右肩胛部,并且常伴有黄疸,Murphy 征阳性。腹部 B 超、CT 等检查可协助诊断。

3.急性胰腺炎　有突然发作的上腹部剧烈疼痛,放射至背部及腰部,早期呕吐胃内容物,以后为胆汁;血、尿淀粉酶在早期升高,结合 B 超、CT、MRI 等辅助检查常可确诊。

### (五)治疗

急性化脓性胃炎治疗成功的关键在于早期诊断。治疗措施主要包括应用适当足量的抗生素以控制感染,纠正休克及水、电解质紊乱,以及一般支持疗法等,也可选择胃黏膜保护剂及抑酸剂治疗。如并发胃穿孔,经抗生素积极治疗无效时,如全身一般情况尚好,可行外科手术治疗,如胃蜂窝织炎的引流术或部分胃切除术(切除病变)。

(庞念德)

# 第三节　消化性溃疡

消化性溃疡主要是指发生于胃和十二指肠的慢性溃疡,因与酸性胃液对黏膜的消化作用有关而得此名,与酸性胃液接触的任何部位均可发生。

## 一、病因和发病机制的研究

近 20 年来,消化性溃疡发病机制逐渐趋向明朗,发病机制的现代概念包括 3 个方面:①没有胃酸就没有溃疡。②没有幽门螺杆菌就没有溃疡复发。③黏膜屏障健康就不会形成溃疡。

### (一)胃酸和胃蛋白酶在消化性溃疡发病中仍起主导作用

在 20 世纪初期,消化性溃疡曾被认为与应激、饮食因素有关,国外学者 Karl Schwarz 首先提出"无酸无溃疡"的观点。因此,近 100 多年来胃酸一直被认为是消化性溃疡形成的主要原因。胃酸是损伤黏膜的主要攻击因子,但是胃酸对消化道黏膜的损伤作用一般只有在正常黏膜防御和修复功能遭受破坏时才发生。盐酸是胃液的主要成分,由壁细胞分泌,受神经、体液调节,壁细胞膜上有 3 种受体:组胺受体、胆碱能受体和胃泌素受体,$H^+$ 由壁细胞内质子泵($H^+$-$K^+$-ATP 酶)分泌。胃酸分泌增多的相关因素:①壁细胞数量增多：正常人平均有 10 亿个壁细胞，而 DU 患者平均有 19 亿，可能是由于遗传和（或）高胃泌素血症长期刺激有关。②壁细胞对刺激物的敏感性增强：壁细胞胃泌素受体的亲和力增加或对胃泌素刺激胃酸分泌有抑制作用的物质如生长抑素减少有关。③胃酸分泌的正常反馈抑制机制发生缺陷：G 细胞分泌胃泌素，当胃窦部 pH<2.5 时其分泌功能受到明显抑制。④迷走神经张力增高：释放乙酰胆碱，直接刺激壁细胞分泌酸和刺激 G 细胞分泌胃泌素。

此外，胃蛋白酶需要依赖胃酸而发挥"消化作用"。胃蛋白酶是由主细胞分泌的胃蛋白酶原经盐酸激活转变而来，它能降解蛋白质分子，所以对黏膜有侵袭作用。胃蛋白酶的生物活性取决于胃液 pH，这是因为不但胃蛋白酶原激活需要盐酸，而且胃蛋白酶活性是 pH 依赖的，当胃液 pH 增加到 4 以上，胃蛋白酶就失去活性。

### （二）幽门螺杆菌感染是消化性溃疡的重要病因

20 世纪 80 年代初 Warren 和 Marshall 从胃十二指肠疾病患者的胃黏膜中分离出幽门螺杆菌（Hp），并发现该菌与消化性溃疡高度相关。统计资料表明，95％的十二指肠溃疡以及 70％的胃溃疡与 Hp 感染有关。几项队列研究表明，Hp 阳性患者一生中溃疡病的风险是阴性者的 3～10 倍。Hp 是消化性溃疡病的主要病因已达成共识。全世界超过 50％人口胃黏膜有慢性 Hp 感染，我国自然人口 Hp 感染率在 41.4％～83.3％，但只有 5％～10％会发展成溃疡。Hp 的致病机制包括：Hp 毒素引起的胃黏膜损害、宿主的免疫应答介导胃黏膜损伤及 Hp 感染致胃酸分泌和调节异常。Hp 致胃、十二指肠溃疡的机制主要有以下 5 种学说：①漏屋顶学说：意思是说 Hp 感染损害局部黏膜防御和修复，胃黏膜屏障功能削弱如"漏雨的屋顶"，在胃酸（雨）的作用下形成溃疡。在给予抗胃酸分泌药之后，溃疡愈合，但这只能获得短期的疗效。如果根除 Hp，则溃疡不易复发。②胃泌素-胃酸相关学说：Hp 可使胃窦部 pH 升高，胃窦部 G 细胞胃泌素反馈性释放增加，因而胃酸分泌增加，形成溃疡；Hp 引起胃窦黏膜 D 细胞数量减少，影响生长抑素分泌，减少抑制 G 细胞释放胃泌素。③胃上皮化生学说：十二指肠胃上皮化生是十二指肠对酸负荷的一种代偿反应。Hp 只定植于十二指肠胃上皮化生组织内，引起黏膜损伤导致十二指肠溃疡形成。④介质冲洗学说：Hp 感染导致多种炎性介质的释放，这些炎性介质在胃排空时进入十二指肠从而导致十二指肠黏膜损伤。⑤免疫损伤性学说：Hp 通过免疫损伤机制导致溃疡形成。

目前认为 Hp 致消化性溃疡的关键因素取决于 Hp 感染所引起的胃炎的组织学类型；改变胃内激素和酸分泌的动态平衡；十二指肠上皮的胃化生；Hp 与胃黏膜屏障的相互作用以及所导致的免疫反应；致病菌株；宿主的基因型。研究发现，Hp 定植于整个胃上皮，从贲门至胃窦部幽门区。十二指肠溃疡患者，Hp 感染的密度和黏膜炎症程度在胃窦部最为显著，而泌酸的胃体黏膜无累及。此类患者基础和胃泌素刺激后胃酸分泌均增高，Hp 根除后胃黏膜完全可逆性地改变。胃溃疡患者，胃体和胃窦部发生相似的炎症改变，酸分泌减少，但仍然保持一定的酸分泌量。Hp 感染扰乱胃酸-胃泌素正常负反馈调节，引起高胃泌素血症，导致肠嗜铬样细胞和壁细胞增生，进一步引起胃酸的产生。

Hp 感染引起胃黏膜的炎症反应及细胞因子产生，尤其是 IL-8 和 IL-1β。进入胃黏膜的中性粒细胞和巨噬细胞分泌溶酶体酶、白三烯和活性氧损伤胃黏膜的防御机制，激发免疫损伤机制导致溃疡形成。被 Hp 抗原激活的 T、B 淋巴细胞和促炎性细胞因子调控局部和全身的免疫反应，进一步释放细胞因子（IL-1、IL-2、IL-6、IL-10、TNFα）和抗体。T 细胞反应的类型至关重要，以 Th1 为主的免疫反应导致黏膜的进一步损伤，而调节性 T 细胞反应分泌 IL-10，加强黏膜保护。随后，进一步引致血小板活化因子和补体释放。

此外，从溃疡病患者体内分离出的 Hp 菌株带有高致病毒力。研究发现包括尿素酶、磷脂酶 A 和 C、VacA 和 CagA，以及黏附蛋白 BabA 和外膜炎症蛋白 OipA 等毒力因子，都在消化性溃疡发病机制中起着重要作用。

宿主基因对 Hp 易感性,已证实在单卵双胎中患同类型溃疡明显高于双卵双胎。溃疡病患者家族的发病率高,十二指肠溃疡病患者的子女溃疡发病率较无溃疡病者的子女高 3 倍。消化性溃疡与血型的关系,O 型血者溃疡发生率高于其他血型。有研究发现 O 型血者细胞表面的黏附受体有利于 Hp 定植。

### (三)胃黏膜屏障的损害

正常胃黏膜具有保护功能,各种食物、理化因素和酸性胃液均不能损伤胃黏膜致溃疡形成。正常胃黏膜防御机制包括黏膜屏障完整性、丰富的黏膜血流、细胞更新、前列腺素、生长因子等。

1.黏液-碳酸氢盐屏障　黏液和重碳酸盐需结合才能形成有效的屏障,缓冲食物对黏膜的机械性损伤,黏液形成的非流动层能阻碍氢离子的逆弥散,重碳酸盐产生跨黏膜层的 $H^+$ 梯度,胃内 pH 为 2 的情况下,上皮表面黏液层内 pH 为 7。

2.胃黏膜屏障的完整性和上皮细胞的再生　正常人胃黏膜细胞 1～3d 更新一次,细胞的不断再生与脱落间保持动态平衡,有利于抵御损伤因子的作用。在消化性溃疡愈合时,在修复过程中黏液样罩膜覆盖于损伤部位,使损伤部位与胃腔内胃酸隔离,罩膜内 pH 可达 5,有利于基底膜细胞迁移和分化。

3.丰富的黏膜血流　正常的血液供应是保持黏膜完整性的重要因素。它提供黏膜细胞代谢营养物质,清除局部代谢有害物质,维持黏膜局部酸碱平衡。交感神经兴奋时,黏膜血流灌注降低,是导致黏膜损伤的因素之一。

4.前列腺素　胃黏膜细胞能合成多种前列腺素(PGs),刺激黏液和碳酸氢盐分泌,增强表面活性脂质成分,促进损伤后黏膜的修复,增强细胞膜和溶酶体的稳定,减少炎症介质的释放,增加黏膜下血流量。

5.生长因子　细胞生长因子促进黏膜细胞蛋白质合成,加快黏膜再生和修复,增加胃黏膜血流量,刺激生长抑素的合成和释放,促进 PGs 合成增加。成纤维生长因子促进肉芽组织内新生血管的生成。

### (四)非甾体类抗炎药

胃黏膜有抵御各种物理化学损伤的功能。许多药物可以损伤胃黏膜,如解热镇痛药、抗癌药、某些抗生素、肾上腺皮质激素等。随着非甾体类抗炎药(NSAIDs),尤其是阿司匹林的广泛应用,使其成为引起消化性溃疡另一个重要的因素,且 NSAIDs 使溃疡并发症(出血、穿孔等)发生的危险性增加 4～6 倍。其损伤机制包括局部作用和全身作用两方面。

1.局部作用　①NSAIDs 是弱酸脂溶性药物,在胃酸环境中溶解成非离子状态,药物易通过黏膜细胞膜进入细胞内,使细胞酸化,增加上皮黏膜细胞的通透性,增加氢离子的反弥散,破坏黏液-碳酸氢盐屏障稳定性,干扰细胞的修复和重建。②NSAIDs 影响线粒体的氧化磷酸化,抑制电子转运链,致细胞内 ATP 缺失,活性氧物质产生,继而氧化细胞内蛋白、脂类或核酸,导致细胞坏死和凋亡。

2.全身作用　①内源性前列腺素(PG)缺乏:PG 缺乏是由于 NSAIDs 抑制环氧合酶(COX-1 和COX-2)引起。因而在发挥其抗炎作用同时,也干扰了生理性 PGs(PGE$_2$ 和 PGI$_2$)及血栓素 A$_2$ 合成,削弱胃黏膜屏障。②新近研究发现一系列生物活性物质协同参与胃黏膜的防御机制,包括生长因子、NO、H$_2$S、应激蛋白、褪黑激素和多聚胺等,而 NSAIDs 通过抑制这些生物活性物质进一步促进溃疡的发展。

### (五)胃十二指肠运动功能异常

1.胃排空与胃酸分泌　十二指肠溃疡患者十二指肠排空速度比正常人快,提示十二指肠溃疡患者的十二指肠腔内 pH 对胃酸反馈调节的机制发生缺陷。

2.胃排空延缓与胆汁反流　胃溃疡时多有胃排空延缓和十二指肠-胃反流。延缓排空的食糜刺激胃窦部 G 细胞分泌胃泌素,增加胃酸的分泌。幽门括约肌功能障碍引起十二指肠-胃反流,反流的胆汁和溶血卵磷脂可损伤胃黏膜,受损黏膜在胃酸和胃蛋白酶的作用下形成胃溃疡。

#### （六）环境因素和精神因素

在消化性溃疡的发病机制中,环境和精神因素加速了 Hp-宿主之间的相互作用,促进了溃疡的发生。本病具有显著的地理环境的差异和明显的季节性。长期吸烟增加胃酸、胃蛋白酶分泌,黏膜下血管收缩,抑制胰腺分泌碳酸氢盐,使幽门括约肌张力减低,影响胃黏膜前列腺素合成。有些食物,如酒、浓茶、咖啡刺激胃酸分泌。应激和心理因素可通过迷走神经机制影响胃液和十二指肠液分泌、运动和黏膜血流的调控。

## 二、消化性溃疡的诊断方法

1.病史　病史是诊断消化性溃疡的初步依据,根据本病具有慢性病程、周期性发作和节律性中上腹痛等特点,可作出初步诊断。

2.内镜检查　内镜检查是确诊消化性溃疡的首选方法,在内镜直视下可确定溃疡的部位、大小、形态和数目,结合活组织病理检查,判断良恶性胃溃疡以及溃疡的分期。日本学者将消化性溃疡的内镜表现分为3 期:活动期（A 期）:$A_1$ 为圆形或椭圆形,中心覆盖白苔,常有小出血,周围充血水肿明显;$A_2$ 溃疡面覆黄或白苔,无出血,周围充血水肿减轻。愈合期（H 期）:$H_1$ 为溃疡周围肿胀消失,黏膜呈红色,伴有新生血管;$H_2$ 溃疡变浅、变小,周围黏膜皱襞集中。瘢痕期（S 期）:$S_1$ 为溃疡消失,被红色上皮覆盖(红色疤痕期);$S_2$ 为红色渐变为白色(白色瘢痕期)。

3.Hp 感染的诊断　Hp 感染的诊断方法分为侵入性及非侵入性两大类。

(1)侵入性检测方法:

1)快速尿素酶试验:Hp 含有丰富的尿素酶,分解胃内的尿素产生氨和二氧化碳,快速尿素酶试验原理是由于 Hp 感染后氨的产生提高了周围组织的 pH,通过检测 pH 而判断结果。其敏感性达 97% 以上,特异性可达 91.9%。此方法可在胃镜检查过程中进行,诊断速度快,是临床上最常用的诊断方法之一,但其结果受细菌数量、观察时间、试剂质量以及服药等因素影响。

2)组织学检查:是 Hp 诊断的"金标准",敏感性较高,可达 90%～95%,能够证实 Hp 感染、炎症程度及相关病理改变,是临床上常用的诊断方法,但要求病理医师具有较高的经验及技术。

3)细菌培养:Hp 的培养是诊断的又一"金标准",特异性达 100%,同时可行药敏试验,指导临床用药,但缺点是培养条件要求较高,而且阳性率低、价格高,限制了临床应用。

(2)非侵入性检测方法:

1)尿素呼吸试验(UBT)Graham 于 1987 年首先报道。原理是利用 Hp 尿素酶水解尿素释放出 $CO_2$ 的特点,给患者(禁食至少 4h 后)口服一定量$^{13}$C 或$^{14}$C 标记的尿素,若胃内存有 Hp,则$^{13}CO_2$ 或$^{14}CO_2$ 生成,弥散入血,经肺呼出体外,测定其在 $CO_2$ 总呼出量中所占的比率,以判断胃中是否感染了 Hp 和感染的程度。呼吸试验也是 Hp 治疗疗效观察的一项较敏感的指标。因此,此方法普遍应用于临床。呼吸试验的优点是:方法简单,无痛苦,除了定性以外,还可以做定量测定。其缺点是需要用气体核素质谱仪测定,因此检测费用较高;另外,$^{14}$C 具有放射性,放射量相当于 1/7 胸透,一旦摄入人体,有可能对机体造成慢性的长期内照射损伤,因此,对于儿童、孕妇特别不宜使用。UBT 检查过程中不能剧烈运动,否则胃内酸碱度发生变化会影响标记的 $CO_2$ 呼出。UBT 亦受药物的影响,故主张治疗停止 1 个月以上再进行。

2)血清学检查:目前临床最多用 ELISA 方法检测血清抗 HpIgG 抗体,此方法的优点是方法简便,缺点是不能证明是现症感染。Hp 感染后抗体可在血清中持续 3～6 个月,甚至数年,即使服药根除后抗体仍能检测出阳性,因此该方法适用于治疗前的检测,不适治疗后效果的评价,主要用于流行病学调查。

3)粪便 Hp 抗原检测(HpSA)：Hp 定植于胃上皮细胞表面，并随着胃黏膜上皮细胞快速更新脱落，通过胃肠道从粪便排出，采用 ELISA 双抗体夹心法即可从粪便中检测到 Hp 抗原。目前对此方法评价不一，多数观点认为该方法无任何不良反应，患者不需要口服任何试剂，为完全非侵入性检查，且不受年龄、性别、疾病种类限制，操作简便，无须昂贵仪器，敏感性、特异性均可达到 90% 以上，优于一般血清学试验，可在没有使用尿素呼气试验条件时替代呼气试验。但该方法也受药物影响，可引起假阴性，故此种检测方法应在停药 4 周后进行。目前已有试剂盒应用于临床，但尚未普及。

4)尿液抗 Hp 抗体 IgG 测定：近年来开发的诊断 Hp 又一新方法，同血清学方法一样，尿液抗 Hp 抗体测定也有许多方法，常用的为 ELISA 法，敏感性为 90%，特异性为 68%，它的准确性与非侵入性使其比血清学检测更具优势。尿液检测具有取样简便、无痛苦等优点，但受尿液中蛋白和 pH 的影响，主要用于儿童及流行病学调查。

5)PCR 法、蛋白芯片技术、免疫印记技术是目前用于科研的诊断方法。

## 三、消化性溃疡的药物治疗

### (一)抑制胃酸治疗

消化性溃疡的治疗方针和原则是根据其病因及发病机制来确定的。如胃酸和胃蛋白酶作用引起的消化性溃疡，抑制胃酸分泌是主要的治疗方法。20 世纪 70 年代 Black 证实胃酸分泌系由胃壁细胞上组胺受体 $H_2$ 所介导，因此，$H_2$ 受体拮抗剂也随之问世，使消化性溃疡的治疗有所改观。治疗十二指肠溃疡 4~6 周，胃溃疡 6~8 周，溃疡愈合率可达 65%~85%，但停药后溃疡复发率高，年复发率可达 80% 以上。

1989 年质子泵抑制剂(PPI)奥美拉唑问世后，成为治疗消化性溃疡的首选药物。其主要作用是能选择性地抑制胃壁细胞中 $H^+$-$K^+$-ATP 酶，阻断胃酸分泌的最终步骤，产生抑制酸分泌作用。PPIs 为苯丙咪唑的衍生物，能迅速穿过胃壁细胞膜，聚积在强酸性分泌小管中，转化为次磺胺类化合物，后者与 $H^+$-$K^+$-ATP 酶 α 亚基中半胱氨酸残基上的巯基作用，形成共价结合的二硫键，使 $H^+$-$K^+$-ATP 酶失活，从而抑制其泌酸活性。接着兰索拉唑、泮托拉唑、雷贝拉唑、埃索美拉唑等相继问世。标准计量的 PPI 治疗 2、4 和 8 周后十二指肠溃疡愈合率分别为 75%、95% 和 100%，而治疗 4 周及 8 周后胃溃疡的愈合率分别为 85% 和 98%。值得注意的是，PPIs 虽可迅速缓解消化性溃疡的症状及短期内愈合溃疡，但停药后 6 个月溃疡复发率可高达 30%~75%。因此对 Hp 感染的消化性溃疡，目前并不主张单纯的抑酸治疗，而应常规行 Hp 根除治疗。

### (二)保护胃黏膜的药物

黏膜保护功能下降，是消化性溃疡特别是胃溃疡发生的主要原因。在治疗的同时加用胃黏膜保护剂不仅能够缓解症状，还能提高溃疡愈合质量，防止复发。这一类药物的主要作用机制是增强胃黏膜-黏液屏障、增加碳酸氢盐的分泌，增加黏膜血流和细胞更新，促进前列腺素和表皮生长因子等细胞因子的合成。目前已知的具有胃黏膜保护作用的药物有：兼有抗酸作用的药物，如铝碳酸镁、氢氧化铝、磷酸铝等铝制剂；对 Hp 有一定杀灭作用的铋制剂，如胶体次枸橼酸铋和胶态果胶铋；单纯黏膜保护作用的药物，如麦滋林、施维舒、硫糖铝、米索前列醇(喜克溃)等；清除氧自由基的药物，如超氧化物歧化酶、谷胱甘肽等。

### (三)治疗 Hp 感染

1.根除 Hp 感染　Hp 阳性的消化性溃疡患者进行 Hp 根除法可以明显降低溃疡复发率，达到治愈的目的。所有 Hp 阳性的消化性溃疡，不管是否处于活动期，过去有无并发症史，都必须进行 Hp 根除治疗，这是国际共识。细菌未根除的患者应更换药物治疗，根据药敏试验选择敏感抗生素进行治疗，直至检查

Hp 根除为止。用于治疗 Hp 感染的药物包括抗生素、抑制胃酸分泌药和铋剂。Hp 对药物敏感性的高低，与胃内 pH、药物剂型、给药途径、药物达到感染部位的浓度等因素有关。治疗有单药、二联、三联、四联等方案。20 世纪 90 年代末用经典的三联疗法根除 Hp，根除率达 85.5%～90%，但最近几年的根除率显著下降，北京大学第三医院统计了首次采用标准三联疗法根除 Hp 的情况，2005 年为 70.7%，2006 年为 71.1%，2007 年为 74.2%，均较 90 年代低，可能与 Hp 的耐药有关。当前 Hp 耐药情况：在美国，克拉霉素的耐药率为 10%～12%，欧洲北部、东部和南部的耐药率分别为 4.2%、9.3% 和 18%。克拉霉素继发性耐药为 60%。发达国家 35% 的 Hp 菌株对硝基咪唑耐药，发展中国家则更高。北京地区对克拉霉素的耐药率从 1999～2000 年的 10% 上升到 2001～2002 年 18.3%，对甲硝唑的耐药率从 36.0% 上升到 43.1%，两者混合耐药从 10% 上升到 14.7%。目前标准的三联治疗方案是：PPI、阿莫西林、克拉霉素，疗程 7～14d，初次治疗失败，可再选择二、三线的治疗方案。二、三线治疗方案常用四联疗法（PPI＋铋剂＋两种抗生素，或选用喹诺酮类、呋喃唑酮、四环素等药物，疗程多采用 10 或 14d）。有文献报道，选用序贯疗法治疗成功率较高。Zullo 等于 2000 年首先发表了对 52 例患者进行序贯疗法根除 Hp 的研究，前 5d 采用奥美拉唑＋阿莫西林，后 5d 采用奥美拉唑、克拉霉素和替硝唑根除率到 98%。国内有报道序贯疗法 Hp 根除率达 90.7%。

2.Hp 感染和 NSAIDs 的相互作用　Hp 感染和 NSAIDs 的应用在消化性溃疡病中是两个独立的危险因子，但它们之间的关系目前尚不完全清楚。由于无法鉴别两者所致溃疡的作用，所以服用 NSAIDs 的 Hp 阳性患者应该根除 Hp。但非溃疡的 NSAIDs 服用者是否也要常规检测和根除 Hp 目前尚有争议。现在观点认为对于没有溃疡并发症，没有溃疡的 NSAIDs 服用者，可以不作 Hp 根除治疗。欧洲共识观点：①NSAIDs 使用前根除 Hp 可以减少溃疡的发生。②单纯根除 Hp 不能预防 NSAIDs 溃疡再出血。③在持续服用 NSAIDs 的患者接受抑酸治疗的同时根除 Hp 不会促进溃疡愈合。④Hp 和 NSAIDs 是消化性溃疡的独立危险因子。

3.Hp 根除的标准　首选非侵入性技术，在根除治疗结束至少 4 周后进行。符合下述三项之一者可判断 Hp 被根除：①$^{13}$C 或 $^{14}$CUBT 阴性。②HpSA 检测阴性，③基于胃窦、胃体两部位取材的快速尿素酶试验均阴性。

4.影响 Hp 根除的因素　①Hp 耐药性。②胃内 pH 值，根除 Hp 的最佳 pH 值应＞5，并持续 18h。③治疗方案的选择（时间和方法）。④吸烟。⑤患者的依从性。⑥治疗前是否应用过 PPI。以上因素均可能影响 Hp 的根除率，因此在治疗过程中避免不良因素的影响。

# 四、消化性溃疡复发及预防

在当前不断涌现的抑酸药物及根除 Hp 的治疗下，达到溃疡愈合的目的已非难事。但相关前瞻性资料表明，消化性溃疡复发问题仍应值得重视。

1.消化性溃疡复发的原因

(1)Hp 是导致复发的主要原因，大量临床研究表明，随着根除 Hp 在消化性溃疡治疗中的应用，消化性溃疡年平均复发率已下降至 3%～10%。显著低于根除治疗前水平（60%～100%）。而复发病例中，90%～100% 患者的 Hp 阳性。

(2)NSAIDs：长期服用 NSAIDs 是导致消化性溃疡复发的第二因素，90% 消化性溃疡复发是因长期服用 NSAIDs 和 Hp 感染所致。

(3)溃疡愈合质量（QOUH）：该概念由 Tarnawski 在 1991 年首次提出，目前受到人们的重视。治疗溃疡时加用前列腺素类似物或胃黏膜保护剂则可显著减少消化性溃疡的复发，提示除 Hp 感染和 NSAIDs

外,溃疡愈合质量也是影响溃疡复发的重要因素。

(4)难治性溃疡:经传统方案治疗,十二指肠溃疡患者8周、胃溃疡12周溃疡仍不愈合者称为难治性溃疡。此类患者在消化性溃疡发病中占5%～10%,其复发率较普通溃疡更高。

(5)消化性溃疡复发的危险因子还包括吸烟、饮酒和应激。

**2.消化性溃疡复发的预防**

(1)一般治疗:患者应戒烟、酒等刺激性食物,对频繁复发患者,应重复胃镜和病理检查,排除其他因素所致溃疡。

(2)药物治疗:①Hp阳性患者一定要行根除治疗,有研究报道,在Hp根除后,如能使用抑酸药物维持治疗,溃疡复发率较未行维持治疗者低。②对服用NSAIDs所致溃疡,如有可能,建议停用NSAIDs药物。如因原发的病情需要不能停药者,可换用COX-2环氧合酶抑制剂,并同时服用PPI。对合并Hp感染者,应行根除治疗。③黏膜保护剂:黏膜保护剂或前列腺素衍生物可提高溃疡愈合质量。抑酸治疗同时加用黏膜保护剂也可降低溃疡复发。④难治性溃疡:如Hp感染阳性,应再抗Hp治疗;对Hp阳性者,有研究表明采用全量$H_2$受体拮抗剂治疗1年复发率为50%～70%,而采用加倍计量PPI可有效预防复发。因此,对该类患者提倡采用大剂量PPI维持治疗。

(3)手术治疗:对维持治疗无效患者或无法耐受药物治疗患者,可考虑手术治疗。

(徐丽娜)

# 第四节　胃粘膜脱垂症

胃黏膜脱垂症(GMP)是指异常松弛的胃窦黏膜向前通过幽门管脱入十二指肠球部或者胃底黏膜突入食管,其中临床上前一类型较常见,而后一类型即所谓逆行胃黏膜脱垂,一般认为多由胃镜检查时,咽部受到剧烈刺激导致剧烈干呕所致,并无实际临床意义。GMP发生被认为是胃窦部黏膜下层疏松、活动度过大和胃窦蠕动活跃相互作用的结果。

**【病因】**

正常胃壁结构中的黏膜层与深层的肌层之间并无坚固的连接,而是通过疏松的黏膜下层与肌层连接,相互间有一定的移动度。当胃、十二指肠发生炎症或其他病变时,胃黏膜水肿,黏膜及黏膜下层增生,黏膜下结缔组织松弛,胃黏膜移动度增大;同时胃、十二指肠蠕动功能紊乱,如胃窦蠕动增强,则黏膜皱襞很容易被送入幽门,形成胃黏膜脱垂。一切能引起胃剧烈蠕动的因素,如精神紧张、烟酒、咖啡等均为本病的常见诱因。多数患者常合并胃及十二指肠慢性炎症。

**【病理】**

由于绝大多数胃黏膜脱垂是可复性的,所以手术时或尸体解剖时未必能证实其存在。严重脱垂的黏膜表面充血、水肿,并可有糜烂、溃疡或息肉状增生,幽门部增厚和幽门口变宽。显微镜下可见幽门部黏膜及黏膜下层充血、水肿和腺体增生,并有不同程度的淋巴细胞、浆细胞及嗜酸性粒细胞浸润。

**【临床表现】**

本症多见于30～60岁男性,男女比例为2.5～3∶1,轻症患者可无症状,或仅有腹胀、嗳气等非特异性症状。部分胃黏膜脱入幽门而不能立即复位者,可有中上腹隐痛、烧灼痛甚至绞痛,并可向后背部放射,常伴恶心、呕吐。症状的出现常与患者体位有关,如右侧卧位时容易发生,左侧卧位时则较少,甚至不发生。因进食可促进胃的蠕动,有利于胃黏膜脱垂的发生,故症状常与进食有明显的关系,但缺乏明显的周期性与节律性。服用碱性药物有时亦可使疼痛缓解,但其效果远不如消化性溃疡显著。上腹部压痛可能是本症唯一的阳性体征。当脱垂的黏膜阻塞幽门管而发生嵌顿或绞窄时,上腹部可扪到柔软而有压痛的肿块,并出现幽门梗阻症状,伴或不伴消化道出血。

**【辅助检查】**

部分患者粪便隐血试验阳性。X线胃肠钡餐检查是诊断胃黏膜脱垂的重要依据。患者取俯卧位及右侧卧位时,可见可变的十二指肠球底部中心性充盈缺损。典型病例可见幽门管增宽,胃黏膜皱襞通过幽门管进入十二指肠球部,使十二指肠球部呈"蕈状"或"降落伞状"变形。胃镜检查时,可见胃窦部黏膜充血、水肿,有时可见出血点、糜烂或浅表溃疡等;当胃窦部收缩时,胃黏膜皱襞随蠕动经幽门进入十二指肠,舒张时,脱垂的黏膜皱襞可自幽门以下回复至胃腔。胃镜检查还有重要鉴别诊断价值。

**【诊断和鉴别诊断】**

本病在临床上缺乏特征性症状和体征,确诊主要依靠X线钡餐检查。本病尚需与消化性溃疡、慢性胃炎、蒂胃息肉脱入幽门管、幽门肌肥大和胃癌等相鉴别,结合胃镜检查易于鉴别。

**【治疗】**

本病以内科治疗为主,但并无特效药物,一般治疗包括少量多餐饮食,戒烟酒,避免刺激性食物,餐后避免右侧卧位。腹痛可给予抗胆碱能药物和镇静剂,应尽量避免使用促胃肠动力药,以免加重黏膜脱垂。合并胃炎、消化性溃疡及幽门螺杆菌感染者也应积极规则治疗。并发幽门嵌顿、幽门梗阻或消化道出血者应予相应积极处理,而内科保守治疗失败时,需考虑行外科手术治疗。也有作者报告局部注射硬化剂治疗胃黏膜脱垂。近年来有作者报道经内镜引导微波或者高频电凝电切治疗胃黏膜,通过灼除或者切除引起症状的小段黏膜即可达到治疗目的,使症状明显缓解,有效率高达90%以上,疗效确切,安全性高。

(王建海)

# 第五节　胃潴留

胃潴留或称胃轻瘫、胃无力、胃麻痹、胃排空延迟等,是指胃内容物积潴而未及时排空。凡呕吐出4～6小时以前摄入的食物,或空腹8小时以上,胃内残留量＞200ml者,表示有胃潴留存在。临床上多为继发性胃潴留,常见于腹部手术、创伤、糖尿病、代谢异常、药物服用等影响胃肠动力所致。胃潴留分为器质性与功能性两种,器质性胃潴留如消化性溃疡所致的幽门梗阻,胃窦部及其邻近器官的原发或继发的癌瘤压迫、阻塞所致的幽门梗阻等。

**【病因】**

功能性胃潴留多由于胃张力缺乏所致,与胃动力紊乱有关。胃排空的动力来源于胃的收缩活动,同时受十二指肠内压及幽门阻力的影响。当胃内压升高,十二指肠压及幽门阻力下降,胃的排空加速,反之,胃内压降低,十二指肠压及幽门阻力增加,则胃的排空迟缓,出现胃潴留。而正常胃内压有赖于正常胃的收缩运动,胃蠕动的节律迟缓或失常均可引起胃内压降低,导致胃潴留。胃部或其他腹部手术引起的胃动力障碍、中枢神经系统疾病、糖尿病所致的神经病变,以及迷走神经切断术等均可引起本病。尿毒症、酸中毒、低钾血症、低钙血症、全身或腹腔内感染、剧烈疼痛、严重贫血以及抗精神病药物和抗胆碱能药物等也可致本病。

**【临床表现】**

胃潴留可发生于任何年龄,女性多见。临床上一般表现为恶心、呕吐、上腹部饱胀、早饱、腹痛、体重减轻等。其中呕吐为本病的主要表现,日夜均可发生,每天1至数次。呕吐物常为宿食,具有发酵的酸臭味,一般不含胆汁。腹痛可为钝痛、绞痛或烧灼痛。呕吐后症状可以暂时获得缓解。急性患者可致脱水和电解质代谢紊乱;慢性患者,病程往往较长,一般超过3个月,可有营养不良和体重减轻。严重或长期呕吐者,因胃酸和钾离子的大量丢失,可引起碱中毒,并致手足抽搐。体格检查可见脱水表现,上腹部膨隆,中上腹压痛并伴振水声,多无肌紧张、反跳痛。如见到胃型,且有自左向右的胃蠕动波增强者,多提示胃出口处阻塞;如只见到胃型而无蠕动波则提示为胃张力缺乏。

**【实验室及辅助检查】**

可见不同程度的贫血、低白蛋白血症、电解质与酸碱平衡紊乱和肾前性氮质血症等。X线钡餐检查可见钡剂胃排空明显减慢;胃镜检查见胃腔内大量宿食潴留、蠕动功能较差,并可明确有无器质性疾病。

**【诊断】**

如有呕吐宿食、空腹时腹部有振水声者,即可疑诊胃潴留。进食4小时后,可从胃管自胃腔抽出食物则获证实。胃肠钡餐检查时,钡剂在4小时后仍存留50%,或6小时后仍未排空;胃镜检查见胃腔内大量宿食潴留均为本症之佐证。应注意器质性和功能性胃潴留的鉴别。前者胃蠕动增加,后者胃张力降低,胃蠕动减少。结合既往病史以及胃镜、钡餐检查不难鉴别。超声可显示胃壁结构、胃蠕动情况以及幽门、十二指肠周围情况,有助于判定有无胃潴留,并明确潴留原因和性质。

**【治疗】**

针对原发病治疗、去除病因、并应用促胃肠动力药如甲氧氯普胺、多潘立酮、莫沙比利等,必要时禁食并行胃肠减压。食管、幽门手术中加用气囊进行幽门扩张,减少胃排空阻力,可以预防术后胃潴留的发生。经过长期内科治疗无效时,可考虑外科治疗。此外,部分患者通过中药或者针灸治疗亦可取得一定疗效。

(胡文娟)

# 第六节　急性胃扩张

急性胃扩张是指短期内由于大量气体和液体积聚,胃和十二指肠上段的高度扩张而致的一种综合征。其多由于胃运动功能障碍或者机械性梗阻所致,通常为某些内外科疾病或麻醉手术的严重并发症。尽早诊断和治疗对预防发生呼吸窘迫和循环衰竭有重要意义。本病的发病率目前无确切统计资料,但任何年龄均可发病,以21~40岁男性多见。

**【病因和发病机制】**

急性胃扩张通常发生于手术或创伤后,此外,短时间内进食较多、机械性肠梗阻、延髓型脊髓灰质炎等某些器质性疾病和功能性因素也可并发急性胃扩张。常见者归纳为三类:

**(一)外科手术**

创伤、麻醉和外科手术尤其是腹腔、盆腔手术及迷走神经切断术,均可直接刺激躯体或内脏神经,引起胃的自主神经功能失调,胃壁的反射性抑制,造成胃平滑肌弛缓,进而形成扩张。麻醉时气管插管,术后给氧和胃管鼻饲,亦可使大量气体进入胃内,形成扩张。

**(二)疾病状态**

胃扭转以及各种原因所致的十二指肠壅积症、十二指肠肿瘤、异物等均可引起胃潴留和急性胃扩张;幽门附近的病变,如脊柱畸形、环状胰腺、胰腺癌等偶可压迫胃的输出道引起急性胃扩张;躯体上部上石膏套后1~2天引起的所谓"石膏套综合征",可引起脊柱的伸展过度,十二指肠受肠系膜上动脉压迫引起急性胃扩张;情绪紧张、精神抑郁、营养不良均可引起自主神经功能紊乱,使胃的张力减低和排空延迟;糖尿病神经病变、抗胆碱能药物的应用、水和电解质代谢失调、严重感染(如败血症)均可影响胃的张力和胃的排空,导致急性胃扩张。

**(三)各种外伤产生的应激状态**

尤其是上腹部挫伤或严重复合伤,其发生与腹腔神经丛受强烈刺激有关。暴饮暴食可导致胃壁肌肉过度牵拉而引发反射性麻痹,也可产生胃扩张。当胃扩张到一定程度时,胃壁肌肉张力减弱,使食管与贲门、胃与十二指肠交界处形成锐角,阻碍胃内容物的排出,膨大的胃可压迫十二指肠,并将系膜及小肠挤向盆腔,导致肠系膜上动脉压迫十二指肠,造成幽门远端的梗阻。唾液、胃十二指肠液和胰液、肠液的分泌亢进,均可使大量液体积聚于胃内,加重胃扩张。扩张的胃还可以机械地压迫门静脉,使血液淤滞于腹腔内脏,亦可压迫下腔静脉,使回心血量减少,最后可导致周围循环衰竭。由于大量呕吐、禁食和胃肠减压引流,可引起水和电解质紊乱。

**【临床表现】**

急性胃扩张的临床表现多样。常见症状有腹胀、上腹或脐周持续性胀痛,恶心和持续性呕吐。呕吐物为混浊的棕绿色或咖啡色液体,呕吐后症状并不减轻。随着病情的加重,全身情况进行性恶化,严重者可出现脱水、碱中毒,并表现为烦躁不安、呼吸急促、手足抽搐、血压下降和休克。极少数患者可并发胃局部缺血坏死、胃破裂、吸入性肺炎等严重并发症。本病突出的体征为上腹高度膨胀,为不对称性膨胀,可见毫无蠕动的胃轮廓,局部有压痛,叩诊过度回响,有振水声。脐右侧偏上出现局限性包块,外观隆起,触之光滑而有弹性、轻压痛,其右下边界较清,此为极度扩张的胃窦,称"巨胃窦症",乃是急性胃扩张特有的重要体征,可作为临床诊断的有力佐证。本病可因胃壁坏死发生急性胃穿孔和急性腹膜炎。实验室检查可发现血液浓缩、低血钾、低血氯和碱中毒。严重者可有尿素氮增加,立位腹部 X 线片可见左上腹巨大气液平面和充满腹腔的特大胃影及左膈肌抬高。腹部 B 超可见胃高度扩张,胃壁变薄,若胃内为大量潴留液,可测出其量的多少和在体表的投影,但若为大量气体,与肠胀气不易区分。

**【诊断和鉴别诊断】**

根据病史、体征,结合实验室检查和腹部 X 线征象及腹部 B 超,诊断一般不难。手术后发生的胃扩张常因症状不典型而与术后一般胃肠症状相混淆造成误诊。此外,应和机械性肠梗阻、弥漫性腹膜炎、胃扭转、急性胃炎等作鉴别诊断。

**【治疗】**

暂时禁食,放置胃管持续胃肠减压,纠正脱水、电解质紊乱和酸碱代谢平衡失调。低血钾常因血浓缩而被掩盖,应予注意。对于不能长期肠外营养的患者,可留置小肠营养管以维持营养。胃扩张症状缓解3～5天后,可于胃管内注入少量液体,如无潴留,即可开始少量进食。以下情况发生为外科手术指征:①饱餐后极度胃扩张,胃内容物无法吸出;②内科治疗8～12小时后,症状改善不明显;③十二指肠机械性梗阻因素存在,无法解除;④合并有胃穿孔或出现大量胃出血;⑤胃功能长期不能恢复,静脉高营养不能长期维持者。

**【预后】**

急性胃扩张若治疗不及时,可并发脱水、电解质紊乱、酸碱失衡等甚至胃壁坏死、破、破裂等严重并发症。伴有休克、胃穿孔等者,预后较差,死亡率高达 60%。近代外科在腹部大手术后多放置胃管,并多变换体位,注意水、电解质及酸碱平衡,急性胃扩张发生率及病死率已大为降低。

(胡文娟)

# 第七节　胃息肉

## 一、概述

胃息肉绝大多数为增生性和错构瘤性,其发病率仅次于胃平滑肌瘤,前者以胃窦多见,后者以胃体、胃底部为多。腺瘤性息肉较少见。直径绝大多数自 1mm～2cm,单发多见,有蒂或无蒂。胃息肉表面可恶性变,多发性息肉的恶变率比单个息肉高。其癌变率的高低依次为乳头状腺瘤、管状乳头状腺瘤和管状腺瘤。癌变率也与息肉大小有关,1cm 以下为 7.5％,1～2cm 为 10％,2cm 以上为 50％。

## 二、诊断

### (一)胃息肉分类

1.腺瘤　腺瘤多发于胃窦部,腺管状或绒毛状增生腺体组成,腺体呈不典型增生。幽门螺杆菌(Hp)感染率较低。

2.增生性息肉　增生性息肉是指小凹上皮不规则增生,多见于胃窦部,最常见,与 Hp 感染有关,常伴有胃黏膜的活动性炎症。

3.错构瘤性息肉　错构瘤性息肉分为两种,一为胃底腺息肉,多见于胃底和胃体,由于胃底腺灶状息肉样增生所致;另一种为 Peutz-Jeghers 息肉(P.J 息肉),由平滑肌和上皮构成,伴有口唇、指趾部色素斑沉着。

4.幼年性息肉　幼年性息肉是指胃小凹上皮增生和囊性变,继发感染和糜烂。

5.炎性息肉　炎性息肉是指炎症所致胃黏膜腺体增生和间质炎症。

### (二)临床表现

早期无明显症状。约半数患者在胃钡餐造影、胃镜检查或其他原因而手术时意外发现。症状以上腹部不适与隐痛最为常见。偶有恶心和呕吐。带蒂的幽门部息肉脱垂可产生餐后上腹痉挛性疼痛或暂时性幽门梗阻。贲门部息肉可向食管脱垂引起暂时性吞咽困难。息肉可因表面糜烂或溃疡而出血。

### (三)相关检查

临床上有消化道症状者建议行内镜检查,发现隆起于胃黏膜是局限性病变可初步诊断为胃息肉,确诊和分类依赖于病理组织学检查。

1.内镜检查　可见为黏膜隆起性肿物或表面结节颗粒状隆起,有蒂息肉少见,多为无蒂半球形,表面光滑,界限清楚的肿物,圆形或半球形,少数呈分叶状、乳头状,突出于胃黏膜表面。内镜下息肉可为单个或多个,以胃窦、贲门等处多见,家族性多发性腺瘤性息肉病可表现为胃内弥漫多发性密集息肉。平滑肌瘤、脂肪瘤、神经鞘瘤、异位胰腺等表现为黏膜下肿物,较大的平滑肌瘤表面常可见桥样皱襞,异位胰腺可见脐样凹陷。

2.超声与内镜超声诊断　超声检查简单易行,患者依从性高,可作为胃息肉的筛查方法。B超对于直径大于 2.0cm 以上的息肉检出率达 100％,1～2cm 息肉检出率达 84％,1.0cm 以下的息肉检出率较低,胃窦部息肉较胃体上部或胃底部息肉易检出。

内镜超声对于区别息肉或黏膜下病变有较大帮助,且能发现息肉癌变蒂部浸润情况。EUS 声像表现为病灶自胃黏膜向胃腔内隆起,呈指状或杵状、乳头状、圆球状,表面多光整,部分有蒂与胃壁相连,内部回声多呈低或等回声,分布不均。部分病灶断面上可见类似正常胃壁样分层结构,多数息肉基底胃壁结构层次尚清晰;癌变浸润时胃壁层次不清。

### 三、治疗

带蒂的或较小的无蒂息肉可经胃镜摘除。对于较大之息肉以及组织学诊室为腺瘤性息肉者,为防止息肉出血、梗阻或癌变,一旦发现即行经胃镜摘除术;如无症状的老年患者或者有夹杂症不能耐受手术者,应定期随访。如不伴发胃癌,息肉摘除或切除后,一般预后良好。

1.抗 Hp 治疗　胃窦的增生性息肉与 Hp 感染有关,常伴黏膜活动性炎症,需根除 Hp,可使息肉消退。

2.内镜下息肉切除术　有蒂息肉常采用高频电凝圈套切除法。消化道扁平隆起型息肉宜用内镜下黏膜切除术(EMR),一般先用内镜注射针沿病灶周围黏膜下层注射 1∶10000 肾上腺素氯化钠溶液 2～10ml,使病灶明显隆起,再用圈套器套住隆起的病变慢性收紧圈套,用切割电流变频电切。

3.外科切除术　较大的无蒂息肉(尤其直径大于 2cm 者)引起梗阻或不适合内镜治疗,一般主张手术切除。息肉切除后病理证实蒂部无癌细胞浸润者均属早期癌,无需外科治疗。但蒂部有癌细胞浸润或癌浸润深度不清者应外科切除。

4.息肉切除术后处理与随防　较大息肉切除后,为防止出血、穿孔等并发症,需住院留观。腺瘤性息肉属于癌前病变,要定期复查,一般半年复查一次,若阴性者可再隔 1～2 年复查一次。对于重度不典型增生或癌变的腺瘤,建议手术切除。其他非腺瘤性息肉一般 1 年后再复查一次,若阴性者可再隔 3～5 年复查。多发性息肉一般半年至 1 年复查以防遗漏。

（郑　斌）

## 第八节　胃肿瘤

胃肿瘤是消化系统常见疾病,其中尤以胃癌为多见。胃癌目前仍是我国最为常见的恶性肿瘤,在世界范围内发病仅次于肺癌,居第二位。胃间质瘤是近年提出的一个新概念,认为排除典型平滑肌瘤、平滑肌肉瘤、神经鞘瘤、胃肠道自主神经肿瘤和少数未分化肿瘤的绝大多数胃肠道间叶肿瘤均为胃间质瘤。胃淋巴瘤占原发性结外淋巴瘤的 20%～30%,近年研究表明其与幽门螺旋杆菌(HP)感染胃黏膜相关淋巴样组织(MALT)有关,其治疗方式也较前有很大变化。

### 一、胃间质瘤

胃间质瘤是胃间质细胞起源的一类少见肿瘤,最初被认为是平滑肌瘤,20 世纪 60 年代电镜研究发现胃平滑肌瘤中缺乏典型的平滑肌分化,而提出胃肠道间质瘤(GIST)的概念。系一类异质性肿瘤,大多数表现为非定向分化。这一概念已逐渐被广泛接受和应用。

【流行病学及病因学】

胃间质瘤很少见,不足胃肿瘤的 1%,20%～30% 为恶性。发病年龄多在 50 岁以上,40 岁以前少见,无性别差异。病因不明。

**【组织发生】**

目前对间质瘤的组织发生存有很多争议。最近有学者提出,胃肠道内的卡哈尔细胞(ICCs)可能是间质瘤的组织来源。ICCs在胃肠道肌层构成了一个复杂的网络,作为肌肉的起搏系统来控制内脏运动,进一步研究还表明ICCs与间质瘤细胞在免疫组化及显微结构上有许多重要的相似之处,如均为CD117(+)及CD34(+)细胞等。

原癌基因c-kit的表达对于ICCs的慢波活动性和ICC系统的发展是必需的。c-kit基因以酪氨酸激酶(即CD117)的形式进行表达,与干细胞因子(SCF)结合导致细胞增殖、分化。c-kit基因的外显子11发生突变可导致细胞增殖、分化等功能的缺失,形成肿瘤。

**【组织形态学】**

肿瘤大小差异很大,直径从1~2cm至20cm以上不等。肿瘤多边界清楚,无包膜。可发生于胃壁全层,切面颜色从灰白到红棕,与出血程度有关。多为实性,部分囊性或伴坏死。

胃间质瘤细胞类型包括梭形细胞(60%~70%),上皮样细胞(30%~40%),或两者兼有。

**【临床表现】**

1.临床症状　通常取决于肿瘤的大小及生长部位,但不少病人为胃镜检查发现,症状不明显。

(1)上腹痛:是最常见的症状,也是最无特异性而易被忽略的症状,初起时仅感上腹部不适而未及时就诊。

(2)出血、黑粪:因肿瘤表面黏膜出血、坏死所致。

(3)梗阻:因肿瘤生长于幽门及贲门处所致。

2.体征　一般无明显体征,可有上腹部压痛。当肿瘤较大时,也可扪及上腹部肿块。

**【诊断】**

1.胃钡餐造影　可确定肿瘤的位置、大小以及对周围组织的侵犯程度。对肿瘤性质、手术可能性及病人预后进行判断、分析。

2.胃镜　可在肉眼直视下作出早期诊断,同时行活检,明确病理性质。

3.胃超声诊断　本法可显示肿瘤大小、形态、内部结构、生长方式等,特别是近年来超声胃镜的应用,对判断肿瘤与周围组织器官的关系、指导手术方案帮助极大。

4.腹部CT　可明确肿瘤的部位、侵犯程度以及与周围组织器官的关系。

5.免疫组化检测　对标本进行肿瘤标记物CD117及CD34等的检测,有助于明确诊断、排除胃的其他肿瘤。

**【胃间质瘤与胃平滑肌瘤】**

以往人们普遍认为胃间质瘤就是胃平滑肌瘤,随着免疫组化、显微结构特征、分子生物学等领域研究的深入,发现胃间质瘤与平滑肌瘤并非同一类肿瘤。

**【治疗】**

目前没有较有效的全身治疗方法。

1.外科治疗　外科手术是治疗胃间质瘤的主要手段,如果术前无肿瘤转移或在术中未证实有转移,全层胃大部切除应是最好的治疗方法。由于淋巴结发生转移的机会很小,故可不进行淋巴结清扫,且淋巴结清扫对病人预后并无改善。如已发生转移,则预后极差,可考虑行姑息手术,解决肿瘤所致并发症。

2.内科治疗　STI571是一种有效的酪氨酸激酶抑制药,具有良好的抗肿瘤活性,人体耐受性较好,不良反应轻,可作为手术治疗的辅助用药。

3.放、化疗　胃间质瘤对放、化疗皆不敏感。

【预后】

主要取决于肿瘤的良恶性。由于目前在判断胃间质瘤良、恶性问题上尚无统一标准,故仍需结合肿瘤的大体、组织学形态及生物学行为进行综合考虑。

学者认为 Miettinen 等提出的诊断标准简单实用、易于掌握,可供参考。良性胃间质瘤:肿瘤体积≤2cm,核分裂象≤5 个/50HPF;交界性胃间质瘤:肿瘤体积>2cm 而≤5cm,核分裂象≤5 个/50HPF。肿瘤体积>5cm 或核分裂象>5 个/50HPF 者,应诊断为恶性胃间质瘤。对于组织学良、恶性难以确定的胃间质瘤病例,应长期随访。

# 二、胃淋巴瘤

原发性胃淋巴瘤是一种少见肿瘤,但为结外型淋巴瘤中最常见者,约占原发性结外淋巴瘤的 20%~30%和胃肠道淋巴瘤的 50%以上,其发病率近来有增高趋势。近年来随着对胃原发性淋巴瘤的研究不断深入,无论在病因、分子遗传学特征,还是临床诊断和治疗方面均发生了很大改变。

【流行病学】

原发性胃淋巴瘤仅占全部胃肿瘤的 1%~8%,但在中东和地中海地区国家所占比例较高。近有文献报道其在美国的发病率呈显著上升趋势,在老龄人群中更为明显。

【病因学】

具体发病机制尚不清楚。可能与幽门螺旋杆菌所致的慢性感染有关。几乎所有胃淋巴瘤病人的胃黏膜面上均可发现 HP 存在。清除 HP 的治疗可使 75%的胃黏膜相关淋巴样组织(MALT)淋巴瘤消退,进一步证实 HP 感染与胃 MALT 淋巴瘤的发生有关。

【病理学】

好发于胃远端 2/3 后壁和小弯侧,可侵及胃壁全层,但致梗阻者极少。病变可呈结节型、溃疡型和弥漫浸润型,肉眼观察很难与胃癌区分。其中大约 25%为多灶性,类似良性胃黏膜粗大综合征;溃疡型约占 40%~80%,常为多发。

胃淋巴瘤发生于黏膜下层,可沿黏膜下层向周边蔓延。晚期可侵及黏膜层和肌层,导致胃壁全层广泛受侵,呈皮革胃样改变。胃 MALT 淋巴瘤最易播散至脾边缘带和胃肠道黏膜的其他部位。在其整个病程中无结缔组织粘连反应,故易发生穿孔。淋巴道转移同胃腺癌,也可侵犯邻近器官。晚期出现血行播散和远处转移。

绝大多数原发性胃淋巴瘤属于非霍奇金淋巴瘤,其中大部分为 B 细胞淋巴瘤;原发性 T 细胞淋巴瘤及组织细胞淋巴瘤均较少见。胃原发性霍奇金淋巴瘤极为罕见。据 Isaacson 和 Weight 分类法,B 细胞型胃淋巴瘤分为低度恶性黏膜相关性淋巴瘤和高度恶性黏膜相关性淋巴瘤。后者可能由前者分化而来。也有人认为假性淋巴瘤是低度恶性黏膜相关性淋巴瘤的一种类型。

但是,如果 MALT 淋巴瘤转化的母细胞增多并呈成片或成簇分布,则预示其将转化为弥散性大 B 细胞淋巴瘤。

【临床表现】

胃淋巴瘤多在 50 岁以上发病,男女比例为 1.7∶1。临床表现与胃癌和消化道溃疡相似,最常见的症状为腹痛,占 70%,多为钝痛,初诊易认为是良性病变。恶心、呕吐、体重减轻常见,其他症状包括虚弱、胃肠道出血和食欲减退。部分病人可出现胃穿孔和梗阻症状。约有 10%的病人无明显症状。有研究发现病人症状在就诊前 10～30 个月时即已存在,故就诊时常病程较晚。

体检:病人恶病质多见,39％的病人腹部有压痛,50％以上大便潜血阳性。少数病人可触及左上腹包块。但多数病人无症状而因并发症就诊。偶见脾大、周围淋巴结肿大、腹膜后巨大肿物。

## 【诊断】

1.胃钡餐造影 可查出 90％的异常病灶,但难以将胃淋巴瘤与胃癌加以区别。表现为:①黏膜弥漫性增生伴胃壁不规则增厚;②多发小结节;③单(多)发溃疡伴弥漫性黏膜增厚;④肿块或幽门至十二指肠黏膜异常。病变直径＞15cm 多为淋巴瘤,直径＜5cm 多为胃癌。但其诊断正确率不足 20％。

2.胃镜 应用最为广泛,特异性可达 76％～96％。表现为局部水肿、黏膜皱襞呈鹅卵石样改变、多发结节,在巨大肿物黏膜表面有多发溃疡灶。因胃淋巴瘤多向黏膜下层浸润生长,黏膜表面正常,故需多点深部活检。

3.B超和CT 经腹部 B超可检出进展期病变。CT 可发现胃壁浸润增厚、腹腔内病灶和转移淋巴结,但无法特异性地分辨胃壁浸润层次和邻近淋巴结受侵情况,不能鉴别淋巴瘤和胃癌。

超声内镜(EUS)可特异性地判定胃壁浸润层次和淋巴结情况,对胃癌和淋巴瘤的分期正确率高于90％。其特异性声像图与组织学表现相对应,据此可分四型:①表面播散型;②弥漫浸润型,与低度恶性黏膜相关性胃淋巴瘤相关;③肿块型,与中度恶性非黏膜相关性淋巴瘤相关;④混合型,与弥漫性小裂细胞非黏膜相关性淋巴瘤对应。超声内镜 TNM 分期分为四期:EUST1 肿瘤位于黏膜层、黏膜下层;EUST2 肿瘤位于肌层;EUST3 肿瘤侵至浆膜层;EUST4 肿瘤突破浆膜,侵至邻近组织。因此,超声内镜在术前分期、手术选择、疗效评价和随诊等方面均有重要作用。

4.其他 单克隆增殖检查有助于鉴别反应增生性淋巴病,细胞学检查可判定异常淋巴细胞类型,白细胞共同抗原(LCA)和细胞角蛋白(CK)免疫组化染色能区分淋巴样和上皮类肿瘤。借此可进行淋巴瘤的鉴别诊断。其他检查还包括免疫球蛋白轻链抗体检测、原位杂交、DNA 印迹法和聚合酶链反应(PCR)等方法。

值得注意的是,虽然鉴别原发或继发性胃淋巴瘤比较困难,但正确识别颇为重要。一般认为,继发病变远较原发病变为多,外科手术可使原发病变治愈,而对继发性病变仅能姑息治疗。现多据修订 Dawson标准诊断原发性胃淋巴瘤:①未触及周围淋巴结肿大,胸片未见纵隔淋巴结肿大;②周围血象无异常;③诊断性腹腔镜确定病变局限在胃肠道;④淋巴结肿大局限于病变的区域淋巴结和腹膜后;⑤肝脾未受侵犯(直接扩散除外)。

## 【鉴别诊断】

由于临床表现和治疗方法不同,因此对 MALT 淋巴瘤与可能出现在胃的其他部位小 B 细胞淋巴瘤之间的鉴别非常重要。其中包括套状细胞淋巴瘤、淋巴细胞淋巴瘤(慢性淋巴细胞白血病)和滤泡性淋巴瘤。套状细胞淋巴瘤的细胞学特性与 MALT 淋巴瘤非常相似,甚至偶尔也可见淋巴上皮病变。但缺乏转化的淋巴母细胞,不表达 CD5、IgD,更重要的是核内表达周期素 D1 和 t(11;14)。淋巴细胞淋巴瘤的特点是小圆形淋巴细胞,同时伴有外周血淋巴细胞增多现象。CD5、CD23 和 IgD 的表达以及核内无细胞周期素 D1表达进一步提供了与 MALT 淋巴瘤的鉴别信息。另外,滤泡性淋巴瘤容易侵犯胃,很难与呈滤泡性增生的 MALT 淋巴瘤相鉴别。滤泡内 MALT 淋巴瘤细胞的转化最容易与中心母细胞相混淆,但与滤泡性淋巴瘤细胞相反,CD10 和 BCL6(核)阴性,滤泡性淋巴瘤细胞一般在滤泡内和滤泡间均有抗原表达。

## 【分期】

以往大多使用 AnnArbor 或 Musshoff 法对结外型淋巴瘤进行分期。近来有人认为 AnnArbor 分类法是针对霍奇金淋巴瘤提出的,而胃原发性淋巴瘤多为非霍奇金淋巴瘤,且无法涵盖浸润深度这一重要预后因素,故提出将 TNM 分期法修正后用于胃淋巴瘤(表 10-1,2)。

表 10-1　淋巴瘤的 AnnArbor 分期(Musshoff 修订版)

ⅠE 期:一处(以上)胃肠道受侵,膈肌两侧无淋巴结浸润

　　ⅠE1:局限于黏膜层、黏膜下层

　　ⅠE2:突破黏膜下层

ⅡE 期:一处(以上)胃肠道受侵,膈肌一侧淋巴结受侵,淋巴瘤穿透胃肠壁

　　ⅡE1:区域淋巴结受侵

　　ⅡE2:区域外淋巴结受侵

ⅢE 期:侵及胃肠道和(或)膈肌两侧淋巴结受侵

ⅣE 期:弥漫或转移至胃肠外组织、器官

表 10-2　原发性胃淋巴瘤的 TNM 分期

T—原发瘤

　　$T_1$:淋巴瘤侵及黏膜层

　　$T_2$:淋巴瘤侵及黏膜层、黏膜下层、肌层,未突破浆膜层

　　$T_3$:突破浆膜层,(未)侵及邻近组织结构

　　$T_X$:无法判定浸润深度

N—区域淋巴结情况

　　$N_0$:淋巴结未受侵

　　$N_1$:侵及胃旁淋巴结

　　$N_X$:无法判定淋巴结受侵情况

M—远处转移

　　$M_0$:无远处转移

　　$M_1$:有远处转移,包括区域以外的淋巴结转移

1 期:无区域淋巴结及远处转移

　　$A:T_1,N_0,M_0$

　　$B:T_2,N_0,M_0$

　　$C:T_3,N_0,M_0$

2~3 期:无区域淋巴结转移

　　$T_{1\sim3},N_1,M_0$

4 期:远处转移

　　$T_{1\sim3},N_{0\sim1},M_1$

## 【治疗】

直至 20 世纪中叶,外科手术切除仍旧是唯一的治疗手段。近来放疗、化疗等综合治疗也越来越多的应用于结外型淋巴瘤。对于早期淋巴瘤,各种治疗手段疗效均较好。目前胃淋巴瘤的治疗效果多基于经验治疗和回顾性研究报道,故需进一步研究。目前常用的治疗手段如下。

1.抗幽门螺杆菌治疗　目前已证实幽门螺杆菌(HP)感染与起源于黏膜相关淋巴组织的胃低度恶性 B

细胞淋巴瘤的发生有关。越来越多的证据表明,用抗生素根治 HP 可作为唯一的初始治疗方法,可明显延长淋巴瘤的缓解持续时间,包括分子水平的缓解。该治疗方法对早期病变治疗效果很好,而对局部晚期者疗效较差。对根治 HP 没有反应的淋巴瘤病人可能存在潜在的高度恶性病灶。但有资料表明,HP 可清除和抑制但不能根除淋巴瘤克隆,通过 PCR 方法检测淋巴瘤克隆持续存在,对其复发的预测价值尚待进一步研究。目前对胃 MALT 淋巴瘤病人的随访仍以病变多部位活检标本的组织学检查为基础。

对局限性 MALT 淋巴瘤主张保守治疗,用抗生素作为唯一初治手段,然后进行严格的肿瘤血液学和内镜随访,大多数病人可避免手术。内镜随访,在治疗开始后的 2 个月行多部位活检,了解 HP 的清除情况。随后每年至少两次组织学检查,以监测肿瘤组织消退情况。HP 根治失败病例可采用包括质子泵抑制药加抗生素的三联或四联方案。然而目前还不知道根治 HP 是否可治愈淋巴瘤。对瘤块较大、胃壁浸润较深的局部晚期和大 B 细胞比例增加的病例,仍可采用抗生素治疗,但不宜作为唯一的治疗措施。

现有报道,有些病人在 HP 再次感染后淋巴瘤复发,表明即使达到临床或病理学缓解,残留的肿瘤细胞仍存在。对未再感染 HP 的病人,淋巴瘤也可复发,这表明某些克隆性 B 淋巴瘤细胞可以逃脱抗原刺激的依赖作用。对此仍可试用清除 HP 治疗。

2.化疗　化疗对于结内型淋巴瘤效果明显,但对于结外型胃 MALT 淋巴瘤的化疗,尚未进行过充分的研究。有认为早期高分化胃淋巴瘤联合化疗、放疗和手术治疗效果显著。苯丁酸氮芥对低度恶性 MALT 淋巴瘤有效。据国际结外淋巴瘤研究小组 Ⅱ 期临床试验的初步报道表明,抗-CD20 单克隆抗体对于复发或 HP 阴性的胃 MALT 淋巴瘤有明显的治疗作用。结内型胃淋巴瘤的治疗首选 CHOP 方案。

化疗并发症包括出血、穿孔。也有研究认为,术后化疗可减少并发症。

3.放疗　与化疗相似,对于 MALT 淋巴瘤局部放疗的作用也缺乏随机前瞻性的研究。回顾性研究报道 IE 期病人接受放疗的 5 年生存率为 85%。一般放疗照射区域为全腹加局部(包括胃和胃周淋巴结),总剂量以 30~50Gy 为宜。

4.手术　对胃淋巴瘤现已不再首选外科治疗。原因如下:①内镜、影像、病理技术发展迅速,无需通过手术进行诊断;②抗 HP 治疗、化疗、放疗和手术治疗的 5 年生存率无显著性差异;③全胃切除术和姑息性切除术手术死亡率和术后并发症发病率较高;④胃淋巴瘤为多中心性发病,手术往往不能保证病灶的彻底切除。

但对于早期病例和晚期存在梗阻症状者,有时手术治疗还是必要的。

**【预后与疗效】**

综合各种治疗方法和大宗回顾性研究报道,胃淋巴瘤的分期是最重要的预后指标。使用 AnnArbor 分类中的 Musshoff 修订版,Ⅰ E 期 5 年生存率为 57%~100%,平均 80%;Ⅱ E 期 5 年生存率为 29%~78%,平均 50%(其中 Ⅱ E1 期为 63%,Ⅱ E2 期为 35%)。Ⅲ 期、Ⅳ 期生存率相近,为 22%。使用 TNM 分期法可以得到相似的结论,Ⅰ 期和 Ⅰ A 期 5 年生存率近 100%,而 Ⅳ 期仅为 25%。复发多发生于最初的两年内。

有学者认为除分期外,胃淋巴瘤的分化程度、浸润深度、是否突破浆膜、肿瘤位置等与预后也有关。研究还发现男性、高龄、P53 表达、Ki-67 水平增高均提示预后欠佳。

# 三、胃癌

胃癌是全世界及我国常见的恶性肿瘤,近 30 年来,胃癌的发病在世界范围内有明显下降的趋势,已自原来占恶性肿瘤的第 1 位降至第 2 位,多数国家胃癌死亡率下降 40% 以上。我国上海市的胃癌发病率也下降了 20%,从 1972~1974 年的 62.0/10 万下降至 1987~1989 年的 50.1/10 万,其他城市地区近年来胃癌的死亡率也有下降迹象,但农村的胃癌发病仍较高。因此就总体而言,胃癌死亡率在我国仍占各种肿瘤的首位。随着我国经济的发展,人们生活水平的提高及饮食结构的改变,预计胃癌的发病率也将随之下降。

当前,我国胃癌的早期诊断率仍较低,根据上海市的资料,胃癌确诊时的分期为:Ⅰ期 4.1%、Ⅱ期 21.8%,Ⅲ期 31.7%、Ⅳ期 42.4%。由此可见,提高我国胃癌的早期发现及诊断水平,实是提高胃癌疗效的关键。尤其考虑到病人首次就诊到确诊的平均时耗高达 113.5 天,而且在综合性医院就治者达 96.8%,如何提高综合性医院的胃癌诊断水平,是一须加以严重关注的课题。

综观国内各医院胃癌切除术后的 5 年生存率,差距甚大,一般综合性医院约为 30%,而某些专科医院可高达 50% 以上,因此,如何提高胃癌手术的根治性、开展合理的综合治疗、推广较成熟的治疗经验,有待于临床工作者共同努力。

## 【流行病学及病因学】

胃癌是人类最常见的恶性肿瘤,我国目前尚无全国性的胃癌发病资料,但估计每年有近 20 万新发胃癌,占全部恶性肿瘤发病的 17.2%,仍居首位。

1.地区分布　我国胃癌男女性死亡率为 20.9/10 万和 10.2/10 万(中国人口标化),分别占恶性肿瘤死因的 26.1% 和 18.7%,为首位肿瘤死因。胃癌在我国有比较明显的地理分布特征。高发区比较集中在辽东半岛、山东半岛、华东沿海江苏、浙江、上海和福建以及内陆地区宁夏、甘肃、山西和陕西。南方各省(自治区)如湖南、广东、广西、四川和云南为低发区。

在同一省、市和自治区内,胃癌死亡率也有较大地区差别。胃癌男性死亡率在福建省长乐县最高,为 120.5/10 万;女性是江苏省扬中县,为 51.1/10 万。

2.人群分布　胃癌死亡率随年龄增长呈对数线性递增,为累积型曲线。胃癌死亡率通常在 35 岁以下较低,40 以后迅速上升,多集中在 55 岁以上,占总死亡率 70%。

胃癌死亡率男女性别比值为 1.5:1~2.5:1,男性高于女性。

不同种族和民族的胃癌死亡率亦不同。我国一些少数民族如哈萨克、回、朝鲜、蒙古族居住地区胃癌死亡率较高,云南和贵州少数民族胃癌死亡率较低。

3.时间趋势　除诊断、治疗因素外,胃癌死亡率在大多数国家有明显下降。

在移民中观察胃癌时间趋势对于建立病因假说帮助极大。从日本移民到夏威夷的第一代人中胃癌死亡率基本上与日本相同,但在第二代移民中胃癌则明显低于日本,介于日本和夏威夷死亡率之间。移民流行病学研究提供了重要信息:胃癌发病与环境因素较遗传因素关系更加密切,胃癌发病可能与饮食因素有关,胃癌是可以进行预防的肿瘤。

4.地理病理流行病学　芬兰人 Lauren 在 1965 年按照组织发生学将胃癌分为肠型和弥漫型(胃型)两类。肠型胃癌多见于胃癌高发区,如日本、哥伦比亚,我国辽东、山东半岛,胃癌都以肠型为主。这类胃癌常见于老年人,平均患病年龄为 55.4 岁,细胞分化程度一般较高。

弥漫性胃癌死亡率在高低发区差别不显著。这类胃癌无明显癌前病变过程。胃癌动态变化与组织类型有关。一些国家胃癌下降主要系肠型胃癌减少所致。

5.病因及危险因素　胃癌是慢性疾病,发病过程较长且复杂。目前没有任何一种单一因素被证明是人类胃癌的直接病因。因此,胃癌发生与多种因素有关。一般习惯将那些有可能直接作用于胃黏膜细胞的启动致癌因子称为病因因素,将那些使胃癌发病频率增高的相关因子称为危险因素。

(1)亚硝基化合物:亚硝基化合物是一大类化学致癌物,其中非挥发性亚硝酰胺类化合物如 N-甲基 N-硝基 N-亚硝基胍(MNNG),N-乙基 N-亚硝基胍(ENNG)能诱发大鼠、狗胃腺癌,具有高度的器官亲和性和特异性。在用 MNNG 诱发胃癌的过程中,可观察到胃黏膜肠化异型性增生等癌前病变。这些病变较早出现在胃窦部,继而在相同部位出现胃癌。这一现象与人类胃癌有相似之处。

尽管到目前为止尚未证实亚硝基化合物是人类胃癌的直接致癌启动因子,但许多来自于人群和实验的研究结果支持胃癌的亚硝基化合物病因假说。

天然存在的亚硝基化合物是极微量的。这类化合物对人类的潜在危害在于人类可以在体内内源性合成亚硝基化合物,而胃则是主要合成场所。自然界存在大量的亚硝基化合物前体物,如硝酸盐,食物中的二级、三级胺。这类前体物可在胃内合成亚硝基化合物。当胃黏膜病变发生如胃腺体萎缩,壁细胞减少,胃液 pH 升高时,胃内细菌繁殖、胃内微小环境发生改变。胃内细菌可加速硝酸盐还原为亚硝酸盐,并催化亚硝化反应,生成较多的亚硝基化合物。

(2)多环芳烃化合物:致癌物可污染食品或在加工过程中形成。如冰岛为胃癌高发国,居民多以渔业为生,有食用熏鱼、熏羊肉的习惯。分析熏鱼、熏羊肉的样品,发现这些食品有较严重的包括 3,4-苯并芘在内的多环烃化合物的污染。近 30 年来,冰岛居民食用新鲜食品增加,熏制食品减少,胃癌发病率呈下降趋势。

(3)饮食因素:已有比较充分的证据说明胃癌与高盐饮食及盐渍食品摄入量多有关。1985 年以来,在中国、日本、意大利、法国、英国和美国进行的 12 项研究中对 2876 例胃癌病人和 8516 例对照调查,结果均显示高盐、盐渍食品为胃癌的危险因素,相对危险度为 1.4～6.2。

世界各地的流行病学研究一致性表明:新鲜蔬菜、水果具有预防胃癌的保护性作用,并显示剂量效应关系。经常食用新鲜蔬菜的人患胃癌的相对危险度降低 30%～70%。含有巯基类的新鲜蔬菜,如大蒜、大葱、韭菜、洋葱和蒜苗等也具有降低胃癌危险的作用。我国山东省苍山县盛产大蒜和蒜苗,胃癌死亡率为 3.75/10 万,是长江以北最低发县。

新鲜蔬菜、水果中含有许多人体所需营养素,特别是维生素一类,具有抗癌作用。维生素 C 具有较强阻断亚硝基化合物的能力,β-胡萝卜素则具有抗氧化能力,可以在小肠转化成维生素 A,维持细胞生长和分化。因此,这两类维生素很可能通过阻断致癌和增加细胞修复能力达到降低胃癌的危险的作用。

(4)幽门螺杆菌:1983 年澳大利亚人 Marshall 从胃黏膜内分离并成功地培养出该细菌。幽门螺杆菌为带有鞭毛的革兰阴性细菌,在胃黏膜生长,代谢中可产生尿素使局部环境酸性降低。

幽门螺杆菌感染与胃癌有关是基于以下原因:在正常胃黏膜中很少能分离到幽门螺杆菌,而随胃黏膜病变加重,幽门螺杆菌感染率增高。在山东省临朐县居民中调查,在慢性浅表性胃炎或正常胃黏膜人中感染率为 19%;在轻度慢性萎缩性胃炎人中为 40%,而在重度慢性萎缩性胃炎人中则高达 63%。测定胃癌病人患病以前的血清,发现其幽门螺杆菌抗体阳性率明显高于对照组,为胃癌的危险因素。

据报道,感染 HP 可产生细胞毒素相关基因(cagA)蛋白,使胃黏膜产生急性、慢性炎症,胃液中抗坏血酸浓度降低,游离自由基增加。HP 又有较强的尿素酶活性,使胃液中氨浓度增高。长期的 HP 感染可导致萎缩性胃炎,而使胃酸降低及细菌过度繁殖,某些硝酸盐还原菌可使硝酸盐成为亚硝酸盐,可在胃内与氨结合而成有致癌作用的亚硝基化合物。

Correa(1995)曾在三组不同的人群中进行历时 10 年的病例对照研究,观察出幽门螺杆菌感染与胃癌发生的关系,发现其相对危险度(OR)为 2.6～6。目前认为幽门螺杆菌并非胃癌直接致癌物,而是通过对胃黏膜的损伤,促进病变发展的条件因素,使胃癌危险性增高。幽门螺杆菌可释放多种细胞毒和炎症因子,并参与局部免疫。

(5)遗传:胃癌在少数家族中显示有聚集性。在胃癌病人中调查,一级亲属患胃癌比例显著高于二级、三级亲属,相对危险度为 2.0～4.0。将胃癌分为肠型和弥漫型,显示弥漫型胃癌亲属具有更高危险,相对危险度为 7.0,而肠型则为 1.4,与对照组无显著性差别。

血型与胃癌存在一定关系。A 型血人的胃癌危险度高出其他血型 20%～30%。在 A 型血型的人中患有肠上皮化生和异型性增生的比例高于其他血型,相对危险度分别增高 30% 和 40%。

尽管有一些证据说明遗传与胃癌有关,但大多数人持谨慎态度,认为证据不足。遗传因素与共同生活环境因素相互交错,很难区分,增加了研究工作的难度。

(6)其他因素:在全世界数项病例对照、前瞻性研究中,大多数结果显示吸烟为胃癌的危险因素,相对危险度为 1.4～4.8,并有随吸烟量增加而升高的趋势。

某些职业暴露如煤矿、石棉、橡胶行业工人中胃癌相对高发。

微量元素与胃癌的关系近年也颇受人重视,流行病学调查也显示,饮食中锌、镍含量增高,硒缺乏均与胃癌发病呈正相关。

1.慢性疾患

(1)慢性萎缩性胃炎(CAG):CAG 以胃黏膜腺体萎缩、减少为主要特征,常伴有不同程度的胃黏膜肠上皮化生。

芬兰、哥伦比亚、日本和中国的资料均表明胃黏膜活检 CAG 检出率与胃癌死亡率呈正相关。在我国开展的两项病例对照研究证实,在患胃癌以前的既往胃病史(5 年以上)为胃癌的危险因素,相对危险度为 2.0～2.9。

(2)胃黏膜肠上皮化生(IM):多项研究表明 IM 与胃癌的发病呈正相关。比较日本和美国的尸检材料发现,日本人 IM 的检出率为 29%,而美国人中仅为 8%。在哥伦比亚对移民进行内镜检查证实,IM 在胃癌高发区移民中为 58.4%,显著高于低发区 19.1%。

在胃癌高发区 IM 的检出率随年龄增长而增加,多见于胃窦和胃角,与胃癌好发部位相同。

IM 可分为两类,一类含有表现出小肠上皮特征的颗粒,分泌中性黏液及唾液酸黏液;另一类多由产硫酸的杯状细胞组成,分泌硫酸黏液,呈结肠上皮特征。在比较癌旁组织时发现胃癌高发区组织中 IM 检出率为低发区的 2.3 倍。进一步分析则发现,结肠型 IM 更为多见,Lewis 抗原表达增高。在胃癌(肠型)细胞中具有某些与结肠型 IM 相同结构。这些现象说明结肠型 IM 与胃癌关系更加密切。

(3)胃黏膜上皮异型增生(DYS):胃黏膜上皮细胞出现异型性,分化异常,黏膜结构紊乱为 DYS 的主要病理特征。根据以上特征,DYS 分为轻、中、重三级。重度 DYS 常与分化较高的早期癌混淆,有人称为临界癌。无疑,DYS 是胃癌的癌前病变。

DYS 在胃癌高发区检出率为 10%～20%,远远高于低发区。DYS 检出率表现出与胃癌的一致特征:随年龄增长而增加,男性高于女性,在解剖部位更为局限呈灶状,多见于胃窦和胃角。

DYS 可分腺瘤型和增生型两类。腺瘤型与高分化型胃癌有关,增生型与分化较差的胃癌有关。

2.癌基因与抑癌基因　近年来的研究已一致认为胃癌是一多基因异常改变,经历多阶段、多步骤的发展过程而导致的疾病,不同的基因可能在胃癌发展的不同阶段起作用。

目前文献报道与胃癌有关的癌基因有 ras、met、akt-2、erb $B_2$ 及 EGFR 等,抑癌基因有 p53、p16、APC、Rb 及 nm23 等,其中 met、ras 基因的过量表达发生在癌变早期,met、erb $B_2$、EGFR 和 akt-2 的扩增与肿瘤快速生长有关,nm23、p16 等基因缺失或表达水平降低与瘤细胞恶性表型密切相关,野生型 p53 则可促使细胞凋亡,突变型 p53 则可抑制野生型 p53,反而抑制细胞凋亡,促使细胞增殖。

【病理】

1.大体形态

(1)早期胃癌:是指病变仅侵及黏膜或黏膜下的胃癌,其肉眼形态可分为三型。

(2)隆起型(Ⅰ型):病变呈不规则隆起,边界清楚可见,表面呈节结状,一般直径在 2cm 以上,无蒂或有蒂,隆起厚度常高于周围黏膜厚度的两倍以上。该型约占早期胃癌的 10%左右。

(3)平坦型(Ⅱ型):病变较平坦,可稍隆起或浅凹,但不明显,常为较平坦的斑块或糜烂,色泽变化不明显,可伴有瘢痕,境界常不清楚。该型胃癌也可分为三个亚型,即稍隆起的Ⅱa型、稍凹陷的Ⅱc型病变、平坦的Ⅱb型。早期胃癌以此型最常见,且常与其他型合并存在。

(4)凹陷型(Ⅲ型):病变不规则,有明显的浅凹陷,表面经常有出血和覆盖污秽的渗出物,常可见其边缘的黏膜中断,该型约占 25%。

(5)进展期胃癌:是指病变深度已超越黏膜下层的胃癌,因生长方式的不同,致使其大体形态各异。主要向胃腔内生长者,呈蕈伞样外观;有的则比较平坦;有溃疡形成者,颇为常见;有些沿胃壁及向深层浸润均很明显,呈弥漫性长生。基于黏液分泌及结缔组织含量的多少,肿瘤可表现为鱼肉样、纤维硬化及胶样外观。Bormann 分类,主要是根据肿瘤的外生性和内生性部分的相对比例,划分四个类型:

Ⅰ型:息肉样型,肿瘤主要向胃腔内生长,隆起明显,呈息肉状,基底较宽,境界较清楚,溃疡少见,但可有小的糜烂。在进展期胃癌中,这是最为少见的类型,占 3%～5%。

Ⅱ型:局限溃疡型,肿瘤有较大溃疡形成,边缘隆起明显,境界较清楚,向周围浸润不明显。该型占 30%～40%。

Ⅲ型:浸润溃疡型,肿瘤有较大溃疡形成,其边缘部分隆起,部分被浸润破坏,境界不清,向周围浸润较明显,癌组织在黏膜下的浸润范围超过肉眼所见的肿瘤边界。这是最为多见的一个类型,占半数左右。

Ⅳ型:弥漫浸润型,呈弥漫性浸润生长,触摸时难以确定肿瘤边界。由于癌细胞的弥漫浸润及纤维组织增生,可导致胃壁增厚、僵硬,即所谓革袋胃,若肿瘤局限于胃窦部,则形成极度的环形狭窄。该型占 10%左右。

有少数病例(1%左右)形态特殊,不能归入上述任何一型,如由黏膜下层异位腺体所发生的肿瘤,可表现为主要向外生长。

多发性胃癌系指同一胃内有两个以上癌灶,它们之间在肉眼和组织学上均无联系,间隔以正常黏膜。多发性胃癌在胃癌中约占 3%,发生于隆起型者比溃疡型多见。

2.组织学类型　在组织学上,也有若干不同的分类方法,主要有以下几种。

(1)常用的组织学分类

1)世界卫生组织(WHO)分类(1990)

上皮性肿瘤

　腺癌

　　乳头状腺癌

　　管状腺癌

　　低分化腺癌

　　黏液腺癌

　　印戒细胞癌

　腺鳞癌

　鳞癌

　未分化癌

　不能分类的癌

类癌

2)Lauren 分类(1965)

肠型胃癌

弥漫型胃癌

3)日本胃癌研究会分类(1993)

一般型

　乳头状腺癌

　管状腺癌

　　高分化型

　　中分化型

　低分化腺癌

　　实性型

　　非实性型

　黏液腺癌(胶样腺癌)

　印戒细胞癌

特殊型

　腺鳞癌

　鳞癌

类癌

　未分化癌

　其他

4)Ming 分类(1997)

膨胀型

浸润型

(2)胃癌的主要组织学类型:WHO 分类与日本胃癌研究会的分类差别不大,国内目前也多采用这种分类。各类型的主要特点如下。

1)腺癌

a.乳头状腺癌:癌细胞呈立方形或高柱状,排列在纤细的树枝状间质的周围。一般分化较好,瘤细胞尚保持极向。癌灶深部常伴有明显的腺管结构。在诊断上需注意将高分化的癌与乳头状腺瘤鉴别。

b.管状腺癌:腺管结构明显。根据分化程度可分为高分化和中分化两个亚类。

c.高分化管状腺癌:腺管的大小和形态显示轻度不同,不具有复杂分支。癌细胞呈立方形或高柱状。核位于基底部,多为单层,局部可为复层。核形不规则,核膜肥厚,染色质丰富,颗粒粗大。仔细观察核的性状对于高分化腺癌与腺瘤的鉴别至为重要。

d.中分化管状腺癌:癌灶的大部分具有腺管结构,但结构的异型性较为显著,即腺管不规则,或形成不完整的腺腔。瘤细胞极向紊乱,复层排列较常见。核呈类圆形或不正形,染色质丰富、粗糙,核分裂象较多。

e.低分化腺癌:呈髓样癌实性细胞巢或小巢状及索条状排列。基本没有腺管结构,仅可见不完整的或少量小型腺管。以前称之为单纯癌者,大部分属于此型。黏液组织化学染色证明多数瘤细胞胞质内含有黏液。核一般比较小,呈类圆形或不正形,染色质丰富,核分裂象多见。

f.黏液腺癌:肿瘤组织含有大量细胞外黏液,或在腺腔内,或形成大小不等的黏液结节,由纤维间质分隔,癌细胞漂浮在黏液物质中。癌细胞分化较低者呈印戒细胞样,分化较高者呈柱状,形成腺管或乳头。与印戒细胞癌相比,其预后较好。

g.印戒细胞癌:癌细胞呈小巢状或索条状排列,具有较强的弥漫性浸润倾向。胞质内含有大量黏液,核位于细胞一侧,核形不规则。

2)其他组织学类型

a.腺鳞癌:同一癌灶内既有腺癌也有鳞癌成分,两种成分的量几乎相等,或者其中之一不少于1/3。两种成分可呈碰撞瘤样结构,互相邻接,但多数表现为腺癌中伴有鳞状分化的肿瘤细胞。如果在腺癌中仅含少量鳞状化生成分,则不能诊断为腺鳞癌。腺鳞癌的生物学行为主要取决于腺癌的分化程度。

b.鳞癌:各种分化程度的鳞癌均可见到。分化较低时,诊断比较困难。癌灶周围必须都是胃黏膜,才能诊断为胃的鳞癌。累及食管末端者,应考虑为食管的原发性鳞癌扩展至胃。最初诊断为鳞癌者,经多做切片仔细检查,多数病例都可发现有少量腺癌成分。

c.未分化癌:应与低分化腺癌区别。在组织形态及功能上均缺乏分化特征,不能确定其组织发生来源。而低分化腺癌细胞都有或多或少的黏液分泌,所以可以认为是腺上皮细胞来源的肿瘤,而未分化癌则不具这一特征。该型极少见。

含内分泌细胞(嗜银反应或内分泌细胞的其他特征)的腺癌(弥漫型或肠型,以前者较为多见),其生物学行为与普通腺癌无异。

(3)Lauren分型:根据组织结构、生物学行为及流行病学等方面的特征,Lauren将胃癌分为肠型及弥漫型。

肠型胃癌一般具有明显的腺管结构,瘤细胞呈柱状或立方形,游离缘常可见刷状缘,似肠上皮的吸收细胞,细胞通过紧密连接和桥粒而相互黏附在一起,类似于肠癌的结构。瘤细胞分泌酸性黏液物质,与肠型黏液具有相同特征。弥漫型胃癌的癌细胞分化较差,弥漫性生长,缺乏细胞连接,不形成腺管或仅有不明显的腺管,许多低分化腺癌及印戒细胞癌属于此型。10%～20%的病例,兼有肠型和弥漫型的特征,难以归入其中任何一型。

肠型胃癌多发于老年、男性,常伴有萎缩性胃炎和肠上皮化生,手术切除后预后较好。在胃癌高发地区,肠型胃癌在胃癌中所呈的比例明显高于非高发区,胃癌发病率的下降,主要表现为该型的下降,其发病与环境及饮食等因素关系密切。

(4)Ming分型:将胃癌分为膨胀型和浸润型。膨胀型,肿瘤主要呈膨胀性生长,癌细胞聚集成大的团块状,挤压周围组织,形成较明显的界限,浸润不明显。浸润型,肿瘤的浸润性生长特征显著,瘤细胞分散呈索条状,或虽有腺管结构,但不形成大的团块,与周围组织无明显界限。这种分型主要表现了肿瘤的不同生长浸润方式。前者预后较好,后者较差。

3.癌前状态与癌前病变　胃癌的前体可以区分为两个类别:癌前状态和癌前病变。癌前状态是指一种临床状态,由此可导致胃癌的发病率较正常人群增高;而癌前病变是经过病理检查诊断的特定的组织学改变,在此基础上可逐渐演变发展成胃癌。

癌前状态与癌前病变具有不同的含义,但二者又有密切的联系,因为癌前病变很多都是发生在具有癌前状态的胃黏膜。例如慢性萎缩性胃炎属于癌前状态,而在萎缩性胃炎时的上皮细胞异型增生则属于癌前病变。

(1)异型增生与胃癌:根据组织形态特征和临床病理意义,胃黏膜上皮的异常,可以分为两个大类:上皮增生和异型增生。异型增生具有癌前的属性,属于癌前病变。

异型增生上皮可为化生性或非化生性的,其基本病理特征包括三个方面:①细胞的不典型性,包括核浆比例增大,核的异型性等;②异常分化,包括化生上皮中杯状细胞的减少乃至消失,失去胃固有腺体(幽门腺或胃体腺)的分化特征,以及分泌减少或分泌物性状的改变等;③结构紊乱,包括腺体形态不规则,背靠背及共壁现象,腺体分支、出芽、乳头状增生等。根据上述三个方面的轻重程度,可将异型增生分级。

(2)溃疡与胃癌的关系:溃疡与胃癌的关系已争论多年。根据病理组织学检查所见,区分溃疡癌变或癌性溃疡仍是很困难或不可能的。根据长期随访研究及动物实验研究结果,目前多数作者认为慢性胃溃疡会发生癌变,其发生率为 0.5%~2%。其机制是溃疡缘黏膜修复的再生上皮细胞分化不够成熟,这种细胞在致癌剂作用下容易发生癌变。

(3)残胃与癌:残胃作为一种癌前状态,它与胃癌的关系也一直受到重视。活检病理检查发现,在吻合口部位经常见有慢性萎缩性胃炎伴肠上皮化生以及上皮细胞的不典型性,多数认为系胆汁反流所致,这些有可能成为发生胃癌的前驱性病变。

4.扩散转移

(1)直接浸润蔓延:胃的远端癌可侵及十二指肠,其蔓延方式主要是在浆膜下浸润的癌细胞越过幽门环或黏膜下的癌细胞通过淋巴管蔓延,很少是沿黏膜直接连续性蔓延。近端癌则不同,可直接扩展侵犯食管下端。直接蔓延也可波及网膜、横结肠及胰腺、肝脏等。

(2)淋巴转移:癌细胞经常侵犯胃的黏膜下淋巴丛,由此转移至胃周淋巴结、腹腔动脉旁淋巴结及主动脉旁淋巴结。有些病例,癌细胞通过胸导管转移至左锁骨上淋巴结,有时成为临床上首先出现的症状和体征。淋巴结转移规律,一般是由近及远,但有的病例表现为所谓跳跃式转移,跳跃式转移的原因与胃癌时淋巴流发生改变有关,由于肿瘤生长和播散可导致某些淋巴管的瘤性阻塞,而另一些淋巴管则重新形成,以代偿胃部淋巴液流出量之不畅,因此癌细胞不仅可沿局部淋巴播散,而且也可沿着不断开放的淋巴管播散,形成远处淋巴结转移。

1)胃淋巴引流的分区:胃的淋巴管引流基本上是伴随着由腹腔动脉的四个主要分支而排列分布的。四个淋巴引流区与动脉名称相应一致。表明各部分的淋巴均有一定的引流方向,是该处胃癌转移的主要途径。

a.胃小弯(No.3)→胃左动脉(No.7)→肝总、脾、腹腔动脉(No.8、11、9)→腹主动脉旁(No.16)。

b.胃大弯(No.4)→幽门下(No.6)→分为两支,A 支:经肠系膜上动脉旁(No.14)→No.16;B 支:跨过胰表面→No.8、9、11→No.16。

c.胃上部 1/3→No.11 及脾门(No.10)→No.16。

d.贲门旁(No.1、2)→沿左上膈血管→No.16。

2)胃淋巴结的分组分站:胃淋巴结分组的部位、名称及其区域的界限。

①组:贲门右淋巴结。位于胃左动脉上行支贲门右侧的淋巴结。与③组小弯淋巴结的界限是胃左动脉上行支进入胃壁第 1 支(贲门支),在贲门侧者为①组,幽门侧者为③组。

②组:贲门左淋巴结。沿左膈下动脉分出的贲门食管支走行,位于贲门左侧及后侧的淋巴结。

③组:小弯淋巴结。位于胃小弯,沿胃左动脉与胃右动脉走行的淋巴结。与⑤组淋巴结的界限是胃右动脉向胃小弯分出第 1 支。在贲门侧者为③组,幽门侧者为⑤组。

④组:大弯淋巴结。沿胃网膜左、右动脉走行的大弯淋巴结,分为以下两组,即沿胃右网膜动脉走行者是右组(4d),沿靠近胃壁的胃短动脉和胃网膜左动脉走行的淋巴结是左组(4s)。

⑤组:幽门上淋巴结。即胃右动脉根部的淋巴结。

⑥组:幽门下淋巴结。在幽门下大网膜内,常分为三部分:a.狭义的幽门下淋巴结;b.幽门后淋巴结;

c.沿胃网膜右静脉注入肠系膜上静脉的淋巴结。

⑦组:胃左动脉干淋巴结。胃左动脉于是指从根部到上行支的分出部。

⑧组:肝总动脉干淋巴结。分为以下两组,位于肝总动脉干前面、上面者称为(8a),位于其后面者称为(8p),而(8p)是第三站的淋巴结。

⑨组:腹腔动脉周围淋巴结。

⑩组:脾门淋巴结。脾门附近的淋巴结,与⑪组脾动脉干淋巴结的界限是胰尾末端。

⑪组:脾动脉干淋巴结。是沿脾动脉干的淋巴结,包括胰腺里面的淋巴结。

⑫组:肝十二指肠韧带内淋巴结。

⑬组:胰后淋巴结。位于胰头后部。将十二指肠向内侧游离松动提起后,附于胰头后 Treitz 筋膜的脏层正面分布于胰十二指肠后动脉弓附近。

⑭组:肠系膜根部淋巴结。分为沿肠系膜上静脉淋巴结(14v)与沿肠系膜上动脉淋巴结($14_A$)。

⑮组:结肠中动脉周围淋巴结。

⑯组:腹主动脉周围淋巴结。位于胰腺上下腹主动脉的周围。

⑰组:胰前淋巴结。位于胰头前部。又可分为(17a)胰前上淋巴结与(17b)胰前下淋巴结。

⑱组:胰下淋巴结。位于胰体尾部下缘。

⑲组:膈下淋巴结。

⑳组:食管膈肌裂孔淋巴结。

110 组:下胸部食管旁淋巴结。

111 组:膈上淋巴结。

112 组:后纵隔淋巴结。

胃周淋巴结的分站,根据前述胃周淋巴结转移规律,胃周淋巴结的站别因原发病灶部位的不同而异,了解淋巴结分站对胃癌根治手术有重要意义。上述各组淋巴结可分为一、二、三站,各以 $N_1$、$N_2$、$N_3$(12、13、17、18 组)表示,或更远的以 $M_1$(14、15、16 组)表示。分别清除第一、二、三站淋巴结的手术,各称 $D_1$、$D_2$、$D_3$ 术式,须注意的是这里的 $D_1$ 或 $D_2$ 仅是指手术清除淋巴结的范围。

(3)血行转移:多发生在癌的晚期,最常见的受累器官为肝脏,其次是肺。癌细胞一旦进入大循环,能在骨、脑、肾上腺、肾、脾、甲状腺及皮肤等形成转移灶。

(4)腹膜种植转移:癌组织侵出浆膜后,癌细胞可由浆膜脱落到腹腔,或癌转移的淋巴结破裂在整个腹腔里广泛播散,一般临床即诊断为癌性腹膜炎,常伴有大量的血性腹水,此时已是疾病的晚期。腹膜种植最易发生于上腹部,肠系膜之上,位于后壁的肿瘤可种植于小网膜囊。膀胱、直肠处的种植是胃癌的晚期征象。

胃癌易发生卵巢转移,即所谓 Krukenberg 瘤,一般认为多数是由腹腔种植转移,由于肠系膜根部解剖学是从左上向右下倾斜,癌细胞易向盆腔右侧汇集。因此卵巢转移癌以右侧多见,或右侧先于左侧。胃癌细胞也可通过淋巴逆流或血行转移至卵巢。有时卵巢转移癌也可作为首发症状,因此临床上在诊断卵巢肿瘤时应考虑到胃癌转移的可能。

弥漫型胃癌的扩散方式比肠型胃癌更为多样,易发生腹膜、肺及卵巢转移。而肠型胃癌较弥漫型胃癌更易发生肝转移,尤其是癌细胞丰富间质较少的所谓髓样癌。

**【胃癌的分期】**

准确的分期,对制定合理的治疗方案、判断预后、评价疗效及开展协作研究甚为重要。由于胃癌解剖部位及各种诊断方法的限制,多年来虽有多种分期法,但因各自存在的缺点而未能被广泛接受。所以较长时期以来,实际上存在着三个主要的不同分期法。一是国际抗癌联盟(UICC)公布的 TNM 及 pTNM 分期,其次是美国癌症联合会(AJCC)的 pTNM 分期以及日本胃癌研究会(JRS)长期来执行的胃癌分期法。

主要的意见分歧是胃癌的分期应以术前的临床资料为主,还是应考虑手术所见及术后病理检查的结果。为了更好地统一彼此间的意见,AJCC 成立了胃癌特别工作组,应用了 SEER 收集的 4875 个病例进行了系统分析,再次肯定肿瘤浸润深度和淋巴转移范围对预后的判断甚为重要。日本也汇集了 56 个医疗机构的 15584 例病案,并就其中资料完整的 11572 例进行了统计分析。这样就为取得共同认识,为制定新的分期方案打下了良好的基础,于是在 1986 年初在夏威夷 UICC、AJCC 及 JRS 共同召开了有部分国家代表参加的联席会议,在此基础上,又经过多次协商、修改,较顺利地通过了分期方案。

胃癌 TNM 分期法认为胃癌的临床及病理分期同样重要,不能偏废。该分期法不但简单易行,且较以往的 TNM 及日本分期法更为精确,避免了以往Ⅱ、Ⅲ期有重叠,且Ⅲ期又太宽的缺点,可以较好地显示各期的预后,有较大的应用价值,其后被各国广泛接纳,作为统一的分期标准。我国也曾于 1989 年第四届全国胃癌学术会议上通过将此法作为我国胃癌的分期标准。

这一分期法的主要特点是:强调肿瘤的浸润深度,转移淋巴结至原发癌边缘距离,以及将第 12、13、14、16 组等淋巴转移($N_3$、$N_4$)作为远处转移(M)。其具体的定义及范畴如下。

T:肿瘤浸润深度

$T_1$:浸润至黏膜或黏膜下。

$T_2$:浸润至肌层或浆膜下。

$T_3$:穿透浆膜层。

$T_4$:侵及邻近结构或腔内扩展至食管、十二指肠。

N:淋巴转移状况

$N_0$:无淋巴结转移。

$N_1$:距肿瘤边缘 3cm 以内的淋巴结转移。

$N_2$:距肿瘤边缘 3cm 以外的胃周淋巴结转移,包括胃左、肝总、脾及腹腔动脉周围淋巴结转移。

M:远处转移状况

$M_0$:无远处转移。

$M_1$:有远处转移,包括第 12、13、14、16 组淋巴结转移。

如原发肿瘤局限于黏膜层而未累及黏膜固有层者为原位癌,以 Tis 表示,当肿瘤为 $TisN_0M_0$ 时,即为原位癌,也可称为 0 期。

根据上述的定义,各期的划分如下:

Ⅰ期:

Ⅰa:$T_1N_0M_0$

Ⅰb:$T_2N_0M_0$、$T_1N_1M_0$

Ⅱ期:$T_3N_0M_0$、$T_2N_1M_0$、$T_1N_2M_0$

Ⅲ期:

Ⅲa:$T_4N_0M_0$、$T_3N_1M_0$、$T_2N_2M_0$

Ⅲb:$T_4N_1M_0$、$T_3N_2M_0$

Ⅳ期:$T_4N_2M_0$、$TNM_1$

此分期法在临床实践应用后,感到以距肿瘤边缘 3cm 为限确定淋巴结转移的站别($N_1$、$N_2$),不能确切地反映胃癌的预后及指导治疗,而不如淋巴结的转移数更能反映病人的预后。大量资料显示,淋巴结不同的转移数直接与术后的 5 年生存率有关,如将胃周淋巴结转移数分为 0、1~3、4~6 及≥7 个四组,则其 5 年生存率依次为 81%~89%,63%~77%,47%~58% 及 29%~36%,淋巴结转移数在 7 个以上者,预后明显较差。

Tis　原位癌

$T_1$　肿瘤浸及上皮基底膜或黏膜下

$T_2$　肿瘤浸及肌层或浆膜下

$T_3$　肿瘤穿透浆膜但未及邻近组织

$T_4$　肿瘤浸及邻近组织

$N_0$　无淋巴转移

$N_1$　区域淋巴结转移 1~6 个

$N_2$　区域淋巴结转移 7~15 个

$N_3$　区域淋巴结转移>15 个

注意:腹腔内其他部位淋巴结转移,如肝、十二指肠、胰腺后、门静脉旁、腹膜后、肠系膜或主动脉旁均考虑为 $M_1$,但在日本胃癌研究会的分类中则曾将此定为 $N_3$、$N_4$。

$M_0$　无远处转移

$M_1$　有远处转移

日本胃癌研究会的胃癌分期(JGCA)并未完全接受此分期法,主要是仍以淋巴结转移的站别,而并不按转移淋巴结数来确定 N 的级别,但吸收了 UICC 分期法的合理部分,于是在 1998 年出版的第 13 版胃癌的分期中也作了相应的修改,其主要的修改内容如下。

(1)明确以临床、外科分期作为最终分期,其中包括未经病理证实的临床资料(如肝转移),也介绍了须组织学证实的病理分期。

(2)将淋巴转移的站别从原来的四站改为三站,取消 $N_4$ 将其改为 M,将淋巴结转移程度也分为四级($N_0$~$N_3$),而某些淋巴结的分类更精细(如 $N_{11}$、$N_{12}$)。

(3)根治术的类别也按新的淋巴级分级法,淋巴清扫的范围分为 $D_{0~3}$,四种。

(4)将 $T_1$ 及 $T_2$ 再细分为 $T_1$(M 及 SM)及 $T_2$(MP 及 SS)。

(5)在 TNM 分期法前分别冠以 c、s、p、f 以分别代表临床、手术、病理、最终分期。肿瘤位于胃的上、中、下部位现以 U、M、L 代表,以替代过去的 C、M、A。近、远端的手术切缘现以 PM 及 DM 代替过去习用的 OW 及 AW。而内镜黏膜切除标本的内、外侧缘则分别以 VM 及 LM 表示。

(6)取消了原来的对肝及腹膜转移程度的再分级。除此以外,也介绍了对内镜下黏膜切除的分类及评价以及残胃癌的分期等。

按照此一分期,分析日本癌研究会医院自 1946~1997 年的 8338 例胃癌切除病例,各期的 5 年生存率均有非常显著的差异。分别为:Ⅰa 为 95.6%、Ⅰb 为 84.8%、Ⅱ 为 65.5%、Ⅲa 为 43.7%、Ⅲb 为 24.0%、Ⅳ 为 7.6%。

尽管此分期法尽量与 UICC 的分期法靠拢,但对反映淋巴结转移程度的 N 分级法仍存在基本分歧,尚须在实践中加以统一。

【临床表现】

1.胃癌的症状　胃癌的早期常无特异的症状,甚至毫无症状。随着肿瘤的发展,影响胃的功能时,才出现较明显的症状,但此种症状也并非胃癌所特有,常与胃炎、溃疡病等胃慢性疾患相似。有时往往直至出现明显的梗阻、腹部扪及肿块或出现转移淋巴结时始被诊断。因此,临床医师应在症状不明显时或者从一般胃病症状中,警惕有胃癌的可能。

(1)胃部痛:是胃癌最常见的症状,也是最无特异而易被忽视的症状。初起时仅感上腹部不适,常被认为是胃炎、溃疡病等,而予以相应的治疗,症状也可暂时缓解。当治疗症状缓解后,短期内又有发作者,就要予以注意,不要一味等待出现所谓"疼痛无节律性""进食不能缓解"等典型症状,才考虑胃癌的可能。临床上如出现疼痛持续加重且向腰背放射,则常是胰腺受侵犯的晚期症状。肿瘤一旦穿孔,则可出现剧烈腹痛的胃穿孔症状。

(2)食欲减退、消瘦、乏力:这是另一组常见而又非特异的胃癌症状。当与胃痛症状同时出现又能排除肝炎时,尤应予以重视。

(3)恶心、呕吐:早期可能仅有食后饱胀及轻度恶心感,此症状常是因肿瘤引起梗阻或胃功能紊乱所致。

(4)出血和黑粪:此症状也可在早期出现.早期胃癌有此症状者约为 20%。凡无胃病史的老年病人一旦出现黑粪时必须警惕有胃癌的可能。

(5)其他症状:病人有时可出现腹泻、便秘及下腹不适,也可有发热。某些病例甚至可以先出现转移灶的症状,如卵巢肿块、脐部肿块等。

2.胃癌的体征　一般胃癌尤其是早期胃癌常无明显的体征,上腹部深压痛,有时伴有轻度肌抵抗感,常是唯一值得注意的体征。上腹部肿块、直肠前触及肿物、脐部肿块、锁骨上淋巴结肿大等,均是胃癌晚期或已出现转移的体征。

【诊断】

1.胃癌的 X 线诊断　X 线诊断能确定肿瘤的位置、大小、周围的侵犯程度,对肿瘤性质的分析,估计手术的可能性及预后等均有较重要的意义。

X 线诊断的原则是根据检查部位显示的阴影进行分析,结合临床进行综合诊断。而胃与在腹腔的周围组织具有基本相仿的 X 线吸收序数,显示相仿的密度,从而无法作出诊断。因此需利用人工对比的方法,即用原子序数高的对比剂如硫酸钡、碘剂所谓阳性造影剂,也可用原子序数低的对比剂如气体即所谓阴性造影剂,使组织能与造影剂之间产生对比使之显影进行诊断。

(1)胃钡餐造影法:利用硫酸钡与胃壁对比产生阴影进行诊断,现已渐为胃双重对比造影所取代,但由于此法药源广泛,技术简便仍为许多医院选用。

胃钡剂造影胃癌的 X 线征象主要有龛影、充盈缺损、黏膜皱襞的改变、蠕动异常及梗阻性改变等。

龛影的产生是由于胃癌中心组织破坏而形成溃疡,钡剂充填在溃疡内而形成不透光的阴影,一般说来癌性溃疡的龛影大而浅,边缘不规则,龛影周围环堤也不规则,切线位时龛影常在胃轮廓之内。

充盈缺损的形成是由于胃癌肿块凸出腔内,使造影剂在局部不能布满而形成透亮的充盈缺损区。胃癌的充盈缺损随病期早晚而大小不等,其表面不规则,基底较宽,切线位检查时可见胃轮廓不连续,说明充盈缺损突出在胃腔内。

胃癌病例尚有黏膜改变,可见黏膜破坏,皱襞消失,常在肿瘤的隆起或溃疡处即充盈缺损或龛影周围见到突然中断的黏膜,由于有肿瘤浸润,有的黏膜呈紊乱条状或黏膜消失。

蠕动的变化:肿瘤局部由于胃壁僵硬而蠕动消失,较充盈缺损或龛影范围大,这是因为肿瘤不仅局限在充盈缺损或龛影处,且已向周围胃壁内浸润,这对手术范围、预后的估计均有一定的帮助。

梗阻性改变常因胃癌发生在贲门或其附近,使胃入口贲门处产生阻塞,致上方食管扩张,钡剂通过贲门困难,若肿瘤在胃窦部造成幽门梗阻,可见胃内有多量滞留液,上部胃蠕动增强,有时还可见逆蠕动。

贲门癌:常可见食管壁有黏膜破坏,轮廓不整,由于肿瘤侵犯,食管壁弹性消失,因此不仅有滞留,也有少部分钡剂因贲门闭锁不全而流入胃部。贲门癌向胃底蔓延时常可在胃泡内见到软组织肿块影,胃底边缘不规则,有充盈缺损。贲门癌向胃小弯侧蔓延则可见胃体上部胃小弯边缘不整,胃壁僵硬,蠕动消失。

胃体癌:常可见胃体部充盈缺损,边缘不规则,常在充盈缺损的中心可见龛影,周围黏膜破坏、中断等,蠕动在病变周围消失,有时充盈缺损不明显而以龛影为主。环形浸润的胃癌使胃呈葫芦状,狭窄部分边缘不整齐,压迫像可见黏膜破坏。

胃窦癌:常呈环形生长,形成局部狭窄,局部可见钡剂充盈缺损边缘不整,蠕动消失,有钡剂滞留,常造成胃扩张。

幽门癌:肿瘤沿幽门管生长,钡餐可见局部胃壁僵硬,蠕动消失,早期常不造成钡剂滞留,因为癌组织浸润而使幽门闭锁不全,癌瘤大时产生幽门梗阻。

全胃癌:胃癌广泛浸润,胃壁丧失弹性,胃体缩小,但常保留胃的形态,边缘有时很整齐但僵直,黏膜消失,压迫检查困难,最突出的征象是钡剂依靠其重力而通过,蠕动消失。

(2)胃双重造影法:胃双重造影剂法是以低稠度高浓度的硫酸钡和气体(空气或$CO_2$)两种不同性质的造影剂同时注入胃内进行透视摄片的一种检查法。由于它能清楚地显示胃黏膜的细微结构即胃小区的情况,对于胃癌的诊断,特别是早期胃癌的诊断有独特的效果。可见表面不光滑、边缘清晰的充盈缺损。边缘不规则但较浅,一般深2~3mm的龛影,龛影底部呈结节状,周围黏膜集中。或仅表现为胃小区融合。

(3)胃癌的CT检查:传统的X线检查仅能显示胃的腔内病变和胃壁累及的范围,CT尚可了解腔外侵及的范围与邻近脏器的关系,是否已累及邻近脏器,甚至有无转移等,尤其当服用造影剂使胃适当扩张,一般充以等密度造影剂1000ml左右,更可显示胃壁的厚度,正常情况下为2~5mm。

当有胃癌病变时,按胃癌不同的生物学行为及生长特点,在CT图像上有不同表现。肿块型胃癌可见在胃腔内有一广基的分叶状肿块;溃疡型胃癌则可显示明显的溃疡形成,常可见边缘不规则隆起;浸润型胃癌则可见胃壁有广泛的增厚,其厚度可达1cm以上,视其病变的范围可以全胃壁均增厚,胃腔缩小,或部分胃壁增厚。当胃癌已侵出浆膜则可见胃壁厚度超过2cm,不仅胃内轮廓不规则,胃外缘也不规则,胃和邻近器官的脂肪层面消失,甚或胃外有明显的肿块形成,并与邻近的相关脏器边界不清,相互融合,即使改变体位扫描,胃与邻近脏器的位置也相对固定,则常提示该肿瘤不但已侵出浆膜,并已累及邻近脏器。

CT检查时还可显示胃周淋巴结,常可从淋巴结的大小来判断是否已有淋巴结转移,可作为临床治疗的参考。一般正常的胃周区域淋巴结其大小不超过6mm,肝胃淋巴结可稍大,也不超过8mm,即使腹主动脉或门静脉旁的淋巴结也不超过1cm,因此,当胃周区域淋巴结达1cm以上时,就应考虑有转移的可能,一般淋巴结越大,转移的可能也越大。尤其当腹主动脉旁、肠系膜根部等处淋巴结如大于1.5cm,甚或2cm时,就应考虑是否已不宜采用手术疗法。

如上述的局部浸润或淋巴结转移可做CT检查,除获得较传统X线检查更多的信息外,另一优点常可显示腹腔内其他脏器如肝、卵巢、肾上腺等的影像,一旦该脏器发生胃癌血行转移时,也可清楚显示。

曾有介绍,可根据胃癌在CT中的图像所见分为四期。

Ⅰ期:腔内肿块,无胃壁增厚。

Ⅱ期:胃壁增厚,伴有直接扩散,脂肪层消失或侵及邻近器官,有(或无)局部淋巴结肿大,无远处转移。

Ⅲ期:胃壁增厚,伴有直接扩散,脂肪层消失或侵及邻近器官,有(或无)局部淋巴结肿大,无远处转移。

Ⅳ期:有远处转移。

2.胃癌内镜诊断 1962年日本内镜学会提出早期胃癌的概念,后被国际上公认,其定义指癌组织浸润深度仅限于黏膜层或黏膜下层,而不论有无淋巴结转移,也不论癌灶面积大小。如符合以上条件,癌灶面积为5.1~10mm²者为小胃癌(SGC),小于5mm²者为微小胃癌(MGC)。原位癌系指癌灶仅限于腺管内,未突破腺管基底膜者。如内镜活检证实为胃癌无误,但手术切除标本经病理连续切片未发现癌者称为"一点癌"(或称一钳癌)。

胃镜下早期胃癌及进展性胃癌的分型均同于病理的大体分型,其最后诊断的确立,均有赖于病理诊断,因此,活检及细胞学诊断颇为重要。

(1)活检:选择取材部位是获得阳性结果的关键。凹陷病变在凹陷边缘的内侧四周以及凹陷的基底,浅凹陷病变应在顶部与基底,深凹病变主要在内缘钳取活检材料。隆起病变应在顶部与基底部取材。为判定癌的范围还应在距离癌灶贲门侧 3～5cm 处取材 1～2 块。病灶处的第一块活检至为重要,首块活检应对准主要病变部位,将病灶调整在视野正中,活检钳与病灶切面成直角,物镜与病变距离不宜过近或过远,以 3～5cm 为宜。第一块活检后引起的出血膜遮盖病变部位,使再次活检难以准确取材。取材数目以 4～6 块为宜,应分散在病灶各处。染色法、荧光法有助于提高活检正确率。

(2)细胞学检查:胃镜直视下做细胞学检查可与活检结果互相验证,收取细胞在活检后进行。活检完毕后将细胞刷从内镜活检钳道插入,在病灶处反复摩擦或转动,然后将刷子退至活检孔下口处一起退镜,涂片两张送检。也可采用吸引冲洗法收集细胞。

3.胃癌的超声波诊断　随着水充盈胃腔法及胃超声显像液的普及应用,超声对胃癌的诊断研究已受到临床的高度重视。本方法可实时显示胃壁蠕动状况,不仅可显示肿瘤之大小、形态、内部结构、生长方式、癌变范围,同时还可显示肿瘤在壁内浸润的深度及向壁外浸润、转移状况,弥补了 X 线及内镜的不足。对临床疑诊胃癌,但因种种原因不能施行内镜检查时,已成为一种筛选检查手段。超声在不能切除的胃癌病人的保守治疗疗效的观察随诊,以及胃癌切除后复发、转移的评价方面,也受到临床欢迎而被广泛应用。

(1)胃癌浸润深度的应用价值:一般采用以超声能清晰显示的固有肌层无明显异常改变,作为早期癌的诊断标准。体表超声对胃癌浸润深度的诊断率早期胃癌为 30%～55%,进行性胃癌为 83%～94%。近年来,术中超声的开展大大提高了早期胃癌浸润深度的诊断正确率,可达 70%,术中超声对手术切除断端有无癌浸润的诊断率达 90%,将有助于胃癌手术治疗疗效的提高。Yasuda 于 1995 年报道 641 例胃癌用超声内镜(EUS)做术前检查的经验,经术后手术标本病理检查复核,对浸润深度的正确诊断率为 79.6%。其中早期胃癌的诊断准确率为 84.9%,而对转移的区域淋巴结的检出率为 55%。认为应用 EUS 检查,可有助于决定对早期胃癌是否施行内镜下切除术。

(2)肝和淋巴结转移的诊断:声像图典型时超声可诊断直径 1cm 肝转移灶,文献报道肝转移癌的诊断率可达 90%,其检出率高于 CT 及其他影像学诊断。

超声对上腹部淋巴结的显示率与部位、大小有关。大小达 0.7cm 以上一般能得以显示。转移淋巴结多呈低回声,边界较清晰,呈单发或多发融合状。较大的淋巴结可呈不规则形,内部见强而不均匀的回声,多为转移淋巴结内变性、坏死的表现。炎性病变引起的淋巴结肿大,多呈圆形或椭圆形,边界规整,呈均匀之低回声或无回声,但良恶性的鉴别有时较为困难。

4.胃癌生化、免疫检查　一般认为胃癌细胞可产生不少物质,其中某些可在胃液或血清中被探及,可借较为简单的生化、免疫技术,在血清中找到这些标记物,作为识别胃癌高危个体或早期发现胃癌的方法。一般常用的有 CEA、CA19-9、CA125、CA72-4 等。

但经多年来的实践此种方法并不理想,对胃癌的识别率为 20%～69%,但阳性者常见于肿瘤较大或已有远处转移的进展期胃癌,早期胃癌的阳性率<5%,在可切除的病例中其阳性率也不超过 23%。所以血清中胃癌标记物对早期诊断的帮助不大,该类标记物阳性者常是预后不佳,不能切除的晚期病人。血清 CA125 水平升高者常有浆膜或腹膜侵犯,而血清 AFP 升高者常有肝转移。

因此,目前普遍认为这些肿瘤标记物仅有助于判别肿瘤的预后及化疗的疗效,而无助于胃癌的诊断。

近年来血清中胃蛋白酶原(PG)的水平与胃癌发生的关系,日益受到人们的注意。PGⅠ主要由胃底腺主细胞分泌,PGⅡ则除上述腺体外还有胃窦和幽门腺分泌。当胃腺体萎缩,主细胞减少,血清PGⅠ含量趋于下降,当萎缩性胃炎伴有肠上皮化生(肠化),胃窦腺向胃体延伸,PGⅡ含量也随之升高。因而PGⅠ的水平及PGⅠ/Ⅱ的比值可作为一反映胃黏膜病变的指标。当胃底病变较轻,胃窦发生萎缩肠化时,PGⅠ/Ⅱ值呈中等程度降低。当病变累及范围较广泛时,由于PGⅠ含量下降,PGⅡ含量上升,PGⅠ/Ⅱ值显著降低。北京市肿瘤研究所曾在山东胃癌高发区观察了3252例(35～64岁)随机人群的胃黏膜病变与血清胃蛋白酶原含量的关系,证实了PGⅠ/Ⅱ值随病变的进展呈梯度下降趋势,从浅表性胃炎的9.1下降到萎缩性胃炎的8.5、异型增生的5.4和胃癌的3.8。因而PGⅠ/Ⅱ值可作为识别胃癌易感对象的指标。最近日本有介绍以PGⅠ/Ⅱ值作为胃癌普查初筛的情况,认为该法可代替X线间接摄影,作为胃癌普查的一种初筛手段。

【治疗】

1.外科治疗　外科手术是治疗胃癌的主要手段,也是目前能治愈胃癌的唯一方法。长期来,由于胃癌住院病人病期偏晚,胃癌外科治疗的疗效也就不够满意,国内胃癌根治术后的5年生存率一直保持在30%左右。与国际上治疗胃癌疗效较好的日本相比,尚存在较大差距。根据日本胃癌研究会全国登记的病例资料,胃癌的平均5年生存率已从1963年的39%,提高到1990年的70%,其中即使较晚期的ⅢA、ⅢB及Ⅳ期病例的5年生存率也分别达59%、35%及11%。西方国家胃癌的疗效一直较差,但在最近30年来疗效也有较大提高,以英国、瑞士及法国为例,在20世纪70年代时胃癌的5年生存率分别为5%、19%、13%,但至90年代已分别上升至11%、25%、26%。纵观近30年来胃癌治疗的演变,主要在内镜下黏膜切除、微创手术、D₂根治术标准化、扩大超根治术以及化、放疗等辅助治疗的进展。胃癌的治疗方案更个体化,更注意保存功能,综合治疗的手段更多也更科学。

近年来,随着诊断技术的进步,早期胃癌的比例有较大提高,日本已自1963～1967年的10.3%上升至1988～1990年的42.7%,西方及我国的各大医院也可达10%～15%左右。另外,由于X线、CT、内镜、超声内镜的综合应用,现在也已有可能对胃癌进行术前的临床分期,西方国家对临床病期较晚的病人也较普遍地开展腹腔镜检查,甚至有的医院40%～60%的胃癌病人均做腹腔镜检查代替以往的剖腹探查以明确分期,制定合理的治疗方案。

(1)各期胃癌的术式选择:在力争治愈的前提下,实施微创及保存功能的个体化手术治疗方案,是当前肿瘤外科的发展趋势。胃癌的治疗也不例外,日本在这方面积累了较多经验,目前胃癌的根治性切除手术,除某些早期胃癌可做内镜下黏膜切除外,尚有多种术式,包括可在腹腔镜下操作,胃切除范围少于2/3的胃癌改良切除术(MG)。此术又可分为A、B两型,分别保留迷走神经或幽门,以保存病人术后的消化功能。淋巴清扫范围除第一站淋巴结均须清扫外,也略有不同。

(2)内镜下黏膜切除术(EMR):随着早期胃癌发现的增多,以及对各种早期胃癌淋巴转移规律的了解,使内镜下黏膜切除术作为胃癌治疗的术式之一,已日趋成熟。日本最近报道了8个临床中心8881例早期胃癌的病理检查材料,淋巴转移率为8.9%,其中黏膜内癌为2.5%,黏膜下癌为17.6%。由于内镜下黏膜切除术只能限于无淋巴结转移的早期胃癌,因此黏膜下癌由于淋巴转移率较高,其淋巴结的微转移率更高达34%,势必不宜采取此治疗方式。即使是黏膜内癌,虽然淋巴结转移率不高,但微转移率也高达19%。当然淋巴结内的微小转移灶是否一定导致日后的转移复发,尚存在异议,但由于早期胃癌采用传统的根治术肯定能获得较好的治疗效果,故近年来对选择何种黏膜内早期胃癌施行内镜下黏膜切除进行了不少的临床研究,一般认为癌细胞分化较好(肠型胃癌)、病变黏膜无溃疡、大小≤2cm者,常无淋巴转移,而适于行此手术,尤其是目前的内镜下切除技术,做整块切除的上限为2cm,因此,一般认为此切除术的适应证定为不超过 2cm 的黏膜内癌为宜。

但在临床实践中存在的问题是如何在术前对早期胃癌的浸润深度作临床评估。目前的临床诊断的准确度到底如何？最近，日本总结了术前诊断为早期黏膜内胃癌的术后病理检查材料，对开展内镜下黏膜切除治疗早期胃癌颇有参考价值。

在 2672 例术前诊断为 EGCm 的病例中，术后病理证实为黏膜内癌的为 2144 例（80.2％），另有 469 例（17.5％）病理证实为黏膜下癌，更有 59 例（2.2％）为进展性胃癌。另外，在此组病例中，术中诊断无淋巴转移的有 2432 例，而术后病理证实确无淋巴转移的为 2353 例（96.8％），另有 79 例有淋巴转移，其中 $N_1$ 66 例（2.7％）、$N_2$ 13 例（0.5％），因此术前对黏膜内癌的诊断准确率仅为 80.2％，术中认为无淋巴结转移的患者中也有 3＋％有淋巴转移。如果进一步将该组病例按其细胞分化与否分为两组，则在分化组中术中探查认为无淋巴转移的评估准确率达 98.3％，而其他组中的评估准确率为 93.8％，两者有非常显著的差异（$P<0.01$）。

黏膜内早期胃癌的淋巴转移与否不但与肿瘤大小及细胞分化有关，而且与病变局部黏膜是否有溃疡也有密切的关系。在 1230 例肿瘤大小未超过 3cm 分化较好的早期黏膜内胃癌无一例发生淋巴转移。未分化的早期胃癌虽有相对较高的淋巴转移率，但在 2cm 以下无溃疡的黏膜内癌，即使分化欠佳也无淋巴结转移。因此，将 EGR 的指征限制在 2cm 以下，分化较好的黏膜内早期胃癌应该是安全的，如黏膜无溃疡，则即使癌细胞分化欠佳也可考虑作 ERG。超过上述范围的则不宜再作 EGR。

该术先将内镜注射针经胃镜活检孔插入胃内达到病变边缘，向黏膜下注射含肾上腺素的生理盐水，使局部病变隆起，便于圈套，同时也可将病变与肌层隔离开来，保护肌层不受电凝损伤并防止出血。切下标本必须经病理做连续切片检查，断端无癌细胞为完全切除，术后随诊 2 年无复发可列为治愈。一般认为内镜下黏膜病变的完全切除率约 70％。如切下标本发现切除不完全则可改用内镜下激光治疗，以消除残余癌灶，也可考虑手术，大部分病例在改用激光治疗后病变消失，而获痊愈。

有报道 445 例 EGCm（479 个病灶）做内镜下黏膜切除的经验，术后病理证实病变局限于黏膜的 405 例，病变已侵及黏膜下的 74 例，此 74 例经再次手术切除，切除标本病理检查有 30 例病变仍限于黏膜，真正已侵入黏膜下者为 44 例，所以术前对黏膜内癌的误判率为 9.2％。该组病例随访 38 个月无胃癌死亡。所以只要严格掌握指征，内镜下黏膜切除的疗效应该是好的，即使有穿孔并发症的报道，但一般均可在内镜下加以钳闭而治愈。

（3）腹腔镜下胃改良切除术：腹腔镜下微创外科手术自成功地应用于胆囊切除以来，现已较成功地延伸至其他腹部实体瘤的切除，如结、直肠癌，卵巢癌等，同样也已应用于胃癌手术，虽然已有不少在腹腔镜下施行 D2 标准胃癌根治切除术的介绍，甚至有报道在腹腔镜下施行全胃及胰体尾、脾切除术者，并认为可在腹腔镜下施行任何一种胃切除术。此手术虽有术后疼痛轻，反应小，排气早，可早期离床活动，住院日可缩短，以及营养障碍较少等优点，但考虑到恶性肿瘤力争治愈性手术是符合病人的最大利益的，因此一般认为此类手术仅适于虑有淋巴转移而不宜做 ERG 的早期胃癌病人。因该类病人即使有淋巴转移也常限局于紧贴胃壁的第一站淋巴结，易于处理。此手术可不开腹，可将胃壁病变做全层切除，切除范围也远较内镜下黏膜切除为广，且可将紧贴于胃壁之胃周淋巴结一并切除，如活检发现有癌转移时可即剖腹做根治手术，患者术后两天即可进食，住院期也仅一周左右，因此有其优越性。

开展该类手术除应严格掌握指征外，还应注意术中细致的操作，以减少术中癌细胞播散的机会。另一值得考虑的问题是术中腹腔内须充以 $CO_2$ 造成气腹，以利操作，最近有报道这种 $CO_2$ 气腹有可能影响腹膜的防御机制，刺激癌细胞生长以及腹膜粘连等，常见的例子是腹壁插入孔的肿瘤局部复发，因此当肿瘤已侵出浆膜面时更须慎重考虑。另外，即使此类手术与腹腔开放手术同样有效及安全，还应考虑费用较高,以及手术时间的延长,即使有经验的医师在腹腔镜下操作扩大根治术,至少须 10 个小时以上。如一旦发生诸如胰瘘等并发症,则后果将更为严重。

此手术的操作颇为复杂,须在腹壁置 6 个插管充入 $CO_2$ 气后在腹腔镜直视下操作,先结扎胃周围血管,游离胃,然后切除部分胃,将左下伤口扩大至 4cm 长,以便将标本取出,然后再做吻合。

众所周知,由于手术操作的熟练程度常与手术质量有关,因此该类手术除应严格地控制在早期胃癌病例外,且要有经验的医师操作,目前,我国只宜于适当地逐步开展。

(4)胃癌的根治性切除术:彻底切除胃癌原发灶、转移淋巴结及受浸润的组织,是胃癌根治手术的基本要求,也是目前可能达到治愈目的的主要手段。可是目前对切除范围尚存在不同的见解。关于胃切除的范围近年来意见已渐趋一致,即胃切断线要求离肿瘤肉眼边缘不得少于 5cm,边缘分界明显者也不得少于3cm,远侧部癌应切除十二指肠第一部 3~4cm,近侧部癌应切除食管下端 3~4cm。长期以来东西方对胃癌根治术的具体手术方式存在着很大的分歧。日本早就将 $D_2$ 术式作为胃癌的标准术式,我国也基本同意此观点,长期来在国内推广 $D_2$ 术式,提高了胃癌的疗效。我们曾统计国内 1591 例做胃癌根治术的病例,各种根治术式比例分别依次为:$D_0$:4.8;$D_1$:21.5;$D_2$:64.6;$D_3$:9.1。清除第二站胃区域淋巴结更远的根治性手术已达 73.7%。由于根治性胃次全切除术的淋巴清除范围及根治程度在实际工作中颇为混乱,同是一根治性胃次全切除术,淋巴清除范围可以有很大差别,以致对手术疗效的评价常发生困难。日本胃癌研究会将胃周围淋巴结分为几个区。又根据肿瘤的不同部位,相应地把此淋巴结分为三站。

将做根治手术时的淋巴结清除站别,以 D 来表示,这样就较明确,D 仅是指淋巴清除范围,与手术的根治度无关。第一站淋巴结未全部清除者为 $D_0$,已全部清除才为 $D_1$,同样第二站淋巴结完全清除的为 $D_2$,依次为 $D_3$,至于是否是根治手术或根治程度,则须根据病变的范围或程度而可分为 A、B、C 三级。A 级的标准是指淋巴结清除范围超过已有转移的淋巴结站别,也即 $D > N$,例如仅第一站淋巴结有转移($N_1$),而手术已将第二站淋巴结全部清除($D_2$),同时在胃切缘的 1cm 距离内无癌浸润;B 级的标准是 $D = N$,淋巴结清除范围仅及已有癌转移的淋巴结站别,或即使胃切缘无癌浸润,但在 1cm 距离内已有癌浸润;C 级则是指切缘已有癌浸润或有已转移的淋巴结,其他转移灶仍遗留在体内。因此,在胃癌外科治疗时应力争施行符合A 级标准的根治术,这样才有可能提高胃癌的疗效。

但 2001 年美国新英格兰杂志曾发表的有关胃癌术后放、化疗提高疗效的很有影响的文章上,在 552 例胃癌手术病例中,具体手术方式为 $D_0$:54%,$D_1$:36%,施行 $D_2$ 术者仅 10%,主要原因是认为西方胃癌病人以位于近侧部的胃癌居多,且体胖、脂肪组织多,常伴有呼吸或循环系统疾病,与东方胃癌病人有很大不同,创伤较大的 $D_2$ 术式,不但无助于提高生存率,且增加住院死亡率及并发症的发生,而认为 $D_2$ 术不宜作为胃癌的标准术式。

有学者体会该类手术的要点是必须在根部结扎切断有关血管,才能保证相应区域的淋巴结彻底清除。为此,术时须施行网膜囊外剥离技术,胃远侧部癌必须将大网膜连同横结肠系膜前叶以及胰腺被膜一并整块地从相应脏器上剥下,这样才有可能在根部结扎胃左及胃网膜右血管。小弯侧的解剖,也需从贲门沿肝的脏面切开肝胃韧带直至肝十二指肠韧带,连同其前叶一并向胃侧解剖,才有可能在根部结扎胃右血管及清除右贲门旁淋巴结群。肝总动脉干更需切开包绕其外的神经纤维,才有可能清除该组淋巴群。另外,做远侧切除时,必须强调切除十二指肠第一部 3~4cm,因十二指肠黏膜下的淋巴网虽然较少,但浆膜下的淋巴网甚为丰富,故肿瘤一旦侵及胃远侧部的浆膜,就很易向十二指肠浸润。同时,也由于胃癌近侧端的边界常不甚清晰,故强调将小弯全部切除,以防边缘残余癌的发生。

近年来,为了提高进展期胃癌的疗效,常对Ⅲ、Ⅳ期胃癌施行淋巴结扩大清除术($D_3$ 术式),清除范围超越 $N_3$,包括肝十二指肠韧带、肠系膜上动脉、腹主动脉旁、甚至包括膈肌及纵隔淋巴结,虽然上述部位淋巴结的转移率并不高,在有转移的病例疗效也并不佳,但在腹主动脉旁淋巴结有转移的病人中,施行此术后仍可有 16% 的 5 年生存率,因此该类淋巴结扩大清除手术似有日益增多的趋势。由于腹腔动脉旁的神经节常难与淋巴结鉴别,因此在淋巴结扩大清除时常易将该部位的神经节一并切除,从而导致病人发生腹泻、腹痛及营养不良等并发症。为了避免此并发症的发生,可以在做淋巴结扩大清除时,先用墨汁做淋巴结染色,使其易于与白色的神经节相区别,从而将神经节予以保留。

日本国立癌中心在总结他们的经验时,更指出只有当远侧部胃癌 No14 或 No16 淋巴结有转移时,施行淋巴结扩大清除术,才有可能获得 5 年生存率,此手术无助于提高近侧部或体部胃癌的 5 年生存率。

(5)联合脏器切除术:该类手术一般用于胃癌直接侵犯到邻近组织或器官,或为了使淋巴清除更彻底而不得已同时切除相应脏器。该类手术技术目前已日臻成熟,适应证也更宽。据日本 1992 年公布的全国胃癌登记报告,联合脏器切除术占全部登记病例的 25.4%,其 5 年生存率在无远处转移的病例为 30%。由于胃癌 No11 淋巴结转移率较高,其转移率按部位而异,C 为 14%,M 为 6%,A 为 4%。为了清除脾动脉周围及脾门淋巴结,过去常规须将远侧部胰腺及脾脏一并切除,这样不但增加了术后胰瘘、膈下脓肿的并发症,而且也易发生术后糖尿病,而保留胰的脾动脉支及脾脏切除术,使这类并发症从原来切胰时的 39.4%,降到保留胰腺的 19.6%,手术死亡率从 3.1% 降到 1.6%,而且使 Ⅱ、Ⅲ 期胃癌的 5 年生存率,也分别从原来的 54.6% 及 32% 提高到 70% 及 53%。此手术的技术操作关键是在脾动脉根部结扎切断脾动脉,将脾动脉连同其周围淋巴结与脾脏一并切除,而保留脾静脉,因脾静脉与胰腺实质间有较多分支,而胰实质内不论通过淋巴墨汁显像或碘油造影均未能发现有淋巴转移,因此仅在脾门处断离脾静脉即可。近年来,不少作者认为在胃癌时即使保留胰体、尾,单纯的同时做脾切除也并不能提高疗效,相反地增加手术并发症,尤其也考虑到脾脏的免疫功能问题,所以多数作者倾向于胃癌手术时不宜同时将脾切除。鉴于某些恶性度较高的胃癌,常有围绕左肾血管及左肾上腺的癌转移,对这些局部进展较快的胃癌常建议将左肾游离且切除左肾上腺,以保证淋巴结的彻底清除。对某些恶性度较高,已侵及浆膜位于后壁的胃近侧部癌,为了彻底清除有转移的淋巴结及可能存在于网膜腔内的亚临床转移灶,加拿大学者提出可施行左上腹脏器全切术(Appleby 术)。该手术自根部切断横结肠系膜,使手术解剖层次在胰腺后进行,将横结肠连同胰体、尾、脾、全胃及左半肝一并整切除。西满正总结了 160 例施行该手术的经验,手术死亡率为 6%,并发症发生率 49%,5 年生存率 18%,远较对照组的 5% 为佳。因此,作者认为该手术适于浆膜有较大范围浸润,并已浸及周围组织或网膜囊内有少量种植的胃癌。对远侧部的局部浸润较明显已累及胰腺的胃癌也可施以胰十二指肠切除术,但一般认为此手术的疗效并不理想,宜慎用。根据日本的资料,各类联合脏器切除术的疗效,以联合脾切除的疗效为最好,其 5 年生存率:脾为 48%,胰为 35%,胰脾为 32%,结肠为 29%,左上腹为 21%,胰十二指肠为 10%。

(6)姑息性手术:姑息性手术包括两类。一类是不切除原发病灶的各种短路手术,另一类是切除原发病灶的姑息性切除术。前一类虽手术较小,但一般并不能改变胃癌的自然生存曲线,仅能起到解除梗阻缓解症状的效果。而姑息性切除则有一定的 5 年生存率。根据北京市肿瘤防治研究所的资料,单纯剖腹探查病例的平均生存时间为 (5.31±0.6) 个月,中位数时间为 3 个月;短路病例平均生存时间为 (7.66±0.75) 个月,中位数时间为 5 个月。而姑息切除的 3、5 年生存率各为 13.21% 及 7.09%。另外,还分析了 Ⅲ、Ⅳ 期胃癌做短路手术及姑息切除的疗效,姑息切除的疗效显著较好,即使 Ⅳ 期病例也有 2.6% 的 5 年生存率。在 Ⅳ 期胃癌中不论其有第三站淋巴($N_3$)转移,或已有肝、腹膜等远位转移($M_1$),姑息切除的疗效也显著地较其他姑息性手术为佳,而且并不增加手术死亡率。所以,胃癌病人只要全身情况许可,而又无广泛远处转移,凡局部解剖条件尚能做到胃大部切除的,应力争将其原发病灶切除。做姑息性胃大部切除术,不但可以消除肿瘤出血、穿孔等危及生命的并发症,尤其在切除术后配合药物治疗,有的仍可获较长的生存期。

在各种原因做姑息性切除的病例中,以局部原因做姑息切除的疗效最佳,明确有切端癌的5年生存率为18.2%,局部浸润的为10.3%。因此,仅局部广泛浸润者较之有远处转移或第三站淋巴结有转移者更应积极地做姑息切除。

2.胃癌外科手术的辅助治疗　胃癌手术除对病变较早的Ⅰ期胃癌有较好的疗效外,对目前常见的进展期胃癌单纯手术,常不易取得满意的疗效,于是各种辅助治疗就应运而生,人们寄希望于借此提高疗效,但目前尚缺乏成熟的辅助治疗方法。

(1)术后辅助化疗:由于胃癌单纯的手术治疗疗效欠佳,也由于不少有效的化疗药物或联合用药方案对胃癌的有效率常可达40%以上,因此,希望应用术后辅助化疗,处理根治术后可能存在的亚临床转移灶,以达到防止复发,提高疗效的目的。在过去30年以来,在这方面进行了不少的研究,其结果是多数的研究认为术后辅助化疗无效,少数的研究认为有效。最近的综合性资料分析证实术后化疗轻度有效。

从各国的研究资料大致可看出早年的术后辅助化疗均趋向于否定。近十年来的辅助化疗研究疗效渐趋向于肯定。另外,在进一步分析后常可发现对Ⅲ期的术后病人,辅助化疗倾向于有效。所以术后辅助化疗仍有较大的提高胃癌疗效的潜力。目前,有效的化疗药物仍以MMC、5-FU+LV,以及铂类为主,今后应更好地设计化疗方案,通过临床试验予以证实。

(2)术后免疫治疗:鉴于术后辅助化疗的疗效并不理想,认为是化疗同时抑制了免疫功能所致,于是在日本及韩国等东方国家,纷纷开展了免疫治疗,一般应用云芝多糖K(PS-K)、A群链球菌制剂(OK-432)及香菇多糖等非特异性的免疫增强药,认为虽无显著性差异,但生存期还是较单纯辅助化疗的疗效为好,所以目前在临床实践中往往在化疗的同时,再加用免疫增强药以提高疗效。

(3)术后放、化疗:在研究胃癌根治术后的失败病例时,发现约有40%~65%的病例是因瘤床、吻合口或区域淋巴结局部复发而失败,即使在术后行辅助化疗的情况也类似。另外,在做三期临床试验时,发现放疗可提高贲门癌的术后生存率。而在不能切除的胃癌,应用SFU+放疗后有约12%~20%的患者可获长期生存的疗效。于是Macdonald设计了胃(包括贲门)癌术后辅助放、化疗,具体方案是:手术后1个月内先给5-FU 425mg/m$^2$+LV 20mg/m$^2$×5天,在其后1个月内开始给予放疗,180cGy/d,5D/WK,共4500cGy,在放疗的头4天及末3天按前方案,合用化疗。待放疗结束后1个月,再每月一周期化疗,共2个月,取得较好疗效。在研究组的281例中3年生存率为50%,中位生存36个月,而作为对照的单纯手术组275例,3年生存率为41%,中位生存期27个月,两者差异非常显著(P=0.005)。此研究结果发表以来,备受人们的关注,西方各国纷纷仿效,认为是提高胃癌治疗的有效途径。但仔细分析其研究资料,至少存在2个较大的问题,一是此方案毒副反应太大,Ⅲ级者41%,Ⅳ级32%,且有1%死亡。全部病例能按计划完成者仅181例(64%);另一问题是在该组281例中,施行D$_2$手术的仅50例(10%),大部病例仅施行淋巴清扫很不彻底的D$_0$(54%)及D$_1$(36%)手术,如果大部分病例均施行了清除转移淋巴结较彻底的D$_2$标准术式,术后再行辅助性放、化疗是否也能取得如此效果,就值得怀疑了。因此笔者认为国人在采用此法时应采取慎重的态度,或适当调整方案。

(4)术前化疗:术前化疗又名为新辅助化疗,一般用于局部病期较晚的病例,该类病人不论能否手术切除,都有较高的局部复发率。术前化疗的目的是企图降低期别,便于切除及减少术后的复发。

动物实验证明外科手术有可能刺激残留的细胞激发其生长,术后局部血供应的改变也可能影响残留肿瘤内的药物浓度,因此术前化疗有可能更为有利。同时也由于临床上有时也可见该类病期较晚的病例,经化疗后取得部分缓解(PR)或完全缓解(CR)的疗效,因此,就产生了在治愈性手术以前先给予化疗的设想。术前化疗乃20世纪90年代以来才逐渐开展,由于在术前根据影像学所见进行分期尚缺乏统一的规范,文献报道的资料不但病例较少,且大多是非随机的临床试验,因此目前尚难对该疗法进行科学的评价,以估计对病人受益的程度，一般认为术前化疗的有效率为 31%～70%。胃癌切除率由于所选择的病例各异，因此相差的幅度较大 40%～100%，中位生存期为 15～52 个月。术前化疗的方案一般为 FP、EAP 或 FAMTX 等，还是以 5-FU 及 PDD 为主要药物。尽管术前化疗有其理论根据，不少报道也有一定疗效，但其确切的效果还有待于严格设计的随机临床研究加以证实。

（5）腹腔内化疗（IP）：由于绝大多数胃癌手术失败的病例均由于腹膜或区域淋巴结等的腹腔内复发，而从卵巢癌腹腔内化疗的经验也已明确，大多数药物在病变的早期使用，效果较佳，现已知在浆膜有浸润的胃癌常可在腹腔内找到游离的癌细胞，甚至有报道浸润性胃癌腹腔内游离癌细胞的阳性率可达 75%，动物实验也证明术前或术时的化疗最为有效。虽然早在 20 世纪 70 年代初就有作者应用腹腔内化疗，但因无效而被放弃。

近年来因从药动学研究了解到腹腔内化疗不论在门静脉内或腹腔内的药物浓度均高于全身静脉化疗。日本的 Hagiwara 更在术中腹腔内应用 MMC 炭末，其 3 年生存率达到 69% vs 27%，因此又纷纷引起人们的兴趣，开始了术前、术中及术后的腹腔内化疗。但遗憾的是在其后腹腔内应用 MMC 的多中心随机试验中，未能重复其疗效，在其他腹腔内化疗的随机试验也均告失败。而在术后应用腹腔内化疗的多个二、三期临床试验中，仅少数可见到有统计学意义的疗效，多为 III、IV 期病例。

近年来又在此基础上发展了术中的腹腔内温热灌注化疗（IHCP）。在胃癌手术结束关腹前，用一特制的体外加温循环系统，一般应用 MMC 10μg/ml，保持恒温维持在 44℃，行腹腔内持续灌注 2 小时，有报道在 103 例严格随机试验的 III、IV 期胃癌病例中，治疗组的 5 年生存率为 32.7%，对照组为 27.1%。虽未能显示显著性差异，但在进一步分析 III 期及 III 。的病例时发现研究组的 5 年生存率为 58.5% 及 41.7%，而对照组分别为 44.4% 及 25%，均有非常显著差异。因此对病期较晚已切除的胃癌，在术中进行腹腔温热灌注化疗，有可能提高疗效。

（6）辅助性放疗：鉴于胃癌手术后常因局部或区域性复发而失败，因此局部辅助性放疗有可能有助于提高疗效。但由于胃的周围有对放射线敏感的易被损伤的肾、肝、脾、脊髓及小肠等脏器，限制了安全地进行放疗；又由于胃的位置较深，也难以得到满意的放射治疗剂量分布曲线，且有引起胃癌出血或穿孔的可能，以及恶心、呕吐、厌食、体重下降等急性副反应，造成术后患者恢复的困难，这些均限制了胃癌放疗的开展。

放疗作为单一的辅助治疗手段，一般认为术前放疗可提高手术切除率 5.3%～14%，根治切除率提高 3.7%～20%，5 年生存率提高 7%～14%。胃癌的术中放疗有助于清除照射野内亚临床转移灶，以提高疗效，在术中当胃癌已被切除尚未做吻合前，可在保护腹内重要脏器的情况下，对手术野进行一次 3000cGy 的照射，一般可提高胃癌 5 年生存率 10%～20%，尤其对有浆膜浸润及有淋巴转移的效果更显著。也可在术中照射 1250～1650cGy，术后再外照射 4500cGy。美国国家癌症研究所曾报道一组随机研究的结果，对比术后辅助放疗 4500cGy 及术中联合术后放疗。发现两者的生存率无区别，但后者局部复发率低。英国在将辅助放疗与单纯手术对比时，不论单纯术后辅助放疗或术中联合术后放疗，均未取得能较单纯手术提高生存率的疗效，但局部复发率有明显下降（27% vs 10%）。

3.胃癌的化学药物治疗　化疗是整个胃癌治疗的重要组成部分，尤其胃癌的手术治疗效果并不令人满意，相当一部分病人不能手术或术后复发须借助于化疗，新的辅助化疗方案也均出自胃癌化疗的治疗经验。化疗一般用于手术探查或腹腔镜检查不能切除，腹膜已有广泛转移或已有远处转移，手术后局部复发而又不能切除的病例，即大部 IV 期病人。当然，该类患者有时因出现出血、梗阻或营养不良等情况，也须进行姑息性手术（切除、短路、造瘘等），但不在此做重点讨论。以往对化疗疗效的估价仅有赖于可测量肿块的大小，而现今新的手段如 B 超、CR、MRI、内镜、腹腔镜以及肿瘤标记物等的普遍应用，就有可能对疗效的评估更为精确。而对治疗的最终评价是有效率及中位生存期。有时也以有效维持时期,1 或 2 年生存率及生活质量等作为评价指标。

总之,进展期胃癌的化学治疗仍不能令人满意,虽然一般以 5-FU 或 PDD 作基础的规范的化疗能延长生存期,但一般中位生存期也仅 9 个月左右。人们寄希望于新药的开发。目前,已进入临床二期试验的药物有紫杉醇、多西紫杉醇、伊立替康(CPT-11)及 S-1,对胃癌的显效率分别为 24.3%、17.1%、18.4% 及 46.5%。其中更寄希望于紫杉醇与 5-FU 或 PDD 等的联合应用,初步观察可以获得 50% 左右的有效率,正在做进一步的临床试验,期望取得更好的疗效。

【预后】

胃癌的预后与病期的早晚及治疗是否得当有密切关系,根据北京市胃癌发病登记资料的随访,胃癌的病人能存活 5 年以上者仅 14%。

1.影响胃癌预后的因素

(1)性别与年龄:一般认为性别对预后的影响不大。60 岁以上的胃癌病人恶性度较低,发展较慢,预后也较好。而 30 岁以下的病例,未分化癌的比例高,手术切除率低,预后也较差。

(2)术前病程:多数认为术前病程的长短与手术切除率及术后生存率并不一定成比例,术前病程的长短,常与肿瘤的生物学特性有关。所以绝不能因术前病程较长而对治疗采取消极的态度,有时常反映了肿瘤本身的恶性程度及机体的免疫反应性,所以反而常可能是预后较好的指标之一。

(3)分期:胃癌治疗时的病期早晚,对预后影响甚大。根据日本癌研究会医院 5044 例行 $D_2$ 术病例的分析,各期胃癌的 5 年生存率如下:$I_A$:93.4%;$I_B$:87.0%;Ⅱ期:68.3%;$Ⅲ_A$:50.1%;$Ⅲ_B$:30.8%;Ⅳ期:16.6%。病期愈早,预后愈好。

(4)肿瘤部位:远侧部及中位的胃窦癌及胃小弯侧癌的预后为佳,而近侧部或广泛的预后较差。

(5)肿瘤大小:肿瘤的大小与预后有一定关系。肿瘤最大直径在 4cm 以下时可能是预后较好的指标之一。

(6)浸润深度:胃癌的浸润深度较肿瘤的大小与预后的关系更为密切。病变局限于黏膜及黏膜下层者,其 5 年生存率可达 90% 以上;侵犯肌层的 5 年生存率约为 70%;侵及浆膜下与浆膜者,其 5 年生存率为 20% 左右;而浆膜外侵及邻近器官的其 5 年生存率仅 5% 左右。

(7)病理类型:从肉眼大体分型,以 Borrmann Ⅰ 型最好,Ⅳ 型最差。若以组织学类型分析,则以溃疡癌变的预后最佳,分化型腺癌及低分化腺癌次之,而以黏液癌的预后最差。日本国立癌中心在重新复习了 6288 例手术切除标本的病理组织切片,重新评估了各种类型胃癌对预后的影响,发现分化好的管状腺癌及印戒细胞癌淋巴转移率低,预后好。乳头状腺癌及低分化腺癌淋巴结转移率高,而当乳头状腺癌有浆膜浸润时预后最差。

(8)淋巴结转移:胃癌的手术疗效与淋巴结有无转移有密切的关系,其 5 年生存率可相差 3 倍左右,其预后的好坏与淋巴结转移的程度也有关。伴有淋巴结转移(N)的黏膜下早期胃癌的 5 年生存率近 80%,而侵至肌层的无淋巴结转移的进展期胃癌的 5 年生存率达 91.1%,侵至浆膜下者也达 81.7%。

2.影响胃癌预后的多因素分析 多因素的综合分析才有可能排除诸因素间的相互干扰,得出较为可靠的结论。日本国立癌中心,在分析 6112 例胃癌切除病例的资料后,得出了各种因素的相对危险度(RR),其中以肿瘤的浸润深度(RR:4.76)对胃癌的预后影响最大,其次为淋巴结转移(RR:4.39),依次为远处转移(RR:2.33)、淋巴清除(RR:2.06)、年龄(RR:1.94)及癌的组织类型(RR:1.55)与肿瘤的大小(RR:1.40)。

3.影响早期胃癌预后的因素 早期胃癌预后较好,黏膜内癌的 5 年生存率为 96.4%,10 年生存率 94.2%;黏膜下癌的 5 年生存率 93.9%,10 年生存率 87.8%。早期胃癌的平均 5 年生存率为 95.2%,10 年生存率为 90.9%。早期胃癌主要是通过血行转移导致复发。与早期胃癌预后有关的病理因素有四,凡有下列情况者预后较差:浸润深度超过黏膜下层的 1/2,即接近固有肌层;肿瘤深部瘤组织呈膨胀性生长浸润;组织学为肠型胃癌;可见静脉侵犯。而淋巴结转移对早期胃癌的长期生存率并无明显影响,这可能是因为在手术切除时已做了足够范围的淋巴清扫。

4.与胃癌有关的生物标记物　胃癌的分子生物学研究起步较晚,与大肠癌的研究相比,有较大差距。邓国仁等报道,ras 基因点突变的胃癌与无点突变的相比较,远处转移率高,生存期短。有报道 ras 与 TGF-α 协同表达率的增高与肿瘤分期、分级、浸润深度、淋巴结转移及预后不佳相关。也有研究证明,c-erb-B$_2$ 及 p53 与胃癌预后有关,c-erb-B$_2$ 过度表达者预后较差,p53 免疫组化的阳性表达与肿瘤浸润深度及淋巴结转移呈正相关,浸至肌层者阳性率为 47%,达浆膜者阳性率为 62%,无淋巴结转移者阳性率 45%,有转移者为 64%,表明 p53 蛋白过表达与胃癌的生物学行为及病期有关。如单独分析 p53 蛋白过表达与预后的关系,则 p53 阳性的 5 年生存率为 24%,p53 阴性者 5 年生存率 46%。但随着工作的不断展开,也有不少结果互有矛盾或不一致的报道,综合近年来的研究结果,大致可归纳如下:K-sam、C-met 扩增多见于晚期低分化腺癌;c-erb-B$_2$ 扩增多见于高分化腺癌;c-Ki-ras 突变见于 10%~20% 的高分化腺癌;p53 过表达见于约 30% 的高分化腺癌;杂合丢失 18q、11q、7q 常见于高分化腺癌。至于胃癌细胞 DNA 含量及倍体检测结果与预后的关系也尚未能确定。

## 【胃癌的预防】

胃癌的确切病因虽尚有待明确,但按目前对胃癌病因的了解,是多种因素复合作用的结果,但从胃癌的预防措施来讲,一是设法控制和排除已知的可疑致癌因素,消除病因以降低其发病率,也即通常所说的一级预防。另一是在自然人群中通过普查,或对易感个体的定期随访检查,以期做到早期发现,及时治疗,降低死亡率的二级预防。

1.胃癌的一级预防

(1)注意饮食卫生:避免多食刺激性食物,节制饮酒,定时饮食,防止暴饮暴食,以减少胃炎及胃溃疡的发生。

(2)冷冻保鲜:不论胃癌高发的日本、北欧等国家或胃癌低发的地区,自食物保存采用冷冻链的保鲜方法后,胃癌发病均持续下降。日本也发现胃癌发病率的下降与家庭电冰箱的占有率呈负相关,因此有人认为随着我国家用电冰箱的普及,胃癌发病也将随之下降。

(3)避免高盐饮食:由于高盐饮食可破坏胃黏膜的黏液保护层,而使胃黏膜裸露易受损伤及接触致癌物,因此应减少饮食中盐分的摄入,每日的盐摄入量以 6g 左右为宜。

(4)经常食用富含维生素 C 的新鲜蔬菜及水果:现知胃癌的直接病因很可能与亚硝胺类化合物有关,而维生素 C 能打断在胃内的此一合成的环节,从而有助于预防胃癌。

(5)多食牛奶及奶制品:由于牛奶中含维生素 A,有助于黏膜上皮的修复。

(6)增加食物中肉类、鱼类、豆类等蛋白质含量。

(7)戒烟:其危险度的大小不但与吸烟量有关,而且更与开始抽烟的年龄有关,以青少年时期开始吸烟的危险性最大。

(8)积极治疗胃溃疡及萎缩性胃炎:对经久不愈或有重度瘢痕组织的胃溃疡病,有肠上皮化生伴有重度不典型增生的萎缩性胃炎,以及多发性息肉或直径大于 2cm 的单发性息肉,可采取手术治疗。

2.胃癌的普查　在健康的人群中进行胃癌普查,是早期发现胃癌的重要途径,也是降低胃癌死亡率的有效措施。

日本自 1960 年开展胃癌普查以来,应用 X 线间接摄影法进行胃癌普查,检出率为 0.12%。现每年约普查 600 万左右,历时 40 余年取得很大成绩,并总结了普查的经验,间接荧光摄片的敏感性为 70%～90%,特异性为 80%～90%,普查检出病例的 5 年生存率较自然发病提高 15%～30%,男性的 OR 为 0.39(0.29～0.52),女性 OR 为 0.50(0.34～0.72),因此降低死亡率的效果是肯定的。

近年来日本建立了以血清胃蛋白酶原检测作为胃癌普查的初筛手段,方法简便,价格低廉,适于在大规模人群中做普查。以胃蛋白酶原 Ⅰ(PGⅠ)≤50ng/ml、PGⅠ/PGⅡ≤3.0 为阳性。在三组共约 25000 人的普查实践中,该法的敏感性为 66.7%～68.0%(PGⅠ≤50ng/ml)或 80.6%～96.0%(PGⅠ≤70ng/ml),特异性 71.5%～84.3%,其阳性预测值为 0.7～1.3,因此,认为是一有可能替代 X 线间接摄片的一种简易胃癌普查初筛方法。

我国有学者报道的胃液潜血珠作为初筛方法对上消化道癌的普查获得了较好的结果。国内也有采用以内镜及病理活检为最终手段的序贯筛查法,即胃癌概率数学模型计算机初筛——胃液系列分析及 CEA 单克隆检测——胃镜及病理活检,达到最后确诊胃癌之目的。共普查 11566 人,最后查出 34 例胃癌,其中 16 例为早期胃癌,早期癌的比例为 47.1%。

(郭建平)

# 第十一章　肠道疾病

## 第一节　十二指肠炎

### 一、概述

十二指肠炎是指由各种病因引起的十二指肠黏膜的炎症性改变。由于纤维胃十二指肠镜检查的临床应用对十二指肠炎的诊断日趋增多,国外报道其内镜检出率可达 $6\%\sim41\%$,国内报道为 $2.2\%\sim30.3\%$。发病多在球部,男女比例约为 4∶1,患者年龄以青壮年居多(占 $80\%$ 以上)。

临床上将十二指肠炎分为急性和慢性两类。急性十二指肠炎通常为急性胃肠炎的组成部分,急性食物中毒时细菌及其毒素,大量饮用烈性酒、浓茶、咖啡及服用非甾体类解热镇痛药等造成十二指肠黏膜的急性损害,这些因素都是引起急性十二指肠炎的重要病因。

慢性十二指肠炎又分为原发性和继发性,继发性十二指肠炎与胃、肝、胆、胰、肾等疾病及应激、药物等因素有关。原发性十二指肠炎是一独立疾病,病因尚不十分清楚,可能与下列疾病有关。

1.高胃酸　高胃酸分泌导致十二指肠酸负荷增加,可能是原发性十二指肠炎的病因之一。

2.幽门螺杆菌(Hp)感染　Hp 感染与十二指肠炎的关系日益受到重视。十二指肠炎的 Hp 感染率尚无确切的统计学资料,国内有报道十二指肠炎患者 Hp 检出率约为 $53.1\%$。

3.十二指肠邻近脏器的病变　在慢性胆囊炎、慢性肝炎、慢性胰腺炎等疾病的患者,十二指肠的发病率高,门脉高压症患者其发生率也比普通人群高出数倍。

十二指肠炎病理表现为充血、水肿、糜烂、出血、绒毛变平或增厚。显微镜下见黏膜层及黏膜下层有淋巴细胞、浆细胞等单个核细胞浸润,有时可见淋巴样增殖和嗜酸性细胞浸润,急性期或病变活动时伴有多形核粒细胞浸润。浅表性十二指肠炎的病理表现胃绒毛变短、圆钝,刷状缘变薄以致消失;间质型炎症累及黏膜肌层的腺隐窝甚至整个固有层;萎缩型十二指肠炎则常有重度上皮细胞推行性变,肠腺减少甚至消失,有时被覆上皮被化生的胃上皮部分或全部取代。

### 二、诊断

#### (一)临床表现

本病无特异性症状和体征。常见症状为上腹痛、反酸、嗳气、恶心呕吐等,与其他消化系统疾病如消化性溃疡、慢性胃炎等不易鉴别。部分患者可表现为上腹饥饿性疼痛、夜间痛,进食或服用制酸药可缓解,症状的规律与十二指肠溃疡无异。也有部分患者无任何症状。少数患者可发生上消化道大出血及十二指肠排空障碍等。继发性十二指肠炎时常有相应疾病的症状和体征。

### (二)诊断依据

根据病史、临床症状、体征,主要结合纤维胃十二指肠镜检查和直视下取活组织病理检查可以确诊。其镜检特征为黏膜有点、片状充血或苍白、红白相间,水肿,点片状糜烂、出血,颗粒状或结节状隆起,皱襞粗大、紊乱,血管显露等。镜下活检病理组织学特点主要是炎性细胞渗出,其中多数为中性粒细胞。十二指肠黏膜呈现胃黏膜表层上皮细胞,严重者绒毛变扁平。辅助检查可以有胃液分析、十二指肠液分析、X线钡餐造影检查。

## 三、鉴别诊断

需与慢性胃炎、消化性溃疡,尤其是十二指肠溃疡相鉴别。内镜检查是最好的鉴别方法,并应进行 B超等影像学检查,以了解有无并存的肝胆疾病。

## 四、治疗

急性十二指肠炎按急性胃炎治疗。慢性继发性十二指肠炎主要治疗原发病及对症治疗。慢性原发性十二指肠炎的治疗原则与十二指肠溃疡大致相同,主要原则为降低酸负荷,保护十二指肠黏膜,预防并发症。对 Hp 的根除可提高治愈率、降低复发率。

1.抗酸剂　其作用机理为中和胃酸,提高胃内 pH 值,降低十二指肠内酸负荷,减轻胃酸对十二指肠黏膜的刺激,如达喜片等。

2.抑酸剂　常用的有质子泵抑制剂、$H_2$ 受体拮抗剂,抗胆碱能有时也可应用。

质子泵抑制剂主要抑制 $H^+$-$K^+$-ATP 酶活性,阻断胃酸分泌的最后通道,从而强烈地抑制胃酸分泌。常用的有奥美拉唑、达克普隆、雷贝拉唑等。$H_2$ 受体拮抗剂可与组织胺争夺壁细胞上的 $H_2$ 受体,拮抗组织胺对壁细胞的刺激,抑制胃酸的分泌。常用的有雷尼替丁或法莫替丁等。抗胆碱能药能抑制迷走神经,阻断胆碱能受体而减少胃酸分泌。但此类药物可延缓胃排空,抑制胃蠕动,同时有升高眼压和抑制排尿等副作用而在临床上应用不多。

3.保护十二指肠黏膜　常用药物有铋剂、前列腺素 E、瑞巴派特等。铋剂在酸性环境下可与蛋白质络合,形成一层保护膜,并可促进胃上皮分泌黏液和 $HCO_3^-$ 分泌,加强胃黏膜屏障。瑞巴派特既能增加胃黏液前列腺素的分泌和增加胃液量,又能抑制自由基对黏膜的损伤作用。

4.抗 Hp 治疗　根除 Hp 不仅可以促进炎症愈合,提高治愈率,减少并发症,而且显著降低复发率。目前根除 Hp 的方案有好几种,主要为含铋剂三联疗法、含质子泵抑制剂三联疗法以及含雷尼替丁胶体铋三联疗法。含铋剂三联疗法主要药物为胶体次枸橼酸铋 480mg/d+甲硝唑 1.2g/d+阿莫西林 2g/d。此方案根除率在 80% 以上,价格合理,缺点是副反应多,有伪膜性肠炎等严重副反应的个案报道。含质子泵抑制剂三联疗法的主要药物是质子泵抑制剂如奥美拉唑 40mg/d 或兰索拉唑 60mg/d+克拉霉素 1g/d+阿莫西林 2g/d。本方案疗效好,根除率在 85% 以上,症状缓解快,但价格较高。含雷尼替丁胶体铋三联疗法主要药物胃雷尼替丁胶体铋 400mg/d+克拉霉素 1g/d+甲硝唑 1.2g/d 或阿莫西林 2g/d,Hp 根除率可达 85% 以上,副反应甚少。

（徐丽娜）

# 第二节　急性肠炎

急性肠炎是指各种病毒、细菌引起的急性肠道炎症。临床表现主要有腹泻、腹痛、呕吐及发热等。各种年龄均可发病,以夏秋季多见。

【病因】

1.病毒感染　常见病毒有诺瓦克病毒、轮状病毒、腺病毒等。

2.细菌感染　多为进食被细菌或细菌毒素污染的食物引起,又称细菌性食物中毒。

(1)大肠埃希菌感染:有产肠毒素性大肠杆菌、肠致病性大肠杆菌、肠侵袭性大肠杆菌和肠出血性大肠杆菌等。

(2)致病性弧菌感染:主要为副溶血性弧菌引起。

(3)沙门菌属感染:由各种沙门菌引起。

(4)金黄色葡萄球菌感染。

【诊断】

1.流行病学　细菌性食物中毒有家庭或集体发病史。

2.临床表现

(1)起病和病程:多急性起病,病程较短。

(2)发热:中毒症状较重者可伴有不同程度的发热。

(3)腹泻次数与粪便性质:每天 2～3 次,多者可达 10 次以上,粪便量多,初为水样便,后稀薄或黏液血便,但无里急后重。

(4)腹痛与呕吐:多伴有腹痛,以脐周为主,呈隐痛或阵痛,排便后腹痛无明显缓解。可出现呕吐,呕吐物为胃内容物或混有胆汁。

(5)病情较重者,可出现不同程度的脱水。

3.实验室检查

(1)血常规:白细胞总数轻度升高,以中性粒细胞增高为主。

(2)粪检查:常规镜检下可见大量白细胞、红细胞或黏液,粪培养可发现病原体。

(3)血清电解质:吐泻剧烈者,有低血钠、低血钾、低血氯及脱水。

【治疗】

以病因及对症治疗为主。

1.一般治疗　需卧床休息,给予流质饮食或软食。必要时静脉补液及纠正电解质紊乱。

2.止泻药

(1)复方地芬诺酯:此药有减少肠蠕动和收敛作用。每次 1～2 片,每日 2～4 次。

(2)双八面体蒙脱石(思密达):该药对消化道病菌、病毒及细菌所产的毒素有极强的选择性固定和抑制作用。每次 3g,每日 3 次。

3.解痉止痛剂　可选用阿托品、溴丙胺太林、山莨菪碱等。

4.病因治疗　由肠道感染引起者,需抗感染治疗,以针对病原体的抗菌治疗最为重要。如大肠埃希菌、沙门菌感染应用诺氟沙星、环丙沙星、氧氟沙星、复方磺胺甲噁唑均有效。而真菌性肠炎可选用制霉菌素、酮康唑、氟康唑等治疗。

(徐丽娜)

# 第三节　真菌性肠炎

真菌性肠炎是指由于长期使用激素、广谱抗生素、免疫抑制剂、抗肿瘤药及放射性治疗等引起机体抵抗力低下,肠道发生真菌感染性炎症,它是全身或消化道真菌感染的一部分。常见的有肠道念珠菌病、放线菌病和组织胞浆菌病等,以念珠菌病最为常见。

## 一、肠道念珠菌病

### 【病因与发病机制】
念珠菌寄生在正常人的口腔、胃肠道、阴道、皮肤等部位,当机体因疾病或药物等因素致使免疫力下降,尤其在细胞免疫功能低下时,或因长期使用广谱抗生素使局部菌群受到抑制时,念珠菌即大量繁殖,先产生局部病变,进而可全身播散。白色念珠菌肠炎以回肠末端及大肠多见。

### 【病理】
肠道黏膜充血水肿,糜烂出血和溃疡,可见白色假膜;浆膜充血,局部可有炎性渗出物附着。少数有真菌性小动脉炎及小静脉炎。

### 【诊断】
1.临床表现　多在长期大量使用广谱抗生素、激素、免疫抑制剂后出现,腹泻,黄色稀水样或豆腐渣样便,泡沫较多,有黏液。部分于肛门周围可见黄白色假膜。有些病例先有口腔念珠菌感染(鹅口疮)。

2.实验室检查　①大便及假膜涂片可找到念珠菌及菌丝;②血清念珠菌凝集滴定度在1:160以上;③反复血、尿真菌培养阳性;④肠镜检查同病理。若仅有口腔及粪便真菌阳性而无局部病变的带菌者不能诊断为本病。

### 【治疗】
1.去除诱因,如及时停用广谱抗生素和激素等。

2.注意口腔及皮肤卫生:若口腔有真菌感染,可用碳酸氢钠饱和液涂搽或漱口,每1~2小时1次,或用2%甲紫涂搽。

3.抗真菌药物:制霉菌素50万~100万U,每日4次;克霉唑1g,每日3次;酮康唑(里素劳)1片,每日1~2次口服;静脉用药有氟康唑,首剂400mg,随后每日200mg,疗程1~2周,直至病损消失,培养转阴。

## 二、放线菌肠炎

### 【病因】
放线菌病是由Israelii放线菌引起的一种慢性或亚急性、化脓性和肉芽肿性病变,最常侵犯的部位有面颈部、肺、胸膜和回盲部,形成多发性瘘管并排出带有放线菌颗粒(硫黄样颗粒)的脓液。腹部放线菌病约占该病的四分之一,其中以回盲部最常见,直肠、横结肠和乙状结肠少见。

### 【诊断】
1.临床表现　回盲部放线菌病常表现为右下腹隐痛,压痛和肿块,少数可形成脓肿和持久性瘘管,直肠放线菌病可形成亚急性和慢性肛周脓肿、坐骨直肠窝脓肿或直肠旁脓肿。表现为腹泻、里急后重和黏液脓性粪便。

2.真菌及病理检查　病变处脓液用生理盐水调匀后通 1 过薄纱过滤,可找到"硫黄样颗粒",置于玻片镜检,发现放线菌菌落,即可确诊。

3.鉴别诊断　有时需与阑尾炎、阑尾脓肿或回盲部结核、阿米巴病、回盲部肿瘤、腰大肌脓肿及女性生殖器官肿瘤相鉴别。鉴别需结合病史,但最后确诊依据为查到真菌菌体。

**【治疗】**

以青霉素为首选药。每天 80 万~240 万 U,疗程至少 3~4 周;可使用数月,否则易复发。此外,磺胺类、四环素、红霉素、氯霉素等均有一定疗效。

### 三、组织胞浆菌病

本病是由荚膜组织胞浆菌引起的一种深部真菌病,罕见。主要侵犯网状内皮系统,亦可累及全身各器官。

**【诊断】**

1.临床表现　不规则发热,肝、脾和淋巴结肿大,皮肤及黏膜损害,白细胞减少。小肠和结肠以溃疡性病变为主,亦可发生出血和梗阻,与胃肠道其他溃疡病变或肿瘤相似。结肠病变表现可酷似结肠癌或慢性结肠炎,伴有黏膜息肉样变及慢性腹泻。

2.手术活组织检查　获得组织胞浆菌为诊断依据。皮肤试验和补体结合试验可作诊断参考,在某些病例中骨髓涂片检查、肝穿刺活检、淋巴结活检或穿刺涂片检查亦有助于明确诊断。

**【治疗】**

以两性霉素 B 最为有效。开始以 1~5mg 溶于 5% 500ml 葡萄糖中静脉滴注,每日 1 次,以后逐渐递增,最大量可达每日 50~75mg,疗程一般需达 3 个月,总量 2g 左右。用药过程中注意检查肝、肾功能、血象与电解质变化。

(徐丽娜)

# 第四节　急性出血坏死性小肠炎

急性出血坏死性小肠炎,简称坏死性肠炎,是一种原因尚未完全明确的肠管急性节段性炎症病变。起病急,病情发展快,主要累及空肠和回肠,以腹痛、便血、腹泻、腹胀、呕吐、发热及中毒症状为主要表现。重症患者可出现败血症和中毒性休克,严重威胁患者生命。也可累及结肠(称急性坏死性小肠结肠炎),甚至全消化道。

### 一、病因

目前认为急性出血坏死性小肠炎是多因素相互影响、共同作用的结果,主要与 β 毒素的 C 型产气荚膜梭状芽孢杆菌感染有关,肠道中蛋白酶活性低下也是较明确的病因。

1.C 型产气荚膜梭状杆菌　产气荚膜梭状杆菌是专性厌氧菌,根据所产生的毒素可分为 A~D 4 型。1996 年 Songer 将病原体确定为 C 型产气荚膜梭状杆菌。C 型产气荚膜梭状杆菌是一种耐热细菌,广泛分布于土壤、人类和动物的粪便中,其产生的β毒素能引起肠道组织坏死,产生坏死性肠炎。从病人的肠道组织、粪便和可疑食物中可以分离出产气荚膜梭状杆菌。针对β毒素的免疫使因急性出血坏死性小肠炎住院的病人减少了80%。正常人中有1/6体内有致病性较弱的菌株。但是,也有一些病人有同样的临床表现,却没有C型产气荚膜梭状杆菌感染或β毒素的证据。

2.蛋白酶的保护作用　β毒素是人类坏死性肠炎的致病物质。β毒素是一种蛋白质,对蛋白溶解酶的作用极为敏感,在肠道中可被胰蛋白酶分解。因此,胰蛋白酶在防止急性出血坏死性小肠炎发病中有重要作用。一些饮食习惯或疾病可以使肠腔中胰蛋白酶含量或活性降低,对β毒素的破坏减少,机体易于发生急性出血坏死性小肠炎,包括:①蛋白质营养缺乏,导致蛋白酶减少;②营养成分中含有耐热的胰酶抑制剂;③人体寄生的蛔虫为保护自身不被消化,产生的胰酶抑制物抑制胰蛋白酶活性。

## 二、病理

病变主要累及空肠和回肠,其次为十二指肠,偶可累及结肠和胃。病变程度轻重不一,一般以空肠上段最为严重。主要累及肠系膜对侧。病变常呈节段性,一段或多段,范围数厘米至数十厘米,病变黏膜与正常黏膜分界清楚,严重者或后期累及全肠。受累肠壁各层充血、水肿,肠腔积气、肠管扩张、僵硬。伴有片状坏死甚至溃疡穿孔,并覆有黄色纤维素性渗出或脓苔。受累黏膜肿胀、广泛性出血,黏膜皱褶不清伴有片状坏死和散在溃疡,坏死黏膜表面覆以假膜。浆膜面暗红色,可见坏死出血、环状或片状瘀斑,严重时出现坏死。肠系膜也呈充血水肿,有多个淋巴结肿大,坏死肠管的支配血管有血栓形成,腹腔内有混浊渗液。

从肉眼观察,急性出血坏死性小肠炎的肠管改变易于与急性活动期的Crohn病相混淆,在病理改变上两者有所不同:①急性出血坏死性小肠炎的病变组织主要表现为凝固性坏死而无增殖性改变;②黏膜下有充血、水肿、出血、大量炎性细胞浸润,而Crohn病急性期主要为水肿和淋巴管扩张;③肠壁小动脉及胶原纤维有纤维素样坏死变性,而无特异性肉芽肿形成和纤维化改变。

除肠道病变外,还可有肝脂肪变性、急性脾炎、间质性肺炎、肺水肿和出血,肾小球和肾小管有轻度变化.个别病例有灶性肾上腺坏死。

## 三、临床表现

急性出血坏死性小肠炎全年皆可发生,尤多见于夏秋季。世界上曾有过两次大爆发(分别发生在德国和巴布亚新几内亚),但多数情况下为散发。常常急性起病,男性多于女性,儿童、青少年多见,<15岁者约占60%。临床症状凶险,死亡率可高达25%～30%。

临床表现以腹痛、便血、发热为特征,起病急,发病前有进食变质肉类或暴饮暴食史,或受凉、劳累、肠道蛔虫感染及营养不良史。

1.腹痛　腹痛既是首发症状,也是主要症状。多为阵发性绞痛或持续性疼痛伴阵发性加剧,部位可在左上方、左中腹、脐周,甚至全腹,个别在右下腹。腹痛一般在1～3d后逐渐加重,重者可产生腹膜刺激症状。腹痛持续时间较长,在血便消失后仍常有阵发性腹痛,饮食不当可加重腹痛,或导致病情复发。

2.恶心呕吐　早期即可出现。并发肠梗阻者呕吐频繁、量多。呕吐物多为胃内容物,有时混有胆汁或咖啡渣样物。小儿发生率较高,国内报道达77%。

3.腹泻便血　腹泻便血为本病的特征之一,约97%的患者有腹泻和便血。腹泻次数不定,3～10次/d,

个别患者达 30 余次。一般初为糊状便,其后为黄色稀水样便,1~2d 后转为血便,根据出血的量不同可为棕褐色便、洗肉水样、赤豆汤样或果酱样。粪质中无黏液和脓液,可混有腐肉状坏死黏膜,有特殊腥臭味,无明显里急后重感。出血量多少不定,从数十毫升至数百毫升不等,轻者可仅为粪便隐血阳性而无便血,严重者一天出血量可达数百毫升。

发生肠麻痹时可无腹泻,但肛门指检可发现血性粪便。少数患者长达 1 个月才出现血便,可呈间歇发作或反复多次发作,极易误诊。

4.发热及全身中毒症状　由于肠壁坏死和毒素的吸收,起病时即可发热,体温一般在 38~39℃,少数可达 40℃ 以上。多于 4~7d 渐退,持续 2 周以上者少见。休克患者体温可下降或正常。重症患者在起病后 1~2d 腹痛加剧,大量便血,高热惊厥;部分病例出现休克,表现为心率快、血压下降、四肢厥冷、皮肤湿润呈花斑状,或可表现为明显腹胀、大便次数减少、肠鸣音减弱或消失、产生麻痹性肠梗阻。

5.腹部体征　早期相对较少。可有腹部膨隆,有时见肠型,可扪及充血水肿增厚的肠襻所形成的包块,全腹压痛。腹膜炎时,腹肌紧张,压痛、反跳痛明显,腹水征阳性;腹泻者肠鸣音亢进;有梗阻及肠段坏死者,可闻及金属音及气过水声;肠麻痹患者,肠鸣音减弱或消失。

6.病程　一般便血持续 2~6d,血量逐渐减少,长者可达半年以上,大便次数也可随血便停止而减少,腹痛也在血便消失后减轻,发作次数减少,在血便停止后 3~5d 消失,但进食过早可使病情反复。发热时间与血便时间长短一致。

## 四、临床分型

根据病人不同的病变程度与病情发展的速度,临床上可分为 5 型。

1.胃肠炎型　见于疾病的早期,全身症状轻或无,表现为程度较轻的腹痛、水样便、低热,可伴恶心、呕吐,无明显的肉眼血便,大便为水样或糊状,黄色或黄绿色,显微镜下可见白细胞、脓细胞。

2.腹膜炎型　较为常见,约半数患者属于此型。病人腹痛剧烈、恶心呕吐、腹胀、全腹肌紧张、压痛、反跳痛,受累肠壁坏死或穿孔,腹腔内有血性渗出液。

3.肠梗阻型　以恶心、呕吐、腹胀、腹痛、停止排便、排气,肠鸣音消失,出现鼓肠,腹平片上见多个液平为主要表现。此型较少见。

4.肠出血型　以大量便血(血水样便或暗红色血便)为主要症状,量可多达 1~2L,腹痛一般较重,可出现明显贫血和脱水。便血比呕血更常见。

5.中毒性休克型　见于重症病人,表现为高热、寒战、神志淡漠、嗜睡、谵妄、休克等表现,常在发病后 1~5d 内发生。

为了突出病人的特点,临床上分为 5 型,但各型之间可以互相转化或合并出现。

## 五、实验室及辅助检查

### (一)实验室检查

1.血常规　外周血白细胞明显增多,甚至高达 $(30~50)×10^9/L$ 以上,以中性粒细胞增多为主,常有核左移,可见中毒颗粒。红细胞及血红蛋白常降低,血小板可降低。

2.大便检查　外观呈暗红色或鲜红色,或隐血试验强阳性,镜下见大量红细胞,偶见脱落的肠系膜。可有少量或中等量脓细胞。

3.尿常规　可有蛋白尿,红细胞、白细胞及各类管型。

4.血生化及其他　中重症患者有不同程度的电解质紊乱,表现为低钠、低钾、低氯、低钙;低镁、低磷。血沉多增快。

5.病原学检查　大便培养及药物敏感试验有助于确定病原菌、选择抗生素,做厌氧菌培养非常必要。但大便培养的阳性率不高,有时能培养出产气荚膜芽孢杆菌及致病性大肠杆菌等。也可用腹腔积液、小肠内容物、坏死肠壁做病原学检查。对坏死黏膜的病理标本进行 PCR 检测 C 型梭状芽孢杆菌编码 α、β 毒素的基因(分别为 cpa 和 cpb 基因),可以证实。

### (二)影像学检查

1.X 线检查　腹部平片可显示小肠局限性扩张充气、肠蠕动弱,肠间隙增宽,黏膜皱襞粗钝,或病变肠段僵直,间以有张力的胀气肠襻。部分病例直立位有大小不等的液平面,肠穿孔者可见气腹。急性期不宜做钡餐或钡剂灌肠检查,以免引起肠穿孔。急性期过后,可做钡剂灌肠检查。钡剂灌肠检查可见肠壁增厚,显著水肿,结肠袋消失。在部分病例尚可见到肠壁间有气体,此征象为部分肠壁坏死,结肠细菌侵入所引起;或可见到溃疡或息肉样病变和僵直。部分病例尚可出现肠痉挛、狭窄和肠壁囊样积气。

2.B 超检查　B 超检查可观察肠壁的病理改变、肠系膜的情况、合并的各种并发症(脓肿、瘘、狭窄、肠梗阻)及排除其他疾病等。B 超检查安全、方便,但需要有丰富经验的医师来操作。

### (三)其他

重症患者心电图检查可有 ST-T 改变。轻型病例腹腔镜检查可见肠管浆膜充血、水肿、出血,以及肠管坏死、僵硬、粘连等。

## 六、诊断和鉴别诊断

### (一)诊断

根据病人有进食不洁食物(尤其是肉食)史,急性发病,剧烈腹痛、腹泻、便血等消化道症状,高热、畏寒等全身中毒症状,体检腹部有压痛、反跳痛、肠鸣音减弱等体征,血白细胞明显增高、核左移,腹部 X 线片可见小肠扩张,大小不一液平面或小肠壁增厚,黏膜不规则改变征象等,应考虑急性出血坏死性小肠炎的可能。

### (二)鉴别诊断

1.急性中毒性痢疾　中毒性细菌性痢疾流行季节,突然发病,临床表现为发热、腹痛、腹泻及脓血黏液便,伴里急后重,基本病理改变为结肠黏膜的溃疡性化脓性炎症。大便涂片和细菌培养有助于诊断。

2.急性克罗恩病　无明显季节性,亚急性起病,高热、寒战、右下腹痛、腹泻,常无脓血黏液便,约 1/3 病例可出现右下腹或脐周腹块。诊断依靠胃肠钡餐、钡剂灌肠和内镜检查。

3.溃疡性结肠炎　疾病发展较慢,少有急性起病者。病变多在直肠、乙状结肠、降结肠,很少波及全结肠,无小肠受累。腹部 X 线可有腊肠样特征,电子肠镜见病变处肠黏膜弥漫性充血、糜烂及溃疡形成。

4.急性肠套叠　儿童期发病易误诊为肠套叠,但一般肠套叠表现为阵发性腹绞痛,间断发作每次持续数分钟,缓解期病儿嬉戏如常,当腹痛发作时往往于右下腹可扪及肠壁肿块,肛门指诊可见指套染有血液无特殊腥臭味。对于回结肠套叠的病例常在早期出现果酱样大便,但小肠型套叠发生便血较晚。

5.腹型过敏性紫癜　过敏性紫癜系变态反应性疾病,主要累及毛细血管壁而发生出血症状。对于肠道反应多系由肠黏膜水肿、出血引起,临床上多表现为突然发作腹绞痛,多位于脐周及下腹,有时甚为剧烈,但多可伴有皮肤紫斑、关节肿胀及疼痛,尿检查可发现蛋白尿、血尿或管型尿。

6.其他　还需要进行鉴别的疾病,包括急性阑尾炎、急性肠炎、Mechel 憩室炎、肠系膜血管栓塞、肠蛔虫病、胆道蛔虫病、绞窄性肠梗阻等。

# 七、治疗

本病治疗以非手术疗法为主,加强全身支持疗法、纠正水电解质失常、解除中毒症状、积极防治中毒性休克和其他并发症,约 50% 的患者可获得痊愈。

## (一)内科治疗

1.禁食　绝对禁食是其他治疗的基础,在疑诊时即应禁食,确诊后无论有无肠梗阻、穿孔等并发症都应继续禁食,在腹痛、便血和发热期应完全卧床休息和禁食。直至呕吐停止,便血减少,腹痛减轻时方可进流质饮食,以后逐渐加量。通常轻症患者禁食 1 周左右,重症者需连续禁食 2~3 周,过早进食往往造成病情反复或加重。腹胀和呕吐严重者给予临时胃肠减压,伴肠梗阻者需持续胃肠减压。

2.全胃肠外营养　禁食期间,特别是对重症病人及严重贫血、营养不良者,可施以全胃肠外营养,在使肠道完全休息的同时,提供充足的营养,有利于完成其他治疗。

营养液混合的标准是:氨基酸、葡萄糖、脂肪乳剂的容量比为 2:1:1 或 2:1:0.5;总容量≥1.5L;混合液中葡萄糖的浓度为 10%~23%,有利于混合液的稳定。混合液有多种配方,但大同小异。常用配方如下:50% 葡萄糖 800ml,8% 氨基酸 800ml,20% 脂肪乳 400ml,浓缩复合维生素 4ml,钠 52~152mmol,钾 44~104mmol,氯 20~220mmol,钙 4~5mmol,镁 8~12.5mmol,醋酸盐 40mmol,硫酸盐 10.5mmol,氧化锌 5mg。

3.纠正水电解质紊乱　本病失水、失钠和失钾者较多见。可根据病情酌定输液总量和成分。儿童每日补液量 80~100ml/kg,成人 2000~3000ml/d,其中 5%~10% 葡萄糖液占 2/3~3/4,生理盐水占 1/3~1/4,并加适量氯化钾。视病情及生化、血气分析结果,酌情调整每日电解质的入量,同时给予碱性药物纠正酸中毒。

4.抗休克　迅速补充有效循环血容量。除补充晶体溶液外,应适当输血浆、新鲜全血或人体血清白蛋白等胶体液。血压不升者可配合血管活性药物治疗,如 α-受体阻滞剂、β-受体兴奋剂或山莨菪碱(654-2)等均可酌情选用。

5.抗生素　控制肠道内感染可减轻临床症状,临床多选用光谱抗菌药物,常用的抗生素有:氨基苄青霉素(4~8g/d)、氯霉素(2g/d)、庆大霉素(16 万~24 万 u/d)、卡那霉素(1g/d),舒氨西林(6.0g/d)、复达欣 4g/d 或多黏菌素和头孢菌素等,一般联合应用两种药物。

6.肾上腺糖皮质激素　可减轻中毒症状,抑制过敏反应,对纠正休克也有帮助;但有加重肠出血和促发肠穿孔之危险。一般应用不超过 3~5d;儿童用氢化可的松每天 4~8mg/kg 或地塞米松 1~2.5mg/kg;成人用氢化可地松 200~300mg/d 或地塞米松 5~20mg/d。总原则为短期、大量、静脉给药。

7.对症疗法　一般腹痛可用阿托品 0.5~1mg 或山莨菪碱 10mg 肌内注射;腹痛持续较剧烈时,山莨菪碱可加入液体中持续静点,此类药物能缓解腹痛,改善肠壁毛细血管痉挛,继而减轻肠壁坏死及出血的发生。严重腹痛者可酌情给予哌替啶。高热、烦躁者可给予吸氧、解热药、镇静药或予物理降温甚至冬眠疗法。烦躁者给予镇静剂如地西泮、苯巴比妥或异丙嗪等。出血者可试用止血敏、止血芳酸、立止血等止血药物。

8.蛋白酶　可水解 β 毒素,减少其吸收。常用 0.6~0.9g 口服,每日 3 次。重症者 1000u 肌内注射,每日 1~2 次。

9.抗毒血清 采用 welchii 杆菌抗毒血清 42000～85000u 静脉滴注,有较好疗效。

### (二)外科手术治疗

下列情况可考虑手术治疗:①肠穿孔;②严重肠坏死,腹腔内有脓性或血性渗液;③反复大量肠出血,并发出血性休克;④肠梗阻、肠麻痹;⑤不能排除其他急需手术治疗的急腹症。手术方法:①肠管内无坏死或穿孔者,可予普鲁卡因肠系膜封闭,以改善病变段的血循环;②病变严重而局限者,可做肠段切除并吻合;③肠坏死或肠穿孔者,可作肠段切除、穿孔修补或肠外置术。

## 八、预防

重在预防。加强饮食卫生,避免摄食变质肉食与隔夜宿食,加强营养。

(徐丽娜)

# 第五节 嗜酸粒细胞性胃肠炎

嗜酸细胞性胃肠炎也称嗜酸性胃肠炎(EG)。随着人们对 EG 认识的提高和内镜下病理学检查的广泛使用,EG 在临床工作中并不少见。Kaijiser 在 1937 年首次报道了 3 例 EG 患者,典型的 EG 以胃肠道的某些部位弥散性或局限性嗜酸性粒细胞浸润、胃肠道黏膜糜烂、水肿增厚为特点。临床表现有上腹部痉挛性疼痛,可伴恶心、呕吐、发热或特殊食物过敏史。约 80％的患者外周血嗜酸性粒细胞高达 15％～70％。本病通常累及胃窦和近端空肠、回肠末端,结肠则以回盲部及升结肠较多见。

EG 病因不甚明确,一般认为是对外源性或内源性过敏原的过敏反应所致。近半数患者个人或家族有哮喘、过敏性鼻炎、湿疹或荨麻疹病史;部分患者的症状可由某些食物如牛奶、蛋类、羊肉、海虾或某些药物等诱发。

### 【诊断标准】

1.临床表现 本病缺乏特异的临床表现,症状与病变的部位和浸润程度有关,一般分为两型。

(1)弥漫型:多见于 30～50 岁,男性略多于女性。病程可长达数十年。80％患者有胃肠道症状,主要表现为上腹部痉挛性疼痛,伴恶心、呕吐、发热,发作无明显规律性,可能与某些食物有关,用抗酸解痉剂不能缓解,但可自行缓解。

嗜酸粒细胞浸润以黏膜为主者多出现消化道出血、腹泻、吸收不良、肠道蛋白丢失、低蛋白血症、缺铁性贫血及体重减轻等。约 50％的患者有哮喘或过敏性鼻炎、湿疹或荨麻疹。粪便潜血试验阳性。80％患者外周血嗜酸粒细胞增高。血清蛋白降低,D-木糖耐量试验异常。X 线胃肠钡餐检查正常或显示黏膜水肿征。内镜检查可见黏膜充血、水肿或糜烂;黏膜病理学检查可见嗜酸粒细胞浸润。如果嗜酸粒细胞浸润以肌层为主引起胃、小肠壁显著增厚、僵硬,患者往往出现幽门梗阻或小肠不完全性梗阻的症状及体征。弥漫型嗜酸细胞性胃肠炎诊断靠胃肠道黏膜病理组织学,黏膜下和肌层可见广泛成熟的嗜酸性粒细胞浸润,嗜酸性粒细胞也可能向浆膜层延伸。如果嗜酸粒细胞浸润到浆膜层常可发生腹水或胸水,胸腹水液体中可含大量嗜酸性粒细胞。剖腹探查常见嗜酸性粒细胞浸润增厚的小肠浆膜。

(2)局限型:多见于 40～60 岁,男女发病率无明显差别。主要症状为上腹部痉挛性疼痛、恶心、呕吐,起病较急,病程较短。患者过敏史不明显,外周血象仅少数有嗜酸粒细胞增多。内镜检查见黏膜充血、水肿,甚至可有息肉样肿块形成,易误诊为肿瘤或克罗恩病;X 线胃肠钡餐造影可显示胃窦增厚、僵硬、胃窦部狭窄,可有光滑圆形或卵圆形及分叶状充盈缺损,类似肿瘤;组织病理学检查可见大量嗜酸性粒细胞浸润。

2.Leinbach 提出的诊断依据

(1)进食特殊食物后出现胃肠道症状和体征。

(2)周围血中嗜酸粒细胞增多。

(3)组织学证实胃肠道有嗜酸粒细胞增多或浸润。

3.鉴别诊断　要除外寄生虫感染引起的血嗜酸粒细胞增多,如钩虫、血吸虫、绦虫、囊类圆线虫所致的寄生虫病。某些胃肠道的肿瘤或淋巴瘤也可有周围血嗜酸粒细胞增高。

【治疗原则】

寻找和发现引起嗜酸性粒细胞升高和浸润的原因,缓解和控制症状。

1.发现饮食或者其他引起嗜酸粒细胞增多的原因并加以控制。可进行有关过敏原的检查。

2.糖皮质激素的应用激素对本病有良好疗效。

3.色甘酸二钠是肥大细胞稳定剂,有抗过敏的作用。色甘酸二钠的用法为 $40\sim60mg$/次,每日 3 次,口服。

4.可以选择 $H_2$ 和 $H_2$ 受体的阻滞剂。法莫替丁 20mg/次,每日 2 次,口服。氯雷他定 10mg/次,每日 1 次,口服。

(徐丽娜)

# 第六节　缺血性肠炎

缺血性肠病是 20 世纪 60 年代提出的一组具有一定临床病理特点的独立性疾病,该病为肠壁血液灌注不良引起的肠壁缺血性病变,可累及整个消化道,主要累及结肠。可分为急性肠系膜缺血(AMI)、慢性肠系膜缺血(CMI)及缺血性结肠炎(IC)。病因多为血管病变,肠系膜上动脉、肠系膜下动脉血管病变是引起肠道缺血的主要病理基础。血管病变是否引起肠病变、病变的严重程度及进展状况或结局等,与缺血持续时间、范围、缺血程度、受损血管及侧支循环、肠内压、肠功能、肠对缺血缺氧的耐受性以及肠内过度生长细菌的毒力等有关。另外,全身性血管病变累及腹腔血管时,如结节性多动脉炎、系统性红斑狼疮等多种免疫系统疾病,也可以使肠管血液供应不良而出现缺血性改变。非血管病变,与肠壁血流急剧减少有关,如心力衰竭、休克、大出血、败血症、严重脱水等。真性红细胞增多症、血小板增多症、肿瘤等疾病使血液呈高凝状态,导致血流缓慢,血栓形成堵塞肠道血管可诱发该病的发生。肠腔压力增高也是重要的发病因素之一,老年人便秘,使肠腔压力增加,可导致肠壁血供减少,最终导致肠壁局限性缺血。

【诊断标准】

本病目前尚无统一的诊断标准。诊断依赖于综合发病病因、临床表现及辅助检查。

1.临床表现　慢性缺血性肠病主要表现为腹痛、间断便血、肠排空障碍(表现为腹胀、排便次数减少)。

急性缺血性肠病分为两个阶段,一是肠激惹的表现,主要是腹痛、腹泻、血便;另一个是出现肠坏死及腹膜炎表现,如腹部反跳痛、肌紧张等。

目前认为,剧烈急性腹痛、器质性心脏病和强烈消化道排空症状是急性缺血性肠病的三联征。

2.辅助检查

(1)腹部 X 线检查:是 AMI 最基本的检查。最典型征象是"指压痕"征,为增厚的肠壁黏膜下水肿所致。部分患者因肠痉挛致肠腔内气体减少,亦有部分患者因肠梗阻范围较广致肠腔内充满气体。钡灌肠检查可见受累肠段痉挛、激惹;病变发展后期,可由于黏膜下水肿、皱襞增厚等原因致使肠管僵硬似栅栏样;同时肠腔内钡剂充盈形成扇形边缘。溃疡形成后,可见黏膜粗糙,呈齿状缺损。钡剂检查可能加重肠缺血甚至引起肠穿孔,腹膜刺激征阳性患者禁忌钡剂检查。

(2)超声检查:为无创性影像学检查,操作简便、迅速而有效。B型超声能显示腹腔动脉、肠系膜上动脉、肠系膜下动脉和肠系膜上静脉的狭窄和闭塞;脉冲多普勒超声能测定血流速度,对血管狭窄有较高的诊断价值。超声检查其他征象有:肠壁增厚、腹水、膈下积气、门静脉-肠系膜静脉内积气。

(3)计算机体层摄影术(CT)检查:CT增强扫描和CT血管成像(CTA)可观察肠系膜动脉主干及其二级分支的解剖情况,但对观察三级以下分支不可靠。AMI直接征象为肠系膜上动脉不显影、腔内充盈缺损、平扫可为高密度(亚急性血栓);间接征象有肠系膜上动脉钙化,肠腔扩张、积气、积液;门静脉-肠系膜静脉内积气、肠系膜水肿、肠壁增厚。肠壁积气、腹水等则提示肠管坏死。CMI直接征象为动脉狭窄、动脉不显影、腔内充盈缺损等;间接征象有血管壁钙化、侧支形成、肠腔扩张、肠系膜水肿、肠壁增厚。

(4)磁共振成像(MRI)检查:一般不作为急诊检查方法。MRI可显示肠系膜动、静脉主干及主要分支的解剖,但对判断狭窄程度有一定假阳性率。MRI对判断血栓的新旧、鉴别可逆性和不可逆性肠缺血有很高价值。

(5)肠镜检查:是缺血性结肠炎主要诊断方法。镜下分为3型。

1)一过型、狭窄型和坏疽型。一过型表现为黏膜充血、水肿、增厚,黏膜下出血,血管纹理模糊,部分黏膜可见多发性浅溃疡,病变部位与正常黏膜界限清楚,节段性改变之间黏膜正常。

2)狭窄型表现为黏膜充血水肿明显,伴糜烂、溃疡、出血,肠腔明显狭窄。

3)坏疽型是缺血性结肠炎最严重缺血损伤,可引起透壁性梗死。病理组织学可见黏膜下层有大量纤维素血栓和含铁血黄素细胞,为此病特征。AMI如累及结肠,内镜改变与IC大致相同;CMI内镜检查无确切意义,但可排除其他疾病。

(6)选择性血管造影:是诊断的金标准,可以鉴别栓塞与血栓形成,并且是肠系膜动脉痉挛导致非闭塞性肠系膜缺血惟一的诊断方法,对非闭塞性肠系膜缺血的诊断有着显著的优势,诊断价值优于CTA。并可在诊断的同时直接进行血管内药物灌注治疗和介入治疗。

(7)同位素检查:用同位素锝99($^{99}$Tc)和铟111($^{111}$In)放射性核素标记血小板的单克隆抗体,注射人体后行γ照相,能显示急性肠系膜血管闭塞的缺血区,目前该技术已逐步用于临床,估计有较好的应用前景。

3.实验室检查

(1)外周血白细胞增高,常$>10\times10^9$/L。大便潜血常阳性。血清肌酸激酶(CK)、乳酸脱氢酶(LDH)、碱性磷酸酶(AIP)也可增高。但血清酶和生化指标的测定对AMI诊断缺乏特异性。

(2)D-二聚体是血栓及栓塞的重要指标,D-二聚体升高对本病的诊断有一定意义,但其升高程度与病情严重程度的关系仍需进一步研究。

【治疗原则】

(一)内科治疗

1.一般治疗原则 对怀疑肠系膜缺血的患者应立即禁食,必要时胃肠减压、静脉营养支持。应密切监测血压、脉搏、每小时尿量,必要时测中心静脉压或肺毛细血管楔压。积极治疗原发病。纠正水、电解质平衡紊乱。早期使用广谱抗生素预防菌血症。

2.药物治疗

(1)AMI的治疗

1)初期处理:复苏,包括减轻急性充血性心力衰竭。纠正低血压、低血容量和心律失常。

2)早期应用广谱抗生素:AMI患者血培养阳性的比例高。应用抗生素以防肠缺血症状加重、诱发或加速肠管坏死;慎用肾上腺糖皮质激素,以免坏死毒素扩散,抗菌谱应覆盖需氧及厌氧菌,尤其抗革兰阴性菌抗生素,常用喹诺酮类和甲硝唑,严重感染者可用三代头孢菌素。

3)应用血管扩张剂:AMI一经诊断应立即用罂粟碱30mg肌内注射,继以30mg/h的速率经泵静脉输注,每日1~2次。疗程3~7天,少数患者可用至2周。同时尽可能避免使用血管收缩剂、洋地黄类药物以防肠穿孔。

4)抗栓治疗:急性期抗血小板治疗,可用阿司匹林200~300mg/d或氯吡格雷150~300mg/d,应密切观察。防治出血;抗凝及溶栓治疗,主要适用于肠系膜静脉血栓形成,确诊后尽早使用尿激酶50万U,静脉滴注,1次/日,溶栓治疗;并给予肝素20mg,静脉滴注,1次/6小时,抗凝治疗,疗程2周;抗凝治疗不能溶解已形成的血栓。但能抑制血栓蔓延。配合机体自身的纤溶系统溶解血栓。对于急性肠系膜动脉血栓,一旦诊断,对有适应证者应尽早进行介入治疗。

(2)CMI的治疗

1)轻症患者,应重新调整饮食,少食多餐。避免进食过多或进食不易消化的食物。

2)餐后腹痛症状明显的患者,亦可禁食。给予肠外营养。

3)应用血管扩张剂,如丹参30~60ml加入250~500ml葡萄糖注射液中,静脉滴注,1~2次/日,可减轻症状,或低分子右旋糖酐500ml,静脉滴注1次/6~8小时,促进侧支循环的形成。

(3)IC的治疗

1)禁食。

2)静脉营养。

3)应用广谱抗生素。

4)积极治疗心血管系统原发病。停用血管收缩药(肾上腺素、多巴胺等)。

5)应用肛管排气缓解结肠扩张。

6)应用血管扩张药物:如罂粟碱30mg,肌内注射,1次/8小时,必要时可静脉滴注;前列地尔10μg,静脉滴注,1次/日;或丹参30~60ml加入250~500ml葡萄糖注射液,静脉滴注,1~2次/日。疗程3~7天,少数患者需2周。

7)持续进行血常规和血生化监测,直到病情稳定。

8)若患者腹部触痛加重,出现肌紧张、反跳痛、体温升高及肠麻痹,表明有肠梗死。需立即行手术治疗。

**(二)介入治疗**

一旦确诊为非闭塞性肠缺血,无论有无腹膜炎体征,都可以经造影导管向动脉内灌注血管扩张剂。罂粟碱被证明是一种安全可靠的药物,在用药过程中,应反复进行血管造影来动态观察血管痉挛情况,如果注药后,血管痉挛缓解,腹痛逐渐减轻或消失,可以逐渐停止灌药,一般持续用药小于5日。如果灌药后病情无明显缓解,还出现腹膜炎的体征,则应急诊行剖腹探查术。对于慢性缺血性肠病的患者,在溶栓或取栓的同时,行血管成形术或支架置入术,有助于恢复动脉血流,降低复发的机会。这种治疗技术成功率高,并发症发生率很低,其安全性和开腹血管重建手术相比具有无可比拟的优势。

**(三)手术治疗**

患者在积极保守过程中出现以下情况应积极予剖腹探查。

1.经过规范药物保守治疗病情仍继续进展。

2.腹膜炎体征明显或出现肠管缺血坏死征象。

3.持续严重便血,经其他治疗效果欠佳。

4.体温、白细胞计数持续升高。

即使腹部症状体征不明显,也应考虑手术治疗。外科手术的关键是正确判断肠管的组织活力,坏死肠管切除术中应争取最大可能地恢复缺血肠管的血运,保留有生机的肠管,以免术后出现短肠综合征。但手术死亡率也极高,手术的效果与病情轻重、肠黏膜损害程度、切除肠段长短及手术方式有关。一般而言,AMI经及时治疗死亡率仍高达50%~80%,临床误诊直到出现肠道梗死,则死亡率高达90%。

随着人口老龄化、动脉硬化相关疾病发病率增加。缺血性肠病的患病率也有所增加,诊治的关键在于早期明确诊断、早期治疗。

(徐丽娜)

# 第七节　放射性肠炎

放射性肠炎(RE)是指因腹盆腔恶性肿瘤接受放射治疗后引起的小肠、结直肠放射性损伤,分为急性和慢性放射性肠炎。急性放射性肠炎(ARE)以腹泻、腹痛为主要表现,常在放疗开始后较短时间内出现,多在3月内恢复,是一过性、可自愈的。持续3个月以上的放射性肠道损伤,称为慢性放射性肠炎(CRE)。

RE病理改变主要为肠黏膜和血管结缔组织受损,分为急性、亚急性、慢性病变等3个阶段。急性病变在照射期或照射后2月内发生,小肠黏膜变薄,绒毛缩短,毛细血管扩张,炎性细胞浸润。亚急性病变约发生在照射后2~12月,黏膜下小动脉内皮细胞肿胀,形成闭塞性脉管炎,黏膜下层纤维增生,平滑肌透明变性。慢性病变发生在照射12个月后,出现受累肠黏膜的糜烂、溃疡,肠壁增厚,肠腔狭窄,肠系膜缩短僵硬,直至肠壁穿孔或瘘管形成。

RE发生呈放射剂量依赖性,胃肠道最小耐受剂量到最大耐受剂量的放射剂量在食管为60~75Gy、小肠和结肠为45~65Gy、直肠为55~80Gy,当治疗放射剂量超过此范围时易发生RE。RE的发病机制尚不明确,肠道正常组织对射线的耐受性较肿瘤组织差,放射线的能量效应引起组织细胞内产生氧自由基。而氧自由基可以破坏DNA螺旋结构,阻断DNA转录和复制,导致细胞死亡。进而对肠道机械屏障、免疫屏障、化学屏障及生物屏障进行损伤,引起RE。

**【诊断标准】**

1.临床表现　RE的症状可在治疗第1~2周内发生,也可在治疗完成后6个月或更长时间发生。包括腹泻、黏液便、腹痛、便血、便秘、肠梗阻等,患者普遍存在吸收不良和营养不良。RTOG/EORTC评分标准是目前临床症状方面公认的放射反应评分标准,该评分将放疗后可能出现的临床症状按其严重程度进行分级来评价临床病变程度。

2.内镜表现　RE内镜下改变包括毛细血管扩张、黏膜充血、溃疡、狭窄、坏死等,其中以毛细血管扩张最典型。

(1)黏膜充血:0级(无),1级(局限性的黏膜变红且水肿),2级(弥漫非融合的黏膜变红且水肿),3级(弥漫且融合的黏膜变红且水肿)。

(2)毛细血管扩张:0级(无),1级(单个毛细血管扩张),2级(多个非融合毛细血管扩张),3级(多个融合毛细血管扩张)。

(3)溃疡:0级(无),1级(溃疡面积小于$1cm^2$),2级(溃疡面积大于$1cm^2$),3级(深溃疡),4级(深溃疡形成瘘或穿孔)。

(4)狭窄:0级(无),1级(病变肠腔直径大于2/3原肠腔直径),2级(病变肠腔直径为1/3～2/3原肠腔直径),3级(病变肠腔直径小于1/3原肠腔直径),4级(完全闭塞)。

(5)坏死:0级(无),1级(有)。

3.诊断标准

(1)盆腹腔肿瘤患者经过放射治疗。

(2)治疗中或治疗后出现消化道症状。

(3)有内镜下表现。

(4)排除肿瘤复发。

## 【治疗原则】

目前针对RE尚缺乏标准规范化的治疗措施,据文献报道,有以下治疗方法供参考。

1.适当减小放射剂量　RE发生呈放射剂量依赖性,因此在不影响疗效的基础上可适当减小放射剂量。

2.营养支持　RE患者多表现为腹泻、甚至出现消化道出血,CRE患者可以合并肠梗阻。因此RE患者需禁食、行肠外营养支持。长期的肠外营养不利于肠黏膜修复和肠黏膜屏障的保护,因此当腹泻和消化道出血得到控制后,营养方式应从肠外营养逐渐向肠内营养过渡。除常规营养支持用药外,可以联合应用谷氨酰胺、N-乙酰半胱氨酸等,发挥维持肠道黏膜正常结构和功能、提供肠道免疫力、保护肠屏障功能。

3.药物治疗

(1)肠黏膜保护剂:可通过灌肠局部用药。

1)硫糖铝:解离形成硫酸蔗糖阴离子并聚合成黏性糊剂,与溃疡创面上带正电荷的蛋白质或坏死组织结合,形成保护膜。2g,2次/日。

2)思密达(蒙脱石散):具有层纹状结构及非均匀性电荷分布,与黏液蛋白结合,增强黏膜屏障对攻击因子的防御能力。3g,2次/日。

3)康复新液:有效成分为多元醇类、肽类和黏糖氨酸,可以促进表皮细胞生长、肉芽组织增生、血管新生,改善肠黏膜创面微循环、加速机体病损组织修复再生,增强机体免疫功能等作用,从而增加肠道黏膜对攻击因子的抵抗力。20ml,2次/日。

(2)调节肠道菌群:RE患者多存在菌群失调,因此调节菌群失调至关重要。常用药物包括双歧三联活菌、地衣芽孢杆菌、枯草杆菌等。

(3)抗炎药物

1)乙酰水杨酸类药物:COX-2通路参与RE的发生,通过COX-2抑制剂来抑制COX-2的活性而抑制前列腺素E的合成,能显著减轻患者腹痛、腹胀及腹泻等症状。

2)甾体类激素:此类激素保留灌肠对急慢性RE也有一定的疗效。

4.高压氧治疗　能改善放射性肠炎因血管内皮损伤导致的组织缺血、缺氧、微循环衰竭,提高血氧分压和血氧含量,减轻组织损伤,加速溃疡愈合,促进组织修复。

5.甲醛烧灼　甲醛通过使蛋白质凝固,在黏膜层新生血管内产生血栓从而起到止血作用,作用表浅。局部应用甲醛对顽固性放射性直肠炎出血疗效比较确切,具有价格低廉、实用性强、效果不满意可反复治疗等优点。但甲醛也是一种固定剂,刺激性强,方法不当有可能引起急性结肠炎、排粪失禁、直肠狭窄及肛门区疼痛等。

6.内镜下治疗　包括激光治疗、氩离子凝固治疗(APC)。早期的激光治疗为掺钕钇铝石榴石激光,因其治疗深度不易控制已被钾钛磷酸盐激光治疗代替。APC采用单电极技术,将氩离子通过电流非接触性地用于病变表面,其深度不超过3mm,且氩离子束可以自动导向需治疗的组织表面,对病灶进行治疗。

7.手术治疗　手术适应证包括肠梗阻、肠穿孔、肠痿、肠道大出血,或经反复保守治疗无效的顽固性症状。手术原则应当以解决临床症状为首要目标,提高患者预后及远期生活质量。手术方式包括一期肠切除吻合及短路、造口等保守性手术。

（徐丽娜）

# 第八节　伪膜性肠炎

伪膜性肠炎(PMC)是主要发生于结肠的急性黏膜坏死性炎症,并覆有伪膜。

此病常见于应用抗生素治疗之后(特别是林可霉素、氯林可霉素、氨基苄青霉素、羟氨苄青霉素等),抑制了肠道内的正常菌群,使难辨梭状芽孢杆菌(亦称艰难梭菌)得以迅速繁殖并产生毒素而致病。但粪中毒素的效价高低与病情的轻重并不平行。由此说明该菌毒素并非影响疾病严重程度的唯一因素。

本病主要发生在结肠,偶见于小肠。病变肠黏膜的肉眼观察,可见凝固性坏死,并覆有大小不一、散在的斑点状黄白色伪膜,从数毫米至30mm。严重者伪膜可融合成片。

## 【诊断标准】

### 1.临床表现

(1)腹泻是最主要的症状,多在应用抗生素的4～10天内,或在停药后的1～2周内,于手术后5～20天发生。发病年龄多在50～59岁,女性稍多于男性。起病大多急骤,病情轻者仅有轻度腹泻,重者可呈暴发型,病情进展迅速。腹泻程度和次数不一,轻型病例,大便每日2～3次,可在停用抗生素后自愈。重者有大量腹泻,大便每日可行30余次之多,有时腹泻可持续4～5周,少数病例可排出斑块状伪膜,血粪少见。

(2)腹痛为较多见的症状,有时伴发热、恶心、呕吐、腹胀,严重时有腹膜刺激征,以致可被误诊为急腹症、手术吻合口漏等。

(3)部分患者心动过速、发热、谵妄,以及定向障碍、低血压、休克、严重脱水、电解质失平衡以及代谢性酸中毒、少尿,甚至急性肾功能不全。

### 2.辅助检查

(1)实验室检查:周围血白细胞增多,多在$10\times10^9/L$～$20\times10^9/L$以上,甚至高达$40\times10^9/L$或更高,以中性粒细胞增多为主。粪常规检查无特异性改变,仅有白细胞,肉眼血便少见。

(2)特异性检测:以下3种方法中的一种或者结合几种联合检测,其中之一阳性有助于明确诊断。

1)细胞培养中的细胞毒素检测。

2)艰难梭菌毒素A、肠毒素、或者毒素A和毒素B的酶免疫测定(EIA)检测。

3)艰难梭菌的厌氧培养。

(3)内镜检查:在高度怀疑本病时,应及时做内镜检查。本病常累及左半结肠,而直肠可无病变。如在初期未发现典型病变者尚需重复进行。早期或治疗及时者,内镜可无典型表现,肠黏膜可正常,或仅有轻度充血、水肿。严重者可见到黏膜脆性增强及明显溃疡形成,黏膜表面覆有黄白或黄绿色伪膜。

(4)X线检查:腹部平片可显示肠麻痹或轻、中度肠扩张。钡剂灌肠检查可见肠壁增厚,显著水肿,结肠袋消失。部分病例可见到肠壁间有气体,此征象为部分肠壁坏死,结肠细菌侵入所引起;或可见到溃疡或息肉样病变表现。上述X线表现缺乏特异性,故诊断价值不大。空气钡剂对比灌肠检查可提高诊断价值,但有肠穿孔的危险,应慎用。

(5)其他检查:B超检查可见肠腔扩张及积液。CT扫描示肠壁增厚、皱襞增粗。

3.鉴别诊断　本病应与溃疡性结肠炎、结肠克罗恩病、缺血性肠炎以及艾滋病结肠炎等相鉴别。

【治疗原则】

1.PMC 确诊后,在病情允许情况下应立即停用相关抗菌药物。

2.支持疗法及抗休克治疗:及时静脉补充足量液体和钾盐等。补液量根据失水程度决定,或口服葡萄糖盐水补偿氯化钠的丢失,纠正电解质失平衡及代谢性酸中毒。如有低血压可在补充血容量基础上使用血管活性药物。在常规治疗基础上加用肠外和肠内营养支持治疗可缩短疗程,增强疗效。

3.抗艰难梭菌治疗

(1)灭滴灵:一般用法是 250mg,每天 3～4 次,口服 7～10 天,95％患者治疗反应良好,用药后 2 天发热和腹泻可获缓解,腹泻一般在 1 周内消失,治疗后 72 小时内粪中测不到毒素 B。重症病例频繁呕吐时可用静脉滴注法给药,但疗效明显低于口服给药法。用药期间应禁酒。

(2)万古霉素:口服不吸收,对肾脏无损害,在肠内可达高浓度,一般用法为 125～250mg,每日 4 次口服,共 7～10 天。静脉用药肠内浓度低,不宜采用。

4.其他药物治疗:消胆胺 2～4g,每日服 3～4 次,共服 7～10 天。此药能与毒素结合,减少毒素吸收,促进回肠末端对胆盐的吸收,以改善腹泻症状。口服乳酸杆菌制剂(如乳酶生)或其他益生菌制剂、维生素 C 以及乳糖、蜂蜜、麦芽糖等扶植大肠杆菌;口服叶酸、复合维生素 B、谷氨酸及维生素 $B_{12}$ 以扶植肠球菌。

5.外科治疗:如为暴发型病例,内科治疗无效,而病变主要在结肠,或有显著的肠梗阻、中毒性巨结肠、肠穿孔时,可考虑行结肠切除或改道性回肠造口术。

【预防原则】

严格掌握抗生素应用的指征、疗程、个体差异,坚决摒弃滥用抗生素的不良习惯是预防本病的最好方法。应用抗生素时,对易发者可使用乳酸菌素或肠微生态制剂。

(胡先平)

# 第九节　功能性胃十二指肠病

## 一、功能性消化不良

### (一)概述

功能性消化不良(FD)为一组持续或反复发作的上腹部疼痛或不适的消化不良症状,包括上腹胀痛、餐后饱胀、嗳气、早饱、腹痛、厌食、恶心呕吐等,经生化、内镜和影像检查排除了器质性疾病的临床综合征,是临床上最常见的一种功能性胃肠病,几乎每个人一生中都有过消化不良症状,只是持续时间长短和对生活质量影响的程度不同而已。国内最新资料表明,采用罗马Ⅲ诊断标准对消化专科门诊连续就诊消化不良的患者进行问卷调查,发现符合罗马Ⅲ诊断标准者占就诊患者的 28.52％,占接受胃镜检查患者的 7.2％。FD 的病因及发病机制尚未完全阐明,可能是多种因素综合作用的结果。目前认为其发病机制与胃肠运动功能障碍、内脏高敏感性、胃酸分泌、幽门螺杆菌感染、精神心理因素等有关,而内脏运动及感觉异常可能起主导作用,是 FD 的主要病理生理学基础。

### (二)诊断

1.临床表现　FD 的临床症状无特异性,主要有上消化道症状,包括上腹痛、腹胀、早饱、嗳气、恶心、呕吐、反酸、烧心、厌食等,以上症状多因人而异,常以其中某一种或一组症状为主,在病程中这些症状及其严重程度多发生改变。起病缓慢,病程长短不一,症状常呈持续或反复发作,也可相当一段时间无任何症状,可因饮食精神因素和应激等诱发,多数无明显诱因。腹胀为 FD 最常见的症状,多数患者发生于餐后或进餐加重腹胀程度,早饱、嗳气也较常见。上腹痛也是 FD 的常见症状,上腹痛无规律性,可表现为弥漫或烧灼样疼痛。少数可伴烧心反酸症状,但经内镜及 24 小时食管 pH 检测,不能诊断为胃食管反流病。恶心呕吐不常见,一般见于胃排空明显延迟的患者,呕吐多为干呕或呕出当餐胃内食物。有的还可伴有腹泻等下消化道症状。还有不少患者同时合并精神症状如焦虑、抑郁、失眠、注意力不集中等。

2.诊断标准　依据 FD 罗马Ⅲ诊断标准,FD 患者临床表现个体差异大,罗马Ⅲ标准根据患者的主要症状特点及其与症状相关的病理生理学机制以及症状的模式将 FD 分为两个亚型,即餐后不适综合征(PDS)和上腹痛综合征(EPS):临床上两个亚型常有重叠,有时难以区分,但通过分型对不同亚型的病理生理机制的理解对选择治疗将有一定的帮助,在 FD 诊断中,还要注意 FD 与胃食管反流病和肠易激综合征等其他功能性胃肠病的重叠。

FD 的罗马Ⅲ诊断标准必须包括:①以下 1 项或多项:餐后饱胀;早饱感;上腹痛;上腹烧灼感;②无可以解释上述症状的结构性疾病的证据(包括胃镜检查),诊断前症状出现至少 6 个月,且近 3 个月符合以上诊断标准。

PDS 诊断标准必须符合以下 1 项或 2 项:①正常进食后出现餐后饱胀不适,每周至少发生数次;②早饱阻碍正常进食,每周至少发生数次。诊断前症状出现至少 6 个月,近 3 个月症状符合以上标准。支持诊断标准是可能存在上腹胀气或餐后恶心或过度嗳气。可能同时存在 EPS。

EPS 诊断标准必须符合以下所有条件:①至少中等程度的上腹部疼痛或烧灼感,每周至少发生 1 次;②疼痛呈间断性;③疼痛非全腹性,不位于腹部其他部位或胸部;④排便或排气不能缓解症状;⑤不符合胆囊或 Oddi 括约肌功能障碍的诊断标准。诊断前症状出现至少 6 个月,近 3 个月症状符合以上标准。支持诊断标准是疼痛可以烧灼样,但无胸骨后痛。疼痛可由进餐诱发或缓解,但可能发生于禁食期间。可能同时存在 PDS。

### (三)治疗

FD 的治疗措施以对症治疗为主,目的是在于缓解或消除症状,改善病人的生活质量。

2007 年指南对 FD 治疗提出规范化治疗意见,指出 FD 的治疗策略应是依据其可能存在的病理生理学异常进行整体调节,选择个体化的治疗方案。

经验治疗适于 40 岁以下,无报警征象,无明显精神心理障碍的患者。与进餐相关的消化不良(即PDS)者可首先用促动力药或合用抑酸药;与进餐无关的消化不良/酸相关性消化不良(即 EPS)者可选用抑酸药或合用促动力药。经验治疗时间一般为 2～4 周。无效者应行进一步检查,明确诊断后有针对性进行治疗。

1.抗酸药　抗酸剂如氢氧化铝、铝碳酸镁等可减轻症状,但疗效不及抑酸药,铝碳酸镁除抗酸外,还能吸附胆汁,伴有胆汁反流患者可选用。

2.抑酸药　目前广泛应用于 FD 的治疗,适用于非进餐相关的消化不良中以上腹痛、烧灼感为主要症状者。常用抑酸药包括 $H_2$ 受体拮抗药($H_2RA$)和质子泵抑制药(PPI)两大类。$H_2RA$ 常用药物有西咪替丁 400mg,2～3/d;雷尼替丁 150mg,2/d;法莫替丁 20mg,2/d,早、晚餐后服,或 40mg 每晚睡前服;罗沙替丁 75mg,2/d;尼扎替丁 300mg 睡前服。不同的 $H_2$ 受体拮抗药抑制胃酸的强度各不相同,西咪替丁最弱,雷尼替丁和罗沙替丁比西咪替丁强 5～10 倍,法莫替丁较雷尼替丁强 7.5 倍。这类药主要经肝脏代谢,肾脏排出,因此肝肾功能损害者应减量,75 岁以上老人服用药物剂量应减少。PPI 常用药物有奥美拉唑

20mg,2/d;兰索拉唑 30mg,1/d;雷贝拉唑 10mg,1/d;泮托拉唑 40mg,1/d;埃索美拉唑 20mg,1/d。

**3.促动力药** 促动力药可明显改善与进餐相关的上腹症状,如上腹饱胀、早饱等。常用的促动力剂包括多巴胺受体拮抗药、5-HT$_4$受体激动药及多离子通道调节剂等。多巴胺受体拮抗药常用药物有甲氧氯普胺 5~10mg,3/d,饭前半小时服;多潘立酮 10mg,3/d,饭前半小时服;伊托必利 50mg,3/d 口服。甲氧氯普胺可阻断延髓催吐化学敏感区的多巴胺受体而具有强大的中枢镇吐作用,还可以增加胃肠道平滑肌对乙酰胆碱的敏感性,从而促进胃运动功能,提高静止状态时胃肠道括约肌的张力,增加食管下端括约肌张力,防止胃内容物反流,增强胃和食管的蠕动,促进胃排空以及幽门和十二指肠的扩张,加速食物通过。主要的不良反应见于中枢神经系统,如头晕、嗜睡、倦怠、泌乳等,用量过大时,会出现锥体外系反应,表现为肌肉震颤、斜颈、发音困难、共济失调等。多潘立酮为选择性外周多巴胺 D$_2$ 受体拮抗药,可增加食管下端括约肌的张力,增加胃运动,促进胃排空、止吐。不良反应轻,不引起锥体外系症状,偶有流涎、惊厥、平衡失调、泌乳现象。伊托必利通过拮抗多巴胺 D$_2$ 受体和抑制乙酰胆碱酯酶活性起作用,增加胃的内源性乙酰胆碱,促进胃排空。5-HT$_4$ 受体激动药常用药物为莫沙必利 5mg,3/d 口服。莫沙必利选择性作用于上消化道,促进胃排空,目前未见心脏严重不良反应的报道,但对 5-HT$_4$ 受体激动药的心血管不良反应仍应引起重视。多离子通道调节剂药物为马来酸曲美布汀,常用量 100~200mg,3/d 口服。该药对消化道运动的兴奋和抑制具有双向调节作用,不良反应轻微。红霉素具有胃动素作用,静脉给药可促进胃排空,主要用于胃轻瘫的治疗,不推荐作为 FD 治疗的首选药物。

**4.助消化药** 消化酶和微生态制剂可作为治疗消化不良的辅助用药。复方消化酶、益生菌制剂可改善与进餐相关的腹胀、食欲缺乏等症状。

**5.根除幽门螺杆菌治疗** 根除 Hp 可使部分 FD 患者症状得以长期改善,对合并 Hp 感染的 FD 患者,应用抑酸、促动力剂治疗无效时,建议向患者充分解释根除治疗的利弊,征得患者同意后给予根除 Hp 治疗。根除 Hp 治疗可使部分 FD 患者的症状得到长期改善,使胃黏膜炎症得到消退,而长期胃黏膜炎症则是消化性溃疡、胃黏膜萎缩/肠化生和胃癌发生的基础病变,根除 Hp 可预防胃癌前病变进一步发展。

根据 2005 年欧洲幽门螺杆菌小组召开的第 3 次 Maastricht Ⅲ 共识会议意见,推荐在初级医疗中实施"检测和治疗"策略,即对年龄小于 45 岁,有持续消化不良症状的成人患者应用非侵入性试验(尿素呼气试验、粪便抗原试验)检测 Hp,对 Hp 阳性者进行根除治疗。包含 PPI、阿莫西林、克拉霉素或甲硝唑每日 2 次给药的三联疗法仍推荐作为首选疗法。包含铋剂的四联疗法,如可获得铋剂,也被推荐作为首选治疗选择。补救治疗应结合药敏试验结果。

对 PPI(标准剂量,2/d),克拉霉素(500mg,2/d),阿莫西林(1000mg,2/d)或甲硝唑 400mg 或 500mg 2/d,组成的方案,疗程 14 天比 7 更有效,在克拉霉素耐药率小于 15%~20% 的地区,仍推荐 PPI 联合应用克拉霉素、阿莫西林/甲硝唑的三联短程疗法作为一线治疗方案。其中 PPI 联合克拉霉素和甲硝唑方案应当在人群甲硝唑耐药率小于 40% 时才可应用,含铋剂四联治疗除了作为二线方案使用外,还可作为可供选择的一线方案。除了药敏感试验外,对于三线治疗不作特别推荐。喹诺酮类(左氧氟沙星、利福霉素、利福布汀)抗生素与 PPI 和阿莫西林合用作为一线疗法,而不是作为补救的治疗,被评估认为有较高的根除率,但利福布汀是一种选择分枝杆菌耐药的抗生素,必须谨慎使用。

**6.黏膜保护药** FD 发病原因中可能涉及胃黏膜防御功能减弱,作为辅助治疗,常用的胃黏膜保护药有硫糖铝、胶体铋、前列腺素 E,复方谷氨酰胺等,联合抑酸药可提高疗效。硫糖铝餐前 1 小时和睡前各服 1.0g,肾功不全者不宜久服。胶体次枸橼酸铋一次剂量 5ml 加水至 20ml 或胶囊 120mg,4/d,于每餐前半小时和睡前一次口服,不宜久服,最长 8 周,老年人及肾功能障碍者慎用。已用于临床的人工合成的前列腺素为米索前列醇(喜克溃),常用剂量 200mg,4/d,主要不良反应为腹泻和子宫收缩,孕妇忌服。复方谷氨酰胺,常用量 0.67g,3/d,剂量可随年龄与症状适当增减。

7.精神心理治疗　抗焦虑、抑郁药对 FD 有一定的疗效,对抑酸和促动力药治疗无效,且伴有明显精神心理障碍的患者,可选用三环类抗抑郁药或 5-HT$_4$ 再摄取抑制药;除药物治疗外,行为治疗、认知疗法及心理干预等可能对这类患者也有益。精神心理治疗不但可以缓解症状还可提高患者的生活质量。

8.外科手术　经过长期内科治疗无效的严重患者,可考虑外科手术。一般采用胃大部切除术、幽门成形术和胃空肠吻合术。

## 二、功能性嗳气症

### (一)概述

功能性嗳气症又称吞气症、神经性嗳气或嗳气综合征,临床较少见,指反复的吞咽空气并嗳气,常表现为可听见的吞咽空气、厌食、上腹饱胀、过度肛门排气、反复嗳气,且症状多在夜间可自行缓解。仅有嗳气症状并不属于吞气症。目前认为精神性因素与本症关系密切,但也可能有上消化道动力紊乱因素。吞入大量空气使胃壁扩张,反射性地使下食管括约肌(LES)松弛,随后上食管括约肌(UES)松弛,伴随着大量气体突然涌人食管。吞入空气时胸腔扩张,声带位置降低,可有 100~200ml 空气吸入食管,这些气体通常随即排除,另一些患者吞入的气体被存入胃内,结果使胃内积聚大量气体,引起腹胀不适。有时患者吞气与嗳气症状反复交替发作,形成一个强制性过程。胃内的空气在嗳气时释放出来时伴随响亮的声音,患者自觉嗳气后腹部不适、腹胀明显缓解,甚至有愉悦感。因此患者反复的吞气嗳气,这样周而复始,形成恶性循环,使症状反而加重。嗳气症多见于慢性焦虑状态的女性,或者有明显的精神因素诱发,患者自觉胸闷、上腹不适、腹胀、试图通过吞气、嗳气来缓解不适症状,是一种无意识的表现,与进食无关,有人将其归入癔症的范畴。

### (二)诊断

1.临床表现　上腹部胀闷不适、嗳气。如吞气量大时,可产生胃扩张、胃痛、心悸、气短等。由于患者反复摄食、大量饮水或饮料、精神紧张、牙齿疾病、咀嚼口香糖、吸烟等因素,不断发生嗳气。在一定时间内嗳气声音很大,持续存在,但无明显痛苦表现。患者试图通过嗳气动作来消除胃积气,但事与愿违腹胀反而加重,形成恶性循环。

2.诊断标准　依据罗马Ⅲ功能性嗳气症诊断标准,罗马Ⅲ标准将嗳气症分为两型,即功能性吞气症和功能性非特异性过度嗳气症。

(1)吞气症必须包括以下所有条件:①每周至少发生数次反复嗳气;②可以客观地观察或检测到吞咽空气。诊断前症状出现至少 6 个月,近 3 个月满足以上标准。

(2)非特异性过度嗳气必须包括以下所有条件:①每周至少发生数次反复嗳气;②没有过度吞咽空气的证据。诊断前症状出现至少 6 个月,近 3 个月满足以上标准。

### (三)治疗

使患者尽量避免反复吞气动作,可用活性炭(药用炭)和二甲硅油。二甲硅油片 50mg,3~4/d,餐前和临睡前嚼碎服。重症患者可用镇静药。

## 三、功能性恶心呕吐症

### (一)概述

恶心是一种主观感受,为上腹不适、紧迫欲吐的感觉,常为呕吐前驱感觉,也可单独出现,可伴有出汗、轻度头痛、面色苍白等自主神经功能紊乱表现。呕吐是通过胃的强烈收缩引起胃内容物或一部分小肠内容物,通过食管逆流出口腔的一种反射动作。恶心呕吐两者既有联系又有区别。恶心呕吐的协调动作是受大脑呕吐中枢和化学感受器触发区两个中枢支配。脑-肠轴参与有关恶心呕吐的发生机制。功能性呕吐是指不明原因的慢性复发性呕吐,可由精神因素引起,故过去称为精神性呕吐。该症多发生于年轻女性,精神因素为最可能的因素,可有家族史,部分患者有闭经。

### (二)诊断

1.临床表现　典型发作是进餐时或刚结束后便发生呕吐;呕吐不费力,并可自行控制;呕吐物量不多,无明显痛苦表现;食欲一般,食量无明显减少,呕吐后即可进食;一般状况及营养情况良好,无消瘦,很少出现水电解质及酸碱平衡紊乱;少数患者呕吐发生与条件反射性刺激有关,如进食奇香异味、令人生厌的食物或药物;个别患者有类似疾病的家族史。

2.诊断标准　依据罗马Ⅲ功能性呕吐诊断标准,在做出诊断前,需排除胃肠道或中枢神经系统等许多疾病后方可确诊。

罗马Ⅲ标准将功能性恶心呕吐分为3个亚型,即慢性特发性恶心、功能性呕吐、周期性呕吐综合征。

(1)慢性特发性恶心必须包括以下所有条件:①每周至少发生数次恶心;②不经常伴有呕吐;③胃镜检查无异常发现或不存在可以解释恶心的代谢性疾病。诊断前症状出现至少6个月,近3个月满足以上标准。

(2)功能性呕吐必须包括以下所有条件:①呕吐平均每周发生1次或1次以上;②不存在进食障碍、反刍或主要精神疾病;③不存在自行诱导或长期应用大麻素,且不存在可以解释反复呕吐的中枢神经系统疾病或代谢性疾病,诊断前症状出现至少6个月,近3个月满足以上标准。

(3)周期呕吐综合征必须包括以下所有条件:①同样的呕吐症状反复急性发作,每次发作持续不超过1周;②在前1年有3次或多次间断发作;③在发作间期无恶心和呕吐。诊断前症状出现至少6个月,近3个月满足以上标准。支持诊断的标准是有偏头痛或家族史。

### (三)治疗

对症治疗的药物包括抗胆碱能药物、抗组胺药物、抗精神病药物和促胃肠动力药物。

1.抗胆碱能药　如东莨菪碱0.2～0.4mg,1～2/d口服。

2.抗组胺药　如苯海拉明25～50mg,2～3/d口服,茶苯海明25～50mg,3/d口服、异丙嗪12.5～25mg,2～3/d口服。

3.抗精神病药　伴有心理障碍者可给予抗精神类药物,如氟哌噻吨美利曲辛,每次1片,1～2/d口服。失眠者可加服阿普唑仑0.4mg,每晚一次口服。

4.促胃肠动力药　常用的促动力剂包括多巴胺受体拮抗药、5-HT$_4$受体激动药及多离子通道调节剂等。多巴胺受体拮抗药常用药物有甲氧氯普胺5～10mg,3/d,饭前半小时服;多潘立酮10mg,3/d,饭前半小时服;伊托必利50mg,3/d口服。甲氧氯普胺可阻断延髓催吐化学敏感区的多巴胺受体而具有强大的中枢镇吐作用,还可以增加胃肠道平滑肌对乙酰胆碱的敏感性,从而促进胃运动功能,提高静止状态时胃肠道括约肌的张力,增加食管下端括约肌张力,防止胃内容物反流,增强胃和食管的蠕动,促进胃排空以及幽门和十二指肠的扩张,加速食物通过。主要的不良反应见于中枢神经系统,如头晕、嗜睡、倦怠、泌乳等,用量过大时,会出现锥体外系反应,表现为肌肉震颤、斜颈、发音困难、共济失调等。多潘立酮为选择性外周多巴胺D$_2$受体拮抗药,可增加食管下端括约肌的张力,增加胃运动,促进胃排空、止吐。不良反应轻,不引起锥体外系症状,偶有流涎、惊厥、平衡失调、泌乳现象。伊托必利通过拮抗多巴胺D$_2$受体和抑制乙酰胆碱酯酶活性起作用,增加胃的内源性乙酰胆碱,促进胃排空。5-HT$_4$受体激动药常用药物为莫沙必利

5mg,3/d 口服。莫沙必利选择性作用于上消化道,促进胃排空,目前未见心脏严重不良反应的报道,但对 5-HT$_4$ 受体激动药的心血管不良反应仍应引起重视。多离子通道调节剂药物为马来酸曲美布汀,常用量 100～200mg,3/d 口服。该药对消化道运动的兴奋和抑制具有双向调节作用,不良反应轻微。

## 四、反刍综合征

### (一)概述

反刍综合征是指于餐后咽下不久的食物回流到口腔内,重新被咀嚼和吞咽,不伴有恶心或呕吐。一般不引起患者反感,甚至伴有满意体验,当食物味道变酸时症状停止,这一现象为反刍综合征所特有。该综合征常见于智力发育迟滞的儿童,以及发育正常的儿童和成人,重症患者多见于前者。

### (二)诊断

1.临床表现

(1)餐后数分钟后反复反出胃内容物。

(2)持续 1～2 小时。

(3)反刍物包括部分不可辨食物。

(4)反刍十分容易或出现于食物到达或被反刍至咽下部前打嗝的感觉之后。

(5)反刍前没有反胃或恶心。

(6)患者对如何处置到达咽部的食物能根据当时环境做出选择。

(7)反刍是典型的"吃一顿、吐一顿,吃一天、吐一天"的行为。

2.诊断标准　诊断标准依据罗马Ⅲ反刍综合征的诊断标准:①持续或反复地将刚进食的食物反入口中,随后吐出或再咀嚼并吞咽;②反刍前无干呕。诊断前症状出现至少 6 个月,近 3 个月满足以上标准。支持诊断的标准:①反刍前一般无恶心;②当反刍物质变为酸性时此过程停止;③反流物是可以辨认的食物,并且无难闻的气味。

### (三)治疗

促动力药、止吐药、制酸药可试用,有心理障碍者可能需服用相应的精神药物。

1.制酸　常用抑酸药包括 H$_2$ 受体拮抗药(H$_2$RA)和质子泵抑制药(PPI)两大类。H$_2$RA 常用药物有西咪替丁 400mg,2～3/d;雷尼替丁 150mg,2/d;法莫替丁 20mg,2/d,早、晚餐后服,或 40mg 每晚睡前服;罗沙替丁 75mg,2/d;尼扎替丁 300mg 睡前服。不同的 H$_2$ 受体拮抗药抑制胃酸的强度各不相同,西咪替丁最弱,雷尼替丁和罗沙替丁比西咪替丁强 5～10 倍,法莫替丁较雷尼替丁强 7.5 倍。这类药主要经肝脏代谢,肾脏排出,因此肝肾功能损害者应减量,75 岁以上老人服用药物剂量应减少。PPI 常用药物有奥美拉唑 20mg,2/d;兰索拉唑 30mg,1/d;雷贝拉唑 10mg,1/d;泮托拉唑 40mg,1/d;埃索美拉唑 20mg,1/d。以 PPI 抑酸效果为优。

2.促动力、止吐　常用的促动力剂包括多巴胺受体拮抗药、5-HT$_4$ 受体激动药及多离子通道调节剂等。多巴胺受体拮抗药常用药物有甲氧氯普胺 5～10mg,3/d,饭前半小时服;多潘立酮 10mg,3/d,饭前半小时服;伊托必利 50mg,3/d 口服。甲氧氯普胺可阻断延髓催吐化学敏感区的多巴胺受体而具有强大的中枢镇吐作用,还可以增加胃肠道平滑肌对乙酰胆碱的敏感性,从而促进胃运动功能,提高静止状态时胃肠道括约肌的张力,增加食管下端括约肌张力,防止胃内容物反流,增强胃和食管的蠕动,促进胃排空以及幽门和十二指肠的扩张,加速食物通过。主要的不良反应见于中枢神经系统,如头晕、嗜睡、倦怠、泌乳等,用量过大时,会出现锥体外系反应,表现为肌肉震颤、斜颈、发音困难、共济失调等。多潘立酮为选择性外周多巴

胺 $D_2$ 受体拮抗药,可增加食管下端括约肌的张力,增加胃运动,促进胃排空、止吐。不良反应轻,不引起锥体外系症状,偶有流涎、惊厥、平衡失调、泌乳现象。伊托必利通过拮抗多巴胺 $D_2$ 受体和抑制乙酰胆碱酯酶活性起作用,增加胃的内源性乙酰胆碱,促进胃排空。5-HT$_4$ 受体激动药常用药物为莫沙必利 5mg,3/d 口服。莫沙必利选择性作用于上消化道,促进胃排空,目前未见心脏严重不良反应的报道,但对 5-HT$_4$ 受体激动药的心血管不良反应仍应引起重视。多离子通道调节剂药物为马来酸曲美布汀,常用量 100～200mg,3/d 口服。该药对消化道运动的兴奋和抑制具有双向调节作用,不良反应轻微。

3.抗精神病药　伴有心理障碍者可给予抗精神类药物,如氟哌噻吨美利曲辛,每次 1 片,1～2/d 口服。失眠者可加服阿普唑仑 0.4mg,每晚一次口服。

（高铁铭）

# 第十节　肠系膜上动脉综合征

肠系膜上动脉综合征系由先天性解剖变异和(或)后天性因素引起局部解剖改变,致肠系膜上动脉压迫十二指肠水平部,使十二指肠受压迫部位的近端扩张,食糜淤积而产生反复发作的上腹痛及呕吐的临床综合征。本病多见于中年女性及无力体型者。

**【病因和发病机制】**

正常人十二指肠水平段固定在腹膜后,在第二腰椎前横过,跨于腹主动脉之前,肠系膜上动脉在相当于第一腰椎水平处由腹主动脉分出,并超越十二指肠前方而向下行。当两者之间角度过小、肠系膜上动脉过长或过短,从腹主动脉分出部位过低或分出角度狭窄等均可引起十二指肠机械性梗阻。

**【诊断】**

1.症状　间歇性反复发作餐后饱胀,上腹部胀痛、恶心、呕吐,呕吐物含隔餐食物或宿食和胆汁,常于进食后 2～3 小时发作。仰卧位时症状明显,采左侧卧位、俯卧、膝胸位时,症状可减轻。如果长期不缓解,可导致消瘦、营养不良、水及电解质紊乱、脱水等。

2.体征　发作时,上腹部可见胃型、蠕动波和振水音,并可触及扩张的十二指肠。

3.X 线钡餐检查　在十二指肠水平部可见钡剂中断(突然垂直切断),受阻肠段近端扩张,并见到顺向蠕动及逆蠕动,形成钟摆样运动,当俯卧位或膝胸左侧卧位时,钡剂便可顺利通过,逆蠕动波消失。

4.动脉造影　必要时行选择性肠系膜上动脉造影,以了解肠系膜上动脉与十二指肠在解剖角度上的关系。

5.诊断与鉴别诊断　有餐后上腹部疼痛,厌食,呕吐或者体重减轻等症状;十二指肠第一段和第二段扩张,伴或不伴有胃扩张。黏膜皱襞垂直切断和倾斜压缩。可见顺向蠕动及逆蠕动。食物通过胃肠道延长 4～6 小时。俯卧位,膝胸位及左侧卧位可缓解梗阻症状。超声、CT、血管造影及其他影像学方法检测可见主动脉-肠系膜上动脉夹角小于 22°～25°,可以确立诊断。需排除以下疾病:小肠腔内梗阻、胃食管反流病(GERD)、肠易激综合征(IBS)、慢性胃炎、憩室炎、消化性溃疡、胆石症、裂孔疝、肠癌、肝癌、慢性胰腺炎、小肠梗阻、结肠梗阻胰腺炎。

**【治疗】**

1.内科治疗　无明显症状者,可不必处理。症状明显时,少量多餐,餐后俯卧半小时,可减轻症状。必要时静脉营养,同时纠正水、电解质紊乱。平日加强腹肌锻炼,劳逸结合。

2.外科手术治疗　发作频繁,内科保守治疗无效时,可考虑手术治疗。如做十二指肠空肠吻合术等。

**【预后】**

此病为良性病变,预后良好。

(高铁铭)

# 第十一节　肠梗阻

肠梗阻是临床最为常见的腹部急症之一,病因复杂、病情变化快,如果处理不及时,将危及生命。

## 一、肠梗阻的病因和分类

肠梗阻是指肠内容物不能顺利通过肠道,从而引发的一系列病理生理学改变和相应的临床综合征。通常被分为机械性和功能性两大类。

1.机械性肠梗阻　肠腔内的堵塞或外来压迫导致的肠梗阻即为机械性肠梗阻。引发机械性梗阻的原因通常分为三大类:肠道本身的病变,如肠道肿瘤的阻塞;肠道外的病变,如肠粘连;肠道内梗阻,如胆结石等。

机械性梗阻根据其部位分为小肠梗阻和大肠梗阻。

根据梗阻的程度分为完全性梗阻,不完全性梗阻。不完全性梗阻又分为轻度和重度。按照病程的长短,分为急性梗阻和慢性梗阻。

2.功能性肠梗阻　又称为假性梗阻,是指由于肠道动力障碍,不能有效排空肠内容物,出现肠道梗阻症状。

急性结肠假性梗阻(ACPO)是指肠麻痹伴有巨大结肠扩张。

3.机械性和功能性肠梗阻的鉴别诊断　临床上对于表现为肠梗阻的病人,首先要分清是机械性梗阻,还是假性梗阻。对于机械性梗阻,需要判断是完全性或不完全性梗阻;以及梗阻的部位,比如是结肠或小肠;梗阻的原因,特别是有无恶性肿瘤;有无合并并发症,如闭襻性梗阻,绞窄性肠梗阻,肠坏死,肠穿孔等。所谓闭襻性梗阻是指梗阻肠段两端均被闭合,最常见的是结肠梗阻及肠扭转。绞窄性肠梗阻是指肠管的血运出现了障碍。以上情况对于制订治疗方案,了解预后至关重要。在病程的早期,由于表现不典型,难以立即明确诊断,这就需要严密观察,及早获得诊断。有人建议,由于肠梗阻的病情复杂、变化快,应该由多学科组成的专门小组负责诊治,成员包括胃肠内科医师、普通外科医生、重症监护医生、放射学医生。

需要注意的是,年龄组不同、梗阻部位的不同,引起肠梗阻的原因也不同。比如小儿肠梗阻的原因多为先天性疾病及肠套叠;老年人,多为肿瘤、腹外疝引发;青壮年多为肠粘连引起。小肠梗阻多为肠粘连,大肠梗阻多为肿瘤所致。

目前,对于肠梗阻的一些重要问题仍未取得一致意见,如保守治疗的时间限度,手术时机等。所以,要按照循证医学的理念,客观地评价各种治疗方法。

## 二、病理生理学

肠梗阻通常有以下5个方面的病理生理学改变。

1.肠道动力改变　病变早期,肠腔内积气、积液,造成梗阻的近端肠管扩张,并且导致局部炎症和神经内分泌反射,增强了肠管的向前推力,以克服梗阻。而且,梗阻远端的肠管肠蠕动在早期也有增强,甚至出现一过性腹泻,但随着肠管肌肉收缩力逐渐减弱,肠管蠕动逐渐减弱。

2.肠壁缺血、坏死、穿孔　长时间的梗阻,肠腔内积气积液形成的高压状态造成肠管严重扩张,肠壁组织变硬,危及了肠壁的血液灌注。当肠腔内的压力达到心脏舒张压时,肠壁动脉血流灌注严重受损。当肠腔内压达到心脏收缩压,肠壁动脉血管灌注则停止。静脉阻塞导致肠壁水肿和渗出。肠黏膜对缺血高度敏感。由于病变的肠段内积聚越来越多的液体和气体无法排出,闭襻的肠段往往迅速扩张,伴随而来的是肠黏膜出现缺血。如果再有外部病变压住肠系膜血管(如肠扭转或嵌顿疝),加重缺血,肠管很快就会出现坏死和穿孔。机械性结肠梗阻时,如果回盲瓣功能正常,那么盲肠壁受到的压力会最大,所以,盲肠是最容易发生缺血、坏死、穿孔的部位。

3.低血容量,水电解质酸碱平衡紊乱　当各种因素导致肠道的远端不通时,食物、消化液以及咽下的气体就聚集在梗阻的近端。消化液中有大量水分和丰富的电解质成分,同时肠壁本身也出现水肿,梗阻后造成这些大量的第三间隙的液体和电解质无法有效吸收,致使血容量不足和电解质酸碱平衡紊乱。紊乱的程度和类型与梗阻的部位及病程的长短有关,如近端小肠梗阻时,呕吐严重,脱水的同时常伴有低氯血症、低钾血症、碱中毒等;远端小肠梗阻时,大量液体积聚在肠管内,电解质的异常程度相对轻一些。严重的水电解质酸碱平衡紊乱,会引起低血压,甚至休克。

4.腹腔室综合征　肠梗阻造成肠腔积气、积液,以及肠壁水肿,程度严重时导致腹内高压症,甚至腹腔室综合征,影响静脉回流,并且抬高膈肌,影响肺通气,同时加重低血容量。并且还影响到其他内脏血流灌注,造成肾缺血、胃肠道缺血,颅内高压症等。

5.肠道菌群改变及过度生长　通常,空肠和近端回肠肠内是无菌状态的,发生梗阻时,肠腔内出现大肠杆菌、链球菌、克雷伯菌,浓度达 $10^9 \sim 10^{10}$/mL。同时,细菌还移位到肠系膜淋巴结,甚至重要器官内。由于肠道梗阻,造成细菌过度生长,特别是厌氧菌,发酵产气,加重肠腔积气。

# 三、小肠梗阻

## (一)病因

1.术后肠粘连　是小肠梗阻最常见的原因,占成人肠梗阻的 $60\% \sim 75\%$。随着开腹手术数量的日益增多,尤其是盆腔手术(妇科手术、结直肠手术、阑尾手术等),小肠梗阻的发病率也随之增加。盆腔手术术后粘连性肠梗阻的发生率较高,主要是由于此类手术后肠道盆腔活动性较大而上腹部较固定。粘连性小肠梗阻多发生在手术后最初几年,但是也有发生在术后 30 年的报道。

2.肿瘤　腹腔肿瘤压迫小肠造成梗阻,占小肠梗阻的 $10\% \sim 20\%$。是小肠梗阻的第二大原因。对于既往没有手术史,临床也没有嵌顿疝的小肠梗阻,肿瘤致病的可能性达一半左右。多数为原发于腹腔的进展期肿瘤,如胃肠道、胰腺或妇科肿瘤,特别是结肠癌或卵巢癌。少数为远处肿瘤转移至腹腔的转移灶,如乳腺癌、肺癌的腹腔转移灶。小肠恶性肿瘤本身引起的小肠梗阻很少见。

3.疝　曾经是引发小肠梗阻的常见原因,但在过去 30 年,由于及时实施疝修补术,疝引发的小肠梗阻从 $30\%$ 降到 $10\%$,是小肠梗阻的第三大原因。与腹内疝相比,腹外疝引发的小肠梗阻更为常见,比如腹股沟疝、股疝、切口疝、脐疝等。先天性腹内疝包括闭孔疝、十二指肠旁疝、肠系膜裂孔疝等,后天性腹内疝是由于肠系膜缺损或其他孔道所致。

4.引起小肠狭窄的因素　克罗恩病;药物如非激素类抗炎药物,肠衣氯化钾片;放射性肠炎;缺血性肠病等。

5.阻塞物 如胆结石、胃石或异物造成的小肠梗阻。

6.炎症 如结核性腹膜炎,腹腔脓肿,放线菌病,肠道寄生虫病。

7.其他 如较为少见的小肠扭转,胃大部切除术后的输入襻综合征,以及小儿常见的小肠梗阻,如肠套叠、肠闭锁、先天性肠狭窄等。

**(二)临床表现和诊断**

对于肠梗阻患者,完善的病史和体格检查对于诊断和治疗非常重要。绝大多数病人依据完整的病史、细致的体格检查,及腹部 X 线平片,即可做出小肠梗阻的诊断,并作为治疗方案的依据。只有对诊断不明确的病人,才需要采用其他复杂的检查方法。

1.病史

(1)四联征:腹痛、恶心呕吐、腹胀、停止排便排气,是肠梗阻的典型四连征表现。病情越严重,表现越典型。

腹痛为阵发性绞痛,位于脐周,随着病程延长,由于肠蠕动乏力,腹痛可减弱。呕吐后腹痛也可暂时减轻。当出现肠缺血或肠穿孔,腹痛变得更加剧烈,呈现持续性腹痛。

闭襻性梗阻常表现为腹痛和腹部体征不相符合。

高位小肠梗阻典型表现为上腹部疼痛,3~4min 1 次。伴有频繁胆汁性呕吐。典型低位小肠梗阻表现为脐周疼痛,15~20min 1 次,伴有粪便样呕吐。停止排气可能提示小肠梗阻变为完全性梗阻。寒战、发热,或全身中毒症状提示出现绞窄性梗阻。儿童典型肠套叠表现为阵发性哭吵,果酱样大便,胆汁性呕吐。

(2)过去史:应包括既往有无小肠梗阻发作、腹部手术史、腹部肿瘤、腹部盆腔放疗、腹外疝表现、炎性肠病、盆腔炎症等,女性的末次月经。

2.体格检查 急性病容,躁动不安。血容量不足表现心跳加快、直立型低血压、黏膜干燥。黄疸提示有可能伴有胆石性肠梗阻,或者有恶性肿瘤。肝大、脾大、腹部肿块、脐周淋巴结、腹股沟或右侧锁骨上淋巴结肿大,提示可能为恶性肿瘤。高位肠梗阻腹胀较轻,低位肠梗阻腹胀明显,有时可见肠型。腹部触诊为轻度弥漫性压痛。闭襻性梗阻可触及痛性肿物。当有肠管坏死时,有发热,腹膜刺激征,即压痛、反跳痛、腹肌紧张。腹痛发作时,听诊可闻及高调金属音。肠蠕动无力时,肠鸣音减弱,甚至消失。还需要检查有无腹部手术瘢痕,嵌顿的腹外疝。特别要注意,必须做直肠指诊排除粪便阻塞、直肠肿瘤及肠管坏死。如有腹壁造瘘口,需做指检。

3.实验室检查 实验室检查通常对于肠梗阻的诊断没有特异性,但对于了解水、电解质、酸、碱平衡紊乱有重要意义。白细胞增加,中性粒细胞增高,淀粉酶增高,提示可能有肠缺血、肠坏死可能。血浆碳酸氢盐,动脉血 pH 值,乳酸盐的变化对肠缺血有一定诊断意义。如有腹水需做腹腔穿刺,检查腹水常规,以及革兰染色和细菌培养,以及腹水生化检查。

4.腹部 X 线平片 立位腹部 X 线平片肠梗阻诊断率可达 50%~70%。典型表现为扩张积气的近端肠管,塌瘪无气的远端肠管。小肠襻直径大于 3cm 即可诊断为肠管扩张。需要注意的是,在完全的闭襻性肠梗阻或绞窄性梗阻病例,腹部平片可以没有明显异常。诊断正确率与放射医生的水平有关。小肠梗阻与急性结肠假性梗阻(ACPO)相比,直肠内没有气体影。气腹提示有小肠穿孔。小肠与大肠梗阻的鉴别要点为:小肠梗阻时,充气肠管位于腹部中央,肠管直径较小,肠管的皱襞密集,横跨整个肠腔。结肠梗阻时肠管直径大,位于腹腔四周呈门框状分布,结肠皱褶只占肠腔直径的一部分。

5.CT 当腹部平片不能确定肠梗阻时,腹部 CT 检查可快速准确地进行诊断,是目前常用的有效的检查手段。常规 CT 检查发现完全性梗阻的敏感度达 92%,特异度 93%。小肠梗阻患者,口服造影剂 12h 后,CT 检查仍未能显示结肠,即可诊断小肠完全性梗阻;如果显示结肠,则为不全性小肠梗阻。静脉注射造影剂,可以帮助诊断肠绞窄,并且有助于辨别引起小肠梗阻的特殊病因,以及其他一些病理情况,如肠系膜上动脉或肠系膜上静脉血栓形成。CT 诊断闭襻性肠梗阻的敏感度仅有 60%,闭襻性肠梗阻在腹部 CT 上的征象有:①放射状分布的闭襻肠管,表现类似于车轮的辐条,肠系膜血管会聚在肠管扭转的中央点;②咖啡豆 C 或 V 形肠襻;③两个相邻的塌瘪的或圆形的或卵圆形或三角形肠襻,构成箭头样形状;④鸟嘴征,扭转开始后未被卷入涡团的近端肠管积气、积液或内容物而扩张,其紧邻漩涡缘的肠管呈鸟嘴样变尖,称之为鸟喙征;⑤漩涡征,漩涡征为肠曲紧紧围着某一中轴盘绕聚集,形成 CT 上呈漩涡状影像。肠绞窄在 CT 上的表现有:①肠壁增厚;②黏膜拇指样压痕;③小肠气肿;④肠壁强化减弱;⑤肠系膜模糊或呈斑点状,或脏脂肪征;⑥门静脉气体;⑦靶征;⑧腹水;⑨锯齿状鸟嘴征。CT 诊断肠缺血的敏感度为 83%,特异度 92%。胆石性肠梗阻 CT 的典型表现为胆道积气,小肠梗阻。有时可见造成梗阻的结石。CT 小肠造影术或螺旋 CT 小肠造影术,比常规 CT 在确定病因及部位等方面准确率更高,对保守治疗的小肠梗阻有较大价值,而且,检查结束后,鼻胃管在小肠内可起到充分减压作用。

6.超声检查　腹部超声诊断小肠梗阻的敏感性与腹平片相同,但更有特异性。对于腹壁嵌顿疝、高位小肠梗阻、机械性梗阻、术后肠麻痹鉴别有意义。但是,目前应用不多。主要用于危重病人的床旁检查。采用脉冲多普勒技术检测肠系膜上动脉,如果血流阻力指数增高,舒张期末流速降低,提示可能有肠绞窄。

7.MRI　在梗阻定位及病因诊断方面,传统或快速 MRI $T_2$ 加权图像比增强的螺旋 CT 更为精确。MR 肠造影技术也是有前景的方法,但在目前尚处于研究阶段。

8.口服小肠造影术(SBFT)　本方法广泛用于保守治疗的患者,约有半数病人得以明确诊断。而且,如果水溶性造影剂进入结肠,提示肠梗阻能够缓解,敏感度达 97%,特异度 96%。本检查虽不能减少手术率,但能缩短非手术病人的住院时间。该方法的缺点是检查时间较长,服用的显影剂在梗阻部位的肠液中被稀释后,肠黏膜细节显示不良。

9.小肠造影　本方法通过鼻胃管直接将造影剂注入空肠,使肠腔内有较高的造影剂浓度,能较好显示肠黏膜细节。本方法诊断小肠梗阻的敏感度达到 100%,特异度达 88%,但需要放置鼻胃管,并由专门的放射科医生完成检查,技术要求高。

10.双气囊肠镜　对于不全性肠梗阻,选择适当病例,取得了一定的效果,但是,目前还处于试验研究阶段。一般来说,完全性肠梗阻是本方法的禁忌证。视频胶囊内镜通常不用于怀疑小肠梗阻病人,以免卡在肠管内被迫手术取出。

11.绞窄性肠梗阻的诊断　绞窄性肠梗阻常常表现为闭襻性梗阻,供应肠段的血管受到压迫,造成相应的肠段缺血坏死。此类型肠梗阻死亡率高,是肠梗阻的危重类型,需要紧急处理。如何早期发现肠管绞窄至关重要。过去认为,心动过速,发热,白细胞升高,持续性的非痉挛性腹痛是其典型表现。但是,现在发现,尚无任何临床表现及实验室指标能够可靠地诊断或排除肠绞窄。CT 的征象如肠气肿、门静脉积气,只是晚期的肠缺血表现。其他的实验室检查指标,目前还没有实际的临床意义。因此,不能根据临床表现、影像学检查或当前的实验室检查诊断或排除肠缺血或肠坏死,这一问题还有待于今后解决。术前正确诊断绞窄性肠梗阻并非易事,即使是有经验的外科医生,术前诊断为单纯性机械性肠梗阻的病例中,约 1/3 手术证实为绞窄性肠梗阻,所以,要时刻牢记随时可能会出现肠绞窄。以下表现可作为诊断参考:①腹痛发作急骤,开始即为持续性剧烈疼痛,或在阵发性加重之间仍有持续性疼痛,肠鸣音可不亢进,有时出现腰背部痛;②病情发展迅速,早期即出现休克,抗休克治疗后改善不明显;③有腹肌紧张、压痛、反跳痛等腹膜炎体征,或叩诊移动性浊音阳性;④体温上升、脉率增快、白细胞计数增高;⑤腹胀不均匀,腹部有局部隆起或触及有压痛的不对称肿块(孤立胀大的肠襻);⑥呕吐出现早而频繁,呕吐物、胃肠减压液、肛门排出物为血性,或腹腔穿刺抽出血性液体;⑦腹部线检查见孤立扩大的肠襻,不因时间而改变位置,或有假肿瘤状阴影，或肠间隙增宽，提示有腹腔积液；⑧经积极的非手术治疗，症状体征无明显改善。

### （三）治疗

1.保守治疗　禁食，静脉补液，使用抗呕吐药物，对于循环不稳定者或肾功能衰竭者，放置中心静脉导管或 Swan-Ganz 导管指导补液。必要时放置尿管，持续检测尿量。当尿量小于 0.5ml/（kg·h），提示脱水，或补液不足。

放置胃管实施胃肠减压。一方面能了解胃液性质，同时也能抽空胃液，防止发生吸入性肺炎，还能减压近端小肠。粪臭性胃液，提示有远端小肠梗阻。一般不放长的小肠引流管，因为放置困难，病人不易耐受，还容易打结。

大约 90% 的不完全性小肠梗阻，经过保守治疗后能自行缓解。克罗恩病引发的急性肠梗阻通常保守治疗后能够缓解。如果梗阻是因为肠腔被某种东西卡住，如胃石、结石、异物等，可以试用内窥镜治疗。手术后 30d 内发生的机械性小肠梗阻，常是由于粘连引发，术后早期的粘连大多可以自行吸收，所以一般采用保守治疗。

保守治疗时需密切观察病情变化，观察时间一般不宜>4~6h，以免延误手术时机，造成严重的后果。对于不能及时判断梗阻部位和性质的肠梗阻病人，观察时间过长是最容易发生的错误。

2.手术治疗　手术治疗的目的是解除梗阻、去除病因并防止肠绞窄的发生，手术应选择在肠绞窄发生之前进行。如果就诊时即有绞窄性肠梗阻的表现，应立即急诊行手术治疗。所谓的咖啡样排泄物、血性腹水等是肠绞窄的标志，绝不能把这些标志单纯理解为手术探查的指征，更不能因为没有上述症状而消极等待。

手术指征：①完全性肠梗阻；②绞窄性肠梗阻，对于绞窄性肠梗阻发作 24h 以后手术者，死亡率将增加 3 倍；③小肠气肿；④克罗恩病引起的慢性纤维性狭窄；⑤如果保守治疗 24~48h 仍不缓解，提示更可能是完全性小肠梗阻，需要剖腹探查；⑥不完全性肠梗阻经过保守治疗 24h 没有缓解，就要考虑急诊手术解除梗阻。

术前使用光谱抗生素，抗菌谱包括厌氧菌和革兰阴性细菌。

进入腹腔后，探查是否有肠管梗阻、梗阻部位、梗阻的原因、肿瘤播散等。如果是腹股沟疝引起的肠梗阻，术前疝内容物已经成功还纳，并且肠管没有坏死，可择期实施疝修补术，不需要急诊手术。

术中正确判断肠管生机非常重要。判断指标包括肠管颜色、肠管蠕动、肠系膜血管搏动。荧光素染色有助于判断肠管的生机。如果染色不均匀，或没有染色剂摄入，表明肠管坏死。多普勒检测有助于判断受压血管内的血流状况。

手术中，发现肠管坏死，必须切除。如果不能肯定，可将肠管放回腹腔，术后 24h 再二次剖腹探查，明确是否坏死，再做相应处理。或者将病变肠管外置，术后动态观察血运改变，待血运明确后再实施肠切除肠吻合术。

3.腹腔镜　对于严格选择的病例也可以采用腹腔镜探查，如高位小肠梗阻、部分小肠梗阻、粘连条索引发的梗阻、腹胀较轻。根据梗阻的病因通过腹腔镜做相应治疗。这种方法具有恢复快、住院时间短的优点。但是对于腹腔内恶性肿瘤、克罗恩病、有并发症的小肠梗阻、粘连引发的反复发作的小肠梗阻，一般不适于这种方法。

4.粘连性肠梗阻的治疗　粘连性肠梗阻的治疗尚有争论，目前更倾向于相对积极的治疗。由于没有防止粘连的有效方法，术后还会粘连，并且面积可能越来越大，程度越来越重，所以，对于单纯性粘连性肠梗阻还是先采取非手术治疗，密切观察治疗效果。随时准备转为手术治疗。非手术治疗粘连性肠梗阻的成功率在 20%~62%。粘连性肠梗阻发生绞窄的比例约为 10%。

手术时机目前还无一致的意见。有人认为经非手术治疗 12～24h 症状不缓解后即可采用手术治疗，以减轻肠梗阻对全身的影响与局部肠管的损害，降低术后并发症的发生。也有人认为，对诊断明确的粘连性完全性肠梗阻，特别是以往有反复发作史，虽无绞窄等症状，也可在症状发生后 48h 内手术。对于保守治疗有一定效果但病程较长的亚急性肠梗阻，其保守治疗时间不应超过 1 周。对于老年人和小儿肠梗阻，因其体征和主诉不典型，在治疗上应采取积极的态度，切不可盲目延长观察期限，错过手术良机。对于粘连性肠梗阻的手术方法，近年来有了较为统一的认识。肠外排列术后复发率高，且易形成肠瘘等严重并发症，目前已被甚少使用；肠内排列是预防术后复发的良好方法。

5.恶性肿瘤导致的小肠梗阻的治疗　既往患有腹部恶性肿瘤的患者出现小肠梗阻，治疗比较复杂。但是，对于这类病人，仍不能放弃积极地外科治疗。研究显示，既往有腹部恶性肿瘤同时出现小肠梗阻的患者，梗阻的原因大约 1/3 是良性的，而且是可以治愈的。即便是恶性肿瘤复发造成的小肠梗阻，外科手术也能够提高生存率和改善手术后的生活质量。使用奥曲肽，东莨菪碱或皮质激素，能够改善晚期肿瘤病人小肠梗阻的症状。有一项对比研究显示，奥曲肽和外科手术都能控制晚期肿瘤伴发的小肠梗阻的症状；不过，手术后的病人生存期高于使用奥曲肽的病例。奥曲肽比东莨菪碱更能有效控制恶心和呕吐。静脉使用皮质激素能够减轻晚期肿瘤引发的梗阻，但是不能延长生存期。

6.其他特殊类型小肠梗阻的治疗

(1)小肠扭转：是一种诊断困难、病死率高的绞窄性肠梗阻。约占肠梗阻总数的 8.7％。原发性小肠扭转多由于小肠襻及其系膜过长，系膜根部附着处过窄的解剖因素，在暴饮暴食及餐后剧烈体位改变时诱发，多见于青壮年农民。目前，继发性小肠扭转，特别是继发于手术后腹腔粘连的小肠扭转比例升高，已成为肠扭转最常见病因，达 51％。小肠扭转具有起病急骤，一开始即为脐周持续性痛伴频繁呕吐、腹胀轻的特点，若同时出现腹部局限性膨隆或腰骶部放射性疼痛或腹部压痛性肿块，即应高度怀疑小肠扭转。由于小肠扭转是绞窄性肠梗阻的一种类型，诊断和手术应力争在腹膜刺激征、消化道出血、移动性浊音、肠鸣音消失等肠坏死征象出现以前，或伴有三项绞窄性肠梗阻表现以前。必要时应剖腹探查，以降低肠坏死率和病死率。

(2)腹腔脓肿引起的肠梗阻：此类肠梗阻常表现为机械性肠梗阻，CT 具有非常好的诊断价值。对于靠近腹壁的脓肿可以行经皮穿刺引流，对于较深的脓肿通常需要脓肿切开引流、清理腹腔、解除梗阻。

(3)放射性肠炎引起的肠梗阻：急性期可以通过保守治疗和糖皮质激素治愈，而对于慢性期保守治疗很难奏效，常需要行肠切除或肠短路手术。

## (四)并发症

小肠梗阻有 30％发生肠管绞窄，大约 15％发生肠管坏死。绞窄通常表现为闭襻性肠梗阻，如嵌顿疝，绞窄在手术中即能确定。小肠梗阻手术后的并发症率和死亡率分别为 23％和 5％。导致死亡的危险因素有：老年人，伴发疾病，肠管坏死，手术延误。没有并发症的小肠梗阻手术后死亡率 4％，发生绞窄性肠梗阻后，手术后死亡率升至 16％。

## (五)预防

粘连松解术后，5 年内小肠再次发生肠梗阻的比例大约 15％，有些病人甚至手术 30 年后还会再次发生小肠梗阻。小肠梗阻发作次数越多，再次发作的机会就越大。发作 2 次的肠梗阻，再发梗阻的危险性高达 85％。年轻人的小肠梗阻复发可能性更大一些。多发的致密的粘连束带比单独的粘连束带，更易导致肠梗阻复发。预防腹腔粘连的措施有：轻柔接触腹腔组织，腹腔内避免刺激物，仔细止血，避免肠道缺血或组织干燥，在腹腔发生严重感染之前及早手术。动物实验显示，许多制剂，如透明质酸钠，能够减少腹腔粘连，但在人体内尚无肯定的结果，而且许多制剂副作用太多，比如高分子右旋糖苷引起的腹膜炎。腹腔镜手术可能具有降低腹腔粘连和小肠梗阻的作用,但也有人认为没有效果。

## 四、结肠梗阻

大肠梗阻是腹部急症,死亡率高。

### (一)病因

1.肿瘤　大约 60％的大肠梗阻是肿瘤引起的,最常见为结肠癌。大约 10％的结肠癌表现为大肠梗阻。降结肠和直肠乙状结肠是最常见的恶性肿瘤梗阻部位。

2.结肠扭转　占大肠梗阻的 10％～15％为轴向扭转,76％扭转发生在乙状结肠,22％在盲肠。盲肠开合是盲肠扭转的一种少见类型,表现为盲肠向前向内折叠,但是没有缠绕成结。乙状结肠扭转主要发生在老年人,源于后天性肠系膜松弛。造成后天性乙状结肠扭转的危险因素有:高纤维素食物、既往腹部手术、滥用泻药、孕妇。盲肠扭转多发生于年轻人,可能是源于先天性的右半结肠腹壁附着处异常松弛。

3.狭窄　慢性憩室病引起的结肠狭窄占大肠梗阻 10％,急性憩室炎也能引起结肠梗阻。

4.其他　不常见的大肠梗阻的原因有克罗恩病、肠套叠、肠外肿瘤、粪便阻塞,先天性巨结肠,罕见的原因包括炎症,如放射菌病等。

### (二)临床表现

典型的表现为腹痛、腹胀、停止排便排气。

与小肠梗阻相比,呕吐在早期不明显,多在梗阻后期出现。

不同病因引起的结肠梗阻表现有所不同。结肠扭转表现急性发作,而且腹胀明显。结肠肿瘤,表现为亚急性、逐渐加重的症状。

体检时急性病容、发热,提示可能有感染、缺血、穿孔等并发症。脱水明显时有心动过速、体位性低血压、黏膜干燥等表现,腹胀伴肠型,叩诊腹部鼓音。开始有肠鸣音亢进,但随着病程进展肠鸣音减弱。

腹部可有广泛的压痛。当出现局部压痛、肌紧张、反跳痛,提示出现腹膜炎。腹部及直肠检查触诊,有时可发现肿物。

既往有肿瘤的患者出现腹水和肝大,提示有肝转移。实验室检查没有特异性。检查结果的意义和小肠梗阻相同。

### (三)诊断

通常,腹部平片即可诊断大肠梗阻。研究显示,腹平片对诊断大肠梗阻敏感度达 84％,特异度达 72％。但需要注意,有大约 1/3 依据临床检查和腹平片诊断的大肠梗阻,是急性结肠假性梗阻。大约 1/5 诊断急性结肠假性梗阻的患者是大肠梗阻。说明结肠梗阻和结肠假性梗阻容易混淆,需要仔细鉴别。

水溶性造影剂灌肠诊断大肠梗阻的敏感度为 96％,特异度为 98％。钡灌肠检查有可能使不完全梗阻转变为完全梗阻,在急性结肠梗阻时有导致肠穿孔的危险,应当结合临床慎重选择。

螺旋 CT 诊断大肠梗阻的敏感度和特异度约为 90％。变换体位,比如俯卧位,使得结肠内气体移动,可以提高诊断率。静脉注射造影剂,有助于了解合并的腹内病变。有条件的医院,应该及时采用此种检查。急性结肠梗阻的征象是:结肠肠管扩张狭窄的移行段即梗阻近端结肠扩张明显,远端肠管空虚萎陷。如果肠管周围及腹腔内出现较多渗液,多提示可能有肠绞窄。

其他影像学检查,包括超声、MRI。纤维乙状结肠镜可以诊断,也能用于治疗。

在乙状结肠扭转时,最敏感和特异的表现为:肠襻顶端位于左侧隔下,肠襻向左下腹汇聚,在左腰部重叠,放射学表现为弯曲内胎征、旋转征。盲肠扭转时,盲肠位于左上腹,放射学表现为咖啡豆征。

结肠假性梗阻（或称为 Ogilvie 综合征），是指结肠扩张结肠梗阻，但是没有造成梗阻的机械性原因。目前病因尚不清楚。本病分为原发性和继发性两大类。原发性结肠假性梗阻是指结肠运动异常，包括家族性内脏肌病（空腔脏器肌病综合征），肠壁异常的自主神经支配导致的弥漫性动力异常。继发性假性结肠梗阻更为常见，与服用抗精神病药物、鸦片、严重的代谢性疾病、黏液性水肿、糖尿病、尿毒症、甲状旁腺功能亢进、系统性红斑狼疮、硬皮病、帕金森病、创伤性腹膜后血肿有关。假性梗阻可以为急性或慢性表现。急性发病者通常是患有慢性肾、呼吸道、脑血管、心血管的病人。一般来说，仅仅影响结肠。而慢性发病者通常影响小肠，表现为周期性、亚急性、不完全性小肠梗阻。

### （四）并发症

并发症包括肠缺血、腹膜炎、结肠穿孔。在结肠极度扩张，同时回盲瓣功能正常时，可发生结肠穿孔。肿瘤穿透肠壁也会造成穿孔。

### （五）治疗

1.保守治疗

(1)静脉输液，纠正水电解质酸碱平衡紊乱：放置中心静脉导管输液。监测尿量，必要时留置导尿管。

(2)胃肠减压并抑制呕吐：但是胃肠减压对结肠减压效果不好。放置肛管可以对梗阻远端的结肠减压，但对近端减压没有效果。

2.手术治疗

(1)手术指征：①怀疑有肠缺血或穿孔；②保守治疗无效；③保守治疗过程中盲肠直径增加。

(2)围手术期的治疗：使用针对革兰阴性杆菌及厌氧菌的抗生素，预防深静脉血栓形成。术前做好造瘘定位。

(3)外科手术方式：依据大肠梗阻的部位和原因，结肠有无坏死，有无伴随疾病及外科医生的技术水平。

3.恶性梗阻的治疗

(1)右半结肠癌：常需要急诊行右半结肠切除术。对于情况稳定的患者实施一期吻合，吻合口瘘发生率低于 10%。患者全身情况不稳定，伴有结肠穿孔、严重腹胀、腹膜炎等，先行急诊肠造瘘，数月后再切除肿瘤重新吻合。

(2)左半结肠癌伴发的肠梗阻：手术方式有争议，许多人倾向一期切除吻合，术中可做肠道灌洗或不用灌洗。但是，这种方法有至少 5% 的患者术后可能发生吻合口瘘。如果同时有右半结肠癌或者结肠坏死，常采用结肠次全切除术，一期吻合。Hartmann 手术用于患者情况危重，或者结肠穿孔、坏死，待病情稳定后再考虑肿瘤切除，重新吻合。对于左半结肠恶性梗阻，大约有 40% 的 Hartmann 手术的造瘘，是永久性的。

对于没有做肠道准备者，由于发生吻合口瘘和感染的可能性较高，通常不做一期结肠端端吻合。急性恶性梗阻实施急诊手术的死亡率高达 20%，如果是择期手术，死亡率只有 1% 到 6%。同样，如果肠管没有坏死，死亡率只有 10%，如果肠管坏死，死亡率升至 30%。

4.结肠镜下放置可自膨胀金属支架　用于治疗结肠癌性梗阻，或者急诊肠腔减压，使得原来需要二期手术治疗的患者，只需一次手术即可。放置支架也可用于可切除的结肠癌患者，这样可以检查全结肠，避免遗漏同时性癌。研究表明，放置支架后，实施术前结肠镜检查，有大约 10% 的受检者发现同时性癌，从而改变了原来的治疗计划。放置支架成功率在 76%～96%，通常立即缓解症状。在 75% 的患者中，支架可维持 6 个月以上。

　　主要并发症有:①结肠穿孔或肠瘘,大约 5%～10%;②再次梗阻,大约 17%,主要原因是支架移位,或肿瘤长入支架内。如果支架阻塞或梗阻,可放置同轴支架。

　　如果支架是用来作为择期手术的过渡手段,放置支架到手术的平均间隔时间为 7d(2～20d)。尽管放置支架可以改善围手术期的并发症和死亡率,但是,比较先放支架再行肿瘤切除手术,以及急诊手术切除这两种方法,最终的长期生存率是相似的。放置支架姑息治疗的平均生存期大约 6 周到 12 个月。通过结肠镜放置球囊扩张器也能达到结肠减压。另外,还有经结肠镜放置导丝,然后置入长管减压,或者内镜下激光消融肿瘤。这些方法可用于肿瘤已经广泛转移,不能耐受手术的病人。激光治疗有大约 3.5%的患者出现结肠穿孔的可能性。

　　5.结肠扭转的治疗　　大约 75%的乙状结肠扭转,可以在乙状结肠镜下成功复位和减压。

　　乙状结肠镜的禁忌证包括:有感染表现,如发热、白细胞升高、菌血症、腹膜炎、肠管坏死。

　　乙状结肠镜下扭转表现为靠近扩张肠管有螺旋形狭窄。乙状结肠镜减压成功后,仍需要择期实施手术,因为单纯用乙状结肠镜减压后,大约 60%的患者有再发扭转的可能。如果乙状结肠镜治疗无效,需要急诊手术。术中如果肠管血运正常,可实施扭转复位,及乙状结肠固定术,以防止复发。如果肠管有坏死,或不除外坏死,需行乙状结肠切除术。如果有乙状结肠坏死及穿孔,首选 Hartmann 术式。对于巨结肠患者,可实施结肠次全切除术,回肠直肠吻合术。对于全身情况不好,不适合手术者,可以考虑采用经皮乙状结肠镜结肠造瘘术,也能防止扭转复发。并发症包括腹腔感染、粪瘘、粪便性腹膜炎。

　　盲肠扭转采用非手术减压没有明确效果,所以均应手术。手术方法依据盲肠是否坏死而定。如果血运良好,可实施部分结肠切除,一期吻合术。也可行扭转复位,盲肠固定术或盲肠造瘘。但是后两种方法手术后的并发症较结肠部分切除一期吻合术多。如果有肠管坏死,可以实施末端回肠造瘘,近端结肠造瘘术。

　　6.其他原因的治疗　　克罗恩结肠炎造成的慢性纤维性狭窄,可以采用狭窄肠段成形术,或部分肠管切除。术前需排除恶性狭窄。如果是粘连束带造成的结肠梗阻,通常行粘连松解术。放射性直肠炎可由于慢性缺血导致肠管狭窄,需要术前结肠镜检查,明确放射性损害的范围和程度。放射性狭窄多需要做结肠造瘘术,如所有的病变肠段能够同时切除,可做结肠切除,一期吻合术。对与急性憩室炎引发的大肠梗阻,首先使用抗生素控制憩室炎,同时行胃肠减压,腹腔脓肿可经皮引流。当急性憩室炎控制好后,再考虑病变肠管切除及一期吻合术。对于憩室炎反复发作造成的良性狭窄,通常行肠段切除术。粪便阻塞可以引起大肠远端梗阻和肠管溃疡。粪便阻塞通常用手指抠出粪便及灌肠治疗。防止复发的措施包括:注意饮食,如常喝水、多吃蔬菜、经常活动、必要时服用药物,使得排便有规律,保持软便。

**（六）预后**

　　大肠梗阻院内死亡率大约 10%。不同的病因及手术是否及时,对死亡率影响很大。术后预后不良的因素有:①ASA 评分 3 分或 4 分;②手术前肾衰;③腹膜炎;④近端结肠缺血。

（阎　雷）

# 第十二节　小肠肿瘤

　　小肠肿瘤较少见。原发性小肠恶性肿瘤则更罕见,约占胃肠道肿瘤的 1%,占全身恶性肿瘤的 0.1%～0.3%。小肠肿瘤可发生在任何年龄,但好发于 50～60 岁,男稍多于女。

## 【病因】

小肠恶性肿瘤的确切病因尚不清楚。某些致癌物质的影响以及机体免疫功能的减退与小肠癌的发病有关。有学者认为羊肉、牛肉和腌制食物可增加患癌风险,而吸烟和饮酒与小肠癌无关。作为癌前期疾病的小肠腺瘤,特别是绒毛状腺瘤,与小肠癌的发生密切相关。

## 【病理】

小肠恶性肿瘤中以腺癌最多,其次为平滑肌肉瘤、淋巴肉瘤和类癌。小肠肿瘤分布有一定规律,部位越高肿瘤发生率越高。

## 【诊断】

### (一)临床表现

1.十二指肠腺癌　约占40%。主要症状有腹痛,黄疸,肠梗阻,出血,腹块,食欲差,贫血,发热。

2.空、回肠腺癌　占小肠腺癌的55%。主要表现有梗阻,出血,排便习惯改变,腹块,穿孔。

3.恶性淋巴瘤　主要表现有腹痛,恶心,呕吐,腹泻,出血,食欲减退,消瘦,乏力。

4.平滑肌肉瘤　有三大特征:腹块,黑便,腹痛。

5.小肠类癌　有类癌综合征表现。

### (二)特殊检查

1.影像学

(1)X线:X线平片仅对有梗阻的病人显示出肠腔扩张及液平。

(2)CT:由于肠腔内存在气体和液体影响肿块的显示,对小肠肿瘤诊断帮助不大。腺癌可见肠管环形狭窄,淋巴瘤可见远端肠壁增厚,平滑肌肉瘤可见偏中心肿块,但特异性仅为43%。

(3)超声波:与CT一样对小肠肿瘤诊断意义不大,但对巨大腔外肿块或确定有无腹膜后淋巴结及肝转移有帮助。

2.内镜　十二指肠镜对十二指肠肿瘤可直接观察病灶并取活检。对梗阻性黄疸者更可通过逆行胰胆管造影,鉴别乳头周围癌、胆管癌或胰头癌。纤维结肠镜可通过回盲瓣观察回肠末端病变。

### (三)实验室检查

小肠肿瘤伴有慢性出血症状者,可出现红细胞及血红蛋白降低,粪便潜血试验阳性。肿瘤标志物如CEA、AFP在小肠肿瘤患者中均无增高。

### (四)诊断与分期

1.诊断要点

(1)临床诊断:凡有原因不明的恶心、呕吐、腹痛、肠道出血者,应警惕小肠肿瘤的可能陛。做相关检查以确立临床诊断。

(2)病理学诊断:小肠病变肠段切除标本或经内镜取活检,经病理、组织学证实者。

2.临床分期

(1)小肠癌的TNM分期

Tis　原位癌。

$T_1$　侵犯固有层和黏膜下层。

$T_2$　侵犯固有肌层。

$T_3$　侵犯超过固有肌层达到浆膜下层或达到无腹膜的肌肉周围组织的范围在2cm或以下。

$T_4$ 穿透了内脏腹膜或直接侵犯其他的器官或结构。

$N_0$ 无淋巴结转移。

$N_1$ 局部淋巴结转移。

$M_0$ 无远处转移。

$M_1$ 有远处转移。

(2)临床分期

0 期 $Tis, N_0, M_0$

Ⅰ 期 $T_{1\sim2}, N_0, M_0$

Ⅱ 期 $T_{3\sim4}, N_0, M_0$

Ⅲ 期 任何 $T, N_1, M_0$

Ⅳ 期 任何 $T$,任何 $N, M_1$

(五)鉴别诊断

1.小肠增殖性结核 常可扪及肿块,患者常伴乏力、纳差、恶心、呕吐、贫血、发热,临床上难与小肠晚期肿瘤相鉴别,常需手术活检明确诊断。

2.Crohn 病 多发性小肠恶性淋巴瘤常误诊为 Crohn 病,切除肠段病灶病检后方能鉴别。

3.小肠良性肿瘤 与恶性肿瘤之间的鉴别更加困难,特别是对瘤体较大的交界性病变,如平滑肌瘤或绒毛状腺瘤是否已有恶变,临床上无法做出判断,有时甚至需经反复详细的病理检查后才能鉴别。

【治疗】

(一)治疗原则

主要治疗方法为手术切除。但肠道淋巴瘤患者术后应常规用化疗或放疗,其他小肠恶性肿瘤病期较晚者可行姑息性放疗或化疗。

(二)治疗方法

1.手术切除 小肠恶性肿瘤的主要治疗方法为手术切除。

2.放射治疗 小肠癌对放疗不敏感,而且小肠对放射线的耐受性差,放疗常可导致腹部不适、恶心、呕吐、放射性肠炎等不良反应,对根治术后一般不作放疗。

小肠肉瘤对放疗有一定的敏感性,平滑肌肉瘤于手术前放疗 20～30Gy 后能使瘤体缩小,增加手术切除机会。

小肠淋巴瘤经手术证实有肠系膜淋巴结转移、多发性病灶、伴有肠穿孔、瘘管形成及切缘有肿瘤残留者可于术后补充放疗 40Gy/4 周。

小肠类癌对放疗不敏感,但对肝内多发性转移的病例,放疗有缓解症状的作用。

3.化疗 小肠腺癌对化疗不甚敏感,对不能切除的小肠癌患者,化疗可能使个别患者肿瘤缩小。常用药物有 5-FU、MMC、DDP 等。联合化疗疗效优于单药化疗。小肠淋巴瘤切除术后应行化疗,常用化疗药物有 CTX、VCR、MTX、PCB 等。对不能切除的病例,化疗的 5 年生存率约 20%,化疗后残存的病灶还可补充放疗。

【预后】

影响小肠恶性肿瘤预后的主要因素是肿瘤的大小和淋巴结转移情况。空回肠癌 5 年生存率 13% 左右,恶性淋巴瘤 5 年生存率 40% 左右,小肠平滑肌肉瘤 5 年生存率 50% 左右,小肠类癌 5 年生存率 30～40% 左右。

**【随诊】**

术后 1 年内,每 3 个月复查 1 次。第 2 年每半年复查 1 次,以后每年 1 次。

(徐丽娜)

# 第十三节　克罗恩病

## 一、概述

克罗恩病是一种肠道慢性透壁性炎症性(即从肠黏膜至浆膜层均有炎症累及)疾病。临床表现以腹痛与腹泻症状最为常见,并往往可能有肠梗阻、肠道瘘管形成与其他肠内外并发症发生。克罗恩病最典型的病变部位在回肠、结肠及/或肛周部位,其肠道病变多呈特征性的不对称性与节段性分布特点。本病迄今尚无彻底治愈方法,罹病者即使在手术切除病变肠段后,也可能会复发,而成为终身致残性疾病。本病之所以采用美国病理科医师 J.B.Crohn 的名字来命名,而取代最早使用的"肉芽肿性小肠炎",以及区域性或末端回肠炎名称,主要因为本病不一定总表现有肉芽肿形成或病变总发生于回肠之故。

最早报道克罗恩病例的历史可追溯到 18 世纪中叶,即 1761 年由意大利医师 Morgagni 等人报道 1 名"回肠梗阻"的病例。以后,在 1 例不明原因腹痛患者死后,尸检发现也具有上述类似的回肠病变(回肠炎症、增厚及狭窄等)。事隔 100 年后,苏格兰外科医师 Dalziel 报道了 9 例具有回肠炎、间质性空肠炎及结肠炎的病例,以及后来美国纽约西奈山医院的 Crohn 等人重新强调了这是一种临床与病理学上独立的疾病的本质,并指出主要侵犯年轻人远端回肠的亚急性炎症后,才逐步对本病有了较清楚的认识,并为当今的克罗恩病临床病理学研究奠定了基础。

## 二、病因学与发病机制

确切的病因及发病机制仍不明,因此被称为特发性或非特异性炎症性肠病。但多数病因学与流行病学研究均认为,环境与遗传因素,即外部与内部环境的相互作用,导致肠道异常的炎症反应而引起本病。

1.外部环境　主要与感染或饮食因素有关。例如,从某些患者的病变组织中可分离到副结核分枝杆菌,或发现与持续的麻疹病毒感染引起的肉芽肿性血管炎有关,但迄今均未能确切肯定为本病的特异性致病微生物。食物抗原,如牛奶蛋白及发酵酵母菌因肠道通透性增加,导致血液中抗体增高而致病。但白色念珠菌血液抗体滴度在肠通透性增加情况下并不增高。此外,在克罗恩病患者透壁性炎和正常人肠黏膜相关性淋巴组织的 Peyer's 结中均发现有食物来源的钛(Ti),提示可能食物抗原穿透肠道环境引起失控的炎症反应而致病。此外,吸烟、口服避孕药、精制糖、快餐及牙膏中某种成份均被怀疑过与克罗恩病发生有关。流行病学研究指出食物冷冻及冷藏与 20 世纪内克罗恩病的大量发病相平行,可能是克罗恩病的潜在危险因素(即所谓的冷冻链假说)。嗜冷细菌如雅尔森菌与李斯忒感染与本病发生密切相关。

2.内部环境　主要与遗传、免疫及心理因素有关。已知由遗传学决定的一些疾病,如酪氨酸酶阳性白化病、关节强硬性脊椎炎,尤其是 HLA-B27 单倍型者)、Turner's 综合征(性机能延迟发育)及囊性纤维化等均与克罗恩病相关联;染色体 16q12 上的胱冬蛋白酶激活与募集区 15(CARD15/NOD2)基因突变与克罗恩病(尤其是回肠及纤维狭窄型病变者)密切相关;以及克罗恩病患者第一代亲子及单卵双生者中罹病率明显增高等均是本病遗传学背景的证据。克罗恩病家族遗传学背景在我国并不突出,迄今仅有少数具有家族发病特点的报道。白介素-10(IL-10)缺乏,即基因敲除小鼠模型中 1 型辅助性 T 细胞(Th1)失控,以及炎性细胞因子[IL-2、IL-8 及肿瘤坏死因子(TNF)]增高均提示了本病对肠腔抗原诱生的肠道炎症免疫反应上调有关。此外,克罗恩病发作与恶化均与应激有关,提示心理因素在本病中具有重要作用。

## 三、患病率与发生率

迄今世界上有关克罗恩病的流行病学研究资料并不多,且很多资料系推算而来。在高发病率的北美洲,推算的患病率及发病率分别为 26.0~198.5/10 万和 3.1~14.6/10 万;美国和加拿大(总人口约为 3 亿)估算的患病人数约为 60 万;欧洲的患病与发病率分别为 8.3~214.0/10 万和 0.7~9.8/10 万;亚洲与西方国家相比偏低。但近年日本、韩国的报道表明呈迅速上升趋势。2007 年,美国一项群体调查研究报道,其明尼苏达州一个县 1990~2000 年间克罗恩病患病率与发病率分别为 7.9/10 万人口与 174/10 万人口;与1940~1993 年相比结果表明,1940 年后美国克罗恩病发病率明显上升,但在随后 30 年中发病率基本稳定。如与溃疡性结肠炎一起推算,美国总的炎症性肠病患病人数为 110 万(2000 年)。

患病率与发病率的波动范围之大,使得各国估计克罗恩病患者数和新发病例数资料较显粗略。我国尚无克罗恩病患病率与发病率确切的群体调查资料,但近 20 余年临床病例报道日趋增多。曾根据全国性资料估计,到 2000 年底克罗恩病患者近 2000 例。根据收集 2002 年前全国 22 省(市)50 年报道资料系统分析的结果表明,我国克罗恩病患病人数高于此数(为 1.8~4.8 万),推算的患病率与发病率分别为 1.38/10 万和 0.28/10 万,均比发达国家为低。2010 年一项荟萃分析研究的结果表明,我国 2003~2007 年间报道的克罗恩病患者是 1950~2002 年间报道患者数的 1.39 倍,推算的患病率与发病率分别为 2.29/10 万和 0.848/10 万。

## 四、临床表现

克罗恩病是一种异质性疾病,即疾病表现、行为(指肠道以炎症性,还是瘘管或纤维狭窄性病变为主),以及治疗效应在不同患者之间存在有很大的差异。因此,本病的临床表现具有多样性与可变性特点,但一般与病变部位密切相关。

### (一)早期症状

开始时症状多不明显,可能出现关节痛、排尿困难及无法解释的发热等,一般并不引起重视。有时,可出现生长阻滞,而并无明显的胃肠道症状,往往可能是儿童克罗恩病的最初症状。发病年龄以中、青年为主,但进入老年期后,可能又呈现一小高峰,呈双峰曲线型。发病较早(<20 岁)的患者,比 40 岁以后发病患者,具有更高的家族与小肠发病及纤维狭窄性病变的趋向。

### (二)回盲部病变

回盲部病变是最常见的产生早期症状的病变部位,约占 40%。

1.腹痛与腹泻　腹痛是突出的重要肠道症状,其次为腹泻。腹痛多为能忍受性隐痛,反复发作。腹部绞痛发作,往往说明急性肠梗阻;右下腹痛最多见,其时病变多位于回盲部或其邻近部位;其次为脐周或全腹部,其病变多在空肠与横结肠。因此,腹痛的性质与部位,往往可反映出病变的性质与部位。腹泻以糊状稀便为主,少有便血或脓血便。少数患者首发症状为便血、甚至为下消化道大出血。一般出现低热,<38.5℃。如出现高热,则提示腹腔内脓肿形成的可能性。出现类似阑尾炎症状者也不少见,往往在行"阑

尾切除术"时才被明确诊断。

2.右下腹部肿块　系炎性肠壁、粘连及变硬的肠系膜及肿大的淋巴结形成。肿块的增大可引起右侧输尿管梗阻或膀胱炎症,出现排尿困难及发热。X线造影检查时可见到因炎症包块致肠壁水肿、增厚及纤维化导致肠腔狭窄而形成所谓的"线形征"。这时,发生不完全性肠梗阻、梗阻近端肠腔扩张及最终进展为完全性肠梗阻者较常见。

3.微穿孔、裂隙及瘘管形成　较多发生于回盲部。因严重炎症导致局部肠壁变薄所致;可与邻近的肠道、皮肤、膀胱或肠系膜等处发生交通。与膀胱发生瘘管时可引起泌尿道多种微生物感染,包括肾盂肾炎、气尿或粪尿等。一部分克罗恩病患者呈侵袭型表现,以肠道发生溃疡与瘘管性病变为主,其中发生肠瘘者可达 20%～40%。我国报道发生肠瘘患者的比例较低(<15%或更低),可能是我国与西方国家中本病的临床行为不同所致。

### (三)空、回肠病变

空、回肠黏膜广泛的炎性病变可造成小肠大量的有效消化与吸收面积减少,导致吸收不良与脂肪泻。此外,摄食减少与蛋白质及其它营养素的肠道丢失也可导致营养不良。小肠吸收不良可导致低白蛋白血症、低钙血症、低镁血症、凝血机制障碍与高草酸尿症以及肾结石症。空、回肠病变广泛患者,如合并低血钙、低维生素 D 及长期使用肾上腺糖皮质类固醇(激素),则可能导致骨质软化及脊柱椎体等骨折并发症。半数以上小肠克罗恩病患者可发生骨质减少。治疗后疾病活动性得到控制,及停止激素治疗后,则可阻止骨质丢失。在广泛的小肠病变伴吸收不良症患者中,报道过菸酰胺缺乏导致癞皮病的发生。胆盐与维生素 $B_{12}$ 吸收不良分别导致胆盐性腹泻及巨幼红细胞性贫血。可检测出轻微的但具有临床重要性的维生素 $B_{12}$ 缺乏及血清同型半胱氨酸水平升高,但叶酸状态或甲基丙酸仍正常。克罗恩病时的腹泻可由多原因所致,包括肠道炎症、溃疡、吸收不良、部分梗阻、细菌过度生长,与胆盐泻剂、生长受阻可见于儿童克罗恩病,因吸收不良与营养素缺陷所致。也可能与生长激素水平异常,但主要原因是营养不良所致。因广泛小肠病变而引起体重减少与厌食症状,尤其是见于年轻女性患者时,可能会误诊为神经性厌食症。通常发生于肠狭窄近端的伴有微穿孔或瘘管的炎性病变,往往产生炎症性包块,或肠-皮肤瘘或肠-其它内脏瘘管。

### (四)其他部位病变

结肠病变时,除了发热、全身不适和腹泻外,尚可能出现血便。腹泻程度及发生血便的比例均小于溃结患者。发生消化道大出血而需输血的患者中,大多数(90%以上),最后均证实为来源于结肠的出血。

此外,约 5% 的克罗恩病患者可出现不典型症状。例如,病变累及上消化道,或出现其它肠胃道外症状等。小或大关节的不对称性非畸形性关节炎是克罗恩病最常见的肠外表现,可出现于肠道症状之前数月或数年。血清类风湿因子试验阳性的类风湿性关节炎也可能伴发克罗恩病。其它如伴有口腔溃疡和牙龈肿胀的慢性口炎时,在口唇、牙龈或颊黏膜活检中一般可证实有肉芽肿;眼部症状包括结节性巩膜炎、巩膜外层炎及葡萄膜炎等。皮肤病变包括银屑病、结节性红斑及坏疽性脓皮病等,均可能是克罗恩病的早期临床症状。少数患者可兼有口腔溃疡及眼与外阴症状(如视网膜脉络膜炎和阴唇溃疡)。多在反复询问病史后发现。有时很难与不完全型贝赫切特病进行区别。经适当治疗后,密切随访可能最后才得以确定诊断。此外,克罗恩病时也报道合并有多发性硬化症、皮肌炎、后天性大疱性表皮松解症及炎症性肺病,如泛细支气管炎、合并机化性肺炎的闭塞性细支气管炎、间质性肺炎及浆膜炎等不常见表现。胆汁郁滞性肝病,尤其是胆管周围炎或原发性硬化性胆管炎,以及急性胰腺炎,目前认为可以是克罗恩病表现的一种综合征。

## 五、病变的解剖学分布

克罗恩病好发部位为末端回肠和回盲部。病变侵犯消化道各部位的发生率各家报道资料不一。

Kornbluth 等人根据放射学及内镜检查所见指出,大多数出现症状者的病变,在解剖学上可归纳为三大类:

1)单纯小肠病变(占 30%~40%)。这时,约 75%以上均累及末端回肠。

2)小肠合并大肠病变(占 40%~55%)。

3)单纯结肠炎(占 15%~25%),这类患者称克罗恩病结肠炎或结肠克罗恩病。虽然所有克罗恩病患者中,2/3 均具有一定程度的结肠病变,但仅局限于结肠者仅占 1/5 左右。与回肠结肠炎患者相比,仅侵犯结肠的患者,更倾向于发生远端结肠病变。具有跳跃性病变者也仅占 1/4。虽然直肠赦免征是克罗恩病的一个特点,并可作为与溃结的鉴别点之一,但发生直肠周围与肛周病的患者并不少,约可占 1/3,尤其多见于结肠病变者中。近年来,大肠克罗恩病的发生率明显增高,其解剖学位置在不同年龄患者中分布不一。单独结肠病变在老年患者中比年青患者更多见。

## 六、病理学

克罗恩病的病理学改变可包括活动性及慢性炎症性病变,及从这两类病变组织学上演化的多种变异性病变。活动期病变特征为口疮样溃疡形成及其邻近部位呈卵石征的改变等;慢性炎症期则表现为透壁性炎症及淋巴样聚集,并可能形成肉芽肿、假息肉与桥形成、裂隙、脓肿及瘘管性管道等;消退期时可因纤维化导致肠腔狭窄。这些不同病期病变先后发生,相互交叉与重叠,但均呈节段性分布。因此,在同一病变肠段中,往往可同时观察到代表不同疾病时期的多种类型的病变。但克罗恩病无论其放射学、内镜及病理学的改变均具有局灶性或多灶性分布特点;放射学或内镜检查观察到的各种特征性表现均是病理改变的反映而已。

### (一)早期病变

急性期病损可能极为浅表性;慢性期病损则可侵犯黏膜全层,但可能内镜下无异常表现,而仅为显微镜下结肠炎的病损。肉芽肿可能检查到,也可能查不到。

1.黏膜轻度充血和水肿　可能是肉眼观察中最早出现的改变,可见病变肠段黏膜湿润,呈紫红色,而其它区域黏膜外观仍正常。内镜下可观察到这一表现。

2.隐窝病变　可能是克罗恩病显微镜下常见的早期黏膜病损之一,系由"隐窝自导"性嗜中性白细胞引起,其形式表现为隐窝炎及随后发生的由多形核白细胞构成的隐窝脓肿。克罗恩病时典型的隐窝病变几乎与溃结时所见者相同,但比溃结更具局灶性分布特点。

3.显微镜性溃疡形成　隐窝发生病损后,在覆盖淋巴样聚集即淋巴滤泡(又称淋巴小结)处的肠黏膜上皮层(尤其是在直接覆盖 M 细胞处)发生散在浅溃疡及出疹。这些浅溃疡即上述所谓的口疮样溃疡。肉眼或内镜下观察,可见到在黏膜病损较轻的区域,有针尖大的出血性病灶,或呈小而边缘清楚的溃疡。如手术切除残存肠段的边缘存在这种小溃疡,则可成为以后复发的病理基础。

口疮样溃疡好发的部位,在小肠为含有 M 细胞的相应部位,说明口疮样溃疡与上皮下覆盖的淋巴样细胞密切相关。此外,口疮样溃疡往往发生在大体正常的黏膜基础上,即典型的口疮样溃疡是指周围邻近黏膜正常的一种非特异性浅表溃疡。口疮样溃疡也并非为克罗恩病时所特有。回盲肠处口疮样溃疡可见于贝赫切特病;继发于缺血时可分别见于胃、小肠或结肠等处;也有报道结肠憩室炎与肠结核早期时。

### (二)卵石征黏膜和线状溃疡的形成和消退

克罗恩病口疮样溃疡有形成和愈合的循环交替过程,即口疮样溃疡可完全消退。如果黏膜病损加重,口疮样溃疡增大,并如"星状"分布状。这些星形溃疡纵向与横向融合,在深层即可呈匍行性溃疡形成,包围组织学基本正常的黏膜,形成卵石岛。显微镜下可见到形成卵石岛的黏膜仅轻度水肿,而黏膜下层严重水肿、明显的淋巴管扩张,以及神经纤维与纤维组织增生等,导致黏膜下层高度增宽,并在上述黏膜溃疡性裂缝和裂隙间隆起成结节状。这种黏膜下层病变,形成了克罗恩病肠黏膜特征性的卵石征。卵石样岛上的黏膜结构往往仍正常,或有萎缩表现及轻度炎症细胞浸润。这一病期内,黏膜下层和肌层内可存在大量肥大细胞。溃疡可进一步沿肠长轴伸展,并向浆膜层发展,形成裂隙状溃疡。最后,再生性改变可使溃疡愈合,黏膜呈息肉样改变。小肠克罗恩病时,肠腺可发生非特异性化生性改变,类似于幽门腺,与组织再生功能有关。

### (三)透壁性炎症、纤维化和狭窄

克罗恩病时,透壁性炎症(即全层炎)、纤维化和狭窄性改变可能远不如黏膜层及黏膜下层病变明显与严重,仅在手术切除肠段标本中可能见到呈局灶性分布的典型病变。某些肠切除标本也证明病变往往仅局限于黏膜层或黏膜下层。在克罗恩病急性或活动期、存在暴发性病变或因无法控制出血而行肠切除的标本中,透壁性炎并不常见。在顽固性肛门直肠病变时,切除的直肠残端中透壁性炎也不常见。在某些并不十分严重的克罗恩病肠切除时,必须仔细观察来确定有无透壁性炎,有时甚至无法找到透壁性炎。因此,有的学者称这种病变为浅表性克罗恩病。在未能找到非干酪性肉芽肿,而仅观察到大量的黏膜下层淋巴样聚集时,即使无透壁性炎存在,也是确诊克罗恩病的最低限度的病理表现。所谓透壁性炎症是指淋巴样聚集和肠壁纤维化,后者可能导致肠狭窄。

### (四)肉芽肿

在化学趋向信号作用下,巨噬细胞及其它炎症细胞侵入固有层,并很快增殖形成疏松的聚集状,最后与上皮样细胞及多核巨细胞一起构成非干酪性肉芽肿。肉芽肿可位于从黏膜层到浆膜层的肠壁各层结构内。有时,甚至在剖腹探查术或腹腔镜检查中可见到呈粟粒状结节的肉芽肿。肉芽肿也可见于淋巴结、肠系膜、腹膜和肝脏,表明肠克罗恩病有向邻近器官接触性布散的可能。如同时伴有淋巴样聚集时,往往位于扩张的淋巴管附近,或神经附近;有时,可位于肠肌丛内。肉芽肿为克罗恩病的一种病征学表现,但缺如肉芽肿的表现,并不能排除克罗恩病诊断。在确诊患者的手术标本中,上皮样肉芽肿的检出率约仅为50%。黏膜活检标本中,肉芽肿检出率可能更低(<30%)。其余病例可能仅见到非特异性透壁炎或疏松的组织细胞聚集。

### (五)裂隙和瘘管的发生

裂隙和瘘管均为克罗恩病的特征性表现。裂隙总是从口疮样溃疡的基底部开始发生,而且总在其侧缘;而瘘管则代表了这些病灶的延伸。克罗恩病在无中毒性肠扩张情况下,发生游离穿孔很罕见。因此,裂隙和瘘管并非在短期内形成。而是在肠壁外表面发生浆膜炎,较长时间后两邻近肠襻粘连,导致裂隙贯通。有时,已有瘘管及脓肿形成的肠襻发生粘连,而形成较大的炎性包块。

裂隙的腔内面无例外地排列有中性粒细胞,而周围有组织细胞和其它单核细胞浸润。随时间延长后,往往可见到至少部分性的管腔再上皮化。因此,临床上当导致管道形成的驱使力去除(通过肠内容转向、肠外营养、抗生素或联合应用治疗)后,裂隙可能发生一定程度的愈合。

### (六)肠管外脂肪包裹与黏膜病变的关系

传统上,肠管外包裹的脂肪组织曾被外科医师用来作为估计肠道病变范围的一种方法。外科医师一般通过对肠管的触诊检查肠壁增厚或僵硬及切除的肠段剖面肉眼所见的病变观察,来保证不在肉眼观察有病变的区域进行吻合,以免术后发生迅速复发。脂肪包裹与透壁性炎症和肠纤维化、肌化及狭窄形成密切相关,而且也仅仅见于克罗恩病(一组225例因其它原因行小肠切除的病例中均无脂肪包裹)。手术中内镜检查也证明黏膜炎症和脂肪包裹或浆膜炎相关(但也有例外的报道)。在剖腹探查术中,同时进行逆行的全内镜检查可帮助发现手术中触诊未能发现的病变,提供更精确的资料,协助外科医师做出切除肠段,甚至否定切除肠段的决定。

### (七)肠系膜淋巴结

肠系膜淋巴结可发生肿大与钙化等改变,并可见到非干酪性坏死。肠系膜淋巴结检查的重要性在于克罗恩病的临床表现与肠道病理学改变(包括病变部位)有时可与肠结核极相似,甚至难于区别;尤其是增殖型肠结核时,其肠壁改变可以与克罗恩病完全相同,但肠系膜淋巴结通常有干酪样坏死,这是可与克罗恩病做出鉴别诊断的唯一依据。

## 七、诊断

应用于小肠克罗恩病的检查方法很多,但由于小肠长(3~6m)而迂曲,肠襻相互重叠,蠕动活跃,各种传统的检查方法,如小肠吸收功能试验、全消化道钡餐、小肠气钡双重造影、核素扫描、选择性动脉造影、B型超声、CT 或 MRI 等各有优缺点,但均不尽人意。小肠克罗恩病往往隐匿,临床表现如腹痛、腹泻、贫血或肠道不明原因出血等症状均缺乏特异性,易发生长期误诊、误治。近年来新发展的胶囊内镜及小肠镜,则可对小肠本病的诊断,以及与其它小肠疾病,如感染性炎症(细菌、寄生虫感染等)、肿瘤,以及肠本身或血管畸形等发挥重要的鉴别诊断作用。

胃镜和结肠镜检查的作用胃大部分切除术后,行胃空肠吻合手术的患者,胃镜可观察空肠上段的病变,这是克罗恩病、结核病、淋巴瘤、耶氏菌和空肠弯曲菌感染等的好发部位。结肠镜检查可到达回肠末段,常规进入回肠末段观察,活检及黏膜涂片是发现该部位病变的重要检查方法。

## 八、药物治疗原则

### (一)活动性病变

1.激素:目前较一致的看法认为,泼尼松及回肠控释性布地奈德两者对诱导轻、中度活动性回肠或回结肠克罗恩病缓解的疗效均明显优于安慰剂、水杨酸偶氮磺胺吡啶(SASP)或美沙拉明(欧洲称美沙拉秦)。一般采用开始剂量为 $1.0mg/(kg \cdot d)$,以后随诱导缓解有效(临床症状明显改善,CDAI 下降,增高的血沉或 C-反应蛋白开始下降)逐步递减剂量,当每天剂量为 20mg 时,递减应更缓慢。

2.抗 TNF-α 单克隆抗体(单抗),一般被保留作为治疗病情更重(或对激素治疗无效)的患者(包括瘘管患者)。最常用制剂为英夫利西(IFX,我国商品名类克,是一种嵌合体性人抗鼠 IgG 单抗),单次静脉输注5mg/kg(于 2 小时内注完),其它在国际市场上已上市应用的有完全人体化的 TNF-α 单抗及西他丽珠(是抗 TNF-α 抗体的聚乙二醇化片段)。

3.人体化的抗 α4 整合素鼠单抗可阻断激活的淋巴与单核细胞从血管进入组织,疗效与 CDP571 及CDP870 相似。

4.抗生素:环丙沙星和甲硝唑与布地奈德联合应用,或与泼尼松联合应用,并不产生协同疗效。

5.6 巯基嘌呤(6-MP)或 AZA:可用于第一线药物(泼尼松、布地奈德或 SASP)治疗后,不能获得完全缓解者。

6.甲氨喋呤(MTX,皮下或肌注 2.5mg,每周 1 次),可用于 6-MP/AZA 无效或不适应者。上述几种免疫抑制剂起效速度,依次为因夫利昔(1~2 周),MTX(4~6 周)及 6-MP 或 AZA(4~8 周)。

7.采用肠蠕虫猪鞭虫(不会在人体寄生)卵(每隔 3 周,口服 2500 个活虫卵,共 8 次)治疗 24 周,有效率可达 79.3%（23/29，CDAI 下降超过 100 分，或 CDAI＜150 分），且无不良反应发生。

**（二）缓解期病变**

1.6-MP 与 AZA 是使克罗恩病患者长期维持症状缓解的标志性药物。在已获得缓解至少达 42 个月的克罗恩病患者中，停用 AZA 与继续 AZA 治疗相比，18 个月的复发率分别为 21% 与 8%。但 6-MP 与 AZA 治疗并不是对所有患者均有效，并需常规进行毒性监测，有的也可发生严重不良反应。免疫抑制剂对于包括临床活动性指数、内镜、生物学与药物学指标，以及最终是否改变炎症过程等的作用，尚需做长期的随访研究。

6-MP（50mg/d，共 2 年）预防手术后复发（无论临床或内镜表现）明显优于安慰剂组。因此，认为 6-MP 可用作结肠切除术后有效的维持治疗药。但虽然近年来免疫抑制剂应用增多，但并未能明显降低总的手术率或肠道并发症的发生。

2.传统使用的激素制剂，在长期使用而无不良反应的剂量下，对克罗恩病维持缓解无效，但布地奈德（6mg/d）连用 6 个月可使药物诱导缓解后患者延长复发的时间，但 1 年后可能仍无效。

3.甲硝唑对手术后患者维持缓解是否有效尚不肯定。

4.以 MTX（25mg，每周 1 次）诱导缓解后的患者，继续用 MTX（15mg，每周 1 次）进行维持缓解治疗（观察 40 周时）明显优于安慰剂。

（胡先平）

# 第十四节　溃疡性结肠炎

## 一、病理生理

UC 是结肠黏膜层和黏膜下层连续性炎症，黏膜呈现充血肿胀，糜烂和浅小溃疡，通常先累及直肠，也可分布于左半结肠，逐渐向全结肠蔓延，主要表现为腹痛、腹泻、黏液脓血便和里急后重等，严重时出现贫血和低蛋白血症。

UC 的病理改变通常局限在黏膜层和黏膜下层，大量中性粒细胞、嗜酸性粒细胞和慢性炎细胞浸润，隐窝炎和脓肿形成，黏膜表层糜烂溃疡形成和肉芽组织增生，黏膜中杯状细胞减少，正常结肠结构的破坏使其水钠重吸收能力下降，从而导致腹泻，蛋白丢失。出血多由于溃疡侵犯致富血管区所致，但大出血的几率小于 5%，溃疡面进行修复过程中产生含有新生血管的肉芽组织，填充了溃疡区，过度增生的肉芽组织形成一种息肉形态，黏膜肌层的受炎症刺激可导致痉挛，病人感到腹痛。

## 二、临床表现

多数起病缓慢，少数急骤。易反复发作，慢性迁延，活动期与缓解期交替，发作的诱因有精神紧张、过度疲劳、饮食不当、继发感染等。腹痛、腹泻、黏液脓血便是 UC 主要症状，60% 的 UC 患者症状比较轻，其中 80%～90% 的病变位于直肠和乙状结肠。腹泻次数及便血量与病变轻重程度有关，轻症 UC 患者每日排便 2～4 次，血量少或无，有轻微的肠痉挛和里急后重，重者每日 10～30 次，呈血水样，多伴有腹胀、发热、贫血及肠外表现。重度 UC 占全部 UC 的 15%，部分病人溃疡可达结肠肌层，从而造成肠道运动张力的丧失,可能出血中毒性巨结肠,需要紧急处理。

粪便中肉眼可见黏液及脓血,大便潜血试验阳性,镜检可见大量红细胞、白细胞及脓细胞。血液学检查可见血沉加快,白细胞升高,血红蛋白降低,血清总蛋白和白蛋白降低,C-反应蛋白升高。核旁型抗中性粒细胞抗体(pANCA)诊断.UC的阳性率为50%～70%。UC患者常合并肝功能异常或伴硬化性胆管炎,可出现碱性磷酸酶和转氨酶升高。

结肠镜检查是确诊UC的主要方法,在急性期重症患者应暂缓进行,以防穿孔。内镜下的表现有:病变从直肠向近端结肠发展,呈连续性、弥漫性分布;黏膜血管模糊、充血、水肿、质脆、表面附着脓性分泌物;病变严重处见弥漫性糜烂和多发浅溃疡;慢性病变有假性息肉,结肠袋消失或变钝。钡剂灌肠检查的主要改变:黏膜粗乱及颗粒样改变;肠管边缘呈锯齿样或毛刺样肠壁多发性小充盈;肠管缩短;袋囊消失呈铅管等。

## 三、诊断标准

有典型的临床表现,以及肠镜或钡剂灌肠的检查中的一项,可拟诊为UC,若有病理学特征可以确诊,另需要排除感染性肠炎、缺血性肠炎、放射性肠炎、过敏性紫癜等。初发病例,临床表现及内镜表现均不典型者,应密切随访;结肠镜发现轻度乙直结肠炎,不能等同UC。

诊断内容包括临床类型,严重程度,病变范围,病情分期,肠外表现和并发症。临床类型:慢性复发型,慢性持续型,暴发型和初发型;严重程度分为轻、中、重3度。轻度:腹泻<4次/d,便血轻或无,无发热、脉搏加快或贫血,血沉正常;中度介于轻重度之间;重度患者腹泻>6次/d,明显黏液血便、体温在37.5℃以上,脉搏>90次/min,Hb<100g/L,血沉>30mm/h。病变范围分为直肠、直乙结肠、左半结肠、广泛性、全结肠、区域性结肠受累;病情分期为活动期、缓解期。

## 四、暴发性结肠炎

暴发性结肠炎是UC的少见类型,起病迅猛,每天有大量稀血便,并有严重的痉挛性腹痛,常伴有发热、乏力、食欲不振和短期内体重下降。体格检查显示有急性病容、脱水、心动过速、腹部查体有轻微的膨隆和压痛。

化验检查显示白细胞升高(>20×10⁹/L),主要是中性粒细胞升高,另有贫血和低蛋白血症,血尿素氮增高提示血容量减少,严重腹泻可出现低钾,血沉常较快(>40mm/h)。X线腹部检查是必不可少的,暴发性UC严重时可出现结肠扩张,X线显示全结肠或节段性横结肠扩张,即可诊断为中毒性巨结肠。另外,拍腹部立位平片时一定要包括膈肌,确定有无肠穿孔造成的膈下游离气体。

结肠镜和钡灌肠检查不但没有必要,还会造成病人症状加重,甚至诱发中毒性巨结肠和肠穿孔。对于近期无直肠急性炎症的病人,尚可行乙状结肠镜检查。

## 五、中毒性巨结肠

中毒性巨结肠是UC严重的并发症,是在严重结肠炎过程中出现的全部或节段性大肠大量充气扩张。所有病人均有中毒表现和结肠扩张。中毒的概念是:体温>38.6℃,脉搏>120次/min,白细胞>10.5×10⁹/L,血细胞比积下降60%以上,大多数患者还有精神状态改变、脱水、低血压、电解质紊乱和血沉

＞30mm/h,腹部的体征有结肠充气扩张导致的腹部膨隆,肠鸣音减弱或消失,或伴有腹膜刺激征。

IBD均可并发中毒性巨结肠,UC较CD更易发生,在伪膜性肠炎也可发生。中毒性巨结肠主要见于暴发型和重型UC患者。国外发病率高可达15％,国内仅见于2％左右,本症预后很差,死亡率高达30％。易引起急性肠穿孔,常并发多脏器衰竭而导致死亡。各年龄段男女发病率相等,但青年女性预后更趋不佳。

中毒性巨结肠的发生主要是由于炎症波及结肠肌层及肌间神经丛,致肌纤维受损和肠壁张力低下。有些诱因已较明确,暴发型或重度UC未及时用激素治疗,病情可能迅速发展为中毒性巨结肠;过早中断或逐渐停止治疗会诱发重度UC或中毒性巨结肠,例如仅根据临床表现而非内镜表现撤掉5-ASA或皮质激素。重度UC患者也可能因为钡灌肠和结肠镜检查过程中的注气诱发中毒性巨结肠,因此临床怀疑可能发生的患者,禁止行20cm以上的结肠镜和钡灌肠检查。

由于严重的腹泻继发电解质紊乱尤其是低钾血症,可抑制胃肠动力造成腹胀,诱发中毒性巨结肠。一些影响胃肠动力的药物也会加速和诱发中毒性巨结肠的发生,如抗胆碱能药、抗腹泻药、鸦片类镇痛药、麻醉药和抗抑郁药,可降低肠肌张力、抑制运动,可诱发本病。重度UC的患者应该停用所有影响胃肠动力的药物,预防肠扩张和肠穿孔。有极少数吸烟的UC患者在停止吸烟后诱发重度UC,甚至中毒性巨结肠,可能与尼古丁有潜在抗炎作用有关。

1.临床表现　以中毒性巨结肠为首发表现的IBD不很常见,常发生在结肠炎发展过程中,症状超过1周,病情迅速恶化,中毒症状明显,腹胀、腹痛、血便。腹部体征有腹部膨隆和压痛,中上腹和左季肋区叩诊鼓音提示横结肠胀气,没有鼓音并不表明不存在肠扩张,肝浊音的叩诊可鉴别肠穿孔和结肠胀气,肠鸣音减弱或消失。

2.诊断

(1)X线检查:腹部立卧位平片及腹部CT对中毒性巨结肠的诊断起决定性作用,横结肠是最常发生的肠段,它位于结肠最前端,气体较易聚集。正常横结肠的宽度上限是6cm,中毒性巨结肠时可达7～15cm,正常结肠袋消失,肠壁透明线提示黏膜下积气,出现膈下游离气体提示合并穿孔,出现气液平提示有肠麻痹。另外,小肠大量积气时即将发生中毒性巨结肠的早期X线表现和信号,有20％的患者可能发生中毒性巨结肠,电解质紊乱,如低钾、低钙、代谢性碱中毒可导致小肠肌张力下降,在纠正水电解质紊乱后小肠扩张可以得到改善,每天一次的腹平片对监测肠腔扩张、气体走向和发现穿孔很有必要。

(2)实验室检查:血红蛋白下降,白细胞总数升高和核左移;常见的电解质紊乱有低钾血症、低磷血症、低钙血症和低镁血症;常有低蛋白血症;结肠炎活动期有血沉增快,C反应蛋白升高。

(3)鉴别诊断:并非只有炎症性肠病并发中毒性巨结肠,需要和其他疾病鉴别。

1)肠道感染性疾病:志贺菌、沙门菌、弯曲菌、产气杆菌、阿米巴、梭状芽孢杆菌及巨细胞病毒等引起的肠炎,也可引起暴发性结肠炎,早期对患者行便涂片和细菌培养及梭状芽孢杆菌毒素的检测,以除外肠道寄生虫和其他肠道感染。

2)缺血性肠炎:多发生在老年人,由动脉硬化或栓子脱落引起的肠系膜动脉狭窄和栓塞,肠缺血或梗死,出现腹痛、腹泻、便血、发热、血象高等,重症者肠坏死穿孔发生腹膜炎。

3)药物性肠炎:金制剂和雌性激素引起的药物性肠炎,也与暴发性肠炎有关。

4)卡波济肉瘤:艾滋病患者免疫力低下,合并卡波济肉瘤和巨细胞病毒感染,可发生中毒性巨结肠,直肠黏膜活检和有效的便培养可以鉴别和排除。

3.治疗　暴发性UC和CD急性期治疗方案相同。

(1)一般治疗:严密监测生命体征、腹部体征、腹平片,行中心静脉置管,完全胃肠外营养,使病人肠道处于完全休息状态,静脉补充液体、电解质、能量、输血或白蛋白。肠扩张明显时需要行胃肠减压,肛管排气,需每2~3h翻动身体10~15min,使聚集在横结肠的气体重新分布,有利排出,对症治疗时忌用抗腹泻和抗胆碱的药物,如阿托品、莨菪类药物,避免加重肠扩张和肠麻痹。

(2)皮质激素:暴发性IBD应静脉使用皮质激素,能有效抑制炎症和免疫反映。对于正在应用口服皮质激素和口服5-氨基水杨酸的患者,改用静脉皮质激素如氢化可的松、泼尼松龙或甲基泼尼松龙,国内大多应用琥珀酸氢化可的松200~300mg/d,疗程10~14d.症状控制后代以口服醋酸泼尼松40~60mg。国外文献认为泼尼松龙或甲基泼尼松龙更好,较少引起钠水潴留和低钾,泼尼松龙(30~40mg/12h),甲基泼尼松龙(16~20mg/8h)或氢化可的松(100mg/8h)可持续性输入或分次推入的方式给予,尚不清楚哪种方式给药疗效更好。对于没有接受口服皮质激素的患者,静脉滴注促肾上腺皮质激素(ACTH)较氢化可的松更有效,ACTH用量为每日25~50u。经以上激素治疗的暴发型UC患者,50%~70%病情得到控制可免于手术。

(3)抗生素:重症UC特别是合并中毒性巨结肠的患者,有高热、白细胞增高、腹肌紧张者,自入院时起就应静脉使用抗生素,常用抗生素为基糖苷类(阿米卡星、奈替米星、依替米星)或奎诺酮类(环丙沙星、左氧氟沙星、莫西沙星)+甲硝唑。硝唑不但能抗肠道的厌氧菌,对入院时尚未排除的阿米巴感染及难以检测的难辨梭状芽孢杆菌均有效。此外,甲硝唑对CD有奇效,这并非其抗菌机制所致。

磺胺吡啶(SASP)主要用于治疗轻中度UC和CD,从不用于暴发性结肠炎,亦无资料表明美沙拉嗪(5-ASA)在治疗重度UC是否有效,在经全胃肠外营养、激素、抗生素治疗后症状改善仍有活动的患者,应较早使用磺胺吡啶或美沙拉嗪。硫唑嘌呤和6-巯基嘌呤等免疫抑制剂在急性重度IBD治疗中未显示出效果,仅用于亚急性和慢性患者,且数月才可起效。

(4)环孢菌素(CysA):自20世纪80年代国外学者开始应用于治疗IBD,目前已成为成功治疗急性IBD的药物之一。对于使用类固醇激素治疗无效的重度UC患者采用静脉滴注CysA 4mg/(kg·d)有效率达到68%~86%。大剂量CysA治疗CD的总有效率为67%。静脉CysA的标准用量为2~4mg/(kg·d),平均治疗时间7~14d。症状缓解改口服,剂量为6~8mg/(kg·d),连续使用4~6个月。为了维持长期缓解,推荐联合硫唑嘌呤或6-巯基嘌呤。环孢菌素血清的有效浓度为100~200ng/ml,400ng/ml为最大剂量。治疗中应严密监测血药浓度,静脉用CysA的患者,每1~2d抽血检测,口服患者每月测1次。有些药物影响环孢菌素代谢,如酮康唑、氟康唑、依曲康唑、红霉素、异搏定、溴隐停、胃复安、利福平和大剂量皮质激素等,可增高CysA的浓度;降低CysA血药浓度的有苯巴比妥、苯妥英钠和卡马西平。

(5)生物治疗:抗肿瘤坏死因子(TNF-α)单抗-英夫利西,主要用于重症CD的治疗,用于重度溃疡性结肠炎治疗的经验较少。

(6)手术治疗:在内科严密监护下应用最大限度的药物治疗,48~72h后病情仍然无明显改善者,应考虑手术治疗,若继续药物治疗风险加大,一旦出现穿孔、腹膜炎病死率高达40%。如有自发性穿孔、腹膜炎或大出血迹象,也应及时外科手术。而穿孔前行手术,病死率仅为2%~8%。

手术术式包括全结肠直肠切除+回肠造口术,结肠切除+回肠直肠吻合回肠造口术,回肠造口术、横结肠或乙状结肠侧壁造口减压术。但是术式的选择必须参考患者的临床情况、术前检查及病人对手术的态度。暴发性溃疡性结肠炎和中毒性巨结肠患者的体质都十分虚弱,应选择保留直肠乙状结肠的部分结肠切除+回肠造瘘的次全切除术,而非较广泛的全结肠切除术。次全结肠切除后遗留的残端为以后的回肠肛门吻合术创造了条件,缺点在于由于保留了直肠和乙状结肠,术后偶尔会有病人出现此部位的大出血,需要紧急手术切除。目前被推崇的术式为全结肠直肠切除术＋回肛吻合(IAA)及全结肠直肠切除＋回肠贮袋肛管吻合(IPAA),被外科医生作为难治性 UC 患者的一项治疗选择。IPAA 的优点是彻底切除了病变,保住了肛门,贮袋功能可以减少排便次数,生活质量明显提高,患者很容易接受。IPAA 是目前比较理想的手术方式,但操作比较复杂,仍有并发症发生,包括小肠梗阻、贮袋炎、吻合口狭窄、贮袋瘘、重度盆腔感染、出血、吻合口开裂。远期并发症是贮袋炎,患者常出现腹泻、腹部痉挛和直肠出血,它是一种非特异性炎症,有内镜和组织学的炎症表现,其病因和 IBD 一样尚不清楚。

## 六、出血

出血是暴发性 UC 和重症 UC 的常见临床表现,也是暴发性 CD 的重要并发症。UC 合并大出血占 1.1%～4.0%,出血的原因为广泛溃疡引起弥漫性出血、溃疡累及血管破裂出血,此外低凝血酶原血症也是重要的原因。因大出血手术的病例并不常见,大多经过激素、输血等治疗后病情缓解。出血量达到或超过每日 2u,并持续 2～3d 的病人需要手术治疗。国内文献报道 13 例重症溃疡性结肠炎行 IPAA 手术的患者中,3 例是反复出血的患者,经过内科系统治疗无效,需要反复输血者选择手术。大出血的病人在术前应做乙状结肠镜检查,排除可在内镜下行局部止血的直肠出血,另外了解直肠有无病变,以决定手术是做全结肠切除还是次全结肠切除。

## 七、穿孔

UC 发生穿孔少见,发生率 1.8% 左右,是中毒性巨结肠最严重的并发症,重度甚至中度 UC 均可由于肠道炎症播散至肠壁造成穿孔。结肠镜和钡灌肠在检查过程增高了肠腔内的压力,使得透壁溃疡处发生穿孔的几率增高。

当穿孔发生时患者出现腹胀、腹痛加剧,局部或弥漫性腹部压痛反跳痛、肌紧张,肝浊音界消失,伴有发热、心动过速和白细胞升高,提示有穿孔发生。但在大剂量使用激素的患者,腹部体征可能被掩盖,要根据全身情况来判断。拍腹部立卧位平片显示膈下游离气体可确诊。一旦诊断穿孔应立即手术探查,切除病变肠段,如果忽视了穿孔的发生继续药物治疗,死亡率高达 80%,即使实施了急诊手术死亡率仍高达 50%。

(胡先平)

# 第十五节 功能性肠病

## 一、肠易激综合征

### (一)概述

肠易激综合征(IBS)是一种以肠道功能紊乱为特征的慢性疾病,临床表现复杂、呈多样性、常以结肠症状为主,也可伴有其他消化道症状或躯体症状。据流行病学调查,IBS 症状人群的总体患病率多在 5%～25% 之间,门诊就诊率约 30%,严重影响生活质量。

### （二）诊断

1.临床表现

（1）腹痛或腹部不适感:疼痛性质多样,可为隐痛、胀痛、灼痛及痉挛样疼痛。程度各异,轻者仅为轻微不适,重者甚至影响正常生活。疼痛部位多位于左下腹部,或为全腹疼痛。多伴有腹胀。起病缓慢,间歇性发作,不具特异性,症状的出现或加重常与精神心理因素或应激状态有关,白天明显,排便常发生于早餐后,睡眠中极少出现。

（2）排便异常:排便次数每日多于 3 次或每周少于 3 次。性状为稀便、水样便或干硬便,可伴黏液,排便费力或不尽感,但无血便,也可表现为秘泻交替。

（3）肠外症状:可有上消化道症状如烧心、早饱、恶心、呕吐、嗳气等,也可有其他消化系统症状如疲乏、背痛、心悸、呼吸不畅感、尿频、尿急、性功能障碍等。

2.实验室检查　各种临床检查的目的主要在于排除肠道器质性病变。

（1）血常规(包括红细胞和白细胞计数、白红蛋白量、白细胞分类)和红细胞沉降率:均应在正常范围内。

（2）粪便检查:可见到黏液,但不应有较多的红、白细胞,隐血试验应为阴性,也无致病菌、溶组织阿米巴滋养体和包囊、其他肠原虫、血吸虫卵等。

（3）X 射线检查:口服钡餐示钡剂迅速充盈小肠和结肠,钡剂经小肠时间显著缩短,此点颇为突出。钡剂灌肠 X 射线检查示结肠充盈迅速、结肠腔普遍变细呈索条状(索状征),或节段性变细,或袋形增多和加深,特别以在横结肠为突出和典型;结肠形态可有变化,甚至和变细的肠段交替出现某些肠段袋形消失或轻度扩张,但从无黏膜破坏、溃疡、固定狭窄、充盈缺损等征象。在进行 X 射线检查前,宜用温盐水作清洁灌肠,因为用皂水或寒冷液体灌肠均能引起结肠痉挛和类似本病的 X 射线图像。口服导泻剂也将影响检查结果。

（4）纤维结肠镜检查:常由于结肠的强烈收缩,器械不易进入满意的深度,此时病人常诉说有左下腹痛。所见肠膜可有轻度充血水肿和过度黏液分泌,但无出血、黏膜脆弱易碎、颗粒状息肉、溃疡等,黏膜活检正常。

此外,肠道消化和吸收功能试验、钡餐检查上中消化道等一般不作为本病的常规检查,但可在鉴别诊断中选用。

3.诊断标准

（1）罗马Ⅲ诊断标准:反复发作的腹痛或不适,最近 3 个月中每月至少发作 3 天,并伴有 2 个或更多的症状:①排便后腹痛或不适症状改善(不适是指非疼痛性质的不舒服感觉。诊断时以上症状出现至少 6 个月以上);②发作伴有排便频率的改变;③发作伴有粪便性状的改变。以下症状并非诊断所必需,但支持 IBS 的诊断:①排便频率异常:每周少于 3 次或每天多于 3 次;②粪便性状异常:硬粪、糊样粪或水样粪;③排便费力;④排便急迫感、不尽感;⑤排出黏液;⑥腹胀。

（2）罗马Ⅲ分型:罗马Ⅲ诊断标准提出根据粪便的性状进行分型。在没有使用泻剂和止泻剂的情况下,可应用 Bristol 粪便性状量表,判断粪便性状。1 型:硬块状便为坚果状(不易排出)。2 型:腊肠状但成块。3 型:腊肠状但表面有裂缝。4 型:腊肠状平滑软便。5 型:有明确边界的软团状物(易于排出)。6 型:整齐边界的松散片状物,糊状便或水样便。7 型:没有固体成分,完全是液体。1 型和 2 型判断为便秘,6 型和 7 型判断为腹泻。IBS 的分型包括 IBS 腹泻型、IBS 便秘型、IBS 混合型和 IBS 不定型。

### （三）鉴别诊断

首先应排除肠道器质性疾病,如细菌性痢疾、炎症性肠病、结肠癌、结肠息肉病、结肠憩室、小肠吸收不良。其次必须排除全身性疾病所致的肠道表现,如胃及十二指肠溃疡、胆道及胰腺疾病、甲亢、妇科病(尤其是盆腔炎)及慢性铅中毒等。

1.结肠癌:结肠癌的主要症状为腹痛、腹泻,特别是直肠癌常伴有里急后重或排便不畅等,这些症状与肠易激综合征很相似。但结肠癌常伴有便血,后期恶性消耗症状明显。肛门指检及肠道内镜检查有助诊断。

2.以腹泻为主者,其主诉常为便次增加,稀或水样便及排便急迫感;主要应与炎性肠病、显微镜下结肠炎、肠道感染、结肠憩室、乳糖不耐受、慢性胰腺炎、吸收不良综合征相鉴别,这些疾病病程的某一阶段,其临床表现与IBS有相似之处。

3.对于腹痛位于上腹部或右上腹、餐后疼痛明显的患者,应与胆系和胰腺疾病相鉴别。

4.对于便秘为主的患者,其主诉常为大便次数减少,粪便坚硬及排便不尽感等;应与药物不良反应所致的便秘、习惯性便秘及结直肠器质性疾病所致便秘鉴别。

5.甲状腺疾病、糖尿病、内分泌肿瘤等,应通过相应的实验室检查与IBS予以鉴别。

### (四)治疗

1.心理治疗　心理治疗包括心理疗法(动力性心理疗法、心理动力性人际关系疗法)、认知行为治疗(CBT)、催眠疗法。心理治疗可改善IBS的总体症状,不同的心理治疗可能对疼痛、腹泻、便秘或改善生活质量有一定的效果,心理治疗后IBS症状持续的风险降低。当病人对药物治疗12个月无效,并表现为症状持续存在时(称为顽固性IBS)可考虑采用心理治疗。

2.饮食治疗　规律饮食、按时进餐;避免漏餐或延时进餐;每天至少饮水8杯,强调普通水或其他非咖啡饲料,如茶;减少摄入酒精和含气饮料;限制摄入高纤维食品(如粗面粉、面包、麦麸和糙米);减少摄入抗酶解淀粉(见于加工食品或熟食);限制新鲜水果摄入,每天不超过240g;腹泻病人避免摄入山梨醇(一种常见于无糖或减肥产品中的人工甜味剂);腹胀症状者可食用燕麦和大风子等。

3.西药治疗　在饮食和生活方式指导的同时,应根据症状的性质和严重程度,考虑症状的个体化药物治疗。IBS病人的药物治疗主要是根据病人症状来选择药物,并尽量做到个体化。目标是减轻或缓解症状、保持粪便为成形软便。

(1)解痉剂:可作为IBS的一线用药,包括钙离子通道阻滞剂,适用于治疗腹泻为主型或痉挛性便秘的IBS病人,常用的有匹维溴胺;多离子通道调节剂适用于混合型IBS病人,如马来酸曲美布汀;抗胆碱能药如阿托品片。

(2)促动力药:适用于腹胀,胀气和慢通过型便秘的IBS病人,西沙必利和莫沙必利,替加色罗,均能促进结肠运动,治疗便秘。

(3)胃肠微生态制剂:可调整肠道内菌群失调,以及消化酶制剂如泌特,可高效促进胆汁分泌,有效补充多种消化酶,迅速消除腹胀症状,对伴有肠鸣及腹泻腹痛的老年IBS患者尤其疗效显著。

(4)抗抑郁药:三环类抗抑郁药(TCA)和选择性5-羟色胺再摄取抑制剂(SSRIs)可作为轻泻剂、解痉剂或洛哌丁胺无效IBS病人的二线用药。TCA和SSRIs可改善伴抑郁的顽固性IBS病人的总体症状,TCA可改善疼痛和腹胀症状,可能改善排便习惯。在IBS病人长期维持治疗中,低剂量TCA和SSRIs(曲米帕明、阿米替林、多虑平、帕罗西汀、氟西汀)具有良好的费用效益优势,即使病人没有抑郁症状也可选用此类药物,可能与其中枢镇痛作用有关。对于IBS病人,TCA作为镇痛剂,治疗从低剂量开始(相当于5~10mg阿米替林),每晚一次服,剂量可增加,但不超过30mg。SSRIs只有在TCA无效时才考虑使用。尽管低剂量TCA和SSRIs的副作用少见,在首次低剂量给药后4周后应随访,以后每6~12个月随访。

## 二、功能性腹胀

### (一)概述

功能性腹胀包括一组肠功能紊乱症状,主要是感觉腹胀或胀气,且不符合其他功能性胃肠病的诊断标准,排除了器质性疾病所致,患者可表现为腹鸣、排气过多及明显的腹部膨隆。本病通常晨起消失,晚上逐渐加重,常呈阵发性。可能与摄入某些特定食物有关。从生理角度看,胀气及腹部膨隆包含运动及感觉功能的紊乱,也可能是气体产生增加或肠内容物排空延迟的结果。在美国,5430 名被调查者中有 30.7% 符合功能性腹胀的罗马标准。

### (二)诊断

1.临床表现　胀气、饱满或腹部膨隆是本病的主要特征,大多数患者无法明确胀气的部位,腹胀通常晨起时较轻或无,但有白天不断加重的趋势。胀气时患者感觉需要松开衣服。一些胀气与摄入特定食物有关。

2.诊断标准　在排除引起腹胀的器质性疾病和其他功能性胃肠病后方可诊断。依据罗马Ⅲ功能性腹胀诊断标准,必须包括以下 2 条:①3 个月内每月至少有 3 天反复出现腹胀感或肉眼所见的腹部膨胀;②没有足够的证据诊断功能性消化不良(FD),肠易激综合征(IBS)或其他功能性胃肠病。诊断前症状出现至少 6 个月,近 3 个月满足以上标准。

### (三)治疗

1.消除胃肠胀气　可应用二甲硅油以改变肠腔内气泡弹性,抑制气泡聚积。活性炭可减少呼气的氢气及减轻由糖类吸收不良的症状。二甲硅油片 50mg,3～4/d,餐前和临睡前嚼碎服。

2.促进胃肠动力药　常用的促动力剂包括多巴胺受体拮抗药、5-HT$_4$ 受体激动药及多离子通道调节剂等。多巴胺受体拮抗药常用药物有甲氧氯普胺 5～10mg,3/d,饭前半小时服;多潘立酮 10mg,3/d,饭前半小时服;伊托必利 50mg,3/d 口服。甲氧氯普胺可阻断延髓催吐化学敏感区的多巴胺受体而具有强大的中枢镇吐作用,还可以增加胃肠道平滑肌对乙酰胆碱的敏感性,从而促进胃运动功能,提高静止状态时胃肠道括约肌的张力,增加食管下端括约肌张力,防止胃内容物反流,增强胃和食管的蠕动,促进胃排空以及幽门和十二指肠的扩张,加速食物通过。主要的不良反应见于中枢神经系统,如头晕、嗜睡、倦怠、泌乳等,用量过大时,会出现锥体外系反应,表现为肌肉震颤、斜颈、发音困难、共济失调等。多潘立酮为选择性外周多巴胺 D$_2$ 受体拮抗药,可增加食管下端括约肌的张力,增加胃运动,促进胃排空、止吐。不良反应轻,不引起锥体外系症状,偶有流涎、惊厥、平衡失调、泌乳现象。伊托必利通过拮抗多巴胺 D$_2$ 受体和抑制乙酰胆碱酯酶活性起作用,增加胃的内源性乙酰胆碱,促进胃排空。5-HT$_4$ 受体激动药常用药物为莫沙必利 5mg,3/d 口服。莫沙必利选择性作用于上消化道,促进胃排空,目前未见心脏严重不良反应的报道,但对 5-HT$_4$ 受体激动药的心血管不良反应仍应引起重视。多离子通道调节剂药物为马来酸曲美布汀,常用量 100～200mg,3/d 口服。该药对消化道运动的兴奋和抑制具有双向调节作用,不良反应轻微。

3.抗焦虑抑郁药　伴有心理障碍者可给予抗精神类药物,如氟哌噻吨美利曲辛,每次 1 片,1～2/d 口服。失眠者可加服阿普唑仑 0.4mg,每晚一次口服。

## 三、功能性便秘

### (一)概述

功能性便秘是指表现为持续排便困难、排便次数减少或排便不尽感的肠道功能性疾病。根据排便困难发生部位和动力学特点,分为 3 型:慢传输型、出口梗阻型和混合型。功能性便秘病因复杂,症状容易反复出现,是临床常见多发、多因素疾病。便秘的发生率和严重程度随年龄的增加而增长,已成为许多消化系统疾病、心脑血管疾病的重要诱发因素,严重影响人们的身心健康,降低人们的生活质量,因此对便秘的积极治疗具有重要的意义。

### (二)诊断

**1.临床表现**

(1)便次减少:排便每周少于 3 次,严重者长达 2~4 周才排便一次。

(2)排便困难:有的患者排便可多次,但排便困难较突出,排便时间每次可长达 30 分钟以上。

(3)粪便干结:粪硬如羊粪,且量很少。

**2.辅助检查**

(1)肛门直肠指检:了解肛门直肠有无器质性疾病,了解粪便嵌塞及肛门括约肌的功能状况。

(2)实验室检查:包括血常规、大便常规及潜血试验,以及有关生化、血糖、必要时包括免疫等检查。

(3)内镜或钡灌肠:对可疑肛门、直肠病变者,直肠镜或结肠镜检查,或钡剂灌肠、CT 结肠成像等,内镜能直视观察肠道,影像学可显示有无结构变异及病变。

(4)胃肠传输试验:常用不透 X 线标志物,随进餐吞服 20 个标志物,相隔一定时间后(例如在服标志物后 24 小时、48 小时、72 小时)拍摄腹平片一张,计算排出率。正常情况下服标志物后 48~72 小时,大部分标志物已排出。根据腹平片上标志物的分布,有助于评估便秘是慢传输型或出口梗阻型。

(5)肛门直肠测压:检测肛门括约肌静息压、肛门外括约肌的收缩压和用力排时的松弛压、直肠内注气后有无肛门直肠抑制反射出现,还可以测定直肠的感知功能和直肠壁的功能障碍。

(6)其他检查:如结肠压力检测、气球排出试验、排粪造影、阴部神经潜伏期测定、肛门超声内镜检查则提供有关便秘的病理生理信息,以便指导内外科治疗。

**3.诊断标准**　排除器质性疾病导致的便秘后采用罗马Ⅲ诊断标准:诊断前症状出现至少 6 个月中,近 3 个月症状有以下特点:

(1)符合以下两点或两点以上:①至少 25% 的排便有努挣;②至少 25% 的排便为硬粪块;③至少 25% 的排便有不完全排空感;④至少 25% 的排便有肛门直肠阻塞感;⑤至少 25% 的排便需手助排便(如手指排便、支托盆底);⑥每周排便少于 3 次。

(2)不用泻药软粪便少见。

(3)不符合 IBS 的诊断标准。

### (三)鉴别诊断

**1.过长结肠、先天性巨结肠症**　患者通常年幼开始就有顽固性便秘。

**2.结肠癌**　对中年以上的病人,排便习惯一向规律,逐渐发生顽固性便秘时,则必须给以及时和彻底的检查,以除外结肠癌。

### (四)治疗

便秘的治疗是根据便秘的轻重、病因和类型进行综合治疗,回复正常的排便习惯和排便生理。

**1.心理疗法**　加强排便的生理教育,坚持良好的排便习惯。

**2.饮食疗法**　建立合理的饮食习惯,嘱病人多进食富含膳食纤维的食物。膳食纤维分为可溶性纤维素和不可溶性纤维素,可溶性纤维素在肠道内发酵增加细菌数量;不可溶性纤维素具有亲水性,能进一步增加粪便容积,刺激肠蠕动,有利于产生便意和排便反射。如粗制面粉、粗制大米、玉米粉、芹菜、韭菜、菠菜及水果等。还要适当增加饮水量,保证肠腔内有足够的水分使大便软化。

3.适当运动 合理增加运动,可促进肠供血及结肠蠕动有助于排便。

4.西药治疗

(1)通便药:选择药物应以毒副作用少,药物依赖性小为原则。

1)膨胀性泻剂:有欧车前亲水胶、魔芋、琼脂等。通过在肠道内吸收水分,增加肠道容积,引起缓和的通便作用。这些药物多来源于植物,作用类似膳食纤维,副作用较小。但对严重的慢传输型便秘患者,应逐渐加量。

2)渗透性泻剂:有聚乙二醇3350(默维可)、聚乙二醇4000(福松)、乳果糖(杜秘克)等。聚乙二醇不能被肠道内的细菌分解,且能吸附水分,增加粪便内液体含量,使粪便软化,易于排出,但粪便量无明显增加。整个过程不影响水、电解质的吸收,几乎无副作用。乳果糖在肠道内被细菌分解为乳酸和醋酸,增加粪便的酸性和渗透压,使粪便容量增大,刺激肠道蠕动,产生缓慢的导泻作用,并有利于氨和其他含氮物质排出,同时还能促进生理性细菌的生长。乳果糖特别适用于便秘伴肝功能失代偿患者,可以预防和治疗肝性脑病。

3)容积性泻药:硫酸镁、硫酸钠(芒硝)、磷酸镁、枸橼酸镁等。因含不吸收的阳离子和阴离子,可提高渗透压,增加肠内水分含量,促进排便。镁离子还可刺激胆囊收缩素的释放,促进小肠和大肠运动,缩短粪便通过时间。常用于结肠检查前的肠道准备或中毒后导泻。镁盐慎用于消化道出血及消化性溃疡患者,以免增加吸收,引起中毒;肾功能不全的便秘患者也应慎用。

4)润滑性泻剂:包括石蜡油和多库酯多醛等。能软化粪便,主要应用于有硬便的患者。因石蜡油会影响脂溶性维生素以及钙、磷的吸收,故应餐间服用,长期使用还应注意补充维生素 A、维生素 D、维生素 K和钙、磷。

5)刺激性泻剂:主要有番泻叶、酚酞(果导片)、希波鼠李皮、蓖麻油、比沙可啶(便塞停)等。这类药物能刺激肠道蠕动和分泌,同时增加水、电解质的交换,引起稀便。主要用于结肠检查前的肠道准备。

(2)促动力剂:主要为5-羟色胺4(5-HT₄)受体激动剂。其中包括苯甲酰胺类、苯并咪唑类和吲哚烷基胺类。苯甲酰胺类5-HT₄受体激动剂有西沙必利(普瑞博斯)、莫沙必利等。西沙必利和莫沙必利为非选择性5-HT₄受体激动剂,主要刺激肠肌间神经元,促进胃肠平滑肌蠕动,同时作用于胃肠器官壁内肌神经丛神经节后末梢,促进乙酰胆碱的释放和增强胆碱能作用。西沙必利还具有增加肛管括约肌的正性促动力作用效应和促进肛管自发性松弛的作用。

(3)微生态制剂:常用药品有培菲康、丽珠肠乐、乐腹康、金双歧、普乐拜尔、妈咪爱、贝飞达、聚克、促菌生、乳酶生、整肠生等。口服微生态制剂可以补充大量的生理性细菌,纠正便秘时的菌群改变,促进食物的消化、吸收和利用;这些生理性细菌定植后可产生有机酸促进肠壁蠕动,同时抑制腐败菌生长,减少体内腐败菌产生的胺酚、吲哚类代谢产物堆积和吸收,防治肠麻痹。

# 四、功能性腹泻

## (一)概述

功能性腹泻是指每年至少12周内有延续或非延续出现稀便或水样变,症状发生至少大于75%的时间,但患者无腹痛症状。发病率性别之间差异有显著性,男性多于女性。在中青年组41~50岁年龄段达到高峰,与此年龄段工作繁重及社会压力有关。同时还发现心理异常率为9.1%,功能性腹泻合并心理异常 15.2%,显著高于非功能性腹泻。社会因素调查表明,经历应激性生活事件,饮食生活习惯不良,工作压力大,失眠,对收入环境不满等因素均可增加发生率。目前,该病发病机制尚不清楚,可能与胃肠动力失衡,内脏敏感性增加、自主神经功能紊乱、胃肠激素分泌异常等多种因素有关。情绪上的应激变化,可通过大脑边缘系统和下丘脑,使自主神经功能发生改变,通过内分泌免疫功系统和神经递质的中介作用,引起胃肠功能失调,并可影响内脏感觉和知觉。目前临床上尚无理想的治疗药物。

### (二)诊断

功能性腹泻的诊断,按照罗马Ⅲ诊断标准指出至少 75% 的时间内大便为不伴有腹痛的松散(糊状)便或水样便,诊断前症状出现至少 6 个月,近 3 个月满足诊断标准。

### (三)治疗

功能性腹泻的治疗主要是对症处理。要尽量解除精神压力,解除对疾病的顾虑。如果精神过于紧张、焦虑,可使用小剂量安定剂,以改善紧张、焦虑症状,使精神放松。患者应注意饮食,频繁腹泻发作者应减少纤维素含量过多的食物,以免加重腹泻。本病缺乏有特效作用的药物。有些医师给予患者钙通道阻断剂、β受体阻滞剂或苯乙呱丁、苯乙派胺等,但尚缺乏有说服力的肯定疗效。中药可有较好效果,重在辨证施治。

1.纠正水、电解质平衡紊乱　有脱水者应补充液体,轻症用口服补液,病情较重者应静脉补液。根据脱水的性质和血清电解质状况补充氯化钠、氯化钾。有酸碱平衡紊乱者亦应及时纠正。

2.纠正营养失衡　根据病情可以补充维生素、氨基酸、脂肪乳剂等营养物质。有缺铁、缺钙者亦应及时补充。

3.黏膜保护剂　硫糖铝、思密达等有黏膜保护作用,可口服亦可灌肠。

4.微生态制剂　可以调节肠道菌群,用于急、慢性腹泻。常用制剂有粪链球菌、嗜酸乳酸杆菌、双歧杆菌、酪酸菌、地衣芽孢杆菌等。

5.止泻剂　有活性炭、氢氧化铝凝胶、可待因、复方地芬诺醋、洛哌丁胺次水杨酸铋等。还可以应用钙离子拮抗剂、可乐定及吲哚美辛。

(邵长利)

# 第十六节　吸收不良综合征

## 一、概述

吸收不良综合征是指各种原因使肠腔内营养素吸收障碍而引起的临床症候群。消化不良是指食物中大分子营养素未能被完全水解成可吸收性小分子而引起的症状。两者在病理生理学上为不同的概念,但两者所致的症状难以区分。因此,临床上所指吸收不良综合征,往往是两者的统称。吸收不良既可是多种营养物质消化或吸收不良,也可能选择性地仅发生少数或某种营养素为主的消化或吸收不良。因此,临床症状常呈多样化表现的特点,其中脂肪吸收不良及所致腹泻的症状最为突出,临床上往往即以脂肪泻来泛指吸收不良综合征,显然并不确切。

# 二、病因学与发病机制

食物中的脂肪(三酰甘油)、蛋白质与糖类等营养素的消化过程(水解并使具可溶性)主要在肠腔内胰液与胆汁的作用下完成,称为肠腔相。继之,糖类与肽的终末水解及脂肪的加工和包装,均在肠黏膜刷状缘内进行,称为黏膜相。最后,营养素从肠细胞吸收并输出进入血液或淋巴循环,称为清除或转运相。吸收不良综合征可按此归纳为以下两大类。

## (一)影响肠腔相与黏膜相的病因

### 1.水解不完全

(1)脂肪水解:①先由胃脂肪酶开始,但②胰酶作用更重要,及③胰酯酶活性为 pH 依赖性。因此,任何损伤胰酯酶与辅酯酶分泌及降低胃肠道内 pH 的疾病(如佐林格埃利森综合征,Zollinger-Ellison Syndrome,即胃泌素瘤或 G 细胞增生)或胃切除术后,均可致脂肪吸收不良。

(2)蛋白质水解:①先由胃蛋白酶开始,受胃内 pH 及胃排空等因素影响。但胃内无酸状态或胃切除术后,很少发生明显的蛋白质吸收不良。②胰蛋白酶(内肽酶与外肽酶)对蛋白质水解具有重要作用。因此,进展期胰外分泌功能不全时,常可发生蛋白质吸收不良,对身体肌肉及体重可有较明显的影响,但对低蛋白血症引起浮肿的影响较小。

(3)淀粉酶分泌在胰外分泌功能不全时,一般仍保持良好,而且唾液淀粉酶分泌仍正常,不致发生糖类吸收不良。但在胃传递时间过快时,如甲状腺功能亢进症或胃肠吻合术后,酶发挥作用的时间不足以来完成肠腔内糖类消化,使部分消化的或未被消化的糖类在结肠内被细菌发酵,释放出短链脂肪酸、二氧化碳和氢气。

### 2.溶解过程受损

(1)混合件微胶粒:形成必须有胆盐的参与,是脂肪吸收的必要条件。在胆盐合成、分泌、作用方式及其肠肝循环过程中,任一环节被阻断,如各种原因所致胆汁淤滞性黄疸及胆道梗阻时,进入十二指肠的胆盐减少,均可致脂肪吸收不良。脂肪泻轻重与黄疸程度成比例(较少与胰腺功能不全成比例)。肝实质严重病变使肝内胆盐合成减少,但无黄疸时,发生脂肪泻者并不常见。

(2)胆盐活性因肠腔内因素受损:①细菌过度生长致胆盐脱结合及脱羟基;②佐林格-埃利森综合征时因溶解度及 pH 降低,使胆盐发生沉淀;③肠内药物作用,如新霉素可降低隐窝细胞复制及沉淀胆盐;考来烯胺可结合胆盐,使胆盐可利用性丧失;④胃手术后,胆盐与食糜不能同步混合;⑤末端回肠功能失常(病变或切除),胆盐肠肝循环被阻断,使胆盐池减少。初级胆酸进入结肠经细菌脱羟作用,可诱导结肠黏膜分泌水和电解质产生水样腹泻。

(3)微胶粒形成受损时出现脂肪泻与脂溶性维生素缺乏为主的临床表现,而糖类与蛋白质吸收不受影响。

### 3.影响黏膜相的病因

(1)弥漫性黏膜病变或缺失

1)广泛的胃肠切除术或弥漫性小肠疾病最为常见。膳食中各种营养成分均可能发生吸收不良。症状轻重取决于残留小肠的适应性与功能性肥厚能力。空肠切除后,回肠的形态与功能可发生适应性改变,传递时间减慢,特异性的回肠功能仍被保留,使发生吸收不良的程度较轻,可无明显临床表现。相反,回肠切除后,空肠发生适应性改变并不充分;局限性末端回肠切除后,如果胆盐吸收明显受损,可产生结肠分泌性腹泻。切除回盲瓣可加重腹泻。如果回肠切除范围更广泛,则胆盐池可减少,微胶粒形成受损,使脂肪泻明显加重。

2)损伤肠黏膜上皮转运的疾病包括麸质过敏所致的乳糜泻、热带性腹泻-吸收不良综合征、胶原性口炎性腹泻、克罗恩病、放射性肠炎、Whipple病、肠道感染性疾病、肠道寄生虫、艾滋病(AIDS)肠病、淀粉样变、结节病、肥大细胞增多症及嗜酸细胞性胃肠炎等。

3)多种药物,如新霉素、泻剂、双胍类药与秋水仙碱、甲氨蝶呤、非类固醇抗炎药等,均可干扰营养素上皮内转运。

4)胆囊收缩素(CCK)释放受损所致胆胰分泌减少、肠上皮刷状缘双糖酶活性及上皮内脂质与肽加工过程受损,以及肠血管及淋巴运输功能改变等,均可导致肠道传输时间改变。

(2)肠细胞缺陷、刷状缘膜水解酶活性受损:糖类与淀粉在肠腔内被消化成低聚糖后,必须被刷状缘膜内高度特异性酶水解成单糖后,才能通过黏膜上皮进入血液。水解酶活性受损时,未被完全消化的不可吸收性糖类直接进入结肠,由细菌代谢产生短链脂肪酸,超过结肠的吸收能力,增高肠腔内渗透压,产生肠胀气、肠鸣及腹泻。蛋白质在肠腔内水解成寡肽(含 2～6 个氨基酸)后,也需要小肠黏膜细胞刷状缘膜及细胞液中的寡肽酶(氨基肽酶及二肽酶)的作用,最后水解成氨基酸。临床上有常见的乳糖酶缺乏症、不常见的低聚糖酶缺乏症及先天性缺陷,如蔗糖-异麦芽糖酶缺乏(进食蔗糖、糊精或淀粉后水泻)与海藻糖酶缺乏(摄食蘑菇后出现腹痛、腹泻及胀气等)。此外,尚有遗传性缺陷所致葡萄糖-半乳糖吸收不良症、氨基酸转运缺陷、无 β 脂蛋白血症、家族性低脂蛋白血症与乳糜微粒潴留病等。

### (二)影响已被消化的营养素转运(清除相)过程的病因

1.淋巴管梗阻　可阻碍乳糜微粒与脂蛋白的吸收,导致脂肪吸收不良与蛋白丢失性肠病。后者可致低蛋白血症水肿。淋巴管梗阻也可导致乳糜性腹泻。原发性肠淋巴管扩张症系显性先天性连接不正,可导致乳糜管与黏膜下淋巴管引流障碍。病变淋巴管明显扩张并破裂,而将淋巴管内容释放入肠腔内。继发性肠淋巴管扩张症可继发于多种恶性肿瘤及浸润性疾病,阻断肠系膜淋巴管、乳糜池或胸导管,这些疾病的鉴别诊断一般均较困难。

2.血管功能不全　继发于炎症性疾病或更常见的全身性动脉粥样化时的小肠血管功能不全可导致吸收不良。

### (三)吸收不良综合征病因小结

吸收不良综合征的病因繁多,通常按病因及发病机制分为下列几类。

1.原发性吸收不良综合征　系小肠黏膜(吸收细胞)有某种缺陷或异常,影响营养物质经黏膜上皮细胞吸收、转运,包括乳糜泻和热带口炎性乳糜泻等。

2.继发性吸收不良综合征

(1)消化不良

1)胰酶缺乏:如慢性胰腺炎、胰腺癌、胰腺纤维囊肿、胰腺结石、原发性胰腺萎缩等。

2)胆盐缺乏:如肝实质弥漫性损害、胆道梗阻、胆汁性肝硬化、肝内胆汁淤积症、回肠切除、肠内细菌过度繁殖(肠污染综合征),

3)肠黏膜酶缺乏:如先天性乳糖酶缺乏症。

(2)吸收不良

1)小肠吸收面积不足:如小肠切除过多(短肠综合征)、胃结肠瘘、不适当的胃肠吻合术及空肠结肠瘘等。

2)小肠黏膜病变:如小肠炎症,包括感染性、放射性、药物性(新霉素、秋水仙碱)等;寄生虫病,如贾第虫病、园线虫病等。

3)肠壁浸润病变:如淋巴瘤、结核病、克罗恩病、Whipple 病等。

4)小肠运动障碍:动力过速,如甲状腺功能亢进等,影响小肠吸收时间;动力过缓,如假性小肠梗阻、系统性硬皮病,可导致小肠细菌过度生长。

5)淋巴、血流障碍:如淋巴发育不良、淋巴管梗阻(外伤、肿瘤、结核等)、血液循环障碍(门脉高压症、充血性心力衰竭)。

## 三、临床表现

吸收不良所致症状如下。

1.腹泻及其他胃肠道症状　腹泻是最主要的症状,也最具特征性,即不但排便次数增多(3～4 次/日或更多),且粪量多、不成形、色淡,有油脂样光泽感或泡沫及恶臭,被称为"脂肪泻"。如见到典型的麦片粥样粪便时,即可明确为脂肪泻。也有水样泻,少数轻症或不典型患者可无腹泻。常伴有腹胀、腹鸣及腹部不适等,但很少有腹痛。部分患者可有食欲不振及恶心与呕吐。

2.蛋白质-热卡营养不良症状　腹泻导致蛋白质丢失及热能供应不足,患者可渐感乏力,出现体重减轻、消瘦、贫血、下肢可凹性水肿及低蛋白血症等。严重者可呈恶病质状。

3.维生素与矿物质缺乏症状

(1)贫血:与铁、叶酸或维生素 $B_{12}$ 吸收不良有关。

(2)出血倾向:可见瘀斑,甚至黑粪或血尿,系维生素 K 吸收不良和低凝血酶原血症所致。热带性脂肪泻可见到巨幼细胞性贫血,有时可见到血小板减少,严重者可出现视网膜出血。

(3)手足搐搦和骨质脱钙:与长期维生素 D、钙和镁吸收不良有关,但并不常见。骨质疏松、骨质软化及骨痛等也可见于某些病例。

(4)肾结石:与草酸吸收过多(胆盐与未吸收的脂肪形成钙皂,而影响草酸盐沉淀从大便排出)有关。

(5)维生素 B 族吸收不良可出现舌炎、口角炎、周围神经炎等;钾离子补充不足可加重无力、软弱、生理性少尿、夜尿等。夜盲、皮肤粗糙与过度老化均与维生素 A 缺乏有关。

继发性吸收不良综合征患者除上述症状外,还具有原发病的表现。

## 四、吸收不良综合征的检查

### (一)肠吸收功能的检测

1.脂肪吸收不良

(1)粪脂排泄试验:仅适用于脂肪吸收不良明显、粪脂排泄明显高的患者。正常情况下,每日摄入脂肪衡定在 50～100g(即使膳食脂肪负荷量加倍达 150～200g)时,每 24 小时粪脂量不超过 20mmol 脂肪酸(6.0g)。由于粪脂定量测定诸多操作及技术困难,以及对病因缺乏鉴别诊断价值,现已不常用。

(2)$^{14}$C-甘油三酸酯呼气试验:甘油三酸酯生理上可被胰脂肪酶水解、吸收并释放出 $CO_2$。因此,在摄入 $^{14}$C-三油酸甘油后,测定呼气中放射性标记的 $CO_2$ 即可确定脂肪吸收情况。长链三酰甘油水解需要胰脂肪酶及胆盐的存在;长链脂肪酸水解不需胰酯酶,但需有胆盐的存在;中、短链脂肪酸则可由小肠吸收直接进入门静脉,不需要胰酯酶及胆盐的作用。因此,相继做上述脂肪酸标记有 $^{14}$C-呼气试验,可鉴别出胰源性、胆源性或肠源性吸收不良。但该试验临床实用性受很多因素影响,有待于寻找敏感性与特异性更佳的试验,以供临床应用。

2.糖类吸收不良 患者一般均有水样腹泻、粪便重量增加($>200g/d$),以及粪便酸化(细菌发酵未被吸收的糖类所致)等特点。因此,凡新鲜粪便标本 pH$<5.5$(采用 Clinitest 片剂或葡萄糖试纸测定)时具有高度提示诊断价值,但缺乏敏感性。

(1)口服耐受试验:可检测水解糖类特异性酶的缺乏,如小肠黏膜乳糖酶缺乏时,口服 50g 乳糖后,血液中葡萄糖(或半乳糖)浓度升高$<20mg/dl$(1.1mmol/L)。但敏感性欠佳,结论模糊,故多已被相应的呼气试验或直接的黏膜匀浆物测定所代替。

(2)乳糖/氢呼气试验:比口服耐受试验更简便、敏感,以及更具特异性,其原理是细菌发酵结肠内因小肠黏膜乳糖酶缺乏而未被消化与吸收的乳糖产生的氢气,经肺呼出后收集测定之。摄入 25g 乳糖溶液后,终末呼气中有一次氢气含量升高 20ppm 以上,即提示乳糖吸收不良。需排除细菌过度生长(可产生假阳性)及结肠内细菌为"不产生氢气"的菌株(可产生假阴性)。在摄入一定量乳糖后,测定尿中半乳糖排出量也是评估乳糖消化与吸收的一种方法。联合应用 $H_2$ 及 $^{13}C$-乳糖呼气试验,可进一步提高灵敏性及特异性。

(3)D-木糖试验:可用来评估近端小肠的吸收能力。D-木糖是一种戊糖单糖,在主要经空肠吸收的 50%木糖中,约有一半被代谢,余下部分从尿排出。禁食一夜后,翌晨空腹摄入 25g D-木糖,并尽量多饮水,以保证有足够尿量(60ml/h)排出。然后,收集 5 小时尿液及口服 1 小时后静脉血,测定木糖含量。尿中排出木糖正常为 4.7~7.5g,如少于 4g(16%排泄量),以及血清 D-木糖浓度低于 20mg/dl(正常为 30mg/dl),表明小肠吸收功能障碍。国内资料认为,尿木糖$<4.5g$ 为不正常,$<3.0g$ 为肯定异常,3.0~4.5g 为可疑异常。尿液收集时间过短、患者呈脱水状态、充血性心力衰竭、肝肾功能不良,以及严重腹水时可出现假阳性结果,但这时血清木糖浓度正常。如果患者的胃排空时间延迟、门脉高压、腹水或服用阿司匹林、吲哚美辛、新霉素或格列吡嗪时,尿中木糖排出量及血浆浓度均下降。如果患者仅有轻度小肠黏膜功能受损,或主要为远端小肠功能障碍,则 D-木糖试验可仍正常。由于 D-木糖也可能被细菌所代谢,因此,小肠细菌过度生长时,其吸收减少。少数患者服木糖后可出现恶心、腹胀等不适症状。有方法介绍口服 5g 木糖后,尿中木糖$<1.0g$ 为异常(正常值为 1.17~2.65g,平均 $1.51g \pm 0.21g$,1.0~1.16g 为可疑异常)。核素(碳)标记木糖后,也可进行呼气试验测定之。

3.蛋白质吸收不良的检测 目前很难应用于临床,故一般少用。

4.$^{14}C$-甘氨胆酸呼气试验 正常人口服$^{14}C$-甘氨酸后,绝大部分的胆酸在末端回肠被吸收,进入胆盐的肠肝循环;仅很小部分进入结肠后,一部分由粪便排出,一部分被结肠细菌所代谢,产生$^{14}CO_2$。4 小时内$^{14}CO_2$ 排出量低于总量的 1%,24 小时粪便内排出$<8\%$。在胆盐肠肝循环被破坏时(末端回肠病变或切除术后),大量的甘氨胆酸未被吸收,而到达结肠,呼气中$^{14}CO_2$ 与粪便中$^{14}C$ 均增加,可达正常人的 10 倍。本试验敏感性高,不受饮食或肾功能的影响,但特异性欠佳,不易区别回肠病变或小肠细菌过度生长。$^{13}C$ 标记的方法则不具放射性,临床意义与$^{14}C$ 者相同。

5.Schilling 试验 检测维生素 $B_{12}$ 的吸收状况。试者禁食 12 小时,排空膀胱,口服 1.0mg $^{57}Co$-氰钴胺,2 小时后肌内注射非标记的维生素 $B_{12}$1000μg,使体内维生素 $B_{12}$ 库存饱和,收集 24 小时尿。正常时放射活性应大于摄入量的 8%,如$<8\%$表明维生素 $B_{12}$ 吸收不良。若试验同时加服内因子(猪制品)或胰酶,或甲硝唑 0.25g,3 次/天连用 4 天后,可改善试验结果,则可排除恶性贫血、胰腺外分泌功能不全或小肠细菌过度生长等病因,而最大可能则为末端回肠病变或手术切除所致维生素 $B_{12}$ 吸收不良。

### (二)其他检查

血液学检查(包括贫血或各种营养素血液水平测定等)、胃肠及腹部影像学检查及内镜(包括小肠镜及黏膜活检等)检查,可进一步对病因及解剖定位诊断提供重要线索。

1.X 线钡餐检查 X 线钡餐检查为正常所见时可考虑:①胰腺功能不良;②胆盐缺乏。

小肠扩张、黏膜正常或皱襞消失：①热带脂肪泻；②非热带脂肪泻；③肠梗阻；④硬皮病；⑤糖尿病；⑥特发性小肠假性梗阻；⑦内脏神经官能症。

X 线钡餐检查见皱襞规则，但增厚，见扩张或不扩张时，可考虑：①肠黏膜水肿；②淋巴管扩张；③淀粉样变性。

X 线钡餐检查见皱襞不规则或结节样增厚，伴或不伴扩张时，可考虑：①肉芽肿性疾病（克罗恩病、结核病、组织胞浆菌病）；②Whipple 病；③淋巴瘤；④Zollinger-Ellison 综合征；⑤寄生虫病；⑥异常球蛋白血症及淋巴组织增生；⑦淀粉样变性；⑧嗜酸细胞性胃肠病；⑨系统性红斑狼疮。

2.实验室检查

（1）粪脂肪检查

1）苏丹Ⅲ染色镜检：正常时粪中不出现脂肪滴。如＞10 滴/高倍视野，提示脂肪吸收不正常。

2）粪脂定量：正常＜6g/24 小时。＞6g/24 小时，可诊断吸收不良综合征。

（2）脂肪平衡试验：每日摄入试验餐，含脂肪 70g 以上，连续 6 天。收集后 72 小时（第 4～6 天）粪便测定脂肪含量，计算吸收率。

脂肪吸收率＝摄入脂肪（后 3 天）－粪脂（后 3 天）/（摄入脂肪）×100

正常值：＞95％，低于正常值提示脂肪吸收障碍。

（3）D-木糖吸收试验：D-木糖（D-Xylose）为一种戊糖，口服后不经消化酶分解且直接经空肠黏膜吸收，不在体内代谢，从肾排出。如肾功正常，测定尿内 D-木糖排出量可反映小肠吸收功能。

方法：空腹口服 D-木糖 5g，收集 5 小时尿，测定尿中 D-木糖量。正常值＞1.25g（25％），1.0～1.2g 为可疑，＜1.0g（20％）为异常。

（4）维生素 $B_{12}$ 吸收试验：此试验反映回肠吸收功能，先注射维生素 $B_{12}$ 1000μg，使体内量达到饱和，口服 $^{60}$Co 标记的维生素 $B_{12}$ 2μg，收集 48 小时尿，测定 $^{60}$Co 量。正常值＞8％～10％，2％～7％为中度吸收不良，＜2％为重度吸收不良。此试验多用于检查小肠细菌过度生长。

（5）BT-PABA 试验：苯甲酰-L-酪氨酸对氨苯甲酸（BT-PABA，又称胰功肽）口服后，在小肠经糜蛋白酶分解，游离的对氨苯甲酸易被小肠吸收，经肾排出，收集 6 小时尿测定其排出量，可反映胰腺外分泌功能，正常值为 55％～75％。

3.钡餐 X 线全消化道检查 钡餐 X 线全消化道检查可了解小肠分泌与运动功能及有关病变，如肠管扩张、狭窄、黏膜皱襞改变、憩室、瘘管等。

4.小肠黏膜活检 小肠黏膜活检可通过空肠镜检查或小肠黏膜活检器进行，钳取空肠黏膜组织检查，也可通过结肠镜逆行插入回肠末端取回肠黏膜组织检查，诊断价值很高。

## 五、临床上常见的消化与吸收不良性疾病

### （一）乳糜泻

乳糜泻又称非热带性脂肪泻、麸质敏感性肠病。本病在欧美国家不少见，但在我国罕见报道。病因是在某些具有未知遗传因素的病人，进食含谷醇溶蛋白（麦胶蛋白）的食物后，诱发小肠黏膜病变。内镜下见十二指肠、小肠黏膜次全或完全萎缩。病理组织学特征为绒毛完全失去正常结构而变平，隐窝加深并开口在平坦的黏膜表面，固有膜见大量浆细胞和淋巴细胞浸润。临床表现为慢性腹泻（典型病例呈脂肪泻）、体重下降及各种维生素缺乏的表现。病情轻重不一，轻者腹泻可不明显而仅表现为乏力、贫血、骨痛和不明原因的体重下降，容易漏诊。24 小时粪脂测定及 D-木糖吸收试验异常可确定有小肠吸收不良。小肠镜检

查及活检病理组织学可见上述特征性改变,结合无麸质饮食(不含麦类,可食米、玉米和大豆)后症状缓解(一般1~2周,少数较慢)可确诊。血清学检查:抗麦胶蛋白IgG特异性不高,如阳性应行小肠镜黏膜活检以排除本病;IgA肌肉膜抗体及组织转谷酰胺酶抗体的特异性很高,如阳性则可诊断本病,但仍需小肠黏膜活检以进一步确诊。

### (二)热带性腹泻-吸收不良综合征

本病除了特异性原因(感染、炎症或肿瘤)外,尚包括非特异性的热带性肠病及热带性口炎性腹泻。两者曾被认为是同一临床与病理本质的不同结局,但前者主要见于亚洲、非洲、中东、加勒比海及中南美洲等地的热带地区,病理见小肠绒毛变短,隐窝却呈增生性反应;后者分布有限,仅见于南亚、东南亚、加勒比海及更少地分布于中、南美洲,除肠病表现(绒毛缩短、隐窝加深及炎症细胞浸润等较重)外,更有慢性萎缩性胃炎变化。广谱抗生素(如四环素)可能有效。临床表现为慢性腹泻、体重下降、贫血和口炎等,巨细胞性贫血常见。X线钡剂、内镜及活检可见有病变,但缺乏特异性。病因可能与能产生毒素的大肠类菌污染小肠有关。广谱抗生素加口服叶酸及维生素$B_{12}$注射治疗反应良好,一般预后佳。治愈后移居温带不复发,但居住热带地区仍可复发。我国南方,包括香港可能有散发病例。

### (三)胶原性口炎性腹泻

本病极罕见,发病初期症状与活检发现均与乳糜泻相似,故易发生混淆。但本病剔除麸质膳食对改善症状无效。病程迁延后,活体组织学检查可发现紧贴在固有膜吸收上皮下方有广泛的胶原沉着,预后严峻。文献报道的病例均不治死亡。

### (四)Whipple病

Whipple病是一种罕见的全身性疾病,主要侵犯小肠,病理特征为小肠黏膜内有含糖蛋白颗粒的巨噬细胞浸润,其中含革兰染色阳性而抗酸染色阴性的小棒状杆菌。病人多为40~60岁的男性,临床上的突出表现为以脂肪泻为特点的吸收不良综合征,可伴发热和多发性关节炎,肺、心脏、中枢神经系统均可受累,十二指肠和空肠受累多见。内镜和X线钡餐检查可见病变,但缺乏特异性。诊断依靠小肠(最好在十二指肠与空肠交界处)黏膜活检,切片见固有膜有大量PAS阳性的巨噬细胞浸润,伴淋巴管扩张;电镜下见巨噬细胞内有小棒状杆菌。抗革兰阳性菌抗生素治疗可使腹泻和吸收不良症状在2~4周内缓解。

### (五)继发性吸收不良综合征

本病因胃、胰、胆功能损害及小肠腔内原因或黏膜刷状缘酶的缺陷所致,称为继发性消化与吸收不良。

1.胰源性  严重的慢性胰腺炎、胰腺癌晚期、胰腺囊性纤维化或胰腺切除术后。诊断依据:①脂肪泻或肉质下泻(粪便常规检查及粪脂测定可证实);②D-木糖吸收试验正常,而胰外分泌功能试验(胰功肽试验、Lnndh试验、促胰液素试验等)异常;③腹部X线平片、B超、ERCP、MRCP、CT或超声内镜检查可能发现胰腺原发病;④可按原发病及慢性胰功能不全(胰酶替代治疗)进行诊治。

2.胃(十二脂肠)源性  胃大部分切除-胃肠吻合术后,尤其是毕氏-Ⅱ式术后,常可出现轻度脂肪泻(粪便中丢失脂肪量7~10g/24h)。可能机制为:①影响食物混合与通过;②无(或低)胃酸刺激促胰酶素和胆囊收缩素(CCK)释放而致胰外分泌功能不全;③输入袢内肠内容物积滞,使近段小肠细菌过度生长,导致胆盐代谢异常;④营养不良致小肠绒毛萎缩加剧吸收不良,如毕氏-Ⅱ式手术后可发生铁与钙吸收不良(因为两者主要吸收部位在十二指肠)。治疗可分别给予肠蠕动抑制剂、胰酶制剂或适当抗生素治疗等。Zollinger-Ellison综合征时,大量胃酸进入十二指肠,超过胰胆汁中碳酸氢盐的碱性中和作用,可使胰酯酶及胰蛋白酶失活,出现酷似胰功能不全的吸收不良,应给予抑酸剂或手术治疗。

3.胆源性  多见于回肠功能不全和小肠细菌过度生长。前者可因广泛回肠炎症(如克罗恩病)、回肠

（包括远端回肠）切除术后或回肠捷径（旁路）手术后,使胆酸和维生素 $B_{12}$ 丧失吸收部位所致。这时应限制摄食长链脂肪酸,代之以中链脂肪酸(MCT),以及维生素 $B_{12}$ 的治疗。后者因胃肠道结构异常(小肠多发性憩室或盲袢)、胃肠动力障碍(糖尿病或硬皮病等)或进入小肠细菌过多(如空肠-结肠瘘)等导致小肠内细菌过度生长,造成脂肪和维生素 $B_{12}$ 为主的吸收不良。

4.双糖酶缺乏　原发性缺乏者以成人乳糖酶缺乏最突出,是最常见的刷状缘水解酶缺陷,乳糖酶根皮苷水解酶为 β 半乳糖苷酶。婴儿出生时,该酶含量足以水解乳糖(双糖)为单糖(葡萄糖与半乳糖),使之被吸收与利用;但断奶后,该酶含量明显下降,可导致乳糖吸收不良症(腹胀、肠鸣、腹痛与腹泻等),也被称为迟发性(获得性)乳糖酶缺乏症。在世界不同人种中,断奶后保留的乳糖酶水平不同,使乳糖吸收不良症的发生率也不同,依次为美籍亚裔(100%)、美国印第安人(95%)、美国黑人(81%)、意大利人(71%)、墨西哥美洲人(56%)、美国白人(24%)、丹麦人(3%)及荷兰人(0)。饮(牛)奶或其他含乳糖饮食后,发生乳糖吸收不良症的程度随摄入量及结肠内细菌产生短链脂肪酸水平而定。继发性乳糖酶缺乏症也可使小肠黏膜病变,如急性胃肠炎、慢性酒精中毒与营养不良、麸质过敏、热带腹泻-吸收不良综合征、克罗恩病、放射性肠炎,以及艾滋病肠病等症状加重。

## 六、治疗原则

本病治疗主要为营养支持与对症处理。

1.对轻度体重减轻为主要症状者,在可能的条件下,应尽量维持正常摄食;并给予适当的纠正贫血及补充维生素、矿物质及微量元素的治疗。

2.限制含乳糖饮食。

3.对体重明显减轻者,应调整膳食,并给予营养素支持治疗,应按个体化方案处理。一般推荐清淡、易消化而富于营养的高蛋白、低脂肪膳食。推荐减少50%的膳食脂肪,可能减轻脂肪泻。中链三酰甘油可试用为脂肪替代品,本品易被胰酯酶水解,不需形成微胶粒即可被吸收,其水解产物可直接进入门静脉被利用,尤其适用于淋巴梗阻的患者,但缺点是价贵,且口感较差。

4.对顽固腹泻者,如限制脂肪及糖类无效,可试用考来烯胺,对轻度回肠病变或切除者可能有效。对腹泻次数过多者,可适当应用止泻剂。对胰源性消化不良可用人工胰酶制剂进行替代治疗。

5.对少数患者需禁食,或给予胃肠内或胃肠外营养支持治疗。

此外,对具有引起吸收不良综合征明确病因的患者,还应针对原发病进行相关治疗。

（邵长利）

# 第十七节　短肠综合征

## 一、定义

所谓短肠综合征系指小肠切除后发生的一种吸收不良综合征。所发生的吸收不良症的严重度在很大程度上取决于残留小肠的长度,以及所保留的小肠与大肠的具体部位。短肠综合征发生的严重程度,可从局限性回肠切除手术后合并的中度营养不良,至广泛的小肠与结肠切除手术后进行高位空肠造口术或空肠结肠吻合术后合并的严重营养不良等轻重不一。临床实践中,凡患者因手术残留小肠长度不足 200cm(6.5 英尺)时,均可造成营养不良。因此,这一长度被用作确定短肠综合征的解剖学界限。

## 二、发生率与患病率

由于缺乏在具体某一个群体中有多少患者曾接受过广泛性肠切除并进行前瞻性随访研究的资料,因此,很难估计出短肠综合征的发生率为多少。据联合国资料估计,严重短肠综合征并需长期进行胃肠外营养治疗的患者,每年每百万人口中约为 2 人。短肠综合征的患病率也不明。据美国估计,罹患短肠综合征而进行家庭式胃肠外营养治疗(HPN)的患者为 1 万~2 万。但可以肯定的是,随着外科技术、术后护理与营养(包括长期胃肠外营养)治疗经验的不断提高,短肠综合征的患病率正在增高。

## 三、病因学

1.成人患者中可能造成短肠综合征的主要原因是克罗恩病。国外两组短肠综合征大宗病例报告中,有一组 83 例患者,其中克罗恩病高达 77%;另一组 84 例患者中,克罗恩病也占 58%。其他较次要原因包括肠系膜梗死、放射性肠炎与肠扭转等。

2.儿科患者中,先天性腹部畸形,诸如肠闭锁症、腹裂畸形、肠旋转不良合并中肠扭转与神经节细胞缺乏症等,约占所有短肠综合征患者的三分之二;获得性疾病,如坏死性小肠结肠炎约占余下的三分之一。迄今为止,因上述疾病而行广泛肠切除的婴幼儿中有 90% 以上均得以存活下来,但仍需像成人情况一样来进一步随访其短肠综合征的预后与最终结局。

3.医源性原因也可导致短肠综合征,如曾作为病理性肥胖治疗方法的空回肠捷径手术等,虽因可导致严重的副作用,已予废弃,但仍有数目不详的患者,因以往手术导致的短肠综合征而需行进一步治疗。

## 四、病理生理学

广泛肠切除术后的主要后果是吸收表面区域的大量丧失,导致常量营养素、微量营养素、电解质与水分的吸收不良。吸收不良的程度取决于:①残留肠道的长度;②小肠与大肠的某些特异性部分是否因手术切除,而导致某些部位特异性的转运过程与内分泌细胞的丢失;③残留小肠随时间而发展的适应过程的好坏。

### (一)吸收表面区域丧失

1.营养素吸收不良　人小肠的长度估计为 3~8m。膳食成分中的常量与微量营养均主要在近端空肠进行吸收,而维生素 $B_{12}$ 与肝脏分泌的胆汁则仅在回肠吸收,水与电解质在小肠与大肠均可被吸收。小肠被切除长达一半时,人一般仍能耐受并保持营养素吸收正常,说明小肠具备很大的储备能力。内衬于小肠腔内的肠细胞,从十二指肠直至回盲瓣看似一致相同,但实际上从小肠近端至远端存在着明显的梯度性的形态学与功能上的差异。空肠比回肠部位的绒毛高,隐窝更深。近端小肠微绒毛的酶活性与营养素吸收能力也高于远端小肠若干倍。由于这些形态与功能上的差异,切除空肠后将比切除相同长度的回肠导致更明显的营养素吸收功能障碍。正常的消化与吸收功能取决于胃内逐步排空部分消化的营养素的速度、在十二指肠内与胆汁及胰酶的充分混合程度,以及在近端小肠内对消化产物的进一步快速消化与吸收的完善与否。已行高位空肠造口术后的患者,快速的胃排空液体与快速的肠传递过程可导致胃内消化功能受损,而造成与胆胰分泌物混合不充分及酶消化时间不足,使得营养素消化不良。在正常人中,营养素的消化与吸收过程90%以上系在空肠开始的100cm内完成的。这些生理学理论可在临床上的一些实例进一步得到证实,即短肠综合征患者只要空肠有100cm长度被保留完整,一般即能保持其经口摄食后的营养素平衡。相反,在多数空肠长度不足100cm的患者均需要长期的胃肠外营养治疗。

2.水与电解质吸收不良 胃肠道具有保留电解质与水的重要作用。因此,胃肠道吸收表面区域的减少可导致明显的吻合口或粪便中电解质与水的丢失。近端小肠从食物中与分泌物中接收水与电解质的量约为9L/d,重吸收量则约为8L/d。进行高位空肠造口术后的患者则不再能重吸收上述大容量水与电解质,并在通常的(不加限制的)膳食后即可能发生大容量性腹泻,导致低血容量症、低钠血症,以及低钾血症。例如,Nightingate等人测定了6例平均空肠长度为50cm的空肠造口术患者,在其随意摄食与饮水的情况下,腹泻容量可从3.2~8.3L/d不等。所有6人均处于钠与水的负平衡状态,而其中4人则更有钾的负平衡,该6例患者均需要进行胃肠外营养,并给予电解质补充,以维持水与电解质代谢的稳定;同时,还需限制其经口摄食量与饮水量,以避免经吻合口的水与电解质的大量丢失。相反,另一组9例平均空肠长度为120cm的空肠造口术患者也在随意摄食与饮水的情况下,有7例患者仍能保持水与钠的正平衡。这15例患者的测定资料表明,水、钠与钾的吸收与空肠长度呈明显的相关性,即至少应保留有100cm完整的空肠,才能保证维持水与电解质的正平衡。这一保证维持水与电解质正平衡所需的空肠长度,与保证营养素正平衡所需的空肠长度相一致。一般而言,高位空肠造口术患者从8L吻合口流出物中丢失的钠为90~100mmol,钾为10~20mmol。这类患者中有一部分需长期经胃肠外补充水与电解质(一般在晚间输注);而另一部分患者则可通过白天不断饮用葡萄糖-生理盐水溶液而维持水与电解质的正平衡。由于空肠部位吸收细胞之间的紧密连接处的通透性比回肠的紧密连接处更大,因此,在葡萄糖-生理盐水溶液中要求有较高的氯化钠浓度(>100mmol),才能达到钠与水的净吸收。一般推荐①可采用120mmol的氯化钠与50mmol的葡萄糖混合液进行口服补充,但这一比例的溶液口感不佳;②另一方法则可给予氯化钠胶囊(1.0g,即接近于17mmol)在进餐时服用,这两种治疗方法均具有利用空肠部位钠随葡萄糖与氨基酸进行偶联性主动运输这一特点进行设计的优点。由于电解质与水可在结肠进一步吸收,因此,正常人每天从粪便中丢失的水分仅为100~150ml。结肠对电解质与水具有极大的储备与保留吸收能力,估计一天可吸收3~4L等渗溶液。在短肠综合征患者中凡保留有结肠或部分结肠者均可明显减少粪便中电解质与水分的丢失。因此,在具有相同空肠长度的空肠造口术或空肠结肠吻合术的患者中,后一种患者口服或静脉补充电解质与水的所需量明显低于前一种患者。此外,正常结肠还具备对空肠未完全吸收的糖类进行所谓的结肠挽救性吸收。结肠内细菌降解糖类形成短链脂肪酸与乳酸盐,均极易在结肠内吸收。凡保留结肠的患者每天可从这一结肠降解途径中吸收高达500kcal的热能。因此,保留结肠功能无论对营养素或水与电解质的平衡均具有重要作用。

**(二)部位特异性转运过程的丧失**

营养素虽然在小肠任一部位均可能被吸收,但由于微绒毛与转运体的功能性活性在近端小肠至远端小肠之间存在一个明显的梯度性差异,某些营养素化合物的吸收仅局限于小肠的某些部位。矿物质中钙、镁、磷与铁,以及水溶液与脂溶性维生素等均主要在十二指肠与近端空肠吸收,大多数短肠综合征的患者均仅保留有不完整的十二指肠及不等长度的空肠,但这些患者,甚至包括高位造口术的患者在内,是否有发生铁、磷或维生素缺乏症的危险性,迄今尚未得到完全证明。钙的吸收,在一大宗的小肠切除患者的研究中发现差异性极大,但与所切除肠段的长度仅存在很弱的相关性。钙的净吸收介于+573~-268mg/d,中位数为+65mg/d。但是,其中64%的患者均处于钙的负平衡状态。另一组对25例平均空肠长度为

128cm 并伴有大量腹泻（2～6L/d）患者的研究证明，虽然进行了积极的肠内营养并补充钙、镁与维生素 D，但仍有 13 例发生低钙血症，18 例发生低镁血症。低钙血症与低镁血症发生的机制系脂肪吸收不良所致，即未被吸收的长链脂肪酸使矿物质在肠腔内形成沉淀物从粪便中排出。这种在小肠切除患者中因脂肪吸收不良所致的低钙与低镁血症在给予低脂膳食后可得到改善。

维生素 $B_{12}$ 与胆汁酸的主动吸收仅限于回肠，即维生素 $B_{12}$-内因子复合物与胆汁酸系由回肠的肠细胞内的特异性转运蛋白所摄取后进行转运。大多数短肠综合征患者均丧失部分或全部的回肠，因此，这些患者均可发生维生素 $B_{12}$ 与胆汁酸的吸收不良，吸收不良的程度取决于回肠被切除的长度。回肠切除少于 100cm 时，可能引起中度的胆汁酸吸收不良，使过多的胆汁酸被丢失，进入结肠或造口术流出物中。胆汁酸进入结肠的增加，可诱致电解质与水分泌而加重腹泻症状。回肠切除更广泛（＞100cm）时，则可导致严重的胆汁酸吸收不良。当胆汁酸丢失超过肝合成能力时，即可导致胆汁酸代谢池减少，脂肪分解产物被乳糜微粒溶解的能力降低。因此，这些患者可发生脂肪吸收不良，未被吸收的脂肪酸进入结肠后，如被结肠内细菌羟基化，则可进一步加重腹泻。羟基化脂肪酸可刺激结肠电解质与水的分泌。当回肠被切除超过 60cm 时，一般即可证实维生素 $B_{12}$ 的吸收不良。

### （三）部位特异性内分泌细胞与胃肠道激素的丧失

胃肠道激素在肠黏膜中的合成沿整个消化道呈部位特异性方式分布。胃泌素、胆囊收缩素（CCK）、胰泌素、抑胃多肽（GIP）以及胃动素等，均在近端胃肠道的内分泌细胞中产生，发挥调节胃肠道的分泌过程与动力的作用。在短肠综合征的患者中，合成这些激素的区域一般仍保持完整，上述激素的产生与调节作用仍维持正常。但是，约有 50% 进行广泛肠切除的患者可暂时发生高胃泌素血症而致胃酸分泌增高。发生高胃泌素血症的原因尚不明。肠高血糖素、神经紧张素以及 YY 肽（PYY）则在回肠与近端结肠产生。这些部位在肠切除患者中一般均被切除。肠高血糖素与 PYY 均在回肠由肠腔内脂肪或碳水化合物刺激所释放，而引起胃排空延缓，并减慢肠传递，即所谓的回肠刹车作用。这些激素的丢失可能部分地解释在某些短肠综合征患者中观察到的动力学异常，即胃排空液体增快及肠传递增快；而胃排空固体与正常人并无差异。

### （四）回盲瓣的丧失

回盲瓣的主要功能是将回肠与结肠内容分隔开来，减少细菌在小肠的定植，以及调节回肠内容物排空进入结肠。在大多数回肠切除术中回盲瓣均被切除，使小肠传递时间缩短；进行回肠与结肠吻合术的患者即有可能发生小肠细菌过度生长的危险。细菌过度生长可加重营养素及维生素 $B_{12}$ 吸收不良。小肠传递时间加快则可抵消细菌定植的危险。目前，尚缺乏有关证明细菌过度生长在短肠综合征患者发生的吸收不良症中作用的研究。

### （五）肠的适应过程

肠切除术后，在保留的肠段中发生的适应性改变在动物中进行过大量研究，但在人体中的研究则受到一定限制。回肠中发生的适应性改变比空肠更为明显。在空肠切除术及十二指肠回肠吻合术后，回肠可获得空肠的形态学特点，其绒毛增高，隐窝变深。之后，回肠的直径与长度也随时间而增加。这些变化的结果是吸收表面区域增加，每单位长度内微绒毛酶活性及吸收能力也增加。就人类而言，这种适应性改变需 1～2 年才能得以完成。适应性改变也取决于肠腔内食物的存在与胆及胰的分泌作用。动物实验中，空肠切除术后仅给予胃肠外营养治疗，回肠才发生适应性增生改变。因此，对短肠综合征患者应鼓励其在术后期尽早进行肠内营养，以促进发生适应过程。

推测适应性增生，是由肠腔内食物的存在及胃肠道分泌物中释放的生长因子所致的陷窝细胞产生率增高的结果。迄今为止，仅仅肠高血糖素已被证实是一种生长因子。细胞外生长因子刺激隐窝细胞内多胺的合成,由多胺再诱生 DNA 合成及有丝分裂活性增高。在行空肠切除的动物中,如果抑制多胺的合成,可阻止回肠发生适应性改变。通过阐明肠细胞增殖的介质,最终可望采用药物介入措施来促进短肠综合征患者的肠适应过程。

在短肠综合征的患者中也已证实了上述形态学与功能性的适应变化。一组对 7 例空肠回肠捷径手术的患者(保留 20cm 空肠、25cm 回肠)前瞻性研究证明,18 个月后,空肠长度增加 80%,回肠增加 128%,而直径分别为 40% 与 50%。这一研究也同时证明,小肠传递时间逐步增加,尤以回肠更为明显。另一组 41 例短肠综合征(平均空肠长度为 119cm)患者的研究也证明,在术后连续 3 个月经口摄食的情况下,小肠吸收能力明显增加,平均粪便容量从 2.5L/d 降为 0.9L/d。患者体重增加,氮平衡从术后 1 个月的+3.2g,增加为术后 3 个月的+7.8g。

## 五、临床表现与诊断

短肠综合征患者的临床表现主要取决于肠切除的范围。一般典型的可有以下三种切除类型。

1.因克罗恩病而进行局限性回肠切除手术,往往同时合并进行盲肠切除术或右半结肠切除术。

2.广泛的回肠切除手术,同时合并部分性结肠切除术及空肠结肠吻合术。

3.广泛的小肠切除手术合并全结肠切除术,而导致行高位空肠造口术。

后两种手术一般均系罹患克罗恩病或肠系膜梗死症。行第一类手术的患者可能发生的吸收不良症一般属于轻症,而进行高位空肠造口术者所发生的吸收不良症为严重的广泛吸收不良症。这三类手术后的短肠综合征患者的主要症状是腹泻或脂肪泻,或兼有两类腹泻,矿物质与微量元素缺乏症,以及因各种常量与微量营养素与水及电解质的吸收不良而引起的低血容量症、低钠血症及低钾血症等。

由于短肠综合征患者均有不同长度肠切除手术的病史,因此诊断较直接、明了。在进行剖腹探查术时,手术医生应注意尽量保留具有存活力的肠段,并应测量与记录保留小肠与结肠的长度。短肠综合征患者术后进行的小肠 X 线检查(全小肠钡餐造影检查)估测的保留肠段的长度与手术时测量的长度极为符合。

## 六、处理

### (一)手术后即刻期

大多数行广泛肠切除术后的患者均仍保持禁食而需全部性胃肠外营养疗法进行支持治疗。对这些患者应严格地监测其体重与血容量状况,所有的吻合口、粪便及尿中水分、钠与钾的丢失均进行定量测定,以保证最佳的电解质与水的平衡。应给予静脉用组胺-2 受体阻滞剂,以抑制可能继发于高胃泌素血症后的胃高分泌状态,以及过多的胃液丢失。对进行空肠造口术的患者,在手术后早期可能会有多达每天数升的吻合口流出液,并不可避免地发生钠、钾,以及很可能也有镁的丢失。

### (二)手术后的后期

自开始可进行经口肠内营养治疗。凡进行广泛肠切除手术的患者,应维持禁食 10 天,以保证肠吻合术得到充分愈合,并可估测基础的水与电解质的丢失情况。凡进行高位空肠造口术的患者,一般先在白天给予等渗葡萄糖一氯化钠溶液口服,或经鼻胃管 24 小时滴注,以刺激空肠对电解质与水分的吸收;而应禁水或其他低钠饮料的摄入,因为可刺激空肠内钠与水的分泌,使其从造口排出物中丢失增加。肠切除术范围次广泛者(空肠长度＞150cm)或行小肠切除与结肠行吻合术者,则可喂以液体聚合物性膳食,例如给予安素口服,或予持续性鼻胃管滴注,以最大限度地利用吸收表面区域。然后,根据体重情况及造口术或粪便排出容量来估计是否进一步给予经口摄食更复杂的膳食。经口补充营养素也是诱导适应性改变的先决条件。在这一手术后早期，一般较难预计每一个体的术后情况，因为术后适应性为一逐步、缓慢进行的过程，每一患者的热卡、矿物质、维生素与水分的需要量仍应进行常规监控后做出决定。

### （三）手术期后以后

此期所需的营养要求及药物治疗则应根据肠切除不同类型而定。

1.局限性回肠切除手术患者　凡进行局限性回肠切除手术（＜100cm）或右半结肠切除术的患者可于手术后的后期恢复经口摄取固体食物。对固体食物的反应主要取决于回肠切除的长度，以及是否切除右半结肠。在摄用常规膳食时，可能发生腹泻或脂肪泻。常规诊断方法是定量测定粪便、脂肪、电解质与渗透压。最典型的粪便检查发现是分泌性腹泻，而并不伴有脂肪泻。如果其原因主要是胆汁酸吸收不良，则可给予胆汁酸结合性树脂，如考来烯胺2～4g，于每餐进餐时同服。但有些局限性回肠切除手术合并右半结肠切除术患者的腹泻，虽然被证明存在胆汁酸吸收不良，但考来烯胺可能无效。推测这些患者的腹泻原因系肠道对氯化钠的吸收能力丧失所致。凡是证明在进食常规膳食后有脂肪泻发生的患者，其内科治疗最好是调整其膳食为低脂（40g/d）及高糖类餐。这些患者如能继续维持这一膳食，则可减轻其腹泻与脂肪泻，并改善其钙、镁及锌的吸收。由于中链三酸甘油脂（MCT）不需要微胶粒的溶解过程，因此，必要时可予以 MCT 加入膳食，作为其脂肪性热卡来源。维生素 $B_{12}$ 吸收不良的可能性应进行给予内因子的 Schilling 试验来确定。如证实为维生素 $B_{12}$ 吸收不良，则应通过胃肠途径给予维生素 $B_{12}$，一般可每 2～3 个月给予 1mg 肌内注射并维持终身。

存在脂肪吸收不良的患者发生脂溶性维生素及钙与镁吸收不良的危险性是肯定的。一组 27 例回肠切除（50～150cm）手术保留结肠的患者，在固定的钙摄入（800mg/次）与补充维生素 D（400～800U/d）的情况下，有 14 例仍发生钙的负平衡。维生素、钙，以及可能镁的补充应在出现明显的维生素缺乏或低钙血症与低镁血症之前即开始。有关进行维生素与矿物质的平衡试验，及其补充剂量可参见有关章节。在局限性回肠切除手术后的患者中，水溶性维生素与糖类及蛋白质的吸收一般仍属正常。

2.广泛小肠切除手术合并部分性结肠切除术　这类患者中典型的系克罗恩病患者术后，保留有长度不一的与残留结肠相吻合的近端小肠。由于回肠被切除，导致不可避免性的胆汁酸与维生素 $B_{12}$ 吸收不良，并且可能发生比局限性回肠切除术患者更明显的其他营养素、矿物质、维生素与电解质及水吸收不良的危险，因为吸收表面区域丢失更多，以及肠传递更快。回盲瓣切除后增加了小肠细菌生长的危险，也可能进一步加重营养素吸收不良。因此，对这一类患者的治疗难度更大，治疗仅保证以经口摄食方式可稳定地满足各种营养素需要量为最终目的。在一组 38 例空肠保留不足 200cm 并与结肠保持连续性的患者中证明，空肠长度超过 100cm 者可达到上述要求，即单独经口摄食可维持稳定的营养素平衡状态。

手术后的后期，液体膳食可被固体食物所取代，保留肠段的吸收能力在摄入一定量的某一营养素及液体膳食阶段通过对粪便内脂肪、粪便容积与电解质测定进行评估。一般脂肪吸收比蛋白质与糖类更易受到影响。这类患者给予何种膳食较为合适，目前尚有不同看法。但采用以低脂、高糖类的膳食证明对保留结肠连续性的患者具有优越性。在对一组 8 例这类患者的研究中证明，摄食高脂、低糖类膳时，其热卡吸收增加 49％，而低脂、高糖类时则为 69％。低脂膳的最大缺点是因食物不可口而影响患者能否坚持摄取这类膳食，而这类患者存在明显的能量吸收不良。为维持体重稳定，他们必须每天摄取较大量的食物，以增加总的营养素摄入，才能补偿粪便中过量的丢失。列举了一组 10 例短肠综合征（平均小肠长度为 75cm，平均结肠比例为 67％）患者 3 天的平衡研究中总的热卡摄入量、粪便中丢失量，以及分别从糖类、脂肪与蛋白质中吸收的热卡情况，其中 5 例患者的体重维持稳定状态，其热卡摄入比基础能量消耗（BEE）高 2.5 倍；而另 5 例患者则需要经胃肠外营养支持治疗。该 10 例患者糖类的吸收程度为 79％，明显高于蛋白质（61％）

与脂肪(52%),推测是这 10 例患者中有 9 例均保留有部分结肠的缘故。粪便排出量介于 317g/d～3812g/d,与保留的肠段长度或吸收系数均无相关性。

因空肠长度明显减少而致的乳糖吸收不良可能会加重腹泻。因此,限制乳糖摄入可能会使部分患者的粪便排出量减少。肠传递时间增快也可能与吸收不良与腹泻有关。一般的抗腹泻剂也常规使用,应在进餐前 1 小时服用。观察其疗效后,才可决定是否长期应用。肠道细菌过度生长可采用呼气氢试验进行诊断。如呼气氢试验阳性,则可试用四环素(250mg,3 次/日)或甲硝唑(500mg,3 次/日)连续 2 周;脂肪吸收不良也可导致脂溶性维生素与矿物质缺乏,应给予多种维生素、钙、镁与锌(很可能需要)的补充等。锌的缺乏一般主要见于大量腹泻的患者中。进行长期随访骨密度对发现与预防代谢性骨病的早期表现有重要作用。

3.广泛性小肠切除手术合并结肠切除术　这一类患者因仅保留十二指肠与一小段空肠,并作空肠造口术,而成为最严重的短肠综合征患者。所保留下来的空肠长度是决定性的。一般空肠长度<100cm 者,在经口摄食的情况下,并不能维持正常营养素的吸收功能,而需要长期给予胃肠外营养治疗,而且,这些患者经口摄取食物与饮料后,残余肠段会有过度的分泌反应。因此,这类患者均须限制其经口摄食,以避免血容量不足的危险。保留的空肠长度>100cm 时,一般能维持营养平衡,但空肠造口内可能有大量的水与电解质的丢失。凡丢失量为 2L/d 以内,通过每天呷 1～2L 葡萄糖—生理盐水溶液,仍可维持电解质与水的正平衡;丢失量为 3～4L/d 者,则需要静脉(一般在夜间)输注生理盐水。具体输注量应按患者具体情况而定(而不是绝对地按规定进行),并应根据手术后的后期及以后定期随访时进行具体评估情况进行调整。如果患者在转入经口摄食后体重迅速下降,或造口排出物丢失量过大,则应持续给予胃肠外营养治疗。对一组短肠综合征患者的能量吸收研究发现,需要胃肠外营养治疗的患者仅能吸收所摄入热卡的 35% 以下,而不需要胃肠外营养治疗的空肠造口术患者平均可吸收摄入热卡的 67%。进行长期胃肠外营养治疗的经验主要来自于严重的短肠综合征患者。尽管空肠的适应能力有限,但在接受家庭式胃肠外营养疗法的患者中,约有 50% 在 1～2 年后均能转入经口摄食。对于空肠造口术的患者来说,膳食的组成可以相对随意,因为低脂、高糖类与高脂、低糖类摄入后的能量吸收率是相似的。但有对一组 5 例空肠造口术患者的研究证明,在高脂膳情况下发生钙、镁、锌与铜的丢失;而在改为低脂膳后,均转变为净吸收。如果造口流出物丢失超过液体摄入的量,系继发于过度分泌(胃、胆道、胰腺)所致,则应用组胺-2 受体阻滞剂、质子泵抑制剂,或生长素抑制剂奥曲肽等可抑制胃的分泌。大多数研究报道,这些药物使造口流出物减少可达 50%,但仍不能达到水与电解质的正平衡。在相同患者中进行比较的结果证明,奥曲肽与奥美拉唑两者效果相当。在应用胃肠外营养治疗的患者中,维生素、矿物质与微量元素可经静脉给予;经口摄食患者则可按吸收不良的剂量口服给予。对高位空肠造口术患者应定期监测营养素的平衡状况,并及时给予治疗纠正。

4.外科介入(包括小肠移植)　约有 50% 的短肠综合征患者需要再次手术,其原因为首次手术后的并发症(缩窄或粘连)或克罗恩病复发。许多试图增加肠传递时间的手术,例如逐步变细性肠成形术、短肠段倒转手术及结肠间置术等均曾应用于临床。一些新的外科介入方法有循环转肠袢手术,以增加肠内容物与肠腔接触时间,以及肠段变细与变长手术以增加肠表面区域。这些手术方式均仅试用于为数不多的患者,而且主要在儿科病例,手术成功率有限。因此,只能视为实验性手术而已。

肠移植术也仍处于实验阶段,仅在美国少数医疗中心试行过。其手术适应证为严重的短肠综合征合并进行性肝病的患者。迄今为止,最大宗的一组报道为 66 例(37 例儿童,29 例成人)行小肠、肝与小肠或多内脏同种异体移植术。所有患者均以他克莫司作为主要的免疫抑制剂,最长观察时间为 57 个月。其中,术后观察 1～5 年的 63 例患者中死亡率为 49%。死亡的主要原因为感染、移植后淋巴瘤及排斥反应。小肠移植手术后需要比肝脏或心脏移植手术后更为严密与细致的监护。根据现有的研究资料来看,肠移植手术可视为严重短肠综合征患者一种技术上可行的替代保守疗法的治疗方法,但尚不能成为临床上实用的治疗方法。

## 七、并发症

### (一)胆固醇性胆石症

由于肠切除手术而打断了正常的胆汁酸肠肝循环,可导致肝内胆汁酸分泌减少,并使肝内胆汁的有机化合物(胆汁酸、胆同醇与磷脂)成分发生改变。肝内胆汁酸变成胆固醇过饱和而形成胆固醇性结晶,并在胆囊胆汁内形成结石。在一组 84 例极严重的短肠综合征患者中,无症状性胆石症的患病率可高达 44%。胆汁沉积物的形成和胆囊低动力可能与这一高患病率有关,因为这些患者中长期维持胃肠外营养治疗者较多。

### (二)草酸盐肾结石

在进行广泛性回肠切除手术的患者中,因继发于胆汁酸缺乏而导致的脂肪吸收不良,在结肠保留的情况下并发草酸盐结石形成的危险性增高。食物中的草酸盐一般均在肠腔内形成草酸钙沉淀出来,并从粪便中排出。短肠综合征患者一般均可发生脂肪分解及脂肪吸收不良,未被吸收的长链脂肪酸即与草酸盐竞争肠道内的钙。因此,大量游离草酸盐在结肠内被吸收,并且最后从肾脏排出。这些患者即可发生高草酸盐尿症及草酸钙肾结石。如果患者的结肠与小肠不保留连续性,即无这一危险性。一组 38 例短肠综合征保留结肠的患者中,有 9 例(24%)在 2 年内发生症状性肾结石。因此,应对上述这类患者进行常规的尿中草酸盐监测。高草酸盐尿症的治疗包括限制含草酸盐食物的摄入,如茶、巧克力、可乐饮料及某些水果与蔬菜。如无效,则应给予枸橼酸钙(每片内含 500mg 元素钙,可每次一片,2 次/日)治疗,其中额外的钙可沉淀膳食中草酸盐,而枸橼酸可预防结石在尿中长大。

### (三)D-乳酸中毒

本病是短肠综合征的一种少见并发症,仅发生于保留结肠的患者中。本病往往在患者进食精制糖类增加时促发。因此,可采用过量的精制糖类口服使短肠综合征患者诱发症状发生而得到诊断。由于进食后吸收不良的糖类被结肠内细菌代谢成短链脂肪酸与乳酸盐而使结肠内 pH 下降,结肠内低下的 pH 可抑制占主要成分的类杆菌菌属的生长,而促进酸抵抗性革兰阳性厌氧菌,如双歧杆菌、乳酸杆菌及真细菌属等的生长。这些细菌均具有产生 D-乳酸盐的能力,乳酸盐即可被结肠吸收。由于人体缺乏 D-乳酸脱氢酶,因此,仅有一小部分被吸收的乳酸可被分解。乳酸盐的主要排泄途径是肾脏。被吸收的乳酸盐可导致代谢性酸中毒及特征性的神经系统症状的发生。后者包括眼球震颤、眼肌麻痹、共济失调、精神错乱与不当行为等。这类患者往往被疑诊为醉酒,但血液中酒精含量正常。血液测定可证实代谢性酸中毒及正常含量 L-乳酸盐。凡短肠综合征患者出现神经学症状与代谢性酸中毒症状群时应增加 D-乳酸酸中毒可能性的怀疑,诊断可通过血液测定 D-乳酸盐升高(正常时 $<0.5mmol/L$,这时可 $>3mmol/L$)而得到明确。治疗主要包括用碳酸氢钠纠正酸中毒,并停止经口摄食,神经系统症状可迅速得到改善。采用抗生素治疗结肠菌群的改变迄今尚有争论。膳食中以淀粉取代精制糖类的方法可防止部分患者复发性 D-乳酸酸中毒。本病中导致神经系统症状产生的介质迄今仍不明。在正常人血液中输注 D-乳酸,即使达到 D-乳酸酸中毒患者血液中一样的水平,也并不引起任何神经系统症状。在某些短肠综合征的患者中,可能缺乏某种产生 D-乳酸所需的辅助因子。本病时的神经系统症状与 Wernicke 脑病极为相似,值得注意的是,有一例短肠综合征患者补充硫胺(维生素 $B_1$)后,可防止复发性 D-乳酸酸中毒的发生。

## 八、新疗法(生长因子治疗)

迄今为止,已有一组研究对依赖肠外营养治疗平均 6 年的 47 例严重短肠综合征患者给予经口摄食高糖类、低脂并含有谷氨酰胺(30g/d)的膳食,以及每天重组生长激素[0.1mg/(kg·d)]注射的治疗,以探讨使用黏膜生长因子后是否可促进残留小肠在术后适应期之后肠黏膜的生长与吸收功能的增强。结果发现,在治疗中所有患者的体重均得到明显增加;治疗结束后,25 例患者可停止使用肠外营养,13 例患者的肠外营养需要量减少。随访 1 年后,在停止生长激素治疗、继续口服上述膳食的情况下,40%的患者仍保持停用肠外营养,40%的患者可减少肠外营养需要量。虽然生长激素或谷氨酰胺作为黏膜生长因子的具体作用较难予以评估,但随着对上述生长因子的进一步研究,将可促进发现对短肠综合征患者更有益的治疗药物。Jeppeson 等人应用胰高血糖素样肽 2 治疗 8 例切除结肠的短肠综合征患者,表明可刺激小肠细胞增殖并减少小肠细胞凋亡率,促进保留小肠对营养素的吸收,这为短肠综合征的药物治疗提供了一个令人鼓舞的新方向。

## 九、预后

短肠综合征患者的预后取决于肠切除的类型与范围,以及原有的基础疾病。如果小肠切除范围有限,则在积极治疗其一定的吸收障碍后,患者预后良好。如果患者系高位空肠造口术后并存在严重吸收障碍,则治疗颇具困难,成为外科医生、消化内科医生与营养师进行长期治疗中的一项挑战。但随着胃肠外营养支持疗法及营养状态评估方法的不断改进,这类患者的存活率、预后及生活质量将得到不断提高。

## 十、小结

短肠综合征为小肠切除后发生的一种吸收不良综合征,其严重性在很大程度上取决于残留小肠的长度以及所保留的小肠与大肠的具体部位。患者因手术而残留小肠长度不足 200cm 时,均可发生营养不良。短肠综合征患者只要空肠有 100cm 长度被完整保留,一般即能保持其经口摄食后的营养素平衡。相反,在多数空肠长度不足 100cm 的患者,均需要长期的胃肠外营养治疗。在进行剖腹探查术时,手术医生应注意尽量保留具有存活力的肠段,并测量与记录保留小肠与结肠的长度。术后小肠 X 线检查估测的保留肠段的长度与手术时测量的长度极为符合。

(阎　雷)

# 第十八节　胃肠扭转

胃肠扭转可累及从胃到结肠的任何部位,是急性或复发性腹痛的重要原因。因为胃肠扭转的临床症状常常是非特异性,常延迟诊断,以至有致命性的后果,包括肠缺血和梗死。及早认识、及时诊断、恰当处理,是避免这些不良后果的根本。

# 一、胃扭转

胃扭转是指因维持胃正常位置的固定机制发生障碍,或胃邻近脏器病变使胃移位导致胃本身沿不同轴向发生异常扭转。轻者无症状,重者可致梗阻及血运障碍引起急性腹痛和休克,甚至危及生命。

## (一)病因及诱因

正常情况小,胃-肝、胃-脾和胃-结肠韧带固定胃不能过度移动。如果①因先天性或长期营养不良和胃重载牵拉引起胃韧带松弛或延长;②饱食、剧烈呕吐、腹腔压力突然增高、急性胃扩张等诱因存在时引起胃扭转,这些因素引起所谓的原发性胃扭转;如果因胃或邻近脏器的病变造成胃的位置改变或系胃韧带松弛(或断裂),以此为基础引起的胃扭转为继发性。最多见于膈肌缺损,如食管裂孔疝、颈迷走神经切断术后膈肌松弛等。

胃本身病变如胃溃疡、良恶性肿瘤、葫芦胃等也可引起胃扭转。

## (二)胃扭转的类型

**1.按扭转的轴心分型**

(1)器官轴型扭转:贲门和幽门为固定点,沿轴轴向上扭转,胃大弯在上,胃小弯在下,结肠上行,脾脏和胰腺亦移位。

(2)系膜轴型扭转:以胃小弯和胃大弯中点连线为轴呈顺钟向或逆钟向扭转。使胃体和胃窦重叠,走向为右扭转则胃体在前,反之胃窦在前。

(3)混合型扭转:兼有前两型特点,最常见。

**2.按扭转的范围分型**

(1)完全扭转:除与膈肌相贴部分外,全胃皆扭转,多见于器官轴型扭转,多不超过180°。

(2)部分扭转:仅胃某部扭转,常发生在胃窦部。扭转可超过180°。可见于各种轴型扭转。

**3.按扭转的程度或性质分型**

(1)急性胃扭转:扭转超过180°,极易发生梗阻和绞窄。严重者可有血管闭塞和胃壁坏死。

(2)慢性胃扭转:扭转未超过180°,多不发生梗阻和绞窄。

## (三)临床表现

Borchadt 于 1904 年提出了协助诊断胃扭转的三联征:①上腹局限性胀痛;②重复性干呕;③难于或不能将胃管插入胃内。在此基础上 Cater 等又补充 3 点:①当胃经膈肌缺损处进入胸腔或膈肌膨隆严重时,腹部体征可以不明显;②胸片显示胸腔或上腹部有充气的脏器;③有上消化道梗阻的表现。如果同时出现消化道出血、腹膜炎表现、休克、腹腔穿刺抽出胃内容物、胸腔积液时,应想到胃绞窄的可能,胃绞窄一旦发生常因休克、急性心肺功能衰竭而死亡。绞窄型胃扭转常合并膈疝,在胃发生绞窄、穿孔之前,往往有明显的 Borchadt 三联征表现,在临床上应引起重视。

急性胃扭转很少见,起病急、症状重、有急腹症表现,可伴休克,病死率达30%。其特点有:①上腹部剧痛放射至背部、左肋缘和胸部;②早期呕吐,少量无胆汁,继而干呕;③上腹部进行性膨胀,下腹部平软;④不能插入胃管;⑤严重者可伴休克。

慢性胃扭转临床表现常不典型,可持续多年不发生症状,仅钡剂检查时偶然发现。发病者往往在起病前有外伤、饱食、剧烈运动、呕吐等诱因,临床表现主要为上腹部胀痛,可有下腹部痛并向肩背放射,伴有饱胀、恶心、呕吐,进食后加重。腹痛发作时上腹可扪及张力性包块,且左侧卧位时症状可减轻,服制酸药物不能缓解,以间断发作为特征,发作间隔数周或数月不等。易被误诊为慢性胃炎、消化性溃疡、幽门梗阻、慢性胆囊炎及胰腺炎等疾病,经消化道造影及胃镜检查后可明确诊断。

### (四)诊断

根据胃扭转典型的症状及体征,结合下列的影像学检查,一般不难诊断。

1.X 线检查　胃扭转 X 线检查可有以下征象:①腹部平片见胃影扩张,充满气体和液体,胃沿其纵轴扭转,使胃大弯向前上方或后上方翻转,胃失去正常 X 线解剖形态,大弯侧形成胃的顶缘,紧贴膈肌,胃窦部亦随之翻转,十二指肠球部由于反位而斜向右下方,幽门高于十二指肠,使胃形成蜷虾状;②由于胃大弯上翻,从而构成真假两个胃泡,有两个液平面,胃呈"发针"样襻,不随体位改变而变化,胃角向右向后;③吞钡时,钡剂不能通过贲门;④胃黏膜扭曲交叉,食管腹腔段延长;⑤常伴有膈疝等 X 线征象。急性胃扭转多见器官轴型,慢性胃扭转多见系膜轴型。

2.内镜检查　表现有齿状线和胃黏膜皱襞扭曲,胃腔内解剖位置改变如大小弯、前后壁颠倒,胃角形态改变或消失,幽门口移位,胃大弯纵形皱襞黏膜在扭转处突然中断,胃腔扩大远端呈锥形狭窄,进镜时有阻力等,有时胃体腔有大量液体潴留。

根据上述影像学改变可考虑胃扭转,但慢性胃扭转不典型时,诊断有一定难度,需进一步进行鉴别诊断。

### (五)鉴别诊断

胃肠扭转主要表现为腹痛、腹胀、恶心、呕吐,症状可因扭转发生的急缓和扭转的程度临床表现各异,症状不典型者需与以下疾病鉴别。

1.急性胰腺炎　急性胰腺炎在临床上较常见。主要与饱食、饮酒、胆道蛔虫及结石有关,表现为急性上腹痛,多位于上腹部,其次是左上腹、右上腹或脐周,疼痛以仰卧位为甚,坐位和向前倾可减轻,多呈持续性较剧烈疼痛,并向腰背部放射。由于胰腺位于胃部之后,体征常为上腹部深压痛或反跳痛,一般与症状不相符。血清与尿淀粉酶测定,对诊断急性胰腺炎有确诊意义,血清淀粉酶在发病后 6～12h 开始升高,而尿淀粉酶升高略迟,在发病后的 12～14h 开始升高,持续 7～10 天。B超对该病有一定诊断价值,CT 对早期诊断胰腺炎及判断有无胰腺坏死有较高的诊断价值。

2.急性肠缺血综合征　急性肠缺血综合征是由各种原因引起肠道供血不足而发生的综合征,包括肠系膜上动脉栓塞、急性肠系膜上动脉血栓形成、非肠系膜血管堵塞性肠梗阻、肠系膜上静脉血栓形成、缺血性结肠炎以及其他原因的肠道血管病变所致的肠道缺血性疾病等。该病突然发生的急性腹痛,疼痛多位于左上腹或左中腹部,也可位于脐部,少数扩散至全腹,临床表现无特异性,首发症状常为难以忍受的剧烈腹痛,动脉缺血起病急骤,静脉缺血起病徐缓,常有数日的非特异前驱症状,解痉剂及阿片类强烈止痛药效果差,早期腹痛与体征不服,易误诊。该病发展迅速,如不及时治疗,很快出现感染性休克,病死率高。多普勒超声、MRI 和选择性肠系膜血管造影等对腹腔血管病变诊断意义较大。彩色多普勒超声可显示肠系膜血管情况,如测定血流速度、血流量和截面积。CT 能直接显示肠壁及血管内栓子;血管造影可显示病变区域血管狭窄或中断,以及充盈缺损等相应的影像学改变。对疑似病例应尽早行血管造影,选择性肠系膜血管造影是诊断肠系膜动脉缺血最可靠的方法。

3.胃、十二指肠溃疡急性穿孔　胃、十二指肠溃疡急性穿孔的疼痛大多数突然发作,疼痛的性质很不一致,通常以持续性剧痛为多,可非常剧烈,疼痛先开始于上腹部,然后随着胃或十二指肠内容物迅速由穿孔处溢流入腹腔,变为全腹的剧痛,有时以右下腹部最为剧烈,有些患者甚至发生休克。根据典型的胃、十二指肠溃疡病史或反复发作的胃痛史,诊断多无困难。X 线检查发现膈下游离气体可协助诊断;如无气腹发现,必要时可用胃管抽空胃液后注入空气 300ml,空气可自穿孔处逸出形成膈下气影,有助于胃、十二指肠溃疡穿孔的诊断。

4.急性脾扭转　急性脾扭转罕见,多发生于游动脾的基础上,患者出现暴发性急腹症症状,由于腹肌紧张,以致未能触及脾脏的形状。该病诊断困难。

5.急性胃扩张　急性胃扩张通常发生于暴食之后,或有时进食并不太多,而在进食前后由于情绪波动、剧烈疼痛、受寒、腹部外伤等不良刺激也可引起。临床特点是:患者在暴食后 1～2h,突然发生上腹部或脐周持续性胀痛,可阵发性加剧,伴饱胀感,呕吐,呃逆。呕吐的特点是频繁而呕吐量不多,腹胀不减轻。查体可见腹部膨胀,但腹肌柔软,无腹膜刺激征;X 线检查可见扩大的胃泡和胃内大量食物残渣影像。

## （六）治疗

1.急性胃扭转　急性胃扭转是一种极为严重的急腹症,有时不易做出早期诊断,病死率高,一经发现应及时处理。多数病例需急诊手术治疗,少数经非手术治疗也能缓解。

(1)非手术治疗:可首先试行插入胃管进行减压。少数如能将胃管成功插入胃腔,可经胃管吸出胃内大量气体和液体,急性症状可随之缓解,并自行复位。但非手术治疗有如下缺点:①疗效短,易复发;②易在插管时损伤食管;③可能隐藏着更严重的胃及周围脏器的病变未被发现和及时治疗。非手术疗法即使成功,也应明确病因,防止再发。

(2)紧急手术治疗:大多数患者胃管不能成功插入,应积极做好准备,及早手术治疗。紧急手术治疗的原则:①解除胃扩张:开腹后,因胃部高度膨胀和邻近脏器移位,常不能辨明病变真实情况,给进一步手术处理带来困难,即使已发现扭转也不能勉强复位,以免造成胃壁撕裂或穿孔,应首先解除胃膨胀。具体方法是经胃壁插入套管针,将胃内气体和液体吸出,然后将针孔缝合。②复位:根据扭转轴向、转向复位,动作宜轻柔,勿损伤周围脏器及胃本身。复位后应观察胃壁血运及恢复情况,如已有坏死者,应视范围大小,结合胃部原发病情况给予处理或切除坏死组织后胃壁内翻缝合,或行胃部分切除。③病因探查和治疗:胃扭转复位后,尚应仔细探查造成扭转的原因。有膈疝者可进行修补术;粘连者可分离,切断粘连带;胃溃疡或肿瘤可行胃大部切除术等。④胃固定术:复位后未找到病因者可考虑做胃固定术,以防止复发。可将胃缝合固定于腹前壁、空肠和膈面。⑤危急患者的应变措施:部分患者病情急,不能耐受进一步手术,可仅行单纯复位术。一般胃扭转复发率不高,不行胃固定术也可获得满意效果。此外,如需行膈疝修补术,或因胃肿瘤需做胃大部切除术等,也应暂缓,待患者度过危险期后再行二期手术为宜。

(3)辅助治疗

1)输液:急性胃扭转常有水、电解质和酸碱平衡失调,应予纠正。此外,如有休克应积极治疗。胃扭转复位后,在禁食、胃肠减压和恢复正常进食前仍应继续输液,以补充每天热量、水和电解质等的需要。

2)胃肠减压:手术或非手术复位成功后应持续胃肠减压、禁食,以保持胃内空虚,一般术后 3～4 天方可停止胃肠减压。

3)饮食:胃肠减压停止后,可开始进食少量流质,并在密切观察下逐渐增加食量。

4)病因及并发症治疗:经非手术疗法复位后或因病情危重仅行复位者,可能有某些病因或并发症尚未处理,应给予相应治疗。

2.慢性胃扭转　慢性胃扭转症状差异较大,病因各不相同,多数无需急诊手术。非手术疗法常能奏效,必要时择期手术。

非手术疗法对症状轻、无并发症的原发性慢性胃扭转或继发性胃扭转而病因无需手术治疗者,可采用非手术治疗法。包括:①对症治疗:少吃多餐,必要时使用对症药物。②内镜治疗:近年利用内镜使慢性胃扭转复位报道增多,近、远期效果好。胃镜达贲门后,向胃腔内反复注入气体并抽出气体,使胃黏膜皱襞扭转的角度变钝,刺激胃的顺向蠕动。胃镜进入胃腔后,寻腔进镜,边进镜边注气观察,若见胃腔突然扩大或患者感到一过性腹痛,有时镜身可有震颤感,胃镜顺利进入幽门,扭转已自行解除。如用注气法不能复位,可将内镜进到胃窦部,然后抽干胃腔内气体,使胃壁与镜身相贴,弯曲镜头反复注气,按胃扭转相反方向转动镜身并不断拉直镜身,从而使胃扭转复位。如仍不能转复,可按上述方法重新进行。

# 二、小肠扭转

肠扭转常因肠襻及其系膜过长,在自身重力或外力推动下发生肠扭转致肠腔受压、狭窄而形成机械性肠梗阻。小肠扭转起病急、病情进展快、并发症多、病死率高。

小肠扭转的发生机制与两大因素有关:

1.先天性发育异常者肠系膜过长、肠管活动度较大等解剖学因素。

2.诱发因素:①肠管本身的质量增加,如小肠憩室、肿瘤等,或粘连致肠系膜扭转使肠管位置发生改变。其中以小肠憩室最多见,占50%以上;②体位的突然改变或剧烈的肠蠕动,临床观察,小肠扭转大都发生在饱餐后剧烈运动时。

## (一)临床表现

小肠扭转多发生于成年的体力劳动者,以青壮年多见,有饱餐、剧烈运动和参加重体力劳动史。发病急,持续性腹痛阵发性加剧,常有腰背部放射性疼痛伴持续性呕吐。查体明显腹胀,常呈不对称性或肠型,并可触及有压痛的肠襻,早期肠鸣音亢进并可闻及过气水音,当发生肠段坏死穿孔腹膜炎时,肠型消失,肠鸣音减弱或消失,出现腹肌紧张、触痛及反跳痛。

## (二)诊断

1.病史和临床表现　大多数患者有腹部手术史、饱食后有剧烈运动史(做体力劳动或跑跳等);有便蛔虫或腹部外伤史;另外,梅克尔憩室也有继发小肠扭转的可能。再结合典型的临床表现、体征及相关检查确诊并不困难,但有少数病例,特别是既往无腹部手术史、肠梗阻症状不典型或病史述说不清者诊断较困难。

2.辅助实验室检查　白细胞计数、电解质及酸碱平衡紊乱、体温升高等对小肠扭转诊断缺乏特异性。血清无机磷、肌酸磷酸激酶及其同工酶、D-乳酸升高对诊断肠管较窄有帮助。

3.特殊检查

(1)X线检查:部分扭转者,早期可无异常发现,全扭转者可见十二指肠膨胀,空肠和回肠换位,或排列成多种形态的小跨度蜷曲肠襻等特有的征象。有时可见不随体位移动的长液面、假瘤征和咖啡豆征。

(2)CT检查:近年来,随着CT的广泛应用和技术的进步,显示出比X线平片有更强的优势,尤其是螺旋CT可以获得连续层面图像,可以避免层面扫描中所致的小病灶漏查。小肠扭转者行螺旋CT检查,除了常见的肠梗阻表现外,还具有以下特征:

1)"漩涡征":为肠曲紧紧围着某一中轴盘绕聚集,形成CT上呈"漩涡"状影像。但有文献指出,"漩涡征"虽然高度提示肠扭转,但并非特异性。肠扭转的诊断不仅要有肠管走形的改变征象,还要有其伴行血管走行异常,因为肠扭转的同时,该段肠系膜内的血管必然也扭转。因此诊断肠扭转应同时具备上述2方面的征象。单纯粘连性肠梗阻也可表现出"漩涡征"。为与肠扭转鉴别可行血管重组,观察肠系膜血管是否也形成"漩涡征",或仅有扭曲征象。

2)"鸟喙征":扭转开始后未被卷入"涡团"的近端肠管充气、充液或内容物而扩张,其紧邻漩涡缘的肠管呈鸟嘴样变尖。

3)肠壁强化减弱、"靶环征"和腹水："靶环征"为肠壁呈环形对称性增厚并出现分层改变,为黏膜下水肿增厚的征象,在判断有无发生绞窄方面,文献资料显示肠壁强化减弱的特异性为100%,"靶环征"为96%。以上3点可作为判断有无发生肠管绞窄的依据。

（3）肠系膜上动脉造影:对小肠扭转患者行肠系膜上动脉造影,可以发现肠系膜上动静脉呈螺旋状征,回肠动静脉与空肠动静脉换位等特征性表现。

### （三）鉴别诊断

小肠扭转结合病史、临床表现和相关检查,诊断并不困难。因小肠扭转极易发生肠管绞窄,病情进展迅速,病死率高,多数需要行手术治疗以挽救生命,所以早期确诊尤为重要。故临床医生对出现肠梗阻者,尤其对出现粘连性肠梗阻者,要高度警惕此病,并迅速地与其他可引起剧烈腹痛、呕吐和肠梗阻的疾病做出鉴别,提高诊断的准确率和速度。为有效治疗奠定基础。

1.腹内疝　与部分肠扭转的临床表现极其相似,急骤起病,迅速出现绞窄性肠梗阻的症状。X线检查和选择性血管造影是鉴别的主要手段。X线腹部平片可见充气样的肠襻聚集一团,钡剂检查可见一团小肠襻聚集在腹腔某一部位,周边呈圆形。选择性血管造影可见小肠动脉弓移位。个别患者则需要剖腹探查才能确诊。

2.肠系膜血管栓塞　患者往往有冠心病或心房纤颤史,多数有动脉硬化表现。选择性肠系膜上动脉造影不仅可以确诊,而且还可以帮助早期鉴别肠系膜栓塞,血栓形成或血管痉挛。根据病史和影像学的特异性改变,可以鉴别。

3.回肠远端憩室炎（Meckel憩室炎）　发病年龄以幼儿与青少年较多,男性占绝大多数。其主要临床表现为腹痛、呕吐、右下腹压痛、腹肌紧张;发热和白细胞增高,可合并肠梗阻。如小儿或年轻患者出现上述症状并有便血,或原因未明的急性机械性肠梗阻又无剖腹病史者,应注意回肠远端憩室炎的可能。在无消化道梗阻时,可行全消化道X线气钡双重造影、胶囊内镜和双气囊小肠镜检查有助于明确诊断;合并肠梗阻者,可行CT检查观察肠管及伴行血管形态及走形以明确诊断,少部分患者须靠手术探查方能确定诊断。

4.急性肠穿孔　急性肠穿孔可发生于急性肠溃疡、肠坏死或外伤等,表现为突发腹痛,呈持续性剧痛,常使患者不能耐受,并在深呼吸与咳嗽时加剧。疼痛范围与腹膜炎扩散的程度有关,可局限或遍及全腹,症状与肠扭转有相似之处,腹部检查除均有局部或全腹腹肌板硬外,肠穿孔有特征性的肝浊音区缩小或消失,另结合X线检查发现有膈下游离气体可以鉴别。

5.肠套叠　一半多发生于儿童。肠套叠有4个主要症状:腹痛、呕吐、便血与黏液、腹部肿块。痉挛性体质、肠管先天性异常、外伤、肠道炎症、异物与肿瘤,均可为发病因素或诱因。可行腹部B超、CT检查鉴别,必要时需手术探查确诊。

6.急性假性肠梗阻　假性肠梗阻是一种无机械性肠腔梗阻而具有肠梗阻症状和体征的临床综合征,由无效性肠推进运动造成。主要临床表现为中、上腹部疼痛、腹胀、呕吐、便秘等,体查有肠型、蠕动波和肠鸣音亢进,需与肠扭转引起的梗阻相鉴别。立位腹平片、CT检查有助于鉴别。

### （四）治疗

小肠扭转的诊断明确后,一般应及时手术治疗,避免发生肠坏死。对符合以下条件者,可试行保守治疗:①全身情况较好,血压、脉搏基本正常的早期肠扭转;②无腹膜刺激症状、体征或经初步非手术治疗明显好转者;③对年老、体弱、发病超过2天的无绞窄的扭转也可试用。

1.保守治疗方法

（1）一般治疗:应严格禁食,同时进行胃肠减压。及时补充液体,纠正水、电解质紊乱。可给针对肠源性细菌感染的抗生素,防治感染的发生。

(2)手法复位

1)颠簸疗法:小肠扭转早期,病情较轻者可先试行手法复位。患者取膝体位,暴露下腹。术者立于病床一侧,用手按逆时针方向轻轻按摩腹部,同时用手抬起腹部后突然放松,如此反复,逐渐加重颠簸,尤其是脐部和脐下部位、腹胀明显者,可将腹部左右摇晃,上下反复颠簸,一般连续3~5min后休息1次,连续进行3~4次即可。通常在1~2次颠簸后即有轻快感,症状减轻。如颠簸后无便意,可给少量温盐水灌肠,以刺激肠蠕动。

2)推拿疗法:患者取仰卧位,双手涂滑石粉后由剑突向下腹的方向抚摸2~3min,然后进行绕腹周推拿(与扭转方向相反)。如腹部抵抗感变为柔软,并听到肠鸣音亢进,也有气过水声,说明推拿有效。经推拿10~20min如无便意,可让患者起床活动,间隔1~2h,再推拿1次。一般在1~2h内有大量稀便排除,腹部松软凹下,肠型和阵痛消失。

但目前较少使用手法复位,因手法复位一旦处理不好,易出现肠管破裂和加速肠管内细菌、毒素的吸收。

2.手术治疗 发生小肠扭转时,当肠管缺血时,黏膜破坏,渗透性增加,肠腔内菌群滋生,故肠内有大量的细菌和毒素。为防止在扭转解除后有大量毒素入血使休克加重,或引起脓毒血症,在解除梗阻前,首先将闭襻内外的肠内容物全部减压吸出。方法:将肠管切一小口用于负压吸引(注意防止污染腹腔)。

手术时应尽快将扭转肠襻反旋转复位。术中探查如发现小肠颜色正常、血供良好、腹腔内无血性渗液,可不做特殊处理,仅行小肠复位术。如小肠颜色暗红,但血供良好,可将小肠复位后用生理盐水热敷,如肠管颜色恢复正常,可免除小肠切除术。如肠管呈黑色,肠壁失去弹性和蠕动,系膜血管失去搏动,肠管弥散出臭味,此种肠管应判断为完全坏死,应全部切除。坏死肠段切除后将近侧肠管断端拉至切口旁开放减压,使肠内容物流到无菌盆内,然后再行端端吻合或端侧吻合术。并尽量保留1m以上小肠,以提高长期存活率。

对于先天性肠扭转,若出现肠系膜异常时,应将盲肠从升结肠固定于右侧的腹膜壁层。亦可将升结肠系膜从回盲部至十二指肠空肠曲斜行固定于背侧的腹膜壁层,以防止小肠嵌入结肠和后侧腹膜壁层间引起梗阻。横结肠后位时,将扭转的肠管按反时针方向旋转360°,使腹膜后的横结肠转到肠系膜根部的前方,固定盲肠和升结肠于右侧腹膜壁层,肠系膜血管前方的十二指肠下部移位到腹部右侧,解除静脉瘀滞。

术后治疗:急性肠扭转术后处理主要根据患者术前的水、电解质失衡情况及营养情况而定,继续纠正水、电解质的平衡失调,维持人体的需要,改善患者的营养状况,并应用白蛋白、血浆以减轻肠壁水肿,选用抗生素直至体温降至正常。

## 三、盲肠扭转

盲肠扭转的典型改变为右侧结肠的扭转、折叠。其主要原因为右侧结肠固定不良,同时与盲肠的过度活动有关。盲肠扭转的主要症状为腹部严重的疼痛,呈绞痛,伴恶心、呕吐、腹部膨隆。急剧的盲肠扩张可以由创伤、泻药、便秘、产后韧带松弛及远侧结肠梗阻引起。

(一)分型

盲肠扭转占结肠扭转的10%~40%,可分为两种类型。

1.以回结肠血管为轴的旋转约占90%,是沿逆时针方向斜行扭转,回肠和盲肠换位。

2.盲肠翻折约占10%,是盲肠平面向前、向上翻折,在翻折处形成梗阻。

## （二）临床表现

肠扭转的临床表现无特异性,其程度取决于受累肠道的范围、扭转的角度和时间。常见的临床表现包括全腹疼痛(90%),腹胀(80%)、腹泻或顽固性便秘(60%)、呕吐(28%)和不排便排气。盲肠扭转的临床症状与小肠扭转基本相同,而且病程进展更为迅速。查体:腹膨隆、触痛,右腹部或脐区可触及肠襻,叩诊呈鼓音,可闻及肠鸣音亢进和气过水音。

## （三）诊断

盲肠扭转的临床表现缺乏特异性,单从病史和临床表现人手很难确立诊断。50%的盲肠梗阻,可以通过腹部系统性检查确诊。

1.X线检查　腹部X片是主要的辅助检查手段。扩张的盲肠表现为卵圆形巨大肠襻,有大而长的单个液气平面,可见于腹部任何位置,取决于它的本来位置,肠扩张程度,扭转范围、角度及持续时间。在扩张盲肠的右侧可见扩张的小肠襻,为充气的回肠及其内小液气平面;而其远端结肠常很少积气。

2.钡剂灌肠检查　钡剂灌肠检查可以在扭转的部位出现"鸟嘴征"。

3.CT扫描　CT检查可以发现扩张肠襻的上下端变细,也可出现肠曲紧紧围着某一中轴盘绕聚积的"漩涡征"、"鸟嘴征"和肠壁强化减弱、"靶环征"。

## （四）鉴别诊断

盲肠扭转的诊断需与以下疾病鉴别。

1.急性阑尾炎　急性阑尾炎是误诊较多的急腹症,其症状是由于腹膜刺激与毒血症所引起。症状往往按下列次序出现:中上腹部或脐周疼痛,恶心、呕吐,腹痛转移或集中在右下腹,右下腹有明显压痛一体温升高一白细胞增多与核左移现象。体查发现阑尾压痛点(麦氏点)有明显压痛、反跳痛、右下腹肌紧张,挤压左下腹疼痛(既结肠充气试验)等体征。后位阑尾炎时,将患者右下肢向后过度伸展时,可使右下腹疼痛加剧(即腰大肌征阳性)。实验室检查示中性粒细胞增多与核左移,但该病一般无肠梗阻表现。B超可实时显示病变阑尾位置和程度,但阴性结果不能排除阑尾炎诊断。

2.炎症性肠病　包括溃疡性结肠炎(UC)和克罗恩病(CD)。暴发型溃疡性结肠患者常出现急性腹痛,腹泻呈黏液脓血便,伴有全身症状(如发热、贫血、消瘦、乏力等)或肠外表现(皮肤、关节、眼部及肝胆等病变)。克罗恩病多见于脐周或右下腹痛,误诊率较高,肠镜、B超、CT检查有助于同肠扭转鉴别。

3.小肠扭转、乙状结肠扭转　盲肠扭转还需与小肠扭转、乙状结肠扭转相鉴别。典型患者从腹部X线片即可鉴别,不典型的患者多需行剖腹探查方能鉴别。

## （五）治疗

手术是盲肠扭转的主要治疗手段。非手术治疗方法,如钡灌肠、结肠镜等,对盲肠扭转的疗效比乙状结肠扭转较差,且导致盲肠穿孔的危险性比乙状结肠大。

手术疗法:术中首要的是探查扭转的盲肠(连同升结肠和末端回肠)有无坏死,如无坏死,将扭转的肠襻按其扭转的相反方向回转复位。多项研究表明单纯复位复发率达20%~70%,故不推荐单纯复位。复位后如肠系膜血液循环恢复良好,还需切开盲肠外侧后腹膜,将其与盲肠外侧结肠带间断缝合3~5针固定盲肠,预防复发;如为移动性盲肠引起的盲肠扭转,可将其固定于侧腹壁;如盲肠有绞窄坏死,应行右半结肠切除,回横结肠吻合术。

## 四、乙状结肠扭转

乙状结肠冗长,系膜基底较窄,易于发生肠扭转。便秘和肠动力异常是其最常见的诱因。该病是妊娠妇女肠梗阻的最常见病因,其他潜在病因包括肠蛔虫团、肠肿瘤、硬皮病、肠气囊肿症等,体位的突然改变亦可引发该病。

**(一)临床表现**

多见于有较长便秘史的老年人。腹痛、腹胀及肛门停止排气排便是乙状结肠扭转的主要症状,可伴恶心、呕吐。腹部检查可见腹胀呈不对称膨隆,巨大肠襻从左下腹伸展到中腹或全腹,可有局部或全腹压痛,叩诊呈鼓音,肠鸣音初期亢进,后期减弱或消失。无肠坏死穿孔时,患者虽然腹部胀痛明显,但一般情况较好。如患者出现持续性腹痛加重、发热、腰背部痛、呕吐剧烈而频繁、排血性便及较难纠正的休克,体查发现腹膜刺激征明显、脉率增快、白细胞计数增多或腹腔穿刺出血性液体,应考虑肠绞窄、坏死,应尽早剖腹探查。部分病例表现为急骤发作,剧烈腹痛、频繁呕吐,阵发性加剧,腹部压痛,肌紧张和移动性浊音阳性,早期出现休克,称为"急性暴发型"。

**(二)诊断**

根据病史和临床表现,结合特征性的腹部体征,一般不难做出诊断。但临床上大多数病例临床表现和腹部体征不典型,给诊断带来一定的困难。可利用影像学手段和消化内镜来协助诊断。

1.X线检查 60%以上的患者X线腹部平片检查能显示扩张增大无结肠袋的乙状结肠,呈"马蹄铁"状,可见两个大气液平面。平片征象有6种:①乙状结肠内气液比大于等于2∶1;②扩张的结肠袋肠襻;③乙状结肠顶端位于左膈下或高于第10胸椎;④乙状结肠内壁贴近真性骨盆线;⑤乙状结肠下端聚点低于腰骶角;⑥乙状结肠重叠征。其中以前4项征象特异性及准确性较高。6种征象中有4种或4种以上征象阳性,诊断该病较可靠,诊断率达77%。

2.钡剂灌肠检查 对于腹部平片可疑,一般状况较好的早期病例可行钡剂灌肠检查,其典型表现为"鸟嘴征"或"S"型改变。

3.结肠镜检查 结肠镜可直接观察肠腔走行,判断梗阻位置,诊断后即可试行复位,成功率高、风险小,对于无肠坏死及腹膜炎的患者比钡灌肠更加实用。但注意①不能注气过多,以防增加闭襻肠管内的压力;②如有腹膜刺激征,疑肠绞窄时,忌做内镜检查。

4.B超检查 可见脐下U型液性包块,其内壁结肠袋之间可见黏膜向腔内隆起形成半月壁及多个膨大囊状相连的管道。

**(三)鉴别诊断**

本病需与以下引起下腹痛、腹胀的疾病鉴别。

1.结肠套叠 肠套叠有4个主要症状:腹痛、呕吐、便血与黏液、腹部肿块。腹痛发生突然,呈阵发性。痉挛性体质、肠管先天性异常、外伤、肠道炎症、异物与肿瘤均可为发病因素或诱因。5～6个月的幼儿多见,急性起病,间歇性哭闹、恶心、呕吐,果酱样粪便,触诊右下腹部空虚,右上腹扪及腊肠样肿块。钡剂灌肠可发现结肠套叠征象,可见钡剂呈杯口状阴影。

2.大网膜扭转 大网膜扭转临床少见。由于大网膜的右半部分长于左半部分,故扭转多发生于右半部分。主要发病因素是疝、肥胖、大网膜囊肿、大网膜变窄或形成带状;诱因常是外伤及过度用力。疼痛初始较轻,以后逐渐加剧,很少发生剧烈腹痛。疼痛部位多较固定,可于卧位或弯腰而缓解。发病可于体位突然转动或突然用力后即开始。疼痛可于发病后数小时甚至数天内消失或缓解,以后可再度出现。体检在右侧腹部有压痛及反跳痛,以右下腹部为明显,有时可扪及包块,应想到该病的可能。该病易误诊,一般均经手术探查而确诊。

3.卵巢囊肿扭转 卵巢囊肿扭转发生于体积较小、活动而蒂较长的囊肿。表现为女性患者突发下腹剧烈而持续性疼痛,不敢活动,甚至可发生休克,应注意卵巢囊肿扭转的可能性。如触及有触痛的扭转蒂部,对卵巢囊肿扭转有确诊意义。

4.急性盆腔炎　急性盆腔炎主要是由输卵管、卵巢急性炎性肿胀及盆腔腹膜发炎所致。主要症状是发热、下腹痛及白带增多。发病时即有腹痛,疼痛往往较剧烈,体检可有下腹部明显压痛和肌紧张,部分患者肌紧张可不明显。该病多起行于上行性感染,尤多继发于产后与流产后感染,病史对诊断有重要意义。根据以上的病史及体征,阴道检查发现有明显灼热感、子宫举痛、宫体及附件有明显压痛便可诊断。

### (四)治疗

乙状结肠扭转治疗分为非手术治疗和手术治疗。对于无肠坏死及腹膜炎征象者,若全身情况较差,手术耐受欠佳者,目前比较一致的意见是先试行非手术疗法。

非手术疗法目前多采用结肠镜复位法。该种方法适用于乙状结肠扭转早期的复位。与其他非手术疗法相比,成功率高、盲目性小、安全性大。操作方法:在直视下把结肠镜插入到梗阻处,一般距肛门15～25cm,该处的黏膜如无坏死和溃疡,可通过乙状结肠镜,插入约60cm的肛管,注意插入时不应用暴力,以避免穿破腔壁。肛管穿过梗阻部位后,常有稀便和气体猛力喷出,患者立即赶到异常轻松,为复位的标志。为防止复发可保留肛管2～3天。在操作中,要小心谨慎,防止发生肠壁损伤穿孔。

乙状结肠扭转如非手术治疗无效,或可疑有绞窄,应尽早剖腹探查,进行肠扭转复位术和(或)肠切除术。术中见无肠坏死者,可行扭转复位加固定术,系膜成形术。手术简单,但复发率高。对肠管坏死者,可直接切除坏死肠段,不必先行复位,以免毒素及细菌入血;鉴于肠腔内有潜在爆炸的气体,应禁用电刀;肠坏死者,大多合并逆行性静脉血栓,可使未扭转肠曲发生坏死,术中应切除足够的范围。对于巨结肠合并乙状结肠扭转者,因单纯乙状结肠复位或部分切除复发率高,最好切除全部扩张的结肠及远端的狭窄结肠段。若腹腔渗液较多,要尽量吸尽腹腔内积液,再用400～600ml温盐水冲洗,最后用250ml甲硝唑溶液保留于腹腔内,以起到杀灭腹腔残存细菌的作用。必要时可行橡皮管引流,以减轻全身中毒症状。术后应加强护理,特别是实施"胃肠减压";注意保持水、电解平衡和静脉应用抗生素,积极防治感染;加强营养支持,促进患者康复。

手术复位成功的患者若反复复发,或伴有严重心肺肾或糖代谢疾病,应择期行肠切除术。这类患者再次发生乙状结肠扭转的几率较高,一旦发生其急诊手术的危险大,应及早处理。

(阎　雷)

# 第十九节　胃肠道结核

结核病(TB)在发展中国家中仍很常见,并成为突出的公共健康问题之一。由于外来移民及艾滋病(AIDS)患者的增多,近年来,一些发达国家中的胃肠道结核病(GITB)也呈上升趋势。以往,临床上几乎无法将本病与克罗恩病(CD)进行很好的区分,因此,两者的发生率及临床表现均存在一定的混淆。迄今,这两种疾病的鉴别诊断仍是临床上的一大难题。随着CD的发生率与患病率在世界范围内均呈上升趋势,对GITB与CD做出及时的鉴别诊断,从而进行正确治疗的重要性更显突出。

## 一、发病机制

人体胃肠道受到结核分枝杆菌感染主要是发生在免疫抑制的情况下,但亦可发生在机体无其他基础性疾病时。在众多的结核病患者中,累及胃肠道患者的总数仍属少数,但我国各地有关胃肠道结核的报道并不少见。一组收集自 1960～1985 年的肠结核共有 107 例(北京),其中以青壮年居多,女性多于男性(5.7∶1)。另一组收集自 1985～1999 年经手术及病理确诊的肠结核共有 30 例。一组根据内镜检查收集自 2000～2003 年的 5 例均系内镜联合黏膜活检确诊病例(均见到干酪样坏死肉芽肿),占同期 975 例结肠镜检查的 0.51%。此外,尚有收集自 1990～2004 年的 30 例,以及收集自 1983～1994 年的 37 例等进行临床诊治研究的报道。在发达国家中,如美国的结核病患者中,虽然累及胃肠道者也属少数,但根据 1995 年美国"不报告疾病总结"指出,在报道的总计约 22860 例结核病患者中胃肠道受侵犯者并不在少数。因此,胃肠道结核病在世界范围内并不罕见。

结核分枝杆菌是大多数肠结核病的病原体。在某些国家或地区,在牛奶类食品中可能含有的牛型分枝杆菌则可能是肠结核的病原体。但在西方国家中,牛型分枝杆菌作为人类病原体并不常见。结核菌感染的途径一般通过吞入后,直接穿透胃肠道黏膜而致病。

以往,肠结核与活动性肺部结核的分枝杆菌感染有关,尤其是存在咽喉部病变时。在发明结核病的有效疗法之前,肺结核死亡患者的尸体解剖研究证明,同时存在肠结核病变者达 55%～90%。肠道发生结核病变的频率与肺部结核病变的严重性成正相关关系:肺部结核病变轻度者,仅 1% 的患者可能发生胃肠道结核菌感染;中度或晚期肺部结核病变者,胃肠道受累者分别为 4.5% 或 25%。肺部结核病变有空洞,或痰涂片阳性者,肠道受累危险性也较高,反映了结核菌被吞咽后在胃肠道高接种的危险。

在近年报告的肠结核患者中,发现有肺部病变者不到 50%。事实上,在目前诊断的肠结核患者中,绝大多数胸部放射学检查均无异常发现。

## 二、病变分布

胃肠道任何部位均可能发生结核病。但肠道结核病变最常见的部位是远端回肠与盲肠,约 85%～90% 的肠结核患者均有该部位的病变。肠道其他多个区域也可受累及:除回盲部外,其余部位依次为升结肠、空肠、阑尾、十二指肠、胃、食管、乙状结肠与直肠(较多患者可能不侵犯直肠,但也有单独侵犯直肠的报道,称孤立性直肠结核)。回盲瓣两侧均可受累,而导致瓣膜关闭不全,这是结核病与 CD 的一个不同点。

## 三、病理学特点

### (一)肠结核大体病理形态分类

肠结核大体病理形态可分为以下三类。

1.溃疡型　可见多个局限于肠腔表面的浅表溃疡,见于 60% 的患者。一般认为,这是一种高毒力病变过程。在以往,本型患者病死率很高。病变起始于黏膜淋巴小结,因炎症、坏死形成溃疡。病变沿肠壁淋巴管向四周扩散,溃疡逐步增大。因肠壁淋巴管围绕肠管行走,所以结核性溃疡为环形,其长径与肠长轴垂直,边缘参差不齐如鼠咬状。溃疡底的浆膜面可见白色粟粒状结核结节。肠系膜淋巴结肿大,有干酪样坏死。

2.肥厚型　见于 10% 的患者。这类病变包括瘢痕、纤维化及类似于癌组织堆起的包块性病变。

3.溃疡肥厚型　该型病变具有黏膜溃疡,并伴有病变愈合及瘢痕形成。本型病变见于 30% 的患者。

增殖性肠结核时,肠壁纤维组织因增生而增厚。黏膜面有多数炎性息肉形成,亦可伴有大小不等的黏膜溃疡,疾病后期由于肠壁增生、纤维组织收缩,而可形成肠狭窄。狭窄呈环形,可单发或多发。

手术中,有经验的外科医师一般肉眼可识别出结核病变,如肠壁增厚、回盲部呈炎性包块状并有活动性炎症,以及肠腔狭窄等表现,甚至可见到有瘘管形成、浆膜面覆盖有多数结核结节等;肠系膜本身可增厚;肠系膜淋巴结往往增大,切开后可见到干酪样坏死;肠黏膜充血、水肿、卵石样改变,以及在某些患者中见到溃疡等。如上所述,与CD不同的是,黏膜表面溃疡倾向于环状,与肠腔走向相垂直。当这些溃疡愈合时,形成的纤维化可引起缩窄或肠腔狭窄。

### (二)组织学检查

组织学检查时,诊断肠结核的依据是干酪样坏死和检出结核杆菌,但并非一定见到干酪化,尤其是在黏膜部位的病变。但是,在局部淋巴结中,一般均可见到干酪性肉芽肿。肌层一般不受侵犯。病变区域切片用抗酸染色,即齐-尼二氏染色法染色时,约1/3患者的病变部位可见到抗酸杆菌。做病变组织培养时,可呈抗酸菌阳性。

将手术切除标本进行显微镜检查时,肠壁各层均可见有干酪样坏死或无干酪样坏死的结核结节。除了常发生干酪性坏死外,黏膜溃疡周围多有上皮样组织细胞,结核结节边缘有较厚的淋巴细胞套,并且常相互融合成片。肠壁各层纤维组织增生、黏膜下层闭锁或变窄,肌层破坏有瘢痕形成,黏膜下层和肌层神经纤维增生。小肠结核时黏膜可有幽门腺化生。经抗结核治疗后,肠壁结核萎缩、玻璃样变甚至消失。局部淋巴结的干酪性结核灶不会因抗结核治疗而完全消失。增殖性肠结核与CD很难鉴别。肠系膜淋巴结的检查极为重要,因有些增殖性结核的肠壁病变可以与CD完全相同,但肠系膜淋巴结通常有干酪样坏死。肉芽肿具有鉴别诊断意义,CD时的结节病样肉芽肿与结核结节的区别在于无干酪样坏死、体积小而孤立、周围淋巴细胞套较薄而不显,以及出现频率不如结核性病变高等。

## 四、临床特点

临床上,可能仅有一小部分肠结核患者表现有较特异性的症状,其他大多数患者均表现为非特异性症状,最常见的主诉是慢性腹痛,可见于约80%～90%的患者。此外,也可出现体重减少、发热、腹泻或便秘,以及粪便带血等症状。约2/3的患者可能发现腹部包块,一般位于右下腹深后的部位。根据结核病发病较高地区(印度)的最新调查,认为肠结核患者诊断时的病程平均为7个月,半数以上患者有发热症状。以往,也有发生与吸收不良综合征相关的肠系膜淋巴系统病损的报道,称为肠系膜淋巴结结核。

实验室检查可发现轻度贫血,但血细胞计数正常。约1/3患者粪便中可分离到结核杆菌,但对合并肺结核病者诊断并无帮助,因为粪便中发现的结核菌只能代表是吞入的细菌而已。腺苷脱氨酶(ADA)是催化腺嘌呤核苷转变为次黄嘌呤核苷的重要酶。结核性脑膜炎患者脑脊液及结核性胸膜腔积液中的ADA活性均明显高于非结核性(包括癌性)患者的水平,有助于结核与非结核性疾病的鉴别诊断。有资料指出,血液中ADA活性升高及结核杆菌纯蛋白的衍生物(PPD)试验阳性可支持肠结核的诊断。

近年来发展的结核感染T细胞斑点试验(T-SPOTTB)可通过检测结核感染后T淋巴细胞分泌的特异性干扰素-γ(IFN-γ)来诊断是否存在结核感染。此外,也可采用酶联免疫吸附试验测定上清液中IFN-γ浓度辅助确定诊断。酶联免疫试验测定结果可能比结核菌素试验具有更高的鉴定结核感染的正确性,可能有助于对潜在的结核感染做出诊断。

胃肠道结核的并发症包括肠出血、肠穿孔、肠梗阻、瘘管形成、回盲部肠套叠与吸收不良综合征等。肠穿孔并不常见,但仍可发生,甚至可发生于治疗期间。因某一肠段狭窄引起的肠梗阻较为多见,往往需要手术干预,并需联合应用适当的药物治疗。吸收不良可由肠道梗阻引起,并导致梗阻近端细菌过度生长,属于肠祥淤滞综合征。

## 五、诊断与鉴别诊断

### (一)最后诊断

最后诊断指在病变组织中鉴定到结核杆菌(或其 DNA)后作出的最为可靠的诊断,分别可通过①抗酸染色直接发现细菌;②切除的病变组织中培养到细菌;或③PCR 检测到结核杆菌 DNA 得出。最近,一项在肠 TB 与 CD 患者内镜黏膜活检标本中采用分枝杆菌复合物特异性引物 IS6110 进行原位 PCR 检测结核杆菌的研究表明,肠结核患者中结核杆菌的 DNA 检出率为 33.3%,CD 患者中仅为 0.5%。这一结果表明,原位 PCR 技术检测结核杆菌的 DNA 有较高的阳性率,对区分 GITB 与 CD 这两种病可能有较好的价值。

### (二)推定诊断

1.活动性肺结核患者和其影像学检查及临床上具有提示肠道累及表现者　这时,放射学检查可提示黏膜增厚、黏膜皱褶扭曲、溃疡形成、肠管不等程度增厚与狭窄,以及假息肉等表现。电脑体层扫描(CT)可有助于显示回盲瓣及盲肠内侧壁增厚、末端回肠近端扩张、较大的淋巴结肿大及其中心干酪样坏死等。病变累及回盲瓣两侧时,盲肠缩小,瓣膜本身扭曲与关闭不全。结核病倾向于累及较少部分肠段,可伴有狭窄与瘘管形成。肥厚型肠结核时,因可见到包快而类似于盲肠癌肿。如见到钙化的肠系膜淋巴结及胸部放射学检查异常可有助于肠结核诊断的确定。近年来快速发展的分子成像技术,如正电子发射体层摄像术(PET)联合应用 18-荧光脱氧葡萄糖(FDG)的 FDG-PET 成像技术可对机体各个解剖部位的感染与非感染性炎症进行客观的非创伤性评估,尤其适用于儿童患者。FDG-PET 的另一优点是可在短时间内完成整体(包括整个消化系统)的非创伤性与高敏感性检查。此外,该检查方法的费用与目前国外常用的影像学或非影像学检查方法是相当的。FDG-PET 可能是发现小肠与大肠病变可靠的非创伤性方法。

2.结肠镜检查见到与病理学改变相对应的特点者　如见到肠黏膜大小不等的阿弗他样至椭圆形的溃疡,并且呈横形或环形走向,与肠长轴垂直,边缘呈潜行性,呈堤坎状或放射状隆起;出现卵石征表现及溃疡周围黏膜可呈正常表现等;或回盲瓣充血、水肿、糜烂及变形,盲肠腔狭窄、变小,假息肉及增生性结节并可合并出血及溃疡中部坏死;有时可见到瘘管开口。

肠结核的诊断主要靠结肠镜联合活检和组织培养。但上述内镜表现多为非特异性,与 CD 较难区别开来。肠结核时,一般可见到回盲瓣变形及回盲瓣狭窄;而且,两者内镜下表现有两个明显不同点:①肠结核时溃疡较浅表,黏膜多呈结节状,并且不受侵犯的肠段范围较短;②CD 溃疡后期可表现为蜷曲而不太锐利的边缘,GITB 并可出现包块性病变或结核瘤。Kwon 等报道结肠镜活检标本免疫组化染色时,CD 病变组织肉芽肿中血管紧张素转化酶表达高于结核病组织,可能有助于 CD 与结核病的鉴别。

结核菌素皮肤试验对诊断并无帮助,因为阳性结果并不意味存在活动性病变。许多患者,尤其是老年患者体重减轻及虚弱,以及艾滋病患者,在活动性肠结核时,皮肤试验仍为阴性。但结核菌素试验阳性(不论是否有活动性肺部病变时),则可作为疑有 GITB 的提示。

抗结核病试验治疗往往是临床上试图帮助结核病鉴别诊断的方法之一。但有文献指出,部分肠结核患者抗结核治疗可无效,仅在切除肠结核病变后,抗结核治疗才显出疗效。

如上所述,临床上多种疾病可类似于肠结核。肠结核的临床、内镜、病理学和影像学表现与 CD 均相似,两者鉴别诊断难度更为突出。除了结核病时可找到结核杆菌而做出分枝杆菌感染最后诊断外,CD 实际上可具有肠结核的所有改变与表现。结肠组织学活检及抗酸杆菌检查均阴性,经肾上腺糖皮质激素(激素)治疗数月后,CD 诊断的正确性可以成立。还有,肠结核多数发生在回盲部,大肠结核比小肠结核相对少见。此外,肠结核虽可发生瘘管,但比 CD 相对少见,其肉芽肿多见于肠系膜(反映结核菌经腹膜传播);

而 CD 时肉芽肿一般并不见于淋巴结,多在肠壁(说明 CD 从肠腔发展而来)。内镜检查时,见到周围黏膜正常的口疮样溃疡与铺路石征多倾向于 CD,因结核时相对较少见。根据印度一组年龄与性别均相配的 CD 与 GITB 各 26 例对照研究表明,四项临床特点在这两种疾病之间具有明显的差别:CD 与 GIBT 患者相比,病程较长,有腹泻及直肠出血症状者多,而有发热症状者较少。这四项特点对预断 CD 诊断的精确性,达到 84.6%。病理组织学预断精确性为 63.4%,其敏感性、特异性及阴性判断价值(NPV)较高(>80%)。其他有助于诊断 GITB 特点的精确性则为:同时合并肺结核或腹腔淋巴结肿大者为 73.1%,病理组织学为 75%,显微镜下检测到肉芽肿为 63.4%,TBPCR 为 82.6%,涂片或培养检出抗酸杆菌为 61.5%。特异性与阳性判断价值(PPV)较高(100%),但敏感性及 NPV 较低。

此外,耶尔森菌小肠结肠炎也可有肠系膜淋巴结肿大、肠黏膜溃疡及增厚等改变。本病可累及胃肠道任何部位,但最常累及末端回肠和肠系膜淋巴结,病理学上无纵行溃疡、卵石征、上皮样肉芽肿和淋巴细胞聚集等改变。病原学检查阳性可明确诊断。此外,这种细菌感染一般病史较短,且可自发性治愈。实时定量 PCR 检测粪便中该菌具有高度特异性和方便快捷的优点。

癌肿或阿米巴病也因可累及盲肠而与肠结核发生混淆。鉴别诊断时,也应考虑到梅毒与性病性淋巴肉芽肿,但这两种疾病目前已不常见。

## 六、治疗

标准的抗结核疗法对肠结核具有较高的治愈率。迄今尚无对照性研究明确最佳的治疗方案与疗程。根据其他肺外结核病治疗的结果推断,建议三联药物疗法 12 个月为较合适的治疗方法:异烟肼 300mg/d,吡嗪酰胺 15～30mg/(kg·d),及利福平 600mg/d。这种三联疗法尚未在肠结核中进行过试验(也有资料认为采用二联短程疗法:异烟肼 0.3g,口服,1 次/日;利福平 0.45g,口服,1 次/日,联合化疗,疗程 6～9 个月。对严重肠结核或伴有肠外结核者,一般加用链霉素 0.75g,肌内注射,1 次/日或吡嗪酰胺 0.5g,口服,3 次/日或乙胺丁醇 0.25g,口服,3 次/日)。艾滋病患者的病程较长,可能需使用"二线"抗结核药物,因为这些患者中抗药菌株发生率较高。

以往,肠结核尤其累及回肠时往往需要外科干预。梗阻与瘘管形成是主要的手术指征。目前,大多数瘘管与溃疡性并发症一样,对药物治疗有效。但包块性病变,由于可导致肠腔受损、缩窄及最后完全性梗阻而仍需手术治疗。在发生游离性肠穿孔、局限性穿孔伴脓肿形成,或发生大出血时,也需手术干预。在与盲肠癌不能区分时,剖腹探查及右半结肠切除术也是手术干预指征之一。肠结核时,以切除最小范围肠段为宜,因为合适的药物治疗可很快奏效。

(卢若丽)

# 第二十节　胃肠道间质瘤

胃肠道间质瘤(GISTs)是一类起源于胃肠道间叶组织的肿瘤,占消化道间叶肿瘤的大部分。间质瘤作为一个较新的概念,应该涵盖了以前所谓的"胃肠道平滑肌瘤"或"胃肠道平滑肌肉瘤"。但作为间叶组织发生的肿瘤,胃肠道平滑肌瘤或肉瘤的概念并未被排除,只不过在目前的临床病理诊断中,这类肿瘤只占胃肠道间叶源性肿瘤的少部分。因此,目前我们必须将消化道间叶源性肿瘤由以平滑肌肿瘤为主的观念转变到以胃肠道间质瘤为主的观念。

【病理】

1.大体形态　肿瘤大小不一,自0.2～44cm不等,起源于胃肠道壁固有肌层,可向腔内、腔外或同时向腔内、腔外生长。向腔内生长可形成溃疡,因此根据肿瘤主体位置可分为腔内型、壁内型、哑铃型、腔外型和腹内胃肠道外型。大多数肿瘤呈膨胀生长,边界清楚,质硬易碎;切面鱼肉状,灰红色,中心可有出血、坏死、囊性变等等继发性改变。肿瘤数目可为多个。

2.组织学特点　GISTs主要是由梭形细胞和上皮样细胞构成,两种细胞可同时出现于不同的肿瘤中,但形态学变化范围大。依据两种细胞的多少可分为梭形细胞型、上皮样细胞型以及梭形和上皮细胞混合型。

3.免疫组化特点　GISTs免疫组化研究表明CD117(c-kit)和CD34为其重要标志物。80％～100％的GISTs CD117呈弥漫性表达,而平滑肌细胞和神经纤维不表达CD117。60％～80％的GISTs肿瘤细胞中,CD34呈弥漫阳性表达,并且良性的GISTs的CD34表达较高。CD34表达特异性强,在区别GISTs与平滑肌瘤或神经源性肿瘤时具有重要价值。CD34阳性表达时,往往CD117也呈阳性表达。CD117、CD34的表达与肿瘤位置、生物学行为细胞分化及预后无明显关系。

【临床表现】

GISTs是胃肠道最常见的间叶源性肿瘤,占胃肠道恶性肿瘤的1％～3％,估计年发病率为1～2/10000,多发于中老年患者,40岁以下患者少见,男女发病率无明显差异。大部分GISTs发生于胃(50％～70％)和小肠(20％～30％),结直、肠占10％～20％,食管占0％～6％,肠系膜、网膜及腹腔后罕见。GISTs的症状依赖于肿瘤的大小和位置,通常无特异性。胃肠道出血是最常见症状,吞咽困难症状往往也常见。部分病人因肠穿孔就诊,可增加腹腔种植和局部复发的风险。GISTs病人第一次就诊时有11％N47％已有转移。转移主要在肝和腹腔,淋巴结和腹外转移即使在较为晚期的病人也较为罕见。转移瘤甚至可发生在原发瘤切除后30年。小肠GISTs恶性程度和淋巴结转移率最高,而食管GISTs恶性程度低。因此,严格来说,GISTs无良性可言,或至少为一类包括潜在恶性在内的恶性肿瘤。CT、超声、内镜、消化道造影可协助GISTs大小、局部浸润、转移、位置等的判断。

【诊断与鉴别诊断】

根据病人消化道出血或不适的临床表现,结合内镜检查如胃镜、肠镜检查的非黏膜发生肿瘤,CT或内镜超声显示的发生于胃肠道壁的肿瘤,可作出初步的诊断。消化道造影可帮助诊断肿瘤在胃肠道的确切位置及大致范围。但临床诊断不足以确诊GISTs。GISTs的确诊最终需病理切片及免疫组化的结果。典型的GISTs免疫组化表型为CD117和CD34阳性。近30％病例中SMA阳性,少部分病例S-100和Desmin肌间蛋白阳性。但少数病例(<5％)CD117阴性,且存在一些CD117阳性的非GISTs肿瘤。因此,GISTs的免疫组化诊断也并非绝对,尚需结合临床和一般病理结果,有时需通过免疫组化排除其他肿瘤。GISTs常需与下列肿瘤鉴别,这些胃肠道肿瘤常有与GISTs类似的临床表现。

1.胃肠道平滑肌瘤/肉瘤　GISTs大多CD117和CD34弥漫性阳性表达,SMA不表达或为局灶性表达,而平滑肌瘤/肉瘤CD117和CD34阴性表达,SMA弥漫性阳性表达。

2.胃肠道神经鞘瘤　GISTs中只有少部分病例中有S-100表达,而胃肠道神经鞘瘤S-100弥漫性阳性表达,CD117和CD34阴性表达。

3.胃肠道自主神经瘤　CD117、CD34、S-100、SMA和Desmin均阴性表达,电镜下可见神经分泌颗粒。

对GISTs的恶性程度判断除了临床上的局部浸润、转移、复发等因素外,肿瘤部位也是一考虑因素,一般说胃、食管及直肠的GISTs恶性程度较低,而小肠和结肠恶性程度较高。肿瘤的大小及核分裂数也是判断GISTs恶性程度的标准之一。

## 【治疗】

传统的 GISTs 治疗以手术治疗为主,虽最近在 GISTs 病理及基础研究取得很大进展,新的化疗药物研究也取得了一定的进展,但手术治疗仍是目前取得临床治愈的最佳治疗方法。

1.手术治疗及原则　由于 GISTs 的潜在恶性,对临床怀疑 GISTs 均应按恶性肿瘤手术原则进行,由于 GISTs 往往质地脆,血供丰富,且通过血液及腹膜转移,手术时应特别注意避免肿瘤破溃及挤压,对肠道 GISTs 应先结扎供应和回流血管。术中对可疑病例也不应切取活检,除非肿瘤不能根治。

GISTs 一般不宜肿瘤摘除。胃的 GISTs 直径<3cm 的可行局部切除或行楔形切除,切缘距肿瘤至少 3cm;3～5cm 宜行楔形切除或胃大部切除术,切缘距肿瘤至少 5cm;直径>5cm 的应按胃癌 $D_2$ 清扫范围手术。小肠 GISTs 因报道的淋巴结转移率达 7%～14%,故主张常规行淋巴清扫,肠段切除至少距肿瘤 10cm。对于直肠 GISTs,特别是下段 GISTs,有时手术处理十分困难,由于术前难以判断其恶性程度,直径<3cm 者可考虑尽量保肛;直径>5cm 或术后复发者应在术前充分征求患者意愿前提下,在保肛与扩大手术中作出抉择。对于有局部浸润或远端转移的应在可根治前提下行联合脏器切除术。

2.化疗　传统的化疗 GISTs 当作平滑肌肉瘤治疗,常用方案为阿霉素＋顺铂(AD 方案),临床缓解率<10%,疗效不佳。

伊马替尼化疗。伊马替尼是 c-kit 激酶活性抑制药,已于 2000 年第一次应用于临床,主要用于不能根治手术的病人,也有用于高危 GISTs 的报道。应用方法为 400～800mg/d,连续 12～24 个月。治疗 GIST,起始推荐剂量,一日 400mg,一次与早餐一起服下,同时饮一大杯水,以减少对胃肠道刺激。至少连服 4 个月,如治疗中疾病进展或出现严重不良反应时终止治疗,如服至 3 个月无效剂量,可加至一日 600mg 若仍无效不再增量应停止治疗。Imatinib 的不良反应多数轻至中度,主要有水肿(体液潴留)、消化道症状、肌肉、骨骼疼痛、头痛、皮疹、潮红等。Ⅲ～Ⅳ度不良反应约 21.1%,发生在较大肿瘤坏死出血(胃肠道或腹腔内)约 5%,水肿多出现在眼眶周围,严重者(<5%)出现胸腔、腹腔、心包积液及肺水肿,停药并用利尿药可缓解。消化道反应有恶心、呕吐、腹痛、腹泻等,均不严重。血液学毒性常见血小板减少与中性粒细胞减少。有 1%～3%肝功能异常,ALT、胆红素升高,减量或停药可恢复正常。

## 【预后】

GISTs 总的 5 年生存率为 35%,肿瘤完全切除 5 年生存率 50%～65%,不能切除者生存期<12 个月。肿瘤位置、大小、核分裂数和年龄均与预后有关。食管 GISTs 预后最佳,而小肠 GISTs 预后最差。

(卢若丽)

# 第二十一节　憩室炎

憩室是指消化道管壁全层或多层的局限性囊样膨出,根据憩室壁的构成可分为真性憩室和假性憩室。真性憩室为肠壁的局限性全层膨出,包括黏膜、黏膜下层和肌层;而假性憩室为黏膜和黏膜下层从薄弱的肌层疝出,连同浆膜层构成膨出部分。绝大多数憩室向消化道腔外膨出,极少数向腔内膨出,称为腔内憩室。多个憩室同时存在称为憩室病,本病见于全消化道,以结肠最为常见,十二指肠次之,直肠最少见。憩室炎是指憩室病合并感染,严重时可扩散形成憩室周围炎、脓肿和蜂窝织炎,亦可发生急性穿孔或破裂引起急性腹膜炎,还可导致瘘管形成、出血或肠梗阻。

## 一、流行病学

虽然憩室早在 1700 年就被描述,但憩室性疾病(憩室炎及憩室病)在 19 世纪末仍是一种少见的疾病。然而,到了 20 世纪此病逐渐增多,在西方国家逐步被认识,实际上结肠憩室病在现今的西方发达国家已呈流行趋势。美国研究表明,本病发病率随年龄的增大而上升,从 40 岁以前的发病率少于 5%,60 岁约为 30%,而 80 岁以上可达到 50%~80%。目前报道发现在青少年人中结肠憩室病的发病率呈显著上升趋势,为 2%~9%。

结肠憩室的发病率在世界各地区间有明显的差别,发达国家明显高于发展中国家,亚洲国家包括中国、日本、印度及新加坡等发病率均较低,但近年来随着膳食结构的改变,亚洲国家的发病率有上升趋势。据国内统计报道,我国人群患病率仅为 0.17%~1.87%,60 岁以上的患病率虽明显提高,但仍低于 5%。然而,仅不足 20% 有结肠憩室的患者存在症状,且这些人中仅有少数曾需要外科治疗。10%~25% 憩室病的患者都会伴发憩室炎,这些患者中无并发症者占 75%,25% 可能导致严重的并发症,如脓肿、蜂窝织炎、穿孔、出血、瘘管形成或梗阻,并需要外科手术治疗其并发症。在有症状的患者中 60% 为女性,但 50 岁以下的患者又以男性多见,男:女之比约 2.2:1。另外,憩室的解剖分布也存在地区差异,憩室在西方国家常见于左半结肠(95% 发生在乙状结肠),在亚洲国家则为 70%~90% 的憩室发生在右半结肠。在美国的统计数据中,因憩室性疾病住院的患者每年有 20 万~40 万人,每年因此病而发生的死亡率约 2.5/10 万人。

## 二、病因和发病机制

憩室炎的病因学至今尚未完全阐明,发病机制亦不甚清楚。目前认为本病可由多种因素相互作用所致,主要包括肠壁结构异常,肠腔高压状态,肠动力学调节障碍,肠内菌群的改变,饮食和药物等因素。

### (一)肠壁结构异常

很早在分析憩室的形成时就提出了肠壁结构改变的重要性。憩室发生在结肠壁的相对薄弱区,就是肠系膜血管穿过环形肌层的部位,在结肠带之间并沿着系膜结肠游离部分布。另外,结肠壁收缩在相对狭窄的肠段时,管腔内压力增高,从而使结肠壁增厚,可导致肠壁薄弱部分形成疝,并随着年龄增大,结肠弹性及张力强度减弱,更增加憩室形成可能。目前有报道提出遗传基因的改变也可能影响到结肠壁结构的组成,导致憩室炎的发生。

结肠壁结构中胶原和肌纤维是维持肠壁正常的生理功能,成熟胶原的损坏、未成熟胶原和膨胀的肌纤维均可导致结肠壁逐渐变脆弱。随年龄的增长,全结肠的胶原纤维在构造上逐渐改变,左半结肠的胶原纤维与右半结肠相比较,变得较少而且紧紧挤压,在憩室炎中这种改变更为明显,这也可以阐明乙状结肠、降结肠与横结肠、升结肠相比,顺应性下降的原因,也解释了在左半结肠中憩室炎更常见的原因。根据调查显示,憩室炎的患者由于胶原的降解,所以胶原的合成增加,基质金属蛋白酶组织抑制因子也随之增加,而基质金属蛋白酶类型表达却降低,这些改变可能归结于结肠壁结构上的改变所致。

### (二)肠腔高压状态

肠腔经常处于高压状态,是憩室炎发生的重要因素。肠腔内压力增加引起对肠壁压力的增加,而诱发憩室。以前认为憩室炎是通过粪便阻塞导致憩室压力增高形成,近期认为憩室的阻塞是很少发生的,更多的病例表明,憩室炎是由于管腔内的压力增加或是肠腔内食物颗粒浓缩导致憩室壁腐蚀的结果,加重时可致使发炎和病灶的坏死,薄壁憩室更易形成穿孔。调查乙状结肠穿孔的病例后显示,压力增高作用的结论是被支持的,而且乙状结肠的肠腔相对较窄,所以压力也最高,从而解释了憩室的好发部位是乙状结肠的缘故。

导致结肠压力增高的机制具有多种可能性,结肠改变了自主的协调蠕动,肠管运动过激,渐进性管腔变窄,管壁增厚,药物对神经感受器的激活,结肠机械伸拉的减少,尤其是长期摄入低纤维饮食,造成粪便重量降低,增加了全肠的传输时间,最终提高了结肠腔内的压力。

### (三)肠动力学调节障碍

在憩室的发展过程中,结肠腔的分隔被认为起很重要的作用。分隔是指在结肠环形肌非推进性收缩的方式下的一种短期分隔过程。结肠的分节收缩,导致管腔内的压力增高,便形成一个独立的结肠段,这样更适应结肠对水和电解质的吸收,由于管腔内的压力增加,可能是在薄弱处的位置,黏膜和黏膜下层疝的形成的最终结果。乙状结肠与其余结肠相比,它的半径很小,通过狭窄的管腔可增加管腔内的压力,反而结肠壁的张力常常是下降的,压力梯度的改变产生运动异常,这种变化也会降低结肠壁的抵抗力,使憩室炎的发生率增加。

另外,结肠肌电活动的改变也可能促进憩室炎的发展。在结肠内细胞外的电极显示慢波与肌肉收缩是一致的,其中 Cajal 间质细胞被认为是慢波产生中的重要性因素。据调查显示,憩室炎的患者慢波活动是增加的,考虑是由于结肠的分节收缩导致的结果。

### (四)肠内菌群的改变

在肠内的细菌组成的变化,可导致黏膜屏障受损害,产生慢性炎症。这种改变很可能是由于特有的免疫系统影响,允许正常共存的菌群起病理性作用所导致。在憩室内当食物颗粒逐渐浓缩后,介泌物和细菌的蔓延便会发生。而且已被证明,肠道菌群的构成在乡村和城市是有区别的,有研究比较了非洲与英国的乡村,前者憩室炎的发病范围很低,并发现双歧杆菌水平较高,但类杆菌水平较低。双歧杆菌可促进短链脂肪酸的产生,短链脂肪酸产物的增加可保护结肠黏膜屏障,降低憩室炎的发生。

### (五)饮食

流行病学表明,在憩室炎的发展过程中纤维素的作用可能至关重要。在平常的饮食习惯以高纤维为主的亚洲或非洲乡村,憩室是很少发生的疾病;而在西方发达国家或采用西方饮食习惯的地区,憩室病非常普遍,认为是由于高脂和精细食物摄入过多、饮食中纤维素降低是导致憩室病高发的重要因素。在长期摄入低纤维素的患者,结肠中粪便量减少,当环形肌收缩时肠腔发生闭塞,当两个这样的收缩非常接近时,收缩的肠腔无形中与其余肠腔分隔开,并在此段产生高压,引起对肠壁压力的增加而导致憩室。低纤维饮食习惯,由于纤维素在肠内不易被消化,增加了粪便的重量和体积,使肠腔扩张,降低结肠分段的压力,并缩短了通过时间,从而防止憩室炎或穿孔等。

目前认为,红肉的摄入也与憩室炎相关联。"杂环胺"是烹调肉类时的一种产物,它与结肠上皮细胞的凋亡有关。在结肠上皮细胞上,"杂环胺"的作用可能造成穿孔。

### (六)非甾体类抗炎药物

许多研究提示,非甾体类抗炎药物(NSAID)与憩室性疾病出现并发症有关。病例对照研究表明,曾服用过 NSAID 的患者出现了有并发症的憩室炎相对更多。NSAID 作用机制认为是其通过抑制自身前列腺素的合成本身受抑制,并直接作用于肠壁,使结肠黏膜屏障损害,或者其对白细胞功能的抑制作用影响免疫功能,而使疾病过程不易局限。另外,NSAID 是弱酸性,能够使上皮细胞剥脱,导致黏膜渗透性增加,细菌和毒素形成移位。除非甾体类抗炎药物外,阿片类麻醉剂及皮质类固醇类药物也可增加憩室性疾病发生并发症的机会。

## （七）其他因素

年龄、性别、遗传、吸烟、饮酒、咖啡因等,都是憩室炎发生的可能危险因素。

# 三、病理

憩室是黏膜和黏膜下层通过固有肌层的缺损处形成的获得性疝。憩室可以发生于结肠的任何部位,常见于乙状结肠。结肠大部分憩室都是假性憩室,真性憩室较少见。憩室的数目和大小是可以改变的,典型的憩室直径从 3mm～3cm 不等,数目为几个至数百个,大多数憩室是多发的,均有随病程延长而增多的倾向。然而,较大的憩室很少见,其直径可在 3～15cm 之间,并可能是单发的。

憩室未伴有任何并发症时,尤其是没有炎症发生时,组织学观察所见其衬盖层除尺寸变大及可见一些淋巴滤泡外,均是完全正常的。当憩室伴发炎症时,在病变早期受累肠壁有黏膜充血、水肿表现。可发展成溃疡,组织学改变为肠壁各层炎性细胞浸润,破溃血管时引起出血,穿破肌层引起穿孔、肠瘘,游离侧穿孔可伴有弥漫性腹膜炎,随着炎症的发展,肠壁及周围组织水肿、增厚和纤维化,继而肠腔逐渐狭窄,导致不同程度的肠梗阻。

# 四、临床表现

憩室炎的前驱症状不典型,90％结肠憩室患者若不合并憩室炎常无临床症状。主要的临床表现为腹痛,发热,恶心,呕吐,腹胀,便秘,腹泻。

结肠憩室炎引起的腹痛通常位于左下腹(占 70％),腹痛发作很迅速,且持续性绞痛,可向中下腹或右下腹部转移,可伴有左腰部、左腹股沟区及左腿部放射。位于横结肠的憩室炎,腹痛常见于上腹部,一般无放射陡,而右半结肠的憩室炎,最初位于右下腹部。

体检时可在局部发现肌紧张、压痛,并触及炎性包块(占 20％)。

当憩室炎发作时,患者常伴有便秘(占 50％)和腹泻(占 25％～35％)相互交替的症状,部分或完全梗阻时,恶心、呕吐症状明显(占 20％～60％),并伴有肠鸣音亢进,但穿孔并发腹膜炎后,出现腹痛加剧、高热、肠鸣音消失、伴板状腹等典型的急腹症表现。

如蜂窝织炎邻近膀胱的患者,可出现尿频、尿急等泌尿系统的症状(占 10％～15％),可能由于炎性包块刺激膀胱所致。如有尿路感染存在,则表明结肠与尿路形成瘘管。

结肠镜下可看到结肠黏膜充血、水肿及浓性分泌物的存在,钡剂灌肠示肠管呈节段性痉挛、水肿,肠腔狭窄,急性炎症检查时均应慎重防止穿孔。

典型憩室炎可根据症状和体征明确诊断,而老年人、激素依赖性和免疫缺陷患者反应较迟钝,临床症状相对不典型,增加了诊断的难度。

# 五、并发症

1.脓肿和穿孔　腹内脓肿是憩室炎最常见的并发症,约 1/3 的患者可能发生。腹内脓肿常发生在肠系膜、腹腔、腹膜后腔等处。穿孔主要表现为左侧局限性腹膜炎、弥漫性腹膜炎或腹腔脓肿。微小穿孔引起结肠壁或结肠周围局限性炎症,较大的憩室穿孔则引起广泛的细菌感染性脓肿和弥漫性腹膜炎,微小或孤立性的穿孔持续感染可导致慢性憩室炎,其表现初为结肠纤维性狭窄,后可发展为肠梗阻。

2.憩室出血    5%～10%憩室病可合并出血,尤以右半结肠憩室多见,在所有下消化道出血原因中占40%。出血常因于憩室基底部血管的炎症反应而致小量出血。轻者仅为大便隐血,重者可出现休克症状,多数患者出血可自行停止,同一憩室炎反复出血的情况极罕见。但老年人合并高血压、动脉硬化的患者,虽然憩室炎并不严重也可能引起大出血,是老年人下消化道出血中最常见的原因之一。

3.瘘管形成    憩室炎因透壁性炎性病变穿透肠壁全层至肠外组织或器官形成瘘管,脓肿破溃可在小肠、子宫、阴道及膀胱之间形成内瘘或与腹壁形成外瘘。憩室炎引起的瘘管多发生于乙状结肠及其邻近的器官,最常见的是结肠膀胱瘘(65%),表现为尿急、尿痛、气尿和粪尿等尿道症状。其次为结肠阴道瘘,发生率也上升至25%,惟一的症状是粪便从阴道中排出。约有40%的患者有间隙性腹痛和腹胀,结肠小肠瘘较少见,常有腹泻、腹痛等全身症状。

4.肠梗阻    憩室炎患者有7%～15%将发展为结肠狭窄和梗阻。通常是急性或慢性憩室炎由肠腔狭窄造成纤维缩窄的结果。患者表现为左腹反复疼痛呈进行性加剧,并可停止排便和排气。急性炎症和脓肿形成时,堵塞的肠腔引起急性结肠梗阻或由于结肠炎症与一段小肠粘连而表现为急性小肠梗阻。

# 六、实验室和其他检查

1.血液检查    憩室炎发作期时有白细胞增多,中性粒细胞核左移,但因统计表明45%患者的白细胞计数是正常的,所以不能直接诊断。出现明显的白细胞增多时,提示腹膜炎和脓肿的形成。

血沉可有增快,肝功能检查多正常,血清淀粉酶多为正常或轻度升高。淀粉酶指标增高时,提示可能发生了腹膜炎或是穿孔等并发症。

如有长期慢性出血或急性大出血时,可有小细胞低色素性贫血。最严重时出现的脓毒血症,可能与低钠血症、肾功能损害和酸中毒有关。

2.尿便检查    憩室炎侵及至泌尿膀胱时,脓尿、血尿均可能产生。并发肠出血时,粪便常规＋潜血试验提示为阳性。

3.内镜检查    因患者腹痛或腹部包块,内镜检查受到限制。在憩室炎急性期也不宜行直肠镜、乙状结肠镜和结肠镜检查,因内镜本身易损伤肠管或检查过程中充气后导致穿孔。如果急性憩室炎诊断不能确定,可在非急性期(4～6周)进行内镜检查。如需立即结肠镜检查,注意结肠内注气一定要少,肠腔视野清晰才能进镜。

结肠镜下表现为肠腔狭窄、水肿及脓性物质存在。结肠镜可确诊憩室炎.也可发现其并发症,同时还能与结肠癌、炎症性肠病、缺血性肠病等相鉴别。

4.腹部X线检查    轻度憩室炎患者在普通腹部X线片检查上基本是正常的,但在严重并发症导致腹膜内穿孔时,在横膈膜下可发现游离气体,尤其是弥漫性腹膜炎。有结肠梗阻存在时,腹部X线平片亦可提示有不规则的气液平出现,即可辅助明确诊断。

5.钡剂灌肠检查    急性憩室炎是钡剂灌肠检查的禁忌证。如确有必要,可用水溶性造影剂作低压灌肠,或在急性炎症消退后7～10d进行,这样才能减少造影剂溢入腹腔的危险性。钡剂灌肠可发现结肠的外源性压迫、狭窄、冗长和黏膜栓系,也可观察憩室炎的范围。

存在并发症的情况下,X线可提示:①结肠壁外有一脓肿或肠腔相连的窦道;②结肠壁内脓肿显示钡剂充盈缺损;③结肠壁内窦道;④瘘管形成。

6.腹部B超检查　超声检查在临床应用上协助诊断急性憩室炎中的准确率和敏感率均很高。憩室炎的超声影像特征由于炎症的表现及肌肉增厚而表现为肠壁低回声增厚及横截面靶样征。有人认为超声结合按压是诊断急性憩室炎的一种相当敏感和特异的影像学方法,它可以确诊肠壁增厚、蜂窝织炎、脓肿、穿孔,更有助于腹内脓肿的定性和定位。

7.腹部CT检查　近年来越来越多地将CT检查应用于诊断有并发症的憩室炎或急性期内科治疗无效的患者,还用于诊断不明确、右半结肠憩室炎或巨大憩室炎及有免疫缺陷的患者,特别有助于高度怀疑有脓肿或瘘管等并发症的诊断。CT检查的敏感率极高,甚至有报道显示可达到100%,目前已成为诊断结肠憩室炎的首选检查方法。

憩室炎的CT检查表现包括有:结肠周围脂肪的炎症(98%),憩室(84%),结肠壁增厚超过4mm(70%),蜂窝织炎或结肠周的积液(35%)。CT不仅在诊断方面有价值,而且也通过CT扫描,确定经皮放置引流管的位置,行脓肿引流的治疗。

## 七、诊断和鉴别诊断

### (一)诊断
憩室炎的典型临床表现为腹痛,以左下腹部为主,伴有发热或白细胞增高,体征为左下腹压痛明显,可触及包块。并结合结肠镜、钡剂灌肠、B超和CT检查等结果,即可明确诊断。

### (二)鉴别诊断
1.结肠癌　两病的年龄相似,均随年龄增大发病率增加,临床病程均较隐匿,且都好发于乙状结肠。临床均可表现为腹痛,查体均有压痛及左下腹包块,都可有肠梗阻、出血、穿孔和瘘管形成可能。钡剂灌肠有助于鉴别,黏膜不规则,肠腔充盈缺损系癌的放射学征象。对憩室炎诊断不明确,但急性炎症控制同时放射性腔内征象消失可排除新生物诊断。结肠镜检查及黏膜活检病理学检查,对确诊结肠癌有决定性意义。

2.急性阑尾炎　典型症状均为腹痛,但急性阑尾炎发病初始在上腹部,常有转移性右下腹痛。右下腹压痛是急性阑尾炎最常见的重要体征,压痛点通常限于麦氏点。该病的血象白细胞计数增高更为显著,腹部CT检查最有助于明确诊断,可表现为阑尾周围炎,阑尾胃(肠)石或不正常阑尾的征象。

3.结肠克罗恩病　腹痛、发热、白细胞升高、腹部压痛、触及包块及瘘管形成,都是克罗恩病的特征。憩室炎也有这些症状和体征,但克罗恩病的病变多见于末段回肠和邻近结肠。内镜和X线发现鹅卵石样改变、黏膜较深的溃疡,跳跃病灶并伴有小肠病变有助于鉴别,内镜下黏膜活检发现非干酪性肉芽肿有诊断价值。

4.溃疡性结肠炎　发热、白细胞增高、腹痛及黏液脓血便均是溃疡性结肠炎的特征。内镜和X线发现黏膜呈弥漫性炎症、水肿、充血,黏膜下血管不能透见。随着病情的进展,可见糜烂、溃疡、假性息肉、溃疡间残存黏膜萎缩、管腔平滑变硬、肠腔变窄、结肠袋消失等。溃疡性结肠炎的病变多发生在直肠和乙状结肠。

5.缺血性结肠炎　广泛的血管硬化及憩室病是老年人常见病,两病可同时发生。严重的急腹痛和伴有肠梗阻体征的腹痛,很难鉴别这两种疾病。有时结肠X线特有的拇指纹征象能诊断缺血性结肠炎。内镜接触后易渗血,活检时出血明显,至发病后48h,则黏膜可出现红斑,直径2~4mm的溃疡多发散在,伴有黏膜下瘀点状出血。病变部位与非病变部位界限分明,当大血管阻塞时病变呈节段性分布,若为非阻塞性缺血时,病变呈点片状分布。

6.消化道出血　憩室炎并发出血时,常为无痛性症状,如经直肠排出大量鲜红血液,常伴有低血容量休克表现;应询问病史、仔细查体、留置胃管结合胃镜检查,可排除上消化道出血。缓慢间断性出血者,结肠镜检查是出血定位诊断的最佳方法,而大量出血者,需行选择性肠系膜动脉造影检查,可根据造影血管走行、分布、造影剂是否外溢和肠管显影判断病灶位置,所以在急性出血时是最可靠、最有确诊意义的检查。

7.肠易激综合征　常表现为腹痛,可在排便后缓解,排便的次数、形状和过程均可异常,有多种因素导致的经常性情绪紧张情况存在。钡剂灌肠对比检查和内镜检查均不能发现解剖学的异常,但许多患者可同时存在憩室病并伴有或不伴有肠痉挛表现。

# 八、治疗

## (一)内科治疗

无合并症憩室炎的治疗包括保持大便通畅,多食用高纤维素饮食,避免便秘。

轻症憩室炎的治疗包括休息、流质饮食和口服广谱抗生素,或针对革兰阴性菌及厌氧菌的抗生素,如环丙沙星(0.1～1.5g/d)和甲硝唑(1.5～2.0g/d)。一旦临床症状逐渐改善,饮食可逐渐过渡到软的低渣饮食,则可在急性期过后行择期检查,1个月后可恢复高渣饮食。

重症憩室炎伴有严重腹痛、发热及白细胞增多或存在并发症(如瘘管形成、肠梗阻等)的患者均需住院治疗,应让肠道"休息",静脉给予抗生素,且防止和减少并发症。

约有80%的患者无需手术即可获得满意的疗效,治疗包括禁食,腹胀、呕吐者应放置胃管行胃肠减压,小肠梗阻应留置胃管,并结合静脉补液及营养支持,纠正水、电解质紊乱和酸碱失衡,维持血容量和热量的摄入,腹痛严重、局限性痉挛者,给予阿托品以减弱结肠张力,起镇痛、解痉的作用。

同时选择对细菌敏感的广谱抗生素治疗。抗生素应针对革兰阴性需氧大肠杆菌和厌氧拟杆菌,常用氨基糖苷类抗生素(庆大霉素 3～7.5mg/(kg·d)或妥布霉素 3～5mg/(kg·d)与氯林可霉素(0.6～1.8g/d)或甲硝唑(1.5～2.0g/d)联合应用,可有效降低感染的并发症。也可选用第三代头孢菌素(头孢替坦 2g/d)或内酰胺抑制剂(亚胺培南—西司他丁钠 0.5～1.0g/d),可以同样有效地控制感染,抗生素应维持7～10d。

憩室炎的治疗期间应注意观察治疗情况,检查腹部情况并行化验检查和双重对比灌肠检查,以确定诊断和病变范围变化。无并发症者,病情减轻后可逐渐进流食,如果给予足量的治疗,患者在 48～72h 内仍无改善,则可能有并发症而需采取进一步措施。

脓肿形成者,首选经皮引流术,在 B 超或 CT 引导下穿刺排脓。弥漫性腹膜炎伴或不伴穿孔,不能缓解的肠梗阻,结肠内脏瘘者均需急症手术治疗。憩室出血者以支持治疗为主(包括输血),可同时静脉应用奥曲肽,如出血速度大于每分钟 0.5ml,可在选择性肠系膜动脉造影时通过导管经动脉注入血管加压素或选择性栓塞,以对不能行手术的患者行止血治疗,50%的患者可有效止血,还可选择在结肠镜下直接电凝止血,也常有效;无效者则应考虑手术治疗。

## (二)外科治疗

首次患憩室炎的病人有 15%～30%需要接受外科手术治疗。

1.憩室炎外科治疗手术指征

(1)憩室脓肿穿破形成肠穿孔导致的弥漫性腹膜炎;

(2)憩室炎在抗生素治疗条件下症状仍进行性加重或形成腹腔脓肿;

(3)持续高位肠梗阻及瘘管形成,久治不愈;

(4)持续出血保守治疗无效或短期内反复发生；

(5)巨大憩室导致临床症状。

2.手术的具体方法 要根据病变的范围、并发症的严重程度及患者的年龄和全身情况来决定。治疗憩室炎有多种手术方法：

Ⅰ期方法是憩室病进行选择性手术；

Ⅱ期方法即先切除受累肠段，随后闭合结肠瘘；

Ⅲ期方法为先进行横结肠造瘘术，然后再切除受累肠段和最后闭合结肠瘘。

3.择期手术的条件 既往有明确的憩室炎发作伴有腹痛、肿块、发热或白细胞增高；有憩室炎发作史，伴钡剂灌肠检查时钡剂漏出、梗阻的症状、泌尿系症状，或不能鉴别憩室炎或癌肿；老年人可在二次憩室炎发作后进行乙状结肠切除术。

复杂憩室炎的手术治疗分为以下六种情况。

(1)脓肿和蜂窝织炎发生的手术治疗，仅适于接受正规内科治疗而急性过程不缓解者。在剖腹探查时，如病变局限可行部分结肠肠段的切除，切除区域的近端应包括急性病变所累及的肠段、有慢性病变征象的肠段或有多发憩室的肠段；远端达到直肠乙状结肠连接的腹膜折反处，采用此种手术，可使外科手术切除后的复发率降低至不足10%，如果远端的乙状结肠部分保留，憩室炎的复发率可成倍增长。巨大蜂窝织炎或患者不能接受切除术，可在应切除的结肠远端行造瘘及引流，待炎症消退后再行结肠切除术。

(2)梗阻：在憩室炎基础上的梗阻通常是不完全性的，术前应行彻底的肠道准备并给予抗生素治疗。高位肠梗阻的患者不能耐受服用泻剂和聚乙二醇的快速肠道准备，应予以缓慢清洁肠道。经肠道休息、胃肠减压和补液可缓解，则可行Ⅰ期手术切除受累肠段和吻合术。完全性肠梗阻不能耐受肠道准备，应先行结肠造口术，以缓解梗阻，择期再行切除手术。患者Ⅰ期手术恢复的过程常最少一个月，Ⅱ期手术则根据结肠造口的位置来切除造口和病变肠段并行结肠一结肠吻合术。如在Ⅰ期手术中病变肠段已被切除，患者也需要恢复后才可行造口闭合术。

(3)瘘管形成：憩室炎手术的患者中10%～24%已发现有瘘管形成。结肠膀胱瘘最常见，大部分可行Ⅰ期手术治疗，为结肠肠段切除术和膀胱内瘘管口的吻合术。近端切除的范围应包括全部增厚的肠段和所有急性炎症累及的结肠，远端应切除到直肠的近端。尿道引流在7～10d后需行膀胱造影，以证实瘘管闭合。依据憩室炎并发症的程度，有时需选择行Ⅱ期手术，Ⅰ期行结肠肠段切除和结肠造口术，Ⅱ期再关闭造口。两种术式的并发症和死亡率均较低，且复发率小于5%。其次为结肠阴道瘘，如不伴有并发症，可行Ⅰ期手术治疗，即切除病变结肠，行结直肠吻合术，然后行阴道瘘口闭合术。结肠小肠瘘较少见，如无并发症小肠和结肠均可行Ⅰ期吻合术，其手术切除范围包括受累小肠以及病变结肠段。

(4)穿孔：游离穿孔常少见，需要尽快补足血容量，应用广谱抗生素，然后立即行剖腹探查。穿孔不伴有其他并发症时，可行Ⅰ期手术治疗，对穿孔合并弥漫性腹膜炎的患者需行急诊手术，最好做穿孔肠段切除术和近端和远端结肠造口术或可选用Hartmann直肠残端折叠的结肠造口术，以后再重新接通肠道。

(5)出血：憩室炎合并出血随年龄的增加而大出血的危险率增加，所以对大量出血患者的检查和治疗必须以合理和有顺序的方式进行，盲目的肠段切除术可伴有30%～40%的死亡率和33%的复发性出血率。如果在外科手术前不能确定出血的部位，结肠次全切除术是应选择的方法。

(6)盲肠和升结肠憩室炎：右半结肠憩室炎中盲肠和升结肠憩室炎的发病率相对较少，而且其诊断很难在手术时确立，术前CT扫描检查有助于鉴别诊断。术中如仅发现单个小憩室伴小范围炎症时，可行单纯憩室切除术或保留憩室而用广谱抗生素治疗。术中发现粘连的炎性包块累及盲肠和升结肠时，应行右半结肠切除术。如能完全切除而不污染腹腔，术前进行了充分的肠道准备，手术时可采用Ⅰ期吻合术，但脓肿内容物溢出或肠道准备不理想,可先行末端回肠造瘘术。

## 九、预后

憩室炎的病程发展及预后取决于病变的程度及有无并发症。有20%～30%首次患急性憩室炎的患者经治愈后可演变为反复发作。腹膜炎恢复后的患者可能由于粘连发展成小部分肠梗阻;有结肠膀胱瘘的患者可能发展成尿脓毒病;有结肠瘘的患者可能发展成吸收障碍,由于细菌蔓延或是短肠综合征导致。游离穿孔立即行常规手术治疗的死亡率为30%,但相比之下行选择性手术的死亡率明显降低为1%。但经外科切除手术后的患者仍有1.0%～10.4%可能反复发作,有3.1%的患者需再次切除治疗,有27%～33%的患者将会伴随持续的症状。随着近年来诊断和治疗方法的进展,已显著降低了并发率及术后的死亡率。

（卢若丽）

# 第二十二节　类癌及类癌综合征

## 一、概述

类癌又称类癌瘤,是一组发生于胃肠道和其他器官嗜铬细胞的新生物,其临床、组织化学和生化特性可因其发生部位不同而异。这些细胞属于APUD细胞,故又称为神经内分泌肿瘤。此种肿瘤能分泌5-羟色胺、激肽类、组胺等生物学活性因子,引起皮肤潮红、水样腹泻、发作性哮喘、心瓣膜病变等,故称为类癌综合征。胃肠道类癌瘤常多从黏膜层下部发生,早期即可延伸至黏膜下,易归属于黏膜下肿瘤。本瘤呈低度恶性,多呈局限性浸润性生长。发病率约占全部恶性肿瘤的0.05%～70.2%,占胃肠道肿瘤的0.4%～1.8%。发病年龄高峰为41～70岁。90%的类癌瘤发生于胃肠道,以阑尾、末端回肠和直肠为主。国外以阑尾类癌多见,我国以直肠类癌占首位。近30年,类癌的发生有上升趋势,明显增加的类癌发生部位为胃及直肠,同时伴随阑尾部位发生率的下降。

本病病因尚未阐明。类癌瘤是一种能产生小分子多肽类或肽类激素的肿瘤,即APUD细胞瘤,APUD细胞是指具有摄取胺前体和脱羧等生化特性的细胞总称。类癌具有这种细胞特性。它能分泌具有强烈生物活性的5-羟色胺,胰舒血管素和组胺外,有的还可以分泌其他肽类的激素,如促肾上腺皮质激素、儿茶酚胺、生长激素、甲状旁腺激素、降钙素、抗利尿素、促性腺激素、胰岛素、胰高血糖素、前列腺素、胃泌素、胃动素等物质。

产生类癌综合征的主要物质是5-羟色胺和缓激肽,组胺也参与一部分作用。5-羟色胺对周围血管和肺血管有直接收缩作用,对支气管也有强烈的收缩作用,对胃肠道节前迷走神经和神经节细胞有刺激作用,使胃肠道蠕动增强,分泌增多。缓激肽有强烈的扩血管作用,有些类癌瘤尤其是胃类癌可产生大量的缓激肽、组胺等血管活性物质而引起皮肤潮红。

根据胚胎起源可将类癌分为前肠(胃、胰腺、近端十二指肠)、中肠(远端十二指肠、空肠、回肠、阑尾及右半结肠)、后肠(直肠及左半结肠)3类。发生类癌综合征多见于前肠和中肠类癌,而后肠类癌较少发生,一旦出现则提示类癌可能扩散、转移。

正常情况下,食物中摄入的色氨酸仅2%左右被用做5-HT的合成,98%进入烟酸及蛋白合成的代谢途径。但在类癌综合征的病人,60%的色氨酸可被瘤细胞所摄取.造成 5-HT 合成的增加,烟酸合成减少。摄入瘤细胞的色氨酸经羟化酶催化生成 5-羟色胺酸(5-HTP),再经多巴脱羟酶变成 5-HT,部分储存于瘤细胞的分泌颗粒内,其余部分直接进入血液内。在血液中游离的 5-HT 大部分经肝、肺、脑等脏器的单胺氧化酶(MAO)降解成 5-羟吲哚乙酸(5-HIAA)自尿内排出。起源于中肠系统(十二指肠至横结肠)的类癌病例占了 75% 以上,前肠系统(支气管、胃、胰腺)类癌则往往缺乏多巴脱羧酶,不能使 5-HTP 转变成 5-HT,5-HTP 水平升高,而 5-HT 不升高。病人尿中 5-HTP 及 5-HT 排出增加,而 5-HIAA 增加不明显,此即不典型类癌综合征。

## 二、病理

Modine 综合分析了 13715 个类癌病例,其中发生于胃肠道的类癌 67.5%,呼吸系统的类癌 25.3%,其他部位包括喉头、肝、胰腺、子宫颈、腮腺、尿道,甚至睾丸或卵巢等。在胃肠道,大多数类癌发生于小肠(41.8%)、直肠(27.426)及胃(18.7%)。类癌的发生常同时伴有非类癌肿瘤的发生,小肠为 29.0%、胃 20.5%、结肠 20.0%、阑尾 18.2%。类癌无局限性损害的病例在盲肠为 81.5%~83.2%,胰腺 71.9%~81.3%;而有局限性损害的类癌病例在直肠为 85.3%、胃 67.5%、呼吸系统 65.4%。12.9% 的类癌病人在就诊时就已有远处转移。

典型的胃肠道类癌,瘤体常为细小的黄色或灰白色黏膜下结节样肿块,单发或多发,黏膜表面完整。其形态不一,有结节状、息肉样或环状等表现。少数癌瘤表面可形成溃疡,外观酷似腺癌,常侵入肌层和浆膜层,一部分病人可有多源性癌瘤存在。回肠类癌常为多发,瘤体较小,直径在 3.5cm 以下,多在 1.5cm 左右。国内一组 78 例的统计资料显示,直肠类癌部位均在直肠距肛门 10cm 以下范围,瘤体大小约 0.2~2.5cm,多小于 1.0cm,呈小息肉样,但无蒂。

类癌细胞在光镜下呈正方形,柱状,多边形或圆形。细胞核均匀一致,很少有核分裂像,细胞质内含有嗜酸颗粒。根据电子显微镜的观察,胃肠道各部分类癌的胞质内颗粒形态与组织化学各呈不同表现,小肠类癌细胞内含有较大而多形的颗粒,银染色反应阳性,故为亲银性。胃类癌细胞的颗粒呈圆形,银染色反应时必须加入外源性还原剂才呈阳性反应,故为嗜银性。直肠类癌细胞的颗粒较大,圆形,均匀一致,亲银和嗜银的染色的反应均为阴性,故为无反应性。

小肠类癌的转移率为 30%,结肠 38%,十二指肠和胃的类癌比小肠少见。

类癌的转移途径有直接浸润生长,穿透浆膜至周围组织内,亦可发生淋巴转移或血行转移。血行转移以肝脏最为多见,亦可转移至骨、肺、脑及其他部位。

## 三、临床表现

类癌瘤本身症状不明显或仅有局部症状,而类癌综合征则常有明显的全身症状。直肠类癌常常在普查时意外发现。

### (一)类癌瘤的局部症状

1.右下腹痛　阑尾类癌可引起管腔阻塞,故常导致阑尾炎,表现为右下腹痛。

2.腹部肿块　少数类癌可发生腹块,恶性类癌侵犯周围组织或转移,常出现腹块。

3.肠梗阻症状　小肠类癌及其转移性肿块可引起肠梗阻,出现腹痛、腹胀、肠鸣、恶心、呕吐等症状。

4.消化道出血　胃或十二指肠类癌可发生上消化道出血;肠道类癌也可有便血或隐性出血,并可引起贫血。

### （二）类癌综合征的全身症状

大多数恶性小肠类癌发生肝转移后引起，也可由支气管、胃、胰腺、甲状腺、卵巢等处的类癌产生。

1.皮肤潮红　63%～94%的病人可以有此症状，胃类癌由于可能分泌组胺，因此可以出现类似荨麻疹的皮肤潮红斑块。多发生于上半身，以面颈部为主。皮肤呈鲜红色的发作改变。潮红发作时可伴有发热感、流泪、心悸、低血压、面部及眼眶部浮肿。发作程度及持续时间不等，多数约1～5分钟，久病后可持续数小时。开始时数天或数周发作一次，以后可增加至每天一至数次。可以在情绪激动、体力活动、饮酒、进食酪氨酸含量高的食品及注射钙、儿茶酚胺类药物等时促发症状。发作多年后，皮肤毛细血管及小静脉可呈现慢性局限性扩张，造成固定性的皮肤青紫色改变，多表现于面、鼻唇部，与长期二尖瓣狭窄的病人相仿。

2.胃肠症状　主要表现为肠蠕动亢进，可以引起发作性腹部绞痛、肠鸣，可以有发作性水样便的腹泻、里急后重感等。胃肠道症状见于68%～84%的病人，多数同时具有皮肤发作性潮红。少数病人可出现吸收不良综合征，引起明显的营养状况低下。

3.呼吸道症状　见于8%～25%的病人，可以发生小气管痉挛，引起发作性哮喘，此症状有时可早于其他症状，以致误诊为过敏性疾患。与皮肤潮红一样，情绪激动、体力活动等可促发。

4.心血管症状　见于11%～53%的病例。长期患病后可以发生心内膜下纤维化，影响瓣膜部，以右心明显。临床上后期可有半数病例检查出心瓣膜病，以三尖瓣闭锁不全和肺动脉瓣狭窄较为多见，可以引起右心衰竭。

5.类癌危象　类癌危象是类癌综合征的严重并发症。一般发生于前肠类癌及尿5-HIAA明显增高的患者。可自发地发生或由体力活动、麻醉或化疗诱发。临床上表现为严重而普遍的皮肤潮红，常持续数小时至数日；腹泻可明显加重并伴有腹痛；中枢神经系统症状常见，自轻度头晕、眩晕至嗜睡和深度昏迷；常伴有心血管异常，如心动过速、心律紊乱、高血压或严重低血压。在危象发生时尿-5HIAA常可骤然增高。

6.其他　90%以上的病人有肝转移，常常有肝肿大的体征。部分病例在后期可以出现皮肤棕黄色色素沉着及过度角化，呈糙皮样改变，也可发生肌病，表现为Ⅰ型和Ⅱ型肌纤维萎缩。关节病，表现为关节部僵硬，活动时疼痛，X线片可见指间关节受侵蚀，指骨内多数囊肿样透亮区，指间关节及掌指关节之近关节区骨质疏松。

## 四、相关检查

1.生化诊断

(1)5-HT及其代谢产物测定：血5-HT或其代谢产物尿5-HIAA的测定在类癌综合征的诊断中起关键作用。约84%的患者5-HT及(或)尿5-HIAA增高。尿5-HIAA特异性很高，甚至可达到100%。

正常人尿5-HIAA的排量为2～8mg/d，大于10mg/d可以肯定为阳性，血5-HT正常值为80$\mu$g/L，大于130$\mu$g/L为阳性。在测定血5-HIAA时，需要注意避免一些可能造成假阳性结果的干扰因素，例如食物中的核桃类、香蕉、菠萝、番茄，药物中的水杨酸、左旋多巴、乙酰胺基酚等。

(2)皮肤潮红激发试验：将10ml乙醇加入15ml橘子汁中口服，3～5分钟后约1/3病人出现皮肤潮红。静脉注射去甲肾上腺素15～20$\mu$g，肾上腺素5～10$\mu$g。此两种激发试验对诊断有一定帮助，但有心律失常、心功能不全、哮喘史慎用。

2.内镜检查　肠镜检查类癌一般呈黏膜下肿物突出肠腔，广基或亚蒂型隆起，表面多有正常黏膜覆盖，质地硬，边界清楚，少数瘤体较大者可出现溃疡，形成脐样外观。内镜超声检查表现为黏膜下低回声肿块声图，边缘清晰，外型光滑。可确定肿块浸润及有无局部淋巴结转移情况，有助于选择确定内镜手术或局部切除术。

3.组织病理学检查　可发现其特征性的形态,如瘤细胞较小,呈多边形、卵圆形或柱形,胞浆中等量,核圆较深染,染色质分布较均匀,无明显核仁,无或很少有核分裂相,细胞排列结构颇具特征。一般分为腺样型、条索型、实心团块型、混合型等类型,部分呈嗜银染色。免疫组化神经内分泌标记物如神经元特异性烯醇化酶(NSE)、嗜酪粒素 A(CgA)可呈阳性。多数直肠类癌含有前列腺酸性磷酸酶。

值得注意的是单从瘤细胞的异型性难以区分类癌的良、恶性,主要依据核分裂(良性类癌核分裂小于 1/10HPF 高倍视野)、肿瘤大小(直径小于 1cm 多为良性,而大于 2cm 者则几乎均发生转移)、浸润范围(累及固有肌层常发生转移,黏膜有溃疡而形成脐凹者也是恶性征兆)、DNA 倍体(有转移等恶性行为者为异倍体,且为非整倍体,良性者大多为二倍体)等进行综合分析。

4.核素显影检查　$^{131}$I-MIBG 是一种放射标记的儿茶酚胺类似物,可通过钠依赖性神经元泵,被 APUD 细胞摄取。最早适用于嗜铬细胞瘤的诊断,也可用于类癌和其他神经内分泌肿瘤的诊断,敏感度为 55％。

## 五、诊断与鉴别诊断

类癌瘤缺乏特殊征象,诊断颇为困难。当类癌瘤出现类癌综合征,诊断较易。典型者表现为皮肤潮红、腹泻、腹痛、哮喘、右心瓣膜病变和肝肿大等。血清 5-HT 含量增加和尿中 5-HIAA 排出增多,对诊断有意义。肿瘤的组织学检查可获得确诊。

以下疾病应与类癌综合征作鉴别:①阑尾类癌应与阑尾炎或 Crohn 病作鉴别,消化道钡餐造影和 5-HT、5-HIAA 测定等,可做出鉴别;②小肠类癌应与小肠其他肿瘤作鉴别,小肠钡餐造影、小肠镜检查和 5-HT、5-HIAA 测定,可作出鉴别;③直肠类癌应与直肠腺瘤或腺癌作鉴别,直肠镜检查并取活检,有确诊价值;④类癌综合征应与系统性组织嗜碱细胞增多症作鉴别,后者皮肤潮红历时 20～30 分钟或更长,常伴有瘙痒和色素荨麻疹,骨髓涂片检查可查到组织嗜碱细胞异常增生。

## 六、治疗

### (一)手术切除

手术切除原发病灶是最有效的治疗方法。早期手术效果好,即使发生转移,切除大的原发病灶也能减轻和消除症状。手术切除原则是根据肿物的大小,结合浸润深度以及组织学类型决定切除方式。若肿瘤在 1.0cm 以下,无超出黏膜下层之浸润,无非典型组织学表现可行内镜下局部切除。若肿瘤大于 2cm 或侵及肌层,应按恶性肿瘤行根治性切除。若直径 1～2cm,未侵及肌层,可经骶尾部或肛门行局部扩大切除,切除范围应包括据肿块边缘约 1cm 之正常组织。

### (二)内科治疗

主要针对类癌瘤所释放的不同血管活性物质以及对症处理和支持疗法。

1.生长抑素及类似物的应用　生长抑素具有抑制多种激素释放的功能,因而已用于多种内分泌肿瘤和类癌的治疗。人工合成的生长抑素八肽类似物 Ocreotide,半衰期为 100 分钟,每日注射 3 次以治疗类癌综合征可获较满意疗效,可在数分钟内使皮肤潮红消退,数小时内腹泻停止。有学者报告 57 例患者,87％患者的皮肤潮红发作次数减少 50％以上,半数以上潮红完全消失。该组患者治疗前尿 5-HIAA 中位数为 195mg/d,治疗后降至 68mg/d,其中 2/3 患者降低 50％以上。治疗后腹泻完全缓解者占 58％,部分缓解者占 17％。支气管哮喘也可缓解或减轻。Octeotide 的一般剂量为每次 150μg 皮下注射,3/d。剂量过大可导致脂肪泻,长期应用有胆结石生成的副作用。

Octeotide 对类癌危象也有很好的疗效,静脉注射剂量为 $100\mu g$。最新一份有关长效生长抑素治疗类癌的 3 年回顾性研究表明,27 例类癌患者用长效生长抑素治疗,剂量为 20mg 肌肉注射,1/d,均能很好地控制症状,仅一例在治疗 8 个月后因腹泻症状加重而加大剂量至 30mg。故而使用长效生长抑素治疗类癌更为方便。

2.肝动脉阻断和导管化疗　类癌的全身化疗效果不佳。化疗药物包括阿霉素、氟尿嘧啶、链佐霉素、丝裂霉素、顺铂、环磷酰胺等,但单独使用有效率仅为 $6\%\sim26\%$,中位有效期为 3~5 个月,链佐霉素和氟尿嘧啶联合使用化疗的有效率也仅为 $33\%$,中位有效期为 7 个月。

类癌肝转移瘤的肝动脉化疗和栓塞治疗展现了很有希望的前景,但单独用于肝动脉化疗或栓塞治疗中位数缓解期均不十分理想,而联合应用肝动脉化疗和栓塞,效果较好,最长存活达 6 年。

3.清素拮抗剂

(1)甲基麦角酰胺:每天 6~24mg 口服,急性发作时,可予 1~4mg 一次静注,或用 10~20mg 加于 100~200ml 生理盐水中在 1~2 小时内静脉滴注,能较好地控制潮红、腹泻和哮喘发作。其控制腹泻作用强于赛庚啶。副作用有低血压、晕厥、倦怠和抗药性,长期应用可并发腹膜后、心瓣膜和其他组织纤维化性损害及水潴留。

(2)赛庚啶:6~30mg/d 口服。如为了缓解急性症状,可予 50~75mg 加于 100~200ml 生理盐水中静滴,疗效与甲基麦角酰胺相似,但不会引起纤维化病变。

4.支持疗法　食物应富于营养和热卡,补充蛋白质,给予足够维生素,避免可诱发皮肤潮红和腹泻的食物,如牛奶制品、蛋类、柑橘等。

# 七、胃肠道不同部位的类癌

1.食管类癌　食管类癌罕见。在食管中下段较多见,常发生于食管胃连接处。有的食管类癌事实上是胃贲门类癌向食管的延伸。大多数为高度恶性未分化的神经内分泌癌,典型类癌极罕见。肿瘤较大,直径大于 4cm,呈息肉状或溃疡硬化型。进展快,预后差,诊断后平均仅存活 6 个月。

2.胃类癌　亦罕见。常发生于萎缩性胃炎或恶性贫血背景上,有人认为和无胃酸所致高胃泌素血症有关,后者可促使肠嗜铬细胞增生,进而发展为类癌。但也有人认为单纯胃泌素增高不足以引起类癌发生。

胃类癌好发于胃底体部。常为多发的黏膜下小肿瘤,呈息肉状或结节状;息肉样类癌预后好。

胃类癌大多仅有非特异性症状,比如上腹痛和消化不良等,还可发生胃肠道出血。内分泌症状包括卓-艾综合征、库欣综合征、肢端肥大症等,亦可无内分泌症状。约 $20\%\sim50\%$ 患者手术时已有转移。

3.小肠类癌　小肠类癌相对多见,占小肠肿瘤的 $13\%\sim34\%$ 和小肠恶性肿瘤的 $17\%\sim46\%$,尸检中小肠类癌的发生率为 600/10 万,明显高于临床发生率。

美国的 Mayo Clinic 对 183 例经外科确诊的小肠类癌进行分析和随访(随访期为 15 年)。这组患者中男女比例为 1.6:1,中位年龄为 60 岁(22~84 岁)。原发瘤在十二指肠、空肠、近端回肠、远端回肠各占 3%、5%、37%、68%。小肠类癌为多中心性,发生转移者远多于阑尾和直肠类癌,手术时肿瘤为局限性者仅占 25%,有切除的转移淋巴结者占 40%,已有不能切除的腹部转移者占 10%,有肝转移者占 25%。转移主要和肿瘤大小有关,直径大于 2cm 者(占 39%)95% 已有转移,而小于 1cm 者(占 12%)仅有 15% 发生转移。

小肠类癌的典型症状是间歇性腹痛,可表现为腹部隐痛而长期误诊为肠易激综合征。有些患者的腹痛与不全性肠梗阻相伴随,少数患者可因肠缺血梗死而死亡。约 70% 患者可有不同程度的腹泻,但小肠 X

线检查大多为阴性。肝转移瘤的特点是肿瘤生长甚为缓慢且无自觉症状或肝功能损害。多数有骨转移的患者并无明显的骨骼疼痛,腹部肿块为最常见体征,约见于 20％患者。

十二指肠类癌除发生于胃泌素瘤者外大多数无症状。肿瘤直径小于 1～5cm,40％为恶性,转移率 20％～30％。主要位于近段十二指肠,以十二指肠第二段壶腹周围多见。相当多的十二指肠类癌主要分泌生长抑素(生长抑素瘤)。有些十二指肠生长抑素瘤患者合并有神经纤维瘤,多数位于壶腹部,可能与壶腹部导管内含生长抑素的 D 细胞有关。

4.阑尾类癌　较常见,在 34505 例阑尾手术中占 0.3％。不少病例是在手术后常规病例检查中偶然发现,多发生于中年人(中位数年龄 40 岁)。绝大部分发生于阑尾尖部,仅 7％发生于根部,后者有引起阻塞性阑尾炎和黏液囊肿的危险。76％阑尾类癌直径小于 1cm。肿瘤多呈结节状或息肉状,呈棕色。阑尾杯状细胞类癌,又称腺类癌,为白色黏液样肿物,直径小于 1cm,从黏膜深部肠腺周围发生,肿瘤主体位于黏膜下层,可浸润肌层和浆膜层。杯状细胞类癌的生物学行为介于典型类癌和腺癌之间,转移率为 15％,5 年存活率 80％。有的学者认为,腺类癌是类癌的一种变异型。

5.结肠直肠类癌　结肠类癌发病率低,仅占胃肠道类癌的 3％左右,而直肠却是胃肠道类癌的第三好发部位,占到 10％～20％。直肠类癌 99％发生在齿状线以上 4～13cm 的肠段内。多中心者仅为 2％。对 146 例直肠类癌的分析表明,80％直径小于 1cm,仅 5％直径大于 2cm。预后也和肿瘤大小有直接关系:直径小于 1cm 者 100％无转移,而大于 2cm 则 100％有转移。

## 八、预后

取决于原发肿瘤的部位、转移的范围和程度以及手术治疗的效果。一般认为类癌瘤生长缓慢,即使病程偏晚,亦应尽量切除,疗效仍然较好。阑尾和直肠的类癌瘤常无转移,易于切除根治,预后最佳。其术后 5 年生存率为 99％和 83％。由胃和回肠类癌引起的类癌综合征预后也较好,经根治后,可存活 5～25 年。支气管和结肠的类癌引起的类癌综合征预后较差,存活时间仅 1～2 年,多因心、肺和肝功能衰竭而死亡。12.9％的类癌病人在确诊时已有远处转移,类癌总体的 5 年生存率为 67.2％。

（卢若丽）

# 第二十三节　便秘

便秘是临床及日常生活中非常常见的疾病。便秘的发生与性别、年龄、饮食、职业、遗传、教育程度、家庭收入、地理分布、居住区域等多种因素有关。根据国内外文献报道,便秘的发病率为 2％～3.7％。根据这个比例计算,我国至少有 2.44 千万～4.4 千万或以上的人群患有便秘。在美国,便秘的发病率为 2％。每年约有 400 万以上的人群发生便秘,其中 200 万～300 万人长期服用接触性泻药,全国泻药的年消耗量价值大约 4 亿美元。慢性顽固性便秘对健康有极大的危害,严重影响日常生活和工作,但又容易被忽视。本章主要目的是普及便秘的基本知识,使人们了解、认识便秘的本质和分类、常见的诊断与治疗策略,从而采取有效的预防措施和相应的治疗方法。

## 一、便秘的定义

便秘常见的临床表现为排便困难、费时费力,或大便次数少、肛门坠胀疼痛等。引起便秘的原发疾病不同,其临床表现也有差别。便秘可继发于大肠肿瘤、器质性狭窄梗阻,脊髓损伤及阿片类药物应用后等,但本书所阐述的便秘,主要指无明显器质性疾病的功能性便秘。

正常人排便习惯存在一定差异,90%的人排便频率在每日 3 次到每 3d 1 次,大约 60% 的人每天 1 次,30% 的人每天 2～3 次,10% 的人每 2～3d 1 次。排出的大便应软而长,便如柱,可盘曲 2～3 圈或以上。如果太稀则不成形;大便太干结则排便困难费力,均为不正常。

便秘的定义存在争议,一般认为便秘应包括以下 3 方面的含义:

1.大便量太少、太硬,排出困难。

2.排便困难,伴有一些特殊的症状,如长期用力排便、直肠肛门坠胀、便不尽感或需用手法帮助排便。

3.排便频率为 7d 内排便少于 2 次。

## 二、便秘的分类

通常将功能性便秘分为 3 类。

1.慢传输型便秘(STC) 又称结肠无力、结肠瘫痪症、特发性顽固性慢传输性便秘。是由于肠道传输功能障碍,肠内容物通过缓慢而导致的便秘。包括全肠道传输减慢和结肠传输减慢两个亚型,临床上以结肠传输功能障碍最多见,全肠道传输减慢较罕见。这类便秘多见于育龄期妇女,往往病因不清,症状顽固。这类顽固性便秘与成年人先天巨结肠、成年人特发性巨结肠及肠易激综合征(便秘型)临床表现相似,需要仔细鉴别诊断。

2.出口梗阻型便秘(OOC) 是由于盆底组织器官、肛管括约肌、直肠的形态功能异常导致的排便功能障碍,突出表现为粪便不能顺畅地从肛管排出,结肠传输功能正常。这类便秘包括一组疾病,常见的有直肠内脱垂、直肠前突、盆底疝、耻骨直肠肌综合征、会阴下降综合征、内括约肌失弛缓征等。

3.混合型便秘 同时具有结肠传输功能减慢和出口梗阻型便秘的特征。如结肠慢传输伴直肠内脱垂或直肠前突等。两种类型的便秘可互为因果,慢传输型便秘因粪便干结、排出困难而长期用力排便,可造成盆底疝、直肠脱垂、直肠前突等;出口梗阻型便秘者则因重复排便、排便不尽、排便用力而长期服用各类泻药,特别是长期滥用刺激性泻药可损伤肠神经系统,导致"泻药结肠",对泻药产生依赖,最终导致慢传输型便秘。

## 三、便秘与性别和年龄的关系

1.便秘多见于女性 国内外文献报道便秘的发病率均是女性高于男性,女性是男性的 2～3 倍。我们统计了有详细性别记录的 98 篇国内外文献,共报道的各种类型的出口梗阻型疾病 5232 例,男女之比为 1：6.6。国内外文献统计结果表明,出口梗阻型便秘中尤其直肠前突男女之比分别为 1：108.7 和 1：149.0,说明直肠前突是一种女性疾病;另外,国内外文献报道的直肠内脱垂和会阴下降综合征,男女比例也在 1：8 以上,女性发病率最高。

2.便秘多见于女性的原因 近年来的研究表明,女性便秘的病因除全身因素外,还与其生理因素和特殊的局部解剖结构有密切的关系。例如,由于女性的骨盆宽大、女性尿生殖三角区肌肉筋膜的薄弱,是发生直肠前突的解剖因素。妊娠和分娩造成损伤可导致直肠内脱垂和会阴下降。

顽固性便秘绝大多数发生于育龄妇女,那么,女性激素变化是否与顽固型便秘的发生有关呢? Kamm 将顽固性便秘女性病人月经周期中卵泡及黄体阶段性激素水平变化与健康妇女进行了比较,结果显示便秘病人卵泡阶段孕酮、17-羟孕酮等水平明显降低；黄体阶段雌激素、睾酮等水平显著降低。作者认为女性类固醇激素持续减少可能与顽固型便秘发生有关。

女性病人随着年龄的增加，特别在绝经期，全身弹力纤维减少，当直肠阴道隔和会阴伸展开时，就不会完全恢复到原来正常的状态，或需持续一段时期才能恢复，这也是导致出口梗阻型便秘的病因。

3.妊娠期与便秘的关系　妊娠期间由于黄体分泌，孕激素分泌增多；从孕期 6 个月开始，子宫增大，压迫肠管，使肠蠕动减弱；子宫的增大，盆腔血管受压，静脉淤血，导致肠蠕动功能减弱，引起便秘。

4.产育期与便秘的关系　孕妇产后由于腹壁松弛，以及卧床休息，使得腹壁肌、膈肌、肠壁肌、肛提肌等参与排便的肌群张力减低，粪便向前推进的动力减弱，粪便在肠道过度滞留，水分过度吸收而导致便秘。盆腔内的女性生殖器官要承受腹腔的压力，由于盆腔支持组织的作用，正常情况下，能保持正常位置。这些支持组织包括结缔组织、筋膜和肛提肌。由于分娩过程中的损伤，造成盆腔支持组织的削弱和松弛，容易出现便秘的症状。

## 四、便秘对人体的危害

便秘是临床常见症状，在慢性消化道疾病中比其他的消化道症状更常见。一是发病率高，二是对人体影响的时间长。在日常生活中，有相当一部分人认为便秘只不过是大便难解，殊不知，便秘对人体的危害是很大的，与许多疾病的发生发展也是相关的。长期便秘可对身体造成极大的伤害。轻则导致记忆力下降、注意力不集中等，严重影响日常生活和工作。

1.胃肠功能紊乱　便秘时，排便困难，粪便干燥，可直接引起和加重肛门直肠疾病，如直肠炎、肛裂、痔疮等。上述疾病又加重粪便在直结肠的潴留，形成恶性循环。粪便在直肠内长时间的潴留，过量的有害物质吸收可引起胃肠神经功能紊乱而致食欲缺乏、腹部胀满、嗳气、口苦、肛门排气多等现象。

2.诱发心脑血管疾病　临床工作中常发现，便秘可诱发心脑血管疾病的发作，甚至猝死。目前研究表明因便秘而诱发心、脑血管病发作者有逐年增多的趋势。

3.对大脑的功能的影响　长期的便秘可影响大脑的功能，代谢产物长时间停留在肠道，细菌的作用产生大量的有害物质，如甲烷、酚、氨等。这些物质部分扩散到中枢神经系统，干扰大脑功能，突出表现是记忆力下降，注意力分散，思维迟钝等。

4.便秘与结肠癌的关系　便秘可能引起结肠癌。临床研究发现，便秘病人结肠癌的发病率是正常人的 4 倍多，原因是便秘使排泄物在结肠停留时间过长，粪便内的致癌物质长时间作用于结肠所致。因此，防止便秘既可以减少脑出血等急症的发生，也可预防结肠癌。

5.便秘与老年痴呆病的关系　日本东京大学的研究者发现，30%～40%的阿尔茨海默病（老年痴呆）病人在其青壮年时，患有顽固型便秘，或体形肥胖。

## 五、便秘的病因

引起便秘的病因较多，有肠道肿瘤和炎症、结直肠的神经肌肉病变、内分泌紊乱、与饮食和排便有关的因素及精神因素等。如果人们在日常生活中，认识到便秘的本质，了解引起便秘的原因，其中相当一部分病因能够预防，使便秘的症状减轻，以至治愈。便秘病因有七大类、近 100 种。

1.不良的饮食和排便习惯

(1)饮人食物中含纤维素少。

(2)运动量少。

(3)人为抑制便意。

(4)滥用泻药。

(5)环境的改变。

2.精神因素

(1)精神病。

(2)神经性畏食。

(3)抑郁症。

3.内分泌紊乱

(1)甲状腺功能低下。

(2)甲状腺功能亢进。

(3)低钙血症。

(4)高钙血症。

(5)糖尿病。

(6)老年性营养不良。

(7)催乳素升高。

(8)雌激素降低。

(9)铅中毒。

4.医源性因素

(1)药物因素：可待因、吗啡、抗抑郁药、止泻药、抗胆碱药、铁剂。

(2)长期卧床、长期制动。

(3)盆腔手术：如直肠、肛管、子宫手术。

5.结直肠外的病变

(1)中枢神经病变：各种脑部病变、脊髓损伤、肿物压迫、多发性硬化症等。

(2)支配神经病变：Chagas综合征、帕金森病、盆腔神经损伤等。

6.结直肠功能性疾病　直肠内脱垂、直肠前突、盆底疝、盆底痉挛综合征、耻骨直肠肌综合征、会阴下降综合征、内括约肌失弛缓症；特发性结肠慢传输；肠易激综合征(便秘型)等。

7.结直肠器质性病变

(1)结直肠机械性梗阻：良性和恶性肿瘤、扭转、炎症狭窄、肛裂、痔疮等。

(2)结肠神经或肌肉病变：如先天性巨结肠、成年人巨结肠等。

## 六、顽固性便秘的病理生理机制

近年来采用病理组织学、电生理学、放射影像学、肠动力学等多种手段对顽固性便秘的发生机制进行了多方面的研究，从形态和功能等方面阐明了顽固性便秘的一些病理生理基础。

1.结肠神经肌肉病变　Muraay对30例慢性便秘儿童全层直肠活检标本进行了黏膜肌层、环行肌和纵行肌组织学检查，并测量了其厚度比率，发现所有便秘患儿直肠有灶性肌纤维空泡形成或肌纤维溶解，黏膜肌层变薄，环行肌和纵行肌比率下降，环行肌显著萎缩，且肌肉病变呈进行性发展。Schouten对39例慢传输型便秘病人结肠标本用抗神经细丝单克隆抗体$NF_2$、$NF_{11}$检测，结果其中29例染色的肠肌间神经丛较正常者明显减少或根本不染色,此种变化 17 例见于全结肠,12 例见于部分结肠,提示便秘病人结肠神经纤维显著减少或消失,作者认为内脏神经的病理改变可能是慢传输型秘的重要病理基础。Kamm 用气球膨胀法测定 26 例严重顽固型便秘病人直肠感觉,发现其感觉阈较正常人显著增高,诱生排便信号所需容量增加;同时用双极环路电极测定直肠黏膜电感觉,证实便秘病人感觉阈较正常人显著增高;气球膨胀的感觉阈和电刺激的感觉阈改变显著相关。结果提示便秘病人有直肠黏膜感觉神经病变。Hoyle 对顽固型便秘病人之乙状结肠标本进行电生理检查,发现其非肾上腺素能非胆碱能神经传导时间延长,抑制性传导后出现反弹性电活动,静息状态下平滑肌膜去极化时,产生动作电位放电较少。Shafik 行肛括约肌活检发现便秘病人内括约肌神经丛退行性变,认为此变化影响直肠抑制反射活动,导致内括约肌不能松弛,可能主要影响副交感神经的支配,导致交感神经活动过度,内括约肌异常收缩最终引起肌肥大。Bassotti 对便秘病人进行了肛直肠运动检查和延迟结肠运动(24h)研究,发现顽固性便秘病人肛门括约肌松弛容量、排便感阈及最大直肠耐受量均与正常对照差异显著;顽固性便秘病人高幅传播收缩(集团运动)幅度和时限显著减低。作者认为慢传输型便秘可能有严重的神经性直肠运动障碍。直肠和膀胱具有共同神经起源并协同工作,其中一个功能失调可能导致另一个发生类似问题。据此,Thorpe 对便秘病人进行尿动力学、盆底肌电描记与膀胱内压测定等研究,结果发现 16 例便秘病人中 10 例有排尿梗阻,这些病人排尿过程中耻骨直肠肌有反常收缩。作者认为神经源性盆底功能障碍是直肠和尿路症状的致病原因。Bassotti 研究认为慢传输型便秘结肠胆碱能神经活动异常。相当部分顽固型便秘病人肌电检查有耻骨直肠肌或肛门外括约肌的反常收缩,直肠测压直肠压力增高,提示会阴神经损害。

2.肠神经肽的变化　某些神经肽类物质作为肠神经递质在肠神经信息传递中发挥作用。Milner 对顽固性便秘病人的乙状结肠标本,包括黏膜、去除黏膜的结肠壁、环行肌及结肠带进行了血管活性肠肽、神经肽 Y 及 P 物质浓度检测。发现顽固性便秘病人去黏膜的全层结肠壁血管活性肠肽含量较正常者显著增高。作者认为血管活性肠肽的变化可能与便秘的结肠运动功能障碍有关。Lincoln 检测了顽固型便秘病人乙状结肠标本的 5-羟色胺和多巴胺 B 羟基化酶分布,结果表明便秘病人的黏膜和环行肌的整个吲哚水平显著增高,因此推测全吲哚水平变化可能与顽固型便秘的发生机制有关。Dolk 对顽固型便秘病人的升、横降、乙状结肠黏膜、黏膜下、神经节及平滑肌中的神经纤维对各种神经肽的免疫反应进行了研究,结果发现严重的顽固型便秘病人的肠壁内神经丛 CGRP 免疫反应性明显高于正常者。

3.女性激素水平变化　顽固型便秘绝大多数发生于育龄妇女,那么女性激素变化是否与顽固型便秘的发生有关呢?Kamm 将顽固型便秘女性病人月经周期中卵泡及黄体阶段性激素水平变化与健康妇女进行了比较,结果显示便秘病人卵泡阶段孕酮、17-羟孕酮、睾丸激素、雄激素等水平明显降低,黄体阶段雌激素、睾酮等水平显著降低。作者推测女性类固醇激素持续减少可能与顽固型便秘发生有关。

4.一氧化氮(NO)的作用　NO 是胃肠道非肾上腺素能非胆碱能神经(NANC)所释放的重要抑制性递质,在胃肠运动及其病理变化中起着重要作用。含 NO 合成酶的 NANC 神经末梢释放 NO 到细胞外液中,作用于平滑肌细胞,激活细胞内的鸟苷酸环化酶,使 cGMP 浓度升高,再激活 cGMP 依赖性蛋白激酶,从而使平滑肌细胞舒张。在豚鼠结肠带纵行肌试验中,L-NNA 可减弱电刺激 NANC 神经所引起的舒张反应。电刺激支配鼠肛内括约肌 NANC 神经所引起的舒张是由 NO 介导的。在人胃肠道平滑肌离体试验中,电刺激 NANC 神经后,结肠平滑肌和肛门内括约肌的舒张反应可因使用 NO 合成抑制药而减弱。

5.产伤　分娩可引起支配盆底横纹肌的阴部神经损伤,胎儿过大、产程延长、应用产钳等因素均可造成阴部神经损伤,经产妇女引起阴部神经损伤的机会增多,大多数妇女损伤可很快恢复,少数人则因多次分娩反复损伤而不能恢复,造成排便困难而长期用力排便,导致会阴下降,进一步加重阴部神经损伤,形成恶性循环,最终发生顽固性便秘。

6.炎症刺激　慢性炎症刺激可引起耻骨直肠肌及肛门外括约肌痉挛,排便时肌肉不能有效舒张,各肌肉间的舒缩活动不协调形成自相矛盾的收缩,致使直肠压力增高,排便困难。长期发展造成神经损害、肌肉肥厚,加重排便困难,发生便秘。

# 七、便秘的诊断

尽管便秘是临床常见的症状,但不同的个体之间存在较大的差异。正常人排便没有一个固定的模式,一般认为排便次数保持在 3 次/天到 1 次/3 天之间均属正常。

按照中华医学会 1991 年制定的便秘诊断标准:①大便量太少、太硬、排出困难;②排便困难伴肛门坠胀或排便不净感等;③每周排便次数少于 2～3 次。

2005 年,Sarnelli 统计了 42 例慢性便秘的症状分布情况,可见排便困难、不尽感、费时费力及下腹痛是较常见的症状,中华医学会的诊断标准仍然有待改进。

1980 年,便秘诊断的罗马标准终于发布并立即得到广泛的认可,第一次使便秘的临床诊断得以标准化。经过 10 余年的临床应用和讨论,1999 年,便秘诊断的罗马Ⅱ标准正式发表,使得便秘的分类诊断达成共识。

1.排粪造影　1978 年,Mahieu 设计并于 1984 年系统地报道了排粪造影的方法和应用情况,为诊断出口梗阻型便秘提供了有效的手段。排粪造影是将糊状钡剂注入受检者直肠内,在 X 线电视系统下观察肛管、直肠在静息相和排便过程中的形态变化。通过测量肛直角、会阴下降、耻骨直肠肌压迹等参数变化,结合动态的形态变化,排粪造影能确诊直肠前突、直肠内脱垂、盆底痉挛综合征和耻骨直肠肌综合征。

2.结肠传输试验　食物进入体内后,经胃、小肠消化吸收后以糊状食糜形式排入盲肠,在向结肠内推进的过程中,大部分水分和无机盐被吸收,残渣最终形成成形粪便排出体外。正常人此过程相对固定。对便秘病人而言,该过程必定大大延长。结肠传输试验就是客观地反映结肠内容物推进的速度,从而判断是否存在肠道传输减慢而引起的便秘。结肠传输功能测定的方法很多,包括应用染料、钡剂、放射性核素及不透 X 线标志物等。其中不透 X 线标志物法操作简单、价廉,临床应用较广泛。通常采用 20 粒标志物,大小2.5mm×1mm 左右,高压蒸汽消毒后装入胶囊。口服胶囊后,每 24h 摄腹部平片一张,直至第 5 天,或80% 的标记物排出为止。一般正常人的 80% 标记物排出时间在 72h 以内。检查前应注意:从检查前 3d 直到检查结束期间,禁止用任何影响胃肠道运动的药物,如泻药或止泻药,禁止灌肠或开塞露协助排便,以免出现假阳性或假阴性结果。

提倡采用 3 种不同形状标记物的传输试验检查。1992 年,Evans 报道了采用 3 种形状的标记物,即环状、柱状、立方体状,分别于第 1、2、3 天口服,第 5 天照腹部 X 线平片,观察不同形状标记物在肠道传输的位置。如此可以了解每天的标记物滞留数量,从而判断是否存在结肠传输减慢。

3.肛肠测压　肛管及直肠末段有众多括约肌和盆底肌肉围绕,直肠壁内也有平滑肌。因此,正常时,肛管和直肠内存在一定的压力梯度以维持和协助肛门的自制。肛管压力高于直肠远段,而直肠远段压力又高于直肠近侧。在排便时,机体借助一系列协调的神经肌肉活动将直肠肛管的压力梯度倒置,以完成排便。在便秘病人,由于疾病的原因,某些肌肉功能紊乱,必然导致肛肠压力的异常。通过测定肛肠压力的异常变化,可以了解某些肌肉的功能状况,有利于疾病的诊断。常用的方法是将气囊或灌注式测压导管置入肛管、直肠内,通过压力转换器,将信号传导到生理测压仪或电子计算机,测定静息压、收缩压、直肠顺应性及直肠肛门抑制反射等指标。

4.盆底肌电图检查　盆底肌电图主要用来了解肛门内外括约肌、耻骨直肠肌功能,区分肌肉功能的异常是神经源性损害、肌源性损害还是混合性损害。检查前不需灌肠、禁食,但应排空直肠,清洗肛门。一般采用四道肌电图仪。病人取左侧卧位,显露臀沟,消毒铺巾。检查者左手示指插入肛门作引导,右手持同心针电极由臀沟尾骨尖下方刺入皮肤,向耻骨联合上缘方向前进,进针 1～1.5cm 可至肛门外括约肌浅层,1.5～2.5cm 可达内括约肌,进针 3～3.5cm 可达耻骨直肠肌。同步记录三块肌肉在不同时相的动作电位时限、波幅、波形、频率及放电间隔时间。

5.电子结肠镜　电子结肠镜虽然不能直接对便秘做出诊断,但其重要的价值在于排除大肠器质性疾病。因为便秘毕竟是一种良性的、多数属于功能性的疾病,在对便秘做出任何诊断和治疗之前,必须排除大肠肿瘤等器质性疾病。

## 八、便秘的治疗

### (一)保守治疗

保守治疗不但是所有功能性便秘的首选治疗方法,也是这类患者无论手术与否都必须长期坚持的一种生活习惯。主要的内容包括:

1.饮食疗法　是治疗和预防各种便秘的基础方法,包括多饮水、多进食富含纤维素食品。一般要求每天的饮水量在 2000ml 以上。食物纤维素在各种植物性食物中的含量高低不同,以菌藻类、芝麻、豆类等含量最高。如按每 500g 食物中纤维素含量来计算,海带 46g,芝麻 31g,蚕豆 33.5g,黄豆 24g,葡萄 11.3g,韭菜 5.2g,苹果 4.9g,大米 3.5g,芹菜 2.2g,西红柿 1.4g。

2.养成良好的排便习惯　首先应放弃已有的不良习惯,如人为抑制便意,排便时看书导致排便时间过长,过度用力排便等。在此基础上,利用正常的排便条件反射排便,如在早晨起床后结肠产生集团运动,可将粪便推入直肠引起便意(称为起立反射),故每天晨起后排便 1 次最好。但每人的排便习惯不一,也有人在餐后排便(利用胃结肠反射)。

3.运动疗法　排便需提高腹内压,主要依靠膈肌、腹肌的力量.因此经常进行深呼吸运动,增强腹肌的力量,有利于粪便的排出,特别对于某些老年人,这一点非常关键。另外,体力活动可刺激结肠蠕动,加快肠内容物的推进,有利于排便。对于某些出口梗阻型便秘病人,长期坚持做胸膝位提肛锻炼有利于加强盆底肌肉的力量,增强其协调运动性,可以大大减轻症状,甚至治愈,特别是直肠内脱垂等。

4.药物治疗　对于较严重的便秘病人,可酌情应用泻药。但必须明确各类泻药的特点,切忌滥用,否则可对结肠壁内神经元产生持久的损害。常用的泻药包括以下几类。

(1)高渗性泻药:高渗性泻药又称容积性泻药,常见的有硫酸镁、硫酸钠、甘露醇等,其共同特点是口服后难以吸收,在肠内形成很高的渗透压,使水分滞留于肠腔内,使食糜容积增大,机械性刺激肠道蠕动而促进排便。该类泻药主要应用于急性便秘或手术前、肠镜检查前的肠道准备,服用后需多饮水以防脱水。严禁应用于肠道有器质性狭窄的病人,以防急性肠梗阻。

(2)刺激性泻药:有时称为接触性泻药。常见的有大黄、酚酞(果导片)、番泻叶、蓖麻油、双醋酚汀、波希鼠李皮等。主要机制是刺激肠壁内神经元导致肠蠕动增加,使肠内容物迅速向远段推进。这类泻药长期应用可降低肠壁的敏感性,造成肠壁内神经元的损害,因此不宜久用。

(3)润滑性泻药:常见的润滑性泻药包括石蜡油、香油、甘油等。这类油剂口服或吸收后不被吸收,而且可以妨碍水分的吸收,对肠壁和粪便起单纯润滑作用,服用后可随大便排出体外。这类泻药对顽固性便秘、粪便干结、排出无力的老年体弱者最为适宜,可长期服用。如果每晚睡前服石蜡油 20ml,第 2 天起床可排便,且有利于养成定时排便的条件反射。但长期应用可使脂溶性维生素如 A、D、E、K 的吸收减少,造成脂溶性维生素缺乏。

（4）促肠动力药物：促肠动力药物种类繁多，但应用最广泛的是 5-HT$_4$ 受体激动药。从初期的西沙比利到目前临床应用更多的莫沙比利类药物都属于 5-HT$_4$ 受体激动药，对肠动力有较好的促进作用。由于西沙必利的心脏不良反应，自 2000 年 9 月 1 日起，全国各零售药店停止销售。莫沙比利是新一代胃肠动力药，为高选择性 5-HT$_4$ 受体激动药，通过激活胃肠道的胆碱能中间神经元及肌间神经丛的 5-HT$_4$ 受体，使之释放乙酰胆碱，产生消化道促动力作用。但这类药物对顽固型便秘的治疗效果仍然有限，临床上可根据情况试用。

5.灌肠及其他通便方法　灌肠是将一定量的溶液直接注入直肠、结肠，刺激结肠直肠蠕动引起排便的方法。主要应用于急性便秘和重症病人的对症处理。一般用生理盐水或 1％肥皂水灌肠导泻，温度控制在 39～40℃为宜；对于大便嵌塞者可用"一二三"灌肠液，即 50％硫酸镁 30ml、甘油 60ml、水 90ml。有时也可用中药大承气汤灌肠。除灌肠外，开塞露法、肥皂条通便法也是简便易行的方法。

### （二）手术治疗

通过非手术治疗，绝大多数便秘病人可以得到治愈或改善，但总有一小部分顽固型便秘病人最终需手术治疗。随着近年来对肛肠解剖的研究及对便秘发生的病理生理和组织学研究的不断深入，从理论上为部分顽固性便秘的手术治疗找到了理论基础。过去的观点认为慢传输型便秘是一种功能性疾病，但近年来的研究越来越表明慢传输型便秘实际上存在肠壁内神经丛的病理改变，如神经元变性、相关的肠神经递质含量减少等，因此全结肠切除术逐渐被认可为治疗顽固性慢传输型便秘的最终手段。同样，对排便生理的更深入研究，导致对直肠内脱垂和直肠前突，甚至耻骨直肠肌综合征的手术治疗的不断改进。目前已经开展的便秘外科手术方式约有 10 余种，均取得了较满意的效果。但是我们必须清楚，便秘往往是两种甚至多种疾病或症状混杂在一起的综合征，必须严格把握手术指征，应以解除病人的症状为目的，而不是为了纠正某种解剖异常。

（常媛媛）

# 第二十四节　直肠内脱垂

有关直肠脱垂的记载可以追溯到古埃及、古希腊文明时期。早在公元前 1500 年，古埃及就有这方面的记载，但更具说服力的是图像证据是发现公元前 500 年的古埃及木乃伊存在直肠脱垂。在希波克拉底全集中描述有直肠脱垂的治疗方法，即把患者从脚后跟吊起来摇摆，直到直肠脱垂还纳，然后用一种腐蚀性钾盐涂在直肠黏膜上，将患者的大腿绑紧 2～3d。1912 年，Moschcowitz 施行了第 1 例经腹腔的直肠脱垂修补术。在 18 世纪，Hunter 首先描述了直肠脱垂是肠套叠的理论，但直到 1968 年，才得到 Broden 和 Snellman 的证实。

直肠内脱垂(IRP)是出口梗阻型便秘的最常见临床类型，31％～40％的排便紊乱患者排粪造影检查可发现直肠内脱垂。直肠内脱垂是指直肠黏膜层或全层套叠入远端直肠腔或肛管内而未脱出肛门的一种功能性疾病。直肠内脱垂又称不完全直肠脱垂、隐性直肠脱垂。由于直肠黏膜松弛脱垂，特别是全层脱垂，可导致直肠容量适应性下降、排便困难、失禁及直肠孤立性溃疡等。最早在 1903 年由 Tuttle 提出，由于多发生于直肠远端，也称为远端直肠内套叠。虽然国内外文献对于该疾病有不同的名称，但所表达的意义相同。

# 一、病因与发病机制

## (一)直肠内脱垂与直肠外脱垂的关系

直肠脱垂可分为直肠外脱垂和直肠内脱垂。顾名思义,脱垂的直肠如果超出了肛缘即直肠外脱垂,简称直肠脱垂。影像学及临床观察结果等均表明直肠内脱垂和直肠外脱垂的变化相似;手术中所见盆腔组织器官变化基本相似。因此,多数学者认为两者是同一疾病的不同阶段,直肠外脱垂是直肠内脱垂进一步发展的结果。

但对此表示异议的研究者认为,排粪造影检查发现 20%以上的健康志愿者也存在不同程度的直肠内脱垂表现,却很少发展成为直肠外脱垂。Mellgern 等(1997 年)对 26 例直肠内套叠做排粪造影随访,平均6.1 年,所有排粪造影检查中,25 例仍表现为直肠内脱垂,仅 1 例发展为直肠外脱垂。作者认为直肠内脱垂很少发展成直肠外脱垂,并认为这是两种完全不同的疾病。Berman 等(1987 年)也认为直肠内脱垂是一个独立的疾病而不是直肠外脱垂的先兆。

## (二)直肠内脱垂的病因和可能机制

试图用一个公认的理论来解释直肠内脱垂的发生机制是困难的,因为目前关于直肠内脱垂的分类缺乏国际标准,不同系列的研究缺乏可比性。中医认为直肠脱垂多因小儿元气不实、老人脏器衰退、妇女生育过多、肾虚失摄、中气下陷等导致大肠虚脱所致。从解剖学的角度看,小儿骶尾弯曲度较正常浅,直肠呈垂直状,当腹内压增高时直肠失去骶骨的支持,易于脱垂。某些成年人直肠前陷凹处腹膜较正常低,当腹内压增高时,肠襻直接压在直肠前壁将其向下推,易导致直肠脱垂。老年人肌肉松弛,女性生育过多和分娩时会阴撕裂,幼儿发育不全均可致肛提肌及盆底筋膜发育不全、萎缩,不能支持直肠于正常位置。综合目前的研究,引起直肠脱垂的可能机制如下:

1.滑动性疝学说 早在 1912 年,Moschcowitz 认为直肠脱垂的解剖基础是盆底的缺陷。冗长的乙状结肠堆积压迫在盆底的缺损处的深囊内,使得直肠乙状结肠交界处形成锐角。患者长期过度用力排便,导致直肠盆腔陷凹腹膜的滑动性疝,在腹腔内脏的压迫下,盆腔陷凹的腹膜皱襞逐渐下垂,将覆盖于腹膜部分之直肠前壁压于直肠壶腹内,最后经肛门脱出。根据这一理论,可以通过修补 Douglas 陷凹达到纠正盆底的滑动性疝从而达到治疗目的。然而,术后较高的复发率证明这一理论并不是直肠内脱垂的主要因素。

2.肠套叠学说 最早由 Hunter 提出,认为全层直肠内脱垂实际上是套叠的顶端。这一理论后来被Broden 和 Snellman 通过 X 线造影所证实。正常时直肠上端固定于骶骨岬附近,由于慢性咳嗽、便秘等引起腹内压增加,使此固定点受伤,就易在乙状结肠直肠交界处发生肠套叠,在腹内压增加等因素的持续作用下,套入直肠内的肠管逐渐增加,由于肠套叠及套叠复位的交替进行,致直肠侧韧带、肛提肌受伤,肠套叠逐渐加重,最后经肛门脱出。肛管直肠测压的研究支持这一理论,但临床病人的排粪造影研究并不支持。

3.盆底松弛学说 一些研究者认为直肠缺乏周围的固定组织,如侧韧带松弛、系膜较游离,以及盆底、肛管周围肌肉的松弛是主要原因。正常状况下压迫于直肠前壁的小肠会迫使直肠向远端移位从而形成脱垂。

4.妊娠和分娩的因素 一些学者认为妊娠期胎体对盆腔压迫、血流不畅、直肠黏膜慢性淤血减弱了肠管黏膜的张力,使之松弛下垂。直肠内脱垂 80%以上发生于经产妇也是对这一理论的支持。脱垂多从前壁黏膜开始,因直肠前壁承受了来自直肠子宫陷凹的压力,此处腹膜返折与肛门的距离女性为 8~9cm。

局部组织软弱松弛失去支持固定作用,使黏膜与肌层分离,是发生的解剖学基础。前壁黏膜脱垂进一步发展,将牵拉直肠上段侧壁和后壁黏膜,使之相继下垂,形成全环黏膜内脱垂。病情继续发展,久之则形成直肠全层内脱垂。分娩造成损伤也可导致直肠内脱垂,相关因素有大体婴儿、第二产程的延长、产钳的应用,尤其多胎,产后缺乏恢复性锻炼,易导致子宫移位。分娩损伤在大多数初产妇可很快恢复,但多次分娩者因反复损伤,则不易恢复。

5.慢性便秘的作用　便秘是引起直肠黏膜内脱垂的重要因素,且互为因果。便秘患者大便干结,排出困难。干结的粪便对直肠产生持续的扩张作用,直肠黏膜因松弛而延长,随之用力解便时直肠黏膜下垂。下垂堆积的直肠黏膜阻塞于直肠上方,导致排便不尽感,引起病人更加用力,于是形成恶性循环。

## 二、临床表现

1.性别与年龄　直肠内脱垂多见于女性,大部分文献报道的女性发病率占 70%以上。成年人发病率高峰在 50 岁左右。

2.临床表现　由于直肠黏膜松弛脱垂造成直肠或肛管的部分阻塞现象,直肠内脱垂的症状以排便梗阻感、肛门坠胀、便次增多、直肠排空不尽为最突出,其他常见症状有黏液血便、腹痛、腹泻及相应的排尿障碍症状等。少数病人可能出现腰、骶部的疼痛和里急后重。严重时可能出现部分性肛门失禁等。部分性肛门失禁往往与括约肌松弛、阴部神经牵拉损伤有关。但这些症状似乎并无特征性。Dvorkin 等对排粪造影检查的 896 例患者进行分组:单纯直肠内脱垂,单纯直肠前突,二者兼有。对这三组患者的症状进行统计学分析发现,肛门坠胀、肛门直肠疼痛的特异性最好。长期的直肠全层内脱垂可能导致脱垂顶端黏膜缺血、糜烂形成溃疡,称为"孤立性溃疡综合征",可表现为便血。

在 8%~27%的患者,直肠内脱垂只是盆底功能障碍综合征的其中之一,患者往往可能同时伴有不同程度的子宫、膀胱及盆底松弛和脱垂。盆腔手术史、产伤、腹内压增高、年龄增加及慢性便秘都可以成为这一类盆底松弛性疾病的诱因。有研究发现这类盆底脱垂的病人存在盆底肌肉的去神经支配改变。类似的现象也表现在 Marfans 综合征病人,因为盆底支持组织的松弛,发生盆底器官脱垂和尿失禁。Gonzalez-Argente 报道手术的直肠内脱垂患者伴有较高比率的尿失禁(58%)和生殖器官脱垂(24%)。Altman 观察到 48%的直肠内脱垂患者伴随有泌尿器官脱垂,31%的病人存在尿失禁。

3.合并的疾病　直肠内脱垂往往同时伴随有其他类型的出口梗阻型便秘,最多见的是直肠前突,其次有盆底痉挛综合征、耻骨直肠肌综合征、盆底疝等。合并结肠慢传输型便秘时,称为混合性便秘。Liberman 等(2000 年)报道 34 例直肠内脱垂,其中 24 例(70.6%)合并直肠前突。Salzano 等(1999 年)报道了 224 例直肠内脱垂的病人,排粪造影显示 96%的病人合并直肠前突、会阴下降、耻骨直肠肌综合征。Allen-Mersh 等(1987 年)报道直肠内脱垂合并会阴下降为 14%。Tsiaoussis 等(1998 年)报道了 162 例直肠前壁黏膜脱垂的病人术前排粪造影的结果,发现伴有直肠前突 126(77.8%)例,直肠前突的深度 >2cm;72%的病人合并会阴下降。结果还发现症状持续的时间与直肠前突的深度有关(r=0.76,P<0.001);用力排便时会阴下降的距离明显高于对照组(r=0.54,P<0.01)。

## 三、直肠内脱垂的分类

1997 年,张胜本等依据排粪造影对直肠内脱垂的分类进行了详细的描述。直肠内脱垂分为套入部和鞘部。按照套入部累及的直肠壁的层次,分为直肠黏膜脱垂和直肠全层脱垂;按照累及的范围,分为直肠前壁脱垂和全环脱垂;按照鞘部的不同,分为直肠内直肠脱垂和肛管内直肠脱垂,肛管内脱垂一般为全层脱垂。

通过排粪造影和临床观察,发现直肠内脱垂多发生在直肠下段,也可发生在直肠的上段和中段,直肠全层内脱垂多发生在直肠的下段。

## 四、诊断

根据典型的症状、体征,结合排粪造影等辅助检查结果,直肠内脱垂的诊断并不难。但在直肠内脱垂的诊断过程中,必须值得注意的问题是,临床或影像学诊断的直肠内脱垂是否能够解释患者的临床症状,是否是引发出口梗阻型便秘系列症状的主要因素。特别是伴随有其他类型的出口梗阻型便秘时,区分主次就显得非常重要,对于治疗方法的选择及预后密切相关。

1.临床症状 典型的临床症状是排便不尽感、肛门坠胀、便意频繁,有时伴有排便费时费力。多数无血便,除非伴有孤立性直肠溃疡。但包括直肠肿瘤在内的许多疾病都可能出现上述表现。因此,直肠内脱垂的诊断必须排除直肠肿瘤、炎症等其他常见器质性疾病。

2.肛管直肠指诊及肛门镜检查 指诊时可触及直肠壶腹部黏膜折叠堆积、柔软光滑、上下移动,内脱垂的部分与肠壁之间可有环形沟。也有作者报道直肠指诊只能发现括约肌松弛及直肠黏膜堆积,部分病人可触及宫颈状物或直肠外的后倒子宫。典型的病例直肠指诊时让病人做排便动作,可触及套叠环。肛门镜检查一般采用膝胸位,内脱垂的黏膜往往已经还纳到上方,因此肛镜的主要价值在于了解直肠黏膜是否存在炎症或孤立性溃疡及痔疮的情况。

3.结肠镜及钡灌肠 检查的主要目的是排除大肠肿瘤、炎症等其他器质性疾病。但肠镜退镜至直肠中下段时,适当抽出肠腔内气体后,可以很容易见到内脱垂的黏膜环呈套叠状,提示存在直肠内脱垂。肠镜下判断孤立性直肠溃疡综合征必须非常慎重,应反复多次活检排除肿瘤后才能确定,而且应定期随访,切不可将早期直肠癌性溃疡当做直肠内脱垂所引起的孤立性溃疡综合征。

4.排粪造影 是诊断直肠内脱垂的主要手段,而且可以明确内脱垂的类型:是直肠黏膜脱垂还是全层脱垂;明确内脱垂的部位:是高位、中位还是低位;并可显示黏膜脱垂的深度。排粪造影的典型表现是直肠壁向远侧肠腔脱垂,肠腔变细,近侧直肠进入远端的直肠和肛管,而鞘部呈杯口状。并常伴有盆底下降,直肠前突及耻骨直肠肌痉挛等。根据严重的临床症状和典型的排粪造影而无器质性的疾患诊断不难。直肠内脱垂的排粪造影有以下几种影像学的改变。

(1)直肠前壁脱垂:肛管上方直肠前壁出现折叠,使该部呈凹陷状,而直肠肛管结合部后缘光滑延续。

(2)直肠全环内脱垂:排便过程中肛缘上方6~8cm直肠前后壁出现折叠,并逐渐向肛管下降,最后直肠下段变平而形成杯口状的鞘部,上方直肠缩窄形成锥状的套入部。

(3)肛管内直肠脱垂:直肠套入的头部进入肛管而又未脱出肛缘。

5.盆腔多重造影 排粪造影检查不能区别直肠黏膜脱垂和直肠全层内脱垂,也不能明确是否存在盆底疝等疾病。为此,张胜本等设计了盆腔造影结合排粪造影的二重造影检查方法,即先腹腔穿刺注入含碘的造影剂,待其引流入直肠陷窝后再按常规方法行排粪造影检查。如果直肠陷凹位置正常,说明病变未累及肌层,为直肠内黏膜脱垂。如果盆底腹膜返折最低处(正常为直肠陷凹低)下降并进入套叠鞘部,则说明病变已累及腹膜层,为全层脱垂,从而可靠地区分直肠黏膜脱垂或直肠全层内脱垂。2005年刘宝华等报道了盆腔多重造影技术在出口梗阻型便秘诊断中的作用,即在上述盆腔二重造影的基础上,安置尿管同时让膀胱显影,在阴道内放置钡条使阴道显影。盆腔四重造影技术可以动态显示排便时膀胱、子宫、盆底、直肠的形态学变化,为复杂性盆底功能障碍及伴随盆底疝的直肠全层内脱垂的诊断提供了更准确全面的手段。

6.肌电图检查　肌电图是通过记录神经肌肉的生物电活动,从电生理角度来判断神经肌肉的功能变化,对判断括约肌、肛提肌的神经电活动情况有重要参考价值。

有学者(1995年)采用四道肌电图仪检测了94例直肠内脱垂患者盆底肌电图情况,肌电异常率为85.1%(80/94)。结果表明便秘病人发病早期肌电图无变化,5~20年才有改变。直肠前突、直肠内脱垂病人随意收缩时参加活动的肌纤维数量减少,波形稀疏,但电位电压>$1000\mu V$ 以上,多相电位增加,排便时呈反常电活动,肌电图表现为神经源性损伤,可能排便时过度费力使支配神经分支变性,运动单位的肌纤维部分丧失,引起动作电位的电场在时间上和空间上极度分散所致。

7.肛管直肠压力测定　有学者(1994年)采用GY-2型下消化道功能测定仪,对经排粪造影结合盆腔造影诊断的36例直肠黏膜脱垂和25例直肠全层内脱垂进行了肛肠测压,结果发现直肠黏膜脱垂组的肛管静息压低于对照组($P<0.05$);直肠全层内脱垂组的静息压和咳嗽压均显著低于对照组($P<0.01$);直肠全层内脱垂组的静息压明显低于直肠黏膜脱垂组。

rsiaoussis等(1998年)对162例直肠前壁黏膜脱垂的病人和44例正常人进行了肛肠测压,结果表明直肠前壁黏膜脱垂病人的肛管压榨压、括约肌的长度、肛管高压带的长度明显低于对照组($P<0.01$,$P<0.001$,$P<0.01$)。另外,引起内括约肌松弛的直肠最小容量明显低于对照组($P<0.01$);引起暂时、持续排便时的直肠容量均显著低于对照组($P<0.05$)。肛肠测压结果说明直肠前壁黏膜脱垂能导致肛管的压力下降,损害肛管的功能状态。这是由于会阴的下降及脱垂的直肠黏膜损害了肛门内括约肌。直肠的敏感性增加的原因为直肠黏膜的脱垂导致直肠的感染和直肠黏膜的缺血。

8.直肠内脱垂的分度　目前仍然缺乏公认的直肠内脱垂分度标准,文献中报道的分度方法不尽相同,都具有一定的参考价值。

(1)有学者依套叠的深度将直肠内脱垂分为四度。根据直肠内脱垂的分度结合测量套叠的肛门距,既可反映其罹患程度,又可提示被波及直肠的长度,为临床治疗提供依据。另外,根据直肠在直肠内脱垂的深度区分直肠黏膜脱垂或直肠全层内脱垂,前者在直肠内形成厚约3mm环形套叠;如环形套叠厚度>5mm应考虑为全层内脱垂。二者的鉴别有时很困难,用盆腔造影同时做排粪造影较有帮助,因可同时观察到直肠全层内脱垂的内外环形凹陷影像。依直肠内脱垂的发生部位,可分为直肠近段、远段脱垂和直肠套入肛管3种情况。

(2)1999年全国便秘诊治新进展学术研讨会拟订的直肠内脱垂的诊断分度标准分为轻、中、重度。

(3)Pescatori等(1999年)将直肠黏膜内脱垂分为三度,Ⅰ度直肠黏膜脱垂在肛管直肠环以下,Ⅱ度直肠黏膜脱垂在齿状线水平,Ⅲ度直肠黏膜脱垂在肛管水平。作者认为直肠黏膜脱垂的程度与症状有显著的相关性。

## 五、治疗

直肠内脱垂的治疗包括手术治疗和非手术治疗。研究表明,直肠内脱垂的发生、发展与长期用力排便导致盆底形态学的改变有关。因此,除手术治疗外,非手术治疗也相当重要,很多病人经非手术治疗可以改善临床症状。

### (一)非手术治疗

1.建立良好的排便习惯　让病人了解直肠内脱垂发生、发展的原因,认识到过度用力排便会加重直肠内脱垂和盆底肌肉神经的损伤。因此,在排便困难时,应避免过度用力,以及排便时间过久。

2.提肛锻炼　直肠内脱垂多伴有盆底肌肉松弛,盆底下降,甚至阴部神经的牵拉损伤。坚持定期提肛锻炼,可增强盆底肌肉及肛门括约肌的力量,从而减轻症状。特别是在胸膝位下进行提肛锻炼效果更好。

3.调节饮食　提倡多食富含纤维素的水果、蔬菜等,多饮水,每日2000ml以上;必要时每晚可口服芝麻香油20~30ml,使大便软化易于排出。

4.药物治疗　针对直肠内脱垂并无特效药物,但从中医的角度来讲,直肠内脱垂属于中气下陷,宜补中益气、升举固脱,可采用补中益气汤或提肛散加减等。临床上应根据患者的症状个体化选择用药。

## （二）手术治疗

迄今为止报到的针对直肠脱垂的手术方法接近百种,手术的目的是控制脱垂、恢复失禁、阻止便秘或排便障碍。手术往往通过切除冗长的肠管和(或)把直肠固定在骶骨岬而达到目的。按照常规的路径,直肠内脱垂的手术方式可分为经腹和经肛手术两大类。但是,目前评价何种手术方法治疗直肠内脱垂效果较好是困难的,因为缺乏大宗的临床对照研究结果。临床上应根据患者的临床表现,结合术者的经验个体化选择手术方案。

1.直肠黏膜下和直肠周围硬化剂注射疗法

(1)手术适应证:直肠黏膜脱垂和直肠内脱垂,不合并或合并小的直肠前突、轻度的会阴下降。

(2)手术方法:病人取胸膝位,该体位利于操作,使脱垂的黏膜和套叠的直肠复位,以便于将其固定于正常的解剖位置。黏膜下注射经肛门镜,直肠周围注射采用直肠指诊引导。肛周严格消毒后,经肛旁3cm进针,进针6cm至肠壁外后注射。硬化剂采用5%鱼肝油酸钠,用量8~10ml。一般2周注射1次,4次为1个疗程。

(3)手术机制:是通过药物的致炎作用和异物的刺激,使直肠黏膜与肌层之间、直肠与周围组织之间产生纤维化而粘连固定直肠黏膜和直肠,以防止直肠黏膜或直肠的脱垂。

(4)手术疗效:某医院报道了85例直肠内脱垂行注射疗法的结果,大多数临床症状明显改善。国外Tsiaoussis等(1998年)报道了162例直肠前壁黏膜脱垂行硬化剂注射治疗的结果,有效率为51%。硬化剂注射疗法治疗后不满意的原因是会阴下降和合并直肠前突。

(5)并发症:如果肛周皮肤消毒不严格,可发生肛周脓肿。

2.直肠黏膜套扎法

(1)手术适应证:直肠中段或直肠远段黏膜内脱垂。

(2)手术方法:病人采用折刀位或左侧卧位。局部浸润麻醉。充分扩肛,使肛管容纳4手指以上。在齿状线上方进行套扎,先用组织钳钳夹齿状线上方1cm左右的直肠松弛的黏膜,用已套上胶圈的两把止血钳的其中一把夹住被组织钳钳夹的黏膜根部,然后用另一把止血钳将胶圈套至黏膜的根部,为防止胶圈的滑脱,可在套扎前在黏膜的根部剪一小口,使胶圈套在切口处。

3.直肠黏膜间断缝扎加高位注射术

(1)手术适应证:直肠远端黏膜脱垂和全环黏膜脱垂及直肠全层内脱垂。

(2)手术方法

1)体位:取左侧卧位。

2)钳夹折叠缝合直肠远端松弛的黏膜:先以组织钳夹持齿状线上方3cm处的直肠前壁黏膜,提拉组织钳,随后以大弯血管钳夹持松弛多余的直肠前壁黏膜底部,稍向外拉,以2-0铬制肠线在其上方缝合2针,两针距约0.5cm,使局部黏膜固定于肌层。以7号丝线在大弯血管钳下方贯穿黏膜,然后边松血管钳边结扎。将第一次缝合的组织稍向外拉,再用组织钳在其上方3cm处夹持松弛下垂的黏膜,再以大弯血管钳在其底部夹持,要夹住全部的黏膜,但不能夹住肌层。继以2-0可吸收缝线在上方结扎2针,再如第一次的方法用丝线结扎黏膜。

3)硬化剂注射:距肛门缘约8cm,在其相同的高度的左右两侧以5号针头向黏膜下层注入1∶1消痔灵液5~8ml,要求药液均匀浸润,然后再将消痔灵原液注射于被结扎的黏膜部分,2min后,以血管钳将被结扎的两处黏膜组织挤压成坏死的薄片。至此,对直肠前壁黏膜内脱垂的手术完毕。如果属于直肠全周黏膜脱垂,则在直肠后壁黏膜内再进行一次缝扎。

④直肠周围注射法:药物以低浓度大剂量为宜,用左手示指在直肠做引导,将穿刺针达左右骨盆直肠间隙,边退针边注药,呈扇形分布。然后穿刺针沿直肠后壁进针4cm左右,达直肠后间隙,注入药物。每个部位注入药物总量10~15ml。

(3)手术机制:手术要点在于消除直肠黏膜的松弛过剩,恢复肠壁解剖结构。本手术方法中的间断缝扎,能使下垂多余的黏膜因结扎而坏死脱落,消除其病理改变。另外肠线的贯穿缝合,能使被保留的黏膜与肌层粘连,有效地巩固远期疗效;同时也有效地防止了当坏死组织脱落时容易引起的大出血。间断缝扎可以直达直肠子宫(膀胱)陷窝的底部,加固了局部的支持结构。经临床观察,凡直肠黏膜脱垂多起于直肠的中、下瓣,尤以下瓣为多,下瓣的位置正好距离肛缘8cm左右。在其两侧壁注射硬化剂,能使两侧的黏膜与肌层粘连,局部纤维化,与间断缝扎产生协同作用,加强固定,增强疗效。

(4)手术疗效:本手术具有方法简单、容易掌握、创伤小、疗效佳、设计符合解剖生理学要求等优点。金定国等报道32例,经3个月至1年随访,优16例(50.0%),良8例(25.0%),中5例(15.6%),差3例(9.4%),总有效率为90.6%。

4.直肠减容术　Irwin等(1987年)报道的直肠减容术包括Delorme手术,多排直肠黏膜结扎术、纵行直肠黏膜条状切除术,采用多排直肠黏膜结扎术治疗直肠内脱垂36例,单排直肠黏膜条状切除术8例,分别报道了术后疗效。

5.改良Delorme手术　Delorme手术是1900年第一次报道用于治疗直肠外脱垂的一种手术方法。Berman等(1990年)采用Delorme手术治疗21例直肠内脱垂的病人,15例(71.4%)病人症状改善。术后随访3年,无复发的病例。目前文献报道手术并发症占0%~34%。

Watts等(2000年)总结了1983~1994年135例次Delorme手术疗效,认为Delorme手术是一种简单、安全、有效的手术方法,适用于任何年龄的病人。但是该手术的复发率高,术前医师要向病人解释清楚。

(1)手术适应证:直肠远端黏膜脱垂、直肠远端和中位内脱垂。特别适应于长型内脱垂(4~6cm)。

(2)手术方法

1)术前准备同结肠手术,最好采取行电子结肠镜检查的肠道准备方法。

2)两叶肛门镜(带有冷光源)牵开肛门,在齿线上1.5cm处四周黏膜下注射1∶20万U去甲肾上腺素生理盐水,总量50~80ml,使松弛的黏膜隆起。

3)环行切开直肠黏膜:用电刀在齿线上1~1.5cm处环形切开黏膜层。

4)游离直肠黏膜管:组织钳夹住远端黏膜边缘,一边向下牵拉一边用组织剪在黏膜下层做锐性分离,显露直肠壁的肌层。环形分离一周,一直分离到指诊发现直肠黏膜过度松弛的情况消失,无脱垂存在,整个直肠黏膜呈平滑状态时为止。一般游离下的黏膜长度为5~15cm。黏膜管游离的长度主要依据术前排粪造影所显示的直肠内脱垂的总深度而定。注意切勿分离过长,避免黏膜吻合时张力过大。

5)直肠环肌的垂直折叠缝合:Delorme手术要求将分离后的黏膜下肌层做横向折叠缝合,一般用4号丝线缝合4~6针。如果将黏膜下肌层做垂直折叠缝合一方面加强盆底的功能,另一方面可以减少肌层出血,同时关闭无效腔。

6)吻合直肠黏膜：切断黏膜行黏膜端吻合前需再用硫柳汞消毒创面，用 0 号铬制肠线做吻合，首先上、下、左、右各缝合 4 针，再在每 2 针间间断缝合，针距为 0.3cm 左右。

7)吻合完毕后，用油纱条包裹肛管，放置入肛管内，可起到压迫止血的作用。

8)术后处理术后 3～5d 进普食后常规应用缓泻药以防止大便干燥。病人正常排便后即可停用缓泻药。

(3)手术注意事项

1)Delorme 手术强调剥离黏膜为 5～15cm，有时手术操作困难，黏膜容易被撕破。对重度脱垂者剥离 15cm，一般剥离到黏膜松弛消失为止，如果过多黏膜剥离可导致吻合处张力过大，发生缺血坏死，近端黏膜缩回等严重并发症。

2)Delorme 手术强调折叠直肠肌层，王立勇等认为在剥离黏膜长度＜15cm 时，可以不做肌层折叠缝合。这样可简化手术步骤，术中行黏膜吻合前彻底止血，加上术后粘连，同样起到肌层折叠的作用。肌层折叠还有导致折叠处狭窄的可能。

3)若合并直肠前突，在吻合直肠黏膜前，用 4 号丝线间断缝合两侧的肛提肌，加强直肠阴道隔。

4)本手术严重的并发症为局部感染，因而术前肠道准备尤为重要，术中严格无菌操作，彻底止血，防止吻合口张力过大。

手术疗效：Liberman 等(2000 年)报道了 34 例 Delorme 手术结果，与手术前相比，手术后除大便失禁外，大部分症状得到非常显著的改善(P＜0.01)。但是 12 例病人并发 1 种或 1 种以上的并发症。

Watts 等(2000 年)报道了 113 例 Delorme 手术，101 例术后随访＞12 个月，其中 30 例疾病复发，手术疗效。

Sielezneff 等(1999 年)报道 20 例直肠内脱垂的病人行 Delorme 手术，结果表明术前有骶骨直肠分离、慢性腹泻、大便失禁、会阴下降者手术效果差。

6.经肛吻合器直肠切除术　经肛吻合器直肠切除术(STARR)的原理是采用经肛双吻合器技术，第一把吻合器在直肠前壁切除直肠套叠脱垂的前半部分和直肠前突的突出部分，同时完成吻合，纠正直肠前壁的解剖异常。第二把吻合器于直肠后壁切除直肠套叠脱垂的后半部分，同时完成吻合。该手术同时纠正了直肠前突和直肠套叠脱垂两种解剖异常，理论上疗效应优于传统手术。经肛门、经会阴、经阴道或经腹等各种传统手术多只能纠正直肠前突或直肠套叠脱垂一种解剖异常，但许多出口梗阻型便秘患者两种因素同时存在，这直接影响了传统手术的疗效。约有 71% 的患者同时存在两种解剖异常。2004 年 Longo 采用 STARR 术，同时切除直肠前突及套叠脱垂的直肠壁，以治疗出口梗阻型便秘，疗效满意。

近年国外已有多个研究评价 STARR 术的疗效，近期结果满意。Boccasanta 等对 90 例 STARR 术后患者随访 1 年，排便不尽感缓解率 81.1%、手法辅助排便缓解率 83.4%，并能降低直肠前后直径、恢复直肠顺应性、降低直肠感受阈。Gagliardi 等对 85 例患者随访 17 个月，65% 的患者症状得到改善。本组研究结果显示，术后各项出口梗阻症状发生率均有明显下降，尤其是排便困难及排便梗阻感的发生率均下降 50% 以上。经量化评分后比较，术后排便不尽感积分较术前下降 65.2%，其余症状积分下降幅度均达 72% 以上，总分下降为 77.4%。提示部分患者术后仍有一些出口梗阻症状，但症状程度较术前已明显减轻。本手术需使用 2 把吻合器，费用较高，但患者对包括治疗费用在内的总体满意度评分为 7.8 分，显示了较好的患者依从性。

(1)适应证：①符合罗马Ⅲ慢性便秘诊断标准的患者；②以下症状中至少存在 3 项：排便不尽感，排便梗阻感，排便时间长但排出困难，需要会阴部压迫和(或)采用特殊的姿势排出粪便，需用手指经肛或经阴道辅助排出粪便，只能通过灌肠方能排出粪便；③排粪造影检查至少有 2 项以上表现：直肠黏膜内套叠

≥10mm,力排时直肠前突≥3cm,便后前突直肠中钡剂残留;④内科疗效不满意;⑤排除结肠慢传输或便秘型肠易激综合征者。

(2)治疗方法:术前 ld 下午口服硫酸镁或聚乙二醇电解质散行肠道准备。手术采用腰麻或硬膜外麻醉,患者取折刀位。

采用强生 PPH01 管形痔吻合器或天臣 TST33,取折刀位,经肛门置入透明扩肛器并固定,于齿线上2～5cm 直肠前壁(通常为黏膜最松弛处),用 7 号丝线做 3 个直肠全层半周荷包缝合,每个荷包之间间距1cm。在扩肛器后方置入挡板于直肠内,以阻隔防止直肠后壁黏膜滑入吻合器钉仓。置入第 1 把吻合器,用带线钩将荷包线尾端从吻合器侧孔中拉出,将荷包线收紧使直肠前壁牵入钉仓。击发后退出吻合器,剪断黏膜桥,仔细检查吻合口,如有搏动性出血,用 3-0 可吸收线缝扎止血;然后在直肠后壁做两个全层半周荷包缝合,在扩肛器前方置入挡板于直肠内,更换第 2 把吻合器,余法同第 1 次吻合。

术后予以留置肛管 1～2d,禁食 1～2d,流质 2d,予以静脉补液和抗生素治疗 3d。

(3)观察指标和疗效评估标准:①手术相关指标。包括手术时间、手术并发症。②术后疼痛评分。采用模拟视觉评分法(VAS)对术后 3d 内疼痛评分,0～10 分,0 分表示无疼痛,10 分表示剧烈疼痛不能耐受,并纪录应用镇痛药情况。③术前术后症状比较。包括排便困难、排便梗阻感、便不尽感、需用手法经会阴或阴道辅助排便、需服用泻药排便、需用开塞露或灌肠排便,分别比较术前术后各症状的发生率,并对各症状进行评分量化比较。④总体满意度调查。患者对治疗过程、术后恢复、手术疗效及治疗费用进行总体评分,0～10 分,0 分为很不满意,10 分为非常满意。总体满意度评分平均 7.8。

7.乙状结肠部分切除、直肠固定盆底抬高术

(1)手术适应证:适应于严重的内脱垂,尤其是高位直肠内脱垂。若合并有盆底疝、子宫后倒、孤立性直肠溃疡、直骶分离,或合并结肠传输延迟,则更是手术指征。

(2)手术方法:①直肠固定术或者 Orr's 直肠悬吊术;②盆底疝修复和盆底抬高术;③子宫固定术;④乙状结肠切除术,若伴有结肠无力应切除相应的肠段或全结肠。

1)直肠固定术:取左正中旁切口,显露直肠子宫或直肠膀胱陷凹,切开直肠和乙状结肠两侧的腹膜。分离直肠前壁疏松组织,直达肛提肌。锐性或钝性分离直肠后壁,直达尾骨尖。分离直肠前陷凹的腹膜,直到膀胱或子宫后壁。拉直游离的直肠,用 4 号丝线将直肠的后壁两侧与骶前筋膜缝合 3～4 针,并将直肠乙状结肠交界处缝合于骶骨岬。

2)盆底抬高:将直肠膀胱或子宫陷凹的前腹膜向上提起,剪去多余的腹膜,缝合于提高并固定的直肠前壁。

3)子宫固定术:用 7 号丝线缝合子宫圆韧带,并将其缩短。

4)乙状结肠切除:将冗长的乙状结肠切除。

8.Ripstein 直肠固定术

(1)手术适应证:本术式是治疗直肠脱垂的方法,亦可以治疗中位和高位的直肠内脱垂,亦可以用于经腹手术中的直肠悬吊术。

(2)手术方法

1)切开直肠乙状结肠两侧的腹膜,分别于直肠前后游离直肠达肛提肌水平。

2)将直肠向上牵拉,在骶骨中线右侧 1cm 处,用 4 号无创伤缝线缝人 3～4 针,并保留缝线。

3)将 Teflon 网剪成 4cm 宽的条片,其中一侧先缝合于右侧的骶骨前。将直肠拉紧后,用丝线将Teflon 网缝合于直肠,一般缝合 5 行,每行 4 针。

4)修剪 Teflon 网,使缝合后无张力,可在直肠后放一手指。左侧网端缝合于左侧。

5)另一种缝合 Teflon 网方法:将 Teflon 网条缝合于骶骨中线筋膜,直肠拉紧后,将网条的两端向前绕过直肠两侧至前壁,分别缝合固定。但直肠前壁中央留 2cm 宽的空隙,以防止直肠狭窄。

Ripstein 手术是一种安全有效的手术方式,特别对于直肠脱垂或直肠全层内脱垂。该手术最明显的作用是改善了病人的排便节制功能,但确切机制目前尚不清楚。Schultz 等(2000 年)报道 112 例 Ripstein 手术后 76 例随访结果,表明便血、肛门疼痛、里急后重症状较术前明显好转。

Johansson 等(1985 年)报道 63 例直肠内脱垂采用 Ripstein 手术,手术前后临床症状大部分改善,但气失禁较术前增加,原因不详。

综述国外文献,Ripstein 手术的复发率为 0%～5%,最高为 12.2%;手术并发症发生率为 0.8%～52.0%。Roberts 等(1988 年)报道了 130 例,其并发症发生率高达 52.0%。并发症多发生在术后近期。作者认为修补材料引起的大便梗阻是一个最危险的因素,修补材料的宽度及医师技术是手术成功的关键因素。

Schultz 等(2000 年)报道了 112 例病人行 Ripstein 手术,包括直肠脱垂 69 例,直肠内脱垂 43 例。术后 30d 内的近期并发症的发生率为 33.0%(37/112),其中 5 例有一种以上的并发症。对病人进行了长期随访,发生晚期并发症 13 例,其中直肠阴道瘘 2 例,分别发生在术后 3 年和 10 年。

9.Well 手术　手术方法类似 Ripstein 手术。Christiansen 等 1992 年报道该手术后发现用补片包绕的直肠动力障碍,但并未发现狭窄。并用该手术治疗 8 例直肠内脱垂,3 例临床症状明显改善。

手术方法:

(1)切开直肠两侧的腹膜,充分游离直肠至肛提肌的水平。

(2)将 Marlex、Telfon 网,或者 Ivalon 海绵片剪成约 8cm,用 2-0 的不吸收缝线,缝合于骶骨中央的骨膜上。

(3)补片两侧包绕直肠,并与直肠固定,前壁中央留 2～3cm 的空隙,缝合盆底腹膜。

10.Orr 手术　Orr 手术是由 Orr 等 1947 年首先应用于临床,用于治疗直肠外脱垂。以后人们将其应用于治疗直肠内脱垂。Christiansen 等 1992 年用该手术治疗 14 例直肠内脱垂,6 例临床症状明显改善。

手术方法:

(1)取大腿阔筋膜或者腹直肌前鞘筋膜,长 1～2cm×10cm。

(2)将两条筋膜带分别缝合于直肠两侧及骶骨岬筋膜,使直肠悬吊。

(3)缝合盆底,关闭 Douglas 陷窝。

11.Nigro 手术

手术方法:

(1)切开直肠两侧的腹膜,游离直肠至肛提肌。

(2)Teflon 网条缝合固定在直肠两侧及后壁。

(3)Teflon 网条固定在耻骨,向前悬吊直肠。

12.功能性直肠悬吊和盆底抬高术　长期以来在治疗直肠内脱垂时,外科医师重视了从解剖学上纠正直肠脱垂,手术虽然纠正了直肠脱垂,但约 50% 的病人症状未改善,功能上未治愈。手术分离可能是造成直肠自主神经损伤的原因之一,部分病人在手术后反而加重便秘的症状。为此,张胜本等采用功能性直肠悬吊术。所谓功能性直肠悬吊术是通过改进手术操作,纠正直肠内脱垂的同时,不游离直肠从而避免损伤自主神经,达到提高治愈率的目的。

（1）手术适应证：与乙状结肠切除、直肠固定盆底抬高术相同。

（2）手术方法：张胜本等报道了 38 例功能性直肠悬吊术，详细叙述了手术方法，并报道了术中所见。

1）改良的 Orr 直肠悬吊术：38 例病人都有较大程度的盆底下降，同时发现直肠周围组织松弛 14 例，周围脂肪堆积 5 例，直肠内脱垂 13 例。对这类病人采用改良的 Orr 直肠悬吊术，悬吊材料先选用腹直肌前鞘，后改用丝线，甚至将腹膜或松弛的侧副韧带固定在骶骨岬上，开始直肠两侧悬吊，但发现易形成夹角妨碍肠道内容物通过，后改为单侧悬吊。有 3 例腔静脉分叉下移掩盖骶骨岬，仅将侧腹膜固定。最初几例直肠固定高而紧，使直肠失去上下活动而术后坠胀感重，改为固定直肠时留下直肠活动的余地，以利于排便动作后症状消失，故改为功能性直肠悬吊术。

2）盆底抬高：盆底下降的病人，术中发现 Douglas 陷窝加深，最初几例是将直肠与膀胱或阴道间隙分离后，上提缝合，同时修补直肠前突 4 例，术后坠胀感反而加重。尔后只将过深的盆底腹膜缝合，消除 Douglas 陷窝过深，并缝合疝囊至膀胱颈及子宫骶韧带水平，病人恢复快而无症状。

3）乙状结肠切除：术中发现乙状结肠冗长 35 例，2 例扭曲，6 例乙状结肠进入盆底疝囊内。最初的 4 例未处理乙状结肠，过多的乙状结肠与直肠固定后成角，术后出现左下腹阻塞症状，以后 30 例常规切除过长的乙状结肠，消灭成角，另有 3 例因左半结肠通过缓慢而行左半结肠切除，未再出现左下腹阻塞症状。

4）子宫固定术：27 例女性除 1 例子宫与前腹膜粘连及 2 例原来做过子宫切除外，24 例都有子宫内脱垂及子宫后倒，并陷入 Douglas 陷窝，其中 2 例子宫较大，把直肠压在骶骨上，增加腹压排便时子宫阻塞粪便通过直肠，故本组常规做子宫抬高固定与纠正后倒。

（3）术后处理：直肠内脱垂经腹手术针对腹内脏器向下移位做了相应的处理，而得到形态的纠正。而已松弛的盆底肌若用手术干预，必然带来更严重的反应。因此，加强术后的长期功能锻炼，注意多饮水、多食粗纤维食物及油类，充分利用排便时的生理反射，避免过度用力摒便等，才能防止本病的复发。

（4）手术疗效：15d 内排便困难及梗阻症状消失者 29 例（76.3％），好转 5 例（13.2％），差者 4 例（10.5％）。效果差的原因与直肠悬吊过紧，子宫及直肠未处理有关。术后排粪造影 14 例，直肠内脱垂的表现消失，但临床症状存在，可能也与未留下直肠在排便时运动的余地之故。

13.经腹腔镜直肠固定术　与剖腹手术相比，经腹腔镜直肠固定手术具有独到的优点，包括微创、疼痛轻、恢复快、腹部切口美观、更短的住院日等。目前经腹腔镜直肠固定术，可以缝合固定于骶骨岬也可以用补片在直肠后固定。直肠部分切除或不切除视术中情况定。Heah 等（2000 年）报道从 1994～1998 年经腹腔镜行 25 例直肠固定术，病人为直肠全层内脱垂。4 例因腹腔小肠粘连术中转为剖腹手术。21 例完全经腹腔镜直肠内固定术。2 例再次出现直肠内脱垂，行 Delorme's 手术；另外 2 例合并有直肠孤立性溃疡综合征。25 例病人的特点，见表 3-24。术后随访 26（1～41）个月，术后 16 例临床症状明显改善。2002 年 Solomon 等报道了 39 例行直肠固定术患者的随机对照研究，19 例开腹手术，20 例行腹腔镜固定术。结果发现腹腔镜组具有恢复饮食快、术后下地活动早、住院时间短、并发症少的优势，这些与神经内分泌应激的减少有关。但长远的效果，包括便秘、脱垂复发及失禁的评分等与开腹手术显著差异。

综合国外文献报道随访 8～30 个月的结果，死亡率为 0％～3％，术后复发率为 0％～10％，表明腹腔镜直肠固定术与开腹手术一样安全有效，手术对便秘和失禁的疗效与直肠固定的方式有关。

（郭建平）

# 第二十五节 大肠息肉

## 一、概述

大肠息肉是一形态学名词,泛指大肠黏膜上任何可见的突出和隆起病变,无论其大小、形态和组织学类型如何,均可称为大肠息肉。息肉的病理类型有许多种,可以是腺瘤,也可以是炎症刺激引起的增生和修复性反应,或是局部黏膜的增生和肥厚,或是癌肿。肉眼上看来同样是一个息肉,实质上却是不同的疾病。不同性质的息肉,预后和处理是截然不同的。由于息肉在临床上不容易区分,故常统以息肉作为初步诊断,待病理学检查明确诊断后再进一步分类。通常临床医师所说的息肉多为非肿瘤性息肉,肿瘤性息肉统称为腺瘤。

大肠息肉在形态学上可分为有蒂和广基两种;在数目上又有单发和多发两种。有遗传性或非遗传性。由于息肉多无症状,因此评价其发病率十分困难,文献报道其发病率在总人群中占 1.6%~66%,在>70 岁的人群中高达 40%。造成如此悬殊的结果可能与受检对象、年龄,性别、地理环境和检查方法不同有关。在发病年龄上,除家族性和幼年性息肉常出现在少年期外,一般见于中年后,并随年龄的增长而增加。在性别上男性略高于女性,英国 Morson 报道为 1.6∶1,日本佐藤报道为 2.6∶1。部分大肠息肉具有恶性潜能,随着结肠镜在临床诊断和治疗上的应用,有效的诊断和治疗了大肠息肉,对于大肠癌的防治具有一定意义。

## 二、大肠腺瘤

腺瘤是息肉中最为常见的组织学类型。以往常称为腺瘤性息肉或息肉样腺瘤,现在统一称为管状腺瘤。

### (一)病理机制

1.形态学分类　按传统腺瘤可分为有蒂和广基两种。有蒂腺瘤常在内镜中予以摘除,广基腺瘤常需经手术予以切除。随着内镜技术的发展和广泛应用,对腺瘤形态有了进一步的认识,按照腺瘤的外观形态可将腺瘤分为 3 种:①隆起性腺瘤;②扁平腺瘤;③凹陷性腺瘤。特别是对于凹陷性腺瘤以往可能是不易被发现的,因其表现为边缘稍隆起的高出黏膜、中央有些凹陷的病变,在病理连续切片的检查中不但证实为管状腺瘤,而且发现有高达 42% 的腺瘤伴重度不典型增生。肠镜发现直径<1cm,但伴中央凹陷,这类腺瘤的癌变率明显不同于一般腺瘤。据报道在<1cm 的扁平腺瘤中 22.7% 细胞有癌变,现称为高级别上皮内瘤变。Robet(1991 年)报道的癌变率高达 41%。Watanabe 报道 6~10cm 的腺瘤的癌变率则为 15.8%。这些小腺瘤具有很高的癌变率,提示临床上切不可掉以轻心,特别是对这些小的扁平腺瘤在结肠镜中极难被发现。肠道清洁准备欠佳和对这类小腺瘤缺乏认识是造成遗漏的两大主要原因。

2.组织学分类　在组织学上腺瘤惯常可分为管状、绒毛状和混合型腺瘤 3 类:①管状腺瘤;②绒毛状腺瘤;③混合性腺瘤。

(1)管状腺瘤:这是大肠腺瘤中最为常见的一种,腺瘤是指腺体的异常增生。大肠黏膜的腺瘤本呈管状,正常是大肠。管状腺体的细胞分裂和 DNA 合成主要局限在腺管的下 1/3,然后沿腺管向上逐渐分化为成熟的杯状细胞和吸收细胞,当细胞分裂和 DNA 合成失控后即形成腺瘤。腺瘤在病理切片中除可见管状腺体结构外,还常伴乳头状成分,亦即绒毛状成分,根据组织学中两种不同结构成分所占比例决定腺瘤的性质。Appel 提出管状腺瘤中绒毛状成分应<5%,当绒毛状成分达 5%~50%时属混合性腺瘤,>50%者则属绒毛状腺瘤。Shinya(1979 年)则认为管状腺瘤中绒毛状成分应<25%,界于 25%~75%者则属混合性腺瘤,>75%者属绒毛状腺瘤,这一标准基本上为世界卫生组织(WHO)所接受。鉴于标准不同,各家报道腺瘤中各种腺瘤的比例差异较大,且无可比性。1981 年我国第一次大肠癌病理会议上建议统一标准为:绒毛状成分<20%者属管状腺瘤,>80%者为绒毛状腺瘤,介于 20%~80%者则属混合性腺瘤。值得注意的是,由于同一腺瘤不同部位绒毛状成分的比例不同,因此,不同部位组织切片时的腺瘤性质与整个腺瘤摘除后病理检查结果常可不一致,正确判断腺瘤中所含绒毛量对判断其恶变潜能有一定的帮助。

由于标准不同,虽然管状腺瘤是 3 种腺瘤中最为常见的一种,但其发生率却差异颇大。Morson(1977年)报道 2506 例大肠腺瘤中管状腺瘤,混合性腺瘤和绒毛状腺瘤分别占 75%、15.3%和 9.7%。Shinya(1982 年)报道 6942 例大肠腺瘤中分别占 65.8%、26.2%和 8.0%。Muto 报道的 299 例中分别占 79.6%、19.1%和 1.3%。我国浙江省大肠癌协作组(1978 年)报道 1991 例大肠腺瘤中的比例分别为 92.7%、6.1%和 1.2%。然而在临床上所见腺瘤中绒毛状腺瘤和混合性腺瘤的比例较普查和尸解中所见为高。管状腺瘤好发于直肠、乙状结肠。在内镜下管状腺瘤大多呈圆形、椭圆形或不规则形状,表面光滑或分叶状,色粉红或暗红,质地软,随着腺瘤增大,质地逐渐变实。有继发感染时表面附有黏液脓性分泌物。5%~10%的管状腺瘤在蒂部周围临近黏膜,甚至在腺瘤顶对侧肠黏膜可出现白斑,白斑呈圆点状,约几毫米大小,呈簇小片分布,性质不完全明确,组织学上主要是炎症变化。可以有一长度不一的蒂或呈广基无蒂,但即使有蒂腺瘤在其发生初期仅 3~5mm 大小时,也常呈广基型。总体来说,管状腺瘤中有蒂的比广基型多见。腺瘤的蒂是正常黏膜的延伸,内含纤维、血管并无腺瘤结构,故当腺瘤发生癌变,成为原位癌或局灶性癌或黏膜内癌时,极少侵及其蒂或基底。腺瘤大小不一,从几毫米至几厘米,一般腺瘤越大,癌变率越大。当腺瘤>2cm 时,癌变可能显著增高。组织学上,腺瘤可仅呈轻度腺体增生,即腺体数量增多,但其上皮细胞的大小、形状、细胞核的位置、染色深浅及杯状细胞数等均无异常。也可表现为除腺体数量增多外,尚伴有上皮细胞形态和染色的不同程度改变和核分裂。甚至腺细胞呈现明显的多形性及间质有浸润.称为重度不典型增生或癌变。由于癌变常起自腺瘤某一部分,或组织检查时因未取到癌变部分组织而呈阴性结果,并不能完全排除癌变的可能。只有当整个腺瘤取下做连续切片病理检查时,才能最后确定有无癌变。当癌变局限在腺瘤内,称为腺瘤癌变或原位癌,仅当癌变穿透黏膜肌层或浸润黏膜下层时才称为浸润性癌。

(2)绒毛状腺瘤:又称乳头状腺瘤,这是一种癌变倾向极大的腺瘤,一般癌变率为 40%,故被认为是一种癌前病变。其发病率仅为管状腺瘤的 1/10,有时可侵占肠周径的大部分,其表面可覆盖一层黏液,质地较管状腺瘤为软。在少数病例中绒毛状腺瘤可以有蒂,活动度极大。组织学上绒毛状腺瘤多有乳头状分支,中心为血管结缔组织,表面有单层柱状或假复层上皮和杯状细胞覆盖,腺瘤成分较少,故又称为乳头状腺瘤。腺瘤的细胞分化可不一致,可有散在的分化较差距,但腺瘤病变仅局限在黏膜层。绒毛状腺瘤本身很少多发性,但绒毛状腺瘤和管状腺瘤可同时存在,从而成为多发性腺瘤。

绒毛状腺瘤可以癌变虽已被公认,但对其癌变率的报道却差异极大,其原因有两种,首先对腺瘤分类的标准不统一,绒毛状腺瘤的标准不同,当然癌变率也就无法一致。其次绒毛状腺瘤癌变往往发生于某一部位,并非整个腺瘤同时癌变,因此除非整个腺瘤同时癌变,或者对每个腺瘤常规做连续切片,否则容易遗漏。故报道的癌变率在 20%~75%,一般认为癌变率在 40%左右。按最新规定,未浸润至黏膜下层者统称为高级别上皮内瘤变而不称为癌。

(3)混合型腺瘤:又称管状绒毛状腺瘤,是指绒毛状腺瘤成分所占比例>20%、<80%的腺瘤,在组织

学上兼有管状腺瘤和绒毛状腺瘤的特征,并随着两种腺瘤成分比例的变异而有所不同。其恶变率介于管状腺瘤和绒毛状线之间。各家报道恶变率差异极大,原因就在于绒毛状腺瘤所占比例的不同。

3.大肠腺瘤不典型增生  不典型增生主要是指上皮细胞异乎常态的增生,增生的细胞大小、形态、排列等方面均有异于其正常的成熟细胞,是一种重要的癌前病变。腺瘤上皮细胞的不典型增生分级,对判别腺瘤的病变程度及估计预后具有重要意义。目前发现一些与大肠腺瘤恶变的有关因素包括腺瘤大小、组织学类型、腺瘤解剖结构、腺瘤数目等,归根到底都是与不典型增生程度有关。

腺瘤的不典型增生程度分级方法有多种,国内普遍采用的是 Morson 等提出的 3 级分类法,即腺瘤均有不典型增生,在此基础上在分为轻、中、重 3 级。

(1)轻度不典型增生(Ⅰ):以细胞学的异型性为主,腺管内杯状细胞减少,核呈笔杆状,紧挤,复层排列,但高度不超过细胞的 1/2,腺管稍延长。

(2)中度不典型增生(Ⅱ):表现为细胞异型性加重并出现组织学异形,胞核复层,占上皮细胞的 2/3。细胞顶端仍存在,腺管延长并扭曲,大小不一,部分可见共壁及背靠背现象。

(3)重度不典型增生(Ⅲ):表现为两种异型均较显著,胞核复层,占据整个上皮细胞的胞质,杯状细胞罕见或消失。上皮细胞极性紊乱,腺管延长、扭曲、大小不一,腺管共壁及背靠背现象多见,有的出现筛状结构。按照该分类系统,轻度不典型增生腺瘤占 81.9%,中度占 11.6%,重度为 6.5%。然而应用表明上述分级标准并不十分客观,不易掌握,故国内病理诊断常以 Ⅰ~Ⅱ 级或 Ⅱ~Ⅲ 级较模糊的分类表示。

在日本,对不典型增生程度采用 5 级分级法,其中上皮假复层(核在细胞内分布)程度和腺体分支类型是分级的重要依据,0~1 级相当于轻度不典型增生,表现为轻度假复层,核由平行与细胞长轴变为垂直排列。病变进一步发展则形成 Lev 等所称的腺瘤病变即 Kozuka 的 Ⅳ 级病变,相当于中度不典型增生,表现为重度假复层。若腔浆近腔面也为细胞核填塞,则称为 Ⅴ 级病变。这种以核在细胞内的位置分级病变的方法简单易行,是对 Morson3 级分类法的重要补充。

由于这种客观标准不统一,即使是有经验的胃肠病理学专家对不典型增生分级也存在较大误差。近年来发现,形态测量分析对客观评价不典型增生程度有很大帮助,其中腺体构造异型度、核/浆比值、核面积和核高度的均值标准差(不是指绝对面积和高度)等有意义。但很显然,常规病理诊断中不可能经常应用到这种形态测量方式,但对不典型增生程度的正确分级十分重要,因为重度不典型增生往往被视为原位癌或癌交界性病变。

4.大肠腺瘤癌变  腺瘤之所以作为一种类型从息肉中分出来,除了组织学上与其他息肉不同外,更重要的是临床具有癌变的这一特点。亦即所谓的腺瘤-癌序列的概念,虽然对这一概念尚存在分歧,多数学者认为腺癌来自腺瘤,但也有学者认为癌在开始就是癌,并非从腺瘤演变而来,然而腺瘤和癌之间的密切关系却是毋庸置疑的。从大量资料中显示,大肠腺瘤和大肠癌之间在性别、年龄与发病率上基本相同,均以中年以上为高发,男女之比约为 3:2;在相同年龄组中,腺瘤病人癌的发生率明显比非腺瘤病人高。而且大肠癌病人伴发大肠腺瘤者屡见不鲜,常在癌肿附近发现伴有小腺瘤;大肠癌合并腺瘤病人在实施根治性切除术后第二大肠癌(异时性多原发癌)的概率远高于不合并腺瘤者。此外在家族性结肠腺瘤病患者中癌变率极高。临床上,经常发现腺瘤有不同程度的不典型增生直至癌变和癌肿切片中有腺瘤组织残留,而且腺瘤组织残留的概率随着癌肿浸润深度而降低,说明随着癌肿的发展不断破坏,替代了腺瘤组织。这些情况均有力地支持了腺瘤-癌序列的概念。另一方面临床上和尸解中均可看到仅 2~3mm 大小的肿瘤,显微镜下全部为癌组织,并无腺瘤组织痕迹,可以表现癌肿的发生并未经历腺瘤阶段,癌肿是原发的。两种见解相持不下,只是说明临床上两种情况确实存在。否定腺瘤-癌变一概认为癌肿是原发的是片面的,同样认为癌肿都是由腺瘤演变而来的也是不全面的。

　　腺瘤癌变的可能性是存在的,但并非所有的腺瘤都会癌变。腺瘤可以存在并保持较长时间不变或生长很慢,偶尔也有自行消退,但往往又会再生。腺瘤癌变的规律虽尚未阐明,但也不是完全无规律。一般认为腺瘤的大小对癌变的可能性具有很大影响。<1.0cm 的腺瘤未见有发生浸润性癌者,>1.0cm 者癌变机会增大,1～2cm 腺瘤的癌变率在 10％左右,>2cm 的腺瘤的癌变率可高达 50％。腺瘤中绒毛状成分的多少对确定癌变的可能性则是另一个重要因素。绒毛状腺瘤的癌变率明显高于管状腺瘤,绒毛状管状腺瘤(混合腺瘤)的癌变率则居于两者之间。此外腺瘤存在时间也与癌变发生概率相关,因为腺瘤癌变是一个缓慢的过程。多数学者认为癌变所需时间约为 10 年以上。另一个因素是腺瘤的形态,广基腺瘤的癌变率比有蒂腺瘤为高,而广基腺瘤发展为浸润性癌的机会也比有蒂腺瘤为高,因为有蒂腺瘤癌变罕有侵入蒂部者。但也有学者认为形态学上的差异还是由于广基腺瘤中以绒毛状腺瘤居多之故。

　　腺瘤癌变在处理上考虑早期癌大多系局灶性,并非整个腺瘤癌变,有蒂腺瘤癌变侵及其蒂部者极少,故一般摘除癌变腺瘤已经足够;如癌变腺瘤位于腹膜返折下直肠内时(距肛缘 7cm 内,直肠指检可触及范围内),可经肛门直视下予以摘除,基底部予以电灼止血,标本送病理检查,特别注意其蒂部有无浸润;如癌变腺瘤位于腹膜返折上而病变不大时,则尽量经内镜用圈套器予以套灼摘除;如腺瘤太大无法用圈套器予以摘除,宁可经腹切开肠壁后直视下予以摘除。对广基腺瘤癌变位于腹膜返折线下直肠内者,可经肛门或骶部切除,边缘应包括 0.5～1.0cm 的正常黏膜,深度应达浅肌层,标本应平坦固定在硬纸板上后做切片检查,以便正确了解浸润深度。Wolff 等在 855 例内镜切除的息肉中发现 6.6％原位癌,无 1 例发生转移。根据 Fenoglie 的研究,大肠黏膜无淋巴管,故位于黏膜内的癌肿并无淋巴结转移的可能。对癌肿浸润穿透黏膜肌层至黏膜下层时,则有淋巴转移的可能,但其发生率不高。因此,对于黏膜的局灶性癌或原位癌,局部切除已经足够。黏膜下癌则在局部切除后可加做术后辅助性放疗,中等剂量 4000～4500cGy。对已浸润至肌层的病例,则应改做根治性经腹直肠切除术。对于腹膜返折以上直肠或结肠内的广基腺瘤癌变,因为不涉及牺牲肛门和永久性结肠造口的问题,因此以经腹病变肠断切除为首选。当前认为腺瘤癌变未浸润黏膜下层称为高级别上皮内瘤变,非癌,不应按癌症行根治性手术。

　　总之,对腺瘤癌变的处理应根据癌变浸润深度和腺瘤部位来决定。至于在肠镜中摘除的腺瘤,经病理检查发现有癌变时,凡符合下列情况者应补充行外科根治性切除术:①腺瘤基底部发生癌变浸润至黏膜下层者;②癌细胞分化程度包括低分化与未分化癌;③癌肿已浸润淋巴管、血管、神经周围或血管内发现癌栓者。

### (二)临床表现

　　绝大部分大肠腺瘤患者无任何自觉症状,仅在结肠镜检查或 X 线钡剂灌肠造影时无意间发现。部分病例可能具有以下一个或几个症状。

　　1.便血　便血或大便隐血相对常见。根据腺瘤的部位,可呈鲜红色或暗红色,或仅在粪便隐血阳性,多数与粪便不混,布于粪便表面,出血量一般不多,多为间歇性。偶有引起下消化道出血。当腺瘤位置较高,长期慢性小量出血时,可引起贫血。通常息肉愈大愈容易出血,直径<1cm 的息肉很少出血。已证明有息肉的病例仅 20％～40％大便隐血阳性。

　　2.黏液便　大肠息肉患者排除黏液便较无息肉者多,尤其较大息肉者。有些较大绒毛状腺瘤可能排除大量黏液,称为分泌性腹泻,即所谓分泌亢进性绒毛状腺瘤。每日排除量可达 3000ml 以上,可能与腺瘤能产生前列腺素有关。排除液内钠、钾含量很高。因此可出现脱水、低钾低钠的症状。如不及时纠正体液紊乱和去除肿瘤,可危及生命。McKittrick(1854 年)首先报道了这一特殊表现,应引起临床医师的高度重视。

　　3.腹痛　少数情况下较大的结肠内有蒂腺瘤可引起肠套叠、引起腹部绞痛等部分肠梗阻症状。

4.息肉脱垂　位于直肠内较大的有蒂腺瘤可以在排便时脱垂于肛门外,在小儿较为常见。甚至需反复手法帮助回纳。此外,还可引起肛门坠胀不适、里急后重、便秘等症状。

### （三）诊断

多数大肠腺瘤并无特殊症状,诊断主要依靠临床检查。

1.直肠指检　是检查距肛缘 8cm 以内直肠最简便可靠的方法。

2.乙状结肠镜检查　是检查低位结直肠息肉的最主要方法。

3.结肠镜检查　目前认为结肠镜是诊断结肠息肉的首选方法,诊断正确率可高达 95％,且对于某些息肉直径较大,触之较硬或表面溃疡怀疑有癌变的病灶可以进行活检,部分患者可以直接在镜下操作切除病变。大肠腺瘤患者中约有 30％为多发性,故当发现大肠远端病变时,而忽视结肠的全面检查,以防漏诊。

4.X 线检查　气钡双重造影钡灌肠也可检出病变,可以发现肠壁有充盈缺损,但对于病变较小者,漏诊率较高。对检出大肠腺瘤的敏感性取决于息肉大小,＜1cm 者占 61％,＞1cm 者占 85％。总的敏感率占 67％左右。

### （四）治疗

大肠息肉不论大小、部位均有恶变的可能,因此镜检时发现息肉均应常规活检。大肠息肉生长缓慢,及早摘除大肠息肉对改善临床症状,降低大肠癌发病率意义重大。

1.管状腺瘤　大肠腺瘤一经发现均应及时予以去除。根据腺瘤的大小、部位、数目、有无癌变等情况,去除的方法有所不同。经内镜摘除腺瘤无疑是最简便的方法,也是首选的方法。近年来由于纤维结肠镜的应用和设备的逐步完善,不但可通过肠镜采取活组织检查标本,并可对直径＜2.0cm 的有蒂腺瘤进行圈套电灼切除术。对于有蒂腺瘤套摘后,需注意基底部有无出血,必要时可对基底部加做电凝止血。

广基腺瘤的处理应视大小和部位区别对待。＜1.0cm 的广基腺瘤癌变可能极小,可以咬取活组织做病理检查后电灼切除。对于 1.0～2.0cm 的广基腺瘤,宜先做活组织检查,确定非恶性或无癌变后,二期经内镜电灼切除。对于距离肛缘 7cm 以内,＞1.0cm 的广基腺瘤可经肛门或骶尾部切除,整块切除肿瘤,包括四周 0.5～1.0cm 的正常黏膜做整块活检,避免分块切取活检。如广基腺瘤＞2.0cm,距离肛缘 7.0cm 以上的结直肠内时,要经腹做肠段切除术。

对大肠多发性息肉的处理,首先应通过内镜进行活组织检查,以明确息肉的性质。如息肉确系腺瘤,原则上多发性腺瘤应做病变肠段的结肠部分切除术或结肠次全切除术,除非腺瘤仅有 2～3 个,分布极分散,而腺瘤又较小,可考虑经结肠镜予以电灼切除,并严密随访观察,定期复查。如腺瘤数目较多,即使较小,仍应行结肠部分切除术或结肠次全切除术,一般反对行姑息性结肠分段切除术。如息肉非肿瘤性则无恶变危险,可暂予随访观察,定期复查,无需手术处理。

2.绒毛状腺瘤　绒毛状腺瘤的处理较管状腺瘤应更谨慎,因为绒毛状腺瘤具有两大特征:一是腺瘤基底部与正常黏膜分界不明显,容易残留和复发;二是癌变率高。根据上述特点,对直肠指检可及范围内的绒毛状腺瘤应尽量采取经肛门局部切除术的方法,完整切除整个腺瘤,包括周围 0.5～1.0cm 的正常黏膜,行整块切除活检,以免发生癌变后引起种植和复发,除非腺瘤较小,＜1.0cm 者可从内镜中予以摘除。对位于腹膜返折平面以上的绒毛状腺瘤,＜1.0cm 者可经内镜中予以摘除;对于＞1.0cm 的绒毛状腺瘤则以经腹行局部肿瘤切除术或局部肠段切除术。

对于多发性腺瘤的处理,原则上宜选做病变肠段的切除,当然还应视腺瘤数量、大小、部位等因素具体考虑,但多发性腺瘤的再发和癌变卒均比单发腺瘤高,在处理上是应予以考虑的因素。

## 三、大肠错构瘤

### （一）幼年性息肉

幼年性息肉是一种大肠黏膜上皮的错构瘤,又称先天性息肉,1908年由Verse首次报道。主要发生于儿童,以10岁以下多见,尤以5岁左右为最多,男童略多于女童。但它并非先天性,可发生于任何年龄,只是以小儿多见,息肉好发于直肠和乙状结肠,多数发生在距离肛缘5cm以内的直肠内。

息肉常为单发、少数多发者数目也仅为2～4个。息肉多呈圆球形或椭圆形,鲜花、粉红或暗红色,表面光滑,如继发感染可呈现粗糙颗粒状或分叶状。平均直径为1cm,偶尔可达6～8cm。一般有细长的蒂。组织学上息肉蒂为正常大肠黏膜,当转为息肉时,大肠黏膜即转为慢性肉芽组织,由大量结缔组织、血管组织、单核和嗜酸粒细胞浸润,其中还有许多黏液腺增生和含有黏液囊肿组成。因此,在组织学上这不是肿瘤,也不属肿瘤性质,而是正常组织的异常组合,故称为错构瘤。目前其形成机制尚不清楚,有学者认为其发生与黏膜慢性炎症,导致腺管阻塞,黏液滞留相关,故又称滞留性息肉。一般认为错构瘤不会恶变,但Schilla于1954年曾报道1例幼年性息肉恶变,1978年我国刘彤华报道1例幼年性息肉中出现印戒细胞癌,因此幼年性息肉尽管恶变概率极低,仍应警惕发生恶变的患者。

1.临床表现　主要表现为便血和息肉自肛门内脱出两大症状。便血多呈鲜红色,在大便表面或便后滴血,与粪便不相混,出血量不多。用力排便时可有息肉自肛门内脱出,便后可回缩人肛门。个别位于结肠内的息肉可引起肠套叠。

2.诊断　主要依靠直肠检查和结肠镜检查。Knox报道绝大多数位于直肠或者直乙状结肠交界处,44％息肉位于直肠指检可扪及范围内。71％在乙状结肠检查中可发现,70％为单发,30％为多发,幼年性息肉亦有家族倾向。

3.治疗　可经肛门镜或结肠镜予以电灼切除,或在直肠指检扪及息肉的蒂部后用线将蒂部扎紧待其坏死脱落。对于息肉小且位置较高的患儿不能合作者,可暂不处理,密切随访观察,因为极有自行脱落的可能。

### （二）Peutz-Jeghers息肉综合征

又称黑斑息肉病,是一种少见的常染色体显性遗传病,表现为全消化道多发性错构瘤性息肉,以小肠最多见。患者的皮肤、黏膜有色素沉着,常见于口唇及其周围、口腔黏膜、手掌、足趾和手指。这种息肉组织结构为错构瘤。该疾病由Peutz于1921年首先报道,随后Jeghers在1949年全面描述了该病的临床表现和遗传性,故称为Peutz-Jeghers综合征。

1.临床表现　这是青少年为高发的疾病,少数可至老年才发现,此病在临床上具有三大特点。

(1)全胃肠道多发性息肉:按其发病部位依次为空肠、回肠、直肠、结肠、十二指肠、胃,其次为盲肠、阑尾与食管,偶尔可发生在脸部、膀胱和尿道。息肉数目不大,大小不宜,与FAP相比,数目少,而息肉较大。根据息肉部位、大小,其临床表现有较大变异,小的息肉可无症状,大的息肉可发生出血、梗阻和恶变。有间歇性痉挛性腹痛,当并发肠套叠而引起相应症状如恶心、呕吐、腹痛腹胀、腹部扪及包块等。

(2)遗传性、家族性发病:由于该病是一种常染色体显性遗传性疾病,在父母中必有一方是Peutz-Jeghers综合征病人,然后其子女有50％的患病率。

(3)皮肤和黏膜出现黑色素斑:黑色素斑的出现可早已息肉,少数在婴儿时就可出现,从幼儿时期黑色素斑开始增多,而青少年时期出现的最多,好发部位是口唇、口脸周围、颊部、腭黏膜、足趾和手指的末端,手掌。其次是鼻唇内、色素斑的色泽有黑色、黑蓝色和棕黄色,可呈圆形、椭圆形、长条形或不规则形等,色素斑不会高于皮肤、无毛发、无瘙痒、色素斑的大小为 1～4mm。

2.治疗　治疗的目标是清除息肉,但是息肉满布全胃肠道,无法简单地采用肠切除来解决,又不能从内镜中予以摘除,因此根据具体情况包括息肉部位、数目、分布及症状的严重度和病情的缓急来确定。

(1)处理原则:①出现急性肠梗阻、肠套叠和消化道大出血时应急诊手术;②对腹痛腹胀反复发作并常伴有黏液血便、或因慢性出血导致贫血者应及时手术;③对息肉＞2.0cm 的病例宜尽早手术;④对胃、十二指肠或结、直肠内的息肉应尽早去除以免恶变。

(2)手术方法的选择:①可从内镜中摘除者,当然是首选方法,但实际上可完全从内镜中摘除者太少;②对于不适于内镜中摘除者只能行剖腹手术,小肠息肉只能切开小肠并在术中应用内镜协助去除息肉,有时需多呈切开去除息肉;③因错构瘤性息肉病是一种胃肠道弥漫性病变,不主张行预防性结肠切除术;④由于息肉累及整个胃肠道,原则上尽量不做病变器官或肠管的切除,以免引起严重的消化道功能障碍。

(3)定期行结肠镜、胃十二指肠镜、胃肠道钡剂造影检查:可观察了解息肉形成和发展的速度,此外定期检查腹部、盆腔、乳腺及宫颈涂片等注意多元病变的发生。

# 四、炎性息肉

## (一)假息肉病

假息肉病主要发生与慢性溃疡性结肠炎或克罗恩病时,由于慢性炎症刺激,形成肉芽肿。肉芽肿往往是多发性。在形成的早期,如炎症能够控制,肉芽肿有可能随之消失,但如慢性炎症不能得到有效的控制,而呈持久的慢性刺激,肉芽肿就有恶变的可能。癌变率与病程长短往往呈正相关。病程 10 年以上,癌变率明显增高,20 年时癌变率为 12.5％,25 年时可达 25％,30 年是则达 40％。慢性溃疡性结肠炎具有极高的癌变率,是公认的癌前病变之一。现已知克罗恩病亦有癌变的可能,因此,对这些假息肉病应视为癌前病变,应谨慎处理。

## (二)炎性息肉

炎性息肉是指单发的非特异性炎症所引起的息肉,组织结构与上述相同,但不会癌变,往往炎症消退后,息肉可自行消失。

## (三)血吸虫性息肉

在慢性血吸虫病时,大肠黏膜下常有血吸虫卵沉着,其周围伴有纤维组织增生,或形成虫卵结节。当虫卵多时,固有膜亦可有虫卵沉积,并破坏腺管和引起增生。一般血吸虫卵结节体积不大,呈小球形或条梭形,并常呈簇状分布,外观中央呈橘黄色,周围呈灰白色。在长期慢性、反复感染的患者,这类息肉可进一步发展成为炎性肉芽肿,具有很大的癌变倾向,也是一种癌前病变。

## (四)良性淋巴结样息肉和息肉病

直肠具有丰富的淋巴组织,在肠道炎症时,直肠黏膜下的淋巴滤泡即可增生并形成息肉而突入肠腔。这类息肉实质上是增生的、高度活跃的淋巴样组织。细胞分化成熟,其上覆盖有正常的直肠黏膜上皮,是一种良性病变,应与恶性淋巴瘤区分。在临床上,良性淋巴样息肉好发于腹膜返折线以下直肠,以单发为多见,少有多发,但极少 6 个以上者。大多在 1cm 以下,偶可大至 3cm。多呈广基型的黏膜结节,白色或灰黄色,表面光滑,病人常无自觉症状,仅在直肠检查时发现,如不予处理,往往在 2.5～10 年可自行消退。当息肉呈多发性时,称为良性淋巴样息肉病,常与弥漫性恶性淋巴瘤性息肉和多发性腺瘤性息肉病相鉴别。本病不会恶变,无需做结肠全切除或结直肠全切除术。

## 五、家族性腺瘤性息肉病

### （一）家族性腺瘤性息肉病

家族性腺瘤性息肉病(FAP)又称家族性息肉病,1982年首先由Cripps报道此病与家族史有关,它是一种少见的常染色体显性遗传性疾病。其特点为结、直肠内布满息肉状腺瘤,大小不等,如不及时治疗,至中年时几乎全部病例将发展为结、直肠癌。但它不是先天性疾病,出生时肠内并无腺瘤,通常随着青春发育逐渐出现。病人的下一代中约有50%患病的危险,其外显率为95%,另外50%未受罹患的子女将不再遗传。一般认为40岁尚未出现腺瘤者,虽有家族史,也不会再出现腺瘤。由于此病与性染色体无关,因而父母均有遗传病变给下一代的可能性。

1986年发现这一遗传性疾病的发生伴有5号染色体畸形,1987年确定与FAP相关的基因位于5号染色体长臂上,1991年分离出3株突变基因称为APC基因。研究显示在FAP中不同的APC基因突变仅部分与疾病的严重程度相关。而临床的变异可反映其他基因、环境或机遇的影响。肠腔环境的重要性从结肠切除回直肠吻合术后直肠息肉消退的现象可得到证明。胆汁在肠息肉病中的确切作用尚未确定,从FAP病人中取得的胆汁可损害DNA,从而增加肿瘤形成的危险性。

1.病理　病理上家族性腺瘤性息肉病具有三大特点。

(1)多发性:家族性腺瘤性息肉病与非家族性结肠多发性腺瘤的区别在于前者具有家族史和遗传性外,腺瘤数目是一大特点,一般在100个以上,可多达5000个,平均1000个。

(2)多形性:在同一标本中不但腺瘤大小不一,自数毫米至数厘米,但90%<0.5cm,仅1%>1cm,既有广基的,又有带蒂的;有管状腺瘤,也有绒毛状腺瘤或混合腺瘤,但多为管状腺瘤,因此大体形态上有光滑的、分叶状或不规则的同时存在,在显微镜下可见单纯的腺体增生到腺体性肿瘤,细胞分化不一,甚至癌变。在部位分布上以直肠和乙状结肠为高发和密集,但整个结肠都有,分布明显不均匀,且直肠受累者罕见。此外,发现约1/2的病例尚伴有多发性胃腺瘤或十二指肠腺瘤。

(3)癌变率:FAP患者100%的癌变率,被公认为癌前病变,若不及时治疗,几乎肯定发生癌变,并最后死于肠癌。癌前期病程长短不一,平均为10年。但不是结肠内的所有腺瘤均将癌变,而是在众多腺瘤中必有1~2个发生癌变。影响癌变的因素:①腺瘤大小,>1cm的腺瘤,癌变可能性增加;>2cm的腺瘤,癌变可能性极大;②绒毛状成分的多少,绒毛状腺瘤的癌变率比管状腺瘤高5~10倍,混合性腺瘤的癌变率介于两者之间;③细胞间变的程度,按Morson的分类,将细胞间变分为轻、中、重3个等级,属于重度间变者癌变率最高,被视为癌前病变;据St.Marks医院报道约2/3的病理在明确诊断时亦有癌变存在,在癌变病例中则有50%的病例具有2处或2处以上的癌灶。

2.临床表现

(1)肠道症状:临床上息肉病分为3期,即临床前期、腺瘤期与癌肿期。肠道布满腺瘤,极少累及小肠。息肉呈红色或黄白色,有的表面糜烂、出血点或有分泌物覆盖。在部分肠段,黏膜表面密布大小息肉,难以见到正常黏膜。最初临床主要表现为出血、腹泻、黏液便,少数出现肠梗阻、穿孔甚至严重贫血、恶病质等并发症时才就诊。

(2)肠道外表现

1)Gardner综合征(肠息肉病合并多发性骨瘤和多发性软组织瘤):本病也是一种遗传性疾病,病变基因与家族性息肉病不同,它的临床特征为息肉除分布于结、直肠外,小肠也往往受累。发病年龄多为30~40岁,有较高的癌变率,此综合征常并发下列情况的一种或多种肠外表现,甚至有些患者在息肉出现前先发生肠外表现:①骨瘤或骨癌,主要在上颌骨及颅骨;②上皮样囊肿;③纤维组织肿瘤,如间皮瘤;④胃十二指肠息肉;⑤十二指肠或者壶腹周围癌的发生率高达 10%;⑥甲状腺癌;⑦先天性视网膜色素上皮肥大(CHRPE)。治疗原则与家族性息肉病相同,同时需要处理肠道外伴发的肿瘤。

2)Turcot 综合征:是指结直肠息肉病伴有中枢性神经系统肿瘤。此综合征与家族性息肉病在息肉病方面的区别:息肉数目不及后者多,一般 20~100 个;息肉直径往往比较大,>3cm;癌变率一样较高,但发病年龄提前,往往在 20~30 岁已经癌变。此外,该综合征与 Gardner 综合征遗传特征相比较前者往往有隔代遗传现象,间有一代不发病。结肠息肉如呈进行性发展可行结肠切除术,无癌变倾向可定期随访,对大的腺瘤可行内镜下摘除。中枢神经系统肿瘤采用静脉化疗、手术摘除和伽马刀治疗。

3.诊断

(1)诊断标准:诊断 FAP 必须符合以下条件之一:①腺瘤数目>100 个;②具有遗传倾向(家族史)的病人,腺瘤数>20 个。

(2)诊断方法:主要方法是硬管乙状结肠镜和结肠镜检查。其中结肠镜检查是必不可少的检查方法,有助于确定病变范围从而决定手术方式。对于怀疑有恶变者,应做组织学检查。对于 20 岁以上患者,还应行胃镜检查以了解胃十二指肠有无息肉,未发现息肉者可每隔 5 年检查 1 次,有腺瘤的病人根据间变程度每 1~2 年复查 1 次。

4.手术治疗

(1)手术时机:FAP 不及时治疗,终必癌变,手术切除是唯一有效的治疗手段。息肉病出现症状的平均年龄 20 岁,发生癌变的平均年龄 35~40 岁。20 岁左右出现癌变者为极少数,因此理想的手术时间在 20 岁以前,最好是在 14~15 岁,一旦确诊,即行手术治疗。

(2)手术方式:治疗 FAP 的手术方式主要有 3 种。

1)结直肠全切除、永久性回肠造口术:最为经典和彻底的手术,功能效果最差。FAP 病人即使性结直肠全切除、永久性回肠造口术后,结直肠癌的危险性是完全消除,但有 8%~10% 的病人将死于壶腹周围癌,此外还有一部分病人死于间皮瘤、肾上腺、脑和甲状腺肿瘤。虽然选择根治性结直肠全切除,仍未能保证病人的彻底治愈,但永久性回肠造口导致病人的生活质量下降。目前这一术式仅仅限于伴低位直肠癌或者全结肠切除回肠-直肠吻合术后直肠内发生癌变者。

2)结肠全切除回肠直肠吻合术:结肠全切除回肠直肠吻合术是切除全部结肠和部分直肠,术中一期直视下清除保留段直肠内的腺瘤后行回肠直肠吻合术。优点是手术简单安全且并发症少,缺点是保留段直肠仍有腺瘤再生和癌变的危险。从功能效果而言,控便功能良好,但排便次数增加。

3)结肠全切除、直肠黏膜剥除、回肠储袋肛管吻合术:家族性腺瘤性息肉病是大肠黏膜的弥漫性病变,在腺瘤癌变前,切除全部大肠黏膜,杜绝腺瘤再生,又防止癌变,同时保留控便功能的括约肌功能,因此是一种疗效较好的手术方式。回肠储袋主要有以下 3 种形式:三折叠 S 形回肠袋、双折叠 J 形回肠袋和四折叠 W 形回肠袋。

## (二)遗传性非息肉病性结直肠癌综合征

遗传性非息肉病性结直肠癌(HNPCC)综合征。随着对肿瘤基因在癌肿中重要性认识的提高,注意到不少结直肠癌病人具有癌肿家族史,但并非统一家庭中患有相同的肿瘤即可以冠以"遗传性"或"家族性"。家族性腺瘤性息肉病(FAP)是第一个被认识到具有遗传性、家族性的结直肠肿瘤,而对遗传性非息肉病结直肠癌的认识则到 20 世纪 80 年代后期提出,用以与 FAP 引起的结直肠癌相区别,HNPCC 是一种常染色体显性遗传性疾病,最基本的是错配基因的突变,其中最重要的基因是 hMSH2、hPMS2 及 TGF-βⅡR,这些基因携带者具有极高的结肠癌的危险性,估计终身外显性为 85%。

1.临床表现

(1)早年发生结直肠癌(约在 44 岁)。

(2)过多的同时性或异时性结直肠癌(在初次手术切除后 10 年时约有 45%发生这种情况)。

(3)常有过多的某些结肠外癌肿,如子宫内膜癌、输尿管和肾脏移行细胞癌、胃腺癌、小肠腺癌、卵巢癌、胰腺癌和胆管癌。

(4)息肉并不是 HNPCC 的临床表现,而 HNPCC 中腺瘤的发生率与普通人群完全相同。

(5)HNPCC 时结肠癌在组织学上具有以下特征:细胞分化差,黏液性,具有肿瘤浸润淋巴细胞及克罗恩样反应。

2.治疗　　HNPCC 的处理与散发性结直肠癌的处理最大的不同在于前者除本身的治疗外,尚需考虑其家属的问题。因此应从第一代家属找起,对所有 HNPCC 受累的第一代家属进行一次结肠镜检查,以后每 2 年复查 1 次,直至 35 岁,改为每年复查 1 次。对进行过 DNA 检测而发现具有一个 HNPCC 基因突变的病例就应进行较为积极的检测,结肠镜检查从 20 岁开始,每年复查 1 次,如病人发生结直肠癌,建议行全结肠切除回肠直肠吻合术,因为发生同时性或异时性结肠癌的危险性很大,对已证明有 HNPCC 基因突变的病例,可建议行预防性结肠切除术。至于在 HNPCC 家族中对女性家属进行子宫内膜癌和卵巢癌筛查的地位尚不确定,但必须行子宫内膜抽吸活检,经阴道超声扫描和血液测定 CA-125,对卵巢癌的筛查尤其有效。在 HNPCC 家属中女性表现为结肠癌和已经完成他们家族筛查者应考虑在行腹部结肠切除术时应同时行腹部子宫和双侧附件切除术。

# 六、大肠脂肪瘤

脂肪瘤是大肠内最为常见的非上皮性良性肿瘤,全部胃肠道内脂肪瘤亦以大肠为多见。大肠脂肪瘤虽然在大肠良性肿瘤中发病率仅次于腺瘤,居第二位,但实际上大肠脂肪瘤的发病率远远低于腺瘤。近端结肠发生率较远端结肠、直肠为高,约 90%为单发性的。多数脂肪瘤较小,但文献报道的巨大脂肪瘤最大直径可达 8.5cm。Chung 报道 10658 例连续结肠镜检查发现 16 例脂肪瘤(0.15%),直径 1.5～6cm,>3.5cm的均有症状。Bromberg 等报道尸体检查发现率为 0.56%。

其发病机制尚未明确,可能与局部炎症和刺激、结缔组织退行性变、全身脂肪代谢障碍及 Whipple 病(肠营养不良)有关。

结直肠脂肪瘤可发生于任何年龄,1 岁儿童也有发生,但以 50～60 岁者多见。脂肪瘤直径<2cm 时,一般多无症状。常在瘤体较大引起肠激惹时才出现腹痛、腹胀等症状;或瘤体出现糜烂、出血、坏死,患者出现黏液血便时才来就诊;或因肿瘤出现肠套叠、肠梗阻时才来就诊。故一般大肠脂肪瘤的早期诊断多较困难,常常误诊为大肠癌。

大肠脂肪瘤的病理分型将其分为 4 型:①腔内型(黏膜下型),脂肪瘤在黏膜下生长,突入腔内,为最常见的类型;②腔外型(浆膜下型),脂肪瘤在浆膜下生长,向腔外突出;③壁间型(肌间型),瘤体位于肌间;④混合型,多见于多发性脂肪瘤。

根据脂肪瘤数目多少及分布情况,又分为单发性、多发性、弥漫性、黏膜下脂肪组织浸润性脂肪瘤。

临床表现:临床症状多无特异性,一般表现为慢性间歇性腹痛、大便习惯改变及血便,但少有贫血及消瘦。随着瘤体增大,其表面糜烂、溃疡可反复出血,甚至出现梗阻、肠套叠等相应的临床征象。浆膜下型及肌间型临床多无症状,瘤体较大者腹部可触及光滑、活动的包块。

辅助检查:影像检查可见肠腔内边缘光滑的圆形局限性充盈缺损,或形态规则的低密度块影。CT 对脂肪瘤的诊断特异性强,有助于定性,表现为肠腔内边缘清楚的低密度影,CT值多为80~-120Hu,增强扫描后影像更清晰。内镜超声(EUS)对大肠黏膜下肿瘤的诊断非常有价值。结肠气钡双重造影易误诊为息肉,若见肠腔内有卵圆形或球形充盈缺损肿块,透光度高,边缘清晰、光滑,或有蒂,在压力下肿瘤可有形状变化,局部肠壁柔软,黏膜皱襞无明显变化等,均是诊断本病的依据。结肠镜检查对腔内型脂肪瘤的诊断具有一定意义,以下几点多提示脂肪瘤:①向腔内突出的有蒂、亚蒂或无蒂似乒乓球样黏膜下隆起,表面光滑或顶端浅糜烂、溃疡;②多呈橘红色或与正常肠黏膜色泽一致,若见到脂肪瘤特征黄色或坏死周围裸露脂肪组织镜下可诊断;③基底起始部与周围肠黏膜分界不明显;④用活检钳探触可看到随即复原的局限压迹,即所谓的"软垫征";⑤除直肠外,其他部位的大肠脂肪瘤或多或少有肠套叠的征象,而出血坏死的瘤体在肠腔中央,其后是正常的黏膜。瘤体头部虽有出血、坏死,但瘤体的体部及蒂部黏膜多光滑、完整,并可见黏膜下组织稍发黄。多无巨大火山口样溃疡。瘤体规则,无增生、无菜花样改变。镜下取材活检因钳取多不能深达黏膜下的瘤体,主张大钳反复同点深取。

肠道脂肪瘤可致肠套叠等并发症,故一经确诊应切除,尤其对于瘤体直径较大、已出现临床症状、不能排除恶性肿瘤者更应尽早手术。对于黏膜下型、瘤体直径<2cm、且有蒂的大肠脂肪瘤可经纤维结肠镜烧灼切除,而对于瘤体较大、无蒂或多发的黏膜下型及其他型者应经腹手术或者经腹腔镜手术,浆膜下型脂肪瘤只需行肿瘤简单切除而无需切开肠腔,对于术中难以排除恶性者,可行快速冷冻切片病理检查,以明确诊断,并根据病理检查结果选择术式。

(王建海)

# 第二十六节　大肠肿瘤的流行病学

大肠癌是世界上最常见的恶性肿瘤之一,在全世界范围内,大肠癌的发病率处于所有恶性肿瘤的第三位,死亡率处于第四位,严重威胁着人类的生命和健康。

## 一、大肠癌的发病率

根据世界卫生组织(WHO)下属的国际癌症研究机构(ICRA)发布的2012年全球肿瘤流行病统计数据(GLOBOCAN 2012),2012年全球大肠癌新发病例1361000例,占所有恶性肿瘤的9.7%,为第三位常见的恶性肿瘤。其中,男性746000例,占所有恶性肿瘤的10%,是男性第三位常见的恶性肿瘤,紧随肺癌和前列腺癌之后;女性614000例,占所有恶性肿瘤的9.2%,是女性第二位常见的恶性肿瘤,仅次于乳腺癌。2012年全球大肠癌年龄标化发病率为17.2/10万,其中欧洲、北美、亚洲和非洲分别为29.5/10万、26.1/10万、13.7/10万和5.8/10万。

在我国,随着经济的发展,人们的生活方式尤其是饮食习惯和饮食结构的改变,近年来大肠癌在大多数地区已成为发病率上升最快的恶性肿瘤之一。有学者分析了2009年全国72个肿瘤登记处提供的发病数据,结果显示大肠癌已成为我国第三位常见的恶性肿瘤,其发病粗率(RR)达到29.44/10万(男性32.38/10万,女性26.42/10万),仅次于肺癌和胃癌。2012年诊断的全球1361000例大肠癌病例中,我国的新发病例数达到253000例,占全球的18.6%,是新发病例最多的国家。

从20世纪90年代开始,欧美等发达国家以及亚洲的日本和新加坡等发达国家大肠癌的发病率开始逐年下降,但是亚洲发展中国家的发病率仍在逐年上升。美国的监测、流行病学和最终结果项目(SEER)的数据显示,其大肠癌的发病率从 20 世纪 80 年代的 61/10 万持续下降至 2006 年的 45/10 万;从 2001 年至 2010 年,总人群大肠癌发病率每年下降 3.4%,尤其是 50 岁以上人群的发病率每年下降 3.9%。而我国大肠癌的发病率呈持续上升的态势。陈琼等报道,2003～2007 年全国大肠癌的发病率以 3.33% 的速度增长。2012 年第八届上海国际大肠癌高峰论坛的有关数据显示,我国内地大肠癌的发病率呈明显上升趋势,以 4.71% 逐年递增,远超 2% 的国际水平,大城市尤为明显。近 10 年来,上海男、女发病率年均增加分别为 5% 和 5.1%,北京分别为 5% 和 4%。

## 二、大肠癌的死亡率

根据 CLOBCAN 2012 数据,2012 年全球大肠癌年死亡病例 694000 例,占恶性肿瘤死亡总数的 8.5%。全球结大肠癌死亡粗率在男性为 10.5/10 万,位于肺癌、胃癌和肝癌之后,居恶性肿瘤死亡的第四位;在女性为 9.2/10 万,仅次于乳腺癌和肺癌,居第三位。大肠癌死亡粗率在欧洲、北美、亚洲和非洲分别为 31.7/10 万、19.1/10 万、8.5/10 万和 2.8/10 万。我国大肠癌死亡率高于世界平均水平,王宁等统计,2009 年我国大肠癌的死亡率位居恶性肿瘤死亡的第五位,为 14.23/10 万(男性 15.73/10 万,女性 12.69/10 万)。2012 年我国大肠癌死亡病例超过 139000 例,占恶性肿瘤死亡总数的 6.3%。

由于人口的老龄化,大肠癌的死亡粗率在全球均呈现上升趋势,但是年龄标化死亡率在主要发达国家和地区均呈现下降趋势。根据 SEER 的数据,全美大肠癌的死亡率从 20 世纪 70 年代开始逐年降低,从 1975 年的 28.5/10 万下降至 2006 年的 17/10 万。Edwards 等报道,1997～2006 年全美大肠癌年死亡率在男性每年下降 2.9%,在女性每年下降 1.9%。而我国大肠癌死亡率呈上升趋势,20 世纪 90 年代比 70 年代大肠癌死亡率增加 28.2%,2005 年比 1991 年死亡率又增加了 70.7%,即年均增加 4.71%。陈琼等也报道,2003～2007 年全国大肠癌死亡率以年均 3.05% 的速度增长。

## 三、大肠癌的地区分布

大肠癌的发病率有明显的地区差异,经济发达地区明显高于经济不发达地区。大肠癌发病率最高的地区是澳大利亚和新西兰、欧洲和北美,发病率最低的是非洲和中亚。根据 CLOBCAN 2012 的数据,发病率最高的澳大利亚和新西兰其大肠癌的发病率(ASR 男性 44.8/10 万,女性 32.2/10 万)是发病率最低的西非国家(ASR 男性 4.5/10 万,女性 3.8/10 万)的 10 倍左右.男女差异相似。随着社会经济的发展,一些中低收入的国家和地区大肠癌的发病率快速增长,据报道大肠癌新发病例所占比例在经济较发达地区从 2002 年的 65% 下降到 2008 年的 59%,在 2012 年又下降到 54%。

大肠癌死亡率的地区分布大部分与其发病率相一致,但在某些大肠癌高发的国家其死亡率相对较低(如摩尔达维亚、俄罗斯、黑山共和国、波兰和立陶宛等)。2012 年全球 694000 例大肠癌死亡病例中,有近 52%(361000 例)发生在不发达地区。大肠癌死亡率最高的是中欧和东欧国家(ASR 男性 20.3/10 万,女性 11.7/10 万),死亡率最低的是西非地区(ASR 男性 3.5/10 万,女性 3.0/10 万),男女比例分别为 6 倍和 4 倍。

我国大肠癌的发病率及死亡率亦有明显的地域特征,长江中下游及沿海地区大肠癌发病率高,而内陆各省发病率低,即经济发达地区高于经济不发达地区,城市高于农村。据统计,2010 年我国大肠癌新发病例 2/3 发生在城市,1/3 发生在农村。2003—2007 年对我国城市和农村大肠癌发病率和死亡率分析显示,发病粗率和死亡粗率比分别为 2.38∶1 和 1.90∶1;城市大肠癌新发病例和死亡病例分别占全部癌症发生和死亡的 11.93% 和 9.03%，而农村仅为 5.46% 和 4.15%。2012 年第八届上海国际大肠癌高峰论坛的有关数据显示，大肠癌死亡率以上海最高，已达到 11/10 万，而甘肃最低，仅为 1.8/10 万。

## 四、大肠癌的发病年龄

大肠癌主要发生在中老年人，40～50 岁以下发病率低，20 岁以前发病很少。亚洲、非洲等发病率较低的国家大肠癌发病年龄明显提前，其平均发病年龄在 50 岁以下，而欧美等发达国家平均发病年龄大多超过 60 岁，对于大肠癌发病率低的国家其发病年龄年轻化更加明显。

大肠癌发病率随着年龄的增长而逐渐增加。根据美国 SEER 数据，2000～2007 年美国 59% 的大肠癌患者为 70 岁以上，49 岁以下的年轻大肠癌患者仅占 6%。据估计，美国 60 岁以上人群的 1.40% 将在未来的 10 年内罹患大肠癌。我国大肠癌的发病年龄也逐渐增大，据报道 20 世纪 60 年代的平均发病年龄为 48 岁，到 90 年代已上升至 55 岁，这可能与我国社会的人口老龄化有关。根据 Zheng 等分析，2010 年我国大肠癌的发病率在 40 岁前较低，40 岁后大幅增加，80～84 岁到达峰值。在我国经济发达的城市，大肠癌的年龄构成与欧美国家越来越相似，70 岁以上老年大肠癌所占的比例越来越大。第 17 届全国临床肿瘤学大会（CSCO 2014）数据显示，在上海市区，1990 年时 70 岁以上的老年大肠癌患者占 31.9%，49 岁以下的年轻大肠癌患者占 15%；而到 2006 年时 70 岁以上的比例达到 56.8%，而 49 岁以下仅占 7.9%。

## 五、大肠癌的发生部位

从发病部位看，国外研究发现，大肠癌的发病部位逐渐右移。Takada 等分析日本 1974～1994 年大肠癌的发生部位，发现右侧结肠癌比例增加，大肠癌的比例持续下降。Cucino 等分析了美国退伍军人管理局 1970～2000 年的大肠癌资料，发现白种人男性和女性右侧结肠癌的比例增加了 16.0%，黑种人男性增加了 22.0%。

我国大肠癌好发于直肠和乙状结肠，国内一组 20 世纪 80 年代的资料显示，直肠、左半结肠和右半结肠癌分别占 66.9%、15.1% 和 15.4%。李明等报道，在 20 世纪 80 年代与 90 年代，肿瘤最常发生在直肠，但大肠癌所占比例由 80 年代的 71.2% 下降到 90 年代的 66.7%；横结肠癌和升结肠癌所占比例明显上升，右半结肠癌比例由 10.9% 升至 15.2%。尽管我国大肠癌仍然占大肠癌的多数，但在相对发达地区，结肠癌的上升比例已经超过大肠癌。CSCO 2014 数据显示，从 1973 年至 2007 年，上海市区男性和女性结肠癌的标化发病率每年以 3.44% 和 3.35% 的比例上升，而大肠癌的上升比例仅 1.53% 和 1.07%。

## 六、大肠癌流行病学调查的重要性

根据 CLOBCAN 2012 http://globocan.iarc.fr/Pages/burden_sel.aspx 在线预测，到 2020 年全球大肠癌年新发和死亡病例将分别达到 1678000 例和 853000 例；而我国将分别达到 324000 例和 177000 例，这是一个不容乐观的数据。流行病学研究提出了一些可改变的大肠癌的危险因素，包括吸烟、缺乏运动、超重和肥胖、饮食习惯（高脂肪和高热量、红肉和加工肉类、低纤维、低钙、低硒、低维生素 C 等）、过度饮酒等。为此，我们要做好病因预防，并时刻保持对大肠癌（包括癌前病变）的警惕性。大肠癌发病趋向老龄化，欧美国家对一般危险率人群的筛查年龄是 50 岁，因为欧美国家 90% 的结大肠癌发生在 50 岁以上的人群。根据 CLOBCAN 2012 数据，我国有 95.4% 的大肠癌发生在 50 岁以上人群，因此，我们亦可推荐在 50 岁以上人群开展结大肠癌的筛查。同时由于大肠癌发病部位的变迁,应凸显全结肠镜的重要性。

(刘　奎)

# 第二十七节　大肠肿瘤的发生途径

大肠肿瘤的发生途径根据其病因学可分为遗传性和散发性,约有 20%的大肠肿瘤有家族遗传史,但其中大概只有 5%具有明确的遗传学变异从而可以归类为遗传学综合征,如遗传性非息肉病性结直肠癌(HNPCC)和家族性腺瘤性息肉病等。85%甚至更多的大肠肿瘤为散发性(散发性大肠肿瘤的发生中也有遗传因素的参与)。散发性大肠癌大部分通过经典的腺瘤,腺癌途径发展而来,包括特殊类型的锯齿状腺瘤-腺癌途径,其他少见的发生途径还有炎症性肠病相关途径,de novo 途径,以及尚未最后定论的肿瘤干细胞途径等。另外大肠癌发生的分子途径主要有染色体不稳定(CIN)、微卫星不稳定(MSI)和 CpG 岛甲基化(CIMP)等。下面分别介绍这些不同的发生途径。

## 一、遗传性大肠癌

遗传性大肠癌是指一个遗传的或者新发的胚系突变,导致患者终身存在罹患大肠癌高风险的一类疾病。在所有被确诊为大肠肿瘤的患者中,大约有 5%被认为是由高外显性突变引起的。这些家族性突变是第一批被发现的对大肠癌发病风险有重要影响的胚系突变。数种综合征已经被人们所描述,分为伴有腺瘤性息肉综合征、伴有错构瘤性息肉综合征和伴有具有混合组织学特征的息肉综合征。伴有腺瘤性息肉的综合征包括家族性腺瘤性息肉病(FAP),Lynch 综合征(LS)和 MUTYH 相关息肉病(MAP)。伴有错构瘤性息肉的综合征包括 Cowden 综合征、幼年性息肉病和 Peutz-Jeghers 综合征。并非所有导致遗传性大肠癌的基因都被确认和描述。因此,随着全基因组测序和外显子测序技术变得越来越普及,其他导致遗传性大肠癌的少见的突变将很有可能陆续被发现。

对于所有遗传性大肠癌及其癌前疾病而言,一个共同的特点是患者被确诊肿瘤的年龄会比普通人群早,其罹患大肠癌的时间通常会比普通人群早 10~20 年。那些携带有某一个遗传性大肠癌基因突变的个体发展为大肠癌的风险会大大增加。大多数人在被确诊为大肠癌之前都未进行常规的监测。

可以根据家族史以及关于息肉数量和类型的组织学及病理学信息对遗传性大肠癌及其癌前疾病进行临床诊断。进一步明确的诊断可以在遗传咨询师或者医学遗传学家的协助下对已发病的先证者进行遗传学监测,或者对 LS 病例的肿瘤中 LS 相关蛋白缺失情况进行分析。尽管患有这些综合征的个体比较少见,但是适当的处理和诊断能显著影响大肠癌的发病率和死亡率。

1.家族性腺瘤性息肉病(FAP)　FAP 的特征是患者在 10~20 岁时出现数百个至数千个结直肠腺瘤性息肉。它占大肠肿瘤所有病例中的大约 1%。FAP 的发病率为 1/30000~1/10000,发病没有明显的性别差异。如果不能在早期发现并治疗,患者在 40 岁以后 100%进展为大肠癌。FAP 是常染色体显性遗传的,即腺瘤性息肉病基因(APC)上的一个胚系突变。大多数患者具有相关的疾病家族史,然而大约有 25%的患者其 APC 基因发生了非遗传的新突变。

超过 1000 种不同的 APC 基因突变被认为是 FAP 发生的原因。这些突变(例如插入突变、删除突变、无义突变)导致了无功能性 APC 蛋白的产生。在正常人体内,肿瘤抑制蛋白 APC 通过调控 β-catenin 的降解在 Wnt 信号通路中发挥着核心作用。β-catenin 是许多增殖相关基因的转录因子。APC 基因的产物可

以阻止促癌蛋白 β-catenin 的积累,进而控制肠腺体上皮细胞的增殖。APC 基因的突变可以导致 APC 蛋白失去功能从而使 β-catenin 不断积累。在肿瘤进展的过程中,APC 基因突变后通常还有一些其他基因突变的参与。

90% 的 FAP 患者会伴随有上消化道息肉,包括胃底腺息肉、十二指肠息肉和壶腹部腺瘤性息肉。大约有 5% 的十二指肠息肉在 10 年内会进展为癌,这同时也是 FAP 患者的第二大死因。FAP 可以同时存在各种肠外症状,比如骨瘤、牙齿异常发育、先天性视网膜色素上皮细胞肥大(CHRPE)、硬纤维瘤和肠外肿瘤(甲状腺、胆道、肝、中枢神经系统)。衰减型家族性腺瘤性息肉病(AFAP)是 FAP 的一种侵袭性较弱的变异,它的特点是较晚出现数量较少的(10~100 个)腺瘤性息肉,同时进展为癌的风险也较小。这些息肉主要存在于近端结肠,很少在直肠中出现。

对 FAP 患者主要是进行有效的肿瘤预防,以及保证生活质量。从 16 岁起,FAP 患者就应该进行每年一次的结肠镜检查,对所有明显的腺瘤都应该摘除。由于腺瘤数量的不断增加,患者在 20 岁之前进行预防性结直肠切除手术是有必要的。甚至在结肠切除术后,对患者进行定期随访来检测残余消化道中的腺瘤性息肉。

2.MUTYH 相关息肉病(MAP)　一部分具有 FAP 和 AFAP 临床表现的患者,他们没有明显的疾病家族史,无法检测到 APC 基因的相关突变。他们往往是表现为一种常染色体隐性遗传疾病 MAP 的患者。这种疾病是由碱基切除修复基因 MUTYH 的双等位基因胚系突变引起的。大约 30% 的患者同时会有上消化道息肉产生,但是不会有肠外症状。有 80% 的 MAP 患者会发展为大肠癌,一般在 40~60 岁被确诊。一旦确诊后,诊治方案与 FAP 患者类似。

3.Peutz-Jeghers 综合征(PJS)　PJS 是一种相当罕见的常染色体显性遗传疾病,它的特征是胃肠道尤其是小肠发生多个错构瘤性息肉。这些息肉直径在 0.1~5cm,在每段消化道上可以有 1 至 20 个不等。PJS 最具有特征性的肠外表现是发生在口腔内和手足上的由皮肤黏膜病变引起的色素沉着斑,通常在婴幼儿时期发病,青春期后期消退。PJS 患者的抑癌基因 STK-11 上存在胚系突变。PJS 的成年患者不但具有罹患胃肠道肿瘤的高度风险,而且非胃肠道肿瘤的发病风险也显著上升,特别是乳腺癌。

4.锯齿状息肉病综合征(SPS)　锯齿状息肉病综合征(SPS),原来被称作增生性息肉病综合征,是一种相对罕见的综合征,它的特征是结肠多发的锯齿状息肉。一个患者必须符合以下至少一条以上标准才能被诊断为 SPS:①在乙状结肠近端至少存在 5 个锯齿状息肉,其中至少有 2 个直径大于 10mm;②在乙状结肠近端存在锯齿状息肉,且该患者至少有 1 个患有 SPS 的一级亲属;③在结肠散布着大于 20 个的锯齿状息肉(任意大小)。最初,人们认为增生性息肉是非肿瘤性病变。直到 1996 年,Torlakovic 和 Snover 证实了 SPS 相关息肉和散发的增生性息肉之间存在着组织学差异。此外,SPS 与大肠癌发生率增高有关。随后,该部分增生性息肉被重新命名为锯齿状息肉。世界卫生组织(WHO)又将锯齿状息肉分为三类:增生性息肉,无柄锯齿状腺瘤和传统锯齿状腺瘤。SPS 的遗传学基础仍不明确,可能是隐性或者显性遗传。这可能是因为 SPS 的遗传学发病基础的异质性。

5.遗传性非息肉大肠癌(HNPCC)或 Lynch 综合征　HNPCC 或 Lynch 综合征是最常见的遗传性结肠癌综合征。大约有 2%~4% 的大肠癌是由它发展而来的。它是由存在于数个错配修复(MMR)基因中某一个基因的胚系突变引起的。这是一种常染色质显性遗传的疾病。它的特征是患者罹患大肠癌和子宫内膜癌的概率会增加,罹患一些其他器官肿瘤(卵巢、胃、小肠、肝胆道、上泌尿道、脑和皮肤)的概率也会少许增加。一个 MMR 基因中的一个胚系突变加上剩余的正常等位基因失活,可以导致 MMR 功能丧失以及微卫星基因突变的积累。HNPCC 患者体内 MMR 基因缺陷导致了微卫星不稳定(MSI),而 MSI 正是 HNPCC 的一个重要标志。

肿瘤发生风险和发生位置主要由 HNPCC 突变基因的种类来决定。MLH1 基因存在胚系突变的情况下，男性和女性罹患大肠癌的终身风险分别为97%和53%，而女性罹患子宫内膜癌的风险为25%～33%。对于MSH2基因存在胚系突变的情况，男性和女性罹患大肠肿瘤的终身风险分别为52%和40%，女性罹患子宫内膜癌的风险为44%～49%。大约有10%的HNPCC患者家族携带有MSH6基因突变。携带有MSH6基因突变的个体罹患大肠肿瘤的风险要低于携带有其他基因突变的个体，而罹患子宫内膜癌的风险却会增加。在HNPCC的病因中，PMS2基因突变所占的比例更小，约为2%～14%。PMS2单等位基因突变携带者在70岁以前发生大肠肿瘤的累积风险为15%～20%，发生子宫内膜癌的风险为15%，其他HNPCC相关肿瘤发生风险为25%～32%。在人群中也能发现MMR基因的双等位基因突变，它常常会导致严重的病情，像儿童脑肿瘤、白血病和HNPCC相关肿瘤即体质性MMR缺陷。EPCAM基因删除突变发生大肠肿瘤的风险与MLHI及MSH2基因突变相近，而发生子宫内膜癌的风险会较低。在带有EP-CAM基因删除突变的家族里，70岁前罹患大肠肿瘤的风险为75%，罹患子宫内膜癌的风险为12%。由于罹患大肠癌、子宫内膜癌以及其他肿瘤的风险较高，不管是哪一类基因突变，HNPCC患者都需要遵从频繁的肿瘤检测随访指南。

## 二、散发性大肠癌

### （一）腺瘤-腺癌途径

大肠癌的发生是一个多因素、多步骤的复杂病理生理过程，从正常上皮到异常增生灶、腺瘤、腺癌以及癌的转移，历时常超过10年，先后发生一系列基因的突变、错配、癌基因的活化以及抑癌基因的失活，形成了经典的"腺瘤-腺癌"学说。事实上，腺瘤是大肠癌最重要的癌前疾病。一系列流行病学、临床、组织病理及遗传学研究均支持该途径的存在。在腺瘤-腺癌发生通路中，存在几条明显不同但又有部分交叉的分子通路，包括染色体不稳定性（CIN）、微卫星不稳定性（MSI）和CpG岛甲基化（CIMP）。

1.染色体不稳定性（CIN）　CIN是大肠癌中最常见的遗传学改变，大约有70%以上的大肠癌中存在染色体不稳定现象，该途径以染色体数目广泛失调及杂合性缺失为特征，可由染色体分离、端粒稳定性和DNA损失反应的缺陷所致，然而导致CIN的全部基因尚未完全阐明。目前已在7、8q、13q、20以及X染色体上发现广泛的染色体扩增，而在1、4、5、8p、14q、15q、17p、18、20p以及22q号染色体上发现广泛的染色体片段缺失，另外在一些重要的肿瘤相关基因（如VEGF、MYC、MET、LYN、PTEN等）区域附近也发现有明显拷贝数的增加或缺失。1990年Fearon和Vogelstein提出的APC、MCC基因突变，MMR基因失活，K-ras基因突变，抑癌基因DCC缺失，抑癌基因TP53的突变与缺失等系列改变是大肠癌发生的经典分子遗传学模式，在大肠癌的分子机制研究中具有里程碑式的意义。其中，APC基因和K-ras基因的突变是最重要的分子事件。

（1）5qLOH与APC：5q染色体区域的杂合性缺失（5qLOH）见于20%～50%的散发性大肠癌，在该区域有两个重要的基因，即MCC基因和APC基因。其中APC基因是一个重要的抑癌基因，位于5q21染色体区域，含有15个外显子，编码一个310kD的多功能蛋白质。该基因突变见于60%～80%的大肠癌和相当大部分的大肠腺瘤，提示APC基因的突变是大肠癌发生的早期分子事件。APC基因是结直肠上皮细胞增生的"看门人"，其最重要的生理功能是参与组成Wnt信号通路，与Axin、GSK3β组成复合物，共同调控β-catenin的磷酸化降解。APC基因发生突变后，其对β-catenin的抑制作用解除，常会导致Wnt信号通路的异常激活。另外APC基因还在Wnt信号通路以外发挥广泛的作用，例如APC基因在细胞骨架的调控、有丝分裂以及染色体的解离以及细胞黏附等方面发挥重要作用，而这些作用亦与肿瘤的发生密切相关。

（2）K-ras：K-ras原癌基因位于12q12.1染色体区域，编码一个21kD的GTP结合蛋白，当ras结合到GTP后可以活化，活化的K-ras可以激活细胞内一系列重要的信号转导通路，例如ERK-MAPK信号通路等,从而在调控细胞增殖、分化、凋亡、细胞骨架重构以及运动迁移等方面发挥重要作用。据报道,K-ras 基因在 30%～60% 的大肠癌和进展期腺瘤中发生突变,是大肠癌发生的早期分子事件之一,活化的 K-ras 通过激活一系列重要的下游基因如 BCL-2、H2AFZ、E2F4、MMPI 等,从而在驱动大肠腺瘤进展到大肠癌的过程中发挥关键作用。

(3)18qLOH 和 DCC:18q 染色体的长臂上包含许多重要的抑癌基因,如 DCC 基因、Cables、Smad2、Smad4 等。18qLOH 见于 50%～70% 的大肠癌,且与 Ⅱ 期及 Ⅲ 期大肠癌的预后相关。其中 DCC 基因编码一个 170～190kDa 的免疫球蛋白超家族蛋白,该蛋白是一个跨膜受体,在轴突运输、细胞骨架构建以及细胞运动迁移等方面发挥重要作用。据报道,DCC 基因在大约 70% 的大肠癌中存在等位基因的缺失,在部分大肠癌细胞中存在体细胞突变,其在大肠癌组织中的表达亦显著降低。

(4)17pLOH 和 p53:染色体 17p 的杂合性缺失(17pLOH)发生于 75% 的大肠癌,但并不发生在大肠腺瘤中,说明 17pLOH 是大肠癌发生的晚期分子事件。在大肠癌中,该部位的杂合性缺失常与 p53 的突变伴随发生,共同介导大肠腺瘤向腺癌的转化。其中 p53 是由位于 17p 染色体的 TP53 基因编码,p53 蛋白是一个转录因子,具有明显抑癌基因活性,该蛋白可以结合到 DNA 上的特异序列,激活一系列基因的转录,从而在细胞周期、凋亡、衰老、自噬以及细胞代谢方面发挥重要作用。目前研究表明,p53 处于细胞应激反应的中枢,当细胞遭受 DNA 应激时,p53 的表达大量增加,从而介导细胞周期阻滞,有利于 DNA 损伤修复,当损伤不可避免时,则诱导细胞凋亡。据报道,TP53 基因在超过 50% 的大肠癌中发生突变,突变的 p53 不但丧失了野生型 p53 的抑癌基因功能,还能获得许多癌基因相关功能,从而促进了晚期腺瘤向腺癌的进展。

2.微卫星不稳定性(MSI) MSI 约发生于 15%～20% 的散发性大肠癌。微卫星是指散布于整个基因组的短的单核苷酸重复序列,其在 DNA 复制过程中容易发生错配,当错配修复系统异常时,则可导致 MSI。因此实际上 MSI 是由于 MMR 功能缺失引起的高突变表型,MMR 系统功能失活引起 MSI 从而导致一系列基因改变是其主要机制。在 MMR 系统的众多基因中,MLH1 和 MSH2 基因突变是导致 MSI 最常见的原因。MSI 也是遗传性大肠癌特别是 HNPCC 的发生机制,但 HNPCC 只占大肠癌的不到 5%,因此大多数 MSI 均发生在散发性大肠癌中。在这部分高度 MSI 的散发性大肠癌中,通常观察不到 APC、K-ras 或 p53 的突变,但能观察到其他与大肠癌发生密切相关基因的微卫星突变,例如 TGFβR Ⅱ、IGF2RMSH3、MSH6、BAX、TCF4、MMP3 等与 DNA 修复、细胞凋亡、细胞周期、信号转导以及转录因子相关的基因,特别是 TGFβR Ⅱ 的突变失活见于 90% 以上的 MSI 阳性的大肠癌。

MSI 阳性的大肠癌有一些特点:如易发生在近端结肠,女性发病率高,局部浸润深度深,但总体临床分期较轻,较易发生淋巴结浸润,较少发生远处转移,分化差但术后生存期更长等,但目前尚不能用单一的临床或组织学特征来定义 MSI 阳性的大肠癌。另外还有研究发现,MSI 阳性的大肠癌患者对化疗的反应也不尽相同,体外实验发现 MSI 阳性的大肠癌细胞表现出对 5-氟尿嘧啶(5-FU)和顺铂耐药;临床试验亦发现,MSI 阳性的患者对 5-FU 的反应性较差;荟萃分析指出没有明显 MSI 的大肠癌患者对 5-FU 的反应性更好;此外,有研究表明 MSI 阳性的大肠癌患者预后相对较好,而 5-FU 并不能进一步使患者获益。因此在对大肠癌患者化疗之前,建议评估患者的 MSI 状态。MSI 在大肠肿瘤发病中的作用研究,提高了人们对大肠癌发病途径多样性的认识,既可用于 HNPCC 的诊断,亦可用于大肠癌人群的筛查和预后判断,从而为大肠癌的个体化治疗提供依据和新的思路。

3.CpG 岛甲基化表型(CIMP) CIMP 是大肠癌发生中另一非常重要的分子机制,涉及表观遗传学改变。启动子区 CpG 岛高甲基化常导致基因表达沉默,这是抑癌基因功能失活的重要机制之一。在大肠癌发生过程中发现有 DNA 高甲基化的基因主要有 APC、MCC、MLH1、MGMT、MSH2、p16INK4A、 p14ARF、MYF、MDR1 以及 E-cadherin 等。有研究表明,MSI 阳性相关散发性大肠癌的形成过程也涉及 CIMP,其中 MLH1,p16INK4A 等基因启动子区的高甲基化与 MSI 阳性大肠癌的表型相关,这些基因启动子区的甲基化常导致相关基因表达减少或完全缺失,使其不能正常发挥生理功能,由此导致了 MSI 阳性大肠癌的发生和发展。

自从 1999 年首个 CIMP 标志物报道以来,又陆续发现许多其他 CIMP 标志物,经 Ogino 等人的研究,筛选出五个 CIMP 标志物以区分 CIMP 高表型和低表型,它们分别是 CACNAIG、IGF2、NEUROG1、RUNX3 和 SOCSI。CIMP 高表型的定义是上述五个基因中至少三个发生甲基化。CIMP 高表型大肠癌约占所有散发性大肠癌的 15%～20%,且这部分大肠癌具有自己独特的表型。CIMP 高表型大肠癌在老年女性患者中更常见,且好发于右半结肠,病理特征为分化较差,常见印戒细胞癌,且这部分大肠癌常发生 MSI 或 BRAF 基因的突变,其癌前疾病有很大部分是锯齿状腺瘤。这部分结直肠癌患者并不能从 5-FU 为基础的化疗中获益,因此有必要采取个体化的治疗方案。CIMP 高表型同时伴有 MSI 阳性的大肠癌患者其预后相对较好,而仅仅是 CIMP 高表型的大肠癌患者其病理分级程度常较差,预后也更差

因 CIMP 表型相对稳定,因此 CIMP 相关标志物可能用于早期大肠癌的诊断。已有不少全基因组关联性研究(GWAS)通过比较大肠腺癌、腺瘤和配对正常黏膜上皮中 DNA 甲基化标志物的差异来探讨其在早期大肠癌诊断中的价值。研究发现视觉系统同源框蛋白 2(VSX2)基因甲基化诊断早期大肠癌时其敏感性和特异性分别高达 83% 和 92%,另有研究通过检测血液和粪便中的基因甲基化来诊断早期大肠癌也取得了可喜的进展,因此 CIMP 的研究为高效无创诊断早期大肠癌开辟了新的道路。

### (二)锯齿状途径

传统观点认为腺瘤是大肠癌的癌前疾病,而增生性息肉则是非肿瘤性的,但研究发现一类含有锯齿状结构的息肉(包括增生性息肉)也有一定的恶变潜能。其癌变途径不同于传统腺瘤-腺癌途径,而是增生性息肉-锯齿状腺瘤-锯齿状腺癌的发展过程,被称为锯齿状途径。国内外越来越多的关于锯齿状息肉的研究结果正在挑战传统的大肠癌发生机制。

锯齿状息肉泛指一类含有锯齿状结构的病变,主要有增生性息肉、传统锯齿状腺瘤和无蒂锯齿状腺瘤。增生性息肉相当普遍,约占所有已切除大肠息肉的 25%～30%,据估计其在西方人群中的患病率高达 10%～20%。此种息肉一般较小,光滑无蒂,常位于远端结肠和直肠,形态学上含有许多锯齿状生长的隐窝,其癌变潜能相对较低;传统锯齿状腺瘤相对少见,大部分位于左半结肠,主要是直肠和乙状结肠,病理特点是含有较一致的细胞异型性,但不如腺瘤明显。锯齿状腺瘤可能由增生性息肉发展而来,因为它们在形态学上相似,且存在一致的分子学异常,如都与 BRAF 突变有关,但另有部分可能是 de novo 起源;无蒂锯齿状腺瘤是一种新近被认识的锯齿状腺瘤,其典型特征是无蒂,多位于右半结肠,发生于中年女性者有较高的恶变危险,瘤体往往较大,有特征性的结构异常,基底部和表面均可见锯齿状结构,它被认为是增生性息肉的一个变异体,是从增生性息肉到癌的一个过渡态。

锯齿状息肉虽然具有一些共同的形态学特征,但其分子水平的改变具有显著差异,目前备受关注的主要有 K-ras 突变、BRAF 突变、MSI-H 或 MSI-L、CIMP 等。Makinen 等人根据已有研究结果,提出了两条平行的、几乎不交叉的锯齿状通路的分子机制:传统锯齿状通路和广基锯齿状通路。传统锯齿状通路所发生的锯齿状腺癌好发于左半结肠,具有微卫星稳定性(MSS)的特点,癌前疾病多为富于杯状细胞型增生性息肉;而广基锯齿状通路所发生的锯齿状腺癌好发于右半结肠,表现为 MSI-H 和 CIMP,其癌前疾病多为广基锯齿状腺瘤或微小泡型增生性息肉。其分子机制可能如下:

(1)传统锯齿状通路大多由 K-ras 突变引起。K-ras 突变会引起细胞增殖的失控,诱导结肠黏膜的腺上皮过度增生而产生癌变。经该途径发生的癌通常是 CIMP-L 和 MSS,但在某些病例中 K-ras 突变也可导

致部分基因如 MLH1 的启动子区甲基化,而 MLH1 甲基化所致的表达异常常可导致 MSI 的发生。K-ras 突变途径有一些特征与传统腺瘤-腺癌的 APC 途径重叠,如 LOH 和 p53 突变等。

（2）广基锯齿状腺瘤通路大多由 BRAF 突变所致。BRAF 突变与异常隐窝灶的密切关系提示 BRAF 突变可能在锯齿状途径中是一个早期或启动性的突变事件,发挥着与腺瘤.腺癌途径中 APC 突变相当的作用。BRAF 突变参与 ERK-MAPK 通路,并能不断激活该通路,调节细胞生长,使细胞分裂能力增强,另外还可以抑制促凋亡因子从而导致细胞增殖分化异常。因此 BRAF 突变导致的早期锯齿状损害,促进了基因启动子区域 CIMP,高水平的 CIMP 又可以导致错配修复基因 MLHI 等表达沉默,进一步导致 MSI 的发生。在该通路中,MLH1 的甲基化可能是一个晚期事件,促使广基锯齿状腺瘤的异型程度进一步加重,最终发展成锯齿状腺癌。大部分的锯齿状腺癌表现为 BRAF 突变,其中 60% 表现为 MSIH;而对于 CIMP,高水平的 CIMP 是 BRAF 突变的锯齿状病变的重要特征。

调查研究显示,锯齿状腺癌的发病率约占所有大肠癌的 7.5%,甚至有研究指出大约 30% 的散发性大肠癌由锯齿状通路发展而来,因此深入研究锯齿状通路对于大肠癌的预防具有重要的现实意义。

### （三）de novo 途径

腺瘤-腺癌途径虽然得到了广泛的承认和接受,成为大肠癌发生途径的经典学说,但大量统计数据表明腺瘤癌变的发生率低于大肠癌的发病率,相当一部分腺瘤终生不会癌变,而且随着内镜技术的发展,已有越来越多的报道描述了一种微小而极具侵袭性的大肠癌,缺乏起源于腺瘤的证据。因此目前认为有部分大肠癌可直接起源于正常黏膜,称为"de novo 癌"。

edde novo 癌的定义最早在 20 世纪 80 年代由日本学者提出,但一经提出后即引起了广泛的争议,主要原因其一是日本和西方在黏膜内癌的诊断标准方面不一致,一些在日本诊断为黏膜内癌的病例在西方仅诊断为重度异型增生;另一方面是 de novo 癌缺乏一个能被广泛接受的统一的定义。一般认为 de novo 癌不应含有任何腺瘤成分,但问题是,腺瘤癌变后其腺瘤成分可能被癌组织破坏,因此这部分腺瘤癌变会被认为是 de novo 癌。直到 2002 年 11 月巴黎内镜会议统一了 de novo 癌的定义,认为 de novo 癌是微小(常小于 5mm)、扁平或凹陷的病变,手术标本中若无腺体,提示癌肿并非起源于腺瘤或异型增生。巴黎内镜会议使原来东西方对 de novo 癌的诊断争议不复存在。

有关 de novo 癌的发病率各家报道均不一致,有报道认为其在大肠癌中的占比小于 5%,亦有报道认为其比例可能高达 80%。日本学者的一项大规模临床研究发现,在早期大肠癌中,男性患者中有 18.6% 为 de novo 癌,而女性患者中有 27.4%,这说明 de novo 癌在大肠癌中确实占有相当大的比例。尽管有研究认为 de novo 癌与传统腺瘤一腺癌在临床病理及预后方面并无二致,但目前大多数研究均认为 de novo 癌有其相对独特的临床病理特点。一般认为,de novo 癌直径非常小,常小于 1cm,常表现为凹陷、平坦或微隆起的病变,癌组织周围无任何腺瘤成分;其临床进展更快,侵袭性更强,已有病例报道发现直径很小的 de novo 癌已深深侵入肠壁并伴有淋巴结转移。

目前 de novo 癌发病的分子机制尚未完全阐明,但已有的研究发现其与腺瘤-腺癌发生的分子机制不尽相同。研究表明,K-ras 基因突变在 de novo 癌中的发生率小于 17%,远低于腺瘤-癌的 50%,而 de novo 癌中 TP53 基因的表达率高于腺瘤-癌。但亦有研究表明,息肉型大肠癌与 de novo 癌的 TP53 基因突变率并无显著差异。另外还有研究发现,因 de novo 癌在近端结肠更为常见,因此其 MSI 及 CIMP 的表型也更常见。

de novo 癌的发现和客观存在,无论是对临床、内镜医生,还是对大肠肿瘤基础研究者,均提出了相当大的挑战。由于 de novo 癌体积较小,且外形平坦或凹陷,但其生长速度更快,侵袭性更强,因此如何提高早期诊断率以及阐明其生长快且侵袭性强的影响因素是目前研究的重点。

### （四）炎症性肠病相关大肠癌

炎症性肠病（IBD）是消化道的非特异性炎症病变，其病情反复，难以治愈。IBD 主要包括溃疡性结肠炎（UC）和克罗恩病（CD），研究发现 UC 的癌变率约为 3.7%，CD 的癌变率与 UC 类似，尽管 IBD 癌变只占所有大肠癌的 1%～2%，却是 IBD 患者的主要死亡原因之一，且众多研究显示 IBD 的总体发病率仍在逐年上升。

炎症性肠病相关大肠癌（CAC）随着 IBD 病程的延长，其发生率逐渐上升。以往的研究指出，IBD 病程 20 年的时候 CAC 发生率为 7%，25 年的时候为 7%～14%，而病程 35 年的时候发生率高达 35%，这意味着 IBD 的总体癌变率比普通人群高了 2～4 倍。但近年来许多临床研究发现，IBD 的癌变率有大幅下降的趋势。例如一项较大规模的队列研究指出，IBD 病程 20 年时 CAC 的发生率为 2.5%，30 年时为 7.6%，40 年时为 10.8%；另有最新的荟萃分析也指出，IBD 病程 10 年时 CAC 发生率只有 0.4%，20 年时也只有 1.1%～5.3%。CAC 发生率大幅下降的原因可能是药物治疗的进步使得肠道炎症得到很好的控制，黏膜缓解率更高。

IBD 癌变途径与腺瘤—腺癌途径显著不同，其病理发展过程为炎症-低度异型增生-高度异型增生—癌，提示 IBD 癌变与一般散发性大肠癌有显著不同。在基因改变方面，在腺瘤—腺癌途径中，癌变早期 APC 发生突变启动癌变，中期 K-ras 突变促进癌变，晚期 p53 突变使得病变进一步进展；而在 IBD 癌变过程中，p53 突变出现在早期，且发生率高，有报道指出 85% 的 CAC 有 p53 的缺失。此外，CAC 时 APC 突变发生在晚期，而 K-ras 突变率很低，且在其中作用较小。另外 CpG 岛甲基化程度的升高也是 CAC 的一个重要标志，其甲基化可以发生在极早期，甚至发生在只有炎症病变而没有异型增生存在的肠道黏膜中。与 IBD 癌变密切相关的高甲基化基因主要有 hMLH1、p16^INK4A 和 p14^ARF 等，其中 p16^INK4A 启动子的甲基化率高达 100%。另外 IBD 癌变区别于一般散发性大肠癌的重要特点之一就是 IBD 本身的炎症信号在癌变过程中起着重要作用。炎症环境中可以产生大量活性氧（ROS）和活性氮（RNS），导致 DNA 突变，促使细胞癌变；炎症环境中许多炎性因子的释放，如 TNF-α、IL-6、IL-22 等可以促进内皮细胞增殖，参与肿瘤的形成和发展；另外许多信号通路的激活，如 mTOR 及 NF-κB 等信号通路的激活也有利于细胞的持续增殖、血管形成、细胞的侵袭与转移等，从而促进肿瘤的发生和发展。近年来的一大进展是发现肠道菌群与 IBD 癌变密切相关。在 IBD 动物模型中已经观察到肠道菌群对 IBD 癌变的重要影响。在无菌环境中生长的小鼠肠道不能产生明显炎症反应，也不能发展成 CAC。在 IL-10 缺陷小鼠中，肠道炎症的产生时间点取决于肠道菌群的不同，在遗传背景一致的小鼠中，CAC 也只发生在有特定肠道菌群的小鼠；另外 IL-10 缺陷小鼠可以自发产生结肠炎，如果在这些小鼠肠道中定植大肠杆菌 NC101，可以明显促进炎症相关结直肠癌的发生发展，这进一步说明肠道菌群对肠道炎症及 CAC 发生的重要影响。肠道菌群影响 CAC 发生的机制可能与其影响炎症因子的分泌有关，例如有研究发现某些肠道菌群可以影响 IL-17 和 IL-23 的分泌而促进肿瘤细胞的增殖，甚至某些肠道细菌产物可以激活肿瘤相关骨髓细胞，促进炎症介质的释放而促进肿瘤细胞的生长。肠道菌群与大肠癌发生的关系已越来越成为研究的热点，随着研究的深入，有望进一步揭示大肠癌的发生机制，并为其预防和治疗提供新的思路。

综上所述，大肠癌中，除了极少数遗传学大肠癌之外，绝大多数为散发性大肠癌，而在散发性大肠癌中，大多起源于结肠腺瘤。但随着研究的深入，目前发现越来越多的大肠癌有着不同的起源。除了传统的腺瘤-腺癌途径之外，目前发现有相当数量的大肠癌起源于锯齿状腺瘤途径，还有一部分由 IBD 发展而来，甚至有部分直接起源于正常结直肠上皮，即所谓的 de novo 途径。这些研究结果大大丰富了大肠癌的发生学说，也为大肠癌的临床预防、诊断与治疗提供了新的思路。

（常媛媛）

# 第二十八节　大肠肿瘤的发生因素

## 一、遗传因素

大肠癌是最常见的恶性肿瘤之一，其死亡率高居恶性肿瘤第四位。大肠癌的发生发展是一个多步骤、涉及抑癌基因失活和致癌基因激活的累积过程，是环境因素和遗传因素共同作用的结果。研究显示，大肠癌患者中75％是散发的，25％是家族遗传的，表明遗传因素对大肠癌的发生具有非常重要的作用。

### （一）大肠肿瘤多步骤遗传模式

大肠癌形成的不同分子途径说明大肠癌的异质性。早在1990年，Fearon和Vogelstein首先根据结直肠的"腺瘤-癌顺序"的演变过程和常见的基因变化提出了大肠癌生成的分子模式。在该模型中所提及的是仅在肿瘤发生发展特定阶段高频出现的基因缺失。这些基因变化不一定在同一个肿瘤中都出现，亦不一定按此顺序出现，且其他遗传或者表观遗传修饰亦可能产生图中所标记突变产生的表型。

从基因遗传学角度分析，在过去的20年间发现大肠癌具有两个重要的分子特征：①由错配修复（MMR）基因缺失产生的微卫星不稳定性（MSI），这是遗传性大肠癌和约15％的散发性大肠癌的重要特征；②表观遗传的作用，多个基因启动子区CpG岛同时甲基化称为CpG岛甲基化表型（CIMP）。Jass根据MSI和CIMP的情况将大肠癌分为五型：①CIMP高/MSI高（12％的大肠癌）：见于锯齿状腺瘤，并以BRAF突变和MLH1甲基化为特征；②CIMP高/MSI低或微卫星稳定（8％）：见于锯齿状腺瘤，并以BRAF突变以及多个基因甲基化为特征；③CIMP低/MSI低或微卫星稳定（20％）：见于管状、管状绒毛状或锯齿状腺瘤，并以染色体不稳定（CIN）、K-ras突变以及MGMT甲基化为特征；④CIMP-/微卫星稳定（57％）：见于传统的腺瘤，并以CIN为特征；⑤HNPCC：CIMP-/MSI高，无BRAF突变。

### （二）APC基因

1.APC基因和FAP　家族性腺瘤性息肉病（FAP）是一种常染色体显性遗传综合征，发病率是1/12000。其癌变占所有大肠癌的0.5％左右，未经干预的FAP患者罹患大肠癌的可能性达100％。25％的FAP病例是由de novo种系突变产生的，因而并无特征性常染色体遗传模式的表现。

FAP及FAP变异综合征中存在结肠腺瘤性息肉病（APC）肿瘤抑制基因的种系突变。APC基因位于染色体5q21，包含15个外显子。受累FAP患者一般经遗传获得一个突变的APC等位基因和一个野生型等位基因，结直肠干细胞野生型APC等位基因发生突变、丢失或者启动子甲基化，导致腺瘤形成。虽然FAP患者中仅有部分因种系突变引起APC基因表达静默，但是95％以上是移码或者无义突变（移码突变和无义突变的比例大约是3∶1），从而导致蛋白质合成提前截短。种系APC突变主要分布在基因的5'部分；两个热点在密码子1061和密码子1309。密码子1250和密码子1464之间的突变主要与息肉的多量性有关，而密码子157的N端或者C末端附近的突变可导致轻表型息肉。

此外，FAP还兼具一些肠外肿瘤和其他的临床特征。息肉伴有脑肿瘤（尤其是小儿的髓母细胞瘤）为Turcot综合征。Gardner综合征表现为广泛的息肉伴有表皮样囊肿、韧带状瘤以及骨瘤，其可能与APC密码子1403和1578之间的突变有关。在一些有家族性韧带状瘤和轻表型息肉的家族中，在密码子1900下游存在APC的种系突变。同一APC突变可能表现出不同的临床特征，这可能与其他基因和环境因素影响有关。

种系 APC 变异体亦在家族性大肠癌中发挥一定作用。例如，APC11307K 等位基因并不导致过早的蛋白合成截短，且产生的错义蛋白并不与野生型 APC 蛋白有所不同。然而，在 DNA 序列水平，变异的 APC11307K 等位基因在编码区有一延长的单核苷酸序列，即 AAAAAAAA，而不是 AAATAAAA。携带 11307K 等位基因的患者其罹患大肠癌的危险性大约要增加 2 倍。主要是携带 11307K 等位基因的大肠癌患者其体细胞 APC 突变几乎总是位于或者邻近于(A)s 单核苷酸重复序列，因小插入或者缺失从而产生移码突变使 APC 功能失活。因此，11307K 等位基因可能是一种新的肿瘤易感等位基因，其并不是直接改变 APC 蛋白的功能，而是通过上述短的高频突变 DNA 序列起作用，该序列在结肠上皮细胞中比野生型 APC 序列更容易成为体细胞突变的靶点。

2.APC 的体细胞突变和散发性大肠肿瘤　　APC 基因除了在 FAP 及其变异综合征中起关键作用外，与散发性大肠肿瘤的发生亦密切相关。70%～80% 的散发性大肠腺瘤和大肠癌患者有 APC 体细胞突变，APC 失活是大肠腺瘤形成的主要途径。鉴于 APC 突变的频率在极小的腺瘤与进展期腺瘤和大肠癌中是类似的，且体细胞 APC 突变可在极早期病变如显微镜腺瘤中就已存在，因此 APC 体细胞突变是大多数腺瘤发生的早期且可能是限速事件。在 FAP 患者以及散发性大肠腺瘤和大肠癌患者的腺瘤和腺癌组织中，APC 的两个等位基因均失活，这一现象符合肿瘤抑制基因的 Knudson 预测模型，即肿瘤抑制基因的双等位基因缺陷是促进肿瘤发生发展的必要条件。

3.APC 的功能　　APC 肿瘤抑制基因编码大约 300kDa 的蛋白，具有多个功能性结构域，可调节细胞，细胞黏附、细胞迁移、染色体分离以及凋亡。在缺乏内源性 APC 表达的大肠癌细胞中，如若恢复 APC 蛋白表达则可促进细胞凋亡。APC 蛋白在肿瘤进程中的作用是作为 Wnt 信号转导途径中 β-catenin 蛋白的重要结合伴侣和调节蛋白。在缺乏 Wnt 配体信号转导的情况下，APC 与支架蛋白 Axin 结合并相互调节，通过酪蛋白激酶 1 和糖原合成酶激酶 3β(GSK3β)促进 β-cateninN 末端区几个保守的丝氨酸/苏氨酸残基磷酸化，β-catenin 磷酸化后继而可通过 β-转导重复相容蛋白(β-TrCP)泛素连接酶复合体泛素化，从而导致蛋白酶体的降解。生理状态下，Wnt 配体与其同源受体复合体 Frizzled 蛋白以及 LRP5/6 蛋白结合后，可抑制 CSK3β 和 Axin，最终导致胞质和胞核游离 β-catenin 池的稳定化。此外，APC 蛋白亦能在另一种 β-catenin 的降解途径中发挥作用，即通过 Siah1/2 E3 泛素化连接酶而不是 β-TrCP 连接酶，从而促进不依赖于蛋白 N 端磷酸化状态的 β-catenin 泛素化，该过程亦可引起 β-catenin 蛋白酶体降解。

约 80% 的大肠癌中 APC 双等位基因都是失活的，因此不能调控对 β-catenin 的磷酸化和破坏，β-catenin 积聚在胞质，与 TCF/LEF(T 细胞因子/淋巴样增强因子家族)的 DNA 结合蛋白形成复合物，并转位至胞核。在胞核，β-catenin 作为转录激活因子，激活许多在关键调节区域有 TCFDNA 结合位点的不同基因表达。由 β-catenin/TCF 调节的基因可能包括一些癌基因如 c-Myc 和细胞周期素 D1，以及编码膜因子的基因如基质金属蛋白酶 7(MMP-7)/基质溶解因子、膜型 1-MMP(MT1-MMP)，层粘连蛋白-5γ2 链以及 CD44，生长因子如 FGF20 和 FGF9，以及 Wnt 途径反馈调节因子如 AXIN2、Naked-1/2、Dickkopf-1 和 Wnt 抑制因子 1。有学者认为 β-catenin 诱导的转录类似于肠道隐窝基底部假定组织干细胞的转录程序，β-catenin 的作用不仅仅是祖细胞表型的建立，还对隐窝持续更新过程中细胞空间结构和迁移模式发挥作用。

APC 功能丧失并不是 Wnt 通路活化的唯一驱动因素，部分缺乏 APC 突变的大肠癌则存在 Wnt 通路其他基因的缺陷。例如，极小部分的大肠癌可表现为 CTNNB1 基因体细胞突变，该突变可影响 β-cateninN-末端磷酸化和泛素化基序的关键氨基酸。此外，一些大肠癌中 AXIN1 或者 AXIN2 基因存在体细胞突变。大肠癌中 AXIN1 的突变大多数是错义替代，很少见 AXIN 的双等位基因突变。虽然 AXIN2 突变仅影响一个 AXIN2 等位基因，但是其可导致该蛋白的过早截短，即移去 AXIN2 蛋白的 C-末端结构域。此外，在一部分大肠癌中亦可发现 TCF4 转录因子的突变失活，大肠癌中激活 TCF4 调节的基因可增

强 β-catenin 与 TCF 蛋白的连接。

### (三)DNA 错配修复基因

1.DNA 错配修复基因与遗传性非息肉病性结直肠癌(HNPCC)　HNPCC 是一种常染色体显性遗传疾病,也叫 Lynch 综合征。肿瘤多发生于近端结肠,其有独特的病理学特征,即淋巴细胞性浸润、克罗恩病样的淋巴细胞性分化、黏液性分化以及髓样生长方式。其他与 HNPCC 相关的肿瘤包括胃、子宫内膜、卵巢、肾以及肝胆管癌。相对敏感并特异的 HNPCC 临床诊断标准包括:家系中至少有 3 例典型的 HNPCC 肿瘤(其中 1 例必须是其他 2 例的一级亲属);这些肿瘤患者是连续两代人,且其中 1 例肿瘤患者发病年龄小于 50 岁。在一项 HNPCC 易感基因的无偏倚研究中发现,一些 HNPCC 亲属中有染色体 2 短臂(p)的遗传连锁;其他一些 HNPCC 家系,易感基因位于染色体 3p;但另外一些 HNPCC 家系中,无染色体 2p 或 3p 连锁的证据。表明 HNPCC 是一遗传异质性疾病。

HNPCC 组织中并不存在肿瘤相关序列的杂合性缺失(LOH),但肿瘤组织中微卫星 DNA 序列有明显的长度差异,且在其整个基因组的许多位点均可观察到微卫星序列的变化。该表型即为"微卫星不稳定(MSI)表型",有 MSI 且>40％的单核苷酸和双核苷酸序列不稳定的肿瘤被称为高频 MSI(MSI-H)肿瘤。此外,亦在 15％的典型散发性大肠癌中观察到 MSI-H 表型。大多数大肠癌是无 MSI 的,亦即是微卫星稳定的(MSS),另有一些大肠癌显示为低频 MSI(MSI-L)。

MSI-H 表型细胞的许多突变可能对细胞生长有害亦或可能不产生阳性选择压力。一些突变可能激活癌基因亦或使肿瘤抑制基因失活;一些基因似乎优先甚至直接是 MSI-H 大肠癌中体细胞突变的目标。由于短重复序列如单核苷酸、双核苷酸以及三核苷酸很难高保真地复制,因此包含重复 DNA 序列的原癌基因和肿瘤抑制基因是 MSI-H 肿瘤中体细胞突变的主要靶标。

MSI-H 大肠癌中的 DNA 不稳定表型常伴有 DNA 错配修复(MMR)基因的缺陷。HNPCC 患者的细胞系中重复性 DNA 序列其突变率增加至少 100 倍,说明 MSI-H 和突变的 MMR 基因之间存在功能联系。MLHI 定位于染色体 3p21,MSH2 定位于染色体 2p21-22,PMS2 定位于染色体 7p22,MSH6 定位于染色体 2p16。这些 MMR 基因的双等位基因突变可导致 DNA 修复的缺陷。一些 HNPCC 患者中存在 MSH2 一个等位基因的种系突变,而另一个 MSH2 等位基因的体细胞失活。其他 HNPCC 中尚可存在另外一些 DNAMMR 基因的种系突变,包括 MLH1、PMS1、PMS2 和 GTBP/MSH6。HNPCC 中 MSH2 和 MLH1 的种系突变比其他 MMR 基因的突变更为常见,据统计 HNPCC 患者中约 70％的突变是 MSH2 和 MLH1 的突变。而 MSH6 突变更常与子宫内膜癌易感性有关,而 HNPCC 中 PMS2 突变较少见。大约 60％符合 HNPCC 临床标准的患者中未检测到有 MMR 基因的突变。肿瘤相关钙信号转导蛋白 1(TACSTD1)基因(MSH2 的上游基因)编码上皮细胞黏附分子 Ep-CAM,其种系缺失亦是一些 HNPCC 家族的致病性突变。

HNPCC 患者杂合子正常的细胞很少发生 DNA 修复的损害。然而,在肿瘤发生过程中,另一野生型等位基因可因体细胞突变而失活,受累的细胞则显示突变表型,并比具有杂合子 MMR 基因功能的细胞以更快的方式积聚突变。因此,HNPCC 是一种进展相对比较快的疾病,据估计,HNPCC 患者从小的腺瘤转化为癌可能仅需 3～5 年的时间,而不是绝大多数散发性大肠癌所需的 20～40 年的时间。

2.DNA 错配修复基因与散发性大肠癌　仅 2％～4％的大肠癌患者检测到 MMR 基因的种系突变,而约 15％的大肠癌患者显示 MSI-H 表型,表明相当部分的大肠癌中存在 MMR 途径基因的缺陷。然而,仅小部分散发性 MSI-H 大肠癌中存在 de novo 种系突变或体细胞突变。MLH 基因启动子区高甲基化导致的表达静默可能在大多数非 HNPCC 来源的 MSI-H 大肠癌致病中发挥关键作用。在 MSI-L 患者尚未发现 MMR 基因的种系突变或者体细胞突变,该表型的致病因素及其机制尚未完全阐明。MSI-L 大肠癌与 MSS 大肠癌并无显著差异,且 MSI-L 表型可能仅有少部分序列元件发生随机性体细胞突变,使癌细胞难以保证复制的高保真性。

### （四）其他遗传性结直肠肿瘤综合征中受累的肿瘤抑制基因

幼年性息肉病综合征(JPS)表现为在整个胃肠道产生多个错构瘤性息肉。大约 60%的 JPS 患者在 60 岁时可发展为大肠癌。且在 JPS 患者中胃癌的发生率增加，肠道和胰腺癌的发生率也轻微增加。在组织学上，幼年性息肉病以充满黏液、囊状扩张的腺体为特征，同时伴有丰富的、炎症性的固有层成分。在部分 JPS 患者和家族中，有 SMAD4 或者 BMPRIA 肿瘤抑制基因等位基因之一发生致病性突变。这两个基因编码的蛋白功能与转化生长因子 β(TGF-β)信号途径有关。无种系 SMAD4 或者 BM-PRIA 突变的 JPS 家族是否存在其他基因的种系突变尚需进一步研究。

Cowden 综合征是一种常染色体显性遗传综合征，患者的许多器官组织可发现错构瘤生长，包括乳腺、甲状腺、皮肤、中枢神经系统以及胃肠道。该综合征以同源性磷酸酶.张力蛋白(,PTEN)肿瘤抑制基因突变为特征。作为磷脂磷酸化酶，PTEN 蛋白是磷脂酰肌醇 3-激酶(PI3K)存活途径主要的拮抗剂。虽然 Cowden 综合征患者在胃肠道有多发错构瘤性息肉，但其进展为大肠癌的危险性似乎并未增加。

Peutz-Jeghers 综合征(PJS)以胃肠道错构瘤性息肉为特征，主要累及小肠、结直肠和胃，并伴有皮肤黑色素沉积。PJS 患者除了发生胃癌和大肠癌的易感性增加外，其胰腺、食管、肺、卵巢、睾丸、子宫颈以及子宫内膜癌的发生率亦增加。相当数量的 PJS 患者 LKB1 肿瘤抑制基因有种系突变。LKB1 失活可导致哺乳动物雷帕霉素(又称西罗莫司)靶基因(mTOR)途径活性增加，从而有利于细胞营养供给而促进细胞增殖和生长。

此外，碱基切除修复途径基因 MYH 的双等位基因突变可引起常染色体隐性遗传性腺瘤性息肉病综合征，即 MAP(MYH 相关性息肉病综合征)。MYH 基因位于染色体 1p35，其种系纯合缺失可干扰 DNA 氧化损伤的修复，导致 GC 至 AT 碱基对转换突变的增加。MAP 的致癌途径不同于 CIN 或 MSI，其主要通过高频的体细胞 APC 突变、低频的 LOH，通常是微卫星稳定的。

### （五）癌基因和肿瘤抑制基因的体细胞突变

如前所述，70%～80%的大肠腺瘤和癌中早期即可发现 APC 基因的失活，即其在大肠肿瘤形成中是一个始发事件。鉴于 APC 基因缺失在大肠腺瘤和大肠癌中的频率，且 APC 失活可能是启动腺瘤-腺癌途径的重要限速步骤，因此，Kinzler 和 Vogelstein 提出 APC 是正常大肠上皮细胞增殖的"看门基因"。其他体细胞突变可能与 APC 失活共同促进已被启动的腺瘤样病变进一步生长甚至部分进展至癌。

1.K-ras、B-RAF、PIK3CA 和 PTEN 的体细胞突变　小 G 蛋白的 Ras 家族是生长因子受体下游的分子开关。其三个成员即 K-ras、H-ras 和 N-ras 是许多人类肿瘤体细胞突变的靶点。大约 40%的大肠癌患者有 K-ras 体细胞突变，大多数 K-ras 的突变影响密码子 12，部分影响密码子 13，少数突变影响密码子 61。小部分大肠癌在密码子 12、13 或 61 有 N-ras 的突变。K-ras 突变亦参与大肠腺瘤的发生，但并不是启动腺瘤发生所必需的。异常的隐窝灶中常发现 K-ras 突变，部分增生性息肉中亦存在 K-ras 突变。在腺瘤样息肉中，K-ras 突变的频率明显有赖于病变的大小和异型增生的程度。仅大约 10%的小于 1cm 的腺瘤有 K-ras 的突变，而大于 1cm 的腺瘤则 40%～50%有 K-ras 的突变。据此，虽然 K-ras 突变可在一些仅有轻微恶变倾向的大肠病变中存在，如异常隐窝灶和增生性息肉，但是 K-ras 等位基因的突变可通过激活下游靶基因包括 BCL-2、H2AFZ、RAPIB、TBX19、E2F4 和 MMP1 而在腺瘤至癌的转变中发挥重要作用。

K-ras 的突变影响了其蛋白裂解功能，减少或者阻断了鸟苷三磷酸结合 ras 末端磷酸基团的裂解，使 K-ras 蛋白被锚定在活性鸟苷三磷酸结合状态(不能转化为 ras-鸟苷酸二磷酸失活状态)，从而通过 ras-RAF-MEK-ERK 途径促进细胞增殖。尽管大肠癌中 K-ras 突变常见，但大部分大肠癌中表皮生长因子受体(EGFR)或其他酪氨酸激酶(PTK)基因编码区的突变比较少见，5%以下的大肠癌中有 EGFR 的体细胞突变(如点突变或基因扩增)。ras蛋白可通过下游信号传导级联包括丝裂原活化蛋白-激酶(MAPK)和PI3K信号传导发挥作用。因此,部分大肠癌中上述这些信号传导中的基因亦有突变。B-RAF是一种可被ras蛋白直接激活、可活化MAPK效应蛋白MEK1和MEK2的蛋白激酶,5%～10%大肠癌中编码该蛋白的基因突变。

磷脂酰肌醇-3,4,5-三磷酸(PIP3)是与细胞生长、增殖、存活和其他生物学行为有关的第二信使。在细胞膜,磷脂酰肌醇-4,5-二磷酸(PIP2)在Ⅰ类PI3K活性作用下形成PIP3,而生理情况下PI3K是被上游PTK激活的。至今,相关突变仅仅影响四个Ⅰ类PI3K中的其中之一,即由PIK3CA基因编码的含有催化性p110a亚基的PI3K。15%～25%的大肠癌中发现有PIK3CA基因的体细胞突变。进一步的研究发现这些突变可激活PIK3CA激酶的活性,因此可增加受累细胞PIP3的产生。虽然PI3K在K-ras蛋白的下游发挥功能作用,但是K-ras突变似乎在某种程度上与PIK3CA突变并不共存,原因可能是突变型K-ras蛋白并不比激活PI3K信号途径对肿瘤发展更有作用。

PTEN蛋白是一种磷脂磷酸化酶,可介导PIP3去磷酸化至PIP2。如前所述,Cowden综合征有PTEN种系突变,虽然仅在大约10%的大肠癌中发现有PTEN失活的体细胞突变,但是研究发现15%～20%的大肠癌中有PTEN蛋白表达的缺失。PTEN蛋白表达缺失可见于K-ras突变型以及K-ras野生型肿瘤中。类似于PIK3CA癌基因性突变,PTEN肿瘤抑制基因失活可能通过PIP3介导的AKT活化增强对K-ras蛋白下游信号的作用。

2.TP53的体细胞突变　杂合性缺失(LOH)是肿瘤中某些肿瘤抑制基因的等位基因之一失活的关键机制,大约70%的大肠癌中有17pLOH。TP53基因是17pLOH的主要靶基因,大多数17pLOH的大肠癌中,TP53等位基因之一携带一个体细胞突变。约85%的大肠癌中TP53突变是错义缺失,大部分发生在密码子175、245、248、273和282。缺乏17pLOH的少部分大肠癌中有TP53突变,大部分腺瘤缺乏17pLOH和TP53突变。因此,TP53突变和LOH可能与腺瘤-癌的转换密切相关。

p53蛋白是编码调控细胞周期G1/S和G2/M检查点基因的重要转录调节因子。因此,腺瘤-癌转换中p53的缺陷可能是由于携带野生型TP53功能的细胞因某种压力因素难以激活细胞周期阻滞、凋亡和抗血管生成途径。该种压力包括DNA链的断裂、端粒缩短、低氧以及营养缺乏。p53突变有利于肿瘤细胞在面对这种压力继续生长并获得侵袭特性。

大肠癌中突变的TP53丧失了p53调节其关键靶基因(如p21WAF/CIP1、PUMA、BAX和MDM2)的转录功能。癌细胞中错义突变型p53蛋白通过多种因素和机制参与肿瘤表型的形成:①促进肿瘤细胞增殖;②减少肿瘤细胞凋亡;③增加肿瘤血管形成;④减少肿瘤低氧;⑤作用于自噬;⑥改变microRNA(miR-NA)的加工过程。野生型p53蛋白至少通过两种途径影响自噬,即转录依赖的机制激活自噬以及通过胞质中p53的功能抑制自噬。Kroemer等发现,胞质中错义p53突变蛋白仍保持野生型p53抑制自噬的能力,但是前者不能在细胞核中激活自噬促进基因,因此携带错义突变p53的肿瘤细胞比携带野生型p53或者p53无效突变体等位基因的细胞自噬相对减少。在miRNA加工过程中,p53与DroshamiRNA加工复合物相互作用,错义突变p53蛋白干扰功能性Drosha-RNA解旋酶p68的作用,从而明显削弱某些miRNA的加工。

3.TGF-β传导途径的体细胞突变　大约70%的大肠癌、约50%的大的进展期腺瘤以及不到10%的小的早期腺瘤有染色体18qLOH。18qLOH的大肠癌中,突变的两个染色体18q肿瘤抑制基因是SMAD2和SMAD4基因。这两个基因编码的蛋白作用于TGF-β受体复合物的下游,且SMAD2和SMAD4蛋白功能受TGF-β介导的受体磷酸化所调节。SMAD2/3磷酸化后穿入细胞核,并与SMAD4形成复合物,该复合物能结合至特异性序列元件并调节基因转录。突变SMAD4的失活见于10%～15%的大肠癌中,SMAD2

的突变见于约 5% 的大肠癌中。近来研究发现，约 5% 的大肠癌有位于染色体 15 的 SMAD3 的突变失活。

约 25% 的大肠癌有 TGF-βⅡ型受体（TGFβⅡR 基因的突变失活。TGFβⅡR 基因的编码区含有一长的单核苷酸腺嘌呤序列，超过 90% 的 MSI-H 大肠癌在 TGFβⅡR 两个等位基因的长序列中均可存在体细胞插入或缺失突变，从而导致 TGFβⅡR 功能的失活。另外，大约 15% 的 MSS 大肠癌亦有 TGFβⅡR 失活的体细胞突变。

4.c-Myc、细胞周期素 E 和 FBXW7 体细胞突变　c-Myc 蛋白是一转录因子，可调节正常和肿瘤细胞中与细胞周期进程、存活以及细胞代谢相关的基因。超过 30% 的大肠癌中发现 c-Myc 基因拷贝量和 c-Myc 蛋白表达的中度增加，5%～10% 的大肠癌中存在 c-Myc 基因的高拷贝扩增。大肠癌中 c-Myc 基因表达失调可能部分与 APC 失活有关。

细胞周期素 E 蛋白与 CDK2 蛋白共同调节 G1/S 转换和 S 期的细胞周期进程。虽然 15%～20% 的大肠癌中有细胞周期素 E 基因（CCNE1）拷贝量的轻至中度增加，但是 CCNE1 的高拷贝扩增仅见于 5% 甚至更少的大肠癌中。而在大约 20% 的大肠癌具有 FBXW7 功能失活的体细胞突变。FBXW7 除了可调节细胞周期素 E 蛋白水平外，亦可调节其他致癌因子的水平，包括 c-Myc、c-Jun 和 Notch 蛋白。因此，大肠癌中 FBXW7 的功能丧失可能更为常见。

5.CDK8 基因的扩增　CDK8 蛋白在 β-catenin/TCF 转录调节以及大肠癌细胞系的增殖和（或）存活中起重要作用。CDK8 是细胞周期素依赖性激酶家族成员，可与细胞周期素 C 形成复合物识别并磷酸化底物。CDK8 可能部分通过磷酸化 RNA 聚合酶Ⅱ的 C 端结构域和序列特异性 DNA 结合转录因子，而与 RNA 聚合酶Ⅱ以及序列特异性增强子结合因子复合体共同发挥作用。虽然 CDK8 在 β-catenin/TCF 的转录以及结肠细胞增殖中的作用机制尚未完全阐明，但在 10%～15% 的大肠癌中发现有 CDK8 基因的扩增，CDK8 高水平表达的大肠癌患者预后较差。CDK8 蛋白在大肠癌中的过表达常伴有 β-catenin 水平的明显升高，可能是由于该蛋白与 β-catenin 信号途径缺失共同发挥致癌作用，或者是由于 CDK8 以某种方式调节 β-catemn 水平。近来发现在大肠癌中，CDK8 除了协同 β-catenin/TCF 调节转录外，在调节 SMAD2/3 转录活性以及细胞核蛋白更新方面亦发挥重要作用。

6.高频微卫星不稳定性大肠癌的体细胞突变靶基因　MSI-H 表型的肿瘤细胞可能更易于发生微卫星重复序列的突变。微卫星序列的部分突变可激活癌基因或者使肿瘤抑制基因失活。超过 90% 的 MSI-H 大肠癌中 TGFβⅡR 肿瘤抑制基因常在 TGFβⅡR 编码区的多腺嘌呤序列发生移码突变而失活。编码活化素Ⅱ型受体 ACV2 基因的两个等位基因在大约 85% 的 MSI-H 大肠癌中发生体细胞突变，亦主要发生在该基因编码区的多腺苷酸重复序列。由此产生的移码突变导致 ACV2 蛋白缺失，并与疾病晚期相关。MSI-H 大肠癌中常见的其他一些在编码区发生重复序列突变的有编码凋亡调节蛋白 BAX 和 Caspase-5 的基因。BAX 基因是受 p53 调节的。虽然大部分 MSI-H 肿瘤的两个 BAX 等位基因之一是体细胞突变的，但是由于另-BAX 等位基因很少在 MSI-H 肿瘤中突变，因此在 MSI-H 大肠癌中 BAX 是比 TGFβⅡR 或 ACV2 基因更为复杂的肿瘤抑制基因。大约 1/3 的 MSI-H 大肠癌中编码 TCF4 蛋白的 TCF7L2 基因其重复序列有突变，该突变能移去与转录共抑制因子 CtBP 相互作用的 TCF4 结构域，MSI-H 大肠癌中 TCF4 的突变可能是 Wnt/3-catenin/TCF 信号途径失调的另一种机制。另外，其他可能在 MSI-H 大肠癌中发生体细胞突变的微卫星重复序列基因包括 EPHB2 和 CDX2 基因，以上两种基因在结肠中可能是肿瘤抑制基因，在 MSI-H 或者 MSS 大肠癌中的突变并不常见。

## （六）基因组不稳定性：染色体不稳定性和错配修复缺陷

染色体不稳定性（CIN）是由染色体分离伴有异倍体性、端粒功能失调或者 DNA 损伤反应机制缺陷所致，导致染色体数量失衡（异倍体性）、染色体基因组扩增以及高频率的 LOH。CIN 是大肠癌中引起基因不稳定性的最常见原因,包括染色体1、4、5、8p、14q、15q、17p、18、20p和22q的丢失以及染色体7、8q、13q、2和X的增益,从而影响这些受累染色体上许多基因的表达。此外,包含重要肿瘤基因如VEGF、Myc、MET、LYN、PTEN等的染色体区域可有局灶性的增益或丢失。1、5、8、17和18号染色体有最高频率的等位基因缺失(46%~78%)。18号染色体最常见的是整个染色体丢失,而其他染色体主要是部分丢失。

约15%的大肠癌无明显LOH。含有极少或者无等位基因缺失的散发性大肠癌显示为MSI-H表型。进一步的研究发现15%伴有MSI-H表型的大肠癌与85%显示为频繁等位基因丢失的大肠癌之间存在一定的差异,即MSI-H表型是由MMR功能因遗传和(或)表遗传失活所致;MSI-H大肠癌不仅有不同于MSS的临床和组织学特征,两者在分子和基因表达方面亦存在差异。

大肠癌中CIN的关键因子尚未完全阐明。体细胞杂交研究发现CIN表型是一种显性特征。据推测,调控有丝分裂纺锤体形成以及有丝分裂时染色体排列和分离的基因缺陷可能与CIN的表型有关。目前,仅确定少量特异性基因缺陷与大肠癌的CIN表型有关,包括Mad2、BubR1、Bub3和CENPE蛋白的异常。已发现APC失活在CIN中发挥重要作用。然而,由于许多MMR缺陷而不以CIN表型为特征的肿瘤常携带APC突变,因而仅APC失活并不足以解释大肠癌的CIN。总而言之,大肠癌中CIN的分子基础是极其复杂的,不能仅仅以MMR基因缺陷和MSI-H表型之间简单的关系可以解释。

### (七)结论

尽管近年来对大肠癌中一些常见遗传学改变的认识已获得巨大进展,但是目前对大肠癌中出现的多种遗传和体细胞突变在癌细胞表型中的相对功能意义尚未完全阐明。此外,对大肠癌遗传易感因素进行系统研究,寻找大肠癌高风险基因或位点,有利于实现大肠癌的有效预防和早期诊断。流行病学研究证实绝大部分大肠癌的遗传易感性与为数众多的低外显性基因相关,这一机制使得鉴定与大肠癌相关的基因或位点成为难点和热点。随着人类基因组计划的完成和单体型图谱的构建,以及高通量基因分型技术的快速发展,全基因组关联性研究(GWAS)应势而生,并成为目前探索复杂疾病易感性遗传因素的有效方法,但进一步的验证以及其潜在分子机制的研究仍是非常重要且亦是一项挑战性的任务。

## 二、环境因素

大肠癌是全世界范围内发病率仅次于肺癌和乳腺癌的第三大肿瘤。尽管既往我国该病的发生率远低于西方发达国家,然而近40年来,随着经济的突飞猛进、国民生活习惯和饮食结构的改变及老龄化进程的加快,我国目前大肠癌的发生率和病死率分别位于恶性肿瘤的第3和第5位,且有明显增长趋势。

流行病学研究反映大肠癌有一定的家族聚集现象,20%是遗传因素起重要作用。但大多数为散发,与环境因素相关。即大肠肿瘤的发生是遗传因素和环境因素内外两方面共同作用的结果。环境因素中包括饮食结构、饮食习惯、肠道菌群及其代谢物、手术史、药物服用史以及职业、体力活动、精神状态、文化程度、饮用水等环境污染和烟酒嗜好等均可能与大肠肿瘤的发病有关。

### (一)饮食及营养素

大量移民流行病学和病因学研究认为,东西方大肠癌发病率的差异主要是源于饮食因素。因此,饮食最优化将有利于阻断腺瘤癌变的过程。此外,宿主本身肠道菌群能够分解饮食摄入而产生新的代谢产物,其与大肠肿瘤的关系近年来备受重视。研究表明,宿主肠道菌群及其代谢产物构成的肠道微生态可一定程度地影响肿瘤相关(参与大肠黏膜细胞增殖、凋亡和代谢及肠黏膜免疫功能)基因和信号通路,从而影响大肠癌的发生。

1.饮食结构与大肠肿瘤的关系及可能机制

(1)红肉及肉制品饮食:红肉及肉制品在大肠癌发病中的作用已被肯定。2011年一项Meta分析报告,汇总了1966年至2011年3月的所有前瞻性队列研究,表明红肉及肉制品可提升大肠癌风险,且存在剂量效应,即每增加100g/d的红肉摄入将增加29%的大肠癌发生风险,而每增加50g/d的肉制品摄入将提升21010的患病概率,其中在男性该相关性尤其显著。因此,世界癌症研究基金会.美国癌症研究会(WCRF-AICR)建议每周红肉的食用量不应超过500g,同时避免食用腌制及熏制肉类。

肉类增加大肠癌发生风险的原因大致可归结于下述因素:

1)动物源性脂肪:一项130000人参与的大型研究显示,低动物源性脂肪摄入能降低20%大肠癌的发生风险。同时动物源性脂肪摄入与大肠癌发生率可能存在剂量效应。我国亦有报道:大肠癌组脂肪摄取量显著高于对照组,在调整可疑混杂因素的影响后,高脂肪摄取量显著增加大肠癌的发病风险。

饱和脂肪的致癌作用可能是通过脂肪酸及其他氧化产物产生的。脂肪摄入量的增加导致胆固醇和初级胆汁酸生成增多,二者进入大肠腔内后。以厌氧菌为主的大肠菌群可在体内将初级胆汁酸转化为脱氧胆酸和石胆酸等致癌物质,如脱氧胆酸和石胆酸等,从而对大肠隐窝上皮细胞产生细胞毒作用,并造成不可修复的DNA损伤。

脂肪酸,尤其在其离子状态下,能够通过产生前列腺素E2引起肠道炎症反应,诱导并活化鸟氨酸脱羧酶,改变肠道菌群的组成,使摄入的脂肪更易形成脱氧胆酸等氧化致癌物质,并能引起大肠黏膜非特异性损伤和上皮细胞增生,诱发大肠癌。

脂肪代谢还可能产生游离胺、苯酚和硫化氢,损伤肠道黏膜,但是上述物质与大肠癌的关系尚缺乏明确的证据支持。

除外饱和脂肪酸,高脂肪饮食还能导致肥胖,从而产生胰岛素抵抗,并使血液成分产生诸多改变。而糖尿病和肥胖是大肠癌发生的独立危险因素。

2)血红素:很多流行病学及动物实验均表明,红肉中的亚铁血红素摄入量增加将提升罹患结肠癌的概率。其可能的机制为,亚铁血红素通过血红素加氧酶产生了过氧化氢,从而引发了DNA损伤以及结肠上皮细胞的增殖异常。此外,血红蛋白可通过产生血红素,增强脂肪酸本身及亚硝基的损害作用。

3)毒性物质:不论是红肉还是肉制品都富含亚硝基化合物,从而会对DNA造成损伤。同时,高温烹制的红肉,会产生大量可致细胞变异的杂环氨基酸,也能够改变胆汁酸的正常合成和分泌,并使肠道菌群分布发生变化,造成肿瘤易生的环境。

(2)果蔬饮食:尽管水果蔬菜降低大肠癌发生的假说已存在30多年,并有大量研究证明与之相关。但将水果、蔬菜及二者混合饮食作为饮食因素时,大型研究显示仅在结肠癌中起保护作用。Koushik等人报道,仅当限于远端结肠时,蔬果摄入量最高组能较最低组降低26%的癌症发生率,在近端结肠则不能发现保护作用。另一项470000研究对象参加的EPIC研究中,摄入最高组可降低14%的大肠癌发生率和24%的结肠癌发生率。总体而言,目前蔬果与结肠癌相关的证据较多,而和直肠癌相关的证据罕见,有待更多区分解剖学位置的相关研究进一步查明。此外,更多的研究集中在果蔬饮食中的膳食纤维及多酚类物质在大肠癌预防中的作用,详述如下:

1)膳食纤维:膳食纤维是聚合度≥3的碳水化合物,包括纤维素、半纤维素、果胶、木质素、菊粉等。虽不能被消化吸收,却是人体必需的膳食成分。其可增加粪便体积、软化粪便、刺激结肠内的发酵、降低血中总胆固醇和(或)低密度胆固醇水平等。一般认为蔬菜中含3%的膳食纤维、水果中含2%左右。AICR-WCRF已将膳食纤维正式确认为大肠癌发生的影响因素,并认为每天食用10g膳食纤维将降低大肠癌发生率10%。欧洲一项大型流行病学研究表明,膳食纤维的摄入与大肠癌的发病呈负相关,且与膳食纤维的来源无关。而我国亦有报道表明,多种纤维和结肠癌风险呈负相关,其中来源于蔬菜和水果的纤维能显著降低结肠癌风险。

　　膳食纤维可以增加排便次数及排便量,并能与某些大分子营养物质结合,从而在减少粪便积蓄时间的同时减少肠腔与致癌物质的接触时间及接触量。此外,膳食纤维能增加 B 氧化以及脂质直接生成途径中的代谢关键酶,如甘油三酯脂肪酶、乙酰辅酶 A 羧化酶、脂肪酸合成酶等,从而降低血脂,减少胆固醇合成并增加胆汁中胆固醇的排泄。膳食纤维还在免疫系统及炎症控制方面起到积极作用,并能改变肠道菌群,从多方面改变了宿主的代谢,包括增加胆汁酸的解离,产生更多短链脂肪酸,同时抑制炎性物质的产生。

　　然而,总碳水化合物是否为大肠癌发生的危险因素目前尚未得到统一的结论。研究结果不确定性可能与碳水化合物的种类及摄入量相关,目前尚不能确定不同的碳水化合物种类是否对大肠癌的发生产生不同的影响。此外,碳水化合物可提升血糖及血 C 肽水平,因而可能提高大肠癌的发生率。

　　2)多酚类:多酚类物质包括槲皮素、芦丁、5,7-二羟黄酮等,主要被分为类黄酮、酚醛酸、芪类和木脂体(后两者较少)。这些化合物能够作用于多种细胞周期特异性蛋白,主要作用于 $G_1/S$ 及 $G_2/M$ 调控点导致细胞周期阻滞和凋亡等,从而调节细胞生长;能在不产生细胞毒性的情况下,经由 NF-κB、GFR/Ras/MAPK 等途径抑制增殖,同时也能阻止肿瘤相关新生血管生成以及肿瘤转移;此外,多酚类物质存在羟基,使其存在抗炎及抗氧化等作用。多酚的作用主要在大肠癌的体外细胞株上取得了研究成果,但是人体试验未得到证实。可能与该物质在人体中的剂量和作用时间难以与细胞实验相符,且肠道细胞对于该物质的吸收比例和利用率较小有关。

　　(3)鱼类饮食:大量摄入鱼肉和大肠癌发生的相关性,既往研究中的结论不一。鱼肉中富含维生素 $D_3$,且富含具有抗炎作用的 n-3 多不饱和脂肪酸(PUFAs),上述物质在实验室研究中均被证明能预防大肠癌。最近有纳入 22 个前瞻性研究和 19 个病例对照研究的 Meta 分析表明,大量食用鱼肉能降低大肠癌总发生风险 12%(OR0.88,95% CI 0.8~0.95)。但结果的信度和力度在仅统计前瞻性研究时减弱。而且鱼类饮食的作用与肠道部位相关,在直肠癌中最强,癌发风险可下降达 21%。因而鱼类饮食可能与大肠癌发生相关,但仍需要更多的证据支持其相关性。

　　(4)饮品

　　1)饮酒:有不少观察性研究表明,过量饮酒将明显提高大肠癌的发病率,且在男性中相关性更强。有 Meta 分析显示,中度饮酒(1~4 杯/天)和大量饮酒(>4 杯/天)相对于非饮酒者或是偶尔饮酒者,将分别提高大肠癌发生率 21% 和 52%。而在女性中,中度饮酒仅增加 8% 的大肠癌发病率。这可能与不同性别间平均饮酒量差异相关,也可能因为男女在酒精代谢方面确实存在差异。

　　酒精诱发大肠癌形成可能经由以下途径:①乙醇会先被氧化成乙醛,从而形成一些 DNA 加合物,并导致基因毒性;②长期接触酒精会增加体内活性氧化产物含量,后者可抑制解毒相关酶,并通过其他途径产生次级氧化活性产物,从而作用于 DNA 和关键蛋白;③乙醇代谢会消耗体内的四氢叶酸酯,且过量的酒精会导致细胞的低甲基化。

　　可以说,酒精和大肠癌发病率受到食物中甲基供体含量的影响。高酒精摄入伴随低甲基饮食,较单纯高酒精摄入人群更易罹患大肠癌。这也侧面印证了酒精通过表观遗传改变导致肿瘤发生的假说。但目前还缺乏以甲基供体、性别和酒精摄入为联合危险因素的研究。

　　2)奶制品及钙:牛奶被认为可降低以结肠癌为主的大肠癌发病率。近期有 Meta 分析显示,每天摄入 400g 奶制品的人群中结肠癌发生的相对危险度(RR)为 0.83(95% CI 0.78~0.88)。上述作用在男、女性中均存在。牛奶摄入与结肠癌发生率有非线性的负相关,并且在摄入量最高组,其保护作用最为明显。

　　奶制品主要通过钙而产生保护作用。近年的一篇包含 3 个随机队列研究的 Meta 分析中,Caroll 等人发现不论是否合并食用其他微量营养素,每天摄入 1200～2000mg 的钙将使有大肠息肉史的患者降低 20％大肠腺瘤的再发风险。该研究同时显示,钙摄入能延缓腺瘤发展。然而在没有大肠癌发生额外风险的人群中,没有证据显示补充钙能提供明显的益处,这也可能与低危险人群往往本身不缺乏钙相关。

目前推测钙在大肠癌发病中的保护作用可能源自以下方面:①钙能够与次级胆酸以及离子化的脂肪酸结合,形成惰性物质,减少后二者与肠腔的接触,并起到抗炎作用;②直接作用于细胞周期,减少细胞增殖,促进细胞分化,促进异变细胞凋亡。

综上所述,低钙摄入者及大肠癌高危人群,应通过食用低饱和脂肪酸含量的奶制品,如低脂牛奶、奶酪或酸奶,以增加钙摄入。

3)咖啡:咖啡可降低大肠癌风险,但在现有各研究结果中,其作用的力度差距很大。有研究表明,仅当调整吸烟及饮酒因素后,咖啡才在每天饮用 4 杯以上的女性中有微弱的保护作用;而另有报告则显示,咖啡对于大肠癌的发生呈明显负相关。

一般认为咖啡因是大肠癌预防作用中的关键物质。目前研究表明咖啡在大肠癌发病中的保护作用可能源自以下方面:①它能与机体内抗肿瘤细胞因子相互作用,从而能抑制肿瘤细胞 DNA 合成、抑制 DNA 潜在致死性修复、释放 G2 阻遏等,并由此降低肿瘤发病率;②咖啡中的绿原酸及消化纤维(包括类黑精),能增加结肠动力,维持肠腔抗氧化状态;结合其他相关物质,咖啡能够防止细胞变异,抗氧化,减少胆汁酸分泌入结肠,并能通过咖啡醇及咖啡白酯消除多种致癌物质;③咖啡还能影响肠道功能,如改变肠道菌群、排便习惯、维持肠腔内还原性环境。

(5)维生素

1)维生素 D:在纬度高、维生素 D 水平相对偏低的地区,大肠癌常常高发,这从侧面印证了维生素 D 对于大肠癌的预防作用。维生素 D 可通过细胞信号传导途径及基因转录调节起到抗异常增殖和促进分化的作用。现对于维生素 D 的大肠癌预防作用基本达到共识,但是最佳的补充剂量仍缺乏相关数据支持。目前关于维生素 D 的剂效作用尚有待更多研究进一步探索。

2)叶酸:叶酸的保护作用最早是在一大型前瞻性队列研究中发现的。根据目前研究结果,似乎只有食物中的叶酸才与大肠肿瘤存在关系,而且相关研究证据并不充足。此外,叶酸的作用是和其他甲基供体(如甲硫氨酸)以及甲基消耗物质(如酒精)等相关的。因此,叶酸的单独作用往往很难研究。

叶酸盐和叶酸都在内源性代谢中转化为 5-甲基四氢叶酸,后者进入一碳循环并作为主要的甲基供体为 DNA 核苷酸合成提供原料。DNA 的高甲基化或低甲基化都是癌症发生的早期标志。当叶酸摄入不充足时,容易出现尿嘧啶的错配、DNA 错误修复及表观遗传学异变(如低甲基化)等,引发 DNA 损伤,从而导致大肠癌变。

近期有基于对照试验的分析表明,摄入超过平均量的食物叶酸能降低 8％的大肠癌发生风险。但也有 3 篇基于随机对照试验的 Meta 分析显示,补充叶酸对于大肠腺瘤没有保护作用,甚至有证据表明叶酸可能导致新生物形成。因此,有人推测叶酸在肿瘤形成的不同阶段有不同的作用:在初期缺乏叶酸会增加成癌的风险,而当进入进展期时,过多的叶酸反而会为异常增殖推波助澜。由于叶酸可能存在的双重作用,在什么年龄、怎样的状态下开始补充叶酸,就成为值得探讨的问题。

3)硒:硒的摄入与结肠癌的死亡率呈负相关。根据一包含 3 个随机对照试验的分析结果,硒的最高摄入量组,相比于最低摄入量组,能降低 33％的大肠息肉发生率。

硒进入人体后会形成含硒代半胱氨酸(Sec)的特殊蛋白 SEP,该物质被认为与硒的抗肿瘤作用相关。SEP 能够通过激活 TP53,增强其基因修复功能,保护 DNA 避免氧化损伤,诱导细胞凋亡,并在免疫系统和胰岛素信号传导中均发挥作用。SEP 的氧化还原能力也使它在炎症的发生,尤其是环加氧酶 2 途径中发挥重要的信号传导作用。

但服用硒存在副作用,包括增加糖尿病发生率等。因此,目前在不缺乏硒的人群中,并不提倡对其补硒。

4)其他营养素:此外,任何可能与炎症通路相关的食物及营养元素,皆可能与大肠癌发生相关。如印度咖喱中的姜黄,蓝色及红色水果中的花青素类化合物等,均被报道可能与大肠癌预防相关。上述食物及营养物质还需通过以下方面的研究以明确与大肠癌的相关性:如在食物中的含量、药代动力学、体内的生物活性、在一般人群中的平均摄入水平等。

2.饮食结构类型与大肠腺瘤-大肠癌(ACS)的关系　目前关于膳食结构与大肠肿瘤沿"腺瘤.腺癌"通路的相关性大规模研究并不多见。Kesse 等学者调取了 1993～2000 年欧洲癌症和营养研究项目中法国女性的饮食数据,分析其饮食模式与腺瘤-腺癌序列的相关性。这一前瞻性研究纳入了 516 例大肠腺瘤患者(其中 175 例为高危腺瘤)与 4804 例健康对照女性,以及 172 例大肠癌患者与 67312 例健康对照女性。该研究确定了四种饮食模式:"健康饮食组"(蔬菜、水果、酸奶、海产品和橄榄油等),"西方生活方式组"(土豆、披萨和馅饼、三明治、糖果、糕点、奶酪、谷物制品、加工过的肉类、鸡蛋、黄油等),"酒鬼方式组"(三明治、小吃、加工肉和酒精饮料等)和"肉食者组"(肉类、家禽和人造黄油等)。结果发现,西方模式组中大肠腺瘤的风险增加(RR1.39,95% CI 1～1.94,P=0.03),饮酒模式组中同样存在高腺瘤风险(RR1.42,95% CI 1.10～1.83,P=0.01),而肉食者模式组亦与大肠癌危险呈正相关(RR1.58,95% CI 0.98～2.53,P=0.02)。同样,欧洲营养学期刊中发表的 Rouillier 等学者一项纳入了 1372 名受试者的病例对照研究同样表明,以鱼、谷物、蜂蜜、橄榄油、水果和蔬菜等为主的低能量饮食可能在大肠腺瘤-大肠癌通路中起保护作用;而高能量、高加工过的肉类和动物脂肪的饮食则恰恰相反。

3.宿主代谢相关的营养素与大肠肿瘤发生的研究进展

(1)宿主代谢及肠道微生态:胃肠道蕴藏着一个复杂丰富的微生物群落系统。近年来的观点认为,这一肠道菌群系统作为超级生物体,可以被看做一个扩充的基因组,根据深圳华大基因研究院公布的数据,"人体肠道菌群元基因组研究"共获得 330 万个人体肠道源基因组的有效参考基因,约是人体自身 2 万个基因的 150 倍。

肠道菌群与人体在长期的共同进化过程中,形成了密不可分的互利共生关系,它们通过参与人体的许多基本生理代谢活动,在宿主营养、免疫、健康与否中发挥了重要作用。

1)宿主肠道微生态与营养及物质代谢:肠道菌群能合成多种物质,满足人体生长发育需要,如肠道菌群能合成维生素。已有报道乳酸杆菌和双歧杆菌能够合成多种维生素,而维生素 K,被证实主要由大肠杆菌合成而非经食物摄取。同时肠道中的正常菌群还可为宿主提供多种不同的酶,分解营养物质,为宿主提供能量底物,广泛参与各种生化途径,促进入体新陈代谢。例如肠道菌群产生的 α-糖苷酶、半乳糖苷酶以及葡萄糖醛酸酶,可对糖类进行分解,将其转变成小分子的葡萄糖后才被吸收。肠道菌群产生的消化酶参与机体对蛋白质、碳水化合物、脂肪等的消化、吸收及代谢,如蛋白酶水解蛋白质分子内部的肽键,形成各种多肽,同时还能够利用氨合成蛋白质。另外,肠道菌群可直接作用于食物脂类和内源性脂类,或间接改变胆固醇及其主要衍生物胆盐的代谢。肠道菌群能促进电解质的吸收,研究认为双歧杆菌能大量产酸,可促进钙、铁、镁、锌的吸收利用。

此外,肠道菌群能分解人体本身不能直接消化利用的膳食纤维,产生小分子内源性有益代谢产物——2 至 6 个碳链的有机短链脂肪酸。丁酸(常以丁酸盐形式存在)是短链脂肪酸的主要产物,能被上皮细胞吸收利用,是人类肠上皮细胞最重要的能量来源,同时在促进细胞分化成熟、调节基因表达、维持肠道内环境稳定和预防大肠癌发生等方面发挥有益作用。丁酸可减缓或抑制 HeLa 细胞、鼠成纤维细胞、肝癌细胞、结肠癌细胞的生长,并具有抑制环加氧酶-2(COX-2)的作用,可影响肠道血管生成素的合成。

2)饮食营养与宿主肠道菌群的关系:健康人的肠道菌群结构受到宿主遗传表型、饮食、年龄、性别等诸多因素的影响。尽管宿主因素对于肠道菌群的形成起决定性作用,在一个相对短的时间内,宿主的遗传特征是相对稳定的,宿主肠道菌群与外部环境保持着一个平衡状态,而此时外界环境因素特别是饮食对菌群组成结构的影响不容忽视。膳食结构的不合理等可能打破该平衡,形成肠道菌群失调,表现为肠道菌群的种类、数量、比例、定位和代谢特征的变化。随着对宿主稳态和肠道菌群正常生理功能的各项研究以及其不稳态对机体运行影响的揭示,近来在代谢组学基础上提出了"完整系统生物学"概念,将宿主肠道菌群及饮食等其他环境因素看成一个整体来进行研究,以期进一步阐明疾病在人体内的发生代谢机制,以及饮食优化在大肠肿瘤预防中的可能机制。Ley 等利用 16SrRNA 基因克隆文库比较包括人在内的 60 种不同的高等哺乳动物肠道菌群组成差异时,发现尽管不同的物种其肠道菌群组成存在差异,但具有相同饮食结构的不同物种其肠道菌群结构彼此更相似。因此,在宿主与肠道微生物共同进化的过程中,饮食对菌群结构的影响与宿主基因型至少有着同样重要的作用。Finegold 等利用培养的方法比较食用传统日式饮食和西方饮食的日裔美国人肠道菌群的组成时,发现尽管他们具有相似的遗传背景,但其肠道菌群却存在显著差异。日式饮食组除肠杆菌以外的兼性厌氧菌和需氧菌数量较西方饮食组显著增多,而婴儿双歧杆菌在西方饮食组则较为常见;而遗传背景完全一致的同卵双胞胎,尽管彼此肠道菌群相似性高于其他无遗传关系的人,但其肠道菌群仍存在一定差异,更充分表明宿主的基因并不是影响肠道菌群的唯一因素,后天的环境因素对菌群的形成起着更为重要的影响。尽管有关肠道菌群宏基因组学的研究方兴未艾,但从应用角度出发,通过改善饮食结构而调整肠道菌群从而减少大肠肿瘤发生的研究应该更具有临床实践意义。

(2)宿主肠道菌群及营养素代谢异常与大肠肿瘤的发生:大肠肿瘤发生的场所充斥着大量的肠道菌群,后者的数量、种类、部位及其代谢产物肯定影响前者。作为 2011 年医学十大突破之一,肠道菌群与大肠肿瘤关系的研究成果荣登 2011 年 12 月 19 日出版的美国《时代》周刊。2011 年 10 月在线发表于《基因组研究》的、来自美国和加拿大研究小组的两项研究均显示肠道细菌与大肠癌之间存在明显关联。具核梭杆菌存在于癌区黏膜内而很少出现在正常人体肠道内。几乎同时,2011 年 10 月在第 19 届欧洲消化疾病周(UEGW)上,法国的 Sobhani 教授认为大肠癌是肠道微生态相关性疾病。通过粪便 DNA 分析,他发现大肠癌和对照组粪便中的菌群明显不同。将大肠癌患者粪便移植到无菌的小鼠肠道内,则该小鼠肠黏膜出现异常隐窝灶(ACF)和细胞增殖;如果应用化学诱癌剂,则较之对照更容易出现大肠癌。

近年来肠道菌群异常与大肠癌发生的相关机制包括:

1)宿主肠道微生态代谢与 SCFAs 的关系:有关膳食纤维与大肠癌发生危险度的研究报告并非完全一致,多数流行病学调查认为纤维素饮食与大肠癌发生率呈负相关,但部分学者认为并无关系。造成该差异的主要原因包括纤维素来自不同食物、食物间复杂的相互作用、食物纤维存在异种性、肠道中产生的SCFAs 量不同、测量纤维的方法各有不同和研究的观察终点不同等。肠道代谢物 SCFAs 被认为是肠道菌群和宿主共同代谢膳食纤维的产物,它不仅可以反映肠道菌群的状态,而且在共栖菌与宿主摄入的膳食纤维之间起着桥梁作用。因此,如果直接检测粪便中的 SCFAs,将非常有助于明确其与纤维素饮食以及大肠癌的关系。

2)宿主肠道微生态代谢与胆汁酸代谢、肠道免疫的关系:在人与动物体内,肠道菌群对于胆汁酸的转化是必不可少的,进入肠道的初级胆汁酸,在回肠和结肠近端菌群的作用下,结合胆汁酸水解释放出游离胆汁酸,发生 7-羟基脱氧,形成初级胆汁酸,即胆汁酸转变为脱氧胆酸,鹅脱氧胆酸转变为石胆酸,粪便中的多种细菌均可以促进初级胆汁酸向次级胆汁酸转变,如人类粪便中类杆菌可促进结合胆汁酸早期解离成游离胆汁酸,而梭菌则在小鼠肠道内促进游离胆汁酸 7-羟基脱氧;厌氧菌可促进胆汁酸水解和 C-3、C-7、

C-12位点的羟基脱氧,结合胆汁酸解离和7-羟基脱氧增加了胆汁酸疏水性和解离常数(pK值),阻止它们被结肠上皮细胞主动吸收,但增强胆汁酸的毒性和代谢不良反应。次级胆汁酸已经被证明比初级胆汁酸对肠道上皮细胞更具有毒性,并且在动物实验中证实了其可以导致结肠癌变。流行病学调查进一步证实了这个结论,研究认为高脂肪摄取会导致粪便中高浓度胆汁酸,与结肠癌高发生率相关联;多项前瞻性研究表明胆囊切除后的患者其结肠癌的发病率明显升高,并且粪便中胆汁酸和次级胆汁酸的浓度相应升高。胆汁酸可以通过激活表皮生长因子受体(EGFR)/MAPK等多种信号途径,刺激结肠上皮细胞分泌黏蛋白(MUC2),从而导致肠道上皮的氧化应激、炎症、凋亡以及癌变等。这说明了胆汁酸异常代谢过程会直接或间接导致结肠癌变。研究已经证实胆汁酸可作为一种信号分子参与MAPK信号途径、与蛋白耦联受体TGR5结合、激活法尼酯衍生物X受体(FXP)等信号途径,调节体内能量代谢平衡、脂质代谢、控制肥胖、维持肠道菌群和黏膜屏障功能完整等作用。

肠道菌群失调也会导致人体内代谢产物异常,充当大肠癌癌变和发展的"辅助剂"。在正常生理条件下,肠道细菌分泌的3-葡萄糖醛酸酶介导的葡萄糖醛酸化作用能促进入体肝脏解毒,而大肠癌患者肠道内菌群中3-葡萄糖醛酸酶活性明显低于正常人群。另外,3-葡萄糖苷酶和偶氮还原酶异常增多可促进二甲基肼和亚硝酸盐的形成,诱导肠道肿瘤的发生。此外,菌群失调导致机体免疫紊乱造成了癌变细胞的免疫逃逸,也是肠道肿瘤发生、发展以及药物治疗效果差的重要原因。我们曾与美国密歇根大学免疫学教授Zou等的研究小组合作发现,白细胞介素-17(+)Foxp3(+)T细胞在结肠黏膜的聚集起着促炎和促癌变作用。

肠道菌群失调、胆汁酸代谢异常与大肠癌发生发展以及治疗等有着密切的关系,但是目前的研究主要是从大肠癌形成过程中探讨肠道微生态改变可能对大肠癌发生发展的影响;而直接从微生态学角度研究不同菌群的改变通过胆汁酸代谢对大肠癌发生的影响尚不明确。阐明肠道不同菌群通过胆汁酸代谢的致瘤作用及制剂,将有利于针对不同菌群研究益生菌,提供微生态制剂,对于阐明大肠癌的发病机制和预防将起到重大作用。

4.结论与展望　　大肠肿瘤的发生是一个内因与外因结合的过程;而相比之下,后者对大肠癌的发生有着不容忽视的作用,且更易控制。面对我国大肠癌发病及死亡率不断上升,本着三级预防的理念,明确大肠肿瘤相关危险因素,提出合理的饮食结构指导,将有利于从源头上减少大肠肿瘤发病风险。

目前饮食因素的相关研究仍存在相应局限性,如饮食成分一般都是研究对象自己叙述的,可能被诸多因素影响,因此单一种类的营养物质或食物的研究很难进行;单一营养物质对于肿瘤的形成作用可能很小,需要大人群样本进行研究才能得出更加可靠的结果;大型随机对照试验耗费大,一般多为前瞻性队列研究等,这些研究方式容易产生难以控制的偏差等问题。因而往后,除加大研究相关的人力、物力投入外,如何结合后续饮食指导,合理设计实验亦尤为重要,从而为积极调整合理的膳食结构、提供正确的生活指导及防治大肠肿瘤的发生,提供科学理论支持。

## (二)肠道菌群及其代谢物

在恶性肿瘤内存在一个复杂的群落,该群落可以包括有异常基因组的致肿瘤转化细胞,非肿瘤细胞包括免疫细胞和基质细胞,并在某些情况下包括微生物如细菌和病毒。有几种类型的肿瘤与感染性病原体有关,并且这些肿瘤往往发生在高水平暴露于微生物下的组织。过去30年中,人类许多肿瘤均被报道与微生物感染直接相关,如胃癌与幽门螺杆菌,宫颈癌与人类乳头状瘤病毒(HPV),肝细胞癌与乙型肝炎病毒(HBV)等。

无论是遗传性还是散发性大肠肿瘤(包括腺瘤和腺癌),环境因素均是影响其发生的重要因素。Knudson的"二次打击学说"认为,宿主因素在肿瘤发生的易感性中发挥重要作用,环境因素的二次打击可导致细胞失控性增殖。环境因素如饮食、生活方式、肥胖、糖尿病等被认为对大肠肿瘤的发病有重要影响,而这些在很大程度上是人体肠道细菌的代谢活动造成的。肠道菌群可能影响大肠肿瘤发生风险的多个进程,包括上皮细胞增殖、分化、必需营养物质的产生和(或)生物活性的食物成分,阻止病原微生物的过度生长、炎症以及肠道免疫系统的刺激。此外,肠道细菌的代谢活化作用与宿主的健康密切相关,目前已证实其主要机制是参与致癌物、共致癌物或致癌物前体及 DNA 损伤因子的产生,直接影响结直肠上皮代谢,在大肠肿瘤发生的起始阶段发挥作用。这些代谢产物可以结合特定的肠道细胞表面受体,影响细胞内的信号转导。

1.肠道菌群概述　人类胃肠道蕴藏着一个复杂而丰富的微生物群落,在结肠中种植有约 500 种、数量多达 $10^{13} \sim 10^{14}$ 的微生物。肠道菌群与宿主本身并不仅仅是简单的共同存在,而是与其真核宿主为互利共生关系,在诸多方面影响人的生理活动。肠道细菌在胃肠道的定植取决于肠道的 pH、蠕动、组织中的氧化还原能力、细菌黏附、细菌协作、黏膜分泌型抗体、营养的有效利用率以及细菌拮抗等。虽然在肠道不同的解剖位置,菌群的构成是相当稳定的,但菌群的绝对数量变化很大。胃及小肠由于肠腔内的酸、胆汁及胰腺分泌液等可杀死多数肠道微生物,仅定植少量细菌;大肠是菌群生态系统极其复杂的寄居场所,其细菌分布密度很高,数量可达 $10^{11} \sim 10^{12}$/g 肠腔内容物;粪便团块也主要由细菌组成,约占粪便固体的 60%。

宏基因组序列分析揭示出人体远端肠道微生物群的两大优势。菌群是厚壁菌门和拟杆菌门,变形杆菌门和放线菌门次之,梭杆菌门、疣微菌门、蓝细菌门较少。个体的优势菌群因宿主不同而异,且个体间差异很大。研究表明,人类肠道菌群中厌氧菌占主导地位,其数量为需氧菌的 $100 \sim 1000$ 倍,其中厌氧菌中拟杆菌属、双歧杆菌属、真杆菌属、梭状芽胞杆菌属、消化球菌属、消化链球菌属和瘤胃球菌属占主导地位,而需氧菌或兼性厌氧菌如大肠埃希菌属、肠杆菌属、肠球菌属、克雷白杆菌属和乳酸杆菌属等占次要地位。

肠道共生菌在胃肠道的生理、病理过程中起到重要作用。一定数量的细菌对于胃肠道黏膜免疫系统的形成、正常生理环境的稳定以及必要营养的提供都非常必要。健康情况下,肠道菌群保持相对稳定,这种平衡状态可由于应用抗生素、饮食干预、感染、外科手术、肿瘤、免疫功能低下等原因而被打破,表现为细菌组成种类、数量、比例、定位和代谢特征的变化。肠道细菌与固有免疫及适应性免疫、新陈代谢、营养获得、胃肠学及体内平衡均有关联,菌群改变与大肠肿瘤、炎症性肠病(IBD)、肠易激综合征(IBS)乃至慢性代谢性疾病如肥胖、糖尿病的发生发展具有非常密切的联系。因此,维持肠道菌群结构和功能的健康平衡状态,对于人体健康具有非常重大的意义。

2.肠道菌群的功能　食物经由胃和小肠分解、消化后进入大肠,肠道菌群以人体未完全消化的食物成分以及部分代谢产物、肠道黏液等为代谢底物和能量来源进行新陈代新活动,维持自身的数量,并通过自身的生理活动在各个方面影响宿主健康。

(1)营养与物质代谢作用:肠道菌群以复杂的碳水化合物和蛋白质为代谢底物进行厌氧酵解活动,能合成多种物质,如多种维生素,以满足人体生长发育需要;分解营养物质,为宿主提供能量底物;提供多种不同的酶,为宿主参与各种生化途径打下了基础。肠道菌群的营养与物质代谢作用对人的正常生理活动具有非常重要的意义。

短链脂肪酸(SCFAs)是由人体肠道中的肠道菌群分解食物中的膳食纤维而产生的含 $2 \sim 6$ 个碳链的小分子内源性代谢产物。人体内的 SCFAs 主要为乙酸、丁酸和丙酸,约占 SCFAs 总量的 90%~95%,其中乙酸盐含量最高,其余 SCFAs 如异戊酸、异丁酸等只占 5%~10%。SCFAs 是结肠腔内重要的有机酸阴离子,通过离子或非离子形式被肠道黏膜吸收,是结肠和小肠上皮细胞的主要供能物质。SCFAs 还可促进钠离子吸收,为结肠细胞增殖和黏膜生长提供能源代谢,增加肠黏膜血流,刺激胃肠激素的生成;同时还能够抑制致病菌生长。肠道代谢物 SCFAs 被认为是肠道菌群和宿主共同代谢膳食纤维的产物,它不仅可以反映肠道菌群的状态,并且在肠道共生菌与宿主摄入的膳食纤维之间起着桥梁作用。

肽类和蛋白质类通过肠道菌群的无氧代谢也产生 SCFAs,但同时也产生了一系列潜在的有毒物质,包括氨类、胺类、酚类、硫醇类和吲哚类等。肠道菌群可利用的蛋白质主要来自饮食、胰腺酶、脱落的上皮细胞以及溶解细菌而来的弹性蛋白和胶原蛋白。成人结肠每天可利用的底物为 20~60g 的碳水化合物和 5~20g 的蛋白质。

肠道菌群在维生素的合成以及钙、镁、铁的吸收中也发挥了部分作用。2005 年,Nicolson 提出了宿主与肠道菌群的共代谢理论,并强调了其在药物代谢中的作用,该理论认为在宿主体内,部分代谢产物是由宿主基因调控的,而另一部分代谢产物则由宿主和肠道细菌共同代谢产生,并进入宿主的全身循环被宿主再次代谢。

(2)生物屏障作用:常驻肠道菌群在宿主肠道内构成一道生物屏障,抵抗外袭致病菌的入侵、定居,对阻挡病原菌侵犯人体组织起到重要作用。无菌动物非常容易受到病原菌的感染。肠道中也存在机会性致病菌,但在正常状态下其生长受到抑制。常驻菌群种类与数量的平衡可为个体肠道微生物群落提供稳定的状态。然而,抗生素的应用等可破坏这种生态平衡,并导致产毒素的难辨梭状芽胞杆菌等潜在致病菌的过度增殖,引起伪膜性肠炎。

肠道菌群的屏障保护主要通过营养竞争、肠道上皮细胞黏附位点竞争以及产生抗菌物质等机制来发挥屏障功能。体外研究发现,肠道细菌可竞争肠上皮细胞刷状缘的附着点,黏附的非致病性细菌可阻止侵袭性细菌对上皮细胞的黏附及侵入。此外,肠道细菌可以通过控制和消耗肠道微环境中的代谢资源来有效地争夺养分并维护它们共同的栖息地,如定植于无菌小鼠肠道的脆弱拟杆菌。研究发现,此类肠道共生菌能够通过与宿主的信号传递而调节肠道内可用于代谢营养物质的量,从而在最大程度上降低利用同一种营养物质的病原菌的入侵和定植。肠道细菌还可通过产生被称为细菌素的抗菌物质来抑制它们竞争对手的生长。具有合成细菌素能力的细菌在胃肠道微生物群体之间分布很广,宿主可以调控该种物质的产生,因为它们大多是蛋白质化合物,可以通过消化蛋白酶降解。因此,细菌素的作用主要是受肠道局部微环境的限制。

(3)免疫调节作用:近年来,肠道菌群对宿主免疫的影响和调节作用越来越受到研究者的关注。人体肠道黏膜内的黏膜免疫系统是人体最大的免疫系统,肠道菌群能够诱导黏膜免疫反应,使其对外来侵害及时作出反应。宿主和细菌在黏膜表面的相互作用似乎在免疫系统的发展中扮演了重要角色。正常的肠道菌群能够调节一系列广泛的、功能各异的免疫相关基因的激活或关闭,诱导 T 细胞和 B 细胞的活化,从而帮助宿主抵御外来病原菌的侵害。肠道正常菌群通过细菌本身及其代谢产物刺激宿主免疫系统使免疫细胞活化,促使免疫系统的发育成熟。

在健康人的肠道内,共生菌群与宿主的免疫系统呈现良好的互作关系。在人体正常的肠道菌群里,某些种类的细菌能够抑制炎症的发生,而另一些共生菌在某些条件下具有引起炎症的特性。因此,肠道菌群同时具有抑制和促进炎症反应的潜能,其组成结构及数量与免疫系统的运作密切相关。完整、平衡的肠道菌群能够保持人体肠道内健康的免疫应答,并使宿主免于疾病。某些因素如宿主的基因型、生活方式、应用药物等都有可能影响肠道菌群的稳态,进而影响免疫调节机制,促进炎症、肿瘤等疾病的发生。

3.肠道细菌影响大肠肿瘤发生的可能机制

(1)菌群失衡:宿主因素、饮食因素及抗生素的应用等均可改变大肠内环境,进而破坏宿主与细菌之间的稳态,引起菌群失衡,而肠道内环境如 pH 的改变,可进一步促进肠道菌群失衡、炎症及细胞转化的发生;饮食还可通过提供各种不同的代谢底物而影响细菌的代谢类型。

(2)代谢活化作用:肠道细菌的代谢活化作用与宿主的健康密切相关,目前已证实其主要机制是参与致癌物、共致癌物或致癌物前体及 DNA 损伤因子的产生,直接影响大肠上皮代谢,在大肠癌发生的起始阶段发挥作用。致癌物质主要由肠道中前致癌物在肠道细菌酶 7-α 脱羟基酶、β-葡萄糖醛酸酶、β-葡萄糖苷酶和偶氮还原酶等的作用下转化而来。次级胆汁酸是一类具有促癌作用的细菌代谢物,其合成依赖于肠道内一类 7-α 脱羟基细菌产生的 7-α 脱羟基酶,该酶能将肠道内残留的胆汁酸分解转化为次级胆汁酸。有学者通过分离和培养粪便菌群发现,大肠癌的高风险人群——在美国生活的非洲后裔人群的肠道内,7-α 脱羟基细菌的数量显著高于低风险人群——非洲本土居民,支持了这一结论。某些肠道细菌的 β-葡萄糖醛酸酶可水解食物烹饪过程中产生的杂环芳香胺类致癌物,产生能损伤结肠黏膜及上皮细胞 DNA 的活性物质。肠道中某些细菌具有 β-葡萄糖苷酶和偶氮还原酶,能促进致癌物质如二甲基肼和亚硝酸盐的形成,诱导肠道肿瘤的发生。此外,肠道菌群还参与一些化学致癌剂和诱变剂在人体内的代谢,如乙醛、多胺类物质、酚类以及烷基化合物等。

(3)炎症和免疫:近年来,肠道里一些细菌引起的炎症与大肠癌的关系也越来越引起研究者的关注。无论是由 IBD 恶化而导致的炎症相关性大肠癌,还是散发性大肠癌,其发展均伴随着炎症反应的渗透及促炎细胞因子的表达。肠道菌群在保持人体免疫内稳态方面具有重要的功能,而病原菌的入侵或某些条件致病菌在肠道中数量的大幅度增加,会导致肠道微生态系统的失衡,由对肠壁起保护作用的正常组成结构变为对宿主健康具有攻击性的、促进炎症和损伤、乃至引起肿瘤发生的异常结构。

病原菌可能通过激活识别受体或细胞吞噬作用、黏附、分泌毒素等方式来引发肠道的炎症反应,进而在大肠肿瘤的发生过程中起作用。Wu 等人通过动物实验发现,一种能产肠毒素的脆弱拟杆菌在小鼠肠道内定植可导致肠道内组织损伤,进而激活小鼠体内信号转导与转录激活因子 3(STAT3),诱导 IL-17 的产生,促进肠道肿瘤的形成,并且还会引发肠道细胞不断地出现损伤和修复,两者共同作用导致了大肠肿瘤的产生和发展。革兰阴性细菌产生的细菌内毒素脂多糖,能与细胞表面受体 TLR-4 结合,激活转录因子 NF-KB 和蛋白激酶 p38 等,从而有效激发免疫细胞。TLR-4 在人体大肠肿瘤细胞上表达,在 IBD 相关的大肠癌发生发展中起到重要作用。

4.促进大肠肿瘤发生的肠道菌群及其代谢物

(1)产肠毒素脆弱类杆菌:产肠毒素脆弱类杆菌(ETBF)属于拟杆菌属的一类脆弱拟杆菌,因能产生肠毒素而命名。研究表明,ETBF 菌株可通过产生脆弱类杆菌毒素(BFT)而在大肠肿瘤的启动阶段发挥作用。除了对结肠上皮细胞具有直接基因毒性,还可刺激肠上皮细胞的肿瘤抑制蛋白 E-钙黏蛋白的裂解。E-钙黏蛋白的裂解可增加肠黏膜屏障的渗透性,并且通过 Wnt/β-catenin 途径增强了细胞信号。在体外,BFT 能够刺激人结肠癌细胞的增殖和迁移,还能进一步激活 NF-κB 途径并诱导结肠上皮炎性细胞因子分泌的能力。除此之外,在 ETBF 诱导的结肠炎和结肠肿瘤的小鼠模型中,ETBF 被发现在小鼠肠道内的定植能够导致肠道内组织损伤,进而激活小鼠体内 STAT3,诱导 IL-17 的产生,促进结肠肿瘤的形成。

(2)硫酸盐还原菌:硫酸盐还原菌(SRB)是一类常见的肠道细菌,主要属于 δ-变形菌纲或革兰阳性菌中的梭菌类群,其通过还原硫酸根离子($SO_2^{-4}$)的途径降解食物中的有机物,并产生对肠壁细胞有毒性的硫化氢($H_2S$)。已有研究表明,$H_2S$ 对肠壁细胞有一定的毒性,肠道内较高浓度的 $H_2S$ 会促进肠道炎症和大肠肿瘤的发生、发展,且与大肠癌的调节通路有关。例如,Rose 等通过人大肠癌细胞系的体外实验发现,与人体内浓度相似的 $H_2S$ 会抑制十字花科蔬菜的有效抗癌成分苯乙基异硫氰酸盐(PEITC)所诱导的肿瘤细胞凋亡。Attene-Ramos 等也发现,极低浓度的 $H_2S$ 即可以在体外引起人体细胞的 DNA 损伤。

(3)具核梭杆菌:具核梭杆菌属于梭杆菌门,是梭杆菌属的代表菌种。自 2012 年始,该菌对于大肠肿瘤的潜在致病性引起了研究者的注意。美国学者 Meyerson 等及加拿大学者 Holt 等通过 16S 全基因组测序和定量 PCR 方法分析比较了大肠癌组织及对应正常组织中的菌群序列,均发现具核梭杆菌在大肠癌组织中显著富集,并且富集程度与淋巴结转移呈正相关。既往研究报道,具核梭杆菌作为一种侵袭性厌氧菌,可致口腔感染、阑尾炎及 IBD 的发生。近年来,一些研究也为具核梭杆菌所致的肠道肿瘤发生提供了实验学证据。例如,ApcMin/＋小鼠持续暴露于具核梭杆菌感染后,其结肠及小肠肿瘤生成显著增多。该研究数据表明,具核梭杆菌可诱导髓系来源免疫细胞的增殖,上调炎症相关基因的表达,从而改变结肠肿瘤发生的微环境。然而,就目前的研究结果而言,检测具核梭杆菌尚不能作为一个独立的标志物来鉴别大肠癌高危患者。

(4)活性氧中间体:活性氧中间体(ROI)是分子氧的衍生物,通常包括超氧化物、过氧化氢、次氯酸、单线态氧、羟基自由基等。ROI 在所有细胞的正常代谢过程中产生,并可以与脂质和蛋白质反应,生成与DNA 相互作用的中间体,这些中间体分子可引起 DNA 氧化损伤。越来越多的证据也支持 ROI 在大肠癌发生发展中起作用。Huycke 和他的同事在研究中发现,肠道共生菌粪肠球菌在人体肠道内产生大量细胞外过氧化物和氧化自由基(如过氧化氢等),引起肠道上皮细胞 DNA 损伤以及染色体不稳定性增加,并最终导致腺瘤乃至恶性肿瘤的发生。另有研究显示,粪肠球菌具有诱导 IL-10 基因敲除小鼠发生 IBD、异型增生及腺癌的能力,而在 IL-10 基因敲除的无菌小鼠中则未发现。基于以上实验结果我们推测,ROI 在炎症过程中可诱导结肠上皮细胞的 DNA 损伤,在大肠癌发生发展中发挥了重要的作用。

(5)胆汁酸代谢:在人类肠道内,肠道菌群在胆汁酸的代谢中发挥了重要作用,主要涉及一类具有 7α-去羟化作用的细菌的脱羟基化过程,胆汁酸被转换为次级胆汁酸(见前述)。在动物模型中,去氧胆酸(DCA)的注入可以破坏肠道黏膜并诱导细胞的增殖和更替,这一过程可能是次级胆汁酸影响大肠癌发生的一个关键作用机制。另有研究表明,次级胆汁酸在人结肠上皮细胞中可诱导 DNA 损伤,从而导致细胞凋亡,这一过程可触发不依赖 p53 的钙离子依赖的细胞凋亡。一些观察研究已经证实 DCA 与大肠癌发生风险有相关性。例如,粪便中的高 DCA 浓度及高 DCA/LCA 比值与大肠肿瘤风险增加密切相关。

(6)β-葡萄糖醛酸苷酶:近年来,一些能够在结肠中产生潜在致癌代谢物的酶被证明与肠道菌群有关,它们可以将非活性化合物转换为活性代谢物,进而对肠道的健康状态产生不利影响。在这些酶中,β-葡萄糖醛酸酶作为大肠肿瘤风险的生物标志物一直引起学者们进行广泛的研究。流行病学研究表明,大肠肿瘤高风险人群的粪便中 β-葡萄糖醛酸酶的活性水平增高,并且该酶的活性也显著高于健康对照组。此外,动物研究也表明,肠道菌群驱动的 β-葡萄糖醛酸酶在大肠肿瘤的病因学中起着重要的作用。

(7)N-亚硝基化合物:硝酸盐通过饮食和(或)饮水被摄入体内后,很容易通过具有硝酸还原酶活性的肠道菌群转化为活性更强的、具有毒性的亚硝酸盐。亚硝酸盐可与机体中的含氮化合物如胺、酰胺及甲脲等反应,该反应可通过肠道细菌在胃 pH 酸性以及结肠 pH 中性条件下的催化作用,产生许多致癌性很强的 N-亚硝基化合物(NOC)或 DNA-烷基化剂等。NOC 涵盖范围广泛,包括 N-亚硝胺、N-亚硝酰胺、N-亚硝基胍、N-亚硝基脲等,其中大部分是高度致癌的化合物。研究表明,这种 N-亚硝基化作用在肠道内的影响依赖于某些肠道细菌的存在。

5.抑制大肠肿瘤发生的肠道菌群及其代谢物

(1)短链脂肪酸:正如前述 SCFAs 是结肠腔内重要的有机酸阴离子,通过离子或非离子形式被肠道黏膜吸收,是结肠和小肠上皮细胞的主要供能物质。SCFAs 还可促进钠离子吸收,为结肠细胞增殖和黏膜生长提供能源代谢,增加肠黏膜血流,刺激胃肠激素的生成;同时还能够抑制致病菌生长。

丁酸盐是 SCFAs 的一种,是结肠上皮能量的最重要来源。除了能量代谢之外,丁酸盐还具有一些益于肠道健康的重要功能,如维持肠黏膜完整性、调节宿主免疫反应、帮助肠神经元成熟等;另外,丁酸盐还可以降低肠道上皮细胞的 DNA 氧化损伤,诱导 DNA 损伤的细胞发生分化凋亡,抑制肿瘤细胞的生长增殖,以及降低具有促癌作用的酶的活性,从而抑制肠道炎症和大肠肿瘤等疾病。在人体内,能够代谢碳水化合物产生丁酸盐的一大类细菌被称为丁酸盐产生菌。人体内,丁酸盐的来源主要依赖于丁酸盐产生菌的代谢作用,已鉴定出的来源于人体肠道内的丁酸盐产生菌都属于厚壁菌门,主要分为两大类:以 Faecali-bacterumprausnitzⅡ为代表的柔嫩梭菌类群和以 Roseburia 为代表的球状梭菌类群。另外,酪酸梭状芽胞杆菌属于硬壁菌门梭菌纲梭菌目梭菌科梭菌属的一种革兰阳性菌(简称酪酸梭菌、丁酸梭菌、酪酸杆菌等),是一种严格的革兰阳性厌氧菌,也可调节失衡的肠道菌群,重新建立微生态平衡,与双歧杆菌、乳酸菌等有益菌共生并促进其繁殖,抵抗条件致病菌在肠道黏膜的黏附、定植并抑制其生长,减少肠源性有害毒素的产生,加强肠黏膜营养,保护受损的肠道屏障。由于丁酸盐主要由肠道细菌代谢膳食纤维产生,因此有研究者认为,增加饮食中抗性淀粉或膳食纤维的比例有助于降低大肠肿瘤的发生风险。

除此之外,包括共轭亚油酸(CLA)、雌马酚等物质在内的其他一些细菌代谢产物也具有抑癌的作用。

(2)益生菌与益生元:所谓益生菌是指在临床试验中已被证实投入后通过改善宿主肠道菌群生态平衡而发挥有益作用,达到提高宿主(人和动物)健康水平和健康佳态的活菌制剂及其代谢产物。目前,大部分益生菌是乳酸杆菌和双歧杆菌,通过调节肠道微生态平衡和宿主-菌群的共代谢来发挥作用。益生元则是指能够在人体内被肠道菌群利用,从而激发有益菌(包括益生菌)的生长和代谢的食物成分。目前在临床中应用最为广泛的益生元包括果寡糖、寡聚半乳糖、乳酮糖和菊粉等。益生菌和益生元一起使用时,称为合生元。

酪酸梭状芽胞杆菌、乳酸杆菌、双歧杆菌均是益生菌。不同种类的益生菌在肿瘤的不同发展阶段可能起到一定的抗肿瘤作用。一些以大肠肿瘤形成或 ACF 的出现为研究终点的动物模型研究发现,乳酸杆菌、双歧杆菌、链球菌等乳酸产生菌(LAB),可增强宿主免疫反应,抵抗有害菌在肠道的定植,还可通过影响结肠代谢、免疫、保护功能及参与多环芳香族碳氢化合物和杂环芳香胺等致癌物的解毒作用,从而抵抗大肠肿瘤的发生。Capurso 等人比较了 1998～2005 年 29 个关于益生菌对大肠 ACF 或肿瘤影响的动物实验,这些研究中所使用的益生菌包括长双歧杆菌、嗜酸乳杆菌、乳杆菌 GG 和嗜热链球菌,有 26 个研究显示出益生菌的显著效果,但造模过程中和造模结束后干预成功的仅见于 2 个研究,其余的益生菌干预试验均只发现造模前干预的作用。这些结果说明,益生菌的活动更有可能影响癌前病变的形成或肿瘤发生的早期过程,而乳果糖、乳铁蛋白等益生元和膳食纤维的添加则更有助于抑制肿瘤的发展过程。也有动物研究表明芽胞菌可以减少 DMH 诱导的 F344 大鼠 ACF 产生的数目、大小及其结肠细胞 DNA 的损伤。

益生菌抑制大肠肿瘤发生发展的可能机制为:①抑制致病菌在肠道内的定植,维持肠道微生态菌群平衡;②改变宿主结肠的生理环境,如产乳酸菌可产生乳酸等有机酸,降低肠道 pH,利于宿主健康状态;③改变微生物的代谢活性,肠道 pH 下降可降低细菌酶如 β-葡萄糖醛酸酶和偶氮还原酶的活性,进一步减少致癌物或致癌前体的产生;④结合次级胆汁酸等致癌物质,降低其对肠黏膜细胞的毒性作用,干预肿瘤形成的起始阶段;⑤产生具有抗肿瘤活性的代谢产物,最主要的是 SCFAs;⑥促进肠道蠕动,减少条件致病菌和致癌物质在肠道内的停留时间,减少其与肠黏膜的接触,促进致癌物排泄;⑦增强宿主免疫反应,刺激特异性和非特异性免疫系统的组成部分,影响宿主的生理功能;⑧抑制肿瘤细胞中的线粒体跨膜,诱导细胞发生凋亡;⑨维持宿主基因组的稳定性,还可能通过调节肿瘤相关基因的表达来发挥抗肿瘤作用。在分子水平上,这些活动可能涉及巨噬细胞活化、阻塞细胞色素 P450、减少致癌性物质的生成、下调 Ras-p21 表达、促进细胞分化、抑制 COX-2 的表达上调、抑制一氧化氮合酶、增加 SCFAs 的产生等。益生菌还可以通过 NF-κB 通路调节抗炎细胞介质的产生来下调促炎因子,包括 INF-γ 和 TNF-α。

基于动物模型获得的数据,益生菌和(或)益生元的使用已被证明可以通过对病原体的抑制、优化消化过程、提供免疫刺激以及抗肿瘤活性而具有局部和全身作用。在人群中,由于不同个体的遗传背景、饮食偏好和生活习惯各有不同,其干预预防和治疗的效果也因人而异。

6.肠道菌群在大肠肿瘤发生中可能的模型机制

(1)"Alpha-bug"模型：Sears 等人通过对 ETBF 的致病作用与机制的研究提出了"Alpha-bug"模型。该模型认为某种或某些特定肠道固有细菌可通过直接或间接方式影响肠上皮细胞,使其易发生基因突变,这些肠道固有菌被定义为"Alpha-bugs"。其直接作用包括分泌毒素蛋白直接促癌作用等；间接作用包括改变肠道菌群组成使其更易引起黏膜免疫反应和结肠上皮细胞的变化,当上皮细胞基因突变累积到一定程度时诱发大肠肿瘤的发生。在整个致肿瘤过程中,"Alpha-bugs"持续存在或其作用持续存在,并将其他益生菌"排挤"掉,同时肠道菌群的改变也促使许多致病菌的数量增多,加速了大肠肿瘤的发生与发展。

该模型以 ETBF 为例,阐述了 ETBF 在小鼠肠道内定植能够快速特异地激活肿瘤发生的关键调控因子 STAT3,进而介导 T 细胞系分化发育,诱导 IL-17 的产生,促进大肠肿瘤的形成。肠道黏膜免疫学的变化主要为 Th17 介导的免疫反应,该反应可能与结肠上皮细胞的改变具有协同致癌作用。这一模型认为 ETBF 通过激发结肠上皮细胞及黏膜免疫功能的改变而导致肠腔微环境的改变,并最终促进了肠黏膜发生癌变。其中,结肠上皮的改变包括 Wnt、NF-κB、STAT3 等信号转导通路的激活,结肠上皮细胞 DNA 的损伤等,后者可能是通过脆弱拟杆菌(BFT)对结肠上皮细胞具有直接致癌作用或炎症细胞释放 ROIs 的间接作用来实现的。

已有研究中可视为 Alpha-bugs"的肠道细菌包括 ETBF,解没食子酸链球菌或牛链球菌,产过氧化物的粪肠球菌,以及大肠埃希菌。

(2)"driver-passenger"模型：最近,高通量测序技术的应用使得我们可以探讨健康群体及大肠肿瘤患者肠道菌群的结构差异,已有多个研究支持肠道菌群在大肠肿瘤的发生发展中具有重要的作用。基于此,Tjalsma 等首次提出了肠道菌群致大肠肿瘤发生的"driver-passenger"模型,该模型被纳入大肠肿瘤进展的遗传模式。值得注意的是,"driver-passenger"模型与"Alpha-bug"模型明显不同。该模型的创新点在于"passenger"细菌概念的提出。与之前的研究理论不同,"driver-passenger"模型认为大肠肿瘤可由"driver"细菌启动,随后原发的致病菌"driver"被"passenger"细菌替代,二者共同作用促进大肠肿瘤的发展。首先,某些特定的肠道固有菌可诱发结肠上皮细胞的 DNA 损伤,这些肠道固有菌被定义为"driver"细菌；其次,大肠肿瘤的癌变过程介导了肠道微环境的改变,而这种改变有利于另外一些肠道细菌如机会致病菌或益生菌的增殖存活,从而"driver"细菌被这些细菌所替代,这些替代者被定义为"passengers",如具核梭杆菌、牛链球菌、罗氏菌属等。

"driver-passenger"模型强调由于肿瘤生长,肠道微环境发生变化,"passenger"细菌取代了"driver"细菌而定植于肠道肿瘤微环境中。"driver"细菌在肿瘤组织中的定植可能依赖于菌株特异的独立特性,如特定基因型或表达谱。而"passenger"细菌不仅具有促进肿瘤进展的作用,又不排除其具有保护肠道内环境的益生菌效应。"driver-passenger"模型较好地解释了大肠肿瘤患者肿瘤组织与正常组织中肠道菌群的差异。

(3)"肠道菌群的适应性变化"模型：肿瘤的发生是一个漫长的过程,肠道上皮细胞经历了"正常-过度增生-腺瘤-腺癌"的演变过程。在此过程中,肠道菌群有可能呈现动态变化,反复出现新的平衡,我们可称之为"适应性变化"。"肠道菌群的适应性变化"与菌群自身的稳定性和可复性有关。

健康状态下,肠道菌群与人体和肠道微环境保持着平衡状态。当肠道菌群受到体内外的各种刺激时,现有的平衡状态被打破,可复性使菌群组成结构具有向平衡状态改变的倾向。在某些条件下,如遗传、饮食、环境等多方面因素导致肠道中易诱发大肠肿瘤发生的致病菌占优势,其作用增强,因此这些肠道致病菌发挥主动性致癌作用而进一步诱发肿瘤的发生。与此同时,肿瘤的生长使结肠黏膜的屏障功能改变,结肠上皮细胞损伤,肠道局部微环境发生变化,使得原有的菌群平衡态被打破,而菌群自身的可复性使整体肠道菌群不断倾向于新的肠道微环境平衡态。在此过程中,较适合此环境的肠道细菌不断繁殖,不适于在此环境中存活的细菌便不断减少甚至消失,由此所形成的新的平衡态反映了肠道菌群对大肠肿瘤的作用。若具有促肿瘤作用的细菌占优势,则菌群推动肿瘤的发生发展;反之,若具有抑制肿瘤作用的细菌占优势,则菌群对肿瘤的发生发展发挥保护作用。然而,肠道微环境的改变如何,肠道菌群平衡态的具体构成以及二者之间存在何种关系,仍待进一步研究探讨。

7.结论　总而言之,肠道是一个由肠道菌群和人体共同维持的微生态系统,这一系统结构和功能的稳定对于互利共生的双方都具有重大的意义。大肠肿瘤作为影响人类健康的一种重大疾病,长期以来一直是临床和基础医学研究的热点。而肠道细菌可以通过影响人体的代谢和免疫过程来影响结直肠乃至整个消化系统的正常生理状态和功能,进而对大肠肿瘤的发生风险造成影响。因此,需要更进一步的研究来认识肠道细菌、代谢物和肿瘤发生之间的关系。随着这些问题的解决,我们将更加全面深刻地认识人体肠道菌群对大肠肿瘤的作用机制以及菌群在肿瘤影响下自身的发展变化,这将会为临床预防及治疗大肠肿瘤提供有力的理论指导。

## （三）手术

如前所述,大肠肿瘤的发病机制是一个多因素交织的过程,与环境因素和宿主因素密切相关。然而不同个体接触相同的环境致癌因素后只有极少数个体发生肿瘤,说明在大肠肿瘤的发生过程中,环境因素与宿主个体特征存在着复杂的交互作用。其中手术可以认为是环境与宿主因素的重要整合点,其既是一种外界的干预,同时通过手术适应证亦反映了宿主术前的病理生理因素。现发现与大肠肿瘤发生相关的手术有炎症性肠病肠段切除术、胆囊切除术、硬化性胆管炎肝脏移植术和肥胖减脂术等。

1.溃疡性结肠炎肠段切除术　溃疡性结肠炎是大肠癌的重要癌前疾病。在 2014 年发表的一项 Meta 分析研究中,其总体年化癌变率为 1.69/1000;确诊后的第一个十年、第二个十年和第三个十年的年化癌变率分别为 0.91/1000、4.07/1000 和 4.55/1000。该类患者的癌变率较 2001 年发表的数据有所下降。在 2001 年研究中,其总体年化癌变率分别为 3/1000;诊断为溃疡性结肠炎后的第一个十年、第二个十年和第三个十年的总体癌变率分别为 2%、8% 和 18%。这种下降趋势主要归于 5-氨基水杨酸的广泛使用和难治性患者的肠段切除术。另外的证据来自于一项丹麦的流行病学研究,该研究对 1962 年至 1987 年的 1160 例溃疡性结肠炎患者进行了随访,其中仅有 13 例患者发生了大肠癌,其年化发病率仅 0.06%,30 年的累计发病率为 2.1%。近年来丹麦溃疡性结肠炎总体年化癌变率显著降低,其中一个重要原因可能与在丹麦该类患者肠段切除率居全球前列有关。目前公认溃疡性结肠炎的炎症活动度和广泛程度是其癌变的危险因素,而手术主要切除炎症最为严重和广泛的肠段,因此肠段切除术可降低溃疡性结肠炎患者大肠癌的发病率,具有较强的理论依据和流行病学证据。

2.胆囊切除术

(1)胆囊切除术与大肠癌:早就有研究发现,大肠癌患者中合并胆囊切除的比例高于正常人群中胆囊切除的比例。Capron 和 Hage 在 1978 年首次分别报道了有关胆囊切除后更易发生大肠癌的病例研究。之后的近 20 年间大量流行病学研究试图揭示胆囊切除术与大肠癌的关系,但由于这些研究样本量偏小,其结论不尽一致。因此 Giovannucci 于 1993 年开展了首项 Meta 分析,该研究纳入 5 项队列研究和 33 项病例对照研究,结果发现在胆囊切除术后的男性和女性患者中,大肠癌的发病率均有增加,其中罹患近端结肠癌的风险更大。随后 Reid 于 1996 年开展了第二项 Meta 分析,纳入了 35 项研究,同样发现胆囊切除术后患者中,大肠癌的发病率有所增加。这种关联在女性患者和累及右半结肠患者中更为明显。

(2)胆囊切除术与大肠腺瘤:腺瘤作为大肠癌的癌前疾病,与胆囊切除术的关系同样受到关注。在 Zhao 等进行的一项 Meta 分析中,共纳入 10 项研究,包括 4061 例大肠腺瘤。研究发现大肠腺瘤的发生与胆囊切除术无关。但值得关注的是该研究发现,胆囊切除术后进展性大肠腺瘤的发病率明显上升。

(3)胆囊切除术在大肠肿瘤发病中的机制:不同的研究分别从分子生物学、生化代谢及病理生理等不同角度阐释了胆囊切除术后和大肠癌的关系。

1)共同的饮食基础:高蛋白、高脂肪、低纤维饮食是大肠肿瘤发生的重要因素,而"两高一低"的饮食与胆囊结石、胆囊炎的发生同样密切相关。胆囊结石、胆囊炎则是胆囊切除的主要手术适应证。据此,相同的饮食因素可能是胆囊结石、胆囊切除与大肠肿瘤相关的原因之一。

2)胆汁酸的增多:胆囊切除后,失去了胆囊贮存胆汁的作用,肝脏分泌的胆汁昼夜不停地直接进入肠道,造成肠肝循环次数增加。有研究表明,胆囊切除术后胆汁酸肠肝循环量是正常人的 2 倍,进而初级胆汁酸与肠道厌氧菌接触增多,$7\alpha$-脱羟化作用增强,使得初级胆汁酸包括胆酸(CA)、鹅脱氧胆酸(CDCA)的比例减少,次级胆汁酸包括脱氧胆酸(DCA)、石胆酸(LCA)的比例增高。次级胆酸中 LCA 是大肠肿瘤的触发剂;而 DCA 可转变为甲基胆蒽,后者是一种强力致癌物质。近来对胆汁酸致癌机制的研究发现:①胆汁酸可以引起大肠黏膜超微结构的改变,增加大肠黏膜对致癌物的通透性;②使大肠黏膜的前列腺素 $E_2$(PGE$_2$)合成、鸟氨酸脱羧酶的活性及上皮的有丝分裂增加,大肠对致癌物的敏感性因而增强;③抑制大肠黏膜固有层的淋巴细胞增生,减弱肠道的免疫监视功能;④引起大肠细胞 DNA 带的断裂,直接干扰 DNA 的代谢,增加胸苷的掺入和正常程序外 DNA 的合成。

3)其他:研究发现胆囊疾患和近端结肠癌的关系更为密切,原因可能是近、远段结肠胚胎来源不同,黏膜形态学有差异,其肿瘤发生的易感性不同,对胆盐的敏感性亦不同。近端结肠对胆汁酸更敏感,可能是由于右半结肠液体粪便较多,接触面广,对胆酸及其代谢产物有较多的吸收。另外,Thomas 等研究发现在左半和右半结肠之间,胆汁酸代谢存在明显差异,可能的原因是右半结肠有比较高的 $7\alpha$-脱羟酶活性。在有关性别差异的研究中,有研究者提及在女性这种关系更为密切,可能的因素是雌激素可促进肝脏对血胆固醇的代谢,增加胆汁酸和胆固醇进入肠道。有动物实验证实,雌激素对诱癌剂二甲基肼诱发大鼠大肠癌具有协同和促进作用,并在诱发的大肠癌组织中检出雌激素受体,雌激素及类似剂可刺激加速体外培养的大肠癌细胞株的生长。

3.减肥手术 肥胖明显增加罹患大肠癌的风险,在男性和女性人群中体重指数(BMI)每增加 $5kg/m^2$,患大肠癌的风险分别增加 24% 和 9%。肥胖同时增加 47% 大肠腺瘤的发生率,后者是大肠癌的癌前疾病。基于前期的流行病学资料,已有四项研究观察了减肥手术与大肠癌发病率的关系。Afshar 对上述四项研究进行了汇总分析,发现减肥手术后的体重下降可减少日后大肠癌发生的风险(RR 0.73,95% CI 0.58~0.90)。

4.伴有溃疡性结肠炎的原发性硬化性胆管炎患者进行的肝移植术 现已公认溃疡性结肠炎合并原发性硬化性胆管炎是继发大肠癌的高危因素。在目前缺乏有效药物治疗的前提下,肝移植术是治愈原发性硬化性胆管炎的唯一手段。上述现状为我们观察通过肝移植术去除原发性硬化性胆管炎这一高危因素是否降低溃疡性结肠炎继发大肠癌提供了机会。但结果与预期相反,伴有溃疡性结肠炎的原发性硬化性胆管炎患者进行肝移植术后,反而增加了其患大肠癌的风险。在随访期最长和入组病例最多的 Nordic 肝移植研究中,共计纳入合并溃疡性结肠炎的原发性硬化性胆管炎进行肝移植术患者 353 例,平均随访 15 年,发现肝移植术增加了这些患者继发大肠癌的概率(HR1.9,95% CI 1.3~2.9)。同样来自梅奥的研究发现,肝移植术增加了溃疡性结肠炎继发大肠癌的概率达 4 倍之多。肝移植术增加大肠癌发生的具体机制尚不明确,但可能与肝移植术后的免疫抑制剂使用相关。

5.总结 大肠肿瘤发病机制尚不明确,但无外乎是环境与宿主因素的整合。手术恰恰是环境因素和宿主因素的桥梁,手术既是一种环境因素,但反映了宿主自身的易感因素,更是宿主的一种新因素,为研究大肠肿瘤发病机制提供了新的视野,我们期待通过大规模相关手术的术前和术后临床研究进一步探明大肠肿瘤的发病机制。

### (四)药物影响

恶性肿瘤的发生是一个多因素作用、多基因参与,经过多阶段变化累积起来的极其复杂的生物现象。其中也包括了环境与宿主因素之间的相互作用。以大肠癌的发生为例,从结肠上皮过度增生到大肠癌的演进过程中,关键性的步骤是原癌基因激活以及肿瘤抑制基因的丧失。在这个过程中,环境因素起着不可忽视的作用,药物的特殊毒性作用也可被视为环境因素的一种。

1.泻药　泻药是能增加肠内水分、促进蠕动、软化粪便或润滑肠道促进排便的药物。一般可分为容积性、渗透性、刺激性和润滑性泻药四类。与另几种泻药相比较而言,刺激性泻药更容易对结肠产生病理性的影响。目前研究已经证实刺激性泻药可以产生对大肠神经组织学、解剖学和影像学的改变。因此,也已经提出了刺激性泻药使用和结肠肿瘤发生的假说关系。

(1)病理机制:刺激性泻药包括了二苯基甲烷衍生物(酚酞、比沙可啶、匹克钠)、蒽醌类(番泻叶和鼠李)、蓖麻酸(蓖麻油)和表面效应制剂(多库酯类)。这些化合物通过刺激肠道转运,增强上皮对水、电解质的运输从而有助于排便,尽管确切的机制还未完全阐明,但已经明确刺激性泻药可使大肠产生更多的组胺、5-羟色胺、前列腺素和另一些增加结肠分泌的介质,同时也激活腺苷酸环化酶并抑制 $Na^+$-$K^+$-ATP 酶。

长期使用刺激性泻药的副作用包括肌间神经丛损伤和结肠平滑肌的萎缩改变。电子显微镜研究证实轴突膨胀、神经特异性细胞结构的减少以及神经纤维的退化都与之有关。在长期使用刺激性泻药的患者结肠细胞中,已发现有微绒毛的改变、线粒体损伤、溶酶体数量增加和细胞间隙增宽。这些细胞超微结构的损伤与肿瘤的发生发展都可能有关。

但也有学者提出,相同的超微结构改变也在糖尿病自主神经病变患者和慢性炎症性肠病患者身上存在,因此可能也并非刺激性泻药特异性的改变,而更像是与便秘这一疾病本身性质有关。

(2)蒽醌类泻药与结肠黑变病:1830 年结肠黑变病被首次报道,该病是以结肠黏膜黑色素沉着为特征的疾病,病理组织学检查可以发现黏膜固有层内有大量含有色素颗粒的巨噬细胞,黑色素染色阳性。此病常见于长期使用刺激性泻药,尤其是蒽醌类的患者。发病机制可能如下:蒽醌类对结肠黏膜上皮有直接毒性作用、能够促进炎症细胞的浸润和上皮细胞的凋亡。在结肠黑变病患者的表面上皮和固有层中均发现凋亡小体的数量增加。由此推测这些黑色素物质的前体就是从蒽醌类自由基产生的。

国内资料显示,本病发病率为 0.06%~5.9%,男性多于女性,病变部位多见于近端结肠,严重者可累及全结肠。有研究显示结肠黑变病在使用泻药平均 9 个月之后产生,而停止使用蒽醌类之后,色素改变缓解大概也需要 9 个月的时间。由此看来,结肠黑变病更倾向于是一个良性的病变。

(3)基础研究和流行病学依据:1985 年 Mori 等人发现实验老鼠被持续性喂食 chrysazin(一种蒽醌类的衍生物),观察一年之后,12 只老鼠有 4 只产生结肠肿瘤,而对照组中 14 只没有一只发生肿瘤。1990 年 Westendorf 等人也证实某些蒽醌类化合物在细菌模型中有致突变的作用,由于蒽醌类是商业制造泻药的常用成分,所以研究者认为慢性使用这些蒽醌类泻药,也有可能致突变,从而产生肿瘤。

但是流行病学的研究结果却并不一致。1982 年 Gardiner 在一项回顾性队列研究中,调查了 1975 个暴露于多种蒽醌类至少超过 6 个月的染料工人,并没有发现任何肿瘤的异常升高死亡率。1988 年 Kune 等人在墨尔本研究中调查受访者发现,泻药的使用率在研究对象中大约是 24%,对照组大约为 22%,而泻药和大肠肿瘤的相对危险性(RR)是 1.1。在墨尔本研究中,首次观察时并没有将泻药分门别类,而是全部混合统计,之后 Kune 等人再次将研究数据重新分析,将泻药分为蒽醌类、酚酞、金属盐和其他种类,但仍然没有发现使用蒽醌类泻药有增加大肠肿瘤的风险(RR1.0)。

　　但是 Siegers 等人发现结肠黑变病(与长期使用慢性蒽醌类泻药有关)与结肠肿瘤有显著相关性。他们发现滥用此类刺激性泻药与大肠肿瘤的相对危险性可以达到 3.04(95% CI 1.18～4.90)。同样,国内也有类似报道指出结直肠黑变病患者中大肠癌的发生率较正常人群为高。

　　由此看来,刺激性泻药,尤其是蒽醌类,与结肠肿瘤的关系是有争议的。尽管在体外实验中显示刺激性泻药有基因毒性和致突变性作用,而且动物实验中也显示有一定致癌性,表现类似于肿瘤启动子。但是,较大规模的流行病学研究结果显示在人类刺激性泻药的使用是否产生致癌作用尚不能定论。

　　2.其他药物

　　(1)铁剂:有些研究和流行病学证据显示铁负荷过度,无论是遗传突变因素还是慢性补充,也是大肠肿瘤发生的危险因子。目前已知血色病 HFE 基因突变可以导致对饮食中铁的不适当摄取,而这些患者中大肠肿瘤的发病风险增加。如果同时存在 C282Y 和 H63D 的突变,则发生大肠肿瘤的概率将会成倍增加。同样,铁剂的过度补充也会造成类似结果。一项 Meta 分析显示,每天 1mg 的铁剂摄入量与大肠肿瘤发生的相对危险性为 1.1(95% CI 1.03～1.18)。推测其作用机制可能是没有吸收的铁可以产生自由基,造成黏膜损伤。

　　(2)激素替代治疗及口服避孕药:口服避孕药是由人工合成的雌激素和孕激素配制而成的。虽然越来越多的证据支持激素替代治疗可以减少大肠肿瘤的危险,但是也存在一些不同的研究结果。Rosenblatt 对上海 267400 个纺织女工进行的研究调查显示,口服避孕药超过 3 年以上者其发生大肠肿瘤的风险升高(RR 1.56,95% CI 1.01～2.40)。最近也有几项针对绝经期妇女进行的前瞻性研究显示,过多地暴露于内源性雌激素或者体内循环雌激素水平增高与大肠肿瘤的发生呈正相关(RR 1.8,95%CI 1.0～3.3)。此外,一项 WHI 的研究提出,尽管激素替代疗法似乎对大肠肿瘤有保护作用,但与对照组比较而言,治疗组中患者出现的大肠肿瘤更容易表现出淋巴结或远处转移趋势,有预后不佳的特点。这是否与激素刺激肿瘤恶性增殖而且掩盖早期表现有关尚不明确。

　　由此看来尽管使用激素替代疗法似乎益于预防大肠肿瘤,但是目前还有一些矛盾之处,或者是如何掌握补充的剂量,仍有待于更进一步的研究。

(庞念德)

# 第二十九节　大肠肿瘤的临床表现

　　目前,我国大肠癌每年新发病例高达 13 万～16 万人,大肠癌已成为发病率仅次于胃癌的消化道肿瘤。许多大肠癌流行病学的研究表明,大肠癌的发病与社会经济的发展、生活方式的改变,尤其是膳食结构的改变(高脂肪、低纤维素饮食摄入)密切相关,同时与环境、酒精摄入、吸烟、肥胖、遗传等其他因素也存在相关性。

　　大肠癌并非不可防治,实际上大肠癌是最易自我筛查的疾病之一;如能早期发现,其生存率及预后要较其他消化道肿瘤佳。但是在中国实际上很多患者确诊时已发展到中晚期,早期诊断率仅 10%～15%。这与大肠癌特有的临床属性有关。大肠癌早期症状并不明显,部分患者可以出现一些排便习惯的轻微改变,但经常被人忽视,有时偶然出现的结直肠出血也被误认为是痔疮而延误就医。往往随着癌肿体积增大和产生继发病变才出现消化系统的临床症状。疾病晚期肿瘤因转移、浸润可引起受累器官的局部改变,并伴有贫血、厌食、发热和消瘦等全身症状。

　　由于大肠癌的发生、发展是一个相对漫长的过程,从癌前病变到晚期浸润性癌,期间可能需要经过

10～15年的时间,因此如何尽早发现可疑的预警症状,从而早期发现大肠癌已成为提高大肠癌生存率的关键。

# 一、大肠癌的局部表现

大肠癌可以发生在结肠或直肠的任何部位,但以直肠、乙状结肠最为多见,其余依次见于盲肠、升结肠、降结肠及横结肠。基于胚胎发育、血液供应、解剖和功能等的差异,可将结直肠分为右半结肠(盲肠、升结肠和横结肠右半部)、左半结肠(横结肠左半部、降结肠和乙状结肠)和直肠。大肠癌由于发生部位不同,临床症状及体征也各异,应当注意鉴别。我们将按照右半结肠、左半结肠和直肠三个不同部位逐一分述。

## (一)右半结肠癌

右半结肠癌多为髓样癌,癌肿多为溃疡型或突向肠腔的菜花状癌,很少有环状狭窄。肿瘤一般体积较大,但由于右半结肠肠腔管径较大,且粪便多为液体状,故较少引起梗阻,常常在肿瘤生长到较大体积时才出现相关症状。因此右半结肠癌症状往往较左侧出现更晚,这也是右半结肠癌确诊时,分期较晚的主要原因之一。但是由于癌肿常溃破出血,继发感染,伴有毒素吸收,所造成的全身症状反而比左侧更明显。

1.腹痛不适　约75%的患者有腹部不适或隐痛,初期为间歇性,疼痛部位并不固定,有时为痉挛样疼痛,后期转为持续性,常位于右下腹部,临床症状与慢性阑尾炎发作较为相似。如肿瘤位于肝曲处而粪便又较干结时,也可出现绞痛,此时应注意与慢性胆囊炎相鉴别。

2.大便改变　病变早期粪便稀薄,有脓血,排便次数增多,这可能与癌肿溃疡形成有关。随着肿瘤体积逐渐增大,影响粪便通过,可交替出现腹泻与便秘。髓样癌质地松软易溃烂出血,但出血量小的时候,血液随着结肠的蠕动与粪便充分混合,肉眼观大便颜色正常,但粪便隐血试验常为阳性。出血量较大的时候,也可以表现为血与粪便混合呈暗红或赤褐色便。

3.腹块　就诊时半数以上患者可发现腹块。腹部肿块往往位于右下腹,体检所扪及的这种肿块可能是癌肿本身,也可能是肠外浸润和粘连所形成的团块。前者形态较规则,轮廓清楚;后者由于腹腔内转移粘连,因此肿块形态不甚规则。腹部肿块一般质地较硬,一旦继发感染时移动受限,且有压痛。时隐时现的腹部肿块常常提示存在肠道不完全梗阻。

4.贫血　约30%的患者因癌肿破溃持续出血而出现贫血,较长时间的慢性失血可引起贫血,产生低色素小细胞性贫血。既往报道提出升结肠癌以贫血为首发症状者可占15%。故对贫血原因不明的人要警惕结肠癌的可能。

5.其他症状　部分患者还可伴有食欲缺乏、饱胀嗳气、恶心、呕吐,同时由于缺铁性贫血可表现为疲劳、乏力、气短等症状。随着病情逐渐发展,出现进行性消瘦、发热等全身恶病质现象。

## (二)左半结肠癌

左半结肠癌多数为浸润型,常引起环状狭窄。左侧结肠肠腔管径较细,不如右侧宽大,较窄且有弯曲,而且在该处粪便已基本形成固体状态,水分也被吸收从而使粪便变得干硬,所以更容易引起完全或不完全性肠梗阻。肠梗阻部位常发生于乙状结肠和直肠。乙状结肠交接部位,临床上可以导致大便习惯改变,出现便秘、腹泻、腹痛、腹部痉挛、腹胀等。由于带有新鲜出血的大便更容易引起患者警觉,因此病期的确诊常早于右半结肠癌。此外左半结肠癌体积往往较小,又少有毒素吸收,故不易扪及肿块,也罕见贫血、消瘦、恶病质等现象。

1.腹痛腹胀　左侧结肠癌较突出的临床表现为急、慢性肠梗阻,主要表现为腹痛、腹胀、肠鸣和便秘,而呕吐较轻或缺如。腹胀是慢性肠梗阻的突出症状,随着梗阻进展,腹胀逐渐加剧。不完全性肠梗阻有时持续数月才转变成完全性肠梗阻。

腹痛多为持续隐痛,伴阵发性绞痛,腹痛多出现在饭后,且常伴有排便习惯的改变。一旦发生完全性肠梗阻,则腹痛加剧,并可出现恶心、呕吐。患者以急性肠梗阻为首发症状就诊的现象并不少见,结肠发生完全性梗阻时,如果回盲瓣仍能防止结肠内容物的逆流,形成闭祥式肠梗阻,梗阻近侧结肠可出现高度膨胀,甚至可以出现穿孔。一旦出现肠壁坏死和穿孔则可并发弥漫性腹膜炎,出现腹膜刺激征。

2.排便困难　半数患者有此症状,早期可出现便秘与排便次数增多、相互交替,此时常易误诊为单纯性便秘或肠功能紊乱。随着病程的进展,排便习惯改变更为明显,逐渐出现进展性便秘和顽固性便秘,亦可伴有排气受阻,这与肿瘤的体积增大导致的肠道梗阻密切相关。如癌肿位置较低,还可有排便不畅和里急后重的感觉。

粪便带血或黏液癌肿溃破可引起产生出血和黏液,由于左半结肠中的粪便渐趋成形,血液和黏液不与粪便相混,约25%患者的粪便中肉眼观察可见鲜血和黏液,有时甚至便鲜血。据上海肿瘤医院统计,左半结肠癌有黏液便者占40.5%,而右半结肠癌仅8.6%。

### (三)直肠癌

直肠癌肿往往呈环状生长,易导致肠腔缩窄,因此早期表现为粪柱变形、变细,晚期则表现为不全性梗阻。直肠癌由于癌肿部位较低,而在此处的粪块较硬,癌肿较易受粪块摩擦而引起出血,也经常被误诊为"痔"出血。由于病灶刺激和肿块溃疡的继发性感染,可以不断引起排便反射,也易被误诊为"肠炎"或"菌痢",临床上需要提高警惕,进行鉴别诊断。

1.便血　大便带血往往是直肠癌最早出现的唯一症状,多为鲜红色或暗红色,不与成形粪便混合或附着于粪便表面。随着瘤体增大、糜烂,出血量增多并变成黏液脓血便,但少有大量出血者。

2.排便习惯改变　主要表现为大便变细、变扁或有沟槽。排便次数增多,尤其是早晨。随着疾病进展,排便不尽感明显,可伴有肛门坠胀、里急后重等。

3.疼痛　早期并无疼痛,随着病变浸润周围,可以出现不适,产生钝痛,晚期肿瘤侵及骶前神经丛时可出现骶部持续性剧痛并可放射到腰部和股部。低位直肠癌累及肛门括约肌亦可引起排便时剧痛。

4.其他症状　直肠癌若累及膀胱、阴道、前列腺,则可出现尿痛、尿急、尿频、血尿及排尿不畅。如病灶穿透膀胱,患者排尿时可有气体逸出,尿液中带有粪汁。肿瘤穿通阴道壁而形成直肠-阴道瘘时,阴道内可有血性分泌物及粪渣排出。

## 二、直肠癌的全身表现

既往共识往往认为肿瘤是一种局部病变,但是最新研究成果不断提示,肿瘤的发生除肿瘤细胞自身存在众多的基因表达改变外,它更是全身性疾病的一个局部反应,是机体作为一个生物系统其整体平衡失调的结果。所有的肿瘤都应当被认为是全身性的疾病,所以我们也将肿瘤的临床表现相应分为局部表现和全身性表现两个方面。本节将从整体观的角度出发,来探讨大肠肿瘤的全身表现。

### (一)血液系统

血液系统的症状最常见。由于大肠肿瘤所产生的血液丢失在临床上表现不一,左半结肠往往出现便血,而右半结肠经常表现为无症状的贫血,有时只能从粪便隐血试验中发现端倪。大肠肿瘤造成的贫血往往是缺铁性的,即可出现典型的小细胞低色素性贫血。大肠肿瘤所致贫血的临床表现和普通缺铁性贫血一样,一般有疲乏、烦躁、心悸、气短、眩晕、全身不适,也可以造成一些已有的疾病比如缺血性心脏病的恶化。严重贫血时除了可以出现面色苍白、结膜苍白等贫血貌外,还可以有皮肤干燥皱缩,毛发干枯易脱落,甚至呈匙状甲。因此临床上遇见缺铁性贫血时，不能单纯认为是铁摄入不足，必须警惕有无肠道丢失铁的情况存在。值得注意的是，即使患者已经在上消化道发现了可以解释贫血的病变，也应当进行下消化道检查，因为上下消化道均出现病变的情况并不少见。

### （二）结缔组织系统

临床上直肠癌常以消化道症状就诊，少数患者却以肠外罕见征象为首发。癌肿与结缔组织病的关系已引起国内外许多学者的关注。国内曾报道直肠癌分别以类风湿关节炎、皮肌炎等结缔组织疾病就诊，后经粪便隐血试验、钡剂灌肠检查确诊为直肠癌，并观察到上述肠外症状与直肠癌消长呈正相关，当癌肿切除，结缔组织系统症状可控制，癌肿失控或转移，则症状加剧。既往文献报道在 77 例癌肿伴结缔组织性疾病的病例中，18 例为类风湿关节炎，其中结肠癌占 2 例，而另据国外报道，皮肌炎易合并内脏肿瘤，发生率为 7%～30%，随着年龄增大，皮肌炎合并癌症发生率增高，可能与机体免疫反应有关。

### （三）除肠道之外的消化系统

直肠癌也有以顽固性呃逆为首要症状就诊的特例。呃逆由横膈的痉挛性收缩引起。横膈具有丰富的感受器，凡刺激迷走神经或骨盆神经所支配区域的任何部位，均可导致反射性呃逆。升结肠受迷走神经支配，位于升结肠的癌肿可以由于局部炎症、缺血坏死或近端不完全性肠梗阻等刺激了迷走神经，引起持久而顽固性呃逆。

大肠肿瘤同样可以引起上消化道的恶心、呕吐、饱胀等类似消化不良的症状，而在出现并发症的时候，此类症状会更为明显。比如慢性肿瘤浸润产生胃-结肠瘘时，甚至可以出现粪样呕吐。

### （四）泌尿生殖系统

泌尿生殖系统的症状主要出现在疾病的晚期。由于解剖部位的相邻，更容易出现在直肠癌患者身上。肿瘤在累及泌尿系统诸如膀胱、前列腺时，可以造成反复的尿路感染和尿路刺激症状，临床上可以出现气尿症或粪尿症，肿瘤或转移的淋巴结压迫还可以造成肾积水。肿瘤在生殖系统最常见的侵犯表现就是造成直肠-阴道瘘，此时阴道内可有血性分泌物及粪渣排出。

### （五）全身非特异性表现

大部分肿瘤都可以出现体重减轻、营养不良的表现。尤其常见于晚期病患，造成这些的原因可能是多因素的，不仅仅是营养摄取不足、肿瘤消耗过度，也可能是由于某些特殊因子（肿瘤的炎症细胞分泌的细胞因子）的作用。

（郑　斌）

# 第三十节　大肠肿瘤的内镜下治疗

大肠肿瘤的早期诊断和治疗对于预防癌变的发生以及改善患者预后至关重要。研究表明，结肠镜筛查并切除腺瘤可使以后结肠癌的发生率降低 90%。而早期大肠癌患者经有效治疗后，5 年生存率可达 90%以上。近年随着内镜下微创技术的迅速发展，尤其是 EMR 和 ESD 的开展，越来越多的大肠肿瘤经内镜下治疗得到治愈性切除。局限于黏膜层或黏膜下浅层的大肠癌几乎无淋巴结转移的风险，均可通过内镜下切除，且疗效不亚于外科手术。内镜下治疗还具有创伤小、风险小、不影响生活质量等优点，是大肠肿瘤治疗的首选方法。对于无法手术的进展期大肠癌，多种内镜下姑息治疗方法如金属支架置入术、化疗药物局部注射，也有助于提高患者生活质量。内镜下治疗术式的选择需综合考虑肿瘤大小、形态、病理类型、医生操作水平以及患者意愿。完善的术前评估，严格掌握适应证，熟练的内镜操作技术，以及准确的术后病理学诊断都是确保内镜治疗效果的关键。

# 一、大肠上皮源性良性肿瘤、早期癌的内镜下治疗

大肠腺瘤、黏膜内癌或黏膜下浅层浸润癌均可通过内镜下治愈性切除。目前临床常用的治疗方法主要包括氩离子血浆凝固术、高频电圈套切除术、EMR 以及 ESD。直径小于 5mm 的息肉，通常可用活检钳钳除或高频电凝烧灼治疗。有蒂或亚蒂型息肉可用圈套器圈套电切切除，操作简单且安全。而较大的无蒂或平坦凹陷型病变需用 EMR 或 ESD 治疗。以下将详细介绍各种治疗方法的选择和应用。

## (一)氩离子血浆凝固术

氩离子血浆凝固术(APC)是一种非接触性热凝固方法，以离子化的氩气为介质将高频能量传到组织，使表层组织凝固。APC 技术已广泛用于广基小息肉的电凝治疗，EMR 或 ESD 术后烧灼切除边缘，以及术中创面出血的止血治疗。APC 治疗小息肉时，将 APC 探头由活检钳管道插入，使导管伸出内镜前端 1cm 左右。将 APC 探头置于病灶上方约 2～5mm，每次通电持续 1～3 秒，电凝至病灶创面凝固泛白，直至将整个病灶灼除。应用时应避免在同一部位反复治疗，探头应与靶组织保持一定距离。APC 技术优点为作用表浅，凝固深度一般不超过 3mm，对周围组织损伤小，但也具有无法回收组织以明确病理的不足之处。

## (二)高频电圈套切除术

高频电圈套切除术是利用高频电流通过人体时所产生的热效应，使组织凝固、坏死，从而达到切除息肉及止血的目的。圈套电切法适用于直径小于 2cm 的带蒂、亚蒂型良性息肉或早期癌变、淋巴结无转移的息肉。较小的无蒂息肉也可用电圈套切除。

根据高频电发生器产生的电流不同，可分为电凝、电切及混合电流。电切电流对组织损伤小，但易引起出血。相反，电凝电流止血作用强，但造成的组织损伤较大，易引起肠壁穿孔。电流的选择需根据息肉的大小及形态而定。一般而言，较小的无蒂息肉以电切为主，粗蒂息肉应交替使用电凝和电切电流，以减少出血风险。头部巨大的息肉也可采用分块电切的方法治疗。常见的一次性圈套器有半月型、椭圆型、带刺型及六角型等，圈套器的直径大小不等(10mm、20mm 和 25mm)，可根据病变的大小、形态和部位选择合适的圈套器。

具体操作方法：术前需将电极板固定于患者大腿或臀部，保证有足够的接触面积。对于有蒂息肉，电切前应尽量暴露蒂部，并且尽量将息肉置于视野的下方，长蒂息肉距离基底 1cm、亚蒂息肉距基底 0.5cm 灼切，避免引发迟发性穿孔。对于粗蒂息肉，可在圈套前于蒂部置一枚钛夹或尼龙圈，在其上方圈套，可预防出血。较大息肉应避免息肉头部与肠腔接触。如为无蒂息肉，圈套息肉后稍提拉离开肠壁，避免灼伤周围黏膜。收紧圈套袢时动作要轻柔，防止机械性切割息肉出血。圈套袢勒紧后即可通电。高频电凝电切的输出功率一般在 25～60W，避免通电电流过大造成肠壁穿孔。圈套切除后若残端有残留的息肉组织，可用 APC 电凝以保证息肉完全切除。广基息肉或蒂部较粗的息肉切除后，为防止出血，可用 APC 电凝止血或者金属夹夹闭创面。摘除的息肉应当回收后送病理检查。息肉回收最简单的方法为吸引法，通过吸引，小息肉可从吸引器收集，大息肉可随肠镜一起退出。多个息肉也可采用网篮一次性回收。

## (三)内镜黏膜切除术

内镜黏膜切除术(EMR)是指通过黏膜下注射，使病变完全抬举，黏膜下层和肌层之间分离，以利于病变的完整切除及防止穿孔。EMR 治疗大肠肿瘤的适应证主要为直径<2cm 的宽基或平坦型息肉，包括局限于黏膜层或黏膜下浅层的早期肿瘤。对于黏膜下注射后隆起征阴性的病灶，应怀疑已浸润至黏膜下层，不适宜行 EMR 治疗。

对于超过 2cm 的病灶 EMR 难以整块切除时,可行分块 EMR,但分块切除可能导致病变残留和复发,且影响对切缘的病理评估。分块切除时,应首先从切除比较困难的地方开始,下一次切除目标必须紧靠上一块组织的创面边缘,且尽量减少分块切除的次数,以最大限度避免残留。透明帽辅助下 EMR 是指通过负压将病变黏膜吸入透明帽内然后进行圈套电切,该方法对于操作难度困难的部位如回盲部、直肠近肛门和乙状结肠,更容易圈套,但容易将固有肌层吸进透明帽,导致切除过深。

EMR 操作步骤:①黏膜下注射:内镜下发现病变后,从内镜活检孔道抻入注射针,于病变边缘约 0.5cm 处进行黏膜下多点注射(含 1∶20000 肾上腺素生理盐水,0.04% 亚甲蓝)使整个病灶明显隆起;根据病变大小,可注射 5～20ml 黏膜下注射液,通常在病变远侧端(口侧)边缘开始注射,以免近侧病灶先隆起后影响视野;②圈套切除:能直接用圈套器圈套的病灶,直接圈套切除;不能直接圈套的病灶,则将透明帽安装在内镜前端,将圈套器置于透明帽内沿,将病灶组织吸入透明帽内,释放圈套器,缓慢收紧圈套,停止负压吸引,将病变组织推出透明帽,稍放松圈套器后再次收紧,确定未套入固有肌层后接通电源圈套切除;切除范围应包括距病灶边缘 2～3mm 的正常组织;③处理创面:观察有无病变组织残留,有无出血,创面渗血可用热活检钳或止血钳钳夹电凝处理,喷射性出血需用止血夹止血。

EMR 治疗大肠肿瘤的并发症主要包括疼痛、出血、穿孔。根据文献报道 EMR 治疗后迟发性出血的发生率为 7%,肠穿孔的发生率为 1%～2%。黏膜下注射液中添加肾上腺素,有助于减少术中出血的概率。EMR 治疗术中发生的出血一般经电凝或止血夹处理均能成功止血。术后迟发出血主要由于切除过深,损伤到固有肌层,需急诊内镜下止血。穿孔的发生通常是由于黏膜下注射不充分,电凝过度,或使用透明帽时吸引过度。

EMR 治疗大肠肿瘤的完整切除率可达 90% 以上。但病变较大时,EMR 难以一次完整切除,而分块EMR 切除术后残留和复发的比例高达 20%～27%。Hurlstone 等报道,对于超过 2cm 的平坦型病灶,在 EMR 切除后立即在放大内镜下喷洒靛胭脂染色,评估切除边缘有无残留,可明显降低局部肿瘤复发率。EMR 切除术后应定期随访肠镜,检查切除病灶局部有无复发,复发病变可通过 APC 电凝或再次行 EMR 切除,因黏膜下粘连纤维化导致 EMR 实施困难者,可行 ESD 剥离复发病变。对于小于 2cm 的平坦型病灶,EMR 操作简单,安全有效,能获得完整病理学诊断资料,是首选治疗方法。而对于更大的病灶,内镜黏膜下剥离术具有明显优势,将逐渐取代分块 EMR。

### (四)内镜黏膜下剥离术

ESD 是在 EMR 的基础上,使用内镜下专用高频电刀对消化道早期肿瘤进行切割、剥离的一项新技术。ESD 技术已成为上消化道早癌的标准治疗方法,近年来也逐渐应用于大肠肿瘤的治疗。日本学者于 1995 年首次使用 IT 刀成功地将大于 2cm 的直肠病变进行黏膜下剥离完整切除。ESD 技术的开创使得一次性完整切除较大面积的浅表病变成为可能,切除范围更广更深,但对设备和技术要求较高,风险也相应提高。

局限于黏膜层或黏膜下浅层的早期肿瘤,以及难以通过 EMR 整块切除的病灶均可通过 ESD 切除。ESD 治疗的禁忌证包括:进展期大肠癌;出现淋巴结转移的早期癌;有严重心肺疾病,无法耐受麻醉;有凝血功能障碍、血液病或正在服用抗凝剂。

ESD 术前对病变范围、性质和浸润深度的准确评估对于提高治愈率至关重要。目前常用于肠 ESD 术前评估的内镜技术包括放大色素内镜、窄带显像内镜及超声内镜等。以靛胭脂染色为代表的放大色素内镜,对病灶的性质和浸润深度的判断主要是根据病灶表面腺管开口形态,其准确性已得到大量证实。窄带显像内镜是一种新的“电子染色”技术,通过应用特殊的窄波滤光器限制透射光的波长,从而增强显示黏膜表面微血管结构。放大色素和窄带显像技术都有助于平坦型病灶边界的判断,区分肿瘤性和非肿瘤病变的准确率至少可达 90%。对于判断早期大肠癌的浸润深度,从而选择 ESD 治疗抑或外科手术,放大色素内镜仍是目前最理想的方法。应用靛胭脂染色结合放大内镜观察黏膜表面腺管结构（PP），判断浸润深度的灵敏度和特异度分别达 85.6％和 99.4％，必要时也可用结晶紫染色。超声内镜主要用于排除进展期癌或淋巴结转移。

用于肠 ESD 治疗的刀具多种多样且各具特色，包括尖端绝缘刀、钩刀、三角顶刀、螺旋伸缩刀、针形切开刀、海博刀等。IT 刀一次剥离组织多、剥离速度快、容易止血。Hook 刀的特点为可以任意选择切割方向，从而保持良好的手术视野。Flex 刀可以根据需要灵活改变刀头的长度。操作时可根据具体情况联合使用多种器械，如用 IT 刀或 flex 刀做环周切开，TT 刀和 hook 刀等做黏膜下剥离。

充分的黏膜下注射能有效防止固有肌层组织热变性，常用的黏膜下注射液包括生理盐水、高渗葡萄糖、甘油果糖、透明质酸钠等。生理盐水是最早应用的黏膜下注射液，价格便宜，但弥散很快，需要反复多次黏膜下注射，以维持病灶隆起。甘油果糖也是高渗性溶液，能较长时间维持黏膜下层隆起。透明质酸钠是一种大分子多聚糖，局部注射后黏膜下层隆起高度可超过 10mm，维持时间长于高渗液，且不产生渗透压。黏膜下注射液中通常还添加 1：100000 肾上腺素以利于止血，以及添加亚甲蓝或 0.04％靛胭脂以清楚显示黏膜下层隆起的范围。

肠 ESD 操作过程：①标记：应用 APC 于病灶边缘约 0.5cm 处进行电凝标记，对与周围正常组织分界明显的肠息肉也可不必标记；②黏膜下注射：于标记点外黏膜下多点注射黏膜下注射液（含 1：100000 肾上腺素生理盐水，常需要添加亚甲蓝、甘油果糖、透明质酸钠）；③切开：应用切开刀沿标记点环形切开病变周围黏膜；④剥离：应用切开刀在病灶下方对黏膜下层进行剥离，剥离过程中，必要时可反复黏膜下注射，始终保持剥离层次在黏膜下层，发现裸露血管时应进行预防性止血，较小黏膜下层血管可用切开刀头端直接电凝，对于较粗的血管，用热活检钳钳夹血管，将活检钳外拉至远离肠壁后再电凝血管；⑤处理创面：对于创面可见的小血管，应用 APC 凝固治疗，同时喷洒黏膜保护剂硫糖铝保护创面，必要时可用金属止血夹闭合创面，预防 ESD 术后创面出血；黏膜切除后创面大，肌层暴露者，可用金属夹闭合黏膜缺损，预防出血、穿孔并发症的发生。

ESD 切除的平坦型标本，应用大头针将标本周缘固定于橡皮或软木上，避免标本卷缩，使黏膜下层面与固定板接触。对于有蒂型息肉，应标明头端和基底。

标本浸泡于福尔马林液中固定后，每隔 2mm 连续切片，以保证侧面和垂直切面都能被完整观察。组织学评估内容包括肿瘤浸润深度、分化程度、淋巴或血管侵犯与否。完整切除是指病变为一次性整块切除，切除组织标本的侧切缘及基底部均无癌组织残留，且切缘距病灶边缘至少 2mm。治愈性切除标准为切缘阴性，病理证实为黏膜内癌或黏膜下浅层浸润癌，无脉管侵犯，组织类型为中高分化癌。

肠 ESD 术后患者应禁食 24 小时，第二天如无不适，可进流质饮食。予以常规补液，预防性使用抗生素 3 天。注意观察患者排便情况和腹部体征。ESD 术后标本病理证实存在黏膜下深层浸润，脉管侵袭阳性，低分化癌，或基底部有癌组织残留者，应追加根治性手术。早期大肠癌行 ESD 切除术后 3 个月、6 个月及 1 年应随访肠镜，无复发者以后可每年随访一次。

ESD 治疗最常见并发症是出血。ESD 术中必须有意识地预防出血，仔细处理裸露的小血管。轻微出血一般通过热活检钳、止血钳或金属夹均能成功止血。大量出血威胁生命时，需紧急行外科手术。迟发性出血常发生于 ESD 术后 24～48 小时内，多需要紧急内镜下止血。肠 ESD 治疗穿孔的发生率为 1.6％～4.9％，病灶直径超过 5cm，或伴随瘢痕纤维化时，穿孔的风险大大提高。穿孔小于 1cm，且无肠腔内容物漏至腹腔时，可用止血夹封闭破口。穿孔较大或出现腹膜炎表现者应行急诊手术。

ESD 治疗大肠肿瘤的有效性及安全性已得到肯定。Tanaka 等对大量肠 ESD 治疗的病例资料进行分析后得出，ESD 治疗大肠肿瘤的整块切除率为 90.5％（61％～98.2％），完整切除率为 76.9％（58％～

95.6%)。穿孔和迟发出血的发生率分别为 5.4%（1.3%～20.4%）和 1.8%（0.5%～9.5%）。对于 EMR 难以整块切除的病变，ESD 能提高整块切除率和治愈率，降低残留和复发率，同时操作时间延长，出血和穿孔等并发症的发生率也相应增加。肠 ESD 操作时间与病灶大小密切相关，对于直径为 20～29mm、30～39mm、≥40mm 的病灶，平均操作时间分别为 66 分钟、79 分钟和 129 分钟。由于肠 ESD 技术开展较晚，目前仍缺乏足够的长期随访资料。Niimi 等报道 310 例大肠肿瘤（146 例腺瘤、164 例腺癌）行 ESD 治疗后的 3 年及 5 年总体生存率分别为 97.1% 和 95.3%，疾病特异生存率均为 100%。ESD 技术实现了对早期大肠癌的内镜下微创治疗，然而操作难度和手术风险也较大，随着内镜器械的发展和临床经验的积累，相信 ESD 治疗的适应证将不断扩大，安全性和有效性也将得到进一步提高。

## 二、晚期大肠癌的内镜下治疗

对于已失去手术机会的晚期肿瘤，内镜下姑息治疗能改善患者生活质量，一定程度上抑制肿瘤生长，延长生存期。内镜下支架置入术、激光或微波治疗、射频治疗以及局部抗癌药物注射治疗是主要的内镜治疗方法，联合上述治疗措施的综合疗法更能进一步提高疗效。但由于不能从根本上控制肿瘤，远期疗效仍较差。

支架置入术能快速地缓解结直肠恶性梗阻，主要用于两个方面：一是对于无法行根治性手术的晚期患者，作为姑息性治疗的一种措施，替代姑息性结肠造瘘术；二是对可以行肿瘤切除手术患者的术前过渡性治疗，暂时解除梗阻症状，再择期行肿瘤根治性切除，以降低急诊手术相关的死亡率。Sebastian 等对 1198 例接受支架治疗的结直肠癌患者的资料进行分析得出，支架置入的操作成功率和临床有效率分别为 94% 和 91%，穿孔发生率为 3.8%，支架移位率为 11.8%，支架阻塞发生率为 7.3%。然而，也有学者对支架治疗给大肠癌患者带来的真实获益提出质疑。Cennamo 等对 8 项 RCT 研究的荟萃分析表明，与急诊手术相比，支架置入能提高一期吻合率和结肠造口率，但并不能降低死亡率和并发症发生率。

射频治疗是以低频率、高热效应的电磁波，通过热传导的方式，短时间内在病变组织内积蓄大量热能，而使组织蛋白凝固、坏死、炭化，起到治疗作用的。射频波穿透性低，热损伤深度适中，不易损伤周围组织，且治疗时探头不会与病变组织发生粘连。

在内镜直视下局部注射高浓度化疗药物（如 5-FU），能使局部肿瘤组织坏死，瘤体缩小，抑制肿瘤生长，尤适于无法耐受全身化疗的患者。分别于癌灶和癌周组织多点注射化疗药物，病灶较大时，还可对整个癌灶表面喷洒一定量的化疗药物。局部化疗具有以下优点：肿瘤部位药物浓度较高，对肿瘤细胞有较强的杀伤作用，并且由于血循环中药物浓度低，全身毒副反应小。化疗缓释粒子植入是将化疗药物赋予可缓释的赋形剂内，制成药物缓释系统，植入肿瘤组织的间质中，以发挥持久抗癌作用，是晚期大肠癌姑息性治疗的有效手段之一，但远期疗效还有待进一步研究。

## 三、黏膜下肿瘤的内镜下治疗

黏膜下肿瘤（SMT）泛指一类起源于黏膜层以下，即黏膜肌层、黏膜下层和固有肌层的病变。常见的大肠黏膜下肿瘤包括类癌、间质瘤、平滑肌瘤及脂肪瘤。普通肠镜检查较易发现黏膜下肿瘤，通常表现为表面光滑，覆盖正常黏膜的广基隆起性病变，但难以判断其起源层次和良恶性。超声内镜检查可以确定黏膜下肿瘤的大小及与肠壁的层次关系，并能根据回声强度初步判断病灶的性质，进而指导治疗方式的选择。

表浅的黏膜下肿瘤可以通过 EMR 或 ESD 完整切除；但来源于固有肌层的黏膜下肿瘤，内镜下不易彻底切除,且容易造成穿孔等并发症,以往多采取外科手术切除或定期随访。近来随着内镜微创技术的发展,部分固有肌层来源的病变也可行内镜下治疗,如 ESD、隧道内镜技术或内镜下全层切除术。

直径小于 1cm 的直肠类癌,一般组织学分级良好,局限于黏膜下层,无淋巴结转移和远处转移的风险,可行内镜下局部切除。ESD 治疗类癌的操作方法与治疗上皮源性肿瘤类似:用针刀沿标记点环周切开瘤体表面黏膜层和黏膜下层,暴露瘤体,再沿病灶边缘对其进行剥离,将瘤体完整剥离下来。也有学者将该方法称为内镜黏膜下挖除术。已有较多文献报道 ESD 治疗直肠类癌疗效确切,完整切除率为 82.6%～100%,肠穿孔发生率低于 3.2%。EMR 治疗直肠类癌的完整切除率略低于 ESD(64.3%～92.3%),穿孔发生率低于 1.6%。

此外,隧道内镜技术和内镜下全层切除术是在 ESD 基础上发展而来的新的内镜治疗技术,也可用于治疗固有肌层来源的黏膜下肿瘤。隧道内镜技术最初用于治疗贲门失弛缓症,随后也用于治疗上消化道固有肌层来源的黏膜下肿瘤。国内中山医院报道了内镜经黏膜下隧道肿瘤切除术治疗直肠固有肌层肿瘤,取得较好疗效。经黏膜下隧道肿瘤切除术是指通过在病变部位近侧端 3～5cm 处切开黏膜,在黏膜下层剥离,建立黏膜下隧道,直至暴露肿瘤后将肿瘤切除,经隧道取出肿瘤,最后关闭隧道入口黏膜。黏膜下隧道的建立,使得肿瘤切除部位黏膜层保持完整,有效避免出现消化道瘘、避免损伤周围组织和脏器。内镜下全层切除术是将病灶部位全层完整切除后,再用各种内镜下缝合技术修补穿孔的方法,适用于起源于固有肌层突向浆膜下生长并与浆膜层紧密粘连的良性肿瘤,以及未发生淋巴转移的间质瘤。上述两种方法目前都尚处于探索阶段,适应证的选择和术后并发症的处理仍有待进一步研究。

### 四、腹腔镜辅助下的双镜联合治疗

理论上讲,所有未发生淋巴结转移的早期大肠肿瘤均是内镜下治疗的适应证。然而部分病变行内镜下治疗风险较大且难以完整切除,如超过 5cm 的巨大息肉,较难操作部位的病变,以及位于固有肌层深层、向腔外生长的黏膜下肿瘤。对于此类病变,可行腹腔镜辅助下结肠镜治疗,增加了治疗的安全性和有效性。腹腔镜辅助治疗的优势主要为:当病变位于肠道迂曲部位,应用肠镜无法理想暴露时,腹腔镜通过腹腔内"顶""拉"等动作协助暴露息肉,使内镜下视野更清晰,以利于内镜操作;腹腔镜下监测浆膜侧情况,避免损伤重要血管和邻近脏器;术中一旦出现肠穿孔,可在腹腔镜下及时进行修补;腹腔镜辅助下内镜下全层切除术后辅缝合肠壁缺损。此外,内镜辅助腹腔镜手术,是指由内镜定位病变,腹腔镜下行肠壁局部切除、肠切除或标准根治术。该术式有利于对病变的准确定位,合理地选择手术范围。双镜联合治疗能够使两种技术实现优势互补,既实现了微创,又能提高手术的安全性。

(谭志洁)

# 第三十一节　大肠肿瘤的化学治疗

化疗是大肠癌多学科综合治疗中的一个重要组成部分。对Ⅱ、Ⅲ期患者,它可以配合手术及放疗,通过杀灭微小的远处转移灶及局部术野的脱落癌细胞,减少术后复发和转移,提高生存率。对Ⅳ期患者或术后复发转移的患者,化疗更是主要的治疗手段。研究表明,对一般状况良好的Ⅳ期患者,接受全身化疗组的中位生存期比单纯支持治疗组延长 8～10 个月,联合靶向药物治疗中位生存期可以延长 14 个月,而且有客观疗效的患者往往伴有症状的改善和生活质量的提高。同步放化疗时,化疗药物还可以起到放射增敏剂的作用。因此,化疗无论是联合手术和放疗,还是单独使用,都有其独特的地位。

# 一、常用药物及化疗方案

大肠癌的常用化疗药物有三类:氟尿嘧啶类药物、奥沙利铂和伊立替康,它们是从数十种化疗药物中筛选出来的对大肠癌有确切疗效的药物。大肠癌的常用化疗方案多为这三类药物排列组合而成。需要注意的是一些广谱的化疗药物如紫杉醇、吉西他滨、培美曲塞、阿霉素、氨甲蝶呤、长春瑞滨等对大肠癌均无明确疗效,不推荐常规使用。

## (一)常用药物

1.氟尿嘧啶类　氟尿嘧啶类药物是大肠癌化疗的基石。其中 5-氟尿嘧啶(5-FU)自 1957 年应用于临床以来,一直是治疗大肠癌的主要药物,在转移性疾病和术后辅助治疗方面的地位举足轻重。5-FU 的衍生物有替加氟、尿嘧啶替加氟(优福定)、去氧氟尿苷、卡莫氟、卡培他滨、替吉奥等。目前在全世界范围内临床应用最广泛的 5-FU 衍生物是卡培他滨。替吉奥对亚洲人大肠癌疗效不亚于卡培他滨,尽管 NCCN 指南等并未将其列入,但值得我们进一步研究。替加氟、尿嘧啶替加氟、去氧氟尿苷、卡莫氟等由于有更好的药物替代,目前已经很少使用。

(1)5-氟尿嘧啶(5-FU):5-FU 是抗嘧啶类合成的抗代谢药物,在体内转变为氟尿嘧啶脱氧核苷酸(5-FUdUMP),与胸苷酸合成酶(TS)的活性中心形成共价结合,抑制该酶的活性,使脱氧胸苷酸生成减少,导致肿瘤细胞的 DNA 生物合成受阻。在这个过程中如果加入甲酰四氢叶酸(LV),则 5-FUdUMP、TS、LV 三者可以形成牢固、稳定的三元复合物,对 TS 的抑制作用大大增加,从而提高 5-FU 的疗效。因此在临床工作中,5-FU 和 LV 往往是联合使用的。

5-FU 也可代谢为氟尿嘧啶核苷,以伪代谢物形式掺入 RNA 中,干扰肿瘤细胞 RNA 的生理功能,影响蛋白质的生物合成。5-FU 对增殖细胞各期都有抑制作用,对 S 期细胞最敏感。

5-FU 的用法有静脉推注、静脉输注,持续静脉输注、肝动脉灌注化疗以及腹腔内灌注化疗等。

5-FU 最常见的副作用有腹泻、口腔炎、轻至中度白细胞减少等。比较多见的副作用有食欲减退、轻度恶心、呕吐、皮肤色素沉着、轻度脱发等。5-FU 的副作用随药物剂量、用法改变而不同,例如 5-FU 持续静脉输注时手足综合征增多,而血液系统和胃肠道系统毒性反应明显减少。

5-FU 经代谢后主要分解成二氢氟尿嘧啶而失活,其中起关键作用的限速酶是二氢嘧啶脱氢酶(DPD)。

(2)卡培他滨:卡培他滨是 5-FU 的前体药物。口服吸收后通过羧酸酯酶、胞苷脱氨酶、胸苷酸磷酸化酶(TP)催化,转变为 5-FU 发挥抗肿瘤作用。其中 TP 促进肿瘤组织新生血管的生成,在胃肠道肿瘤组织中的表达明显高于正常组织。因此,卡培他滨口服吸收后,由于催化酶的表达差异,肿瘤组织中 5-FU 的浓度比正常组织中高。卡培他滨在肿瘤组织中的选择性活化,提高了药物的抗肿瘤作用,并且减少了对正常组织的损伤,是一种类似于"靶向"肿瘤的治疗。

根据推测,LV 能够增加 5-FU 的疗效,也应该能够增加卡培他滨的疗效。但临床试验表明卡培他滨与甲酰四氢叶酸(LV)联用并未增加疗效,因此一般不推荐联合使用。

卡培他滨的用法一般为 $850\sim1250\text{mg/m}^2$,口服,每日 2 次,连用 2 周,停 1 周,每 3 周为一周期。在与放疗联用时,$825\text{mg/m}^2$,口服,每日 2 次,连用 5 天,停 2 天,每周重复。

卡培他滨的副作用与 5.FU 持续静脉输注相似,但手足综合征更多见。手足综合征即掌跖红皮症(PPE),发生原因尚不清楚,为手足部位的皮疹,轻者表现为手掌、足跟的皮肤红肿,严重者可有水疱、脱皮、靸裂、渗出、疼痛。口服卡培他滨后,如果发生严重的手足综合征,应减量或停药。口腔炎、腹泻、恶心、脱发、中性粒细胞减少等较少见,但严重者也需减量或停药。

(3)替吉奥(S-1):替吉奥是复方药物,主要有三种成分:替加氟、吉美嘧啶和奥替拉西钾。替加氟是5-FU 的前体药物,通过肝脏 P450 系统转化成 5-FU 发挥抗肿瘤作用。吉美嘧啶抑制二氢嘧啶脱氢酶的活性,降低其对 5-FU 的分解,有助于维持 5-FU 在体内的药物浓度。奥替拉西钾特异性抑制肠道黏膜细胞内乳清酸磷酸核糖基转移酶,降低 5-FU 在肠道组织内磷酸化所致的胃肠道毒性。因此,口服替吉奥的优势在于能够在体内保持较高的 5-FU 浓度,而不产生明显的胃肠道反应。

替吉奥的用法和卡培他滨类似。替吉奥 $40mg/m^2$,口服,每日 2 次,连用 2 周,停 1 周,每 3 周为一个周期;或连用 4 周,停 2 周,每 6 周重复。一般多采用第一种方法用药。

替吉奥的副作用有骨髓抑制、食欲下降、恶心、呕吐、腹泻、皮肤色素沉着等,其中 3～4 度不良反应的发生率较低,临床耐受性良好。如果出现重度的骨髓抑制或腹泻,需减量或者停药。

(4)雷替曲塞:雷替曲塞是抗代谢肿瘤药,它与 5-FU 作用相近,通过抑制胸苷酸合成酶,导致 DNA 修复和合成所需的脱氧胸苷酸减少。雷替曲塞 1996 年在英国上市,2010 年在我国上市。2014 年的一篇 Meta 分析研究了 2001 年至 2012 年应用雷替曲塞联合奥沙利铂(TOMOX 方案)和雷替曲塞联合伊立替康(TOMIRI 方案)治疗的 735 例晚期大肠癌患者,总有效率(ORR)40％,中位生存期(OS)14.6 个月,无进展时间(PFS)6.7 个月,与 5-FU 联合化疗方案疗效相当。与 FOLFOX 和 FOLFIRI 相比,雷替曲塞联合化疗方案的骨髓抑制和消化道反应较轻,心脏毒性发生率也更低,值得进一步研究。在全球范围内,雷替曲塞应用并不多,因此本文不再详细论述。

2.奥沙利铂(L-OHP)　奥沙利铂和其他铂类药物相同,作用于细胞 DNA 链。铂原子与 DNA 链形成链内和链间交联,阻断 DNA 的复制和转录。与顺铂相比,奥沙利铂的水溶性高,肾毒性和骨髓毒性较轻,但神经毒性较明显。

奥沙利铂的剂量在三周方案里一般是 $130mg/m^2$,在两周方案里是 $85mg/m^2$。奥沙利铂不能用生理盐水溶解,应当用 5％葡萄糖配制,静脉输注 2 小时。

奥沙利铂的神经系统毒性为剂量限制性毒性,一般为可逆的、可蓄积的周围神经毒性,遇冷加重,停药后症状逐渐缓解。绝大多数患者的神经毒性在停用奥沙利铂 18 个月内可以基本缓解。急性感觉神经和运动神经症状可能发生于注射用药时。化疗期间,应注意保暖,避免饮冷水和吃冷的食物,减少喉痉挛的发生。奥沙利铂的胃肠道反应有恶心、呕吐和腹泻,但较顺铂轻微。骨髓抑制一般为轻中度。罕见过敏反应,表现为皮肤红斑甚至过敏性休克。

3.伊立替康(CPT-11)　伊立替康是半合成水溶性喜树碱衍生物,是 DNA 拓扑异构酶 I 的抑制剂,可诱导单链 DNA 损伤,从而阻断 DNA 的复制和转录,导致细胞死亡。

伊立替康单药治疗时剂量为 $300～350mg/m^2$,静脉输注 30～90 分钟,每 3 周为 1 周期。两药联合时剂量为 $180mg/m^2$,三药联合时为 $165mg/m^2$。

伊立替康可能引起急性或迟发型腹泻。腹泻发生在用药 24 小时以内(急性胆碱能作用),应立即给予阿托品 0.25～1mg 静脉注射。迟发型腹泻给予洛哌丁胺(2mg,每 2 小时 1 次,直至 12 小时无腹泻)。如腹泻明显或伴有脱水,应补充液体及电解质,并在下一周期化疗时减量。伊立替康的骨髓抑制主要表现为中性粒细胞减少,在联合化疗时程度较重。

### (二)常用化疗方案

大肠癌常用的三类化疗药物——氟尿嘧啶类药物(5-FU/LV、卡培他滨、替吉奥)、奥沙利铂、伊立替康经过排列组合,可以组成若干种化疗方案,但最重要的有三种方案:5-FU/LV、FOLFOX、FOLFIRI。

　　5-FU/LV 是所有方案的基石。根据 5-FU 和 LV 不同的用法和剂量，5-FU/LV 的使用方案有 Mayo 方案、RoswellPark 方案、deGramont 方案、AIO 方案等。deGramont 方案又称为"双周疗法（LV5FU2）"，后被改为"简化的双周疗法（sLV5FU2）"，相对上述其他方案，其疗效和副作用均更易被接受，因此目前应用最为广泛，本文中如无特殊说明，5-FU/LV 方案均按"简化的双周疗法"用药。

　　5-FU/LV 联合奥沙利铂是 FOLFOX 方案，5-FU/LV 联合伊立替康是 FOLFIRI 方案，5-FU/LV、奥沙利铂、伊立替康三药联合是 FOLFOXIRI 方案。将 5-FU/LV 更换为卡培他滨，联合奥沙利铂是 CapeOX 方案（也称 XELOX 方案），联合伊立替康是 CapeIRI 方案（也称 XELIRI 方案）。将 5-FU/LV 更换为替吉奥（S1），联合奥沙利铂是 SOX 方案，联合伊立替康是 IRIS 方案。

　　1.氟尿嘧啶类单药方案

　　（1）5-FU/LV 方案（sLV5FU2）

　　LV　200mg/m² 　静脉输注 2 小时　第 1 天

　　5-FU　400mg/m² 　静脉推注　第 1 天

　　5-FU　1200mg/(m²·d)×2 天持续静脉输注（总量 2400mg/m²，46 小时）

　　14 天为一周期

　　（2）卡培他滨方案

　　卡培他滨　850～1250mg/m² 　口服　每日 2 次　第 1～14 天

　　21 天为一周期

　　（3）替吉奥方案

　　替吉奥　40mg/m² 　口服　每日 2 次　第 1～14 天

　　21 天为一周期

　　2.奥沙利铂、氟尿嘧啶类两药联合方案

　　（1）FOLFOX

　　mFOLFOX6

　　奥沙利铂　85mg/m² 　静脉输注 2 小时　第 1 天

　　LV　200mg/m² 　静脉输注 2 小时　第 1 天

　　5-FU　400mg/m² 　静脉推注　第 1 天

　　5-FU　1200mg/(m²·d)×2 天持续静脉输注（总量 2400mg/m²，46 小时）

　　14 天为一周期

　　（2）CapeOX

　　奥沙利铂　130mg/m² 　静脉输注 2 小时　第 1 天

　　卡培他滨　850～1000mg/m² 　口服　每日 2 次　第 1～14 天

　　21 天为一周期

　　（3）SOX

　　奥沙利铂　130mg/m² 　静脉输注 2 小时　第 1 天

　　替吉奥　40mg/m² 　口服　每日 2 次　第 1～14 天

　　21 天为一周期

　　3.伊立替康、氟尿嘧啶类两药联合方案

　　（1）FOLFIRI

　　伊立替康-180mg/m² 　静脉输注 30～90 分钟　第 1 天

LV　200mg/m²　静脉输注2小时　第1天

5-FU　400mg/m²　静脉推注　第1天

5-FU　1200mg/(m²·d)×2天持续静脉输注(总量2400mg/m²,46小时)

14天为一周期

（2）CapeIRI(不推荐使用)

伊立替康250mg/m²　静脉输注30～90分钟　第1天

卡培他滨　850～1000mg/m²　口服　每日2次　第1～14天

21天为一周期

（3）IRIS

伊立替康　250mg/m²　静脉输注30～90分钟　第1天

替吉奥　40mg/m²　口服

　每日2次　第1～14天

21天为一周期

4.奥沙利铂、伊立替康两药联合方案

IROX

奥沙利铂　85mg/m²　静脉输注2小时　第1天

伊立替康　200mg/m²　静脉输注30～90分钟　第1天

21天为一周期

5.奥沙利铂、伊立替康、氟尿嘧啶类三药联合方案

FOLFOXIRI

伊立替康　165mg/m²　静脉输注30～90分钟　第1天

奥沙利铂　85mg/m²　静脉输注2小时　第1天

LV　200mg/m²　静脉输注2小时　第1天

5～FU　1600mg/(m²·d)×2天持续静脉输注(总量3200mg/m²,48小时)

14天为一周期

6.伊立替康单药方案

伊立替康　300～350mg/m²　静脉输注30～90分钟　第1天

21天为一周期

**（三）有关化疗方案选择的问题**

化疗方案的选择既要规范化，又要个体化。要根据疾病的分期、患者的年龄、身体状况、经济状况等选择最恰当的治疗方案。

1.氟尿嘧啶类药物,静脉给药还是口服? 5-FU是大肠癌化疗的重要药物,5-FU/LV、FOLFOX、FOL-FIRI等均以5-FU为基础。但在临床应用中,5-FU需静脉给药,常需深静脉置管,增加了感染和血栓形成的机会,且用药不方便,患者需住院治疗。而口服药物卡培他滨和替吉奥应用方便,疗效确切,安全性好,多项试验表明其疗效至少与5-FU相当。因此,卡培他滨、替吉奥单药口服方案以及CapeOX、SOX、IRIS方案的应用日趋广泛。

2.单药化疗还是联合化疗? 联合化疗的疗效一般比单药化疗要好,但针对老年人、有合并症及一般状况差的患者,宜选择单药化疗。另外,低危Ⅱ期结肠癌术后可考虑使用卡培他滨(或5-FU/LV)辅助化疗,而对FOLFOX方案不推荐使用。Ⅱ、Ⅲ期直肠癌与放疗同步的化疗方案推荐5-FU持续灌注或卡培他滨

单药,不推荐 FOLFOX 或 CapeOX 方案。

3.选择 FOLFOX 还是 FOLFIRI? FOLFOX 和 FOLFIRI 在晚期大肠癌的化疗方面疗效相当,都是一线选择。但在结肠癌的术后辅助化疗和直肠癌的围术期化疗中,不推荐 FOLFIRI 方案。

4.化疗多长时间合适? 对于结肠癌的术后辅助化疗和直肠癌的围术期化疗,推荐疗程约为 6 个月。对于晚期或转移性大肠癌,有效的化疗方案持续多长时间尚无定论,但不建议在疾病进展前完全停止化疗,可考虑使用 5-FU 或卡培他滨长期单药维持。

# 二、临床各期大肠癌的化疗原则

## (一)非转移性大肠癌(Ⅰ、Ⅱ、Ⅲ期)的化疗

### 1.结肠癌

Ⅰ期($T_{1\sim2}$,$N_0$):因为Ⅰ期患者的复发转移率很低,辅助化疗的收益很小,术后不需要接受化疗,但要定期随访、观察。

Ⅱ期($T_{3\sim4}$,$N_0$):高危Ⅱ期患者包括 $T_4$(ⅡB、ⅡC 期)、组织学分化差(3/4 级,不包括 MSI-H 者)、脉管浸润、神经浸润、肠梗阻、肿瘤部位穿孔、切缘阳性或情况不明、切缘安全距离不足、送检淋巴结不足 12 枚。此类患者术后可行 5-FU/LV、卡培他滨、FOLFOX、CapeOX 方案辅助化疗,也可参加临床试验或不化疗单纯观察。低危Ⅱ期患者术后可参加临床试验、不化疗单纯观察或考虑使用卡培他滨(或 5-FU/LV)辅助化疗。根据 MOSAIC 的试验结果及使用奥沙利铂后可能引起远期后遗症,FOLFOX 方案不适合用于低危Ⅱ期患者的辅助化疗。

由于临床中高危Ⅱ期患者很多并无复发,而一些低危Ⅱ期患者却有复发转移,表明现在对高危Ⅱ期的定义并不完全正确。因此,Ⅱ期结肠癌患者是否行术后辅助化疗,应充分考虑疾病的预后、化疗的有效性及毒性,与患者充分沟通后决定。

Ⅲ期(任何 T,$N_{1\sim2}$):术后推荐行 FOLFOX 或 CapeOX 方案辅助化疗 6 个月。对于不宜使用奥沙利铂的患者可选择单药卡培他滨或 5-FU/LV 方案化疗。

根据目前的研究数据,不推荐含伊立替康的方案用于Ⅱ、Ⅲ期结肠癌的辅助化疗。

### 2.直肠癌

由于直肠与盆腔结构和脏器间的间隙太小、直肠无浆膜包裹以及手术切除时因技术难度而难以获得较宽的手术切缘,直肠癌根治术后的局部复发率很高。为了降低复发风险,直肠癌的治疗通常包括放疗。多学科综合治疗(手术、放疗、化疗)适用于绝大多数的Ⅱ、Ⅲ期直肠癌患者。

Ⅰ期($T_{1\sim2}$,$N_0$):经腹切除术后病理证实的 $pT_{1\sim2}$,$N_0$ 者无需术后化疗。淋巴结阴性的 $T_1$ 直肠癌经肛门切除,如果局部切除术后的病理检查发现肿瘤组织分化差、切缘阳性、肿瘤浸润至黏膜下肌层外 1/3、淋巴管血管浸润或肿瘤重新分期为 $T_2$ 等情况,应该行开腹切除术。对具有上述高危因素而未能接受二次手术切除的患者,应该考虑行全身化疗、放化疗,之后再全身化疗("三明治"式治疗:在放疗之前和之后给予化疗)作为辅助治疗以避免治疗不足,因为这种情况下淋巴结状态是不清楚的。

Ⅱ期($T_{3\sim4}$,$N_0$)和Ⅲ期(任何 T,$N_{1\sim2}$):Ⅱ、Ⅲ期的直肠癌患者如果对放化疗无禁忌,应行术前新辅助治疗。新辅助治疗有两种治疗顺序可供选择:①同步放化疗、手术治疗、术后辅助化疗;②术前新辅助化疗、同步放化疗、手术治疗。与放疗同步的化疗方案推荐 5-FU 持续灌注或卡培他滨口服。术前新辅助化疗和术后辅助化疗的方案推荐 FOLFOX 或 CapeOX 方案,也可选择 5-FU/LV 或卡培他滨单药化疗。手术应在新辅助治疗后 5~12 周内进行。围术期的治疗(放化疗、化疗)总疗程约 6 个月。如果新辅助治疗后

不能行手术治疗,则按照转移性结直肠癌的化疗原则进行治疗,但这种情况不推荐 FOLFOXIRI 方案。

对放化疗有禁忌的患者可直接行手术治疗,术后行"三明治"式治疗约 6 个月;也可选择术后直接同步放化疗,之后辅助化疗。

### (二)转移性大肠癌(Ⅳ期)的化疗

1.一线化疗　NCCN 指南推荐以下六个方案用于转移性大肠癌的一线化疗:FOLFOX、FOLFIRI、CapeOX、5-FU/LV、卡培他滨、FOLFOXIRI。目前没有证据表明其中某一种方案有明显的优势。在治疗方案的选择上,FOLFOX、FOLFIRI、CapeOX 应用最普遍;5-FU/LV、卡培他滨单药方案可应用于不能耐受强烈化疗的患者;而 FOLFOXIRI 方案仅应用于病灶不能切除,但通过强烈化疗有可能转为可切除的转移性大肠癌患者。

由于 CapeIRI 方案致严重呕吐、腹泻等副作用的发生率高,而疗效不优于 FOLFIRI 方案,因此不推荐使用。

2.疾病进展后的化疗　依据一线化疗方案来选择疾病进展后的化疗方案。①一线治疗是 FOLFOX 或 CapeOX 的,推荐以 FOLFIRI 或伊立替康单药(可联合靶向治疗)作为后续治疗;②一线治疗是 FOLFIRI 的,推荐以 FOLFOX 或 CapeOX(可联合靶向治疗)作为后续治疗;③一线治疗是 5-FU/LV 或卡培他滨单药的,推荐以 FOLFOX 或 CapeOX、FOLFIRI、伊立替康单药、IROX(可联合靶向治疗)作为后续治疗;④一线治疗是 FOLFOXIRI 的,推荐以伊立替康联合靶向治疗药物作为后续治疗,或单用靶向药物如西妥昔单抗、帕尼单抗、瑞戈非尼单抗等。

(庞念德)

# 第三十二节　大肠肿瘤的放射治疗

近年来,多学科综合治疗的理念在大肠癌的治疗中越来越受到重视。在根治性手术的基础上,辅助化放疗已成为局部晚期大肠癌不可或缺的治疗部分。而随着多项大型临床Ⅲ期大肠癌术前放疗研究结果的报道,局部进展期大肠癌的规范化治疗指南已由术前新辅助化放疗取代术后辅助化放疗。

## 一、术后放疗

20 世纪 90 年代,美国国家癌症研究所(NCI)对于术后病理分期为 $pT_{3\sim4}$ 和/或 $N_{1\sim2}$ 患者的术后辅助化放疗达成了共识,将术后化放疗纳入局部晚期大肠癌的标准治疗模式,这主要基于 GITSG 和 NCCTG 的随机临床试验结果。在这两项随机临床试验的方案设计中,放化疗的顺序有所不同。前者接受的是术后全盆腔放疗加 5-FU 增敏,然后 5-FU＋司莫司汀方案化疗。后者则是首先给予两个疗程的 5-FU＋司莫司汀化疗,然后全盆腔放疗＋5-FU。在两项研究中,辅助放疗都显著提高了患者的生存,而远处转移在 NCCTG 研究中显著下降,但在 GITSG 中并不明显。NCCTG 的研究者认为,这或许归因于足够剂量化疗的早期使用。因此,在随后设计的术后化放疗的研究,绝大多数研究都将术后放疗放在两个疗程的足量化疗之后进行。1996 年大肠癌治疗委员会推荐对于Ⅱ/Ⅲ期大肠癌,当手术后进行 6 个疗程的氟尿嘧啶类药物化疗时,同期的全盆腔照射应在化疗的第 3～4 疗程同期进行。

然而,这样的比较是基于两项临床研究各自的结果得出的,其结论不可避免具有明显的偏倚性。为了证实术后放疗的最佳介入时机,韩国的研究者们进行了一项随机对照研究,对大肠癌术后辅助放疗与辅助化疗配合的时机进行研究,这也是目前报道的唯一一项头对头比较术后辅助早放疗和晚放疗的临床Ⅲ期研究。该研究共纳入 308 例大肠癌患者,根治性手术后,进行 5-FU/LV 方案辅助化疗共 6 个疗程,每 4 周重复。根据放疗介入形式随机分为早放疗组(与第一程化疗同时开始)和晚放疗组(与第三程化疗同时开始)。单次剂量 1.8Gy,总剂量 45Gy/25Fx。通过随访发现,两组均未出现 4 度非血液学毒性反应,血液学Ⅳ度以上毒性反应发生率也低于 1%。在局部复发方面,早放疗组和晚放疗组复发率分别为 17% 和 27%($P=0.047$),4 年无病生存期(DFS)分别为 81% 和 70%($P=0.043$),而在 4 年总生存率(OS)方面,两组分别为 84% 和 82%($P=0.387$)。该研究显示,大肠癌术后尽早进行放疗虽然不能提高总生存期,但对于局部控制和无病生存方面,却有明显的改善。因此,Lee 等推荐Ⅱ/Ⅲ期大肠癌患者在接受了根治性手术后,应尽早进行放疗。

## 二、术前放疗

进入 20 世纪(2005 年前后),随着一系列临床Ⅲ期研究结果的报道,术前化放疗取代了术后化放疗,成为局部晚期直肠癌的标准治疗模式。

相对于术后化放疗,术前放疗有其临床和生物学上的优点。主要包括:放疗后肿瘤降期退缩,可提高切除率;对低位直肠肿瘤,肿瘤的退缩可能增加保留肛门括约肌机会;降低术中播散的概率;肿瘤乏氧细胞少,对术前放疗较术后放疗敏感;小肠的蠕动度较术后大,未坠入盆腔,治疗的毒性反应较低。

但术前放疗也有其不足之处是放疗后产生的肿瘤退缩可能会影响疾病的最初分期,而分期又是预测判断治疗疗效的主要预后指标。但瑞典的多中心试验结果提示,术前放疗与单纯手术比较,对所有期别的肿瘤均有好处,因此可能肿瘤的最初分期重要性没有以往所认为的高。另一缺点是,术前分期不准确性造成治疗过度或治疗不足。虽然目前影像学的发展,使得对术前肿瘤分期确定较以往容易且准确,但仍有分期过高或过低的可能性。德国 Sauer 的研究中,直接手术组中,18% 经腔内超声诊断为 $T_3$ 和(或)淋巴结阳性($LN^+$)的病例,在术后的病理诊断为 $T_{1\sim2}$,术前分期过高;而 Guillem 的报道则显示,22% 术前被诊断为 $T_3N_0$ 的患者直接手术显示 $LN^+$。

### (一)术前放疗的方式

术前放疗的方式主要有两种,一为短程快速大分割放疗,多采用 5Gy/Fx,共 25Gy/5Fx,放疗结束后一周内手术。另一种为常规分割,45~50.4Gy,1.8Gy/Fx,手术在放疗结束后 6~8 周进行。

北欧进行的多项随机临床研究中,多数采用短程快速放疗。以瑞典斯德哥尔摩研究为代表的一系列研究,确立了术前放疗、短程放疗方式的有效性。其中斯德哥尔摩研究Ⅰ,比较了单纯手术与 25.5Gy/5Fx 术前放疗,手术在一周内进行。研究显示术前放疗明显提高了无病生存率和局控率,但未观察到有生存率的差异。

瑞典斯德哥尔摩研究Ⅱ中,纳入 1168 例直肠癌患者,重复了斯德哥尔摩Ⅰ的随机分组,为 25Gy/5Fx,主要的不同是放疗范围缩小,不包括腹主动脉旁淋巴引流区,采用多野照射技术。研究证实了术前放疗可明显提高局控率(12% vs 27%),以及无病生存率,最重要的是显示有总生存率(58% vs 48%)的提高。分层分析显示各期的大肠癌,包括Ⅰ期的局控均有提高。此研究是目前唯一证实有生存提高的术前放疗的临床研究。但此研究中,并非所有手术为大肠癌全系膜切除术(TME),直接手术组复发率高达 27%。

以上的研究是在 TME 广泛开展前进行的,由此存在对手术质控的质疑。荷兰的术前放疗随机研究(CKVO 95-04),是比较有手术质控的 TME 的情况下术前放疗的作用。患者被随机分成 TME 或术前快速短程放疗(25Gy/5Fx)+TME 两组。在 TME 组,术后如切缘阳性,则接受 50Gy/25Fx 的术后放疗。2

年的局部失控率 TME 组为 8%，术前放疗＋TME 为 2%。在Ⅲ期切缘阴性的患者中 2 年的局部复发率 TME 为 15%，术前放疗＋TME 为 4%（$P<0.001$）。结果显示了 TME 仍需联合辅助放疗的必要性，尤其对于Ⅲ期和直肠中下段的肿瘤，可从放疗中有较大的得益。

在长程放疗方面，里程碑研究是德国 CAO/ARO/AIO-94 研究，799 例局部进展期直肠癌患者被随机分为术后化放疗组和术前化放疗组。结果显示，术前化放疗组获得了 8% 的病理完全缓解（pCR），具有更好的局部控制（6% vs 13%，$P=0.006$）和更低的 3/4 度毒性反应（27% vs 40%，$P=0.001$），但未能提高 DFS 和 OS。局控率的获益一直延续到 11 年的长期随访，10 年局部复发率分别为 7.1% 和 10.1%，而 DFS 和 OS 无差异。

波兰 Bujko 报道了术前采用不同分割剂量的随机研究。316 例临床 $T_3$ 患者被随机分成两组，术前 25Gy/5Fx 的短程放疗组（与手术间隔平均 8 天）和术前常规分割 50.4Gy 放疗联合 5.FU/四氢叶酸的放化疗组。此研究的结果显示常规分割放化疗组的病理完全缓解率明显高于短程放疗组，分别为 16% 和 1%（$P<0.001$）。环切缘的阳性率也低于短程放疗组，分别为 4% 和 13%（$P=0.017$）。但未显示有保肛率的提高，可能的原因是在此研究中，外科医生手术的方式并未随放化疗/化疗后肿瘤退缩的情况而调整。在长期随访中，两组也未显示出差异。

另一项比较术前短程放疗和长程化放疗的头对头临床Ⅲ期研究中，澳大利亚 Trans Tasman Radiation Oncology GroupTrial 01.04 研究报道，326 例 $rI_3N_{0\sim2}M_0$ 的直肠腺癌患者进入研究，随机分为短程组（25Gy/5Fx，1 周内手术，术后 6 个疗程的化疗）和长程组（50.4Gy/28Fx，同期 5-FU 持续输注给药，放疗后 4～6 周手术，术后行 4 个疗程的化疗）。3 年局部复发率在两组分别为 7.5% 和 4.4%（$P=0.24$）。5 年远处转移率、总生存率以及毒性反应在两组中均未显示出差异。

总体来看，短程放疗和长程化放疗在局部控制、长期生存方面并未显示出明显的差异，但在长程放疗由于放疗与化疗联合，并且放疗与手术的间隔时间较长，肿瘤可获得足够的退缩时间，近期疗效相对更好。对低位直肠，初始不可切除，推荐常规分割放化疗，可有更多的肿瘤降期，提高 $R_0$ 切除率，降低局部复发，提高保肛率。短程大分割放疗由于其放疗费用低、治疗时间短，能够较好地节省卫生资源，因此，对于患者年龄较大，期望寿命较短或初始病灶可切除时可考虑。

### （二）术前化放疗中同期化疗方案的选择

术前长程放疗结合同期化疗的早期临床Ⅲ期随机对照研究主要有以下两项，即 EORTC 22921 和 FFCD 9203 研究，对比术前放疗加或不加氟尿嘧啶是否能提高疗效。

EORTC 22921 研究是一项 $2\times2$ 设计的临床Ⅲ期研究，共入组了 1011 例临床分期为 $T_{3\sim4}/NxM_0$ 的直肠癌患者。根据术前接受单纯放疗还是联合化疗、术后是否接受辅助化疗分为四组：术前放疗＋手术；术前放化疗＋手术；术前放疗＋手术＋术后化疗；术前放化疗＋手术＋术后化疗。结果显示，接受术前放化疗的患者，病理完全消退较术前放疗多，分别是 14% 和 5.3%（$P<0.0001$）；术前放化疗较术前放疗者急性毒性反应有所增加，主要是 2 度及以上腹泻的发生率，分别是 34.3% 和 17.3%（$P<0.005$）。单纯放疗未加用任何化疗组复发率为 17.1%，而只要加用了化疗，无论术前化疗还是术后化疗，复发率都下降至 8% 左右。对于无病生存期和总生存率，四组之间均未显示出差异。进一步的亚组分析显示，术前化放疗中肿瘤退缩理想的病例能够从术后化疗中得到更好的生存获益。

FFCD 9203 研究共入组 762 例 $T_{3\sim4}$ 患者，随机分为术前单纯放疗组和术前联合化放疗组。化放疗剂量选择与 EORTC 22921 相同。两组病理完全缓解率分别为 3.6% 和 11.4%（$P<0.05$），3 度以上毒性反应分别为 2.7% 和 14.6%（$P<0.05$），5 年局部复发率为 16.5% 和 8.1%（$P=0.004$），而在无病生存期和总生存率方面，同样未能观察到两组的差异。

　　在氟尿嘧啶的基础上,奥沙利铂曾被寄予厚望来提高新辅助化放疗疗效,在早期的临床Ⅱ期研究中,奥沙利铂＋氟尿嘧啶用于新辅助化放疗取得了理想的病理完全缓解率。为了进一步证实奥沙利铂的新辅助治疗价值,目前共有 5 项临床Ⅲ期研究对新辅助治疗中加用奥沙利铂是否提高疗效进行了分析。但遗憾的是,除了德国 CAO/ARO/AIO-04 研究外,其余 4 项研究均认为奥沙利铂显著增加了毒性反应尤其是腹泻的发生,而近期疗效病理完全缓解率没有明显提高。远期疗效上,目前有 4 项研究报道了 3 年局控率、无病生存期和总生存率的结果,从数据上看,局部复发率和 DFS 似乎有提高的趋势,而 OS 获益则不明显。但局控率和无病生存期的改善应归因于新辅助治疗阶段加用奥沙利铂,还是归因于其他因素,如辅助化疗方案的差异,尚没有足够的证据来说明(在 CAO/ARO/AIO-04 研究和 PETACC-6 研究中,均明确规定了对照组采用氟尿嘧啶类药物单药化疗,而研究组加用奥沙利铂。其他研究未对辅助化疗方案做明确要求)。但也应看到,奥沙利铂在局部晚期直肠癌的新辅助治疗阶段并非完全没有价值,临床实践显示在加用奥沙利铂后,肿瘤的退缩程度更明显,在 STAR-01 和 ACCORD12/0405 研究中也有类似的结果。因此,有必要在下一步的研究中寻找有价值的预测指标来富集真正能够从奥沙利铂中获益的人群,实现个体化治疗。

### (三)辅助化疗前移的探索

　　有两种模式,一种是诱导化疗,一种是间隔期化疗。诱导化疗又称为"新辅助化疗",是指在局部治疗(手术或放疗)开始之前先使用的化疗,目的是希望化疗后局部肿瘤缩小,减小手术范围及清除或抑制可能存在的微小转移灶,目前已有一些小样本研究结果报道。在西班牙进行的一项临床Ⅱ期随机对照研究中,108 例局部进展期直肠癌患者被随机分为两组:一组患者在术前化、放疗(放疗＋卡培他滨＋奥沙利铂),手术后接受 4 个疗程的 Capox(卡培他滨＋奥沙利铂)方案的辅助化疗;另一组将 4 个疗程的辅助化疗提前到诱导化疗阶段,完成后再进行化、放疗和手术。结果显示两组的病理完全缓解率分别为 13.5% 和 14.3%,在降期、肿瘤退缩和 R$_0$ 切除方面,两组都没有统计学差异;但在毒性反应方面,诱导化疗组的 3 度以上毒性反应发生率为 19%,远低于辅助化疗组的 54%(P＝0.0004),方案完成度也显著领先(91% vs 54%,P＜0.0001)。

　　另一项 MSKCC 的单中心回顾性研究显示,61 例患者首先接受 FOLFOX4 方案诱导化疗,57 例完成了此后的化放疗,另有 4 例因化疗敏感拒绝行化放疗而直接手术。12 例患者没有接受手术,其中 9 例获得完全临床缓解(cCR)而没有手术,1 例拒绝手术,1 例由于并发症延迟手术,1 例在手术之前发展为远处转移。49 例患者接受了 TME 手术,全部实现 R0 切除,23 例(47%)肿瘤存在缓解,13 例(27%)实现了病理完全缓解。没有出现因诱导化疗所致严重毒副作用引发的治疗延迟。因此推断,FOLFOX 方案诱导化疗可以降期,提高病理完全缓解率,提高治疗的完成率。

　　在长程化放疗后,有 6～8 周的手术间隔期,复旦大学附属肿瘤医院在间隔期尝试加入化疗从而提高疗效。系列研究共分为三个阶段:第一阶段,放疗采用三维适形技术(3DCRT),全盆腔 45Gy/25Fx,同期联合奥沙利铂＋卡培他滨;第二阶段放疗改为束流调强技术(IMRT),全盆腔 44Gy/20Fx,同期联合奥沙利铂＋卡培他滨,放疗结束 2 周后加用一疗程希罗达单药口服;第三阶段 IMRT 技术,全盆腔 50Gy/25Fx,可见病灶同期增量至 55Gy,联合奥沙利铂＋卡培他滨,放疗结束 2 周后加用一疗程奥沙利铂＋希罗达联合化疗。病理完全缓解率在三个阶段分别为 10%、18% 和 23%,而放疗期间的毒性反应并未明显增高。

　　将辅助治疗前移,可期待更好的肿瘤退缩和病理完全缓解;同时,毒性更低,患者耐受性好,整体治疗的完成度更高。全身系统治疗的强化也有利于早期控制潜在的远处转移灶。

### (四)延长放疗-手术间隔期的摸索

　　术前放疗除局控外,另一个主要目标为肿瘤的退缩和降期,从而增加保肛的机会。术前快速短程放疗,手术与放疗间隔时间短,未给予肿瘤足够的时间产生退缩。斯德哥尔摩的两项研究分析了 1316 例患者,肿瘤的退缩和降期主要发生在手术与放疗结束后的间期大于 10 天的病例中。荷兰 CKV095-04 研究应用短程术前放疗,并没有观察到有肿瘤的降期。里昂 R90-01 研究发现,当术前放疗与手术的间隔时间大于 2 周时,可增加肿瘤降期的机会。

因此,为了弥补短程放疗在肿瘤降期上的不足,近年来对短程放疗的模式也有一定的优化,包括短程 $5\times5Gy$ 放疗后延期手术(6~8 周)或在其中进一步加入化疗来强化治疗。Bujko 的一项系统综述显示,短程放疗后延期手术相对于立即手术,严重放疗并发症减少,病理完全缓解率明显提高约 10%,但在保肛率和 $R_0$ 切除率方面,延期手术未能显示优势。

在接受长程化放疗的患者中,同样观察到了间隔期延长带来的肿瘤退缩。Tulchinsky 的一项回顾性研究显示,化放疗一手术间隔期≤7 周的患者其病理完全缓解率为 16.7%,而>7 周的患者,病理完全缓解率达到 34.5%。Kalady 的研究得到了类似的结果,间隔期以 8 周为界,病理完全缓解率分别为 16% 和 31%。另一项非随机对照前瞻性研究中,手术前加两周期 mFOLFOX6 化疗,治疗组(SG2)间隔 11 周,对照组(SG1)间隔 6 周。治疗组显著提高了病理完全缓解率(25% vs 18%,$P=0.02$),且未增加手术并发症,接受治疗的累积剂量显著高于对照组。

由此可见,无论术前放疗采用长程还是短程,若至手术的间隔期被延长,都有增加肿瘤退缩的机会,减轻毒性反应,从而使患者能够更好地完成全程治疗。

### 三、小结

当前,对于局部晚期大肠癌,术前化放疗采用氟尿嘧啶类药物联合化放疗,完成后 6~8 周接受手术治疗是推荐的治疗模式。但对于新辅助治疗模式的摸索也在不断进行,既包括剂量的提升,也包括顺序的调整。通过种种努力,在毒性控制和疗效提高中寻找最佳配伍,从而使患者得到最佳的治疗选择。

(庞念德)

# 第三十三节　大肠肿瘤的靶向治疗

## 一、大肠肿瘤的分子靶点及相关药物

大肠肿瘤晚期的治疗主要以化疗为主,临床上主要使用的药物有 5-FU 及其衍生物、第三代铂类及拓扑异构酶Ⅰ抑制剂等,但严重的毒副反应以及患者的个体差异等因素,在一定程度上限制了化疗药物的临床应用。目前,在基因水平寻找新的预后指标并开展靶向治疗,已成为肿瘤研究领域的热点。分子靶向药物具有特异性抗肿瘤组织靶点的特性,具有非细胞毒性的生物学效应,靶向性强而毒副作用小,能够进一步改善患者的生活质量,延长生存期,为大肠肿瘤的治疗提供了新的思路。

### (一)大肠肿瘤的分子靶点

1.表皮生长因子受体　表皮生长因子受体(EGFR)是一种具有酪氨酸激酶活性的跨膜受体,在多种实体肿瘤包括大肠肿瘤中均有异常表达,其中在大肠癌中的表达率为 60%~80%。研究显示,EGFR 的表达与大肠癌的原发灶浸润程度有关,其表达率升高与肿瘤的预后不良密切相关。EGFR 参与介导多种信号传导通路,其介导的信号传导通路异常与肿瘤的发生、发展关系密切。EGFR 与其配体结合后可导致受体二聚化和磷酸化,受体的酪氨酸蛋白激酶(TPK)被激活,TPK 在细胞内激活信号传递系统(RAS-RAF-MEK-ERK 途径、PI3K-Akt-mTOR 途径等),通过信号转导将信号传递到细胞核内,促进细胞的增殖,进而促进肿瘤细胞的生长。通过促进肿瘤细胞生成和 DNA 修复,EGFR 能使肿瘤细胞耐受化疗和放疗。并且,EGFR 参与肿瘤的血管形成,导致肿瘤侵袭、转移,与肿瘤的进展和转移相关。基于这些特性,EGFR 作为肿瘤治疗的靶点普遍被看好,阻断 EGFR 的信号转导,可望抑制肿瘤细胞生长、阻断肿瘤新生血管的形成,从而抑制肿瘤的侵袭和转移。因此,对 EGFR 相关信号通路认识的不断深入,促进了 EGFR 靶向治疗的发展。

2.血管内皮生长因子　1990 年,美国哈佛大学 Folkman 博士提出著名的 Folkman 理论,即肿瘤组织生长,必须依靠新生血管形成来提供足够的氧气和营养物质。肿瘤新生血管的形成是肿瘤生长的关键因素,并且是肿瘤细胞进入系统循环和转移的通路。血管内皮生长因子(VEGF)是目前发现的作用最强、高度特异的促血管内皮细胞增生的因子,在正常组织低水平表达,但在大多数肿瘤中均有显著的高水平表达,50%以上的大肠癌中 VEGF 表达呈阳性。VEGF 选择性直接作用于血管内皮细胞膜上的三种酪氨酸激酶受体,即 VEGF-1、VEGF-2 和 VEGF-3,活化其下游 Akt、ERK 等信号通路,促进血管生成,增加血管通透性,在抑制细胞凋亡,促进细胞生长、浸润和转移方面发挥重要作用,与肿瘤侵袭、转移与复发有密切关系。VEGF 参与调节的肿瘤血管新生对于肿瘤的生长和转移都是必需的,因此,阻断 VEGF 的作用是肿瘤治疗中抗血管生成研究的重点,抑制这个过程就达到了抑制肿瘤生长的目的。基于上述理论,VECF 已成为抗肿瘤治疗的一个重要靶点。

### (二)大肠肿瘤的分子靶向药物

1.EGFR 靶向抑制剂　目前临床用于治疗大肠癌的 EGFR 靶向药物主要有抗 EGFR 单克隆抗体和小分子化合物酪氨酸激酶拮抗剂,如西妥昔单抗、帕尼单抗、吉非替尼、埃罗替尼等,为大肠癌的治疗开辟了新途径。以 EGFR 为靶点的药物通过与 EGFR 的胞外结构域结合,竞争性抑制 EGF 及其配体所诱导的蛋白酪氨酸激酶系统的活化,抑制肿瘤细胞的增殖和转移。

(1)西妥昔单抗:西妥昔单抗是一种 IgG1 单克隆抗体,为人鼠 EGFR 单克隆抗体的嵌合体,由鼠抗EGFR 抗体和人 IgC1 重链和轻链的恒定区域组成。其与表达于正常细胞和大肠肿瘤细胞表面的 EGFR特异性结合,竞争性抑制内源性配体与 EGFR 的结合,进而阻断受体的二聚化、激酶磷酸化及细胞内信号转导,还可以靶向诱导细胞毒免疫效应细胞作用于表达 EGFR 的肿瘤细胞,逆转肿瘤细胞对细胞毒类药物的抗药性,诱导肿瘤细胞凋亡,抑制细胞周期进程,减少基质金属蛋白酶和血管内皮生长因子的产生,抑制肿瘤的浸润与转移,从而发挥抗肿瘤活性。美国食品药品管理局(FDA)于 2004 年 2 月批准西妥昔单抗用于治疗晚期大肠癌;2007 年批准其单药用于伊立替康或奥沙利铂治疗失败的 EGFR 表达的转移性大肠癌患者;2012 年批准其联合 FOLFIRI 方案一线治疗转移性大肠癌。

疗效预测因子的确定是西妥昔单抗治疗结直肠癌研究中的亮点,目前最重要的预测因子是 K-ras。K-ras 是 EGFR 信号传导通路中的一个重要激酶,约 40%的大肠癌存在 K-ras 基因第 12 号和第 13 号外显子的突变。突变后的 K-ras 蛋白不受上游 EGFR 信号的影响,所以,在 K-ras 基因突变的大肠癌中,EGFR 拮抗剂不能阻断 K-ras 的促肿瘤增殖作用。研究显示,肿瘤 K-ras 基因第 12 号和 13 号外显子突变的患者对西妥昔单抗的治疗不敏感,且还增加不良反应。因此,2011 年美国国家癌症综合网络(NCCN)大肠癌指南中强烈推荐所有晚期大肠癌患者都应检测 K-ras 基因状态,西妥昔单抗的治疗均应仅限于 K-ras 基因野生型,若已知外显子 12 和 13 有突变,则不推荐使用西妥昔单抗。除了 K-Ras 基因以外,还有 B-RAF、PTEN及 PIK3A 等基因也可以预测抗 EGFR 单抗的疗效。B-RAF 是位于 K-ras 下游的一个重要的丝氨酸激酶。

研究提示 B-RAFV600E 突变是 EGFR 靶向治疗的阴性预测指标,2012 年第 3 版 NCCN 指南指出:如果 K-ras 无突变,推荐考虑检测 B-RAF 基因评估晚期大肠癌患者的治疗和预后。但大肠癌-RAF 基因突变的发生率很低,在一定程度上限制了推荐其作为常规检测的意义。

(2)帕尼单抗:帕尼单抗也是 EGFR 的单克隆抗体,其作用机制与西妥昔单克隆抗体类似,与 EGFR 高度亲和,可同时阻断 EGF 和肿瘤坏死因子-α(TGF-α)与之结合,且半衰期更长。与西妥昔单抗的不同之处在于,帕尼单抗是完全人源化的 EGFR 受体 IgG2 单克隆抗体。2006 年,FDA 批准帕尼单抗单药用于 EGFR 表达阳性、标准化疗方案(氟尿嘧啶、奥沙利铂或伊立替康)治疗失败的晚期大肠癌患者。随后也被批准用于 K-ras 野生型的晚期大肠癌的一线和二线治疗。

(3)EGFR 酪氨酸激酶抑制剂(TKIs):目前比较常用的选择性 EGFR 酪氨酸激酶抑制剂有吉非替尼和厄洛替尼两种。吉非替尼是一个小分子苯胺喹唑啉化合物,可选择性地抑制 EGFR 酪氨酸激酶,降低肿瘤组织中 EGFR 和细胞增殖标志物 Ki-67 的表达,并可通过上调 p27 表达起到促进凋亡的作用。临床前研究证实,西妥昔单抗和厄洛替尼有协同抑制肿瘤的作用。

2.VEGF 靶向抑制剂　　以 VEGF 为靶点的药物通过与 VEGF 结合,竞争性阻断 VEGF 与其受体(VEGFR)结合,抑制内皮细胞增生和新生血管形成,从而延缓肿瘤的生长和转移。

(1)贝伐单抗:贝伐珠单克隆抗体是重组人源化针对 VEGF 的单抗,它以 VEGF 为靶点,与内源性的 VEGF 竞争性结合 VEGF 受体,进而阻断介导的下游信号通路,抑制内皮细胞的有丝分裂,减少肿瘤新生血管的形成,从而阻断肿瘤生长所需的营养供应,限制肿瘤的生长,发挥抗肿瘤作用。研究发现贝伐单抗可以使血管正常化,促进化疗药物释放至肿瘤组织内部。2004 年 2 月美国 FDA 批准贝伐单抗联合 5-FU 为基础的化疗方案作为晚期大肠癌的一线治疗。

(2)酪氨酸激酶抑制剂:分为选择性和非选择性两类。

1)PTK787/ZK222584:PTK/ZK(瓦他拉尼)是一种新型酞嗪类的小分子化合物,属于选择性的酪氨酸激酶抑制剂,通过抑制 VEGFR 的酪氨酸激酶达到抑制血管和淋巴管生成的作用。它主要抑制 VEGFR-1 和 VEGFR-2,对 VEGFR-3、c-KIT 和 PDG-FR-β 也有抑制作用。

2)regorafenib:regorafenib(瑞戈非尼)是一种口服新型小分子多靶点酪氨酸激酶抑制剂,它可以通过抑制 VEGFR-1、VEGFR-2、VEGFR-3、KIT、PDGFR 和 RET 等多靶点通路阻止肿瘤细胞和血管的生长,是第一个被证实了对晚期大肠癌有治疗活性的 TKI 靶向药物。继贝伐珠单抗和西妥昔单抗之后,FDA 批准晚期大肠癌经过标准治疗后出现转移的患者用 Regorafenib 治疗。

(3)aflibercept:aflibercept(阿柏西普)是一种全人源可溶性 VEGF 溶合蛋白,由 VEGFR-1 和 VEGFR-2 的胞外区与 IgGl 的 Fc 区可溶性结晶片段融合而成,可以与 VEGF-A、VEGF-B 等多种 VEGF 亚型,以及胎盘生长因子结合,并作用于血管内皮细胞、血管基底膜或 VEGFR,抑制血管生成,使肿瘤血管正常化。

## 二、大肠肿瘤分子靶向治疗的临床研究进展

近些年来,抗肿瘤分子靶向治疗药物发展迅速,随着研究的深入,越来越多新的靶向治疗药物进入临床,并在临床实践中取得了显著疗效。分子靶向药物的研究进展改善了患者的治疗效果,其与传统化疗药物联合应用改善了患者的预后,在大肠癌的综合治疗中起到了举足轻重的作用,为晚期大肠癌的治疗开辟了广阔的前景。迄今为止,已有三种分子靶向药物被美国 FDA 批准用于Ⅳ期大肠癌的治疗,分别是西妥昔单抗、帕尼单抗和贝伐珠单抗。

### (一)西妥昔单抗靶向治疗大肠肿瘤的临床研究

1.西妥昔单抗联合 FOLFIRI 方案　如前文所述,西妥昔单抗有明确的疗效预测因子 K-ras,FDA 批准西妥昔单抗联合 FOLFIRI(伊立替康＋氟尿嘧啶)化疗成为 K-ras 突变阴性而 EGFR 表达的转移性大肠癌的一线治疗方案。在化疗的基础上加西妥昔单抗能延长患者的总生存期(OS)和无病生存率。对 K-ras 野生型的Ⅳ期大肠癌,西妥昔单抗联合化疗不仅显著提高客观有效率,并且延长无病生存率,中位生存期可达到 23～24 个月。

CRYSTAL 试验研究了西妥昔单抗联合 FOLFIRI 方案一线治疗Ⅳ期大肠癌的疗效。临床试验将表达 EGFR 的初治转移性结直肠癌患者随机分为两组,分别接受 FOLFIRI 方案和 FOLFIRI 方案联合西妥昔单抗治疗,结果显示联合西妥昔单抗治疗组的相对危险度(RR)明显高于对照组(46.9% vs 38.7%,P＝0.005),中位无进展生存期明显延长(8.9 个月 vs 8 个月)。对 K-ras 基因野生型的患者,西妥昔单抗显著提高了客观有效率,分别为 57.3% 和 39.7%(P＜0.0001),总生存期延长(23.5 个月 vs 20 个月,P＝0.0094),疾病进展风险降低 30%,且中位无进展生存期从 8.4 个月延长至 9.9 个月;而 K-ras 基因突变型的患者,西妥昔单抗组和化疗组的客观有效率(31.3% vs 36.1%)、无病生存期(7.4 个月 vs 7.7 个月)和总生存期(16.2 个月 vs 16.7 个月)差异均无统计学意义。

随机Ⅲ期临床研究 EPIC 比较了西妥昔单抗联合伊立替康或伊立替康单药化疗的疗效,联合治疗组的相对危险度和中位无进展生存期均明显优于单药组,证实了联合使用西妥昔单抗和伊立替康可延长一线治疗失败的 EGFR 表达阳性的转移性大肠癌患者的生存时间。

2.西妥昔单抗联合 FOLFOX 方案　在 OPUS 试验中,对于 K-ras 基因野生型的患者,西妥昔单抗联合 FOLFOX4 方案组的相对危险度较单用 FOLFOX4 方案组明显提高了 20%,中位无进展生存期延长了 1.1 个月,而总生存期则无统计学差异;对于 K-ras 基因突变型患者,联合西妥昔单抗治疗反而降低了疗效(客观有效率 33.8% vs 52.5%,P＝0.029),无进展生存期延长(5.5 个月 vs 8.6 个月,P＝0.0153)。由此可见,K-ras 基因突变的转移性大肠癌患者不适合接受西妥昔单抗治疗。

然而,并不是所有 K-ras 基因野生型的患者都受益于西妥昔单抗联合化疗。近期的多项研究显示,在 K-ras 基因野生型患者中,西妥昔单克隆抗体联合奥沙利铂的疗效并不理想。在 CoinⅢ期研究中,西妥昔单克隆抗体联合 FOLFOX/XLOX 仅提高相对危险度提高 9%(59% vs 50%),中位无进展生存期和中位总生存期均无提高。NORDIC-VⅡ临床研究的结果显示,FLOX 方案联合西妥昔单克隆抗体与单用化疗相比,并未改善患者的相对危险度、无进展生存期和总生存期。其中真正的分子机制仍不清楚。

CELIH 试验在大肠癌肝转移患者(不伴肝外转移)中比较了西妥昔单抗联合 FOLFOX 和西妥昔单抗联合 FOLFIRI 方案的疗效和手术可切除性。结果显示,两种联合治疗方案的客观有效率分别为 68% 和 57%,手术可切除率分别为 40% 和 38%。

此外,西妥昔单抗联合 FOLFOXIRI(奥沙利铂＋伊立替康＋氟尿嘧啶)方案,可提高大肠癌肝转移患者(伴或不伴肝外转移)的化疗客观有效率和 RO 切除率(POCH-ER 试验)。

### (二)帕尼单抗靶向治疗大肠肿瘤的临床研究

多中心随机对照Ⅲ期临床试验 PRIME 比较了帕尼单抗联合 FOLFOX4 和单用 FOLFOX4 方案对于晚期大肠癌患者的疗效。K-ras 基因野生型患者,联合靶向治疗组的中位无进展生存期较单用 FOLFOX4 组明显延长(9.6 个月 vs 8.0 个月),总有效率提高 7%;而 K-ras 基因突变型患者,联合治疗组的中位无进展生存期较单用 FOLFOX4 组明显缩短(7.3 个月 vs 8.8 个月),总有效率无明显差异。该研究结果成为 NCCN 指南将帕尼单抗联合 FOLFOX4//FOLFIRI 作为晚期大肠癌一线方案的重要依据。帕尼单克隆抗体联合 FOLFIRI 作为Ⅳ期大肠癌的二线治疗的结果显示,K-ras 野生型转移性大肠癌患者的中位无进展生存期(5.9 个月 vs 3.9 个月，P＝0.004)和相对危险度(35％ vs 10％，P＜0.01)均显著提高，K-ras 突变型患者结果无明显差异。

对多疗程常规化疗失败的大肠癌患者进行帕尼单抗靶向治疗及最佳支持治疗(BSC)，中位无病生存期较单纯最佳支持治疗的患者显著延长(13.8 周 vs 8.5 周)，疾病进展期(PDR)降低约 46％(P＜0.01)，而总生存期无明显差异。K-ras 基因野生型患者的中位无病生存期明显优于 K-ras 基因突变型患者(12.3 周 vs 7.4 周，P＜0.01)。

### (三)贝伐单抗靶向治疗大肠肿瘤的临床研究

1.贝伐单抗与大肠肿瘤的一线治疗　　贝伐单抗联合化疗药物(伊立替康、氟尿嘧啶及亚叶酸钙)一线治疗晚期大肠癌患者的Ⅲ期临床试验结果显示，实验组与对照组客观有效率分别为 44.8％和 34.8％，总生存期分别为 20.3 个月和 15.6 个月，无进展生存期分别为 10.6 个月和 6.2 个月。贝伐单抗联合化疗用于一线治疗晚期大肠癌能延长总生存期和无瘤生存期，提高客观有效率。并且，贝伐单抗是第一个与化疗联合用药使晚期大肠癌患者生存期超过 2 年的分子靶向治疗药物。因此，美国 FDA 已批准贝伐单抗联合伊立替康、氟尿嘧啶及亚叶酸钙作为晚期大肠癌的一线治疗方案。新近发表的 BEAT 试验结果表明，贝伐单抗联合 FOLFIRI、FOLFOX 和 XELOX 的无病生存期均超过了 10 个月，中位总生存期均达到了 2 年左右，这一结果进一步证实了贝伐单抗联合化疗的疗效。

联合不同的化疗方案显示出不同的获益程度。NO16966 试验中，贝伐单抗联合以奥沙利铂为基础的化疗方案，对比了 FOLFOX4 或 XELOX 方案联合贝伐珠单克隆抗体或安慰剂作为一线方案治疗晚期大肠癌的疗效。虽然无进展生存期较单纯化疗提高了 1.4 个月(9.4 个月 vs 8.0 个月)，但客观有效率和总生存期无差别(19.9 个月 vs 21.3 个月)。

贝伐单抗最常见的不良反应是高血压、出血和血栓形成、蛋白尿等。

2.贝伐单抗与大肠肿瘤的二线治疗　　贝伐单抗在晚期大肠癌的二线治疗中也取得良好疗效，对于一线化疗后进展的转移性大肠癌，二线治疗时推荐联用贝伐单抗。伊立替康化疗失败的转移性大肠癌患者随机接受 FOLFOX4＋贝伐单抗、FOLFOX4、贝伐单抗单药治疗，结果显示 FOLFOX4＋贝伐单抗组的相对危险度、中位无进展生存期、总生存期均显著提高。贝伐单抗联合 FOLFIRI 化疗方案二线治疗晚期大肠癌的研究也得到了有效的结果，并且毒副反应可耐受。

2012 年，第 37 届欧洲肿瘤内科学会(ESMO)报告了一项研究的结果：对贝伐单抗联合一线化疗后首次疾病进展的晚期结直肠癌患者，在二线化疗基础上继续联合贝伐单抗治疗可使总生存期明显延长。之前，Bendell 等的研究也报道了相似的结果。因此，美国 FDA 于 2013 年 1 月 23 日批准贝伐单抗用于贝伐单抗联合一线治疗后病情进展的晚期大肠癌患者的二线治疗。

### (四)靶向治疗联合应用

贝伐单抗与西妥昔单抗或帕尼单抗的作用靶点不同，有研究者尝试了将两者联合应用，以期进一步提高对患者的疗效。早期有研究结果提示，西妥昔单抗和贝伐单抗的联合应用可能进一步提高疗效。然而，大多数相关试验结果却表明：西妥昔单抗/帕尼单抗＋贝伐单抗＋化疗(三药联合)治疗与贝伐单抗＋化疗(两药联合)相比，前者不仅不能提高患者的中位无进展生存期，并且不良反应更大。例如，将晚期结直肠癌患者随机分为两组，实验组联合应用西妥昔单抗、贝伐单抗、卡培他滨及奥沙利铂，对照组联合应用贝伐单抗、卡培他滨及奥沙利铂。结果提示实验组较对照组不良反应多，中位无进展生存期也显著缩短。将帕尼单抗、贝伐单抗、奥沙利铂以及伊立替康联用作为实验组，贝伐单抗、奥沙利铂以及伊立替康联用作为对照组，也得到相似的结果。

因此，NCCN 专家组也在修订的 2011 年结直肠癌指南中，强烈反对同时应用贝伐单抗和西妥昔单抗或帕尼单抗。

### 三、大肠肿瘤分子靶向治疗的展望

随着肿瘤分子生物学和基因工程技术的发展,传统的手术已逐渐被细胞因子治疗、肿瘤疫苗和肿瘤靶向治疗所取代。靶向治疗无论在Ⅳ期大肠癌的一线还是二、三线治疗中均已是重要的手段,尤其是大肠癌肝转移,可使更多的患者获得手术切除和治愈的机会。在一项Ⅱ期临床研究中,贝伐单抗联合 XELOX 方案治疗了 30 例无肝外病灶的Ⅳ期大肠癌肝转移患者,化疗后 33 例患者肝转移灶缩小转变为可手术切除。

然而,靶向治疗药物的应用尚存在许多问题,如部分靶向治疗药物的作用机制尚未完全阐明,最佳剂量亦有待探索;靶向治疗药物的安全性和有效性仍有待评估;与化疗药物联合治疗的最佳方案和疗程亦尚未明确;靶向治疗药物的作用靶点各不相同,联合应用的方案及安全性尚有待探索;对贝伐单抗迄今尚未发现可预测疗效的因素,上述问题都需要进一步的临床研究予以解决。

肿瘤的发生受到由各种基因和信号转导通路组成的异常复杂的网络系统的调控,因此,多靶点抗肿瘤药的开发和联合用药显得尤为重要,目前已经上市的靶向抗肿瘤药在临床上的疗效还有待进一步观察,未来大肠癌治疗研究的焦点仍会是生物靶向药物和不同放、化疗方案联用以及采用更准确的分子标志物预测疗效,从而探索出新的个体化治疗模式。

(马文杰)

# 第三十四节　大肠肿瘤的营养支持治疗

大肠肿瘤患者早诊率低,确诊时多数存在不同程度的营养不良,表现为消瘦、食欲减退,部分合并肠道不完全梗阻或完全性梗阻,呈蛋白质—热量型营养不良,同时伴贫血、低蛋白血症等,导致机体代谢紊乱、免疫力下降,化放疗的毒副作用和术后并发症增加,显著地危害患者的生存及生活质量,而良好的营养状态是保证手术顺利进行和提高放化疗疗效的前提。因此,临床医师要重视肿瘤本身及手术、放化疗等抗肿瘤治疗方法给患者带来的营养风险,积极评估,及早应对。目前,营养支持治疗已经成为大肠肿瘤多学科综合治疗的重要组成部分。

营养支持治疗主要包括肠内营养(EN)和肠外营养(PN)。前者是指患者消化道功能完全或部分存在,以要素膳食、非要素膳食等形式注入人体胃肠道,从而补充热量和营养素的支持治疗方法;后者是经静脉为无法经胃肠摄取和利用营养素的患者提供包括氨基酸、脂肪、糖类、维生素及矿物质在内的营养素,以抑制分解代谢,促进合成代谢并维持结构蛋白的功能。长期的肠外营养可导致肠黏膜和肠肌萎缩,肠壁通透性增加和肠相关淋巴组织的丧失,引起肠菌易位,机体细胞免疫和体液免疫紊乱。而当采用肠内营养治疗时,肠壁黏膜直接接触食糜,肠上皮细胞增殖生长不断得到促进。同时,营养素由门静脉进入肝脏,机体自控营养素吸收,可促进门静脉血液循环和胃肠道激素释放,维护胃肠道结构及功能,而且肠内营养更符合生理、给药方便、并发症少且费用低。因此,只要患者存在部分胃肠道消化吸收功能,应尽可能首先考虑营养经肠内途径补充。许多手术治疗的肿瘤患者其胃肠道由于解剖或功能原因无法承受肠道喂养,或单一肠内营养远不能满足代谢需要时,肠外营养成为实现机体代谢支持的主要手段。一旦肠道功能恢复,应及早利用肠道途径。综上,肠内营养支持治疗是我们对消化道肿瘤患者营养支持的首选途径。

一旦确定应用肠内营养支持治疗,需明确以下几个问题:肠内营养何时启动? 选择哪种肠内营养途径？选用何种营养制剂？

## 一、营养风险筛查及评定

营养不良的准确筛查与评估是营养支持治疗的关键环节。尽管目前肿瘤营养学的概念正被逐渐接受，但在临床实际工作中，营养评定及营养支持并未受到很好的关注。因此，消化科临床医师要加强该类意识，及早地对大肠肿瘤患者的个体营养状况进行评估，对需要营养支持治疗者及早进行营养干预，并在治疗过程中不断进行再评价，及时更新治疗方案。

目前常用的营养风险筛查方法包括主观全面评定量表（SGA）、患者自评主观全面评定量表（PG-SGA）、微型营养评定量表（MNA）、营养不良通用筛查工具（MUST）和营养风险筛查量表（NRS2002）。其中，NRS2002 为一种较新的评定工具，实用性较强，适用于住院患者营养分析筛查，欧洲临床营养和代谢学会（ESPEN）推荐其为首选工具。它将是否具有营养风险的评分切割点定位 3 分，即 NRS 评分≥3 分为具有营养风险，需要根据患者临床情况制定个体化的营养方案；而 NRS＜3 分者不存在营养风险，但应在住院期间每周筛查 1 次。

对于终末期大肠癌患者，即已失去常规抗肿瘤治疗，包括手术、放化疗和分子靶向药物治疗等指征的患者。他们往往伴随着严重的恶病质，一般来说，预计生存期不足 3 个月，只有少数可能从营养治疗中获益，如预期生存超过 40～60 天，Karnofsky 功能状态评分＞50 分，无严重器官功能障碍。对该类患者进行营养支持治疗时，需要与家属及患者进行充分沟通使其配合，同时严密监测出入液量、水肿或脱水的症状和体征、血电解质水平等，并及时调整补充剂量。但对于接近生命终点或生命体征不稳和多脏器衰竭的患者，不建议给予营养治疗，以免加重代谢负担。

## 二、营养支持途径的选择

肠内营养支持主要有两种方式：经口和管喂（鼻胃管、鼻-十二指肠置管、鼻空肠置管、胃造口、空肠造口）。口服最安全，若经口饮食达不到其需要量的 50％，则需要管饲。对于神志不清、会厌反射消失等可能误吸风险大的患者，病情严重且估计营养支持超过 4 周者，考虑手术或内镜下经皮胃造口或空肠造口。对于短期肠内营养，可置有机硅橡胶鼻胃管或鼻十二指肠管，然后使用肠内营养泵进行持续输注。

当肠内营养预计将持续 4 周以上，且鼻饲管无法到达预期位置或患者不能耐受时，则可通过手术或内镜行经皮置管。经皮内镜下胃造口技术（PEG）是 Gauderer 和 Pon-sky 于 1980 年发展的直接在内镜下建立肠内营养途径的方法，无需外科手术及全身麻醉，在患者难以承受剖腹手术情况下，可采用 PEG 重建消化道营养。优点是简便易行，安全快捷，并发症少，已成为胃造口管饲营养的首选方法。

当需经空肠进行肠内营养持续 4 周以上时，空肠造口是适应证。内镜下空肠造口有两种方法，最常用的是经皮内镜下空肠造口技术（PEJ）。该方法由 PEG 改良而来，从 PEG 管内经幽门进入空肠置入导管，使营养素直接输注至空肠。另一种是内镜下直接通过皮肤置管进入空肠的直接法空肠造口技术。上述内镜技术的发展，扩大了肠内营养在消化道肿瘤患者营养不良治疗中的应用。

## 三、营养素的种类及选择

肠内营养制剂根据其组成分为四类：①要素型肠内营养制剂，包括水解蛋白为氮源的要素膳和氨基酸为氮源的要素膳；②非要素型肠内营养制剂，包括匀浆膳食和整蛋白为氮源的肠内营养制剂；③组件型肠内营养制剂，包括蛋白质组件、糖类组件、脂肪组件、维生素组件和矿物质组件；④特殊应用型肠内营养制剂，如高支链氨基酸配方、必需氨基酸配方等。进行肠内营养输注时，应遵循由少到多、由慢到快、由稀到浓的循序渐进原则。

除上述传统的营养支持物质外，具有免疫药理作用的营养素逐渐受到人们的重视。免疫营养素主要包括谷氨酰胺、精氨酸、ω-3 脂肪酸、核苷酸、膳食纤维和短链脂肪酸等，不仅能防治营养缺乏，而且发挥改善免疫机制、调节机体炎性反应的作用。

肠内营养制剂可根据患者具体情况进行选择。如胃肠道功能正常，应采用整蛋白为氮源的制剂，因为大分子物质刺激肠黏膜生长的作用大于小分子，可以避免肠黏膜萎缩，同时价格便宜；结直肠不完全梗阻患者可口服氨基酸类和低聚肽类，因该类制剂在空回肠已完全吸收，几乎无渣，不会加重结直肠梗阻。总之，营养素种类的选择需考虑其成分、使用人群、患者胃肠道功能情况等多种因素。

## 四、肠内营养的并发症及处理方法

1.机械并发症　鼻胃空肠管异位入鼻咽喉、气管等部位，引起不适、炎症等；选择管径大小合适的管饲，正确管饲方法很重要。因此，鼻饲时应将患者头部抬高 30°，灌完后 1 小时，才可放平；鼻饲时回抽胃残留液，如大于 100ml，应暂停鼻饲或放慢鼻饲灌注的速度。

2.感染并发症　吸入性肺炎见于呕吐误吸而突然发生的呼吸道症状，表现为呼吸急促、心率加快、X 线片有肺部浸润影。通过将床倾斜 30°～45°角的半卧位，检查有无胃潴留表现，且持续滴注并均匀输注可预防。

3.饲管堵塞　鼻饲液浓度过高或匀浆没有完全被打碎所致。鼻饲后，应以水清洗管子，确保管内无食物残留。

4.胃肠道并发症　最常见，10%～20% 的患者发生恶心、呕吐、腹泻、腹胀或便秘。初次应从低浓度开始，逐渐增加浓度，降低灌注速度；控制营养液的温度（38℃左右）等。

5.代谢方面的异常　高血糖、低血糖及电解质紊乱，由营养液不匀或组件配方不当引起。应注意观察，及时调整配方的组成。

6.精神心理影响　患者出现各种不适感、饥饿感、限制感和悲观感。

（庞念德）

# 第三十五节　大肠肿瘤的心理治疗

## 一、大肠肿瘤患者精神和心理治疗的必要性、特殊性

心理治疗作为非精神专科疾病的一种辅助治疗手段，是大肠肿瘤个体化整合治疗方案的必要组成部分。大肠肿瘤在诸多方面均有其突出的特点：①在大肠肿瘤发生、发展过程中的临床表现会有相关的精神、躯体感受；②对各种治疗手段选择造成的精神困扰；③治疗后会出现对预防复发等目的、对饮食习惯改变的要求、对疾病转归和结局的认知偏差；④化学药物治疗的药物不良反应；⑤不同手术治疗方式，特别是

腹部造瘘、阴部结构改变(尤其是女性),对日常生活的影响等。鉴于此,大肠肿瘤患者的精神和心理反应或障碍的表现自然具有疾病相关的特殊性。故大肠肿瘤尤其大肠癌患者的精神心理治疗,既有其他非精神专科疾病的共性,也有自身疾病相关的特点,有必要单独叙述。

## 二、大肠肿瘤患者精神和心理治疗的目标

大肠肿瘤患者精神和心理治疗的目的或目标与疾病所处的阶段密切相关,具体包括:①帮助患者正确认识疾病发生、发展、治疗手段、疾病转归等,预防由于认知偏差引发负面的精神心理反应,从而进一步影响患者心身健康、生活质量;②消除患者在疾病诊断、治疗和随访期间各阶段所产生的负面精神和心理反应,提高患者对于治疗的依从性;③帮助患者保持健康的精神和心理状态,建立有利于提高大肠肿瘤疗效,预防复发的生活行为;④消除顽固的躯体症状,提高生活质量。

## 三、大肠肿瘤患者精神和心理障碍的临床表现和发病机制

随着社会经济的发展,人们生活方式(特别是精神活动和饮食习惯)发生着深刻的变革,这些变革促进了疾病谱以及普通人群健康意识的变化。大肠肿瘤对患者的精神和心理健康造成的影响也在加剧。主要体现在:①大肠癌发生率呈升高趋势,而且有发病低龄化现象;②随着生活水平的提高,人们对自身健康状况的关注大为提高;③大肠肿瘤科普知识(包括大肠癌好发因素、高危人群等)也得到较好的普及。这些因素使得暴露于大肠肿瘤好发因素的人群(即所谓的大肠癌高危人群)承受较明显的精神和心理压力。我们进行的一项调查内镜检查目的的临床研究结果显示,内镜检查发现恶性肿瘤患者,在其内镜检查明确诊断后半年内,其亲属(一位以上)以及工作伙伴(一位以上)要求并实施结肠镜检查的概率为92.4%(未发表),这间接提示,大肠癌给高危人群以及普通民众造成的心理压力是巨大的。对于已经被诊断为大肠癌的患者,其精神和心理压力更能造成不同程度的负面影响。这些影响直接或间接地影响患者对疾病的认知、对治疗策略的理解和配合程度,影响患者对各种治疗手段的主观感受,直接或间接地影响手术治疗以及化疗的疗效,也对治疗后的康复以及大肠癌的复发概率等产生深远的影响。

大肠癌患者精神和心理障碍常见的临床表现分三个层面:一是精神和心理层面;二是躯体化症状表现;三是生活行为的异常。精神和心理层面的表现多见于情绪或称情感异常,表现为抑郁、焦虑的情绪,以及对人生或生活的态度改变。躯体症状层面的异常表现,实质上隶属于精神专业躯体化形式障碍的范畴。体现为以下几类:①情绪型躯体症状:其临床表现又分为抑制性躯体症状和激惹性躯体症状表型;抑制性躯体化异常表现体现为情绪低落,伴有人体器官功能下降的症状群,消化系统体现为食欲不振、早饱、饱胀、嗳气、便秘等;激惹性情绪躯体化症状群的特点是焦虑情绪伴有类似疼痛样躯体痛苦体验增加的表现,如腹痛、剧烈腹胀、腹泻等;②认知型躯体症状:其表现为患者对躯体感受和临床表现原因的认知偏差,如患者怀疑大肠癌转移,即出现消化道以外的周身不适等;③想象型躯体症状:大肠癌患者的此类症状常表现为感觉到大肠癌细胞扩散、游走,感觉肠管缩短、气体游走、肠管打结等主诉症状;④生物型躯体症状:大肠癌的此类症状往往表现为类炎症反应,便秘、腹泻,甚至肝功能、内分泌以及其他血液检验生化指标异常等。

大肠肿瘤患者伴发的精神和心理障碍表现因疾病所处的阶段不同而不同。在疾病刚被检查(多是结肠镜检查)发现后,患者常见的精神心理障碍以及行为异常多表现为怀疑诊断错误、多处就医和反复检查

求证。一旦自己认为被求证，即感到自己命运悲惨、时运糟糕、悲观厌世。相关的症状即表现为消极、厌世、寡欢、懒言、失眠、健忘、头晕、头痛、食欲下降、嗳气、饱胀、便秘。有的相反，出现躁狂、恐惧，感到命运对自己不公，怨恨、报复他人或社会。有的自暴自弃、暴食、暴饮、腹痛、腹胀、腹鸣、腹泻等。

步入治疗阶段，患者在选择治疗策略，特别是面临是否手术或手术方式等问题抉择时，容易有精神压力。部分患者会有相关的精神和心理应激相关症状。有些精神和心理的压力还来源于家庭经济、人际关系以及所处社会环境的影响。治疗实施过程常见的精神和心理障碍表现多见于化疗药物的不良反应以及对化疗药物不良反应（如消化道不良反应，特别是脱发、骨髓抑制以及性功能减退等）的恐惧。少数患者有抗拒化疗的心理或行为。

大肠癌手术对患者来说是一种较为强烈的精神应激压力。患者术前常见的精神和心理障碍表现为焦虑、恐惧的情绪以及相应的神经系统、心血管以及消化系统的躯体化症状表现。术后的精神和心理障碍常与手术的方式以及术后消化道功能恢复状况有关。手术后胃肠功能改变或恢复不佳常给患者以负面的联想，从而影响患者的情绪，进而影响其生活或处世态度。术后胃肠道功能状态的改变，常影响患者日常生活行为，常见患者对食物选择、进食习惯和行为的偏执理念。改变影响排便等生活方式的术后状态或者手术方式（如肛门造瘘）等最常见的是出现相关手术后精神和心理障碍的大肠癌治疗方式。常见的精神和心理障碍为自卑、抑郁和行为异常。术后患者的精神和心理状态以及行为学特征直接或间接影响手术患者的生活质量以及预防复发等长期疗效。

大肠癌患者精神和心理障碍表现的发病机制与其他疾病一样尚未完全被揭示。一般认为与大脑边缘系统的兴奋性改变、下丘脑-垂体-肾上腺神经内分泌轴的调控、躯体疼痛感觉调控通路、中枢神经对免疫系统调控等有关。也有文献关注肠道环境及微生态改变对神经精神的影响。

## 四、大肠肿瘤患者精神和心理治疗的形式和内容

大肠肿瘤患者精神和心理治疗或干预的形式包括认知治疗、行为治疗和药物治疗。

精神和心理治疗的前提是对大肠癌患者精神和心理障碍表现的识别和判断。作为非精神专科的医师，提高相关的识别和治疗水平，必须提高三个方面的能力。①精神疾病的基础机制：建议参阅和了解美国精神病学会的第五版《精神障碍诊断与统计手册》（DSM-V），其中与情绪相关的精神和心理障碍；②不断提高对精神和心理障碍的识别水平：可以了解和尝试常用的情绪状态主观评估量表，如汉密尔顿的抑郁和焦虑量表等，对于非精神专业的综合医院科室就诊患者的特点，往往采用普通人群健康情绪评判量表更加适宜，此处推荐抑郁症筛查量表 PHQ-9 和广泛性焦虑量表 GAD-7，其具体问题和判定标准读者可以从互联网搜索引擎方便地获得；③要了解常用精神类药物的种类、代表药物的作用机制：了解和掌握其对感觉神经调控，特别是对胃肠道本身的作用特点。

以下简述大肠癌的精神和心理治疗要点。首先是认知治疗。对于大肠癌疾病各阶段，让患者正确了解以下方面：①生理状态下结直肠功能状态；②大肠癌癌前状态转变成大肠癌的规律；③影响大肠癌发生发展的环境因素（包括化学环境和卫生条环境）；④不同阶段大肠癌的转归规律，特别指出，腺瘤转变成癌的时间是一个较长的过程（5 至 50 年不等）；⑤预防大肠癌的生活方式，体检策略，以及精神和心理健康相关的因素；⑥调整及维护情绪和心理健康的重要性、方式和方法，临床实践中，基于对患者有利的原则采取不同程度隐瞒病情的做法，目前尚无充足的法律依据。对于患者精神和心理障碍的影响亦无相关评估文献。应视具体情况以及患者的文化程度和接受程度进行适当选择。

其次是行为治疗。基本包括两个方面:医师针对大肠癌发生发展的特点以及治疗需要,对患者生活行为的指导;另一方面是针对精神和心理问题的行为学治疗,如催眠等,建议由精神专科资质的医师实施。

药物治疗的实施取决于对精神和心理障碍的识别、对精神类药物的理解和掌握,特别是对此类药物在消化道的具体调控作用。值得强调的是,非精神专科医师对于大肠癌患者药物的治疗目标主要是针对躯体症状。大肠癌患者非精神专业医师使用精神药物的指征一般有三种:①精神和心理问题的躯体化表现;②精神和心理问题合并胃肠道相关的功能紊乱和器质性问题;③胃肠道的问题,用消化专科常用药物和手段仍不能达到理想的疗效。

大肠癌患者精神和心理问题的常用治疗药物包括小剂量抗抑郁药物、选择性 5-羟色胺再摄取抑制剂(SSRI)、去甲肾上腺素和 5-羟色胺再摄取抑制剂(SNRI)、特异性 5-羟色胺能抗抑郁药(NaSSA)。根据患者精神和心理障碍,特别是伴随躯体症状的特点,还可用到非典型抗精神分裂症药物多巴胺 D2 受体拮抗药、奥氮平等,以及抗焦虑药 5-羟色胺 1A 受体激动药或苯二氮卓类等抗焦虑药物。

## 五、大肠肿瘤患者精神和心理治疗的注意事项

大肠肿瘤患者精神和心理治疗的安全性和注意事项主要包括以下几个方面:

1.法律法规方面 新颁布的《中华人民共和国精神卫生法》规定非精神专业的医师不得诊断精神专科疾病,但不限制非精神专科综合医院医生使用精神类药物。建议在大肠癌患者精神和心理问题处置实践中,恪守两条红线,一是非精神专科医师不做精神疾病的诊断;二是不能在精神科医师会诊指导之外单独治疗严重的精神疾病。临床实践中如出现以下精神问题,应立即转诊精神专科处置:①严重抑郁,可能伴随自杀念头;②慢性顽固性疼痛;③严重功能丧失;④不良的疾病适应行为;⑤和患者交流困难;⑥患者具有特异的健康信念;⑦其他可识别的严重精神问题(躯体化障碍、创伤后应激障碍、重度焦虑)导致持续痛苦和(或)明显痛苦的受虐待史。

2.精神类药物作用方面 精神类药物对于精神和心理问题的治疗作用与对胃肠道功能的调控作用,在用药剂量、起效时间、疗程以及撤药反应和撤药策略方面具有明显的不同。药物治疗精神疾病的药理作用是通过影响神经递质的浓度,进而影响相关膜受体的表达以及敏感性改变后,达到改善情绪和精神活动的目的。理论上需要较长的时间,通常临床起效时间 2~6 周。常需要足剂量、足疗程的治疗。而对胃肠道的作用,多依赖外周神经递质的浓度,一般来讲起效迅速,小剂量即呈现较满意的疗效。另外,由于外周神经递质的作用较为复杂,常需要联合用药,特别是和非精神专科药物联合使用,以达到减轻不良反应、加快和提高疗效以及减少撤药反应的目的。

鉴于精神类药物在大肠癌患者中的使用目标主要是改善躯体症状,症状的改善并不减低器质性问题存在的可能性,症状的改善并不能减少必要的检查或重复检查。

总之,大肠肿瘤,特别是大肠癌的精神和心理治疗作为整合治疗的一部分,对于提高大肠肿瘤的诊治水平是必要的。正确恰当的精神和心理干预需要遵循相关法律和法规的约束和指导,精神疾病的诊断以及严重精神疾病只能由具备专业资质的精神专科医师执行。非精神专业的医师主要的治疗目标是改善躯体症状,提高患者生活质量。大肠肿瘤患者精神和心理治疗水平的提高有赖于精神和心理问题的及时识别,对精神和心理干预手段的掌握,对精神类药物作用机制,特别是神经递质对胃肠道直接作用的掌握。

(郑 斌)

# 第三十六节　大肠肿瘤的预后和随访

## 一、大肠腺瘤内镜处理后的监测与随访

早期学者普遍认为内镜下摘除大肠腺瘤和内镜随访能降低大肠癌发生的75％以上,但值得注意的是其摘除后腺瘤的再发概率高,且可能出现间歇期癌。所谓间歇期癌定义为在筛查和筛查后监控之间被诊断的癌。间歇期大肠癌发生率为0.3％～0.9％;主要原因为新的快速生长、上次腺瘤处理不完全和上次检查漏诊(通常肠镜下腺瘤或息肉的漏诊率甚至高达26％)等。

对腺瘤的初发或摘除后再发,东西方国家的随访间期明显不同,但均要求根据腺瘤的直径大小与多少、绒毛状结构和上皮内瘤变程度等情况进行调整。

以美国Memorial Sloan-Kettering肿瘤中心Winnawer教授为首的研究者于2006年提出了大肠腺瘤摘除后如何随访和监测。认为高危者(直径大于1cm或者发现高级别上皮内瘤变或者3个或更多息肉/绒毛状结构)3年时复查肠镜;低危者(除上述)5～10年随访一次肠镜;增生性息肉者,10年时复查;一次检查超过10个息肉者,则据临床情况,下次随访时间须在3年内;对于无蒂扁平息肉,则应在2～6个月时复查以明确摘除是否完全。上述内容在美国AGA2008年共识中又进一步得到详细阐述。

但结合前述近年国际和我国报道的大肠腺瘤摘除后再发的情况,我们建议我国人群大肠腺瘤摘除后随访时间参照上述标准并做修订。如第二次检查未发现肿瘤,后续肠镜复查时间可适当延长。

## 二、大肠癌的预后、监测和随访

### (一)大肠癌的预后

大肠癌在最近的10余年来,生存方面没有大的变化,5年生存率保持在60％～70％。"根治手术"后患者不能长期生存的一个很重要的原因是,那些被认为"治愈性手术"的病例已经存在微小转移灶。在所有的预后因素中,最重要的是肿瘤在肠壁的侵犯深度和淋巴结的转移状况,也就是肿瘤的分期。随着分子技术的发展,近年来出现了一些新的预后判断指标,这些指标在单因素分析中被认为是预后相关因素,但是在多因素分析中,往往存在争论,而且这些指标对于预后判断的强度而言仍然缺乏充分的研究。

1.患者相关因素

(1)年龄:以往的资料认为,年龄是一个预后相关因素,认为发病年龄小于40岁和超过70岁的患者预后不良。但是年龄与众多的病理因素相关,调整其他病理因素以后,年龄就失去预后指示意义。用延误诊断和治疗欠佳或许可以解释这些患者与预后不良之间的相关性。

(2)部位:部位被认为是大肠癌的预后相关因素,结肠癌的预后明显好于直肠癌,腹膜返折以上的直肠癌预后好于返折以下者。但是不同部位的结肠癌之间是否存在差别目前尚无结论。

(3)性别:以往性别曾经被认为是一个预后相关因素,女性患者较男性预后好。经过大量的研究分析,目前一致认为性别并非独立的预后因素。

(4)临床症状:多数文献报道,有症状的患者5年生存率比无症状者低,特别是存在出血、穿孔、肠梗阻时。这可以通过肿瘤的分期来解释,肿瘤小、分期早时,患者通常没有症状。当肿瘤不断长大时,患者的症

状越来越明显,直至出现穿孔、梗阻等急症。

2.肿瘤生物学因素

(1)肿瘤分期:这是目前得到公认的最重要的预后判断指标。大肠癌总的5年生存率在60%～70%,但是,肿瘤分期不同预后差别很大。就分期方法来说,相对于众多患者千差万别的具体情况,目前的分期方法显然是非常粗略的。如何更准确地判断预后一直是大家追寻的目标,有人提出,更加准确地判定肠壁浸润深度或脉管侵犯可能有益于准确判断预后;另有人提出,肿瘤与周围组织的边界是判断预后的因素,不规则侵犯者预后不及边界清楚者,前者的5年生存率为20%,而后者的5年生存率为70%,但是参考肿瘤分期以后,这并非一个独立的预后判断指标。有学者研究了静脉侵犯与肝转移的关系,提示脉管侵犯在判断肝转移方面有一定价值。淋巴细胞浸润也曾经作为预后指示因素,但是以上标准作为大肠癌更加准确分期的因素并没有被广泛接受。

另一个更准确的分期方法是提高对淋巴结转移状态的判断,目前常用的方法是采用抗CK的抗体行免疫组织化学方法染色,检查淋巴结中的微小转移灶。由此可以发现在传统方法判断淋巴结阴性的患者中25%存在微转移。多数观点认为,存在淋巴结微转移的病例预后不及无微转移者。但是有人认为免疫组织化学发现的微转移不具备预后判断价值。能否将微转移作为肿瘤分期的依据需要进一步的研究,也是肿瘤分期进一步细化的方向。

(2)肿瘤的分化程度:大肠癌分化程度的组织病理评价用肿瘤细胞分级来表示。肿瘤细胞的分级参考细胞核的特征和细胞的结构特征。细胞核的特征包括细胞核的形态、倍体和有丝分裂活动,结构特征提示肿瘤细胞有形成不同结构的能力,如微管、细胞极性、黏液分泌等。传统的分级方法将肿瘤细胞的分化程度划分为高、中、低三级。多数的观念认为,不论对于结肠癌还是直肠癌,分化程度低都是一个不利的预后指标。

(3)肿瘤细胞的增殖:对于大多数肿瘤,肿瘤细胞的增殖活性与患者的生存有关。增殖活性指标主要有S期分数、Ki-67、Mib-1、增殖细胞核抗原(PCNA)。采用流式细胞测量S期分数似乎是一个简单可行的方法,但是存在两方面的限制:首先对于多个非整倍体干细胞来源的肿瘤很难确定其基本的增殖分数;其次,多数流式细胞分析采用石蜡切片来源的材料,用这种材料测量存在一定的限制。尽管如此,仍然可以在肿瘤生物行为和S期分数之间发现相关性。有研究发现,在Dukes C期病例中,S期分数超过15%者,预后不良。PCNA和Ki-67抗原是更常用的测量增殖的方法,可以采用免疫组织化学检查。有报道认为PCNA阳性细胞数可以作为一个独立的生存预测指标,计数高者生存时间短。即使对于肝转移者,PCNA也是一个有价值的预后指标。因此用PCNA和Ki-67作为辅助治疗选择的依据。

(4)肿瘤浸润与转移:肿瘤的一个重要特点是浸润与转移。从理论上说,反映这些因素的指标与预后相关。这些指标包括肿瘤的边界、脉管侵犯、转移相关基因的表达、细胞黏附分子的表达以及肿瘤的血管生成等。

肿瘤的生长、转移和播散需要足够的氧和营养。新生血管的形成是肿瘤发展的一个重要步骤。因此有人研究了肿瘤微血管密度与肿瘤预后的关系。高密度者无瘤生存期和总生存期短,且肿瘤血管密度被认为是一个独立的预后因素。肿瘤血管生成的另一个指标是血管内皮生长因子,有文献认为其表达高者预后不良。

目前,反映肿瘤浸润相关的指标主要是基质金属蛋白酶(MMPs)、尿激酶型纤溶酶原激活剂(uPA)。有研究在DukesB期的大肠癌患者中发现,uPA活性越高,提示出现肝转移的可能越大。研究发现,肿瘤组织uPA/正常黏膜组织型纤溶酶原激活物(tPA)的比值以及肿瘤组织中纤溶酶原激活因子抑制因子.2(PAI-2)的水平是独立的预后指标。另外,对MMPs的研究也有相似的结论。

此外,nm23 基因的缺失亦被认为与大肠癌的转移有关,但是尚存在着一定的争论,还需要进一步的研究证实。

黏附分子在肿瘤的转移中发挥作用,细胞间的黏附缺失被认为是肿瘤出现转移的重要环节,与之相关的重要上皮细胞黏附分子包括 E-cadherin、CD44 以及 ICAM-1。目前的研究认为,E-cadherin 与肿瘤的分化程度高度相关,但可能并不是一个独立的预后因素;而 CD44v6 有望成为一个重要的预后判断指标。

(5)肿瘤细胞遗传学:大肠癌相关的遗传异常已被广泛研究,可通过 DNA 流式细胞来检测重要的遗传异常,如 DNA 含量。倍体数异常的检测相对简单、快捷,因而比较实用,可作为新的独立预后指标。目前,多数的研究提示,非整倍体肿瘤的生存时间比二倍体短。但是肿瘤的倍体数明显与其他因素,如肿瘤的分期、分级、增殖活性有关,所以作为一个独立的预后指标,应用价值还是有限的。

癌基因和抑癌基因被认为与肿瘤的预后明显相关,这些基因包括 K-ras、c-Myc、TP53、DCC、Smad4。

K-ras 是人类常见的癌症相关基因,可能作为信号传导分子影响细胞的分裂增殖,从而干扰细胞周期。有大量的文献资料研究了大肠癌中 K-ras 突变与预后的关系,基本一致的观点是 K-ras 突变是大肠癌的一个独立预后因素。这种相关性与肿瘤的分期无关。个别研究认为 ras 基因突变与肿瘤进展相关,但是在多因素分析中并非一个独立的预后因素,所以仍然存在一定的争论。或许 K-ras 与疾病进展相关,但在某一特定的分期则无预后意义。

多数研究资料报道,TP53 基因的改变与肿瘤的显著侵袭性生物学行为相关。对于 TP53 基因是否是一个独立的预后因素亦存在争论。

50%的进展性腺瘤和 70%的大肠癌可以检出 DCC 基因改变。有资料表明,DCC 基因产物的表达缺失可以作为一个预后判断指标。在手术切除的 Ⅱ、Ⅲ期患者中,DCC 基因失活者其 5 年生存率显著下降。

胸腺嘧啶合成酶(TS)和胸腺嘧啶磷酸化酶(TP)亦可能与预后相关。5-FU 是大肠癌治疗的基本药物,它通过与 TS 形成复合物干扰肿瘤 DNA 的合成而抑制肿瘤的增殖。TS 水平高者 5-FU 疗效差,以上证据促使人们研究 TS 与大肠癌预后和化疗效果之间的关系。初步的结果表明,TS 及 TP 高水平为预后的不利因素。

3.治疗相关因素

(1)手术质量因素:手术质量是肿瘤手术操作的基本要求。手术质量涉及无瘤技术、规范操作和尽可能减少创伤等众多方面。手术质量很显然是重要的预后影响因素,与普通外科疾病不同,避免手术操作带来的医源性播散、恰当的手术切除范围和淋巴结清扫范围在肿瘤外科是至关重要的。目前已有足够的证据证明外科医生是患者预后的一个重要影响因素。相同分期的患者,在不同的医疗单位或手术医生之间报道差别很大。大的医疗单位或专业医疗机构中患者预后明显好于小的医疗单位。结肠癌受影响小些,直肠癌则非常明显。一个很典型的例子就是直肠癌的 TME 手术。在这种手术被广泛施行前,低位直肠癌的局部复发率高达 20%~30%,而采用这种手术方式,局部复发率在 10%以下,可以看出手术质量对预后的重要影响。直肠局限于盆腔,切除范围受到众多器官的局限,因此更需要规范,从目前的情况分析,以往局部复发率高主要原因在于手术技术。手术质量提高,切缘阳性率下降,则伴随生存的提高。因此切缘阳性率可以作为手术质量的一个指标。伴有阳性切缘者必然会出现局部复发。因此对于直肠癌可以建立一套质量控制体系,而对于结肠癌也是如此。目前已经得到公认,即结直肠癌手术切缘阳性与局部高复发率密切相关,而且必然降低生存。低位直肠癌的高复发率可以与盆腔的解剖结构有关,对于分期超过 DukesB 期的患者,其存在局部复发的高危因素,推荐进行手术前的治疗,可以采用放疗或放化疗。

(2)直肠癌的手术质量要求:提高直肠癌手术质量和降低局部复发的重要措施是 TME 手术,要求进行锐性解剖,完整切除直肠系膜。有研究发现,直肠系膜的完整性是直肠癌预后的一个重要因素,系膜不完整的局部复发率(26%)明显高于完整者(10%)。局部复发部分归因于切缘阳性,周边切缘是直肠癌手术质量控制的另一个重要方面,周边切缘阳性是直肠癌术后局部复发的最重要因素,尽管对切缘阳性的定义存在争论,多数的研究证实,切缘≤2mm 者,局部复发率增加,此组患者的局部复发率为 16%,而超过 2mm 者局部复发率仅仅为 6%。而切缘≤1mm 者,远处转移上升(37% vs 15%),生存期缩短,两组患者的 2 年生存率分别为 70% 和 90%。而有关远端切缘其包含了肠壁内和肠壁外两个方面,对于肠壁内侵犯有统一的认识,向远端侵犯超过 2cm 者不超过 5%。对于存在淋巴结转移的病例,20% 的病例存在远端直肠系膜内扩散,有 6.4% 的病例淋巴结转移超过肿瘤远端 2cm。

(3)综合治疗:恰当的综合治疗是大肠癌的重要保护因素,手术是大肠癌治疗的最主要和唯一可能治愈的方法,化疗和放疗也是大肠癌的重要治疗措施。5-FU/CF 方案可以将大肠癌的 5 年生存率提高 10% 左右。近年来出现了疗效更好的药物,如奥沙利铂和伊立替康。这些药物的出现以及联合应用显著提高了化疗效果,即使对转移性大肠癌,以上方案也可以明显延长生存时间。放疗在直肠癌的治疗中有重要作用,对于 Dukes B、C 期患者,术前放疗可以降低肿瘤分期,提高手术切除率并且可以降低手术后的局部复发率。

总之,目前对于大肠癌的预后判断方面,得到公认和最强的预后指标仍然是肿瘤的分期。近些年来,发表了大量可能与预后有关的文章,这些文章多数是从分子标志方面分析。也有人提出肿瘤的分子分期,这些指标应该作为分期的因素来参考,但是目前这些因素在大肠癌预后中的确切价值还没有定论,这也是肿瘤研究的一个方向,反映了肿瘤的一些个体化问题,是肿瘤个体化治疗的基础,相信随着研究的进一步深入,我们可以用更加准确的指标来判断大肠癌患者的预后。

### (二)监测和随访

1.意义 ①评价治疗相关的并发症;②及早发现复发转移病灶;③及早发现异时性多原发肿瘤;④指导功能恢复及心理疏导,改善生活质量;⑤有效的健康宣教。

2.原则 ①必须及时发现问题(发现的问题应该是可处理和值得处理的);②必须将随访带来的伤害降到最低(包括重复 CT 扫描时的辐射暴露,随访带来的心理压力,还有假阳性结果导致的压力及风险)。

3.手段 ①病史询问和体格检查;②影像学检查(B 超、CT、MRI、PET-CT);③肿瘤指标检查(CEA、CA19-9 等);④内镜检查。

4.推荐

(1)Ⅰ期:1 年时进行结肠镜检查。①若发现进展性腺瘤,需在 1 年内复查;②若未发现进展性腺瘤,则 3 年内复查,然后每 5 年 1 次。

(2)Ⅱ期和Ⅲ期病史和体检

1)每 3~6 个月 1 次,共 2 年,然后每 6 个月 1 次,总共 5 年。

2)CEA:每 3~6 个月 1 次,共 2 年,然后每 6 个月 1 次,总共 5 年。

3)高危复发的患者,行胸/腹/盆腔 CT 检查,每年 1 次,共 5 年。

4)1 年内进行结肠镜检查,如果术前因肿瘤梗阻无法行全结肠镜检查,术后 3~6 个月检查:①若发现进展性腺瘤,需在 1 年内复查;②若未发现进展性腺瘤,则 3 年内复查,然后每 5 年 1 次。

5)PET-CT 扫描不作常规推荐。

(3)无肿瘤残存(NED)的Ⅳ期

1)病史和体检:每 3~6 个月 1 次,共 2 年,然后每 6 个月 1 次,总共 5 年。

2)CEA 检测:每 3 个月 1 次,共 2 年,然后每 6 个月 1 次,连续 3~5 年。

3)胸/腹/盆腔 CT:前 2 年每 3~6 个月 1 次,然后每 6~12 个月 1 次,总共 5 年。

4)1 年内进行结肠镜检查,如果术前因肿瘤梗阻无法行全结肠镜检查,术后 3~6 个月检查:①若发现进展性腺瘤,需在 1 年内复查;②若未发现进展性腺瘤,则 3 年内复查,然后每 5 年 1 次。

(马文杰)

# 第十二章　肝胆胰腺疾病

## 第一节　肝硬化

肝硬化是一种常见的由不同病因引起的肝慢性、进行性、弥漫性病变是在肝细胞广泛变性和坏死基础上产生肝纤维组织弥漫性增生,并形成再生结节和假小叶,导致正常肝小叶结构和血管解剖的破坏。病变逐渐进展,晚期出现肝衰竭、门静脉高压和多种并发症。我国城市 50～60 岁年龄组男性肝硬化死亡率为 112/10 万。

### 【分类】

#### (一)按病理形态分类

1.小结节性肝硬化　其特征是结节大小相等,结节直径<3mm,结节失去正常肝小叶结构,周围被纤维包围。纤维间隔较窄,均匀。

2.大结节性肝硬化　结节大小不一,直径>3mm,也可达数厘米,纤维间隔粗细不等,一般较宽。大结节内可包含正常肝小叶。

3.大小结节混合性肝硬化　为上述两项的混合。

#### (二)按病因分类

引起肝硬化的原因很多,在国内以乙型病毒性肝炎所致的肝硬化最为常见。在国外,特别是北美、西欧则以酒精中毒最多见。

1.病毒性肝炎　乙型与丙型、丁型病毒性肝炎可以发展成肝硬化。急性或亚急性肝炎如有大量肝细胞坏死和纤维化可以直接演变为肝硬化,但更重要的演变方式是经过慢性肝炎的阶段。病毒的持续存在是演变为肝硬化的主要原因。从病毒性肝炎发展至肝硬化的病程,可短至数月,长达 20～30 年。乙型和丙型肝炎的重叠感染常可加速肝硬化的发展。

2.慢性酒精中毒　在欧美国家,酒精性肝硬化约占全部肝硬化的 50%～90%,我国近年来有上升趋势,占同期住院肝硬化总数 10%左右。其发病机制主要是酒精中间代谢产物乙醛对肝的直接损害。乙醛增加脂质过氧化,刺激中性粒细胞,形成超氧化物,通过刺激星状细胞和细胞因子增加胶原合成;与磷脂结合影响细胞膜功能;干扰线粒体电转运链;抑制细胞核修复;激活补体;干扰微管功能引起肝细胞内水及蛋白潴留、肝细胞肿胀。乙醇转变为乙醛过程中,辅酶Ⅰ(NAD)与还原型辅酶Ⅰ(NADH)比例下降,减少乙酰辅酶 A 形成,抑制三羧酸循环,脂肪氧化减弱、肝内脂肪酸合成增多,形成脂肪肝、酒精性肝炎,严重时发展为酒精性肝硬化。一般而言,每日摄入乙醇 50g,10 年以上者 8%～15%可导致肝硬化。在我国,酒精可加速乙型肝炎肝硬化的进展。

3.非酒精性脂肪性肝炎(NASH)　是仅次于上述两种病因的最为常见的肝硬化前期病变。危险因素有肥胖、糖尿病、高甘油三酯血症、空回肠分流术、药物、全胃肠外营养、体重极度下降等。

4.化学毒物或药物　长期服用某些药物如双醋酚酊、甲基多巴、四环素等,或长期反复接触某些化学毒物如磷、砷、四氯化碳等,均可引起中毒性肝炎,最后演变为肝硬化。

5.长期胆汁淤积　包括原发性和继发性。

6.遗传和代谢疾病　由遗传性和代谢性疾病的肝病变逐渐发展而成的肝硬化,称为代谢性肝硬化。在我国,以肝豆状核变性最多见。

(1)肝豆状核变性:多见于青少年,由先天性铜代谢异常,铜沉积于肝、脑等组织而引起的疾病,其主要病变为双侧脑基底核变性和肝硬化,临床上出现精神障碍,锥体外系症状和肝硬化症状,并伴有血浆铜蓝蛋白降低,铜代谢障碍和氨基酸尿等。

(2)血色病:系由铁代谢障碍,过多的铁质在肝组织中沉着所引起的肝硬化。多数病例呈小结节性肝硬化,晚期病例亦可表现为大结节性肝硬化。临床上主要有肝硬化、糖尿病、、皮肤色素沉着及性腺萎缩等表现,均系含铁血黄素沉着于脏器和组织所致。

(3)半乳糖血症:为婴幼儿及少年期疾病。由于肝细胞和红细胞内缺乏半乳糖代谢所需的半乳糖-1-磷酸-尿苷酰转换酶,以致大量半乳糖-1-磷酸和半乳糖堆积在肝细胞,造成肝损害,并可致肝硬化。其临床表现为呕吐、腹泻、营养不良、黄疸、腹水、白内障、智力迟钝、半乳糖血症、半乳糖尿和氨基酸尿等。

(4)$\alpha_1$-抗胰蛋白酶缺乏症:$\alpha_1$-抗胰蛋白酶($\alpha_1$-AT)是由肝合成的低分子糖蛋白,占血清 $\alpha_1$-球蛋白80%～90%,有抑制胰蛋白酶和其他蛋白酶如弹力蛋白酶的作用。$\alpha_1$-AT 基因位于第14对染色体上,基因异常导致 $\alpha_1$-AT 缺乏或产生异常的 $\alpha_1$-AT,在肝堆积,导致肝硬化。

(5)糖原贮积病:只有第4型糖原贮积病(又名 Andersen 病)伴有肝硬化,多见于儿童。由于缺乏淀粉(1,4,1,6)-转葡萄糖苷酶而致肝细胞内有大量糖原贮积。临床表现肝呈大结节状进行性肿大,常伴有脾大、黄疸和腹水,因肝硬化病变呈进行性加重,最后可有肝衰竭。

(6)酪氨酸代谢紊乱症:或称酪氨酸血症是由酪氨酸代谢紊乱所引起。肝硬化,低磷酸血症引起的佝偻病,多发性肾小管回吸收缺陷,血和尿中酪氨酸浓度增高为其临床特征。

7.肝淤血　慢性充血性心力衰竭、慢性缩窄性心包炎和各种病因引起的肝静脉阻塞综合征和肝小静脉闭塞病(VOD),均可使肝内长期淤血、缺氧,而导致肝小叶中心区肝细胞坏死、萎缩和消失,网状支架塌陷和星芒状纤维化,称淤血性肝硬化。由心脏引起的肝硬化也称为心源性肝硬化。

8.免疫紊乱　自身免疫性慢性肝炎最终可发展为肝硬化。根据患者体内循环自身抗体的不同,可分为Ⅰ型(狼疮样)、Ⅱa 和Ⅱb 型。

9.隐源性　所谓隐源性肝硬化不是一种特殊的类型,而是由于病史不详,组织病理辨认困难、缺乏特异性的诊断标准等原因未能查出病因的肝硬化,约占5%～10%。其他可能的病因包括营养不良、血吸虫病、肉芽肿性肝损、感染等。

【病理】

(一)肝

1.小结节性肝硬化　在典型的小结节性肝硬化病例肝体积大多正常或增大,特别当伴有脂肪变时。肝的硬度增加,肝包膜常增厚。肝的颜色变化,视黄疸、脂肪沉着、纤维化因充血程度而异。典型的小结节性肝硬化多呈橘黄色、红黄色或棕栗色。表面不平,呈弥漫的颗粒状或结节状,结节细小而均匀。肝切面可见无数比较整齐的圆形或近圆形的岛屿状结节,多数直径小于 3mm,颜色为橘黄或带绿色,结节间有纤细的灰白色结缔组织间隔。

镜下变化:肝内广泛增生的结缔组织,破坏了正常的肝小叶结构。肝实质被纤维间隔分割为大小不等、圆形或近圆形的肝细胞集团,称为假小叶。在有些纤维隔内可见到较多的成纤维细胞、假胆管(小胆管样结构)和炎症细胞,表示纤维隔是由汇管区伸向肝小叶的。如纤维隔内细胞很少,没有假胆管而有脂褐素或铁色素,则表示纤维隔是来自小叶肝细胞间网状纤维聚合形成的胶原纤维。假小叶中的肝细胞大小不一,可萎缩、正常或增大。有的假小叶肝细胞再生活跃,再生肝细胞体积大,排列很不规则,胞质色淡,核大而色深,并可有双核。假小叶常由几个不完整的小叶构成,因此中央静脉的位置不在小叶的中央,数目可以多到2~3个,也可以缺如。在假小叶的中央有时可发现汇管区。假小叶内还可出现不同程度的肝细胞脂肪变性、坏死以及胆汁淤积、胆色素沉着等。

早期酒精性肝硬化可有酒精性肝炎的病理变化。变性的肝细胞内含有乙醇透明小体,周围有中性粒细胞浸润,汇管区因炎症而增大,并有单核细胞浸润和小胆管增生。

在淤血性肝硬化,由于长期淤血缺氧,小叶中央区首先发生肝细胞萎缩坏死,并出现明显的纤维化。肝体积略缩小,质硬,呈红褐色,有红黄相间的斑纹,表面呈细颗粒状。

2.大结节性肝硬化　　大结节性肝硬化是在肝实质大量坏死的基础上形成的,是肝硬化中常见的类型。由于肝各叶坏死程度不一,肝轮廓变化常较显著,重量多有减轻,表面有大小不等的结节和深浅不同的塌陷区,有时左叶完全萎缩,右叶不规则隆起成为巨块,状似肿瘤。最大结节的直径可达5cm以上,一般均大于3mm,在显微镜下可见到大小不等,形态不整齐的假小叶被厚实但宽度不等的纤维隔所分割。在结缔组织中有时见到几个汇管区挤在一起,往往有假胆管增生和圆形细胞浸润,假小叶是由再生的肝细胞团形成的。在坏死程度较重区域,假小叶中肝细胞不再呈辐射状排列,坏死可呈带状分布,甚至涉及整个小叶。肝细胞形状不一,有胆汁着色,无或仅有轻微脂肪变化,常可见到异形的肝细胞,在坏死轻微的部位,许多小叶仍保持正常结构。

如果汇管区呈不规则增宽,有明显的炎症和纤维化,假小叶周围的肝细胞有碎屑状坏死、气球样变、嗜酸性小体等则表示活动性肝炎继续存在。慢性乙型肝炎感染导致的肝硬化常为大结节型,用荧光免疫方法可显示肝细胞内HBsAg;在光学显微镜下含HBsAg的肝细胞呈毛玻璃样;用地伊红染色法,胞质内的HBsAg呈光亮的橘红色。

慢性丙型肝炎导致的肝硬化也为大结节性,淋巴滤泡、散在的肝细胞脂肪变性、胆管病变和小叶及门静脉炎症支持本病的诊断。

(二)脾

常中等度肿大,由于门静脉压增高后,脾慢性淤血,脾索纤维组织增生所致。镜检可见脾窦扩张,窦内的网状细胞增生和吞噬红细胞现象。脾髓增生。脾动脉扩张、卷曲,有时可发生粥样化。脾静脉曲张,失去弹性,常合并静脉内膜炎。

(三)胃肠道

由于门静脉高压,食管、胃底和直肠黏膜下层静脉可曲张、淤血,常发生破裂而大量出血。胃肠黏膜常因淤血水肿而增厚,胃黏膜血管扩张、充血形成门脉高压性胃病有时伴有慢性炎症。本病合并消化性溃疡者,并不少见。

(四)肾

慢性活动性肝炎肝硬化常可引起膜性、膜增殖性和系膜增殖性肾小球肾炎及肾小球硬化。门静脉高压和腹水形成时,肾皮质血管特别是肾小球入球动脉出现痉挛性收缩,初期可仅有血流量的减少而无显著的病理改变,但病变持续发展则可导致肾小管变性、坏死。持续的低血钾和肝功能失代偿时,胆红素在肾小管沉积,胆栓形成,也可引起肾小管变性、坏死,并导致急性肾衰竭。

（五）内分泌腺

睾丸、卵巢、肾上腺皮质、甲状腺等常有萎缩及退行性变。

## 【病理生理】

上述各种病因引起广泛的肝细胞坏死，导致正常肝小叶结构破坏。肝内星状细胞激活、细胞因子生成增加，胶原合成增加，降解减少，细胞外间质成分变化、肝窦毛细血管化、纤维组织弥漫性增生、纤维间隔血管交通吻合支产生以及再生结节压迫，使肝内血液循环进一步障碍，肝逐渐变形、变硬，功能进一步减退，形成肝硬化。其中窦周纤维化和内皮下基底膜形成（即肝窦毛细血管化）对于纤维化造成的临床后果起主要作用。由于弥漫性屏障形成，降低了肝细胞的合成功能，和（或）影响门静脉血流动力学（肝窦变狭、肝窦血流受阻），造成肝细胞缺氧和营养供给障碍，加重细胞坏死，使始动因子持续起作用。此外，门静脉小分支与肝静脉小分支之间通过新生血管或扩张的肝窦等发生异常吻合；门静脉与肝动脉之间也有侧支形成。上述肝血管网结构的异常，常是发生肝功能不全和门静脉高压症的基础。

（一）门静脉高压症

正常成人的肝血流量约 1500ml/min，其中 2/3 的血液和 1/2 的氧供来自门静脉。门静脉压力正常值为 5～10mmHg，持续增高超过 10mmHg 称为门静脉高压。门静脉压力取决于门静脉内血流量和门静脉阻力，肝硬化时，肝内门静脉血流受阻，全身的高动力循环又引起门静脉血流量增多，导致门静脉压力增高，引起充血性脾大、腹水、侧支循环建立，继发食管胃静脉曲张等称为门静脉高压症。

肝硬化时产生的门静脉高压主要是窦性和窦后性的，产生的原因为：①狄氏间隙胶原沉积使肝窦变狭；②肝窦毛细血管化导致肝窦顺应性减少；③再生结节压迫肝窦和肝静脉系统，门静脉血流流入肝血窦时发生淤积及窦后肝静脉流出道受阻；④缩血管激素（如 5-羟色胺）作用于门静脉上受体，增加血管阻力；⑤末端肝小静脉旁或窦周从激活的肝星状细胞转化而来的肌成纤维细胞收缩，引起血窦的直径缩小，从而引起肝内阻力的增加。肝动脉分支与门静脉属支沟通吻合，使肝动脉压传到门静脉，使门静脉压力更升高。

（二）侧支循环的建立与扩大

门静脉与体静脉之间有广泛的交通支，在门静脉高压时，为了使淤滞在门静脉系统的血液回流，这些交通支大量开放并扩张成为曲张的静脉，其与体循环的静脉发生吻合而建立侧支循环，因此门静脉血可不经肝而直接回到右心。主要的侧支循环有下列各路：

1.在胃底部，门静脉系的胃冠状静脉等与腔静脉系的肋间静脉、膈静脉、食管静脉和半奇静脉吻合，形成食管下段与胃底静脉曲张。这些曲张静脉由薄弱的黏膜下层组织所支持，经常受到食物的摩擦和反流到食管的酸性胃液侵蚀，容易发生破裂而出血，严重者可以致死。食管胃底静脉出血的危险性是多种因素综合作用的结果，门静脉压力升高（>10mmHg）是胃食管静脉曲张形成的主要因素。曲张静脉壁张力（T）是决定是否会出血的主要条件：

$$T = (P_1 - P_2) \cdot R/W$$

$P_1$ 为曲张静脉内压，与门静脉压力相关；$P_2$ 为食管腔压力，$P_1 - P_2$ 是门静脉血流施加于食管静脉壁上的透壁压；$R$ 为曲张静脉的半径；$W$ 为静脉壁的厚度。故门静脉压力增加、曲张静脉体积粗大（>5mm）、壁变薄（红色征）均可使 $T$ 升高达弹性限度而导致破裂出血。测定 $T$ 对预测静脉曲张出血有重要的临床意义。

2.脐周围的皮下静脉在胎儿时期与脐静脉相通，后与肝内门静脉左支相连。出生后，脐静脉闭塞。在门静脉高压时由于脐静脉重新开放并扩大，脐周围和上腹部可见到皮下静脉曲张。门静脉血通过腹壁静脉回流到腔静脉。

3.门静脉系的上痔静脉与腔静脉系中、下痔静脉吻合，形成痔核。

4.在所有腹腔器官与腹膜后组织接触或与腹壁黏着的部位,均有侧支循环的建立,包括肝至膈的脐旁静脉、脾肾韧带和网膜中的静脉、腰静脉或后腹壁静脉,以及剖腹术后瘢痕组织内形成的静脉等。

大量门静脉血液不经过肝而进入体循环,可引起肝性脑病、革兰阴性杆菌败血症等并发症。

### (三)腹水形成

肝硬化腹水形成的机制相当复杂,最基本的始动因素是门静脉高压,随着疾病的发展,许多其他因素也参加作用。

1.门静脉压增高    是形成腹水的主要原因。当门静脉压力<12mmHg时很少形成腹水,门静脉高压引起肝窦静水压升高,促使体液漏入腹腔。肝硬化门脉高压时产生的高动力循环导致内脏和外周小动脉扩张,动脉循环充盈相对不足,激活交感神经系统(SNS)、肾素-血管紧张素-醛固酮系统(RAAS)、增加抗利尿激素(ADH)释放,造成肾血管收缩和钠水潴留,潴留的体液漏到组织间隙形成腹水和水肿。同时由于肝窦压力的增加激活肝内压力受体,造成肝肾反射,加重了钠潴留。肝窦压力的增加还可使肝淋巴液生成过多。正常人每天经胸导管引流800~1000ml淋巴液经左锁骨上静脉到体循环。肝硬化患者可产生淋巴液8~10L/d,最多达20L/d。当胸导管不能引流过多的淋巴液时,就从肝包膜直接漏入腹腔形成腹水。

2.血浆胶体渗透压降低    在肝硬化病例,由于肝合成白蛋白的功能减退,蛋白类食物的摄入不足和消化吸收障碍以及血浆白蛋白不断漏入腹腔,因此血浆白蛋白量可显著降低,血浆胶体渗透压随之下降。一般当血浆白蛋白低于28g/L时,常有腹水或水肿产生。

3.肾因素    肝硬化时由于肾血流动力学的明显改变,导致钠和水的潴留,从而促使和加重腹水的形成。

(1)有效血容量减少:肝硬化时内源性扩血管物质如胰高糖素、一氧化氮增多以及缩血管物质G蛋白依赖的传导途径受损引起的对缩血管物质的低反应性,造成高动力循环,内脏血管扩张,有效血容量降低,肾灌注量也降低。

(2)肾血管收缩:有效血容量的降低,肾灌注量的不足,均可导致RAAS活力增强,从而使肾血管收缩和肾血流量再分配。SNS兴奋时增强,释放去甲肾上腺素引起肾动脉收缩。内皮素、腺苷及肾生成的白三烯均是引起肾血管收缩的局部因子。肝细胞功能衰竭和侧支循环形成的内毒素血症,也可使肾血管收缩。

(3)肾血流量重新分配:正常时肾皮质血流供应占肾血流量的90%左右,肾髓质部分仅占10%左右。皮质内肾小球动脉口径细,入球小动脉壁上有丰富的交感神经末梢,而髓袢血管的口径大,阻力小,动脉壁上无交感神经末梢分布。当肝硬化门静脉高压,交感神经张力增高和肾血流量减少时,肾血管强力收缩,肾皮质的血流明显减少,而髓质部的血流相对增多。皮质缺血,肾小球滤过率降低,髓质血流增加,髓袢浓缩和重吸收增加。临床上出现少尿或无尿,以及水、钠潴留。严重者则可形成所谓功能性肾衰竭。

4.内分泌因素的作用

(1)RAAS的活力增加:SNS兴奋时,刺激肾近球小体合成肾素,同时由于肝对肾素灭活减少,造成肾素活性增加,进而引起血管紧张素Ⅱ合成增加,其刺激近曲小管对钠的重吸收,并刺激下丘脑分泌ADH、刺激肾上腺皮质合成醛固酮。后者促进远曲小管和集合管对钠的重吸收。

(2)ADH增多:ADH的分泌受视上核感受血浆渗透压的细胞受体和血容量及动脉压变化的(非渗透压性)调节。肝硬化患者ADH分泌主要受后者调节。有效血容量的减少和动脉压下降刺激ADH分泌增加;肝功能损害造成其灭活降低。ADH通过与集合管细胞基底侧膜上水通道2受体结合重吸收水,造成排水功能障碍和稀释性低钠血症。

(3)心钠素的减少:心钠素有增加肾血流量、肾小球滤过率、减低肾小管对钠的回吸收和抑制醛固酮的释放作用。肝硬化腹水患者有效血容量减少,心房内压降低,血浆中心钠素相对不足或机体对心钠素的敏感性降低导致钠水潴留,促使腹水形成。

(4)雌激素:有促使水钠潴留作用,肝功能损害时,雌激素灭能作用减弱,以致水钠潴留。

(5)其他内分泌因素:前列腺素 A(PGA)、前列腺素 E(PGE)有明显的排钠利尿作用。肝硬化时,前列腺素分泌减少,可导致水钠潴留而促进腹水形成。血管活性肠肽(VIP)可引起肾灌注量和尿钠排出的降低,在肝衰竭时,灭能作用减弱,以致钠潴留。

另外,大量腹水使腹腔内压力增高,更加重门静脉阻塞程度,并影响肾静脉血液的回流。肾小球滤过率降低时,排尿量更为减少。

综上所述,可见腹水的形成是多种因素综合作用的结果,门静脉高压是使水分潴留在腹腔内的主要原因,而内脏血管扩张造成有效血容量降低是导致水钠潴留和腹水形成和加重的重要因素。

### (四)内分泌变化

#### 1.性激素的紊乱

(1)雌激素的增加:肝是雌激素代谢的主要器官,肝硬化时雌激素在体内蓄积和在尿中排泄增多,其原因为:①雄激素转化为雌激素增加,现认为这是主要机制。肝病时由于睾酮转化及肾上腺产生雄烯二酮增多,使后者经周围组织芳香化产生雌二醇($E_1$)增多。$E_1$ 经肝及脂肪组织转换,雌三醇($E_3$)随之增多,睾酮与 $E_1$ 可转化为雌酮($E_2$)。$E_1$ 和 $E_3$ 的增加可通过反馈作用抑制下丘脑-垂体-性腺轴。导致促性激素的分泌减少,而引起女性化。②肝对雌激素灭能作用减退。③雌激素随胆汁排泄减少,经肝肠循环的回吸收减少。

(2)雄激素减少:男性雄激素的减少,不一定由于睾丸萎缩和肝功能减退,而是由于雌激素过多,反馈地抑制垂体促性腺激素和促肾上腺皮质激素的分泌所致。另外,雄激素转换为雌激素的转换率较正常增加。

#### 2.神经垂体分泌的抗利尿激素增加

#### 3.皮质醇
皮质醇水平多数正常,部分因糖皮质类固醇减低或促皮质素释放因子受抑制,ACTH 分泌减少而减低,部分因血浆皮质素结合球蛋白及白蛋白均低,或肝灭活障碍而提高。

#### 4.甲状腺激素
肝硬化患者血清总 $T_3$、游离 $T_3$ 减低,游离 $T_4$ 正常或偏高,严重者 $T_4$ 也降低。上述改变与肝病严重程度之间具有相关性。由于肝病时 5'-脱碘酶活性降低,$T_4$ 转化为 $T_3$ 减少,反 $T_3$($rT_3$)形成增加,临床上可致生化性低 $T_3$ 综合征。此外,肝硬化血氨增高时,多巴胺类物质减少,可使 TSH 水平增高。

### (五)血液改变

#### 1.脾功能亢进
门静脉高压所致的脾淤阻性充血,以及毒性或炎性因素引起的单核-吞噬细胞增生和纤维变,均可致脾大。晚期脾大常伴有脾功能亢进,表现为显著的血白细胞与血小板减少,少数有红细胞减少。

#### 2.凝血障碍

(1)凝血因子合成减少:肝是合成蛋白的主要场所,而凝血因子多为蛋白质。大多由肝合成。肝硬化时,首先合成减少的是维生素 K 依赖因子(凝血因子Ⅱ、Ⅶ、Ⅸ、Ⅹ),引起凝血酶原时间延长。凝血因子Ⅰ、Ⅴ在严重肝损害才明显减少。

(2)凝血因子消耗过多:肝硬化时可产生弥散性血管内凝血(DIC),使凝血因子消耗增加。其原因为:①失代偿期肝硬化时,损伤的肝细胞能释放凝血致活物质(蛋白磷脂复合物),加速凝血质复合体的形成,促进凝血;②肝功能损害时,不能清除已活化的凝血因子,促进凝血,形成 DIC;③脾大和侧支循环建立增加了血管内皮表面积,加之血流淤滞使红细胞与血小板易被破坏而诱发血管内凝血;④肝病并发的内毒素血症可直接激活因子Ⅻ。

（3）原发性纤维蛋白溶解：正常肝具有抗纤溶酶与清除纤溶酶活化素的作用，故可避免发生纤维蛋白溶解。肝硬化失代偿时则可发生纤维蛋白溶解，其机制为：①抗纤溶酶合成减少，纤溶酶活性增加，纤维蛋白溶解加速；②血液中有游离的纤溶酶原活化素，能激活纤溶酶原变为纤溶酶，此活化素在肝硬化时不被灭活，故纤溶酶活性增加，纤溶加速。

（4）血小板质和量的改变：肝硬化门静脉高压症时，脾淤血肿大，伴脾亢时血小板大量破坏，而致血小板减少。纤维蛋白溶解时，纤维蛋白的降解产物（FDP）能干扰血小板的聚集。

3.贫血　肝硬化时常有轻度不等的贫血，其中2/3为轻至中度，主要为正常细胞性或小红细胞性贫血，偶见巨细胞性贫血。引起贫血的原因：①脾淤阻性充血，使大量红细胞长期淤滞在脾窦而发生溶血；②脾功能亢进；③由于脂肪代谢紊乱，血浆中有某种异常类脂质可引起溶血；④维生素 $B_{12}$、叶酸等营养物质的摄入不足、吸收不良和利用障碍。营养性巨红细胞贫血在酒精性肝硬化较常见。在非酒精性肝硬化，失血和缺铁可能是贫血的重要原因。晚期病例常有红细胞生成抑制和铁的利用障碍。

## 【临床表现】

在我国本病患者以20～50岁男性多见，青壮年患者的发病多与病毒性肝炎有关。肝硬化的起病和病程一般缓渐，可能隐伏数年至十数年之久（平均3～5年）。起病时可无症状，病情逐渐发展，到后期出现两大类主要症状即肝衰退和门静脉高压症。此时可出现黄疸、腹水及消化道出血和肝性脑病等并发症。临床分类也以是否出现上述表现将肝硬化划分为失代偿期和代偿期。

### （一）代偿期肝硬化

无上述临床表现。无症状者占30％～40％，常在体格检查或因其他疾病行剖腹术时才被发现。其他一部分患者症状无特异性，如低热、乏力、恶心、体重减轻、白细胞及血小板低下，在求诊时怀疑此诊断。部分慢性肝炎患者行肝活检时诊断此病。

### （二）失代偿期肝硬化

1.一般症状　包括食欲减退、乏力和体重减轻。前者常伴恶心呕吐，多由于胃肠淤血、胃肠道分泌与吸收功能紊乱所致。腹水形成、消化道出血和肝衰竭更加重此症。由于进食、吸收消化功能障碍引起体重减轻。有时由于腹水和水肿体重减轻并不明显，但可见患者有明显的肌肉萎缩。乏力常与肝病活动程度一致，除由于摄入热量不足外还与肝功能损害导致胆碱酯酶减少影响神经肌肉正常功能以及乳酸转化为肝糖原过程障碍，肌肉活动时乳酸蓄积有关。

2.腹水　患者主诉腹胀，少量腹水常由超声或CT诊断，中等以上腹水在临床检查时可发现，后者常伴下肢水肿。5％～10％腹水者可出现肝性胸水，常见于右侧（占70％），但也有双侧甚至仅为左侧胸水者。这是由于胸腔负压导致腹水经过膈肌缺损处进入胸腔所致。偶尔当腹水形成率等于其进入胸腔的速率时，患者可仅有胸水而无腹水。

3.黄疸　巩膜皮肤黄染、尿色深、胆红素尿，常由于肝细胞排泌胆红素功能衰竭，是严重肝功能不全的表现。引起黄疸的其他因素还有：①溶血：以非结合胆红素升高为主；②肝肾综合征：胆红素在肾排出受阻，以结合胆红素升高为主；③细菌感染（自发性腹膜炎、尿路感染）：导致胆汁淤积，结合胆红素升高为主。如短期内出现深度黄疸，酒精性肝硬化者要考虑合并酒精性肝炎；其他患者应排除合并急性病毒性肝炎、胆总管结石和肿瘤引起的胆管梗阻。

4.发热　常为持续性低热，体温在38～38.5℃之间，除在酒精性肝硬化患者要考虑酒精性肝炎外，其余均应鉴别发热是由于肝硬化本身（对致热性激素灭活降低），还是细菌感染引起。

5.贫血与出血倾向　由于上述原因患者可有不同程度的贫血，黏膜、指甲苍白或指甲呈匙状。并有头昏、乏力等表现。凝血功能障碍可导致患者有出血倾向，常出现牙龈、鼻腔出血，皮肤和黏膜有瘀点、瘀斑和新鲜出血点。

6.女性化和性功能减退　前者表现为男性乳房发育、蜘蛛痣、肝掌和体毛分布改变。这是由于外周组织雄激素转化为雌激素加快所致。口服螺内酯降低血浆中睾酮浓度和肝雄激素受体活性也可引起男性乳房发育。性功能减退表现为阳痿、闭经和不育。

7.腹部检查　除腹水外尚可见腹壁静脉和胸壁静脉显露及怒张,血流以脐为中心向四周流向,偶可见脐周围静脉突起形成水母头状的静脉曲张以及在腹壁曲张静脉上有连续的静脉杂音。脾一般为中度肿大,有时为巨脾。肝早期肿大,晚期缩小、坚硬,表面呈结节状,一般无压痛。胆汁淤积和静脉回流障碍引起的肝硬化晚期仍有肝大。

## 【实验室及辅助检查】

### (一)血常规检查

肝功能代偿期,血常规多在正常范围内。在失代偿期,由于出血、营养失调和脾功能亢进等因素而发生轻重不等的贫血。在脾功能亢进时,血白细胞及血小板均见降低,其中以血小板降低尤为明显。骨髓涂片可见造血细胞增生,粒细胞核相有左移现象。

### (二)尿液检验

1.尿常规检查:肝功能代偿期,尿常规一般无明显变化。乙型肝炎肝硬化合并乙肝相关性肾炎时尿蛋白阳性。

2.尿胆原及胆红素检查:由于肝功能减退,肝不能将来自肠道的尿胆原变为直接胆红素;又由于侧支循环的建立,尿胆原可直接到达体循环而从尿中排出,故尿中尿胆原增加。胆汁淤积引起的黄疸尿胆红素阳性,尿胆原阴性。

3.尿中17-酮类固醇和17-羟类固醇的排出量明显减少,而雌激素及酚类固醇的排出量高于正常。

4.尿钠:腹水患者尿钠排出降低,肝肾综合征时<10mmol/L,尿钠/尿钾<1。

### (三)肝功能试验

1.胆红素代谢　肝功能代偿期,多不出现黄疸。在失代偿期,约半数以上患者出现黄疸,血清结合胆红素与总胆红素含量均有升高。

2.血清酶学试验

(1)转氨酶:肝细胞受损时,血清丙氨酸转氨酶(ALT)与天冬氨酸转氨酶(AST)活力均可升高,一般以ALT(仅存在于胞质内)升高较著。肝细胞严重坏死时,则AST(在胞质和线粒体内均有)可高于ALT。酒精性肝硬化时AST/ALT>2.0(正常值0.6)。

(2)腺苷脱氨酶(ADA):为核酸分解酶,广泛分布于肝、肾、肌肉等组织。慢性肝病尤其是肝硬化时,ADA阳性率明显高于转氨酶;阻塞性黄疸时ADA正常或仅轻度升高,故有助于黄疸的鉴别诊断。

(3)胆碱酯酶(ChE):肝硬化失代偿期ChE活力明显下降,其降低程度与血清白蛋白大致平行,若ChE极度降低者示预后不良。

(4)碱性磷酸酶(AKP):70%肝硬化患者升高,合并肝癌时明显升高。

(5)γ-谷胺酰转肽酶(γ-GT):90%肝硬化患者可升高,尤以酒精性肝硬化升高明显(γ-GTIAKP>2.5)。合并肝癌时明显升高。

3.脂肪代谢　肝功能代偿期,血中胆固醇多正常或偏低。在失代偿期总胆固醇特别是胆固醇脂常低于正常水平。在肝硬化代偿期或失代偿期,空腹和餐后血清结合胆酸均高于正常值。由于肝有病损时肝血流量减低及肝细胞功能障碍,使肝对门静脉血中的胆汁酸摄取减少;另一方面由于门-体分流,门静脉血中的胆汁酸直接进入体循环,从而导致胆汁酸代谢的异常。

4.蛋白质代谢　血清蛋白的改变常为肝硬化最突出的变化,在肝功能明显降低时,白蛋白合成减少。同时损伤的肝细胞不能清除从肠道来的抗原,或后者经过门体分流直接进入体循环,刺激脾中 B 淋巴细胞产生抗体,形成高球蛋白血症。因此血清中白蛋白降低而球蛋白增高,白蛋白与球蛋白比例降低或倒置。蛋白电泳可显示白蛋白降低,γ-球蛋白显著增高,β-球蛋白轻度升高。血清前白蛋白也由肝合成,当肝细胞受损伤尚未引起血清白蛋白下降时,血清前白蛋白则已明显下降。肝硬化患者可下降50%左右。

5.肝纤维化的检测

(1)血清Ⅲ型前胶原肽(PⅢP):是细胞内合成的Ⅲ型前胶原分泌至细胞外后受内切肽酶切去的氨基端肽,其浓度升高反映Ⅲ型胶原合成代谢旺盛,故血清 PⅢP 升高主要反映活动性肝纤维化。

(2)Ⅳ型胶原:检测指标有血中Ⅳ型前胶原羧基端肽(NC-1)及氨基端肽(75-Ⅳ型胶原)。肝纤维化Ⅳ型胶原升高,两者相关性较好。

(3)层粘连蛋白:是基底膜的主要成分,血清层粘连蛋白升高,说明其更新率增加,与肝纤维化有良好的相关性。

(4)脯氨酰羟化酶(pH):是胶原纤维生物合成的关键酶,肝硬化时血清 pH 增高。

(5)透明质酸(HA):是大分子葡萄胺多糖,肝硬化时血清 HA 增高。

(6)组织金属蛋白酶抑制物(TIMPs):由活化的星状细胞分泌 TIMP-1,抑制胶原降解。已发现在肝硬化前期和肝硬化患者中 TIMP-1 浓度升高。

上述肝纤维化指标受多种因素影响,特异性不高。由多个血清学指标组成的非创伤性诊断模型可提高诊断肝纤维化的准确性。

6.凝血酶原时间　早期非活动性肝硬化的血浆凝血酶原时间多正常,而在晚期活动性肝硬化和肝细胞严重损害时则明显延长。

7.定量肝功能试验

(1)吲哚氰绿(ICG)试验:静脉注射后,由肝选择性摄取,排入胆汁,而不从肾排出,也不参与肠肝循环,因此一般认为此试验是临床初筛肝病患者最有价值和最为实用的试验。剂量为 0.5mg/kg,15 分钟后测定其潴留率。正常值为 7.86%±4.34%。肝硬化尤其是失代偿期的患者,潴留率明显增高(>10%)。

(2)利多卡因代谢物生成试验:利多卡因经静脉注入后,由肝 P450 酶系统代谢,生成乙基甘氨酸二甲基乙酸(MEGX),其血浓度迅速上升,注射后 15 分钟达到平台相。测定血中 MEGX 浓度可准确反映肝细胞的贮备功能,与肝硬化的预后有良好相关性。剂量 1mg/kg,正常人注射利多卡因后 30 分钟 MEGX 的血浓度减去注射前的血浓度为 90ng/ml 以上,肝硬化患者明显降低,失代偿者大多在 30~40ng/ml。低于 10ng/ml 为进行肝移植的指征。

其他的定量肝功能试验包括氨基比林呼气试验、半乳糖耐量试验、色氨酸耐量试验、咖啡因清除试验等。

8.甲胎蛋白(AFP)　肝硬化时血中 AFP 也可增高,在活动性肝硬化时增高尤为显著,AFP 的增高表示有肝细胞再生。用放免法测定一般在 300μg/L 以下。当肝功能好转后,AFP 逐渐下降至正常。如持续升高,应疑有肝癌合并存在。

9.免疫学检查　肝硬化时血清 IgG、IgA、IgM 均可升高,一般以 IgG 增高为最显著,与卜球蛋白增高平行,可有非特异性自身抗体,如抗核抗体、抗平滑肌抗体等。由乙型肝炎引起的肝硬化,其乙肝病毒标记可阳性,应检测 HBsAg、HBcAb-IgM 和 IgG、HBeAg、HBeAb 和 HBV-DNA,了解有无病毒复制。丙型肝炎引起者有 HCV-RNA、抗 HCV-抗体阳性;乙肝合并丁型肝炎者抗 HDV 阳性。

10.血清铜蓝蛋白　肝豆状核变性时明显降低(<200mg/L),尿铜增加(>100μg/24h)和血清总铜下降

（<70μg/dl），40 岁以下肝损伤患者应检查血清铜蓝蛋白排除此病。

**（四）腹水检查**

有腹水者应做腹腔穿刺，首先应测定血清-腹水白蛋白梯度（SAAG），如＞11g/L 提示门静脉高压。腹水检查包括颜色、比重、蛋白含量、细胞分类、腺苷脱氨酶（ADA）、血与腹水 LDH、细菌培养及内毒素测定。腹水培养应在床旁进行，使用血培养瓶，包括需氧、厌氧两种。每个培养瓶接种的腹水至少 10ml。

**（五）超声检查**

是肝硬化患者的常规检查，可早期发现原发性肝癌。可测定肝脾大小、腹水及估计门脉高压。肝硬化时肝左叶增大、尾叶增大而右叶萎缩。肝实质回声增强、不规则、反射不匀，为弥漫性病变。门脉高压者有脾大、门静脉直径＞15mm（特异性 100%，敏感性 50%）。90%门脉高压患者显示侧支血管存在，大多位于冠状静脉、脐及脐周静脉，在脾区可形成脾肾分流。多普勒超声可显示门脉血流速度减慢，门脉分支内同时存在向肝和逆肝血流。

**（六）胃镜检查**

患者一旦被诊断为肝硬化，就应做胃镜，通过胃镜可直接观察并确定食管及胃底有无静脉曲张，了解其曲张程度与范围，确定其是否需采取预防措施。上消化道出血时，有助于出血原因的鉴别。

**（七）食管钡餐 X 线检查**

食管静脉曲张时，由于曲张的静脉高出黏膜，钡剂在黏膜上分布不均匀而呈现虫蚀状或蚯蚓状充盈缺损以及纵行黏膜皱襞增宽。胃底静脉曲张时，吞钡检查可见菊花样缺损。

**（八）放射性核素检查**

$^{99m}$Tc 经直肠同位素扫描测定的心/肝比值能间接反映门静脉高压和门体分流程度，对诊断有一定意义，正常值 0.26，肝硬化患者一般在 0.6 以上。伴门脉高压者常＞1。

**（九）计算机 X 线断层扫描（CT）**

对本病有一定的诊断价值。早期肝硬化 CT 图像显示有肝大，晚期肝缩小，肝门扩大和纵裂增宽，左右肝叶比例失调，右叶常萎缩，左叶及尾叶代偿性增大，外形因纤维瘢痕组织的收缩，再生结节隆起及病变不均匀的分布而呈不规整，凹凸不平。肝密度降低增强后，可见肝内门静脉、肝静脉、侧支血管和脾大，从而肯定门脉高压的诊断。也可见脾周围和食管周围静脉曲张、腹水、胆囊和胆总管等。对于原发性肝癌的鉴别十分有用。

**（十）磁共振成像（MRI）**

磁共振成像与 CT 相似，能看到肝外形不规则，肝左、右叶比例失调、脂肪浸润、腹水及血管是否通畅。如有脂肪浸润在图像上呈暗黑色的低信号区。肝硬化门脉压力升高，脾大，脾门处静脉曲张，如有腹水，则在肝脾周围呈带状低信号区。对鉴别肝硬化结节、肝瘤结节更优于 CT 检查。磁共振血管成像（MRA）可代替血管造影显示门脉血管变化和门脉血栓。

**（十一）肝活组织检查**

是诊断代偿期肝硬化的金标准。在严格掌握指征的情况下 B 超引导进行肝穿刺，采取肝活组织做病理检查，不仅可了解肝硬化的组织学类型、肝炎症和纤维化程度，明确诊断，有助于决定治疗和判断预后，还可对病因作鉴别诊断，例如自身免疫性肝病、药物性肝病、Wilson 病均有其独特的病理表现。

**（十二）腹腔镜检查**

肝表面有大小不等的结节，结节之间有宽狭不等之小沟，肝边缘较钝，脾多数能见到，如伴有肝周围炎或脾周围炎时则肝与腹壁或脾与腹壁间有广泛的粘连。膈肌、圆韧带、镰状韧带与腹膜上的血管增多，表示有门静脉高压。

### (十三)选择性肝动脉造影术

主要用于肝硬化结节与原发性肝癌的鉴别。

### (十四)门静脉造影

临床常用经皮经肝门静脉造影,诊断门静脉高压及其侧支循环的形态学与血流动力学,可了解胃、食管静脉曲张发生的部位、曲张程度,但不宜作为常规检查方法。

### (十五)门静脉测压

经颈静脉插管测定肝静脉楔入压及肝静脉游离压,两者之差为肝静脉压力梯度(HVPG)代表门静脉压力。

### (十六)瞬时弹性超声

肝的硬度可以通过瞬时弹性超声进行测定,通过检测超声和低频弹性波测定肝弹性变化,从而反映肝硬度的变化,有助肝硬化的诊断。与肝病理有很好的相关性,是一项快速、无创、重复性好的诊断早期肝硬化的方法。

## 【并发症】

肝硬化往往因并发症而死亡,主要并发症如下:

### (一)肝性脑病

肝性脑病是最常见的死亡原因。

### (二)上消化道大量出血

肝硬化上消化道出血大多数由于食管-胃底静脉曲张破裂,但还应考虑其他因素如并发消化性溃疡、门脉高压性胃病、急性出血糜烂性胃炎、贲门黏膜撕裂综合征等。静脉曲张破裂出血可因粗糙食物、化学性刺激及腹内压增高等因素而诱发,常表现为呕血与黑粪。若出血量不多,可仅有黑粪。大量出血则可致休克,并诱发腹水和肝性脑病,甚至死亡。

### (三)感染

肝硬化患者由于脾功能亢进,机体免疫功能减退而抵抗力降低,以及门体静脉间侧支循环的建立,增加了病原微生物进入人体的机会,故易并发各种感染如支气管炎、肺炎、结核性腹膜炎、胆道感染、自发性细菌性腹膜炎(SBP)及革兰阴性杆菌败血症等。SBP是指肝硬化患者腹腔内无脏器穿孔的腹膜急性细菌性感染,发生率可占肝硬化的 $3\%\sim10\%$。其原因为肝硬化时患者肠道细菌过度生长、肠内转运时间延长和肠壁通透性增加,使肠腔内细菌发生易位经过肠系膜淋巴结进入循环系统产生菌血症。由于患者网状内皮系统活性减弱,以及腹水抗菌能力降低,可发生自发性细菌性腹膜炎。典型病例有发热、腹痛与腹壁压痛和反跳痛,血白细胞可有增高,腹水混浊,呈渗出液。腹水内中性粒细胞 $>250\times10^{6}$/L,腹水培养可有细菌生长,鲎溶解物试验常阳性。少数病例无腹痛或发热,表现为低血压或休克,顽固性腹水或进行性肝功能衰竭。

### (四)原发性肝癌

约 $10\%\sim25\%$ 肝硬化患者可发生原发性肝癌,特别是乙型肝炎、丙型肝炎、血色病、$\alpha_1$-AT 缺乏症和酒精性肝硬化,有下列情况时应考虑并发肝癌的可能性:①在积极治疗下,病情仍迅速发展与恶化;②进行性肝大;③无其他原因可解释的肝区痛;④血性腹水的出现;⑤无其他原因可解释的发热;⑥甲胎蛋白持续性或进行性增高;⑦超声或 CT 检查发现占位性病变。

### (五)肝肾综合征(HRS)

是终末期肝硬化最常见而严重的并发症。由于肝硬化患者内脏动脉扩张,造成有效血容量不足,反射性激活肾素-血管紧张素和交感系统产生肾内血管强烈收缩,肾小球滤过率明显降低,钠水排泄受损,产生

HRS。其特征为少尿（＜500ml/d）或无尿、血清肌酐＞133μmol/L（停止使用利尿剂和用白蛋白1g/（kg·d)扩容后 2 天、肌酐水平仍无降低、患者未出现休克、近期未使用肾毒性药物），低血钠（＜125mmol/L）与低尿钠（＜10mmol/L），无蛋白尿（＜500mg/d），无肾间质病变、超声未显示尿道梗阻。亦称功能性肾衰竭。其发病与下列因素有关：①难治性腹水或因进食减少、呕吐、腹泻、利尿剂应用不当，使循环血容量减低，激活肾血管收缩系统。②肝功能衰竭时，肝对血液中有毒物质清除力减弱，加重了肾的损害。③SBP：30％ SBP 可发展为 HRS。

### （六）肝肺综合征（HPS）

其定义为进展性肝病伴肺内血管扩张和呼吸室内空气时肺泡-动脉氧差增加（＞20mmHg）。失代偿的肝硬化患者中约有 50％动脉氧分压降低（60～70mmHg），发生可能的因素有：①肺内动静脉瘘形成；②胸腹水压迫引起的通气障碍；③气体弥散功能下降：由于间质水肿、肺毛细血管扩张、红细胞与氧的亲和力下降。做对比增强心脏超.声可协助诊断 HPS。

### （七）门静脉血栓形成

约 10％结节性肝硬化可并发门静脉血栓形成。血栓形成与门静脉梗阻时门静脉内血流缓慢、门静脉硬化、门静脉内膜炎等因素有关。如血栓缓慢形成，局限于肝外门静脉，且有机化，或侧支循环丰富，则可无明显临床症状。如突然产生完全性梗阻，可出现剧烈腹痛、腹胀、便血、呕血、休克等。此外，脾常迅速增大，腹水加速形成，并常诱发肝性脑病。

## 【诊断和鉴别诊断】

### （一）诊断

应详细询问肝炎史，饮酒史、药物史、输血史、及家族遗传性疾病史。做相关检查以排除及确定病因诊断，如应作病毒性肝炎标志物排除由肝炎引起的肝硬化。怀疑 Wilson 病应由眼科检查角膜 K-F 环，测定血清铜蓝蛋白、尿铜、血铜等，必要时采用青霉胺实验（让患者口服青霉胺 600mg，测定 6 小时和 24 小时尿铜，＞300μmol/6h 和＞600μmol/24h 为阳性）以助诊断。根据上述临床表现逐条对患者进行检查，确定是否存在门脉高压和肝功能障碍表现。肝功能试验中，血清白蛋白降低、血清胆红素（SB）升高、凝血酶原延长提示肝功能失代偿。

下列几点可能有助于早期诊断：

1.对于病毒性肝炎、长期营养缺乏，长期饮酒、慢性肠道感染等患者，必须严密随访观察，必要时作肝活检以期早期诊断。

2.对于原因不明的肝大，特别是肝质地坚实、表面不光滑者，必须采用各种方法包括超声波、腹腔镜、肝活组织检查等来确定其性质。肝脾均大者，则肝硬化的可能性更大。

### （二）鉴别诊断

1.其他原因所致的肝大　如慢性肝炎、原发性肝癌和肝脂肪浸润等。

2.其他原因所致的脾大　特别是所谓特发性门静脉高压（斑潜综合征），其病理为肝内窦前性门脉纤维化与压力增高，临床表现为脾大、贫血、白细胞与血小板减少、胃肠道反复出血等。晚期血吸虫病也有窦前性肝内门静脉阻塞和高压、脾功能亢进和腹水等表现，应注意鉴别。

3.其他原因引起的上消化道出血　尤其是消化性溃疡、胃炎等。

4.其他原因所致的腹水症　特别是缩窄性心包炎、结核性腹膜炎、腹膜癌肿及卵巢癌。卵巢癌中特别是假黏液性囊腺癌，常以慢性腹水为主要表现，腹水也为漏出液性质，有时可造成鉴别诊断上的困难，腹腔镜检查对诊断很有帮助。

5.其他原因引起的神经精神症状　如尿毒症、糖尿病酮症酸中毒所引起的昏迷，需与肝性脑病相鉴别。

## 【预后】

取决于患者的营养状况、有无腹水、有无肝性脑病、血清胆红素和白蛋白水平以及凝血酶原时间。还与病因、年龄和性别有关。一般说来,病毒性肝炎引起的肝硬化预后较差;年龄大者,男性预后较差。Child-Pugh C 级预后较差。如再出现肝肾综合征、肝性脑病、合并食管静脉大出血、严重感染等则病情危急,预后极差。及时的肝移植可改善预后。

## 【治疗】

肝硬化的治疗应该是综合性的。首先针对病因进行治疗,如酒精性肝硬化者必须戒酒;乙型肝炎肝硬化者可抗病毒治疗,肝豆状核变性可行排铜治疗。

### (一)一般治疗

1.休息　肝功能代偿期患者可参加一般轻工作。肝功能失代偿期或有并发症者,须卧床休息。

2.饮食　以高热量、高蛋白质、维生素丰富而易消化的食物为宜。严禁饮酒。脂肪尤其是动物脂肪不宜摄入过多。如肝功能显著减退或有肝性脑病先兆时应严格限制蛋白质食物。有腹水者,应予少钠盐或无钠盐饮食。有食管-胃底静脉曲张者,应避免进食坚硬、粗糙的食物。

### (二)药物治疗

1.乙肝肝硬化患者抗病毒治疗　HBeAg 阳性者 HBVDNA$\geq 10^5$ 拷贝/ml,HBeAg 阴性者 HBVDNA$\geq 10^4$ 拷贝/ml,ALT 正常或升高,需用核苷类似物抗病毒治疗。治疗目标是通过抑制病毒复制,改善肝功能,以延缓疾病进展、肝癌的发生或减少肝移植的需求。目前可供使用的有拉米夫定、阿德福韦、替比夫定和恩替卡韦。

2.抗纤维化药物　迄今尚无有力的循证证据推荐能有效地逆转肝纤维化的方法,有报道活血化瘀软坚的中药如丹参、桃仁提取物、虫草菌丝以及丹参、黄芪的复方制剂或干扰素 γ 和 α 用于早期肝硬化治疗,有一定的抗纤维化作用。

3.保护肝细胞药物　用于有转氨酶及胆红素升高的肝硬化患者。

(1)甘草甜素:有抗炎、免疫调节、抗纤维化、保护肝细胞膜作用。副作用为水钠潴留,宜用于早期肝硬化患者。

(2)还原型谷胱甘肽:0.6~1.2g 加入葡萄糖液中静脉滴注 2~4 周,或肌注 0.6g/d。是由谷氨酸、胱氨酸、甘氨酸组成的含巯基胱肽物质。能提供巯基、半胱氨酸维护细胞正常代谢、能与毒性物质结合,起解毒作用。

(3)S-腺苷蛋氨酸:通过转甲基,增加肝细胞膜流动性,增加胆盐摄取与分泌,其转硫基作用可合成谷胱甘肽,有解毒作用。

4.维生素类　维生素 B 族有防止脂肪肝和保护肝细胞的作用。维生素 C 有促进代谢和解毒作用。慢性营养不良者,可适当补充维生素 $B_{12}$ 和叶酸。有凝血障碍者可注射维生素 $K_1$。维生素 E 有抗氧化和保护肝细胞作用,已用于酒精性肝硬化患者的治疗。

### (三)腹水的处理

由于患者对水、钠耐受的情况和利尿反应各不相同,将肝硬化腹水患者分为三型,以利于选择治疗方法,估计疗效及预后。

Ⅰ型:多是初发小量腹水患者,仅由 B 超检查发现。经卧床、限钠,在数天至 2 周发生自发性利尿,腹水逐渐消退。此型患者的血钠>135mmol/L,尿钠 90~50mmol/24h,尿钠/尿钾>2,自由水清除率($CH_2O$)>1ml/min,肾小球滤过率(GRE)和肾血浆流量(RPF)均正常。患者对水、钠均耐受。治疗时不必严格控制水的摄入,而抗醛固酮类利尿剂可加速腹水消退。

Ⅱ型：多为中量腹水，常在摄入过多钠盐时发生。经上述处理并不发生自发性利尿。此型患者的血钠126～135mmol/L，尿钠40～50mmol/d，尿钠/尿钾<2，但>1，$CH_2O$>1ml/min，GRF 和 RPF 在正常范围。多数病例对抗醛固酮类利尿药，或联合使用排钠利尿药有效，患者对水耐受，对钠不耐受。利尿期间不必严格限制饮水。

Ⅲ型：多为大量腹水持续在 3 个月以上，严重者为"顽固性腹水"。此型患者的血钠<126mmol/L，尿钠<10mmol/d，尿钠/尿钾<1，$CH_2O$<1ml/min，GRF 和 RPF 均低于正常。患者对水、钠均不能耐受。顽固性腹水，可分为利尿剂耐药性和难治性腹水。前者定义为腹水难以消退或消退后，由于对限钠和利尿剂治疗缺少反应(用螺内酯400mg/d，呋塞米160mg/d连续 4 天体重减轻<200g/d 尿钠排泄<50mmol/d)，而不能防止复发者。后者为腹水难以消退或很快复发，主要由于用利尿剂后会产生并发症，因此不能用利尿剂进行预防。

1.腹水的一般治疗

(1)消除诱因：如过量摄入钠盐；并发感染；肝病加重；门静脉栓塞；并发原发性肝癌等。

(2)控制水和钠盐的摄入：钠的摄入量限制在 88mmol/d(5g 食盐)。如有稀释性低钠血症(<120mmol/L)，应限水的摄入量<1L/d。经低钠饮食和限制入水量 4 天后，体重减轻小于 1kg 者应给予利尿剂治疗。

(3)利尿剂的应用：利尿剂的使用应从小剂量开始，以最小剂量达到每天减轻体重 300～500g(无水肿者)或 800～1000g/d(有下肢水肿者)。首选醛固酮拮抗剂螺内酯，开始时 100mg/d，根据利尿反应(称体重、计尿量)每 3～5 天增加 100mg 直到最大剂量 400mg/d。常与袢利尿剂(呋塞米)合用，起始剂量 40mg/d，可增加到 160mg/d。利尿剂的副作用有水电解质紊乱、肾衰竭、肝性脑病、男性乳房发育等。如出现肝性脑病、稀释性低钠血症(血钠<120mmol/L)，肌酐>120mmol/L 应停用利尿剂。

2.合并稀释性低钠血症　血钠<120mmol/L、血肌酐正常者，应慎用利尿剂，肌酐>150mmol/L 或>120mmol/L 并有上升趋势，应停用利尿剂，用胶体或盐水扩容。但须避免 24 小时血钠上升>12mmol/L。

3.治疗性放腹水　用于上述Ⅲ型腹水的一线治疗。患者应符合：①无肝性脑病，上消化道出血、感染；②Child A、B 级；③凝血酶原时间>40%，血小板计数>$40×10^9$/L；可于 2～4 小时内用多孔管放腹水 10L，同时补充白蛋白 8g/L 腹水，增加有效血容量，阻断 RAAS 系统激活。一次排放后有腹水可重复进行。该方法腹水消退率 96.5%，消除后用螺内酯维持治疗腹水再出现率明显下降。

4.经颈静脉肝内门体分流术(TIPS)　经颈静脉放置导管引导支撑管经肝静脉与门静脉之间架桥，在肝内建立门静脉与肝静脉主要分支间分流通道。仅用于上述治疗无效的顽固性腹水、肝性胸水及伴肾功能不全者。治疗有效率为 60%～70%。术后门静脉压力降低，对利尿剂反应改善，尿量明显增加，腹水消退较快。副作用有肝性脑病和肝功能减退。对下述患者不宜应用：①年龄>70 岁；②肺动脉高压或合并心功能不全；③器质性肾病引起肾衰；④肝恶性肿瘤；⑤Child-Pugh>11 分。

5.腹腔-颈内静脉分流术(Leveen 管)　由于其效果不及治疗性放腹水，同时有 DIC、导管堵塞等并发症已很少应用。

6.肝移植　顽固性腹水应在出现 SBP/HRS 前做肝移植。

**(四)食管-胃静脉破裂出血的处理**

1.急性出血

(1)一般处理：入监护病房，保持气道通畅，禁食，建立静脉通路，密切观察血压及脉率。

(2)扩容：大量出血可致失血性休克，并进一步加重肝细胞损害，诱发肝性脑病，故应立即补充血容量，包括输血(使血红蛋白在 80g/L 以上为宜)、新鲜血浆、重组Ⅶ因子，后者特别对 ChildC 级患者控制出血有效。不宜输入过多盐水。

（3）短期应用抗生素：不仅可以预防出血后感染，特别如 SBP，还可提高止血率、降低死亡率。可先予静脉用头孢曲松 1g/d，能进食时口服环丙沙星 0.4g，2 次/日，共 7 天。

（4）血管活性药物治疗：一旦怀疑食管一胃静脉破裂出血，应立即静脉给予下列药物控制出血，诊断明确后继续用 3～5 天。①血管加压素：神经垂体素有效剂量为 0.4U/min，持续静脉点滴，通过收缩内脏小动脉平滑肌降低门静脉血流量，从而降低压力，控制急性出血。由于其可引起体循环血管收缩，有 2/3 患者出现包括心肌缺血在内的并发症，如合并使用硝基甘油则可减少副作用，特利加压素是人工合成的 3-甘氨酰赖氨酸加压素，在体内缓慢释放转化为血管加压素，有较长的半衰期，能维持血中低浓度活性成分，有较明显的降低门静脉压力、增加肾血流量的作用，毒副作用少。其止血效果同生长抑素和硬化疗法。可延长生存期。②生长抑素及其类似物（奥曲肽）：这类药物通过收缩内脏血管和对抗胰高糖素降低肝硬化患者门静脉血流量，从而降低门静脉压力控制急性出血。生长抑素首剂 250μg 静脉推注后，3mg 加入补液中以 250μg/h 连续静脉内滴注。奥曲肽是人工合成的 8 肽，半衰期延长，使用 100μg 静脉推注，25～50μg/h 静脉滴注，不良反应少。

（5）三腔管填塞：采用三腔管气囊填塞胃底部黏膜下静脉，使血液不流向破裂的食管静脉而达到止血目的，暂时止血效果肯定。长时间压迫会导致食管壁坏死、穿孔，压迫后应于 6～12 小时内进行内镜下治疗或 TIPS，压迫时间最长不能超过 24 小时。如胃底囊填塞有效，尽量不用食管囊填塞，以减少并发症。

（6）内镜下治疗：包括内镜下曲张静脉圈套术（EVL）和硬化剂注射疗法。肝硬化上消化道大出血患者在经纠正休克后应于 12 小时内急诊内镜明确诊断。如由食管静脉出血所致，应同时作内镜下治疗。出血已停止者行圈套术预防再出血，即用弹性皮圈或尼龙线在内镜装置下套扎曲张静脉，造成曲张静脉结扎后坏死，于 10～14 天脱落，局部无深溃疡形成，并发症少。2 周后再做内镜检查，决定是否进行下一疗程。硬化剂疗法主要用于内镜检查时有活动性出血者，硬化剂注射于出血血管内，直接止血并造成血管闭塞，止血率达 90%。副作用有发热、胸骨后疼痛、食管溃疡等。对胃静脉曲张出血的最好止血方法为内镜下注射组织黏合剂 histoacryl 或 burcrylate，这是一种快速固体化的水样物质，与血液接触后几乎立即产生聚合和硬化，能有效地闭塞血管和控制曲张静脉出血。注射时也可同时加入凝血酶，疗效更佳。

（7）经皮经肝栓塞术（PTE）：术前先用镇静剂，局麻后作肝穿刺门静脉造影，然后选择性地将导管插入胃左或胃短静脉，并注入栓塞剂如高渗葡萄糖，无水酒精或海绵等，切断食管曲张静脉的血流。对胃静脉曲张活动性出血药物和内镜治疗无效时可紧急做 PTE，待肝功能好转后择期手术。并发症有腹腔内出血、肝被膜下血肿、门静脉血栓形成等。

（8）经颈静脉肝内门腔静脉分流术（TIPS）：此疗法降低门脉压较显著，创伤较小，较安全，在局麻下进行快速简便，对肝功能影响小，适用于一些危重和失去手术机会的晚期肝硬化合并胃食管静脉曲张大出血经药物和内镜治疗无效者，一般在 24 小时内即可控制出血，由于分流后易出现肝性脑病、支架无功能的发生率较高以及价格昂贵限制了广泛的应用。

（9）外科手术：如经积极的非手术疗法仍不能止血时，可考虑手术分流减压。但急症手术风险大，仅适用于 Child A 级患者。

2.预防再出血　在第一次出血后，如不预防 1 年内再出血的发生率约 60%，死亡率约 33%。专家共识认为已有过食管静脉出血者应该做间隔性或长期治疗来降低再出血的危险性。可选的手段有药物、内镜套扎、外科手术或 TIPS。

（1）单纯药物治疗：疗效比内镜下套扎差，但未开展内镜治疗的医院，非选择性 β-受体阻滞剂治疗是一种较好的替代方法。常用药物为普萘洛尔，通过其 β1-阻滞作用减少心脏收缩，β2-阻滞作用提高 α-受体的活性使内脏血管收缩,减轻高动力循环,减少门脉血流,降低门脉压力,还可减少奇静脉血流,降低曲张静脉内血流,达到预防再出血的目的。最近研究报道口服普萘洛尔可取消肝硬化患者门静脉血流的夜间高峰,可防止肝硬化患者在中等强度体力活动时所伴随的门静脉压力的增高,还可防止其在餐后发生的门脉血流和压力的增加。研究结果显示每五个服药患者中有 1 人可预防再出血(NNT=5),而每 10 人中有 1 人可预防死亡(NNT=10)。用法:从 10mg/d 开始,逐日加 10mg,直至静息时心率下降到基础心率的 75%,作为维持剂量,长期服用,并根据心率调整剂量。有学者认为增加普萘洛尔剂量直到符合下列 3 点中的 1 点:①肝静脉压力梯度(HVPG)下降为基线的 25% 以上;②HVPG 下降到<12mmHg;③脉率<55 次/分。结果发现 20% 患者无反应,治疗失败的危险因素为:①年龄轻;②食管静脉粗大;③进展性肝衰竭;④普萘洛尔剂量太小;⑤静息时心率降低太小。禁忌证为窦性心动过缓、支气管哮喘、慢性阻塞性肺疾病、心衰、低血压、房室传导阻滞、胰岛素依赖性糖尿病。扩血管药物如 5-单硝酸异山梨醇(ISMN),理论上通过扩张外周血管、降低动脉压反射性引起内脏血管收缩减少门静脉血流量,还可通过减少肝内血管阻力从而达到降低门静脉压力作用。随机对照试验结果显示单用 ISMN 无效,与普萘洛尔合用略优于单用普萘洛尔,但由于耐受性差,仍以单用普萘洛尔为多。

(2)内镜下套扎与药物合用:是最合理也是最有效的选择。套扎后服普萘洛尔,通过降低门脉压力,防止在曲张静脉完全消失前再出血,是预防再出血的首选方法。

(3)TIPS:由于成本—效益较差,不应作为常规方法,只能在药物和内镜治疗失败后,作为挽救生命的方法使用。

(4)外科手术:如果患者为代偿期或 Child A 级肝硬化伴脾功能亢进,在药物或内镜治疗失败时也可考虑做远端脾肾吻合术或断流术加脾切除术。终末期肝病伴食管静脉反复出血者是肝移植的适应证。

3.预防第一次出血　美国肝病学会治疗指南推荐用非选择性的 β-受体阻滞剂或内镜下套扎作为第一次出血的预防性治疗。治疗对象是内镜提示有粗大曲张静脉、红色征、Child-Pugh B/C 级。如为 Child A 级、有粗大曲张静脉但无红色征,则首选 β-受体阻滞剂,有禁忌证时选内镜下套扎。硝酸盐类扩血管药物(单用或合用)、外科分流、硬化剂注射均不推荐作为预防首次出血的方法。

**(五)肝肾综合征的处理**

治疗原则是增加动脉有效血容量和降低门静脉压力,治疗措施是扩容和应用血管收缩剂。

1.白蛋白扩容　第 1 天 1g/kg,以后 20~40g/d。同时应用血管活性药。

2.血管活性药　首选特利加压素,第 1 天 0.5mg,1 次/4h,每 2~3 天增加到 1~2mg,1 次/4h,目标为肌酐下降到<130mmol/L,一般 40%~60% 患者于 5~6 天改善。也可用去甲肾上腺素(0.5~3mg/h)或米多君(2.5~3.75mg/d)加善宁(300~600μg/d)代替特利加压素。

3.TIPS　有一定帮助,应用对象:SB<51μmol/L,Child-Pugh<12 分,无心肺疾患和肝性脑病者。

4.肝移植　对可能发生 HRS 的高危患者如稀释性低钠血症、顽固性服腹水在发生 HRS 前行肝移植。

5.预防措施　①早期预防和消除诱发肝肾衰竭的因素,诸如感染(SBP、肺炎、泌尿道感染)、消化道出血、电解质紊乱、放腹水时未扩容、过度利尿等;②避免使用损害肾功能的药物如 NSAIDs;③积极治疗稀释性低钠血症、顽固性腹水、SBP。

**(六)自发性细菌性腹膜炎(SBP)的处理**

由于 SBP 后果严重,如临床上怀疑 SBP 或腹水中性粒细胞>250×10⁶/L,应立即给予经验性治疗。抗生素首选头孢曲松 2g,1 次/日,静脉注射,或头孢噻肟 2g,1 次/12h,静脉注射 5~7 天。为减少肾损害,预防发展为 HRS,给予白蛋白 1.5g/kg,以后 3 天 1g/(kg·d)。以下患者应口服喹诺酮类药物预防发生 SBP:①食管静脉破裂出血后,环丙沙星 0.4g,2 次/日,7 天;②既往有 SBP 史或腹水蛋白<10g/L 环丙沙

星 0.4g,1 次/日,长期应用。

### (七)脾功能亢进的处理

脾功能亢进最有效的治疗是脾切除术,但单纯脾切除仅能暂时降低门静脉压力,而脾与周围组织之间丰富的侧支循环可在术中被切断,往往反使门静脉压力增高,同时会给以后施行脾-肾静脉吻合术造成困难。因此在脾切除同时进行脾-肾静脉吻合术,对降低门静脉高压更为有利。有人主张用经导管血管闭塞术(TVCO)治疗门静脉高压和脾功能亢进,通过 TCVO 栓塞脾动脉分支和末梢血管后,脾实质发生缺血性梗死,随后机化和萎缩,削弱了脾破坏红细胞和分泌功能,可显著减少门静脉的血量,使门静脉压力下降。不良反应有脾区疼痛、发热、脾脓肿及肺炎等。

### (八)肝移植

不同病因的肝硬化末期患者均可考虑做肝移植,尤其是起因于遗传性肝代谢缺陷者。

### 【预防】

肝硬化的病因复杂,其中最常见者为病毒性肝炎。在我国乙型病毒性肝炎的发病率仍比较高,因此防治乙肝是预防本病的关键。新生儿和高危人群应注射乙肝疫苗,乙肝患者给予积极的抗病毒治疗;严格执行器械的消毒常规,严格选择献血员;节制饮酒;注意合理的营养;避免应用对肝有损的药物;加强劳动保健;避免工农业生产中的各种慢性化学品中毒;定期体格检查,无疑也是预防本病的积极措施。

(卢若丽)

# 第二节　　酒精性肝病

酒精性肝病是由于长期大量饮酒所引起肝脏疾病。初期通常表现为脂肪肝,进而发展为酒精性肝炎和酒精性肝硬化。严重酗酒可诱发广泛肝细胞坏死甚至肝功能衰竭。

### 【诊断标准】

1.病史　有长期饮酒史,一般超过 5 年,折合乙醇量,男性≥40g/d,女性≥20g/d,或 2 周内有大量饮酒史,折合乙醇量>80g/d。

乙醇量换算公式:乙醇量(g)=饮酒量(ml)×乙醇含量(%)×0.8

2.临床表现

(1)症状:可无症状,也可有乏力、肝区痛和食欲减退、恶心、腹胀、腹泻等消化不良症状;发展到肝硬化阶段出现其相应症状。严重者发生急性肝功能衰竭。

(2)体征:多数肝肿大,轻度压痛,部分患者出现肝掌、蜘蛛痣、黄疸、脾肿大,晚期出现肝硬化相应的体征。

3.实验室检查

(1)肝功能检测:血清 AST、ALT、GGT 升高,AST/ALT 比值升高(>2 有助于诊断),AKP 升高,血清总胆红素升高,凝血酶原时间延长。禁酒后上述指标明显下降,一般 4 周内基本恢复正常。血清白蛋白(A)、血清白蛋白/球蛋白(A/G)比值降低。

(2)平均红细胞容积(MCV)升高。

(3)血脂紊乱:甘油三酯(TG)、总胆固醇(TCH)、低密度脂蛋白(LDL)升高,高密度脂蛋白(HDL)减低,载脂蛋白(ApoA、、ApoB)升高。

(4)联合检测肝纤维化参考指标:包括透明质酸、Ⅲ型胶原、Ⅳ型胶原、层黏蛋白等。

4.影像学诊断

（1）B超诊断

1）肝区近场回声弥漫性增强，远场回声逐渐衰减。

2）肝内血管结构显示不清。

3）肝脏轻度至中度肿大，边角圆钝。

4）彩色多普勒血流显像提示肝内血流信号减少或不易显示。

5）肝右叶包膜机横膈回声不清或不完整。

B超脂肪肝严重度判定标准如下。

轻度脂肪肝：具备上述第1项和第2～4项中1项者。

重度脂肪肝：具备上述第1项和第2～4项中2项者。

重度脂肪肝：具备上述第1项和第2～4项中2项及第5项者。

（2）CT诊断：弥漫性肝脏密度减低，肝/脾CT比值$\leq 1$。弥漫性肝脏密度减低，肝/脾CT比值$\leq 1$，但$> 0.7$者为轻度；肝/脾CT比值$< 0.7$，但$> 0.5$者为中度；肝/脾CT比值$\leq 0.5$者为重度。

（3）肝活检组织病理学诊断：酒精性肝病病理组织学特点为大泡性或大泡性为主伴小泡性肝细胞脂肪变性，根据肝组织是否伴有炎症反应和纤维化分为以下类型。

1）单纯性脂肪肝根据肝细胞脂肪变性占据所获取肝组织标本量大小范围分为4度（$F_0 \sim F_4$）。

2）酒精性肝炎肝纤维化根据炎症程度分为3级（$G_0 \sim G_3$）；根据纤维化的范围和形态分为4期（$S_1 \sim S_4$）。

3）酒精性肝硬化肝小叶结构完全毁损，代之以假小叶形成和广泛纤维化，大体为小结节性肝硬化。根据纤维间隔有否界面性肝炎，分为活动性与静止性。

5.临床分型　符合酒精性肝病临床诊断标准者，临床分型如下。

（1）轻型酒精性肝病：实验室检查、影像学和病理组织学检查基本正常或轻微异常。

（2）酒精性脂肪肝：影像学检查符合脂肪肝诊断标准，血清AST、ALT或GGT轻微升高。

（3）酒精性肝炎：血清AST、ALT或GGT升高，可有血清胆红素升高。重症乙醇性肝炎是指乙醇性肝炎合并上消化道出血、肝性脑病、肺炎、急性肾功能衰竭及（或）伴内毒素血症者。

（4）酒精性肝纤维化：症状和影像学不典型、未做病理组织学检查时，应结合饮酒史、肝纤维化血清学指标、GGT、AST/ALT比值、血脂、铁蛋白、$\alpha_2$巨球蛋白、稳态膜式胰岛素抵抗等综合指标判断。

（5）酒精性肝硬化：有肝硬化的临床表现和血清生化检验指标的改变。

**【治疗原则】**

1.戒酒　为治疗基本措施。注意戒酒过程中戒断综合征，包括乙醇依赖者出现的神经精神症状，急性发作时常有四肢抖动和出汗，重者抽搐或癫痫样发作。

2.营养支持　制定合理的能量摄入及饮食结构调整，提供高蛋白、低脂肪饮食，适当补充维生素B、维生素C、维生素K和叶酸。

3.肝病辅助用药　酌情应用抗氧化、抗炎、抗纤维化药物，如多烯磷脂酰胆碱、维生素E、水飞蓟素及熊去氧胆酸。但不宜同时应用上述多种药物。益生菌类制剂有助于调整肠道菌群平衡，维护肝脏功能。

4.积极防治酒精性肝硬化的并发症　如消化道出血、自发性腹膜炎、肝性脑病、肝肾综合征、肝肺综合征和肝细胞癌等。

5.肝移植术　适于肝硬化肝功能失代偿重症患者。

（卢若丽）

# 第三节　药物性肝病

## 一、概述

药物性肝病是指在疾病防治过程中,因所使用的药物本身或其代谢产物引起的肝脏损害。国外报道药物性肝病可占所有黄疸住院病例的 2%～5%,占成人急性肝炎住院病例的 10%,老年肝病患者中其比例更高,可达 20% 或以上。亚临床型的药物性肝损伤的发生率远比有症状或黄疸表现者为高,易被忽视。

引起肝脏损害的机制为药物及其中间代谢产物对肝脏的直接毒性作用或机体对药物或中间代谢产物的过敏反应。故引起肝损害的药物可分为两类:一类为可预测的肝损害,其损失程度与药物剂量有关,由药物本身引起肝损害(直接损害),如四环素、利福平等;另一类为不可预测的肝损害,系因患者特异体质对某种药物过敏所致,其肝损害程度与用药量无关,如氯丙嗪、磺胺、对氨基水杨酸等。

## 二、诊断

1.诊断标准　　目前没有统一的药物性肝病诊断标准,全国肝病协作组建议使用 Dan 等提出的药物性肝病的诊断标准。

(1)有与药物性肝损伤发病规律相一致的潜伏期,初次用药后出现肝损伤的潜伏期为 5～90 天(提示),有特异质反应者可小于 5 天,慢代谢药物导致肝损伤的潜伏期可大于 90 天(可疑),停药后出现肝细胞损伤的潜伏期≤15 天,出现胆汁淤积性肝损伤的潜伏期≥30 天(可疑)。

(2)有停药后异常肝脏生化指标迅速恢复的临床过程,肝细胞损伤性的血清丙氨酸转氨酶(ALT)水平在 8 天内下降>50%(高度提示),或 30 天内下降≥50%(提示),胆汁淤积性的血清碱性磷酸酶(ALP)或总胆红素(TB)在 180 天内下降≥50%(提示)。

(3)能排除其他病因或疾病的肝损伤,如患者有肝炎标志物阳性,则服药前肝功能正常。

(4)再次用药后迅速激发肝损伤,肝酶活性水平至少升高至正常范围上限的 2 倍以上。但不可故意重新给予可疑肝损伤药物以免引起严重肝损伤。重新给药有时会引起暴发性肝炎。

符合以上诊断标准的(1)+(2)+(3),或前 3 项中有 2 项符合,加上第(4)项,均可确诊为药物性肝病。

2.排除标准

(1)不符合药物性肝损伤的常见潜伏期,即服药前已出现肝损伤,或停药后发生肝损伤的间期大于 15 天(除慢代谢药物外)。

(2)停药后肝脏生化异常升高的指标不能迅速恢复,在肝细胞损伤型中,血清 ALT 水平在 30 天内下降小于 50%,在胆汁淤积型中,血清 ALP 或 TB 水平在 180 天内下降小于 50%。

(3)有导致肝损伤的其他病因或疾病的临床证据,服药前有肝功能异常。

如具备第(3)项,且具备(1)、(2)两项中的 1 项,则认为药物与肝损伤无相关性,可临床排除药物性肝损伤。

3.临床分型标准　　根据 Zakim 分类标准将急性 DIHD 分为 3 型。

(1)肝细胞损害型:ALT≥2 倍正常值上限或 ALT/ALP≥5。

（2）胆汁淤积型：ALP≥2 倍正常值上限或 ALT/ALP≤2。

（3）混合型：ALT、ALP 均≥2 正常值上限且 ALT/ALP 介于 2~5 之间。

# 三、治疗

## （一）尽快停用相关或可疑的药物

对于有药物性肝损害既往史的患者，应该避免使用或立即停用类似化学结构的药物，用药过程中出现肝功能异常或者黄疸，应该尽早停用可疑药物，并密切观察病情转归以及检测肝功能的变化。

## （二）促进药物的清除

早期清除和排泄体内药物是成功处理大多数药物性肝损伤的关键，有条件可以选用血液透析、腹膜透析、血液灌流、血液置换等方式清除药物，以利于肝细胞的回复。

## （三）西药治疗

1.保护肝细胞　尤其在药物性肝病的发病机制中具有重要的作用。

（1）特殊解毒剂：异烟肼中毒可用较大剂量维生素 B6 静脉滴注；对乙酰氨基酚引起肝坏死可用 N-乙酰半胱氨酸，首次剂量为 140mg/kg（体重），口服或胃管注入，以后减半量；每小时 1 次，共 72 小时。

（2）还原型谷胱甘肽：药物在肝脏氧化代谢后，可产生毒性产物，如亲电子基、自由基等，它们通常与肝细胞内 GSH 结合成为水溶性化合物排除体外而解毒。当药物过量或中毒，作为内源性解毒剂的 GSH 被耗竭时，过量的毒性代谢产物直接作用，或与肝细胞内的大分子物质（如蛋白质、核酸）共价结合或者造成胞质膜和细胞器的脂质过氧化，最终导致肝细胞的坏死。故补充外源性 GSH 可有效防治药物性肝病。常用还原性谷胱甘肽针剂 600mg，1~2/d，静脉给药。

（3）多烯磷脂酰胆碱（易善复）：多烯磷脂酰胆碱是人体不能合成的必须磷脂，可结合于肝细胞膜结构中，对肝细胞再生和重建非常重要，具有保护和修复肝细胞膜作用。使用安全有效，可用于孕妇和儿童；是目前药物性肝病的一线用药。常用易善复 500mg 静脉给药。

（4）腺苷蛋氨酸（思美泰）：腺苷蛋氨酸可通过转甲基作用，增加膜磷脂的生物合成，增加膜流动性并增加 $Na^+$-$K^+$-ATP 酶活性，加快胆酸的转运。同时通过转硫基作用，增加生成细胞内主要解毒剂谷胱甘肽和半胱氨酸，增加肝细胞的解毒作用和对自由基的保护作用，生成的牛磺酸可与胆酸结合，增加其可溶性，对肝内胆汁淤积有一定防治作用。可选用思美泰 500~1000mg/d，静脉给药，2 周后 1000~2000mg/d 口服维持。

（5）前列腺素 E：前列腺素 E 作为一种抗氧化剂可用于药物性肝病的辅助治疗。

（6）熊去氧胆酸（UDCA）：熊去氧胆酸有稳定细胞膜、免疫调节及线粒体保护作用，能促进胆酸在细胞内和小胆管的运输、增加小管膜上结合输出泵 MRP2 的密度而促进结合胆红素的分泌，可用于药物性肝损伤特别是药物性淤胆的治疗。可用优思弗 10mg/（kg·d），口服。

（7）复方甘草甜素：复方甘草甜素有类皮质激素样作用和保护肝细胞作用，40~60ml/d，静脉滴注。

（8）硫普罗宁：硫普罗宁是一种含活性巯基的甘氨酸衍生物，是新型代谢改善解毒剂，具有较强的防治四氯化碳、乙醇及 D-氨基半乳糖所致的急性肝损伤，抑制过氧化物产生，保护肝线粒体结构，并改善其功能。常用静滴硫普罗宁（商品名凯西莱）一次 0.2g，1/d，连续 4 周。

（9）甘草酸二铵（商品名为甘利欣）：甘草酸二铵具有较强的抗炎、保护肝细胞膜及改善肝功能的作用。药理实验证明，甘草酸二铵可明显减轻 D-氨基半乳糖对肝脏的形态损伤和改善免疫性因子对肝脏形态的慢性损伤。常用用甘草酸二铵静脉注射，一次 150mg，以 10% 葡萄糖注射液 250ml 稀释后缓慢滴注，1/d。

2.皮质激素的应用　对过敏、胆汁淤积严重者,可用肾上腺皮质激素,待病情改善后逐渐减量,可连续应用 2～3 周。

### (四)肝功能衰竭的处理

治疗原则基本同暴发性肝炎,即维持水、电解质及热量平衡,促进肝细胞再生(如静脉输注鲜血及蛋白、胰高糖素-胰岛素疗法、促肝细胞生长素、前列腺素 $E_1$、补充生理性代谢物质 ATP、辅酶 A 等),改善微循环、控制出血,纠正氨基酸代谢紊乱,预防和控制肝性脑病、继发性感染、脑水肿、低血糖及肾功能不全。根据肝功能异常的程度酌情选用保肝降酶退黄药物,必要时选择人工肝支持治疗,甚至肝移植治疗。

## 四、有关问题

由于 DIHD 的发生是多因素的,药物本身的毒性、药物的剂量、不当的联合用药、患者的年龄、对药物的敏感性、已患肝病等均可能在其中起作用。同时 DIHD 多伴有其他疾病,临床特征不典型,容易造成误诊。因此临床医生在遇到任何肝病时都要考虑 DIHD 的可能,且应重视药物性肝病的预防,尽可能选择对肝脏毒性小、副作用少的药物,避免滥用和长期大量使用抗生素等,在制定抗结核治疗方案时,尽量简化,优化抗结核用药,加用护肝药,及时监测肝功能,并重视中草药的肝损害。

(郑　斌)

# 第四节　自身免疫性肝病

自身免疫性肝病是一类病因尚不十分明确,但均具有一定的自身免疫基础的非化脓性炎症性肝病,根据受累的主要肝细胞类型不同可分为两大类:肝细胞受累的自身免疫性肝炎(AIH)以及胆管细胞受累的自身免疫性胆管病,后者具有胆汁淤积的表现,又包括原发性胆汁性肝硬化(PBC)、原发性硬化性胆管炎(PSC)以及自身免疫性胆管炎(AIC)几种。

## 一、自身免疫性肝炎

自身免疫性肝炎(AIH)病因不明,以血清中出现非器官和肝特异的自身抗体、血清转氨酶和 IgG 增高、组织学上门脉大量浆细胞浸润为特点,在治疗上常常对激素等免疫抑制剂有反应。AIH 可根据所出现的自身抗体进一步分型。其中主要有两型,分别是抗核抗体(ANA)和(或)抗平滑肌抗体(SMA)阳性的 I 型 AIH,以及抗肝/肾微粒体 I 型抗体(Anti-LKM1)阳性的 II 型 AIH。I 型是最常见的类型,而 II 型主要发生于儿童。AIH 女性较男性易患(性别比 3.6:1),所有年龄和种族均可发病。

### 【发病机制】

目前被普遍接受的人类慢性自身免疫性疾病的病理机制是机体对自身组织蛋白失去耐受导致自身抗体及(或)自身致敏淋巴细胞的产生,攻击自身靶抗原细胞和组织,进而使之产生病理改变和功能障碍。外源性抗原和自身抗原之间的分子模拟是解释自身耐受的破坏和多种自身免疫性疾病出现在同一个体的最为被接受的假说。当遗传易感的宿主暴露于某种具有促发作用的环境因素,发生免疫调节的异常,激发自身反应性淋巴细胞针对肝抗原的自身反应时,就引起以肝组织进行性坏死性炎症损伤和纤维化为病理表现的自身免疫性肝病。

1.遗传易感性　主要与人类白细胞抗原(HLA,人主要组织相容性复合物)Ⅰ类分子及Ⅱ类分子有关。其中 HLADR3(DRBl＊0301)及 DR4(DQBl＊0401)是Ⅰ型 AIH 的危险因子,而Ⅱ型 AIH 可能与 DR7 有关。

2.环境促发因素及抗原交叉反应　一些因素如感染、药物和毒素、交叉抗原等可能诱导自身抗体的产生和打破自身耐受,某些自身免疫反应直接针对肝。可能与 AIH 发生相关的感染有麻疹病毒、肝炎病毒和 EB 病毒感染等。一个可能的机制是药物的免疫调节作用促进抗体依赖的细胞毒性和异常 HLA 抗原的表达进而引起 T 细胞的细胞毒性。此外抗肝/肾微粒体抗体可与在肝细胞表面表达的细胞色素单氧化酶 CYP2D6 的表位发生交叉反应,诱发Ⅱ型 AIH。

3.免疫功能异常　从体液免疫角度,自身免疫性肝炎患者可能具有抑制性 T 细胞功能缺陷,不能正常抑制对自身抗原有反应性的 B 细胞,后者产生针对自身抗原的自身抗体,进一步可通过 ADCC(抗体依赖的细胞介导的细胞毒)作用而使自身细胞遭到破坏。

从细胞免疫角度,AIH 发生时 HLA 分子、细胞黏附分子及淋巴细胞功能相关抗原异常表达,细胞因子失平衡,T 细胞打破耐受而识别自身抗原,导致效应 T 细胞与靶细胞结合复合体的形成和细胞溶解过程,引起肝损伤和坏死。

【病理】

表现为汇管区和小叶间隔周围肝细胞呈碎片样坏死伴炎性细胞浸润,以淋巴细胞和浆细胞为主,也可出现汇管区-汇管区、小叶中央-汇管区的桥样坏死和肝小叶性肝炎。肝小叶界面性肝炎,表现为相邻肝小叶间肝细胞呈碎片样坏死及炎症细胞浸润,大量的浆细胞浸润、肝细胞玫瑰花瓣样改变对自身免疫性肝炎有提示作用。浸润的细胞中浆细胞和淋巴细胞数量上相近。

肝细胞的持续坏死刺激胶原结缔组织的增生及肝细胞再生结节的形成,肝可表现为进展性纤维化和最终发展成肝硬化。

在肝损害的各个阶段,肝内胆管及毛细胆管的损伤、扭曲及受挤压等都可造成胆汁排泄障碍,继而出现胆汁淤积的病理学特征。

以上形态学表现都非自身免疫性肝炎所特有,慢性病毒性肝炎、药物性肝炎都可出现这些征象。当患者出现胆汁淤积、胆管上皮细胞损伤及增生时,病理学不易与 PBC、PSC 相鉴别。

【临床表现】

(一)发病特点

本病的发生通常呈隐袭性,患者可完全无症状达很长一段时间。就诊时大多数患者诉说某一或某些症状或体征波动长达数月或两年以上。然而,本病也可呈现急性、亚急性甚至暴发性发作,临床上很难与急性病毒性肝炎相区别。急性发病的患者大多先前已有慢性肝损害的过程,是疾病进展或恶化的结果。

女性患者占绝对多数(80％)。发病的年龄分布呈双峰型,即青春期(15～24 岁)和女性绝经期前后(45～64 岁)为两个发病高峰。

年轻患者病情多较严重,糖皮质激素难以控制病情。而年长患者病程趋于缓和,易用免疫抑制剂控制。

(二)症状

就诊时最常见的主诉是极度疲乏、嗜睡,并伴有不适或(和)恶心、无食欲。其他症状依次可有厌食、体重减轻、右上腹不适或疼痛、皮肤瘙痒、关节肌肉疼痛、皮疹、发热等。这些症状可出现于任何体征前数周。不可忽视的是 10％的患者无任何症状,这些患者常因肝功能检查或健康体检、或因其他疾患就诊而被发现。本病常伴有肝外免疫性疾病。一些以单一症状如严重关节疼痛、皮疹就诊的患者,就诊时易被误诊为风湿病或皮肤科疾病。一部分患者在治疗其他疾病时出现肝病的症状或体征,或因肝功能检查异常而怀疑本病。

### (三)体征

最常见的体征是黄疸,常较严重,皮肤巩膜黄染、尿色深黄、白陶土色大便都可出现。不过也有25%的患者表现为隐性黄疸。除黄疸外,其他依次出现的体征有肝大、蜘蛛痣、脾大、腹水、周围水肿、呕血及黑便。8%的患者以呕血或(和)黑便就诊,并以此为肝病的第一征象,而无其他任何症状或体征,30%的患者就诊时已有肝硬化,提示相当大部分患者在出现明显的症状或和体征前已有很长的病程。

### 【实验室检查】

患者就诊时常规肝功能检查结果差异大,可表现为急慢性肝损伤、胆汁淤积,转氨酶和胆红素的水平可以刚刚超过正常上限,也可以高于正常的30~50倍。这些检查的异常程度与肝活检组织学病变的严重性不一定相一致。碱性磷酸酶(ALP)和谷氨酸转肽酶(γ-GT)可有中度升高,尤其是伴有胆汁淤积者。

### 【诊断与鉴别诊断】

没有某种单独的表现能够确诊自身免疫性肝炎,多数情况下需根据详尽的临床病史、疾病特异的实验室检查、有经验的组织学观察、及对其他引起肝损伤的疾病的排除,然后进行诊断。

### (一)诊断标准

诊断不明的患者也可根据临床表现和影响因素经过积分系统进行诊断,这一积分系统能够通过一个累积分数反映激素治疗前后诊断的准确性。

### (二)临床分期和特殊类型的AIH

临床上AIH可分为:①无症状AIH;②有症状AIH;③缓解期AIH;④治疗中复发;⑤代偿期无活动性肝硬化;⑥失代偿期活动性肝硬化;⑦肝衰竭。还有一些情况需特殊治疗:①儿童;②妊娠;③多次复发或对皮质类固醇耐受;④合并丙型病毒性肝炎;⑤特殊类型的AIH:如AIH～PBC重叠综合征、自身免疫性胆管炎;⑥AIH～PSC重叠。

### (三)鉴别诊断

临床上AIH与其他肝病在治疗上有着明确的区别,需仔细鉴别。

1.Wilson病　又称为"退行性豆状核变性",是ATP7B基因异常引起的常染色体隐性遗传病,可导致伴肝硬化的慢性肝病的神经系统疾病。测定血浆铜蓝蛋白特征性地下降(<200mg/L)、尿铜排泄增高、眼裂隙灯检查观察角膜色素环(Kayser-Fleischer环)阳性、肝铜定量异常和肝组织标本铜染色阳性有助诊断。

2.血色病　遗传性血色病是因血色病基因变异引起的常染色体隐性遗传疾病。早期主要表现为慢性乏力(特别是男性)、关节痛和转氨酶增高;晚期则表现为肝硬化、糖尿病、古铜色皮肤色素沉着,并可伴有心肌病。患者具有铁代谢的生化异常,检测空腹血清转铁蛋白饱和度[TS:(血清铁＋转铁蛋白或总铁结合力)×100%]增高(男性患者常超过60%而女性患者常超过50%)。患者还可有血清铁浓度的增加(>30$\mu$mol/L或170g/100ml)。肝磁共振(MRI)无创并可获得"MRI肝铁浓度",此外肝组织标本铁染色及肝铁指数测定、血色病基因的检测有助诊断。

3.$\alpha_1$-抗胰蛋白酶缺陷　$\alpha_1$-抗胰蛋白酶($\alpha_1$-AT)是一种主要在肝合成的具有拮抗蛋白酶(特别是粒细胞蛋白酶)作用的血浆丝氨酸蛋白酶抑制剂,$\alpha_1$-AT缺乏引起的先天性代谢病,通过常染色体隐性基因遗传。患者未被抑制的粒细胞蛋白酶主要在肝和肺引起细胞和组织损害。肝细胞内出现耐淀粉酶的、过碘酸schiff染色阳性并具有$\alpha_1$-AT免疫反应性的颗粒物质,库普弗细胞也可受累。肝内还可出现炎症、门静脉周围纤维化和肝硬化,肝内胆管显著稀少。$\alpha_1$-AT在粗面内质网的聚集可通过电镜证实。肝硬化和其他不明原因的肝病患者可定量检测血清$\alpha_1$-AT水平。

4.药物诱导的肝病　临床用药病史(如米诺四环素、呋喃妥因、异烟肼、丙硫氧嘧啶、α-甲基多巴等);停药观察肝功能恢复情况。

5.慢性病毒感染　乙丙型肝炎病毒标志物及病毒 DNA、RNA 测定。

6.酒精性肝病饮酒史　肝组织活检示肝细胞脂肪变性、中央炎症和纤维化、Malory 小体形成。

7.原发性胆汁性肝硬化　抗线粒体 Mz 抗原的抗体阳性;肝组织学检查示非化脓性小胆管炎症,胆管稀少;激素治疗无反应。

8.原发性硬化性胆管炎　胆管造影。

**【治疗】**

自身免疫性肝炎对激素等免疫抑制药物治疗敏感,因此一经诊断应考虑采用相应药物治疗。但一般仅对严重、快速进展的 AIH 才使用免疫抑制药物治疗,对于尚不满足绝对指征的患者的治疗应基于临床判断并个体化。对失代偿的患者也应考虑激素治疗。

**(一)免疫抑制药物治疗**

(1)绝对指征:①血清氨基转移酶至少 10 倍于正常上限。②血清氨基转移酶至少 5 倍于正常而 γ-球蛋白至少 2 倍于正常。③病理组织学检查示桥样坏死,或多小叶坏死,界面性肝炎(重度、融合)。

(2)相对指征:乏力、关节痛、黄疸症状;血清氨基转移酶和(或)γ-球蛋白水平低于绝对指征;界面肝炎(轻中度)。

(3)无指征:对无活动性肝硬化、既往对泼尼松和(或)硫唑嘌呤不耐受、已有共存疾病。

1.治疗方案　推荐使用的泼尼松或泼尼松联合硫唑嘌呤的成人治疗方案。治疗应持续进行直到疾病缓解,或确定治疗失败、最大可能反应、出现严重药物副作用。

(1)缓解:治疗缓解者(约 65% 的患者)表现为症状缓解,肝功能恢复正常(血清转氨酶水平正常或小于正常 2 倍),组织学上没有活动性肝炎证据(肝组织正常,或少量炎症及没有界面性肝炎)。应经肝活检证实有组织学改善再逐渐停药(停药间期应不短于 6 周),过早中断治疗是复发的常见原因。停药期内应每 3 周进行血清门冬氨酸转移酶、胆红素、γ-球蛋白的检查,治疗结束后也应经常(至少每 3 个月进行一次)复查以监测复发。

(2)复发:是指在停药过程中或之后症状重新出现,血清谷草转氨酶水平上升到正常上限的 3 倍以上,或组织学检查再出现至少是门静脉周围炎改变。复发在 6 个月内发生于至少 50% 的患者,而 3 年内复发率高达 70%。复发后再治疗可诱导再一次缓解,但药物撤退后常常出现另一次复发。复发患者比那些停药后持续缓解的患者具有较高的进展为肝硬化和死于肝衰竭的可能,而最常见的反复复发和重新治疗的不良影响却是与药物有关的副作用。复发多于一次的患者应联合泼尼松和硫唑嘌呤治疗,或低剂量泼尼松或单用硫唑嘌呤治疗。

(3)治疗失败:一部分患者在治疗中出现临床、生化或组织学表现的恶化称治疗失败,对这些患者应重新考虑自身免疫性肝炎的诊断,需进一步排除其他因素如病毒、药物、毒素、酒精的影响及患者对治疗方案的依从性。除外上述因素后可采用大剂量泼尼松(60mg/d)或泼尼松(30mg/d)联合硫唑嘌呤(150mg/天)治疗至少 1 个月,如果病情持续改善则每月剂量减少泼尼松 10mg 和硫唑嘌呤 50mg 直到一般的维持剂量。治疗失败的患者大部分具有活动性组织学变化和皮质激素依赖性,因此常常发生严重药物相关的并发症和出现肝衰竭。

(4)不完全反应:约 13% 的患者在治疗中临床、实验室和组织学表现仅部分改善;3 年后未获得缓解,但病情无加重;药物减少到防止病情加重的最低剂量。

(5)药物副作用:发生不能耐受的容貌变化,有症状的骨质疏松,情绪不稳定,难以控制的高血压,脆性糖尿病或进行性血细胞减少。减少剂量或根据副作用的程度停止产生副作用的药物,调整并维持能够耐受的药物剂量。

2.其他免疫抑制药物　除皮质激素和硫唑嘌呤外,一些其他可试用于 AIH 治疗的药物还有环孢素[5～6mg/(kg•d)]、6-巯基嘌呤、酶酚酸酯、甲氨蝶呤、FK506(4mg,2 次/日),第二代皮质激素布地奈德,细胞保护性药物多聚不饱和磷脂酰胆碱、熊去氧胆酸、免疫球蛋白、胸腺激素,以及新的用于移植抗排异的免疫抑制药物西罗莫司及布喹那等,但尚缺少有效的临床随机对照研究结果。

（二）肝移植治疗

对皮质激素治疗中或治疗后失代偿的 AIH 患者可考虑肝移植。对没有治疗过的失代偿患者应使用皮质激素或其他免疫抑制药物作为防止和延迟移植手术的补救治疗措施。移植后 5 年存活率超过 80%;在同种肝移植后至少 17% 的受体 AIH 可能复发,主要发生于免疫抑制不充分或 HLADR3 与供体不匹配的患者,移植后复发患者可通过调整免疫抑制药物的方案来达到控制。

# 二、原发性胆汁性肝硬化

原发性胆汁性肝硬化(PBC)是一种成年人慢性进行性胆汁淤积性肝疾病,1857 年首次由 Addison 和 Gull 描述。它以肝内进行性非化脓性小胆管破坏伴门静脉炎症和肝纤维化为特点,绝大多数 PBC 患者抗线粒体抗体(AMA)阳性。最终进展为肝硬化和肝衰竭。是目前世界上进行肝移植的主要适应证之一。

PBC 主要发生在 40～60 岁的中年女性,女性和男性患者比例约为 9∶1。发病年龄可在 20～90 岁,但平均年龄为 50 岁。PBC 发病不受地区和人种的限制。估计每年的发病率和患病率为 2～24 人/百万和19～240 人/百万。PBC 有家族因素,在患者的一级亲属中患病率远远高于普通人群。近年来国外及国内报道 PBC 的患病率均显著增加,其原因除发病率可能增加以外,人们对该病的广泛的认识和检查手段的提高可能也是原因之一。

【发病机制】

PBC 至今病因不明。由于它以选择性肝内胆管上皮细胞破坏和肉芽肿形成为特点,几乎所有患者均有针对非器官、非种属特异的存在于线粒体内膜的自身抗原的特异性自身抗体和自身反应性 T 细胞反应,此外常常合并其他器官特异性自身免疫性疾病如硬皮病和自身免疫性甲状腺疾病,并常有唾液腺上皮细胞受损,因此被认为是一种器官特异性的自身免疫性疾病。PBC 与抗线粒体抗体,特别是线粒体内膜丙酮酸脱氢酶的 $E_2$ 成分有密切关系。AMA 为 PBC 的重要血清标志。除 AMA 外,一部分(约 50%)的 PBC 患者可同时或单独出现抗核抗体(ANA),如抗核孔膜蛋白的 gp-210 及抗核小体蛋白 sp100 抗体。胆管上皮细胞异常表达线粒体抗原、T 细胞介导的异常免疫反应、细菌和异生物素有关的分子模拟和宿主自身抗原发生变化等机制可能参与 PBC 的发生。

【临床表现】

（一）有症状类型

有症状的 PBC 患者表现为慢性进行性胆汁淤积,主要表现为伴或不伴黄疸的瘙痒(25%～70%)、非特异的症状如乏力(65%～85%)、右上腹痛以及肝硬化失代偿表现如腹水、静脉曲张出血等。体检可发现有皮肤色素沉着、搔痕、黄斑瘤和黄瘤(皮下大量胆固醇沉积)。肝脾肿大在早期就常见,而门脉高压的体征可能在发展成肝硬化之前就出现。患者常常没有其他慢性肝病的皮肤表现如蜘蛛痣。一些患者在怀孕时起病。

#### （二）无症状类型

除了有典型上述表现的症状期以及失代偿期患者外，PBC 还有无症状并且肝功能正常期、无症状但肝功能异常期两种容易忽视诊断的类型。无症状的患者占所有首次诊断的患者的 20%～60%，诊断建立于生化指标筛选检查的异常，总体来讲在诊断时比有症状的患者年龄大，并随病情进展最终将出现症状。早期无症状且肝功能正常的患者血清可检测到 AMA，肝活检病理可能已有异常并且符合 PBC 诊断，在以后的随访中逐渐出现 PBC 的症状以及肝功能的异常。一些患者虽然还没有症状但已出现肝功能的异常和循环 AMA，这些患者中相当一部分（60%）在诊断时已经形成肝纤维化，80% 的患者在随访的第 1 个 5 年产生 PBC 的症状和体征，从诊断到死亡的中位时间是 8～12 年。

#### （三）并发症及表现

PBC 患者的常见并发症包括骨质疏松（因维生素 D 缺乏、激素应用、缺少日照等因素引起）、脂溶性维生素缺乏（维生素 A 缺乏引起的夜盲；维生素 E 缺乏引起的反射异常、本体感觉减退、共济失调等神经系统异常）、高胆固醇血症（胆固醇沉积出现黄瘤、黄斑瘤）、脂肪泻（胆酸向小肠排泌异常、内脏疾病、胰腺外分泌功能不全、细菌过度生长）等，晚期患者出现进展性肝病的表现如静脉曲张出血、腹水和肝性脑病。80% 的 PBC 患者还可伴有其他自身免疫性疾病及结缔组织病，特别是干燥综合征（75%）、硬皮病或 CREST 综合征（钙质沉着、雷诺现象、食管动力异常、硬皮病和毛细血管扩张）中的任一项（10% 以上）、类风湿关节炎、皮肌炎、混合结缔组织病、近端或远端肾小管酸中毒等。部分患者可检测到抗甲状腺抗体（抗微粒体、抗促甲状腺激素抗体）并出现淋巴细胞性甲状腺炎（Hashimoto 病），Graves 病及甲亢少见。少于 5% 的患者可出现不明原因的肺纤维化和炎症性肠病。约三分之一的 PBC 患者可发现具有胆石症。此外有研究认为 PBC 患者发生肝细胞性肝癌的相对危险度增加 20%，总的发生其他肿瘤（如乳腺恶性肿瘤）的危险度也增加。

### 【实验室及辅助检查】

#### （一）血清生化指标

PBC 典型的肝功能检查表现为碱性磷酸酶（AKP）、5-核苷酸酶、γ-谷氨酰转肽酶显著升高。血清氨基转移酶常常仅轻度增高，一般不会增高到正常上限的 5 倍。血清胆红素水平早期可正常而晚期随疾病进展上升。高胆固醇血症（多与脂蛋白-X 有关）常见，脂蛋白（a）浓度下降。肝合成功能一般保持尚好直至晚期。凝血酶原时间延长提示可能有维生素 K 的缺乏。PBC 患者血清免疫球蛋白增加，特别是 IgM。还可发现许多血清自身抗体，包括抗核抗体、抗血小板抗体、抗甲状腺抗体、抗着丝粒抗体、Ro、La、抗-烯醇化酶、淋巴细胞毒抗体）等，但 AMA 及抗核孔复合物成分的抗体与 PBC 最密切相关。

尽管绝大多数患者 AMA 阳性，临床上还有一小部分患者虽然具有典型的 PBC 的临床、生化和组织学表现，但血清 AMA 检测阴性，被称为自身免疫性胆管炎或抗线粒体阴性的原发性胆汁性肝硬化，这些患者大多数具有抗核抗体或抗平滑肌抗体，并常有较高浓度的氨基转移酶活性及 IgG。

#### （二）影像学检查

超声检查常用于排除肝外胆管阻塞引起的黄疸。其他横断面图像技术如 CT 或磁共振能提供其他信息，如门脉高压表现（脾大、腹腔内静脉曲张及门静脉逆向血流）和可能的隐性进展性疾病。PBC 患者中 15% 可出现门静脉周围腺病，需与恶性肿瘤鉴别。

#### （三）组织学特点

肝活检有助于对疾病的分期和诊断线粒体阴性的 PBC。PBC 的诊断性病理特征是非化脓性损伤性胆管炎或肉芽肿性胆管炎。组织学上 PBC 分为四期，Ⅰ 期以胆管损伤和坏死为特点，胆管上皮细胞皱缩和空泡样变，周围伴有含淋巴细胞、浆细胞、组织细胞、嗜酸性粒细胞和巨噬细胞的肉芽肿性损伤，局灶胆管阻塞伴肉芽肿形成(又称红色胆管损伤),是 PBC 最特殊的病理特征。Ⅱ 期炎症从门静脉三角区延伸出去并伴有胆管碎片状坏死,可见显著的胆管炎、肉芽肿及胆管增生。门静脉周围肝细胞的空泡变性,围绕以泡沫样变性的巨噬细胞。Ⅲ 期表现为进展性纤维化和瘢痕,邻近的门静脉之间以纤维间隔连接起来,小管稀少(定义为小叶间胆管丢失 50%)更为常见,引起胆汁淤积和肝铜在门静脉及间隔周围肝细胞内的沉积。Ⅳ 期以具有纤维间隔和再生结节的胆汁性肝硬化形成为特点。由于肝活检时的取样误差,因此组织学受累程度应取所观察到的最高分期。

## 【诊断及鉴别诊断】

PBC 的诊断主要建立在生化指标支持胆汁淤积的存在(血清碱性磷酸酶 AKP 的水平上升),血清抗线粒体抗体间接免疫荧光或免疫印记法检测阳性,肝组织学活检符合 PBC 表现,具有伴有肝损伤、纤维化或硬化及其并发症的慢性进行性胆汁淤积的自然病程的基础上。诊断时须考虑到无症状型 PBC 及 AMA 阴性的 PBC。

PBC 需与其他胆汁淤积性肝病进行鉴别,其中主要包括肝外胆管阻塞、原发性硬化性胆管炎、肝炎肝硬化、药物性肝病、结节病、重叠自身免疫性肝炎综合征、原因不明的成年人胆管稀少等。

## 【治疗】

### (一)药物治疗

熊去氧胆酸(UDCA)是目前 PBC 治疗中研究和评估得最多的药物,其作用机制包括促进内源性胆酸分泌、提高膜稳定性、减少肝细胞 HLA Ⅰ 类抗原的异常表达、降低细胞因子的产生、抑制疏水胆酸引起的凋亡和线粒体失功能等。一部分患者对熊去氧胆酸治疗有反应,服药 $10\sim20mg/(kg.d)$ 能延长生存期,减少食道静脉曲张及肝硬化的发生。熊去氧胆酸的优点是没有明显的副作用,局限性在于较昂贵并需长期治疗。

约 66% 的患者对长期熊去氧胆酸单一药物治疗表现为不完全反应。不完全反应定义为血清肌酶浓度不能降至正常和(或)发展为肝硬化。治疗初始血清碱性磷酸酶浓度较高及组织学进展程度较严重的患者不完全反应者较多。对药物治疗反应不佳的患者必须排除几种潜在的肝外原因,包括剂量不恰当或未能坚持用药、自身免疫性甲减或内脏疾病引起的血清肌酶上升等。如果重叠自身免疫性肝炎治疗反应也可能不完全。目前对熊去氧胆酸单一药物治疗表现为不完全反应者加用激素、硫唑嘌呤、秋水仙碱及甲氨蝶呤的联合治疗尚无显著改善组织学变化以及延长存活的报道。

免疫抑制剂(皮质激素、硫唑嘌呤、环孢素 A、甲氨蝶呤、苯丁酸氮芥等)、抗纤维化药物(秋水仙碱、D-青霉胺)往往副作用大而缺少对 PBC 治疗的长期效果。

苯扎贝特是一种降脂新药,能够通过激活转录因子过氧化物酶体增生激活受体而刺激小管磷脂泵 3(MDR3)。有报道苯扎贝特单独用药或联合熊去氧胆酸治疗能改善肝酶指标,但需长期研究证实。免疫抑制剂骁悉的作用尚待对照研究观察。

治疗并发症的药物中对瘙痒的治疗的一线药物是离子交换树脂考来烯胺。考来烯胺早餐前后 4g 口服可降低瘙痒的严重程度。二线药物为利福平,口服 $150\sim600mg/d$ 可能快速起效和缓解症状,但偶可引起肝毒性和骨髓抑制。静脉使用丙烯基二氢羟吗啡酮和口服纳美芬也可缓解症状。瘙痒常因日照加重,因此患者应避光。有报道阿片拮抗剂治疗瘙痒有效,但可能会导致严重的撤退症状。抗组胺药物及苯巴比妥大多无效。其他治疗方法包括血浆透析和血浆置换、MARS 透析等。如瘙痒和乏力非常严重并难以控制,可考虑进行肝移植。

高脂血症出现在 80% 的 PBC 患者,并可能成为最早出现的血清学异常。血清胆固醇和甘油三酯的浓度均增高。还可出现脂蛋白的异常。PBC 中黄瘤的形成与血清胆固醇的浓度没有明显关系。也无证据显示本病中动脉粥样硬化及心血管相关疾病发生率增高。熊去氧胆酸治疗可改善黄瘤的形成和降低血清胆固醇(特别是低密度脂蛋白)浓度。对该药物无反应的患者,经验性使用考来烯胺和 3-羟-3-甲基-戊二酰辅酶 A 还原酶抑制剂可能有效。

对 PBC 患者的代谢性骨病的防治推荐每天口服补充钙(1000～1200mg/d)。如果有脂溶性维生素吸收不良引起的维生素 D 缺乏,建议在检测血清浓度低于正常时给予口服替代(25000～50000IU,每周 2～3 次)治疗。降钙素、氟化钠及羟乙二磷酸钠也能增加骨密度。对停经后的 PBC 妇女予雌激素替代治疗的安全性和有效性存在争议,潜在的危险是加重黄疸和肝衰竭,因此需密切随访,每 2 周反复予生化检测共 2 个月。

脂肪泻是晚期 PBC 的典型表现。对胆酸浓度下降的患者口服补充中链甘油三酯(代替长链混合物)辅以低脂饮食常有益。对结肠病患者每天坚持无麸质饮食可能改善症状。胰酶替代治疗及经验性抗生素使用可能分别对胰腺功能不足及细菌过度生长有效。

脂溶性维生素吸收不良是晚期 PBC 患者的特点。维生素 A 缺乏见于 20% 的患者,常无临床症状。推荐口服 25000～50000IU 每周 2～3 次替代治疗。可在 6～12 个月后再次检测血清浓度以避免补充过量和发生维生素 A 肝毒性。维生素 D 缺乏是第二常见的脂溶性维生素缺陷,所有慢性胆汁淤积的患者均建议补充钙、维生素 D 以预防和治疗骨质疏松的发生。对有慢性淤胆的绝经后妇女推荐雌激素替代治疗(经皮途径)。有症状的维生素 E 缺乏较少见,可表现为脊髓后索异常的共济失调,推荐对无症状的患者每天口服补充维生素 E400IU。维生素 K 缺乏者可予 5～10mg/d 剂量治疗。

### (二)肝移植

肝移植是终末期 PBC 患者唯一有效的治疗方法,PBC 是成年人进行肝移植的主要病因之一。PBC 患者移植后瘙痒和乏力可迅速改善,代谢性骨病在第一个 6～12 个月的一过性加重后改善。存活者恢复包括职业和社会活动能力。国外报道移植后 1 年及 5 年存活率分别为 83%～92% 及 77%～85%。少于 10% 的患者再次进行肝移植。

1.肝移植适应证及禁忌证

(1)适应证:①严重症状:顽固性瘙痒、极端乏力、难治性肝性脑病;②终末期肝病:小肝癌(<5cm,少于 3 个)、进行性营养不良、自发性细菌性腹膜炎、难治性腹水、血清胆红素 >150μmol/L、血清白蛋白 <25g/L、进行性肝肺综合征、肝肾综合征。

(2)禁忌证

1)绝对禁忌证:广泛门静脉及肠系膜上静脉栓塞、晚期心/肺/神经系统疾病、AIDS(HIV 感染不是禁忌证)、肝外恶性肿瘤、不能控制的败血症。

2)相对禁忌证:年龄大于 70 岁、最近/正在酗酒或吸毒、对随访不依从。

2.肝移植的时机选择　过早进行移植会使患者的生存受手术本身的风险及移植后免疫抑制剂的服用(肿瘤、肾衰竭、心血管发病率及死亡率增高)而影响。理想的时机选择有赖于对移植和非移植下患者的生存概率的准确估计。一些预测预后的模式,如基于患者年龄、血清胆红素、白蛋白、凝血酶原时间、水肿的 Mayo 危险分数及基于血清胆红素、肌酐、国际标准化比、疾病的病因的 MELD 的评分系统可用于估计存活时间并帮助内科医生做出肝移植治疗的决定。然而这些模式均不能替代临床医生判断在每个患者进行肝移植的最佳时间的选择。

3.移植后复发　长期随访发现有部分患者出现组织学上 PBC 复发的证据,移植后 3 年及 10 年累积复发率估计分别为 15% 及 30%。移植后全身性使用皮质激素以及免疫抑制药物他克莫司的逐渐减量可能是 PBC 复发的危险因素。血清 AMA 状态与复发危险性无关。该抗体可在移植后消失或在以后再次出现并伴或不伴有疾病的复发。复发提示引起 PBC 的病因在肝移植后仍持续存在。

AMA 阳性不再成为移植后 PBC 复发的依据。复发的诊断主要建立于肝组织学病理，并排除其他胆管损伤的病因。其病理特点为特征性门脉损伤如单核炎症细胞浸润、淋巴细胞积聚、上皮样肉芽肿及胆管损伤。明确诊断需观察到四分之三的门脉损伤，二分之一的门脉损伤则为疑似诊断。此外移植物的胆管损伤需与急慢性排异反应、巨细胞病毒感染、肝炎病毒感染及移植物抗宿主病相鉴别。

【预后】

PBC 患者的预后差异很大且不可预见。有些患者从不出现症状，而其他患者可进行性恶化。无症状患者总的中位生存时间显著长于有症状患者。有症状患者的估计中位存活时间约为 10～15 年，而组织学进展的（3 期或 4 期）患者的中位生存期为 8 年。总胆红素水平高于 $136.6～171.0\mu mol/L$ 的患者中位生存期约 2 年。影响预后的因素包括老年、血清总胆红素浓度增高、肝合成功能降低及组织学分期的程度。门脉高压并发症可出现在有症状的 PBC 患者，3 年以后食道静脉曲张及出血的危险性增加。硬化前 PBC 患者出现食道静脉曲张的病因包括因肉芽肿性胆管炎症及门脉水肿所致窦周肝纤维化。

（高铁铭）

# 第五节　脂肪性肝病

脂肪性肝病（FLD）是由多种疾病和病因引起的肝脏脂肪性变。随着国民经济水平的提高，人们的饮食结构、生活方式及生活习惯均发生了明显改变，同时随着影像学检查技术的普及和提高，脂肪肝的发病率、检出率不断上升，FLD 已成为一种严重威胁国人健康的高发疾病。FLD 主要分为酒精性脂肪肝（AFLD）与非酒精性脂肪肝（NAFLD）两大类。

## 一、脂肪性肝病的概念

肝脏是人类脂肪代谢的重要器官，正常情况下脂肪占肝脏总重量的 3%～5%，正常人每 100g 肝湿重含 4～5g 脂类，其中磷脂占 50% 以上，三酰甘油占 20%，游离脂肪酸占 20%，胆固醇约 7%，其余为胆固醇脂等。当肝细胞内脂质蓄积超过肝湿重的 5%，或组织学上每单位面积见 1/3 以上肝细胞脂肪性变时即称为脂肪性肝病（FLD）。若是由于脂代谢酶的遗传性缺陷而导致脂肪酸、胆固醇或类脂复合物在肝脏等处沉积所致的脂沉积症不属于 FLD 的范畴。在单纯肝脏脂肪性变的基础上若出现汇管区炎症改变的称之为脂肪性肝炎（SH）。同样，脂肪性肝炎也分为非酒精性脂肪性肝炎（NASH）及酒精性脂肪性肝炎（ASH）。无论是脂肪性肝病还是脂肪性肝炎，民间都俗称"脂肪肝"。

### （一）流行病学调查

20 世纪 70 年代我国肝活检 FLD 的检出率仅为 5%。80 年代末，日本、美国的学者利用 B 型超声普查发现 FLD 发病率约占平均人口的 10%，占肥胖和糖尿病患者的 50%。近年来全球流行病学调查表明，NAFLD 的患病率为 17%～33%。近 20 年来随着国人生活及饮食结构的变化，FLD 的发病率呈逐年上升趋势。有学者调查南京地区 8202 人，发现 FLD 发生率从 1998 年的 8.99% 逐年上升至 2002 年的 12.33%。有学者调查了 2006 年度 10082 人，脂肪肝患者有 1100 人，患病率为 10.9%。有学者 2005 年对 3175 名成年上海人的流行病调查研究显示：B 超检出脂肪肝 661 例，占 20.8%，其中酒精性、可疑酒精性、非酒精性脂肪肝分别占 3.48%、4.08%、92.43%。经年龄及性别调整后，上海市成人脂肪肝患病率为 17.29%，酒精性、可疑酒精性、非酒精性脂肪肝患病率分别为0.79％、1.15％、15.35％。

### (二)脂肪性肝病的病理特点

光镜下,肝细胞内脂肪颗粒增多,肝窦增宽,细胞核偏移,部分病例汇管区有炎性细胞浸润。临床根据患者是否饮酒将FLD区分为AFLD和NAFLD,但病理上两者难以区分。有人根据肝内炎性细胞的浸润和肝细胞的灶性坏死情况将FLD分为单纯脂肪肝和脂肪性肝炎,一般认为前者预后较好,后者易于发展为肝纤维化或肝硬化,但临床研究证明两者没有明确界限,常常是严重程度之间的区别。依据病变肝组织是否伴有炎症反应和纤维化,FLD可分为3个阶段:单纯性脂肪肝、脂肪性肝炎以及脂肪性肝炎相关的肝纤维化或肝硬化。

1.单纯性脂肪肝　依据肝细胞脂肪变性占据所获取肝组织标本量的范围,分为4度($F_{0\sim4}$):$F_0$为<5％的肝细胞脂肪变;$F_1$为5％～30％肝细胞脂肪变;$F_2$为31％～50％肝细胞脂肪变性;$F_3$为51％～75％肝细胞脂肪变;$F_4$为75％以上肝细胞脂肪变。

2.脂肪性肝炎　脂肪性肝炎依据炎症程度分为4级($G_{0\sim4}$):$G$无炎症;$G_1$腺泡3带呈现少数气球样肝细胞,腺泡内散在个别点灶状坏死和中央静脉周围炎;$G_2$腺泡3带明显气球样肝细胞,腺泡内点灶状坏死增多,可出现Mallory小体,门管区轻-中度炎症;$G_3$腺泡3带广泛的气球样肝细胞,腺泡内点灶状坏死明显,出现Mallory小体和凋亡小体,门管区中度炎症伴(或)门管区周围炎症;$G_4$融合性坏死和(或)桥接坏死。

3.肝纤维化或肝硬化　依据纤维化的范围和形态,将其分为4期($S_{0\sim4}$):$S_0$无纤维化;$S_1$腺泡3带局灶性或广泛的窦周/细胞周纤维化和中央静脉周围纤维化;$S_2$纤维化扩展到门管区,中央静脉周围硬化性玻璃样坏死,局灶性或广泛的门管区星芒状纤维化;$S_3$腺泡内广泛纤维化,局灶性或广泛的桥接纤维化;$S_4$肝硬化:肝小叶结构完全毁损,代之以假小叶形成和广泛纤维化,大体为小结节性肝硬化。根据纤维间隔有否界面性肝炎,分为活动性和静止性。

脂肪肝的病理学评估有助于了解其病因、肝结构的损害及预后。完整的评估包括脂肪肝的类型(大泡型、小泡型、混合型、灶性型及脂肪性肉芽肿),肝腺泡区的部位(小叶中央静脉周围3带、汇管区周围1带)以及脂肪肝的分型和分期3个方面。FLD组织病理学诊断报告举例如下:脂肪性肝炎-$F_1G_1S_1$(注:F:脂肪肝分度;G:炎症分级;S:纤维化分期)。

### (三)脂肪性肝病的电镜形态

电镜下,FLD表现为肝细胞变形,胞质内有大量脂肪颗粒及丝状排列的MaHory小体,细胞核不规则,核周间隙不规则扩张,部分肝细胞核凹陷,胞质疏松,细胞数目减少,线粒体肿胀变形,嵴粒消失.粗面内质网扩张甚至断裂。脂肪肝的分型和分期之间无必然联系,从脂肪肝至脂肪性肝硬化的转化过程中,脂肪性肝炎是一个重要的中间环节,但ASH有时例外。在所有NASH患者中,伴有肝纤维化的比例为17％～21％,在伴有中度肥胖的NASH患者中伴有明显肝纤维化的比例可高达30％～42％。

## 二、脂肪性肝病的发病机制

### (一)NAFLD的发病机制

非酒精性脂肪性肝炎(NASH)约占NAFLD患者的15％,NASH患者几乎都有代谢综合征(MS)的背景。代谢综合征是包括中心性肥胖(高体重指数)、高血压、高血糖、高血脂和胰岛素抵抗(高胰岛素血症)为临床特征的一组综合征,俗称"五高",也有学者将高尿酸血症并列其中。美国国家胆固醇教育计划(NCEP)推荐将"五高"中符合"三高"者就列为代谢综合征患者。这些代谢异常是心脑血管疾病、糖尿病、痛风、脂肪性肝炎的高危因素。有资料显示:2 型 DM 患者中 50%～60% 伴有脂肪肝;而脂肪肝患者中 25%～36% 伴有 DM。虽然代谢综合征及其每一个组分的发病机制都错综复杂,但是目前广为公认的当属"二次打击"学说。NAFLD 作为代谢综合征的一个重要环节,其发病机制也可以"二次打击"学说解释:即以胰岛素抵抗(IR)为主的"一次打击"和以氧化应激、肝细胞大量死亡和纤维化为主的"二次打击"。此外,半胱氨酸蛋白酶 3、Fas 及其配体、代谢性核受体、肝细胞铁沉积、线粒体功能失调以及内质网压力等也参与了 NAFLD 的发病过程。

在 NASH 的发病和发展过程中,不论是第一次打击还是第二次打击,活性氧(ROS)都起到了非常重要的作用。在营养过剩或营养严重不良的背景下,随着脂肪分解的增多,血中游离脂肪酸(FFA)大量增多,在肝脏合成三酰甘油,若超出载脂蛋白的转运能力就会造成肝细胞脂肪变性。同时在体内一系列活性因子的作用下,造成大量 ROS 堆积,超过机体抗氧化的能力,就会产生大量脂质过氧化产物和氧应激,损伤大分子蛋白及核酸,导致肝细胞损伤,使大量肝细胞在二次打击中死亡,同时刺激自身免疫系统,激活肝 Kuffer 细胞,促使纤维化的发生。NASH 的发生就是促肝细胞脂肪变性与抗脂肪变性,促炎与抗炎不平衡的结果。

1."一次打击"促进脂肪在肝脏堆积　肥胖(尤其是腹型肥胖)或遗传背景造成的胰岛素抵抗是"一次打击"最中心的环节。脂肪组织是全身能量的补给库,90% 以上的总体能量以三酰甘油的形式储存在脂肪细胞。脂肪组织不仅是储脂和脂解部位.它还能分泌瘦素、脂联素、抵抗素、TNFα、血管紧张素原、纤溶酶原激活物抑制物 1、性激素和皮质醇等至少 17 种多肽因子,它们都和 β 细胞功能障碍有关。脂肪细胞的胰岛素敏感性受遗传和环境因素的影响。脂肪肝与胰岛素抵抗有着密切关系,为了代偿外周组织中的胰岛素抵抗,机体会上调胰岛素的表达及分泌从而引发高胰岛素血症,高胰岛素血症是造成肝脏中三酰甘油(TG)合成亢进的原因之一。肝组织中脂肪性变的程度与体重指数(BMI)有关。Marchesini 等研究发现,在低于理想 BMI10% 的病例中,NASH 的检出率为 2.7%,而高于理想 BMI40% 的病例中 NASH 的检出率为 18.5%。高胰岛素血症可上调固醇调节元件结合蛋白 1c 转录功能,导致脂质再生增多,加重肝脂肪变,促进脂肪肝的形成。同时胰岛素抵抗可使脂肪溶解酶活性增加,脂肪组织动员,FFA 大量增多,导致肝脏摄取的 FFA 增多。早期尚能通过 FFA 大量转换成三酰甘油而代偿,但当肝细胞内的载脂蛋白耗竭后,三酰甘油无法及时转运而在肝细胞中过量贮存。随着病情的进展,过多的 FFA 便在肝脏线粒体内参与 β 氧化,导致 β 氧化超载,过度产生 ROS,进一步加重肝细胞的脂肪变性。值得一提的是,若短期内体重突然下降(如减肥手术后、长期厌食、重度营养不良等),由于葡萄糖来源的能量供给不足而动用脂肪储备,使得大量 FFA 入血入肝促进三酰甘油合成增加,超过载脂蛋白的转运能力,也会造成脂肪肝。

目前研究发现,细胞内转录因子——代谢性核受体,也在"一次打击"中发挥重要作用。代谢性核受体可分为过氧化物酶体增殖因子活化受体(PPAR)家族、类法尼脂受体(FXR)、肝脏 X 受体(LXR)、孕烷 X 受体(PXR)和结构型雄烷受体(CAR)。在 PPAR 家族中,可通过 PPAR-α、PPAR-γ 或 PPAR-δ 的激活起到增加脂肪酸氧化、提高血浆脂联素水平以及胰岛素敏感性的作用;而 FXR 调节参与脂肪酸和三酰甘油合成的基因表达,它主要通过固醇调节元件结合蛋白 1c(SREBP-1c)及其靶基因(如脂肪合成酶)而发挥调节三酰甘油的作用,也同样可调节胰岛素敏感性;LXR 也活跃地参与胆固醇的逆转运,还通过对 SREBP-1c 的转录调节促进肝内脂肪合成。与之相反,PXR 和 CAR 活化可通过抑制脂肪酸的 β 氧化而加重肝细胞脂肪变性。代谢性核受体不仅与胰岛素抵抗及脂联素相互作用,还可与体内其他相关因子共同作用。前列腺素 1α 和前列腺素 1β 也是通过引起 PPARα 的表达上调而激活肝脏的脂质氧化;瘦素也同样是通过诱导肝脏 PPARα 的表达增加而诱导乙酰辅酶 A 合酶、肉碱棕酰转移酶 1 和乙酰辅酶 A 氧化酶的转录增强,从而加强肝脏氧化脂肪酸的能力,抑制脂肪在肝脏内的沉积。此外,内质网应激在 NAFLD 中的作用也越来越被关注。应用半定量 RT-PCR 法和免疫组化法检测脂肪肝组和正常对照组中肝细胞 GRP94 基因和蛋白表达情况,结果发现,脂肪肝患者 GRP94mRNA 和蛋白表达明显增强,而 GRP94 等内质网分子伴侣的表达上调正是内质网应激的标志,这表明内质网应激参与了 NAFLD 的病理生理过程。在 NAFLD 初期,内质网处于应激状态,胆固醇被消耗,进而激活 SREBP,并与 SREBP 裂解激活蛋白形成复合物。酶解的 SREBP 成为转录因子进入胞核,调控靶基因的转录,使 HMG-CoA 还原酶、乙酰辅酶 A 羧化酶等合成增多,促进脂质的合成与沉积,促进 NAFLD 的形成。目前还有研究发现解耦联蛋白(UCP)家族中的 UCP-2 可以调节脂肪酸的 β 氧化,介导脂肪酸的跨膜转运,有利于脂肪酸在线粒体的氧化利用,减轻蓄积脂质毒性,保护肝细胞,其在 NAFLD 病程中的变化可能参与了脂质氧化过程。以上因素的综合作用,使"一次打击"中产生脂肪变性、氧化超载,导致大量过氧化物产生,而大量的 ROS 便在此过程中产生。

2."二次打击"促进炎症及纤维化形成　　过多的 FFA 在肝细胞线粒体内 β 氧化导致的氧化超载是 ROS 的重要来源。肝细胞线粒体功能失常可导致线粒体内大量电子泄漏,致使 ROS 大量增加。ROS 介导的"二次打击"主要导致肝脏损伤及纤维化的发展。ROS 可通过调节线粒体膜通透性转变,诱导细胞凋亡,并产生一系列炎性细胞因子引起肝组织的炎症及纤维化改变;ROS 还可以攻击不饱和脂肪酸,产生大量脂质过氧化物,并在可能存在的遗传性血色素沉积症基因突变、肝铁沉积、结合珠蛋白异常、肾素-血管紧张素-醛固酮系统和瘦素的作用下,激活肝星状细胞(HSC),诱发自身免疫,使机体抗氧化能力下降,并同时继续产生大量 ROS,造成严重的恶性循环,促进肝纤维化的发展。线粒体作为日益受到重视的细胞凋亡调控器,其内外膜有跨膜孔道,即通透转换孔(MPTP)。MPTP 在病理情况下开放引起线粒体通透性改变,使线粒体双膜间隙中的细胞色素 C(CytC)和凋亡诱导因子(AIF)释放到胞质。ROS 具有很强的促进 MPTP 开放的作用,在大量 ROS 作用下,线粒体膜发生肿胀,使 MPTP 开放,CytC 释放入胞质,与 caspase-1 和 caspase-9 前体共同形成凋亡小体,并在脱氧三磷酸腺苷辅助下,激活 caspase-9,caspase-9 再酶解 caspase-3 前体,释放出 C 末端小肽片段,从而活化 caspase-3,活化的 caspase-3 再瀑布式激活 caspase-2、caspase-6、caspase-8、caspase-10 等,这些激活的半胱氨酸蛋白酶最终激活脱氧核糖核酸酶,水解核酸及细胞骨架蛋白,引起细胞凋亡。ROS 的产生还可激活 Fas/Fas 配体系统,进一步导致 Fas 结构蛋白募集下游 caspase 家族成员,形成蛋白酶促级联反应,致使肝细胞凋亡。而凋亡的肝细胞可使炎症细胞聚集,引发一系列的促炎细胞因子和趋化因子募集:如 TNFα、IL-1、IL-6、IL-8、IL-12、IL-18 以及巨噬细胞(尤其是 M2 型巨噬细胞可通过生成 PDGF、IL-10 和 TGFβ 直接介导纤维化的形成),并激活肝内 Kuffer 细胞吞噬凋亡小体而活化释放大量细胞因子,进一步激活 HSC 从而促进肝纤维化的发生。

目前已有关于肝细胞内铁负荷与 NAFLD 关系的研究。铁负荷主要指的是血清铁和铁蛋白的含量升高。研究发现,NASH 患者的血清铁和铁蛋白都明显升高,提示铁代谢失常和铁在肝细胞中的沉积参与了 NASH 的发病,尤其是参与了"二次打击"过程中肝细胞损伤及纤维化的过程。在可能存在的血色病相关蛋白基因(C282Y 或 H63D),尤其在 C282Y 基因变异的作用下,以及元件结合蛋白和 PPAR,γ 的相互作用下,体内铁代谢失调,肝吸收铁增加,肝铁浓度上调,大量肝铁(主要为 $Fe^{2+}$)可催化 Fenton 型 Haber-Weiss 反应,使得超氧阴离子转换成活性更强大的羟自由基 OH·,增强氧化应激损伤,破坏肝细胞膜及溶酶体膜,最终造成肝细胞死亡。而肝细胞死亡又会进一步加重铁过载,促进 OH· 的形成,如此恶性循环会不断加重肝组织的脂质过氧化损伤,同时激活炎症细胞因子以及 HSC 和 Kuffer 细胞的活化,引起肝组织中胶原蛋白基因表达增强,加速肝脏纤维化的过程。此外,元件结合蛋白的激活也可以影响生存信号通路的产生:例如抗凋亡蛋白、元件结合蛋白的下调和 PPARγ 的激活,可以进一步使铁代谢失调。除此之外,肾素-血管紧张素-醛固酮系统经血管紧张素Ⅱ,激活 HSC,对 NASH 的发展也有一定作用。以上各种因素的相互作用,最终激活 Kuffer 细胞以及 HSC,通过免疫炎症反应最终进展为肝纤维化。当 Kuffer 细胞激活后,肝脏内毒素受体 CDl4 和 Toll 样受体(TLR)表达逐渐上调,Kuffer 细胞介导内毒素的肝毒性,使肝细胞对内毒素的敏感性增强,释放炎性细胞因子,促使肝细胞的进一步损伤。小肠细菌过度生长所引起的肠源性内毒素血症也可能参与其中。此外,临床研究表明,长期大量应用某些药物也会造成 NAFLD 的发生:如糖皮质激素类、合成雌激素、四环素、胺碘酮、硝苯地平、某些抗肿瘤药物等,但机制还需要进一步深入研究。

### (二)AFLD 的发病机制

1.乙醇的代谢途径与肝损伤　临床研究表明,每日摄入乙醇 40g 超过 5 年即可导致 AFLD。酒精代谢产物乙醛是造成肝脏损害的主要元凶。乙醇脱氢酶(ADH)和肝脏微粒体乙醇氧化系统(MEOS)通路均可产生毒性代谢产物乙醛。长期大量饮酒者是经 MEOS 依赖的细胞色素 P450ⅡE1 使乙醇氧化成乙醛的,此所谓非 ADH 途径,约占乙醇代谢量的 1/2。由于乙醇经 MEOS 途径较 ADH 途径 Km 值更高,故唯有高浓度乙醇方可引起 MEOS 的启动。MEOS 途径产生的乙醛较 ADH 系统分解速度慢,因此对肝损伤的影响也更强。乙醛继而与机体蛋白质结台形成复合物,进一步导致蛋白酶失活、DNA 修复功能损害、自身抗体形成、谷胱甘肽耗竭、线粒体损伤和氧利用障碍。

乙醛进一步氧化为乙酸过程中需有 NAD 作为辅酶转变为 NADH,随着乙醇氧化增加,NAD 大量消耗,NAD/NADH 比值下降,结果使肝脏其他许多氧化还原反应、三羧酸循环运转低下,特别是线粒体电子转运受阻,ATP 生成减少。NADH 再氧化需要在肝脏线粒体内进行,正常线粒体传递电子所需的 $H^+$ 主要从脂肪酸氧化过程中获得。由于过量饮酒,乙醇氧化产生的 $H^+$ 被线粒体优先利用,结果使脂肪氧化中 FFA 变为枸橼酸过程中产生的 $H^+$ 循环搁浅,导致 FFA 的 β 氧化减少,引起 α 磷酸甘油浓度升高,而 FFA 和 α 磷酸甘油是合成三酰甘油的原料,故肝内 TG 增加,AFLD 形成。

乙醛代谢生成的乙酸进入乙酰辅酶 A 循环代谢,此过程需要 ATP 提供能量。饮酒越多,ATP 减少而 AMP 增多,AMP 分别在黄嘌呤脱氢酶及黄嘌呤氧化酶的催化下生成 ADP 及尿酸。黄嘌呤脱氢酶需要 NAD 作为辅酶方能完成尿酸的代谢,因此也会造成 NAD/NADH 比值下降。此外,黄嘌呤脱氢酶及黄嘌呤氧化酶在催化尿酸形成的过程中均会产生大量超氧阴离子 $O_2^-$。

2.ROS 增多及抗氧化能力减弱　AFLD 与 NAFLD 虽然发病机制有所不同,但 ROS 增多及抗氧化能力减弱引起的氧应激是其重要的共同发病机制。正常机体内保持着氧化还原的平衡态,任何氧化还原平衡态的打破均可导致细胞增殖的异常。超氧化物歧化酶(SOD)是细胞内重要的自由基清除酶,能将超氧阴离子($O_2^-$)歧化为过氧化氢($H_2O_2$)和氧,而 $H_2O_2$ 则可进一步由过氧化氢酶(CAT)或谷胱甘肽过氧化物酶(G-Px)还原为水。$O_2^-$ 可通过 Fenton 或 Harbar-Waiss 反应生成氧化性更强的 $OH^-$,将细胞膜上的不饱和脂质氧化成脂质过氧化物(如丙二醛 MDA)。动物模型及临床观察均表明脂肪肝患者组织及血浆 SOD 活性显著降低,MDA 水平显著升高。乙醇、缺血再灌注、淤胆、铁负荷过重及伴有氧自由基代谢产物的药物等均可诱发或加重氧应激。过多的 ROS 可直接氧化细胞膜上的生物大分子,造成脂质过氧化,脂质过氧化物 MDA 能与蛋白质形成加合物,从而激活机体的免疫反应而参与肝损害;氧应激还可诱导肝细胞色素 P450ⅡE1(CYPⅡE1)的表达,从而加重脂质过氧化的损害反应。CYPⅡE1 的诱导尚可增加肝组织氧的消耗。此外,MDA 等过氧化产物可使细胞膜的流动性和通透性发生障碍,引起细胞功能失调甚至破裂、死亡。尤为重要的是,过氧化脂质可诱导中性粒细胞的趋化反应,刺激 IL-8、TNFα 等致炎细胞因子的产生,促进中性粒细胞氧化爆发,产生更强烈的炎性损伤。在一定浓度范围内,ROS 还可作为细胞信号分子直接刺激 HSC 的激活增殖,促进肝纤维化的形成。

ROS 还可以直接攻击生物膜上的不饱和脂肪酸,触发链式过氧化反应产生脂质过氧化物。近年来的研究表明，AFLD 的发生、发展与脂质过氧化增加密切相关。脂质过氧化导致丙二醛（MDA）产生增多，MDA 与乙醛不但能各自与蛋白质结合，还能互相促进各自的活性，共同与蛋白质形成新的复合物，称之为丙二醛-乙醛复合物（MAA）。MAA 能致使蛋白质结构改变，功能发生障碍：如蛋白酶失活、DNA 修复障碍、谷胱甘肽耗竭、线粒体损伤、氧利用障碍、胶原蛋白合成增加等。除此之外，MAA 还具有很强的抗原性，不仅能刺激机体产生自身抗体，还能激活 T 淋巴细胞，从而诱导自身免疫反应而造成肝细胞损伤。同时脂质过氧化物可使包括细胞骨架蛋白在内的蛋白质发生交联，形成 Mallory 小体，进而诱发自身免疫反应，趋化中性粒细胞，诱发炎症反应，并在可能存在的肾素-血管紧张素-醛固酮系统等作用基础上，加速激活 Kuffer 细胞和 HSC。此外，脂质过氧化物不仅可使内源性 ROS 增多和毒性增强，还可抑制体内抗氧化剂活性，使细胞内 ATP 贮备和抗氧化物减少，导致 ROS 灭活障碍，结果形成 ROS、脂质过氧化物增多和抗氧化能力下降之间的恶性循环。

3.慢性病毒性肝炎患者发生脂肪肝的机制　慢性乙型肝炎和丙型肝炎患者是脂肪肝的高发人群，有 36%～47% 的脂肪肝患者伴有慢性乙肝病毒或丙肝病毒的感染。如果患者同时遭受肝炎病毒及脂肪性肝炎的打击，肝脏的纤维化进程就会加快，肝硬化和癌变的发生率也明显增加。慢性病毒性性肝炎患者发生脂肪肝的确切机制仍有待进一步阐明，可能是病毒和宿主两个因素共同作用的结果。

（1）病毒因素：虽然多数实验和临床研究表明慢性丙肝患者的肝损伤主要由免疫机制所致，但肝脂肪变主要可能是由 HCV 的直接细胞毒性作用引起的。研究证实，HCV 与肝脂肪变的相关性具有基因型特异性，基因 3 型慢性丙肝患者肝脂肪变的发生率更高且程度更为严重，肝脂肪变主要是由 HCV 导致的，与代谢综合征可能无关，提示基因 3 型的基因组中可能存在"脂肪变性基因"重叠序列。这一病毒基因型可能直接参与了肝细胞内三酰甘油（TG）的累积，其发生率较其他基因型（虽然不排除）更频繁和明显。60%～90% 的基因 3 型慢性丙肝患者肝组织活检可见肝脂肪变，而基因 1 型患者仅 50%。应用抗病毒药物治疗清除病毒后，基因 3 型慢性丙肝患者的肝脂肪变明显减少或消失，非基因 3 型患者即使有持续病毒学应答（SVR），但仍可能存在脂肪变性。基因 3 型患者慢性丙肝复发可能导致消失的肝脂肪变再次发生。此外，研究发现肝脂肪变严重程度亦与 HCV-RNA 滴度、核心蛋白表达程度呈正相关。也有研究认为基因 3 型的 HCV 可干扰极低密度脂蛋白（VLDL）颗粒的分泌。上述研究结果均提示 HCV 在肝脂肪变中具有直接致病的作用。

（2）宿主因素：虽然有研究表明特定的肝炎病毒亚型可能存在"脂肪变性基因"，与肝脂肪性变有关，但病毒因素并不能解释所有慢性病毒性肝炎患者的肝脂肪变。例如在非基因 3 型慢性丙肝患者中，肝脂肪变的发生主要与宿主因素有关，与病毒因素无关。宿主因素介导肝脂肪变引起脂肪肝的病因很多，如酗酒、肥胖、糖尿病、药物等。饮酒者合并脂肪肝的发生率较高，除酒精及其代谢产物外，慢性酒精中毒所伴随的营养不良亦可能是发生脂肪肝的原因之一。此外，酒精及其所致的营养不良性低血糖可使交感神经张力增高，促进外周脂肪分解，肝内合成脂肪的原料增多，从而引起肝内脂肪蓄积。另有研究表明长期酗酒是导致肝细胞癌的首要高危因素，其次为丙型肝炎病毒感染，再次为乙型肝炎病毒感染，如果酗酒的同时合并丙型肝炎病毒或乙型肝炎病毒感染，其肝细胞癌的发生率高达 50% 以上，说明酒精和肝炎病毒感染在肝细胞癌的发生、发展中起相辅相成的作用。

## 三、脂肪性肝病的诊断

### （一）AFLD 临床诊断标准

根据中华医学会肝病学分会脂肪肝和酒精性肝病学组 2006 年制定的《酒精性肝病诊疗指南》，推荐如下。

1.有长期饮酒史,一般超过5年,折合酒精量男性≥40g/d.女性≥20g/d;或2周内有大量饮酒史,折合酒精量>80g/d。但应注意性别、遗传易感性等因素的影响。酒精量换算公式为:g=饮酒量(ml)×酒精含量(%)×0.8。

2.临床症状为非特异性,可无症状,或有右上腹胀痛、食欲不振、乏力、体重减轻、黄疸等;随着病情加重,可有神经精神症状、蜘蛛痣、肝掌等症状和体征。

3.血清天冬氨酸氨基转移酶(AST)、丙氨酸氨基转移酶(ALT)、谷氨酰转肽酶(GGT)、总胆红素、凝血酶原时间和红细胞平均体积(MCV)等指标升高,禁酒后这些指标可明显下降,通常4周内基本恢复正常,AST/ALT>2,有助于诊断。

4.肝脏B超或CT检查有典型表现。

5.排除嗜肝病毒的感染、药物和中毒性肝损伤等。

以上符合1、2、3和5条或1、2、4和5条可诊断酒精性肝病;仅符合1、2和5条可疑诊酒精性肝病。

符合AFLD临床诊断标准者,其临床分型诊断如下。

1.轻症酒精性肝病  肝脏生物化学、影像学和组织病理学检查基本正常或轻微异常。

2.酒精性脂肪肝  影像学诊断符合脂肪肝标准,血清ALT、AST可轻微异常。

3.酒精性肝炎  血清ALT、AST或GGT升高,可有血清总胆红素增高。重症酒精性肝炎是指酒精性肝炎中,合并肝昏迷、肺炎、急性肾衰竭、上消化道出血,可伴有内毒素血症。

4.酒精性肝纤维化  症状及影像学无特殊。未做病理时,应结合饮酒史、血清纤维化标志(透明质酸、Ⅲ型胶原、Ⅳ型胶原、层粘连蛋白)、GGT、AST/ALT、胆固醇、载脂蛋白-A1、总胆红素、$\alpha_2$巨球蛋白、铁蛋白、稳态模式胰岛素抵抗等改变,这些指标非十分敏感,应联合检测。

5.酒精性肝硬化  有肝硬化的临床表现和血清生物化学指标的改变。

**(二)NAFLD临床诊断标准**

1.临床诊断标准  根据中华医学会肝病学分会脂肪肝和非酒精性肝病学组2006年制定的《非酒精性肝病诊疗指南》,推荐如下临床诊断标准:凡具备下列第1～4项和第5或第6项中任一项者即可诊断为非酒精性脂肪性肝病。

(1)无饮酒史或饮酒折含乙醇量每周<40 g。

(2)除外病毒性肝炎、全胃肠外营养等可导致脂肪肝的特定疾病。

(3)除原发病临床表现外,可出现乏力、腹胀、肝区隐痛等症状,可伴肝脾肿大。

(4)血清转氨酶可升高,并以丙氨酸氨基转移酶增加为主,常伴有γ谷胺酰转肽酶、三酰甘油等水平增高。

(5)肝脏影像学表现符合弥漫性脂肪肝的影像学诊断标准。

(6)肝脏组织学改变符合FLD的病理学诊断标准。

2.临床分型标准  符合非酒精性脂肪性肝病临床诊断标准者,其临床分型如下。

(1)非酒精单纯性脂肪肝:凡具备下列第1～2项和第3或第4项任一项者即可诊断:①具备临床诊断标准1～3项。②肝功能检查基本正常。③影像学表现符合脂肪肝诊断标准。④肝脏组织学表现符合单纯性脂肪肝诊断标准。

(2)非酒精性脂肪性肝炎:凡具备下列第1～2项和第3或第4项任项者即可诊断:①具备临床诊断标准1～3项。②血清ALT水平高于正常值上限的2倍,持续时间大于4周。③影像学表现符合脂肪肝诊断标准。④肝脏组织学表现符合脂肪性肝炎诊断标准。

（3）非酒精性脂肪性肝硬化：凡具备下列第1项和第2或第3项任一项者即可诊断：①具备临床诊断标准1～3项。②影像学提示脂肪肝性肝硬化。③肝脏组织学改变符合脂肪性肝硬化诊断标准。

### （三）脂肪性肝病的无创性诊断进展

目前，肝穿刺活检仍然是诊断FLD的"金标准"。然而，肝穿刺活检是一项有创检查，存在内出血、胆漏、感染等并发症的风险，而且容易造成采样误差，因此不适合作为脂肪肝筛查或疗效评估的方法。与肝穿刺活检相比，FLD的无创检查方法更易被接受和广泛普及。目前对FLD的无创诊断仍以定性诊断为主，例如：肝酶的升高及正在研究的血清生物学标记物，常用的B超、CT以及MRI影像学检查。近年来，$^1$H-磁共振波谱（$^1$H-MRS）的应用真正实现了无创定量肝脏脂肪含量，被公认为无创定量肝脏脂肪含量的"金标准"。国内外学者尝试利用超声、CT或MRI定量肝脏脂肪含量的研究也取得了令人满意的结果。

1.FLD相关生物标记物　　近年来，NAFLD的氧化应激学说和炎症相关学说的创立为寻找NAFLD相关生物标记物提供了新的思路。NAFLD患者存在血清脂联素或瘦素水平的下降，炎症因子TNFα、IL-1水平的升高。有研究报道视黄醛结合蛋白-4（RBP-4）的升高是NAFLD的独立危险因素。而新近发现的与肝细胞凋亡相关的生物标记物细胞角蛋白-18片段（CK-18）诊断非酒精性脂肪性肝炎（NASH）的特异性和敏感性分别为99.9％和85.7％，在判断NAFLD程度及NASH的诊断方面有重要的临床价值，有望替代肝穿刺活检做出NAFLD的分型诊断。然而，目前各种NAFLD相关的生物标记物仅见于小样本研究，其临床应用价值尚待进一步大规模前瞻性临床试验评估。

2.影像学定性诊断　　随着影像学诊断技术的发展，目前B超、CT以及MRI检查均能较准确地定性诊断脂肪肝。

（1）超声检查：超声检查是目前最常用的脂肪肝筛查方法，因为具有安全无创、价格低廉、操作简便等优点，适合于各级医疗机构中推广使用。脂肪肝在超声下具有特定的影像学特点：①肝区近场回声弥漫性增强（强于肾脏和脾脏），远场回声逐渐衰减。②肝内管道结构显示不清。③肝脏轻至中度肿大，边缘两圆钝。④彩色多普勒血流显像提示肝内彩色血流信号减少或不易显示，但肝内血管走向正常。⑤肝右叶包膜及横膈回声显示不清或不完整。具备上述第①项及第②～④项中一项者为轻度脂肪肝；具备上述第①项及第②～④项中两项者为中度脂肪肝；具备上述第①项以及②～④项中两项和第⑤项者为重度脂肪肝。超声定性诊断中到重度肝脏脂肪性变的灵敏度为60％～94％，特异度为84％～95％。当肝脏脂肪含量较低时其灵敏度显著下降，据报道，肝脏脂肪含量小于20％时，B超诊断非酒精性脂肪肝的灵敏度仅55％。对于肥胖的患者，内脏及皮下脂肪会严重影响B超监测脂肪肝的结果，其超声检查的敏感性和特异性仅为49％和75％，这些因素会低估NAFLD的真实患病率。此外，普通B超不能准确定量肝脏脂肪含量。其检查结果无法反映肝脏脂肪含量的轻微变化，当肝脏脂肪含量从40％降低到20％时，超声上并不能出现对应的明显改变，因此常规肝脏超声只能作为FLD的粗筛，难以用于疗效随访。

（2）CT影像学检查：自20世纪70年代CT问世以来，国外学者便开始在动物模型上研究CT测量值与肝脏脂肪含量的关系，并发现肝脏CT值随着脂肪变程度加重而降低。通过测定肝脏CT值（CT值≤40HU）或者肝脏与脾脏的CT值差（≤-10HU）即可诊断脂肪肝。弥漫性肝脏密度降低，肝/脾CT比值≤1.0但大于0.7者为轻度；肝/脾CT比值≤0.7但大于0.5者为中度；肝/脾CT比值≤0.5者为重度。对于中、重度脂肪肝患者，这两项指标的灵敏度和特异度可达到73％～100％和95％～100％。但对于轻微肝脏脂肪沉积，CT影像学检查的结果并不准确。虽然有学者指出利用增强CT造影可以提高诊断脂肪肝的灵敏度和特异度，但是考虑到静脉造影剂的注射速度和测量时间不同对结果的影响，其准确性存在质疑。检查过程中存在的辐射也不适于长期随访和儿童患者的筛查。临床上对于轻到中度FLD患者并不推荐CT检查。

（3）磁共振成像检查（MRI）：MRI 正相位和反相位磁共振影像分析是 MRI 影像诊断脂肪肝的常用方法。该方法需要获得肝脏正相位影像（增强水和脂肪信号）和反相位影像（抑制水和脂肪信号），然后通过比较两个影像信号强度判断是否存在脂肪肝。如果反相位影像上信号消失，提示存在脂肪肝。如果该相位信号仍然存在则不支持脂肪肝的诊断。普通的 MRI 技术定性诊断脂肪肝与腹部超声及 CT 检查的结果相似，部分方面略占优势。MRI 在检出中度脂肪肝的特异性和敏感性分别大于 80% 和 95%；对于轻度脂肪肝的检出能力也大于其他几项无创检查，敏感性及特异性分别达到 85% 和 100%。然而，MRI 检查仍然属于定性检查；更为重要的是 MRI 通过反相位和正相位信号提供脂肪和水分的信号，这些信号容易受到多种因素干扰：例如 $T_1$ 弛豫时间、$T_2$ 弛豫时间，以及脂肪中不同组分的信号干扰，因此所测得的脂肪信号不能精确地代表脂肪，尤其是当肝脏脂肪含量较低或有铁沉积的情况下精确性更低。MRI 的价格较昂贵，临床上并不推荐 MRI 作为脂肪肝的首选检查方法。

3.定量诊断

（1）$^1$H-磁共振波谱技术（$^1$H-MRS）及 MRI 定量肝脏脂肪含量方法：$^1$H-MRS 可以将接收的磁共振信号转化为不同频率波谱信号，提供检测区域的生化组成信息。通过 $^1$H-MRS，感兴趣区内的水和脂质分子总量可用特定频率的波峰加以显示，其中水分子的频率为 $4.7 \times 10^{-6}$，而脂质分子的频率为 $(1.0 \sim 1.5) \times 10^{-6}$。肝脏脂肪样变在 $^1$H-MRS 上表现为脂峰的上升、水峰的下降以及脂水比的升高。作为肝脏脂肪含量无创定量的"金标准"，$^1$H-MRS 已被用于大规模的 FLD 的筛查及临床研究的长期随访。然而，$^1$H-MRS 目前只在少数科研机构内应用，一方面其检查费用昂贵，另一方面 $^1$H-MRS 对技术人员要求较高。同时该技术为空间取样检查，对肝脏不均匀脂肪样变可能存在一定的抽样误差。近年来，一些前沿的改良磁共振影像技术的出现为实现 MRI 精确定量肝脏脂肪含量奠定了基础。波谱脂肪选择磁共振影像方法可以特异性显示脂肪在肝脏组织中的分布，不仅与 $^1$H-MRS 的相关性好，而且能够提供脂肪空间分布的信息，克服了 $^1$H-MRS 取样误差的缺点。有学者在磁共振正反相位法的基础上进行改进，同时定量肝脏脂肪含量及效应，进一步提高了 MRI 检查的准确性。新型磁共振肝脏脂肪定量方法的出现为脂肪肝无创定量提供了新的发展方向，但这些前沿技术尚处于研究阶段，技术要求高，目前仍不适于大规模人群筛查。

（2）定量超声方法：20 世纪 80 年代末，国外学者便开始采用早期超声直方图定量测定肝脏回声衰减，提出肝脏回声和回声衰减率的升高与脂肪浸润有关。计算机辅助的超声诊断技术极大地推动了超声定量分析肝脏脂肪含量的发展。目前，国外研究报道利用直方图法已能较准确地定量肝脏脂肪含量，国内部分学者也在尝试利用新的技术如超声背向散射积分技术进行肝脏脂肪定量，并在动物模型上报道了较好的相关性。

总之，目前肝穿刺活检仍然是诊断 FLD 的"金标准"，但其有创性不适于大规模人群筛查。NAFLD 相关生物学标记物的确立有望替代病理活检区别 NASH 与单纯脂肪样变，是主要的研究方向之一，但这些标记物目前仅见于实验研究。定量影像学技术具有很高的临床使用价值。$^1$H-MRS 技术最先实现了肝脏脂肪的无创定量，并已逐步应用于 FLD 临床诊断和长期随访。MRI 技术在近几年取得了迅速的发展，不仅在准确性上与 $^1$H-MRS 相当，而且可以提供肝内脂肪空间分布的信息。同时，超声定量肝脏脂肪含量技术的研究也取得了令人鼓舞的结果，其成本低廉、操作简便、安全无创，具有良好的发展前景。

## 四、脂肪性肝病的治疗

脂肪肝的综合治疗首先要对患者的家族史、环境因素、生活方式改变、服药史、医患之间配合等方面进行全面评估,对患者做健康宣教以提高其对本病的认识及治疗的依从性,去除诱因。例如戒酒是治疗酒精性肝病的最主要措施。戒酒过程中应注意戒断综合征的发生(包括酒精依赖者,神经精神症状的出现与戒酒有关,多呈急性发作过程,常有四肢抖动及出汗等症状,严重者有戒酒性抽烟或癫痫样痉挛发作),对长期酗酒者戒酒需制定循序渐进的周密计划。酒精性肝病患者需良好的营养支持,在戒酒的基础上应提供高蛋白质、低脂饮食,并注意补充维生素 B、C、K 及叶酸。在饮食治疗及运动疗法的基础上再配合适当的药物治疗。

### (一)饮食治疗

根据患者理想体质量、年龄、性别、工种计算每日热量摄入,合理分配三大营养成分。在热量一定的情况下,给予低热量、高蛋白质、低脂肪、低糖、多纤维、多维生素、少盐及少刺激性调料的膳食。三大营养素分配:蛋白质 15%～20%,其中 1/3 以上为动物蛋白;脂肪 20%～25%;糖 50%～60%。

### (二)减肥及运动治疗

所有体重超重、内脏性肥胖以及短期内体重增长迅速的 NALD 患者,都需通过改变生活方式控制体重、减少腰围。基础治疗 6 个月体重下降每月<0.45kg,或体重指数(BMl)>27kg/m² 合并血脂、血糖、血压等两项以上指标异常者,可考虑加用西布曲明或奥利司他等减肥药物,每周体重下降不宜超过 1.2kg(儿童不超过 0.5kg);BMI>40kg/m² 或 BMI>35kg/m² 合并睡眠呼吸暂停综合征等肥胖相关疾病者,可考虑近端胃旁路手术减肥。运动处方要个体化,以全身耐力为基础,循序渐进,保持安全和有效界限。运动种类:有氧运动以锻炼全身体力和耐力为目标的全身性低强度的运动,步行为最佳运动(中速快步行 115～125 步/min)。此外,如慢跑、骑自行车、上下楼梯、爬坡、打羽毛球、踢毽子、拍皮球、跳舞、广播体操、跳绳、游泳等,可使交感神经兴奋,血浆胰岛素水平下降,而儿茶酚胺、胰高血糖素和生长激素分泌增加促进脂肪分解。运动强度:应根据运动后劳累程度和心率(脉搏)选择适量的运动,以运动时脉搏 100～160 次/min(170－实际年龄),持续 20～30min,运动后疲劳感于 10～20min 内消失为宜。运动持续时间:20～60min 为宜。运动时间:饭后 1～2h 为控制血糖最有效的运动时间带。据研究表明,下午和晚上运动比上午运动多消耗 20%的能量。晚饭后 45min 散步是减肥的最佳时间。运动频率:以每周 3～5 次为宜。如运动后次日无疲劳感,可每日运动。减肥目标:6～8 个月后减去原体重的 5%～10%,即 1～2kg/月。

### (三)药物治疗

#### 1.酒精性肝病的药物治疗

(1)糖皮质类固醇可改善重症酒精性肝炎患者的生存率。

(2)美他多辛可加速酒精从血清中清除,有助于改善酒精中毒症状和行为异常。

(3)多烯磷脂酸胆碱对酒精性肝病患者有防止组织学恶化的趋势。甘草酸制剂、水飞蓟素类和多烯磷脂酰胆碱等药物有不同程度的抗氧化、抗炎、保护肝细胞膜及细胞器等作用,临床应用可改善肝脏生化学指标。但不宜同时应用多种抗炎保肝药物,以免加重肝脏负担及因药物间相互作用而引起不良反应。

(4)Manuela 等进行体外肝细胞培养研究,结果发现熊去氧胆酸能逆转乙醇所造成的细胞毒性,可防止线粒体损伤,减少乙醇引起的脂肪变性。Tabouy 等研究表明,熊去氧胆酸可以通过促进 ATP 合成、稳定线粒体形态对酒精诱导的线粒体损害起保护作用,亦可稳定肝细胞膜性结构,减轻酒精性肝脂肪变。

(5)酒精性肝病患者肝脏常伴有肝纤维化的病理改变,应重视抗肝纤维化治疗。对现有多个抗肝纤维化中成药或方剂今后应根据循证医学原理,按照新药临床研究规范进行大样本、随机、双盲临床试验,并重视肝组织学检查结果,以客观评估其疗效和安全性。

#### 2.NASH 的药物治疗

(1)降血脂药物:实验发现任何原因的高脂血症都可以导致肝脂肪化。故调脂药目前仍是治疗 NASH

的主要药物,例如 HMG-CoA 还原酶抑制剂辛伐他汀可抑制肝 Ito 细胞的增殖,且可显著改善酒精性脂肪肝患者的肝功能及血脂代谢紊乱。但对于上述降脂药物在脂肪肝治疗中的地位,目前仍有异议。因为许多降脂药可能使血脂更集中于肝脏进行代谢,反而促进脂质在肝内的蓄积,并损害肝功能,因此不应长期盲目服用降脂药物。血浆三酰甘油(TG)水平明显增高的脂肪肝可选用苯扎贝特、非诺贝特等苯氧乙酸类降脂药物;血浆总胆固醇(TC)水平明显增高的脂肪肝可选用他汀类(HMG-CoA 还原酶抑制剂),如普伐他汀、辛伐他汀、洛伐他汀等。停药指标:降脂药应用中如丙氨酸转氨酶(ALT)>3 倍正常值上限(ULN),则停药。脂肪肝患者的基线肝功能多有异常,尤其是转氨酶升高很常见。由于对于他汀类药物引起转氨酶升高的顾虑,限制了临床医师对有高危因素脂肪肝患者的他汀类使用。有学者认为他汀类药物使用后由于血浆脂质成分的改变可导致肝细胞膜通透性的改变,随之导致胞质内转氨酶的渗漏。通常情况下,该生化学的改变与肝脏组织病理学的损伤并不相关,尤其是当转氨酶 ALT 升高,而 AST 不高时。在所有大样本的 RCT 研究中,他汀类药物导致转氨酶升高的比例不足 3%;绝大多数的研究显示他汀类与安慰剂相比引起转氨酶升高的概率无明显统计学差异。在小到中等剂量他汀类使用者很少有转氨酶超过正常 3 倍以上的情况。但当转氨酶超过正常 10 倍以上时,需立即停药并排除有无其他通过肝药酶代谢的合并用药。在使用他汀类药物之前,要排除其他可引起肝酶异常的潜在肝病(如病毒性肝炎、糖尿病等代谢性疾病)。对于极其少见的真正他汀类相关的肝损害,没有生化或组织学上的特异性指标可借鉴,只能通过排除法及停药后的改善来推断。

(2)胰岛素增敏剂:合并 2 型 DM、糖耐量损害、空腹血糖增高以及内脏性肥胖者,可考虑应用双胍类(如二甲双胍)和噻唑烷二酮类药物(如罗格列酮),以期改善胰岛素抵抗和控制血糖。罗格列酮是一种高选择性过氧化物酶增殖激活受体 γ 激动剂。其作用机制是激活脂肪、骨骼肌和肝脏等胰岛素所作用的组织,增加多种蛋白质的合成,调节胰岛素应答基因的转录,减少 2 型 DM 的胰岛素抵抗。二甲双胍的作用是抑制肝糖原异生,增加外周组织对葡萄糖的利用,增强胰岛素敏感性。

(3)保肝药物:NARLD 伴肝功能异常、代谢综合征、经基础治疗 3～6 个月仍无效,以及肝活体组织检查证实为 NASH 和病程呈慢性进展性经过者,可采用针对肝病的药物辅助治疗,以抗氧化、抗炎、抗纤维化,可依药物性能以及疾病活动度和病期合理选用多烯磷脂酰胆碱、维生素 E、水飞蓟素以及熊去氧胆酸(UDCA)等相关药物,但不宜同时应用过多药物。UDCA 治疗脂肪肝的机制可能与其稳定肝细胞膜、保护线粒体、抑制细胞凋亡、调节免疫、利胆等因素有关,通过上述作用从而达到改善脂质代谢,保护肝细胞,促进胆固醇转化和排泄目的。

(4)抗氧化剂的补充:维生素 E 具有抗氧化、抑制肿瘤坏死因子、IL-6、IL-8 作用。治疗后脂肪肝患者显示转氨酶降低,部分患者在治疗后病理检查组织学有所改善。临床研究表明与健康组相比,NASH 患者组血浆 SOD 活性显著降低,MDA 水平显著升高。有作者证实联合适量补充 VitE 及亚硒酸钠能增强 SOD 活力,降低 NF-κB 蛋白的表达,这可能是其有效防止 NASH 发生的重要作用机制之一。

(5)肠道微生态制剂:鉴于小肠细菌过度生长所引起的肠源性内毒素血症也可能参与 NASH 的发生,于洪波等以高脂饮食的雄性 SD 大鼠为模型,研究了微生态制剂(美肠安)防治非酒精性脂肪性肝炎的作用及机制。结果发现 NASH 模型组大鼠肝组织 MDA 含量与正常组比较明显增高,血清 TNFα 水平明显增高,而 SOD 活性明显降低。肝脏的脂肪变性程度和炎症活动度计分均显著增高,PPARγ 阳性表达细胞明显减少,且与肝组织的炎症活动度呈负效关系。微生态制剂治疗组各项指标较模型组有明显改善;而饮食治疗组大鼠肝脏病理学仍呈轻-中度脂肪变性,炎症活动度计分较正常组显著增高,余各项指标与模型组比较无显著差异。提示微生态制剂可能通过减少 TNFα 的产生,增加 PPARγ 表达等方面来改善胰岛素抵抗,抗脂质过氧化和抑制肝脏炎症反应。但肠道微生态制剂在治疗 NASH 患者中的临床价值还有待循证医学的进一步证明。

### （四）肝移植

严重的脂肪性肝炎最终可以进展成为肝硬化。对失代偿期的肝硬化患者要积极处理其晚期的严重并发症：如门脉高压、食管胃底静脉曲张、自发性细菌性腹膜炎、肝性脑病和肝细胞肝癌等。对终末期肝病或并发肝细胞肝癌者是肝移植的指征。对 NASH 相关终末期肝病患者肝移植术前应筛查代谢情况：BMI＜40kg/m² 为肝移植的禁忌证。对严重酒精性肝硬化患者肝移植前要求戒酒 3～6 个月。

### （五）FLD 治疗过程中的监测

1.自我验效及监测，设置能让患者就自己的饮食、运动、睡眠、体重及与生活质量相关的观察指标，例如作简单的图表化记录，以供医患之间进行评估。

2.原发疾病和肝病相关临床症状和体征的评估，需警惕体重下降过快（每月体重下降大于 5kg）导致亚急性 NASH 和肝功能衰竭的可能。

3.代谢综合征的组分及其程度的实用目标及治疗控制目标的观察。

4.肝脏酶学和肝功能储备的评估，后者可采用 Child-Pugh 分级和（或）MELD 评分系统。

5.影像学评估肝脏脂肪浸润的程度及分布类型。

6.肝脏炎症和进展性纤维化非创伤性指标的动态观察，包括血清纤维化标记物以及其他相关实验室指标。

7.肝活体组织检查评估肝脂肪变、炎症和纤维化的改变，监测治疗的效果、安全性及评估预后。

8.基础治疗相关药物不良反应的临床及实验室相关检查。

（高铁铭）

# 第六节　肝性脑病

## 一、肝性脑病的概念及临床分型

### （一）肝性脑病的概念

肝性脑病（HE）是由急、慢性肝功能衰竭或各种门-体分流引起的、以代谢紊乱为基础的、并排除了其他已知脑病的中枢神经系统功能失调综合征。该综合征具有潜在的可逆性。临床上可以表现为程度和范围较广的神经精神异常，从只有用智力测验或电生理检测方法才能检测到的轻微异常，到人格改变、行为异常、智力减退，甚至发生不同程度的意识障碍。过去所称的肝性昏迷，在现在看来只是 HE 中程度严重的一期，并不能代表 HE 的全部。

### （二）肝性脑病的临床分型

根据 HE 病因的不同可分为下列 3 种类型：①A 型：急性肝功能衰竭相关的 HE，常于起病 2 周内出现脑病症状。亚急性肝功能衰竭时，HE 出现于 2～12 周，可有诱因。②B 型：门-体旁路性肝性脑病，患者存在明显的门-体分流，但无肝脏本身的疾病，肝组织学正常。临床表现和肝硬化伴 HE 者相似。这种门-体分流可以是自发的或由于外科或介入手术造成。如先天性血管畸形、肝内或肝外水平门静脉的部分阻塞（包括外伤、类癌、骨髓增殖性疾病等引起的高凝状态所致的门静脉及其分支栓塞或血栓形成），以及淋巴瘤、转移性肿瘤、胆管细胞癌压迫产生的门静脉高压，而引起门-体分流。③C 型：慢性肝病、肝硬化基础上发生的 HE,常常伴门脉高压和(或)门-体分流,是 HE 中最为常见的类型。其中肝功能衰竭是脑病发生的主要因素,而门-体分流居于次要地位。

根据 HE 临床症状的轻重又可将 C 型肝性脑病分为轻微 HE(MHE)及有临床症状的 HE(SHE)。

在我国,大多数 HE 为 C 型,即在慢性肝病、肝硬化基础上发生的,常常伴门脉高压和门-体分流;而 A 型及 B 型相对较少。

## 二、肝性脑病的发病机制

HE 发病机制迄今尚未完全阐明,目前已提出多种学说。其发生的疾病基础是急性、慢性肝功能衰竭和(或)门-体分流,致肠道吸收的毒性物质不能由(或不经过)肝脏解毒、清除,直接进入体循环,透过血脑屏障到达脑组织而引起中枢神经系统功能紊乱,是多种因素综合作用的结果。其中氨中毒假说仍占中心地位,还包括细胞因子、假性神经递质学说、氨基酸失平衡、γ 氨基丁酸(GABA)苯二氮卓类物质学说及锰中毒等。

### (一)血氨与肝性脑病

氨是 HE 发生的最重要因素。氨在 HE 发生中的重要性基于下面 5 方面的观察:①氨是由肠道产生,相当大的部分来自肠道细菌的分解。②门静脉内氨的浓度很高,肝脏对氨有很高的摄取率。③在 HE 患者的体循环和脑脊液中氨浓度较高。④某些促发因素可引起血液中氨水平升高或导致脑组织暴露于较高的氨环境中。⑤减少血液中氨水平是临床上有效的治疗策略。Bhatia 等研究发现动脉血氨浓度>124$\mu$mol/L 与重型肝性脑病和脑水肿发生相关,且预测病死率的精确度达 80%。

肝性脑病患者血氨含量的升高,目前认为是由氨代谢途径中的肠道、肝脏、肾脏和肌肉共同参与所致。体内氨主要来源于肠道细菌分解氨基酸和其他含氮物质,约有 80% 的氨在肝脏经鸟氨酸循环转化为尿素及谷氨酰胺。严重肝功能损害时,肝脏代谢氨的能力降低或由于静脉分流氨未经肝脏代谢,可能是血氨升高的主要原因。另外,肝性脑病患者在烦躁不安或震颤时,较强烈的肌肉运动会释放氨。肾脏可排泄部分尿素,若肾功能减退时其排泄减少;肾脏亦可经谷氨酰胺脱氨作用产生氨。Lockwood 等使用临床 PET 检查证实了肝性脑病情况下,血脑屏障对氨的通透性增加,其差别有显著意义,使氨更易进入脑组织。因此即使血氨正常也会发生脑功能异常。关于肠源性氨增加的其他途径也有一些新观点。近年有学者提出幽门螺杆菌(Hp)感染的存在可能与肝硬化 HE 有关,幽门螺杆菌的尿素酶作用引起胃内氨的产生,致肠源性血氨含量升高。然而一些前瞻性研究发现肝硬化 HE 患者在根除 Hp 后血氨水平和精神状态并无显著改变。因此作为 HE 发生的一个独立危险因素,Hp 的作用尚不清楚,仍需进一步研究。

1.氨中毒与胶质病假说　脑组织中氨的清除主要依赖星形细胞中的谷氨酰胺合成途径,HE 患者和模型动物脑中的谷氨酰胺合成酶活性下降,表明这种状态下脑中的谷氨酰胺合成受损。因此高血氨的神经病变主要发生在星形细胞而不是神经元。尸体解剖和动物实验发现脑水肿和星状胶质细胞水肿是肝性脑病的病理基础,甚至在急性肝损伤疾病的死亡病例中,约有 30% 的患者死于脑水肿和颅内高压导致的脑疝。在急性肝衰竭患者中,弥散加权磁共振成像发现细胞水肿现象,表现为细胞内水分的堆积而造成细胞外间隙的狭小。在慢性肝损伤导致的脑衰竭疾病中,星状胶质细胞常常表现阿尔茨海默 II 型星形细胞增生特征,表现为星形细胞体积增大、核淡染、染色质向核膜周边分布。

目前认为细胞水肿造成星状胶质细胞功能如清除兴奋性神经递质,维持胶质细胞—神经元连接作用失调,进一步造成神经元的损伤。星状胶质细胞是脑内主要的细胞成分,数量上超过了神经细胞的 9 倍,体积上在脑皮质中甚至超过了 1/3。即使是轻度的星状胶质细胞水肿也能造成胞外间隙显著减小,因而星状胶质细胞体积的变化是造成脑细胞外液容量改变的机制之一,而胞外间隙的减小限制了分子在脑内的弥散,且使得各种离子、兴奋性神经递质和神经毒性代谢产物的堆积,继而造成神经元损伤。肝坏死患者发生脑水肿极为有害,而血氨升高被认为是造成脑水肿的最主要原因之一。目前,国内外关于血氨升高如何引起星状胶质细胞形态改变机制的研究较多,综合起来,包括有直接毒性作用、氧化应激作用、线粒体通透性转变、谷氨酰胺和上调水通道蛋白 AQP4 等学说。其中,谷氨酰胺机制包括传统的谷胺酰胺渗透机制和近年来提出的特洛伊效应。

(1)氧化应激作用:是肝性脑病中氨致神经元毒性的重要机制之一,在动物模型和星状胶质细胞培养中,胞外氨浓度增高使得星状胶质细胞出现脂质过氧化、产生自由基,可伴随谷胱甘肽、抗氧化酶(谷胱甘肽过氧化物酶、超氧化物歧化酶)的降低。证实了氧化应激在体内外均能造成星状细胞的水肿。一些抗氧化物,如超氧化物歧化酶、过氧化氢酶、维生素 E 能阻止此效应。在肝性脑病动物模型中还发现 NO 合成酶的活性和基因表达水平增高,且使用 NO 供体如亚硝基乙酰青霉胺(SNAP)等使得体外胶质细胞肿胀,而用 NO 合成酶抑制物则使得水肿减轻。目前使用的有效缓解肝衰竭患者脑水肿治疗措施中,如低温疗法、N-乙酰半胱氨酸、甘露醇和吲哚美辛都具有抗氧化或抗炎效应。目前认为氧化应激作用的机制有造成胞膜和线粒体损伤,使得离子转运系统功能转变等。

(2)线粒体通透性转变:氨浓度增高使得体外培养的星状胶质细胞发生线粒体通透性改变,这可能与氨的氧化应激作用及促钙内流的效应有关。整个过程具有钙离子信赖性,表现为线粒体通透性转换孔突然开放,造成了线粒体内膜的塌陷,对质子、电子以及其他溶质通透性增加,进而导致线粒体功能不全,能量衰竭以及自由基的产生。严重时,甚至造成胶质细胞的凋亡或坏死,其过程能被环孢素所特异性阻断,这种效应导致星状胶质细胞水肿可能与产生氧化应激以及能量供给不足有关。

(3)谷胺酰胺机制:

1)谷胺酰胺渗透物质学说:在急性肝衰竭患者中,在星状胶质细胞谷氨酰胺合成酶作用下,血氨升高使得其代谢产物谷氨酰胺浓度升高。胞内谷氨酰胺作为渗透物使得胞内渗透压增加,从而继发水分子内流,造成星状胶质细胞水肿。同时,为了平衡渗透压,胞内渗透压调节物肌醇、牛磺酸等逸出胞外使得细胞对氨损伤敏感性增加。

2)特洛伊效应:许多研究观察表明上一学说具有相当的可疑性。Zwingmann 等发现在急性肝衰竭中谷氨酰胺浓度并不与细胞水肿相关,低氧治疗脑水肿并不伴随谷氨酰胺氨浓度的降低。Jayakumar 等认为氨致星状胶质细胞水肿伴随胞质谷氨酰胺水平延迟增高甚至不伴增高。然而,谷氨酰胺在脑水肿机制中具有极为重要的作用。事实证明,谷氨酰胺合成酶抑制剂 L-甲硫氨酸磺酸盐能够有效阻止脑水肿和颅内高压的发生,微透析法测得脑谷氨酰胺的水平与颅内压水平具有相关性。对此,一些学者提出了特洛伊效应,认为在氨与谷氨酸合成谷氨酰胺之后,“秘密”进入线粒体,在激活的磷酸化的谷氨酰胺酶作用下释放出氨,进一步造成了自由基的产生,线粒体膜通透性转变效应,最后导致了细胞水肿。

2.氨中毒学说的其他机制　氨对中枢神经系统的毒性作用还表现为干扰脑能量代谢、影响中枢兴奋性神经递质如谷氨酸及抑制性神经递质[如谷氨酰胺、$\mu$ 氨基丁酸(GABA)]的平衡而产生中枢抑制效应。谷氨酸是脑内一种重要的兴奋性神经递质。近年来,许多研究发现 HE 患者及动物模型中谷氨酸神经递质功能不良,其可能与 HE 发病有关。动物和人体研究发现在脑的不同部位谷氨酸受体数目下降,结合的亲和性下降。这种谷氨酸盐能神经递质的改变可能是神经细胞或星形胶质细胞受慢性氨毒性作用的结果。研究发现鼠脑星形胶质细胞与氨共同培养时可出现选择性谷氨酸转运体表达下降。氨还能通过改变细胞膜神经 GABA 受体对 GABA 的亲和性增加 GABA 诱导的氯离子内流,而增加抑制性神经递质的作用。

此外,高水平的氨能上调星形神经胶质细胞线粒体外膜上外周型苯二氮卓类受体的表达,增加线粒体合成和释放具有抑制作用的神经类固醇。氨亦能干扰脑的能量代谢:血氨过高可抑制 α 酮戊二酸脱氢酶活性,从而影响乙酰辅酶的生成,干扰脑中三羧酸循环。大脑中的尿素循环需消耗大量的辅酶、ATP、α 酮戊二酸和谷氨酸,引起高能磷酸化合物浓度降低,但近年来动物实验发现脑内能量的缺乏仅在肝性脑病的后期显著。

### (二)细胞因子与肝性脑病

血氨水平升高虽与 HE 密切相关,但并不能完全解释肝性脑病的发病机制。临床观察发现,HE 患者中约有 20% 血氨仍保持在正常水平,而一些肝硬化患者血氨水平明显升高,但并不发生肝性脑病。此外,部分肝性脑病患者其昏迷程度与血氨水平无平行关系。说明氨中毒假说不是解释 HE 发生的唯一机制。同时,单纯氨毒性作用的临床表现与通常所说的 HE 有区别,尿素循环紊乱的患者在血氨水平更高时才出现症状,表现为智力迟钝、癫痫发作和焦虑不安,这些症状在 HE 患者中不常见。脑水肿是急性氨中毒常见的一个特征,而在肝硬化和 HE 的患者中则少见。因此,人们认为还存在着其他机制影响着肝性脑病的发生,一些学者发现外周血炎性细胞因子和肝衰竭致肝性脑病的发生具有一定的关联。

1.外周炎性细胞因子作用机制　由于血脑屏障的存在,大分子非脂溶性物质包括细胞因子(相对分子质量 15000~20000)不能进入内皮细胞脑侧,然而,通过"细胞因子介导血管内皮细胞活化"作用,某些细胞因子如 TNFα、IL-1 和 IFNγ 影响内皮细胞间黏附因子(内皮细胞-白细胞黏附因子、细胞间黏附因子、血管内皮细胞黏附因子)的表达,从而造成了大分子在血脑屏障的逃逸。一些研究表明外周细胞因子可以通过一些途径影响脑功能:①外周神经作用:一些外周炎性细胞因子,通过激动存在于外周神经组织,主要是迷走神经上的 IL-1 受体,对脑内产生作用。②脑血管第二信使作用:实验证明在外周炎性细胞因子作用于脑血管后,存在着血管内皮内 NO 合成酶 mRNA 高表达和 COX-2 mRNA 表达现象。③穿透脑屏障和绕过脑屏障作用:Banks 等发现人重组 IL-1α 可通过皮下注射进入脑组织,提示了脑屏障中存在细胞因子饱和性转运机制,甚至细胞因子可以进入缺乏血脑屏障的脑组织,如松果体、脑末端血管球等,继而引起其他脑实质的变化。

2.中枢炎性细胞因子作用机制　中枢细胞因子对比外周细胞因子更容易产生神经作用,且比外周细胞因子作用大。在脑内,主要由激活的小胶质细胞和星状胶质细胞产生细胞因子,早期主要产生 TNFα,继而诱导 IL-1 和 IL-6 产生。在肝性脑病患者中,一些炎性细胞因子总是同时升高,且颅内压力的增高和肝性脑病程度具有一定的相关性。炎性细胞因子对于神经的损伤作用主要通过激动 NMDA 受体产生效应以及促进诱导型 NO 合成酶的表达,可进一步产生关键酶的蛋白质酪氨酸效应,使谷氨酸转运体失活,谷氨酰胺酶磷酸化激活,这也揭示了氨-细胞因子-谷氨酰胺之间存在一定的关联和共同途径。

3.细胞因子与氨中毒的关系　一些学者认为外周细胞因子和氨造成肝性脑病协同作用和可能协同作用。有人报道 TNFα 能增加大鼠皮质和纹状体的外周苯二氮革类受体表达,体外实验也证明了这一点。血氨增高使得星形胶质细胞对 γ 氨基丁酸吸收减少,使 GABA 受体传入电位增高。两者的协同作用使得 GABA 受体复合体抑制性电位传导增多,因而肝性脑病偏向抑郁性发作。炎性细胞因子诱导脑血管内皮细胞 NO 合成酶的表达,扩张脑血管从而增加脑血流,引起颅内压增高。在急性肝衰竭中,血氨和颅内压增高有一定的关联,因此,细胞因子和氨造成的颅内压增高有无协同作用、共同机制,值得进一步探讨。Lockwood 等使用临床 PET 检查证实了肝性脑病情况下,血脑屏障对氨的通透性增加,其差别有显著意义,其数据得到另外一些实验的支持。但也有相反的研究报道。近年数位学者经进一步论证还是支持了 Lockwood 等的实验结果,体外实验证实了 TNFα 和 IL-6 增加脑内皮细胞模型中氨的通透,究竟细胞因子在体内能否引起血脑屏障的通透性改变,如果影响又是何机制,尚未得到证实。

氨和细胞因子在致病作用中起着较为关键的作用。正如文中所述,氨在进入脑中枢的过程和进一步的作用,其过程和作用是否得到细胞因子的"帮助"值得人们去探讨。从临床上来说,使用肠道降氨类药物如乳果糖和新霉素和注射降血氨药物如 L-鸟氨酸-L-门冬氨酸(OA)对肝衰竭致肝性脑病患者有着较好的疗效,静脉滴注高渗葡萄糖和甘露醇等脱水药也能很好地防治脑水肿,这些都能使得部分肝衰竭患者免于诱发肝性脑病,得到很好的救治。也许将来采用拮抗炎性细胞因子制剂和使用定位脑中枢的抗氧化药物等措施也会成为肝性脑病患者治疗手段。

### (三)氨基酸失衡学说、假性神经递质学说与肝性脑病

氨基酸失衡学说最早由 Fischer 提出,支链氨基酸即 BCAA(如缬氨酸、亮氨酸、异亮氨酸)是维持大脑正常功能所必需的,而芳香族氨基酸即 AAA(如苯丙氨酸、酪氨酸、色氨酸、甲硫氨酸)则对大脑有害。慢性肝病时,在芳香氨基酸(AAA)不能被肝脏充分分解而在血中积聚等机制下,正常 BCAA/AAA 为 3.0~3.5,HE 时可下降到 1.0~1.5。过量的芳香族氨基酸进入中枢神经系统后,转变成假性神经递质,从而抑制正常的儿茶酚胺类合成,同时色氨酸生成的 5-羟色胺中枢抑制性神经递质增多,导致脑内代谢紊乱及正常功能障碍,出现一系列精神症状,引起肝性脑病。但 20 世纪 60 年代末建立的"假性神经递质学说",因为其阐述的内容有矛盾,已不再使用。而在此基础上建立的"血浆氨基酸失衡学说"也废弃了。但有研究发现,HE 患者脑内许多神经递质(谷氨酸、GABA、5-羟色胺、多巴胺、阿片类、组胺)异常,尤其是谷氨酸神经递质的紊乱似乎在发病机制中起重要作用。由此认为,在毒性物质等作用下会引起 HE 患者神经递质的改变,且神经递质假说并不否定其他假说。

### (四)色氨酸及其代谢产物与肝性脑病

肝硬化患者脑积液中色氨酸浓度比正常人高 2~5 倍。其增加机制:血浆游离色氨酸浓度增加;肝衰时血浆 BCAA/AAA 较低,使得血脑屏障对色氨酸转运增加;脑内合成增多的谷氨酰胺是通过同一载体与血浆中大分子中性氨基酸交换而清除出脑的,由此导致色氨酸入脑增加。Guillino 的毒理学实验证实,L色氨酸是 12 种被测定的氨基酸中过量时对人体毒性最大的。脑组织增加的色氨酸很可能是通过使脑内 5-HT 合成增加而参与 HE 发生发展的。HE 动物模型及临床尸解显示 5-HT、5-HIAA 在额叶皮质、尾状核、壳核、苍白球和丘脑等处积聚过多。离体实验表明:增加灌流液中色氨酸浓度可使下丘脑中 5-HT 含量增加,且在同等电刺激下释放量也增加。5-HT 是中枢神经上行投射系统抑制性神经递质,与觉醒及睡眠有关。增多的 5-HT 与 5-HIAA 主要干扰患者的睡眠类型,昼夜节律,并引起精神心理异常。同时异常增多的色氨酸还可抑制酪氨酸羟化为多巴。这样在多个环节上干扰了大脑中正常神经递质的合成、分布、代谢及作用。

### (五)γ 氨基丁酸/苯二氮卓(GABA/BZ)复合受体假说

突触后神经元膜表面的 GABA 受体并不是单一受体,而是以 GABA/BZ 复合受体的形式存在。苯二氮卓类受体在复合受体中起调节位点的作用,内源性的苯二氮卓类与其受体结合可增加中枢系统 GABA 能抑制性神经传递的作用。在肝衰竭和 HE 患者中,脑内内源性苯二氮卓水平升高。实验证实,肝硬化患者摄入由 GABA/BZ 复合受体介导的药物如苯巴比妥、地西泮可增加脑内 GABA 能型的紧张性,诱发或加重 HE,而给予苯二氮卓类受体拮抗药(氟马西尼)可减少 HE 的发作。另一类型的受体即外周型的苯二氮卓受体(PTBRs),位于星形细胞的线粒体膜上。在肝硬化伴 HE 的患者其脑内 PTBRs 增加,可能是慢性高氨血症的结果。PTRBs 的作用受到地西泮结合抑制剂(DBI)的调节,后者是星形胶质细胞中的一种内源性神经肽。DBI 作用于 PTRBs 后刺激神经激素产生,这些神经激素能扩大 GABA 的作用。

### (六)锰中毒

锰是神经毒性金属。正常情况下由胆汁排泄。锰中毒表现与肝性脑病的锥体外系症状相似,部分肝

硬化患者血和脑中锰含量比正常人高 2~7 倍,磁共振成像提示其苍白球中的信号增强,符合锰在基底神经节内蓄积的表现,并与肝损伤程度相关。这些特征提示,锰的毒性作用可能参与肝性脑病的发病。血锰增加可能与门体静脉分流和胆汁排泄减少有关。锰可通过减弱多巴胺神经传导而引起慢性锥体外系症状,但其机制还有待进一步验证。有学者提出锰造成的线粒体通透性改变和星形细胞的线粒体功能障碍可能是锰神经毒性的关键机制。锰可减少星形细胞对谷氨酸的摄取,影响谷氨酸递质系统和大脑能量代谢而致 HE 的发生。也有人认为在 HE 的发病中,锰与氨有协同作用。但目前锰在大脑中的沉积是导致 HE 发生的机制之一还是仅仅作为 HE 的结果表现还有待研究。

### (七)其他因素

HE 的发病机制非常复杂,除以上提及的几方面以外,另有不少研究证实 HE 时有生长抑素、P 物质、舒血管活性肽、胆囊收缩素等多种神经肽含量升高及受体表达增多。如有一组资料显示 HE 患者血浆中具扩血管活性的脑啡肽含量升高,具缩血管活性的神经肽 Y 水平下降,且变化幅度与 HE 的程度相关。推测其作用机制可能是:①作为神经递质直接作用于神经细胞膜,增强抑制性神经传递机制。②改变血脑屏障通透性,增加中枢神经系统毒性物质的蓄积。③近 90% 的 HE 患者存在脑水肿。神经肽可能通过降低外周血压、降低脑动脉灌注压、改变血脑屏障通透性,加重脑水肿而促使 HE 的发生。此外,肠道来源的其他神经毒素也被证实在肝性脑病的发病过程中和血氨有协同效应。如硫醇、短链脂肪酸、酚类物质等,但这些物质具体的作用机制尚不清楚。

## 三、肝性脑病的常见诱发因素

A 型 HE 因急性肝功能衰竭引起大量肝细胞破坏,残存肝细胞不能有效清除毒物而导致中枢神经系统功能紊乱。相当于内源性 HE,又称非氨性脑病,常常无明确诱因;单纯 B 型 HE 在我国少见;慢性肝功能衰竭或伴有门-体分流的患者,肝脏尚能处理有限的代谢毒物,一旦这些毒物产生增多,超过肝脏的代偿能力,即发生 C 型 HE。C 型 HE 的发生在很大程度上与下列诱因有关。

1.摄入过量的含氮食物 慢性肝功能衰竭或伴有门-体分流的患者对蛋白质食物的耐受性较差,尤其是动物蛋白,进食过多,蛋白质在肠道被细菌分解,产生大量氨及芳香族氨基酸,而诱发 HE。口服铵盐、尿素、甲硫氨酸等使含氮物质吸收增加,也可使血氨升高而诱发 HE。

2.消化道大出血 致肠道内大量积血(每 100ml 血相当于食入 15~20g 蛋白质),可使肠道产氨增加,同时由于血液中缺乏异亮氨酸,当积血消化吸收后,血中亮氨酸、缬氨酸增加,刺激支链氨基酸脱氢酶活性增加,使血中支链氨基酸分解增加,加重了支链氨基酸/芳香族氨基酸比例的失衡。失血后血容量不足,脑缺血、缺氧,还可增加中枢神经系统对氨及其他毒性物质的敏感性。

3.感染 如自发性腹膜炎、肺炎、尿路感染、菌血症等,可增加组织分解,代谢产氨增多;同时可继发内毒素血症,加重肝损伤,增加血脑屏障的通透性,促发 HE。

4.电解质紊乱 低血钠能影响细胞内外渗透压而导致脑水肿,诱发 HE;低血钾常合并代谢性碱中毒,大量利尿或放腹水亦可引起碱中毒,体液中 $H^+$ 减少,$NH_4^+$ 容易变成 $NH_3$,而易被肠道吸收或通过血脑屏障诱发 HE。

5.氮质血症 各种原因所造成的血容量不足,厌食、腹泻或限制液体用量、应用大量利尿剂或大量放腹水,均可诱发肾前性氮质血症;肝肾综合征或其他原因可致的肾性氮质血症,均可导致血氨升高。

6.便秘 使肠道来源的氨及其他毒性物质与肠黏膜的接触时间延长,吸收增加。

7.低血糖 可使脑内脱氨作用降低。

8.镇静剂　镇静、催眠药可直接与脑内 GABA-苯二氮卓受体结合,对大脑产生抑制作用。

## 四、肝性脑病的临床表现及分期

HE 的临床表现因基础病的性质、肝细胞损伤的程度、快慢及诱因的不同很不一致,且和其他代谢性脑病比并无特异性。早期表现为 MHE,常无明确的临床症状,只有通过神经心理及智能测试才能测出,进一步可发展为有症状型 HE。A 型 HE 发生在急性肝功能衰竭基础上,常在起病数日内由轻度的意识错乱迅速陷入深昏迷,甚至死亡,并伴有急性肝功能衰竭的表现,如黄疸、出血、凝血酶原活动度降低等。C 型 HE 以慢性反复发作的性格、行为改变,甚至木僵、昏迷为特征,常伴有肌张力增高、腱反射亢进、扑翼征、踝阵挛阳性,或巴宾斯基征阳性等神经系统异常。多数患者在初期为复发型,随后症状转为持续型。常有进食高蛋白质饮食等诱因,亦可以是自发的或因停用治疗 HE 的药物后发生。C 型 HE 患者除脑病表现外,还常伴有慢性肝损伤、肝硬化等表现。

根据患者意识障碍程度、神经系统表现及脑电图改变,参照我国实用内科学,可将 HE 分为 0~4 期,但各期可重叠或相互转化。亦可参考国外广泛使用的 West-Haven 半定量分级表对患者的神经精神状态进行分析、Glasgow 昏迷分级表对患者意识障碍程度进行分析,用简易 HE 严重程度评分表进行分析(CHESS)。但最近 Hassanein 等推出的 HESA 评分法在反映神经精神状态方面可能更客观、准确,更具可操作性。

## 五、诊断肝性脑病的基本方法及其进展

目前还缺乏敏感性高、特异性好和广泛采用的早期诊断 HE 的方法,尚无诊断 HE 的"金标准"。通常根据临床特点及实验室检查,同时排除引起脑病的其他原因,便能确定 HE 的诊断。近年来,在原有的筛查与诊断 HE 方法基础上,也推出了不少新诊断方法。应正确评估这些方法对 HE 的诊断价值。

1.血氨　目前尚无诊断 HE 的生化指标,临床常用的生化指标是血氨测定。正常人空腹静脉血氨为 $6\sim35\mu g/L$(血清)或 $47\sim65\mu g/L$(全血)。血氨水平与 HE 的存在及其严重程度相关性差。慢性 HE 尤其是门-体分流性脑病(B 型 HE)患者多有血氨增高,急性 HE 血氨多正常。因此,测定血氨对 HE 的确诊意义不大。但动态随访血氨,对判断药物治疗反应性与预测病情进展有一定的价值。

2.血浆氨基酸失衡　支链氨基酸减少、芳香族氨基酸增高、两者比值≤1(正常＞3),但因需要特殊设备,普通化验室无法检测。

3.神经心理和智能测试　HE 患者存在注意力、行为能力、专注功能和神经运动功能下降,一些心理智能测试就是基于对这些异常改变进行有效的识别。心理智能对早期 HE 的诊断最有价值,对 2 级以上的 HE 诊断意义不大或不能应用。最常使用的是数字连接试验(NCT)-A 和-B、线追踪试验和数字符号试验(DST)等,其结果容易计量,便于随访。NCT 具有简便易行和敏感性高的优点,在一定程度上反映了人的注意与精细运动技能等神经生理活动,但受到年龄、教育程度、学习记忆和不同文化背景及种族的影响。因此,应用这些诊断试验时应针对不同人群进行校正与标准化。

现多联合应用数个心理智能测试来诊断、评估和监测 HE。最近推出的肝性脑病心理测试积分(PHES)就是一个标准的联合测试组,包括 5 个试验(NCT-A、NCT-B、DST、线追踪试验和系列打点试验),这种联合检测组简便易行,在 20min 内即可完成,对 HE 诊断的敏感性和特异性分别达 96％和 100％。鉴于 PHES 的正常参考值是以德国人为基础的,在其他种族人群还需进一步证实,必要时进行校正。国内报

道肝硬化患者 NCT 异常率为 30%(12/40),低于 IQ 检测(韦氏成人智力量表)异常率,单独应用敏感性低。联用 IQ 三项(木块图、图片排列和图形拼凑)与全套 IQ 无差异,对诊断 MHE 的敏感性和特异性分别为 87% 和 94%,可代替全套 IQ 用于 MHE 的诊断。

4.神经生理测试

(1)脑电图(EEG)和脑电地形图:EEG 常用于肝硬化患者精神神经状态的诊断、评估和检测,EEG 的改变非常普遍且与 HE 的严重程度存在一定的相关性。不仅可作为临床 HE 诊断方法,还能有助于早期发现 MHE 患者,但特异性差。因为尚无诊断 HE 的"金标准",真正客观地评估 EEG 的诊断敏感性还是比较困难,8%~40% 的 MHE 患者出现 EEG 异常。HE 早期脑电图的节律弥漫性减慢,波幅增高,由正常的 $\alpha$ 节律(8~13 次/s)变为 $\theta$ 节律(4~7 次/s)。更严重的脑电波异常,即 $\delta$ 波(1~5 次/s),为 2 期 HE 的改变。3 期 HE 常出现三相波,但三相波常在昏迷期消失。三相波的出现提示预后不良。

通过对 EEG 的改变进行综合分析,建立了相对优化的半定量系统来评估 HE,但对 EEG 获取、分析和解释时不可避免地存在观察者内的和观察者间的偏差而影响评估客观性,为此又建立了更为客观的 EEG 光谱分析,就是运用计算机来进行量化分析 EEG 的改变。同时还推出了基于 EEG 光谱分析上的 HE 分期系统,但无临床实用价值,主要因为 EEG 光谱分析结果因不同的 EEG 设备、滤光器和软件系统而有所不同。也可将 EEG 的变化与形态定位结合起来描绘脑电活动,即所谓的"脑电地形图"来评估 HE,其优点在于提高了检测大脑功能性改变的敏感性。国内报道 HE 患者的 EEG 和脑电地形图的联合异常率达 75%。2005 年 Pellegrini 等建立了自动化的人工神经网络和专家系统(ANNES)对 HE 患者进行 EEG 分期评估。ANNES 方法能较可靠地区分发生显性 HE 和死亡的低危及高危人群,使 EEG 评估的重复性有所提高,但该系统要用于临床还有待进一步完善。建立在时-空分解技术上的 EEG 分析法-SEDACA,其来源的平均优势频率的估计误差值低于标准 EEG 误差(P<0.0001)。SEDACA 谱估计与神经精神状态更相关,并且允许在 MHE 与对照人群间存在差异。因此,较传统的 EEG 分析方法,能提供更多有诊断价值的信息。

(2)脑电诱发电位:是在体外可记录到的由各种外部刺激经感受器传入大脑神经元网络后产生的同步放电反应。根据刺激的感官不同分为视觉诱发电位(VEP)、脑干听觉诱发电位(BAEP)和躯体诱发电位(SEP)。VEP、BAEP 检查在不同人和不同时期的变化较大,缺乏特异性和敏感性,不如简单的心理智能检测。SEP 对诊断轻微型肝性脑病价值较大。SEP 对诊断 MHE 价值较大,该检测不受年龄和教育程度的影响,最大的优点是在反复检测过程中,患者不存在"学习"效应。李思杳等对 88 例肝硬化患者进行 BAEP 检测,发现异常占 43.18%(38 例)。此外,事件相关诱发电位(P300 潜伏期)是检测肝硬化 MHE 患者认知障碍的指标,且视觉 P300 优于听觉 P300。典型的变化为潜伏期(P3ERP)延长的无脑病的肝硬化患者中,64.2% 发展为临床 HE。

(3)临界视觉闪烁频率(CFF):该方法原用于检测警戒障碍患者的临界闪烁频率,可反映大脑神经传导功能障碍。检测 HE 时大脑星形胶质细胞(Alzheimer Ⅱ 型)发生肿胀影响大脑的神经传导,视网膜胶质细胞在 HE 时形态学变化与 Alzheimer Ⅱ 型星形细胞相似,故视网膜胶质细胞病变可作为 HE 时大脑胶质星形细胞病变标志,通过测定 CFF 可定量诊断 HE。与健康对照人群及肝硬化神经心理正常人群相比,MHE 和显性 HE 患者的 CFF 阈值相应下调。应用此方法诊断 MHE 较高的敏感性和特异性(分别为 96% 和 77%),诊断准确性达 83.3%。此方法不仅简单可靠,而且不具有学习效应,也很少受患者教育程度、年龄和检测时间等影响。由于 CFF 用于 HE 检测尚处于初始阶段,故尚需大量研究方可作出客观的评价。

5.神经影像学检查　急性 HE 患者进行头部 CT 或 MRI 检查可发现脑水肿。慢性 HE 患者则可发现不同程度的脑萎缩。此外,影像学检查有利于排除脑血管意外、颅内肿瘤等其他脑病的可能。经典的 MRI 发现基底节区有 $T_1$ 加权信号增强现象,可能与锰在该处脑组织沉积有关。尤丽玲等对 60 例 HE 患者进行常规颅脑 MRI 检查,发现 60%(30 例)患者存在双测基底节部位 $T_1WI$ 高信号,$T_2WI$ 信号正常。

近年来开展的磁共振波谱分析(MRS)是活体检测体内物质代谢及生化物质含量的一种无创伤检查技术,能用图像形式表达机体的代谢信息。用 MR 氢离子波谱($^1$H-MRS)检测慢性肝病患者大脑枕部灰质和顶部皮质可发现某些有机渗透剂如肌醇、胆碱和谷胺酰胺等含量的变化。HE(包括 MHE)甚至一般肝硬化患者均有某些程度改变。

## 六、诊断

### (一)诊断依据

目前尚无 HE 诊断的金标准,主要依赖于排他性诊断。在诊断 HE 时需从以下几方面考虑。

1.有引起 HE 的基础疾病,但不同类型的 HE,其肝脏基础疾病有所差异。A 型者无慢性肝病病史,但存在急性肝衰竭;B 型者有门-体分流的存在,但无肝脏疾病基础;C 型常有严重肝病和(或)广泛门-体分流的病史如肝硬化、肝癌、门-体静脉分流术后等。

2.有神经精神症状及体征,如情绪和性格改变、意识错乱及行为失常、定向障碍、嗜睡和兴奋交替、肌张力增高、扑翼样震颤、踝阵挛及病理反射阳性等,严重者可为昏睡、神志错乱甚至昏迷。

3.虽无神经精神症状及体征,但学习、理解、注意力、应急和操作能力有缺陷。神经心理智能测试至少有 2 项异常。临界闪烁频率异常可作为重要参考。

4.有引起 HE(C 型、B 型)的诱因,如上消化道出血、放腹水、大量利尿、高蛋白质饮食、服用药物如镇静剂、感染等诱发 HE 发生的因素。曾发生过 HE 对诊断有重要的帮助。A 型者常无诱因。

5.排除引起神经损害的其他病因或紊乱。排除其他代谢性脑病如酮症酸中毒、低血糖、尿毒症等所致的脑病、中毒性脑病、神经系统疾病如颅内出血、颅内感染、精神疾病及镇静剂过量等情况。

以上 5 项中具备 1、2、4、5 项者可诊断为有临床症状的 HE;如具备 1、3、4、5 项,则可诊断为轻微型 HE。根据神经精神症状的轻重对 HE 进行分期,或参照 West-Haven 半定量分级表、Glasgow 昏迷分级表或 HESA 评分法进行分级。

### (二)重视轻微肝性脑病的诊断

随着对 HE 的机制及预后的深入理解,轻微型 HE(MHE)的早期诊治越来越受到人们的重视。MHE 是指临床上无肝性脑病表现,常规精神神经系统检查无异常发现,但神经系统电生理检查和心理(智力)测试异常的非临床型肝性脑病,以前称为亚临床型肝性脑病。HE 做到早期筛查与及时发现尤为重要,基本理由如下:①肝硬化或 TIPS 术后患者 HE 发生率高,在肝硬化患者发生显性 HE 为 30%~45%,TIPS 术后患者发生率为 10%~50%,造成严重的社会经济负担。②MHE 患者由于缺乏临床症状,隐蔽性强,但实际已存在注意力及操作能力低下和生活质量下降等系列问题,因此及时发现可避免从事危险作业而出现意外,避免给社会和患者造成严重的危害。同时可避免 MHE 进展至显性 HE 发生。③HE 患者的生存率下降,在对 111 例首次发生急性 HE 的肝硬化患者随访 12 个月中,有 82 例(74%)患者死亡。显性 HE 患者的 1 年预计生存率为 42%,3 年为 23%。对这类患者应推荐做肝移植的评估。④通常伴有可治疗的诱发因素,及时诊断并除去诱因可使部分 HE 获得逆转。

### 七、肝性脑病治疗的现代观点

HE治疗的关键在于治疗基础肝病和促进意识恢复。早期治疗的效果远比已进入昏迷期好。及早识别并纠正诱因是治疗HE的基础,任何药物治疗无法替代。由于HE形成的机制仍不明确,因此,临床治疗HE尚未获得根本性突破。目前临床防治HE的理论基础建立在氨中毒学说上:即如何去除胃肠道产氨的前体物质;如何减少肠道内氨生成和促进氨吸收。由于其发病机制复杂,有多种因素参与,应针对不同病因和临床类型有重点地选择治疗方案。

1.及早识别并纠正或去除诱因是治疗肝性脑病的基础与前提。

2.是否有必要严格限制蛋白质摄入　目前通常采取的方法是:欧洲临床营养与代谢协会2006年修订的肝病肠内营养指南建议肝病患者供应非蛋白质热量每日146～167kJ/kg(35～40kcal/kg),并给予每日1.2～1.5g/kg的蛋白质摄入。急性HE及Ⅲ、Ⅳ期HE开始数日要禁食蛋白质,清醒后每2～3日增加10g,逐渐增加蛋白质至每日1.2g/kg;Ⅰ～Ⅱ期患者开始数日限制蛋白质控制在20g/d之内,随着症状改善,每2～3d可增加10～20g蛋白质,但不发生HE,逐渐增加患者对蛋白质摄入的耐受性,直到每日1.2g/kg,维持基本正氮平衡。植物蛋白优于动物蛋白,因植物蛋白产氨少;增加非吸收性纤维含量从而增加粪便细菌对氨的结合和清除;植物蛋白被肠菌酵解产酸有利于氨排除。需注意的是,对于慢性HE患者,鼓励少食多餐(5～6次/d)。掺入蛋白质宜个体化,逐渐增加蛋白质总量,不能用限制蛋白质摄入的方法预防HE的发生,否则会使营养状况恶化。

基于理论推测与既往的非随机对照试验的临床观察,一直将限制蛋白质摄入作为治疗HE的基础。而事实上,大多数肝硬化患者营养不良,要维持正氮平衡,对蛋白质的需求增加。肝硬化患者的营养不良与存活率降低成正比。甚至营养不良造成的后果比HE本身更严重。因此,临床医师质疑是否真需要限制蛋白质的摄入及如何科学限制蛋白质的量。最近,Cordoba等在对30例肝硬化并发HE患者进行随机对照双盲临床试验中显示,与限制蛋白质摄入相比,正常蛋白质摄入(每日1.2g/kg)安全,对血氨水平及HE恢复时间无影响。认为限制蛋白质摄入对肝硬化并发HE无益处。这一结论需大规模、多中心临床试验进一步验证。

3.药物治疗

(1)口服不吸收双糖仍是治疗HE的一线药物,尽管只有为数不多、设计精良的临床随机试验证实该类药物治疗有效,但多年来,乳果糖(β半乳糖果糖)在临床上作为HE治疗的基础用药,也是许多RCT研究的阳性对照药物。乳果糖是人工合成的含酮双糖,由于人体消化道内没有分解乳果糖的酶,所以在胃及小肠内不被分解和吸收,至结肠后被肠道细菌酵解生成低分子的乳酸、醋酸,使肠腔pH降低,减少$NH_3$的形成并抑制氨的吸收;不吸收双糖在肠道中分解产生的有机微粒可增加肠腔渗透压,再加上其酸性产物对肠壁的刺激作用可产生轻泻的效果,有利于肠道内氨及其他毒性物质的排出;不吸收双糖作为益生元在结肠内还可抑制产氨、产尿素酶细菌的生长,减少氨的产生。不良反应主要是腹部不适、腹胀、腹痛、食欲下降、恶心、呕吐、腹泻等。不吸收双糖的杂糖含量低(2%),对于有糖尿病或乳糖不耐症者亦可应用,但有肠梗阻时禁用。近期发表在BMJ上的一项系统综述提示乳果糖或乳梨醇能有效改善HE症状,但对生存率无明显改善,与抗生素相比,口服不吸收双糖并不优于抗生素。这使口服不吸收双糖的防治价值受质疑。临床试验及荟萃分析表明,乳梨醇(β半乳糖山梨醇)对改善HE与乳果糖相同,但乳梨醇甜度低、口感好,腹胀、腹痛等不良反应也较乳果糖少。

目前尚无足够依据证实口服不吸收双糖的有效性和有益性。乳果糖和乳梨醇仍是目前治疗指南中推荐治疗 HE 的一线药物。

（2）口服肠道不吸收抗生素能否成为一线治疗药物：口服肠道不吸收抗生素能有效抑制肠道产尿素酶细菌，减少氨生成和其他肠道毒素。常用新霉素、甲硝唑、万古霉素、利福昔明等。尽管全身应用抗生素的有效性确定，但抗生素的不良反应和安全性限制了其广泛应用。如长期服用新霉素者可出现听力或肾功能损伤，甲硝唑或万古霉素也存在类似潜在毒性和导致耐药菌株产生的危险。因此，目前这些药物多作为对口服不吸收双糖不能耐受或有抵抗患者的替代治疗，不作首选，更不主张长期应用。

近期荟萃分析表明抗生素在改善 HE 症状方面优于口服不吸收双糖。利福昔明是一种口服、肠道吸收极少（<0.4%）的广谱抗生素。与安慰剂和口服不吸收双糖相比，利福昔明更能发挥治疗益处，同时其疗效不亚于其他抗生素。Mas 等一项临床随机双盲对照试验结果提示，口服利福昔明（200mg，每 8h 1 次）对 HE 的临床疗效与乳梨醇效果一致（分别为 81.6% 和 80.4%），两者对血氨的改善效果类似，并观察到利福昔明较上述新霉素等抗生素不良反应明显降低、耐受性好、起效快。利福昔明可作为口服不吸收双糖较好的替代疗法。2005 年美国 FDA 批准利福昔明治疗 HE，推荐剂量一般为 1200mg/d。近期一项研究显示，与乳果糖相比，利福昔明可降低治疗费用和住院率。然而，利福昔明治疗 HE 的很多问题仍需大规模临床试验证实，如能否与乳果糖一样迅速改善症状；低剂量利福昔明（400mg，2 次/d）是否有效；持续性 MHE 是否可间断用药；是否存在耐药性等。

（3）应用支链氨基酸（BCAA）的目的：基于 HE 发病机制的氨基酸代谢不平衡学说，补充 BCAA 纠正这种失衡进而改善 HE 症状。然而，临床研究并未得到一致结论。研究表明，补充 BCAA 在纠正患者负氮平衡方面，与进食蛋白质疗效相同。对 HE 临床症状的改善作用还有待于大规模、多中心 RCT 研究进一步证实。

（4）微生态制剂对 HE 的治疗目前仍存争议：服用不产生尿素酶的有益菌如乳酸杆菌、肠球菌、双歧杆菌、酪酸杆菌等，可抑制尿素酶细菌生长，酸化肠道，对防止氨和有毒物质的吸收有一定作用。一些临床试验提示微生态制剂具有改善 HE 的作用，由于这些试验均为小样本、无安慰剂对照，且针对显性 HE 患者人群，使其对 HE 治疗的真正益处受质疑。

（5）其他药物：

1）阿卡波糖：近期一项随机对照交叉试验提示 α 糖苷酶抑制剂阿卡波糖能改善肝硬化合并 2 型糖尿病和 1～2 级 HE 患者的临床症状及生化指标，如降低患者血氨水平、改善 NCT 结果和智力功能，且能安全控制餐后高血糖。其使用机制在于通过对肠道 α 糖苷酶抑制，肠道多糖不易转化为单糖，还可改善肠道正常菌群，使分解糖类的细菌减少，进而减少硫醇、BE 样物质及氨生成。

2）鸟氨酸门冬氨酸（LOA）：LOA 是鸟氨酸和门冬氨酸混合制剂。通过刺激肝脏尿素合成和促进谷氨酰胺合成，这两种机制均有助于降低肝脏门静脉血流氨水平，每日静脉滴注 20～40g。临床随机双盲对照试验研究发现 LOA 能有效治疗 HE，降低患者血氨水平。改善精神状态，改善 NCT 结果。最近，巴基斯坦 Abid 等对 120 例肝硬化并发 HE 患者进行随机对照双盲临床试验，其中 60 例患者应用 LOA（每日 20g 加入 5% 葡萄糖溶液 100ml，持续静脉滴注 4h，连续 4d），另 60 例患者用安慰剂。结果提示，LOA 治疗 HE 安全有效，LOA 能改善 HE，并缩短住院日数。

3）精氨酸：是肝脏合成尿素的鸟氨酸循环中的中间代谢产物，可促进尿素的合成而降低血氨。临床所用制剂为其盐酸盐，呈酸性，可酸化血液，减少氨对中枢的毒性作用。推荐用法：25% 的盐酸精氨酸 40～80ml，加入葡萄糖溶液中静脉输注，每日 1 次，且可纠正碱血症。

4)拮抗假性神经递质的作用:内源性苯二氮卓类似物与抑制性神经递质 7 氨基丁酸受体结合对中枢神经系统产生抑制作用是 HE 发生机制之一。理论上应用该受体拮抗剂氟马西尼治疗 HE 是可行的,560例较大规模的临床研究显示治疗组与对照组脑功能的改善率分别为 15% 与 3%,另有 12 项对照研究对 765 例患者的分析显示,氟马西尼可明显改善 HE,但未显示有长期效益或提高患者生存率。因此,目前只在曾用过苯二氮卓类药物的 HE 患者考虑应用;多巴能神经递质的活性降低也是 HE 的机制之一,但在临床对照研究中应用溴隐亭、左旋多巴,除可部分改善患者锥体外系症状外,并未能给 HE 患者带来更多益处。推荐用法:①考虑可能用过苯二氮卓类药物者可用氟马西尼 1mg(单一剂量)静脉注射。②对于有锥体外系体征用其他治疗方案效果不佳者,可考虑口服溴隐亭 30mg,每日 2 次。

(6)人工肝支持系统与肝移植:人工肝支持系统常用于急性肝功能衰竭引起的 HE,作为等待肝移植时的暂时支持措施或为肝再生赢得时间。以前常用血浆置换,目前多用分子吸附再循环系统(MARS)清除血氨及白蛋白结合的毒素、胆红素等。此外,MARS 治疗还可纠正氨基酸代谢不平衡和改善脑水肿。对严重急性 HE 患者,在传统治疗方法无效时,MARS 可作为一种较好选择。近期完成一项大规模多中心的 RCT 研究,对Ⅲ~Ⅳ期 HE 患者应用 MRAS 联合标准治疗(乳果糖加利福昔明或甲硝唑)和单独标准治疗方案治疗 5d 进行比较,结果提示联合方案优于单一标准方案。

肝移植是挽救患者生命的有效措施,如何选择手术适应证和把握手术时机对移植后长期存活甚为重要。凡Ⅲ级以上 HE 但无脑水肿或暴发性肝功能衰竭(FHF),且符合下列 5 条中 3 条或 3 条以上者有急症移植指征:①动脉血 pH<7.3。②年龄<10 岁或>40 岁。③出现脑病前黄疸时间>7d。④凝血酶原时间>50s。⑤胆红素>300μmol/L(17.6mg/dl)。肝移植后 1 年生存率为 65%。此外,肝细胞和骨髓干细胞移植尚处于试验阶段,已显示对于暴发性肝衰竭(FHF)导致的肝坏死有替代作用,可改善生存率。

肝移植是目前治疗肝衰竭或肝性脑病的最佳选择,从 20 世纪开展的肝移植技术经过了半个世纪的努力,日臻完善成熟,但由于缺乏严格行政管理,肝移植技术遍地开花,致使手术成功率下降,且浪费了供肝资源。2007 年卫生部针对肝移植不严谨的医疗态度颁布了《人体器官移植条例》,规范了肝移植医疗工作的开展。

(7)MHE 的治疗观点与进展:MHE 是否需要治疗以及治疗后患者是否受益仍不清楚。目前尚无临床资料表明治疗是否能提高健康相关的生活质量和降低显性 HE 形成趋势。部分研究提示应用治疗 HE 的方法治疗 MHE 能改善其神经精神异常,故对 MHE 患者治疗。但由于评估方法差异,这一改善作用的临床相关性还存在质疑。因此,对于 MHE 治疗的适应证及治疗的有效性还有待临床进一步研究观察。

治疗 MHE 的目的在于改善患者认知功能和提高生命质量。目前临床治疗能改善神经精神损害的主要方法包括:口服不吸收双糖、植物蛋白饮食、补充支链氨基酸及应用氟马西尼等。尽管如此,目前尚无大规模 RCT 研究资料,上述治疗方法仍存争议。国内外大多数研究认为乳果糖能显著改善 MHE 的智能和脑诱发电位,改变自然病程,改善健康相关的生活质量,防止进一步发展为显性 HE。因此,可作为 MHE 的基础治疗。近期一项 RCT 研究证实,单独应用利福昔明或乳果糖与两者联合应用治疗 MHE 效果相近。支链氨基酸补充治疗虽可能延缓肝硬化进展,但基于患者耐受性和治疗经济效应比考虑,还不能作为常规手段。

(高铁铭)

# 第七节　急性胆囊炎

发生在胆囊的急性炎症称为急性胆囊炎。胆囊出口梗阻或胆总管梗阻都可以引起急性胆囊炎。

## 一、发病机制

在解剖上,胆囊是一个盲袋,有细长而弯曲的胆囊管与胆管相通,因而容易发生梗阻并引起急性胆囊炎,或在急性炎症消退之后,留下慢性炎症的改变。由胆囊结石引起者称结石性胆囊炎,无胆囊结石者称非结石性胆囊炎。前者约占95%。

1.结石性胆囊炎　胆囊结石嵌塞于胆囊颈或胆囊管后,胆囊排空受阻,囊内压力升高,压迫囊壁内的血管,血供不足,降低了对化学刺激和细菌感染的抵抗力。存留在胆囊内的胆汁浓缩高浓度的胆盐可损伤胆囊黏膜,引起急性炎症改变。当胆囊内已有细菌感染存在时,由于细菌的作用,去结合化的胆汁酸盐对组织的刺激性更大,则胆囊的病变过程将加快并加重。

2.非结石性胆囊炎　胆囊管细长、扭曲、肿瘤、蛔虫都能造成胆囊出口受阻,引起非结石性胆囊炎。此外,严重感染、严重创伤(包括大面积烧伤、大手术)的患者,由于全身血流灌注不足,波及胆囊,损伤囊壁和黏膜;长期胃肠外营养的患者,缺乏胆囊收缩素的刺激而胆汁淤滞;胰液反流至胆道内,皆可能诱发非结石性胆囊炎。

## 二、病理

急性胆囊炎开始均有胆囊管梗阻,胆囊内压力增高,胆囊黏膜水肿、充血及白细胞浸润,胆囊内渗出增加,表现为胆汁外观正常或略显混浊。外观上,胆囊肿大,张力较高,胆囊壁水肿、增厚、血管扩张、浆膜表面有纤维素渗出,并常与周围脏器有纤维素粘连。如果胆囊梗阻不能缓解,胆囊内压力继续升高,促使囊壁发生血循环障碍,易发生胆囊壁坏疽及穿孔。当胆囊的梗阻一旦解除,胆囊内压降低后,胆囊急性炎症便会好转,部分黏膜修复,溃疡愈合,形成纤维瘢痕组织。胆囊壁水肿消退,急性炎症减轻,而出现慢性炎性细胞浸润和胆囊壁纤维增生,从而使胆囊壁变厚,出现慢性胆囊炎的病理改变。反复多次的急性胆囊炎发作,胆囊壁纤维瘢痕化,肌纤维萎缩,胆囊萎缩,将会完全丧失其生理功能。

## 三、临床表现

1.症状　腹痛是急性胆囊炎的主要症状,常在夜间或进食油腻食物之后,疼痛位于心窝部或右肋缘下,也可向右肩部、右背部或右肩胛下角放射,伴有发热,可能伴有恶心呕吐。急性结石性胆囊炎常表现为持续性胆绞痛,部分患者,尤其是非结石性胆囊炎,起病时可表现为上腹部或右上腹部钝性胀痛。随着腹痛的持续加重,常有畏寒、发热等全身中毒症状,老年患者多见。

2.体格检查　胆囊区压痛,在病程初期即可出现。压痛部位局限右上腹,墨菲征阳性,有时可触及胀大的胆囊。随着病程的进一步发展,由于炎性分泌物刺激腹膜,可出现肌紧张。到了胆囊周围浸润和脓肿形成,可在右上腹触到包块。胆囊穿孔引起弥漫性腹膜炎出现全腹压痛和肌紧张,严重者休克。部分患者可出现黄疸,其中部分由于同时伴有胆总管结石,另一部分主要由于急性炎症、水肿波及肝外胆管而发生黄疸。

3.实验室检查    血象检查表现为白细胞技术及中性粒白细胞增高,可上升至$20 \times 10^9/L$以上。血清丙氨酸氨基转移酶(ALT)和天冬氨酸氨基转移酶(AST)升高,特别是当有胆管阻塞和胆道感染时,则丙氨酸氨基转移酶升高更为明显。约有15%的患者可出现血清胆红素升高,一般为轻度升高,若超过$85\mu mol/L$时,常提示胆总管结石或胆管炎合并肝功能损害。

4.影像学检查    ①B型超声波检查可见胆囊增大,囊壁增厚,胆石光团及声影(图12-1);②CT和MRI对急性结石性胆囊炎,尤其对合并有胆管结石、急性胰腺炎时的诊断鉴别更有价值(图12-2);③放射性核素$^{99m}$Tc-HIDA可用于急性期,如果$^{99m}$Tc-HIDA检查胆囊显影,则可以排除急性胆囊炎的诊断。

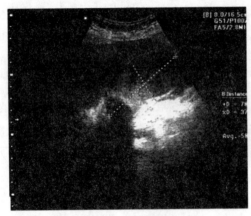

图12-1    胆囊影像1

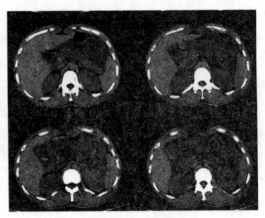

图12-2    胆囊影像2

## 四、诊断与鉴别诊断

根据临床表现即可诊断。腹痛的特点和右上腹局限性压痛是诊断急性胆囊炎的必要条件,右上腹肌紧张等其他体征及辅助检查可支持诊断。此外,急性胆囊炎需与急性胰腺炎、胆囊扭转、十二指肠溃疡、胃十二指肠溃疡穿孔等作鉴别。

## 五、急性与鉴别判断

急性胆囊炎治疗方法的选择和手术治疗的时机掌握,应根据每位患者的具体情况区别对待。结石性胆囊炎在一般的非手术治疗下,大部分患者病情可缓解,需要时可择期手术。据观察,择期手术比急性期手术的并发症率和死亡率要低60%～80%。非结石性胆囊炎的严重并发症发生率高,需更趋向于早期手术处理。

### (一)非手术治疗

包括对患者的全身支持疗法,维持水和电解质的平衡,解痉镇痛,抗生素治疗和临床观察护理。其中,解痉镇痛需明确诊断才可进行,否则易使原有症状和体征减轻,影响进一步诊断。

经过上述治疗,多数患者的急性胆囊炎病程可以得到缓解,但如果治疗中腹部压痛和肌紧张的范围扩大、出现更加严重的全身症状,应行手术治疗,上述非手术治疗措施可作为必要的术前准备。

### (二)手术治疗

首选胆囊切除术。胆囊切除术在目前是个较安全的手术,但需掌握手术时机。

1.临床症状较轻的患者,在非手术治疗下病情趋于稳定并有缓解者,宜待急性期过后择期手术,大部分患者适用。

2.在非手术治疗过程中如有以下情况者,应尽早手术:①寒颤、高热,白细胞计数在 $20 \times 10^9/L$ 以上;②黄疸加重;③局部腹膜刺激征;④并发重症胰腺炎;⑤60 岁以上的老人,易发生并发症,应尽早手术处理。

3.病程较晚,发病 3d 以上,局部有肿块非手术治疗下情况稳定者,宜继续非手术治疗,待择期手术。

4.如果在非手术治疗中胆囊周围的浸润块不是缩小反而增大,并伴体温升高,说明浸润块向脓肿转变,应行脓肿切开引流术,脓肿治愈后再择期行胆囊切除术。

5.患者全身情况不能耐受胆囊切除术,或局部充血、血肿、粘连致解剖不清,可行胆囊造瘘术作为急救措施,待急性炎症消退后 3 个月后再行胆囊切除术,其中经皮胆囊造瘘术与普通经腹胆囊造瘘在并发症和危险性上并无明显差异,且创伤较小,应提倡应用。

(刘 奎)

# 第八节 慢性胆囊炎

慢性胆囊炎是指胆囊的慢性炎症性病变,呈慢性迁延经过,临床上反复急性发作。病因多与胆结石有关,但目前临床上非结石性慢性胆囊炎亦相当多见。大多为慢性起病,也可因急性胆囊炎反复发作迁延而来。本病女性多于男性,发病年龄以 30～50 岁多见,病史可达数十年。

【病因及发病机制】

1.胆囊结石 约 70% 的慢性胆囊炎由胆囊结石引起,结石所致的机械性刺激可引发胆囊炎症,在此基础上,还可以继发细菌感染。

2.感染 感染源以细菌为主,也可为病毒及寄生虫。细菌感染的途径可经血液、淋巴系统、临近器官炎症蔓延,也可经十二指肠乳头逆行感染。

3.化学因素 胆汁中过度浓缩的胆盐对胆囊黏膜有强烈的化学刺激作用,胰液反流亦可引起化学性慢性胆囊炎症。化学性胆囊炎的发生多与胆囊管梗阻有关,也可因结石或 Oddi's 括约肌痉挛引起。

4.急性胆囊炎迁延 急性胆囊炎的反复发作可导致胆囊壁增厚、胆囊腔狭小萎缩,而使其丧失运动功能

【临床表现】

1.主要表现为反复发作右上腹或中上腹钝痛、隐痛或不适感,疼痛可向右肩或左肩放射,多数患者进食高脂肪饮食后症状可加重。

2.80% 患者可出现饭后常上腹饱胀不适、嗳气、反酸、烧心等消化不良症状,还可出现低热及倦怠。如结石嵌顿则可产生绞痛。

3.慢性胆囊炎体检时可无明显阳性体征,部分患者右上腹有压痛,偶有 Murphy 征阳性。如有胆囊增

大,局部可扪及囊性包块。少数患者可出现黄疸。

**【入院检查】**

1.一般检查　发作时白细胞总数及中性粒细胞均增高,血清胆红素与总胆固醇可稍增加。

2.B超　B超检查是诊断慢性胆囊炎的首选方法。通过该检查可了解胆囊大小,有无结石等情况。在慢性胆囊炎时除合并结石外,胆囊壁肥厚可能是唯一的征象。

3.CT或MRI检查　CT或MRI检查对于慢性胆囊炎的诊断有重要价值,与B超作用相似。

4.逆行胆管造影　在内镜下行逆行胆管造影。如胆囊显影淡薄或不显影、胆囊阴影缩小或浓缩功能不佳,均提示本病。

**【诊断与鉴别诊断】**

(一)诊断

慢性胆囊炎的诊断主要依靠其病史,上腹部疼痛,消化不良症状等临床表现以及B超、CT、MRI等影像学检查,必要时可行逆行胆管造影。

(二)鉴别诊断

本病应与反流性食管炎、慢性胃炎、慢性胰腺炎、右侧结肠病变相鉴别。

1.反流性食管炎　部分反流性食管炎患者伴有上腹部隐痛或不适,易与慢性胆囊炎相混淆,胃镜检查及食管pH值动态监测有利于本病鉴别。

2.慢性胃炎　慢性胃炎患者多有上腹隐痛及饱胀感,多无右上腹的疼痛。胃镜检查有利于鉴别,但应注意少数患者同时具有慢性胆囊炎和慢性胃炎。

3.慢性胰腺炎　慢性胰腺炎的疼痛等症状常与慢性胆囊炎相似,但慢性胰腺炎还常有左侧腰背部疼痛,并常与体位相关。B超、CT、MRI等影像学检查有利于鉴别。

4.右侧结肠病变　右侧结肠的肿瘤易误诊为慢性胆囊炎,但前者多有大便习惯改变。

结肠镜检查及B超检查有利于鉴别两者。

**【诊疗原则】**

本病诊断主要依赖于典型临床表现及B超、CT、MRI、逆行胆管造影等检查。治疗以低脂饮食、利胆及胆囊切除为主。

**【治疗措施】**

1.内科治疗　低脂饮食,可口服硫酸镁等利胆药物;有疼痛症状者可选用解痉、镇痛药物。对于有胆固醇结石患者,可采用溶石疗法,口服熊去氧胆酸或鹅去氧胆酸。

2.外科治疗　胆囊切除术是慢性胆囊炎的根治方法。对于症状明显反复发作伴有结石或胆囊壁钙化的慢性胆囊炎患者,诊断一经确立,可行胆囊切除术或腹腔镜下胆囊切除。

**【出院医嘱】**

1.照护原则　注意休息,低脂饮食。

2.注意事项　避免劳累、饮酒及高脂肪饮食。

3.常规用药　利胆、解痉、溶石类药物。

(刘　奎)

# 第九节　胆石症

胆石症是指胆管系统(包括胆囊和胆管)的任何部位发生结石的疾病,结石的种类和成分不完全相同,临床表现取决于结石是否引起胆管感染、胆管梗阻及梗阻的部位和程度

## 一、胆结石类型

结石的分型对病因的探讨、治疗方法的选择和结石清除后复发的预防,都有一定的帮助。

1.按成分分类　包括胆固醇结石、胆色素结石和混合型结石,根据国内报道,我国的胆石症以混合型结石最多,胆色素结石次之,胆固醇结石最少。

2.按部位分类　包括胆囊结石、总胆管结石和肝内胆管结石。

3.按其他方法分类　按形态分类,我国有陈淑珍的分型分类法和傅培彬的8型分类法等。

胆结石的发病率在不同国家和同一国家不同人种及地区之间均存在差异。流行病学的研究提示遗传因素是造成这种发病率差异的原因。胆结石的类型在不同国家间也存在差异。在大部分西方国家,75%以上的胆结石为胆固醇型且通常发生在胆囊内;在非洲和亚洲,以胆色素结石为主并多见于胆管内。此外,生活方式如饮食习惯也是原因之一。胆结石的发病率在20世纪内逐渐上升,提示生活方式和饮食因素在该病发病中的作用。我国胆石症的发病率近年来也呈上升趋势,但各地区之间还是存在着一定差异。胆结石的发病率随年龄增加而上升,在同一年龄组中,女性的发病率高于男性。

## 三、病因与发病机制

胆汁的形成对于脂质的消化非常重要,通过胆汁的直接排泄或转化成胆酸除去体内多余的胆固醇。胆汁由水分(90%)和三种脂质包括胆固醇(溶质质量的4%)、磷脂(24%)和胆盐(72%)组成。

1.胆固醇结石　体内总胆固醇池的提供来源于乙酰辅酶A(acyl-CoA)的从头合成和饮食中的吸收。该池中的大部分为可溶性的,未经修饰随胆汁分泌,或转化成胆汁酸。胆汁中的胆固醇约20%由肝重新合成,其余部分来源于肝内已形成的胆固醇池。胆结石的形成与血清中高密度脂蛋白(HDL)的降低和低密度脂蛋白(LDL)的升高有关,但与血清总胆固醇水平的关系尚不明确。各种代谢缺陷可以破坏胆固醇池的调节平衡,导致胆管内胆固醇排泄的绝对增多,或胆汁酸相对排泄减少造成胆汁的超饱和,两种缺陷可以同时存在。

2.胆色素结石　分黑色和棕色两种,在形态学、发病机制和临床相关表现方面均存在差异。黑色结石的形成并无明显诱因,主要发生于胆囊且不伴感染。与黑色结石形成有关的因素包括慢性溶血(如镰状细胞病)、地中海贫血、心脏瓣膜修复术、年龄增长、长期的全肠外营养(TNP)及肝硬化。棕色结石常发生于胆管且与细菌和寄生虫感染有关。胆色素结石的形成环节包括胆红素的分泌增加,胆囊淤积或炎症使胆红素葡糖甘酸水解成溶解度较低的分子形式。胆囊上皮的酸化能力下降及上皮分泌的黏液增加了胆汁的酸度,均有利于碳酸钙、磷酸钙和胆红素沉积。钙可使非结合胆红素沉淀,其机制未明。

3.混合性结石　由胆红素、胆固醇、钙盐等多种成分混合而成。根据所含成分的比率不同而呈现不同的形状和颜色。剖面成层状,有的为中心呈放射状而外周呈层状。因含钙盐较多,X线检查常可显影。混合性结石约60%发生在胆囊内,40%在胆管内。

## 四、临床表现

胆石症的临床表现与结石所在的部位、大小、性质、动态和并发症有关。

1.无症状胆囊结石(安静结石)　所谓无症状是指没有胆绞痛,因结石未嵌顿,几乎无症状,甚至终身不被发觉。有时仅有轻微上腹闷胀、隐痛、不适、嗳气等,进食油腻后明显。常误诊为肝炎、胃炎、消化不良等。查体右上腹轻压痛、无肌紧张,当胆囊积液时可触及肿大胆囊。

2.胆绞痛　大约1/3的胆结石患者有症状。胆绞痛是最常见的主诉,发生于70%到80%有症状患者。是由于结石堵塞胆管造成强直性痉挛所致的内脏痛。疼痛为发作性剧痛,通常位于中上腹或右上腹,偶尔见左上腹、心前区及下腹。疼痛可由饱食后诱发,但也可无诱因。典型的胆绞痛为突然发作,在15min之内疼痛加剧至最高峰并可持续3h,消退较慢。疼痛持续6h以上应怀疑胆囊炎。疼痛可放射至肩胛区,较少见的情况可放射至右肩。两次发作之间的间隔时间并无规律,可以是数周、数月,甚至数年不等。

胆绞痛与非特意性消化不良的鉴别有临床意义。两者的鉴别要点:①胆绞痛所致的疼痛为持续性,无波动性;②胆绞痛的腹痛基本上位于上腹部;③不耐受脂肪并非胆绞痛的特征。影像学检查只能证实结石的存在,胆绞痛的诊断极大程度上有赖于临床判断。

3.急性胆囊炎。

4.胆总管结石病和胆管炎　大部分的胆囊结石为继发性的,是较小的胆囊结石转移至胆总管所致,结石停留在胆总管可引起很多并发症。胆总管结石常伴有胆汁感染,伴或不伴临床症状。胆管梗阻造成黄疸和皮肤瘙痒。粪便中的胆汁减少,但结石造成的胆管梗阻往往不完全,因此白陶土样便并不常见。肝内和肝外胆管的扩张是诊断胆总管梗阻的有价值的征象,B超、CT检查可发现,而临床可能仅表现为轻度的肝大或右上腹的触痛。与胆总管的恶性梗阻不同的是,胆总管造成的梗阻往往是非完全性的。长期的梗阻可造成肝实质的损伤,形成继发型的胆汁性肝硬化。胆总管胆石症的一个常见的并发症是胆管炎,梗阻和胆汁淤积可造成细菌感染。

5.肝内胆管结石　多见于亚洲人,因此有称为东方胆管肝炎(复发性化脓性胆管炎),是指发生于左右肝管汇合部以上的结石。肝内胆管结石可广泛分布于两肝叶胆管的各分支内,亦可局限于一处,一般以左肝外叶或右叶最为多见,可能与该处胆管弯度较大和胆汁引流不畅有关。临床表现为反复发作的腹痛,长伴有黄疸、寒战和高热。

## 五、诊断性检查

### (一)实验室检查

一般的胆绞痛,无血液学和生物学方面的改变。

急性胆囊炎,常见白细胞增多和核左移。

间歇性胰管梗阻造成血清淀粉酶增高。胆囊的炎症和水肿可压迫胆总管造成氨基转移酶和碱性磷酸酶的增高。碱性磷酸酶由胆小管和胆管细胞合成,其增高水平和梗阻程度和病因无关。总肝管和胆总管的炎症时长伴有胆红素的增高,增高的水平与梗阻的程度平行。胆总管胆石病的胆红素水平通常介于$30\sim200\mu mol/L$之间,胆红素的峰值与黄疸的持续时间无相关性。

### (二)影像学检查

1.腹部平片　价值不大,只有$13\%\sim17\%$的胆结石含有足够的钙使射线无法透过而显影。

2.超声检查　特异性和灵敏性均很高。超声下结石表现为高振幅回声及声后阴影。超声检查未能发现结石,并不能排除胆石病的诊断。

3.内镜超声(EUS)　诊断胆总管结石病的敏感性和特异性均较高。因其不依赖结石的大小和胆管的直径,因此对于无扩张的胆总管内的小结石的诊断尤其有价值。

4.CT检查　与超声检查相比,CT对于胆结石的诊断并不具有优势。CT可显示胆管的扩张、结石和肿块。另外,若高度怀疑肿瘤造成的胆总管梗阻,可行CT检查。

5.胆管造影　若需要更精确的显示胆管系统,则应行内镜逆行胆胰管造影(ERCP)或经皮肝穿刺胆管造影(PTC)。ERCP更适合于显示较低部位的梗阻,而PTC显示较高部位或近端的梗阻。

6.磁共振胆管造影(MRCP)　MRCP诊断胆管内疾病、胆管扩张和胆管狭窄的特异性和敏感性均>95%,是诊断肝内胆管结石较有价值的方法。MRCP为非侵入性检查,避免了ERCP和PTC所带来的风险。

## 六、诊断和鉴别诊断

诊断有赖于临床表现和影像学检查,胆管疾患的临床症状和体征并非高度特异。应仔细分析患者的病史、体征和实验室检查结果。典型的胆绞痛也应通过影像学的检查进一步证实。胆结石很常见,并可与其他疾患共存,发现胆结石并不能排除其他引起相似临床表现的疾病,应通过适当的诊断性检查排除其他内脏包括上消化道、结肠、肾和胰腺的疾病。一些腹腔外疾患如心绞痛、降主动脉瘤、脊髓神经痛、胸膜炎、心包炎及不常见的代谢性疾病,如遗传性血管性水肿、急性间歇性卟啉病都能引起相似的临床表现,应注意鉴别。

## 七、治　疗

### (一)手术治疗

1.开腹手术　开腹胆囊切除术简单、安全,适用于大部分有症状的胆结石患者,是有并发症患者的第一选择,胆总管胆石病患者应行胆囊切除术+胆总管探查和取石。肝内胆管结石伴局限性的肝硬化或肝内胆管狭窄者,首选肝叶切除术。

2.腹腔镜胆囊切除术(LC)　该项技术已作为有症状的胆石病和急、慢性胆囊炎的标准治疗方法。LC并发症少,住院时间短,恢复快,且总的死亡率降低。LC的适应证与开腹胆囊切除术相仿,即有症状的胆石病。绝对禁忌证为不能赖受全麻和无法控制的凝血障碍。相对禁忌证包括粘连或炎症,弥漫下腹膜炎。

3.胆总管探查术　在胆囊切除术时,做好胆总管探查,亦是手术的一重要部分。如果遗漏胆总管病变未加处理,病人的症状得不到缓解,常需遭受再次手术的危险与痛苦。

遇有下列情况时,应考虑探查胆总管:①急性化脓性胆管炎、慢性胆囊炎、管壁增厚;②胆总管内结石或异物;③阻塞性黄疸;④从手术探查或术中造影发现肝胆管病变;⑤胆总管显著扩张;⑥胆囊管显著扩张而胆囊内为细小结石者;⑦胰腺头肿大、胆总管明显扩张、有急性胰腺炎病史;⑧有梗阻性黄疸病史。胆总管切开探查术后,胆管内一般放置合适的 T 形管,但亦有主张在适当情况下做一期缝合而不放置引流。

4.小切口胆囊切除术　采用腹部小切口胆囊切除术,其切口仅 3～5cm,有手术损伤小、恢复快、痛苦少、住院时间短、切口感染率低的优点;但小切口胆囊切除术需要一套特殊的器械,相关手术小组人员需特殊培训。随着腔镜技术的发展,限制了本术式的应用,但仍适合在基层医院推广。

5.肝内胆管结石的手术治疗方法　包括胆管探查取石、胆肠内引流术、肝叶切除术等,此等手术常是根据病变的性质联合使用。肝内胆管结石在肝内有很强的节段性分布,所以往往只有切除病变含石的肝段或肝叶之后,才能达到彻底清除病灶的目的。

### (二)非手术治疗

1.内镜治疗

对于无法耐受手术的胆总管胆石病患者可行经内镜逆行胰胆管造影(ERCP)检查,在 ERCP 的基础上,可以进行十二指肠乳头括约肌切开术(EST)、内镜下鼻胆汁引流术(ENBD)、内镜下胆汁内引流术(ERBD)等介入治疗。采用 OlympusJF-V 型电子十二指肠镜和高频发生器,所用附件为切开刀、取石网篮、取石球囊导管,机械碎石器和取碎一体网篮等。对术前诊断或怀疑胆总管结石的病人行 ERCP 证实胆总管结石后行 EST,于乳头 11～12 点处切开括约肌,长 0.5～1.5cm。对于插管失败者,采用预切开后再插管;对于结石嵌顿者,采用针状刀开窗后取石;如果发现胆总管十二指肠瘘,则通过瘘口直接取石。根据结石大小、数目和形态等因素利用取石网篮、取石球囊导管和机械碎石网篮等取石。如果术前有急性胆管炎、急性胰腺炎或者结石未完全清除时,取石后行内镜鼻胆管引流术。

对于胆囊切除术或胆道手术后胆总管残留或复发结石,因高龄或合并疾病手术风险高不适合手术,胆总管结石发生严重并发症如急性重症胆管炎或重症胆源性胰腺炎等情况的病人,EST 最适宜应用已经得到共识。

对于未能完全清除胆总管结石的病人,术后可以给予 654-2、硫酸镁或中药等药物促使结石排出;同时密切观察病情变化,必要时可再次行内镜下取石

通过对可能影响取石结果的因素做单因素和多因素 logistic 逐步回归分析,结果表明结石 >1.5cm 和既往有胆总管探查手术史是造成取石失败或结石残留的危险因素。既往胆总管切开探查取石和 T 管引流术后,胆总管的形状和结构可能发生改变,从而可能导致内镜下取石困难。结石体积增大时,取石难度增加。当结石 >1.5cm 时,取石难度明显增大,常常需要碎石后再取石。因此,在结石 >1.5cm 和既往有胆总管探查手术史时,应警惕 EST 术中有取石困难的可能,应该预先准备和利用各种碎石及取石设备。此外,乳头旁憩室也是影响取石结果的重要因素,如果憩室距离乳头很近或者乳头开口于憩室内,很容易造成插管困难,致使 ERCP 失败,或者由于憩室壁较薄,行乳头切开时有十二指肠穿孔的危险,不敢切得很大,也影响取石的成功率。

2.药物溶石　随着腹腔镜技术的发展,药物溶石仅限于无法行腹腔镜或开腹手术的患者。

(1)口服胆酸溶石:口服胆酸溶石效果与是否选择合适的患者密切相关。适用于:主要由胆固醇组成的结石,口服胆酸溶石胆囊造影显示的漂浮小结石的溶石成功率达 90％;表面积大的结石;直径 <1.5cm 的结石;口服胆酸溶石胆囊造影或肝胆扫描证实胆囊管未闭。口服胆酸溶石的成功率为 60％～70％(包括

部分溶解）。

用于溶石的两种胆酸为鹅去氧胆酸（CDCA）和熊去氧胆酸（UDCA）。CDCA 的副作用：血清氨基转移酶和胆固醇增高，但未见肝严重而持久损失的报道；水样泄，这些副作用在减少 CDCA 剂量后缓解或消失。禁忌证为肥胖、高脂血症和肝病。UDCA 较安全，无 CDCA 引起的副作用，因此亦可用于肥胖和肝病患者，剂量 8～12mg/(kg·d)。目前 UDCA 已基本取代了 CDCA。

（2）接触性结石溶解剂：数种胆固醇结石溶解剂可供选择，最常用的是甲基叔丁醚（MTBE）。经皮行肝穿刺，将导管插至结石所在的部位，注入结石溶解剂 MTBE，数小时之内结石将会溶解。成功率 90% 左右。并发症包括穿刺本身引起的并发症及 MTBE 流入十二指肠造成的副作用（溶血性贫血、腐蚀性或出血性十二指肠炎、吸入性肺炎、嗜睡等）。

3.体外震波碎石（ESWL）　这一治疗方法包括两方面：口服胆酸治疗及结石的碎片化。对于经 ERCP 括约肌切开后未能清除的胆总管结石，可考虑联合运用 ESWL。

4.其他　对于无法耐受手术或术后反复发生的胆总管和肝内胆管结石，还可采用激光碎石、电液压碎石治疗。

（刘　奎）

# 第十节　胆道肿瘤

胆道肿瘤通常是指发生于肝外胆道的肿瘤，可分为良性与恶性两类。良性肿瘤中常见的是腺瘤和乳头状瘤，恶性肿瘤以癌多见。

## 一、胆道良性肿瘤

真性胆道良性肿瘤甚为少见，可发生于胆道的任何部位，最常见的良性肿瘤有乳头状瘤、腺瘤，乳头状瘤是胆道恶性肿瘤的癌前病变，胆道其他良性肿瘤有腺肌瘤、纤维瘤等。

【诊断步骤】

（一）病史采集

1.现病史　有无皮肤、巩膜黄染，是否为进行性加重或缓慢发展。是否伴有食欲不振、嗳气、腹部隐痛或不适等消化道症状。有无体重减轻、贫血等表现。

2.过去史　有无类似发作史，如有，应询问其诊疗经过、效果如何等。有无胆石症病史。

3.个人史　有无吸烟、酗酒史。有无寄生虫病感染史。

4.家族史　有无类似家族史。

（二）体检要点

1.部分患者无阳性体征。

2.部分患者巩膜、皮肤黄染。

3.可有右上腹部压痛。

### (三)辅助检查

1.实验室检查

(1)血常规:一般无贫血,白细胞无异常。

(2)肝功能:部分病人血总胆红素、直接胆红素升高,转氨酶、碱性磷酸酶亦可升高。

2.特殊检查

(1)腹部 B 超:是临床常用的诊断方法,可初步判定胆管有占位性病变。

(2)逆行胰胆管造影(ERCP):可有胆管内充盈缺损、透亮区、狭窄等影像学的表现。

(3)X 线上消化道钡餐:有时可发现乳头部的肿瘤或邻近脏器受压的征象。

(4)腹部 CT、MRI 及 MRCP:可用于本病的诊断,可确定胆管占位的性质及有无转移病灶。

### (四)诊断要点

1.皮肤、巩膜黄染伴有右上腹部不适,全身情况良好。

2.体检发现有皮肤、巩膜黄染、右上腹部压痛。

3.腹部 B 超、CT、MRI 或 MRCP 确定胆管有占位病变,但无恶变征象。

### (五)鉴别诊断

诊断本病时,需与胆道恶性病变鉴别,若难以区分良恶性,手术切除肿瘤,进行病理检查可明确诊断。

## 【治疗方案】

本病的治疗原则是,如明确诊断,存在阻塞性黄疸或疑诊本病,但与恶性胆道肿瘤难以鉴别,病人应住院手术治疗;如肯定为良性病变,亦无黄疸、胆道出血等症状,可不手术,应门诊密切随访。

## 【病情观察】

### (一)观察内容

1.诊断明确者,应根据病人主要症状、体征,选择其可接受的治疗;如有阻塞性黄疸或腹部隐痛等,应予以外科手术治疗,治疗中注意观察病情变化及治疗效果。对影像学检查结合临床表现肯定为良性又无相关临床症状者,可暂不手术,予门诊密切随访。

2.诊断不明确者,则应根据病人主诉、临床征象,选择上述检查方法,尽快明确诊断;症状及相关影像学检查难以排除恶性者,应嘱病人考虑剖腹探查,既可手术切除,又可明确诊断。

### (二)动态诊疗

病人因黄疸、腹部隐痛等就诊,均应行肝功能检测、腹部 B 超等检查,以确定是否为阻塞性黄疸,有无肝内外胆管扩张,并进一步行 CT、ERCP、MRI 等检查明确病变性质。经相关检查难以肯定,尤其是不能排除恶性者,应请普外科医师会诊,以剖腹探查明确诊断。如肯定为良性肿瘤,可予门诊密切随访;如有症状变化,则应及时手术治疗。

## 【临床经验】

### (一)诊断方面

本病较为少见,诊断应极为慎重。病人就诊时,临床医师首先应利用所在医院可能的条件,努力确定或排除恶性胆道肿瘤,B 超、CT、ERCP、MRI 等影像学检查是必须采用的检查方法。症状相对稳定或发展缓慢,病人一般情况良好,无消瘦、贫血,提示良性肿瘤可能,如经相关检查难以明确,则应及时剖腹探查,这是一种可接受的诊断方法。乳头状瘤为胆道恶性肿瘤的癌前病变,获诊断者即应手术治疗,不应随访。

### （二）治疗方面

实际上，胆道占位病变是很难区分良恶性的，因此，临床工作中，一旦确定有胆道肿瘤，如病人及家属同意，一般均须手术治疗。

### （三）医患沟通

本病较为少见，相对而言，胆道恶性肿瘤则并非罕见，因此，诊断或疑诊本病时，应如实告知病人及家属本病的临床特点、诊断方法、治疗的原则，以便病人及家属予以配合、支持，有时候诊断较为困难，且难以获得病理性的诊断依据，可能需要一定的时间检查、随访，亦应告知病人及家属。另外，诊疗过程中，如需要手术治疗、病情出现变化、需要调整有关检查治疗的，应及时与病人及家属沟通，如安排病人随访，则应将随访时间、随访手段、随访中的注意事项等明确告知病人及家属。

### （四）病历记录

1.门急诊病历 记录病人就诊的主要症状特点，如上腹痛、皮肤及巩膜黄染等，特别应记录病人症状的持续时间，有无加重、发展的特点。有无胆囊炎、胆石症病史。以往或外院的诊疗经过。体检记录病人有无浅表淋巴结肿大，有无腹部包块。辅助检查记录 B 超、肝功能等检查的结果。

2.住院病历 记录病人入院前门急诊或外院的诊疗经过。记录本病的诊断依据、鉴别诊断要点。记录病人治疗后的病情变化、治疗效果。如行 CT、ERCP、MRCP 等特殊检查，应记录检查的结果。如行手术治疗，应详尽记录术后的病理结果。

## 二、胆道恶性肿瘤

胆道恶性肿瘤绝大多数为癌，而肉瘤（平滑肌肉瘤、圆形细胞肉瘤、黑色素肉瘤等）、类癌和血管内皮瘤等均极少见。其病因目前仍不十分清楚，可能与长期胆汁淤积、慢性胆道感染、某些寄生虫病以及自身免疫疾病有关。

### 【诊断步骤】

#### （一）病史采集

1.现病史 有无皮肤、巩膜黄染，是否进行性加重，有无右上腹痛或不适的症状。有无食欲不振、嗳气、恶心、呕吐、上腹部不适等消化道症状。有无乏力、体重减轻、食欲不振、皮肤瘙痒等。注意询问病人的尿色和大便颜色，注意询问有无发热、呕血、黑便等表现。有无咳嗽、咯痰、肝区疼痛等脏器转移的症状。

2.过去史 以往有无胆囊炎、胆石症史，如有，应询问其是否治疗、效果如何。是否有胆囊手术史，如有，应询问其手术的时间、方式、原因等。

3.个人史 有无特殊饮食习惯，如喜食油腻食物。因从事橡胶工业的人群易患本病，故应询问是否从事橡胶工业等某些特殊的职业。

4.家族史 了解有无肿瘤家族史。

#### （二）体格检查

1.多数患者皮肤、巩膜黄染。

2.右上腹部压痛，有时可触及肿大的肝脏、胆囊。

3.晚期肿瘤病人可有腹部移动性浊音阳性。

## （三）辅助检查

1.实验室检查

（1）血常规：部分病人可有血红蛋白进行性下降，但白细胞计数、血小板一般无异常。

（2）肝功能检查：血清胆红素显著升高，以直接胆红素为主，转氨酶、碱性磷酸酶等亦可升高。血清总蛋白、白蛋白减少。

（3）粪、尿常规：完全性阻塞性黄疸时，粪呈白陶土色，粪胆素阴性，粪潜血试验可持续或间断阳性。尿色棕黄，尿胆红素阳性，尿胆原阴性。

（4）肿瘤标志物检测：胆汁中 CEA 可明显增高，胆管癌患者血清 CA19-9 阳性率约 73.9%，血清 CA50 阳性率 91.3%，这些指标的检测有助于良恶性胆道肿瘤的鉴别。

（5）凝血酶原时间测定：多数病人凝血酶原时间延长。

2.特殊检查

（1）腹部 B 超：超声诊断率为 70%～91.5%，可见肝内胆管扩张，有时可在肝门处显示肿瘤回声，亦可见有不同程度的淤胆性肝肿大或胆囊肿大。

（2）CT：胆管癌的 CT 诊断率 80%，CT 能显示肿瘤大小、位置、阻塞上段胆管扩张、淋巴结或肝转移，并能除外胰腺癌，但有时难以显示肿瘤，其诊断价值不及 ERCP、PTC。

（3）MRI、MRCP：诊断胆管癌的准确性、敏感性与 B 超、CT 相似，MECP 的准确性可达 92.8%，可较准确显示梗阻部位，确定梗阻原因。

（4）ERCP：ERCP 能从胆管远端直接显示胆管梗阻部位和性质，本病可显示为胆管狭窄型、充盈缺损型及梗阻型 3 种类型，对于下 1/3 段的胆管癌，ERCP 则具有可直视壶腹并行胰管造影等优点；此外还可在引流胆汁中直接查找癌细胞，检出率达 50%。

（5）经皮经肝胆道造影（PTC）：可获得胆管阻塞的影像，利于术式选择和预后的判断.是较有效的定位定性方法，对胆管癌的诊断率为 90%～100%，能显示阻塞近端的肝内外胆管扩张、局限性充盈缺损、管腔狭窄、管壁僵硬等改变。

（6）胆道镜：对胆管癌的诊断率可达 100%。经皮经肝胆道镜（PTCS）：一般先行经皮胆管引流（PTCD），建立窦道或窦道扩张后插入胆道镜至胆道，可直视胆道病变及性质，并可取活组织做病理检查以确诊；经口胆道镜检（PCS）：则采用子母镜法，经口-胃-十二指肠乳头插入胆道，可直接观察胆道病变；术中胆道镜：在术中切开胆管后，将胆道镜置入胆总管，观察胆管黏膜、乳头开口形态、大小、肿瘤形态、范围等。在胆道镜直视下亦可取可疑病变组织送病检，明确诊断。

（7）X 线低张十二指肠造影：可显示肿大的胆囊对十二指肠的压迫像、胆总管扩张。

## （四）诊断要点

1.不明原因的梗阻性黄疸，进行性加重。

2.B 超、CT、ERCP、MRI、MRCP、PTC 等相关的检查提示肝内外胆管扩张，或显示肿瘤回声。

## （五）鉴别诊断

1.原发性肝癌　常在肝硬化基础上发生，有肝硬化临床表现。胆囊一般无肿大，脾脏肿大，血 AFP 明显升高，腹部 B 超、CT、MRI 检查可资鉴别。

2.壶腹周围癌　起病较急，多有波动性黄疸、消瘦、呕血和（或）黑便等。腹痛不显著，常并发胆管炎，反复发热、寒战较常见。本病常不伴慢性胆囊炎、胆石症，B 超、CT、MRI、MRCP、ERCP 等检查可有助于诊断,行十二指肠镜检及活检可确诊诊断。

3.胆石症　发作时上腹呈绞痛,出现疼痛后1~2日出现黄疸,黄疸随炎症消退而缓解,胆囊大小正常或轻度肿大。肝外胆管癌一般无剧烈腹痛,仅感上腹钝痛或压迫感,黄疸呈进行性加重,肝脏肿大或胆囊肿大,多伴消瘦、乏力、食欲不振等。

4.原发性硬化性胆管炎　多数为男性,皮肤、巩膜黄染,右上腹痛,ERCP见有肝内和(或)肝外胆管扩张,弥漫性胆管狭窄、呈串珠样改变,PTC显示肝外胆管呈弥漫均一或不规则节段性狭窄,肝内胆管呈串珠状狭窄与轻度扩张的特征。病程进展缓慢,激素或免疫抑制剂治疗有一定疗效;鉴别困难者往往依靠内镜下病变部位活检以证实诊断,有时手术探查可明确诊断。

5.药物性黄疸　发病前有服用损害肝脏的药物史,直接、间接胆红素均升高,停药或对症治疗可缓解。

6.胆汁性肝硬化　多见于女性,常见有瘙痒、皮肤及巩膜黄染,多数病人抗线粒体抗体阳性,肝内外胆管一般不扩张。

## 【治疗方案】

### (一)一般治疗

确诊本病者,可根据病人具体情况予以对症处理。嘱病人清淡饮食;有消化不良者,可予以助消化药;有腹痛者,可用止痛药物;注意维持水、电解质平衡。

### (二)手术治疗

外科手术是胆管恶性肿瘤的主要治疗方法,治疗原则是手术切除癌肿以及解除胆管梗阻,手术方式的选择取决于癌肿的部位和病变范围;对肿瘤较局限,周围侵犯较少者,可施以根治性切除手术;无法根治切除者采用姑息性切除,主要是行胆汁内引流,旨在减轻黄疸,缓解瘙痒,改善肝功能,保持病人一定的生活质量。

### (三)介入治疗

适用于全身状况较差,难以耐受外科手术的病人。可通过PTC和ERCP技术放置支架或内、外引流(PTCD、TBD、ENBD)。一般介入治疗后的黄疸消退率达80%,近期疗效较好。

### (四)化疗和放疗

氟尿嘧啶(5-FU)是胆道癌肿的主要化疗药物,其有效率为10%~24%。临床上亦可用氟尿嘧啶、丝裂霉素、表柔比星等联合化疗;经肝动脉灌注上述的化疗药物亦有一定的疗效。放疗有外照射和经姑息的胆道引流术导管的介入内照射法,可减轻疼痛或解除胆道梗阻。

## 【病情观察】

### (一)观察内容

1.诊断明确者,应行X线胸片、CT、MRI等进一步检查,了解有无局部或全身转移,以及肿瘤侵犯的范围,确定能手术者,应请普外科会诊,予以手术治疗;如无法手术,可行内镜下支架置放术或PTCD引流术,或行化学治疗,重点观察治疗后的病情变化、治疗效果。

2.诊断未明确者,应根据所在医院的条件,行B超、CT检查或进一步做PTC、ERCP或纤维胆道镜检查,尽快予以明确诊断。如临床高度疑及本病,病人及家属同意,可考虑手术探查。

### (二)动态诊疗

胆道恶性肿瘤如诊断明确或疑及,则应及时行上述的相关检查,以确定有无转移,如无糖尿病、高血压、肥胖等手术的相对禁忌证,以及无近期心肌梗死、充血性心力衰竭、严重肺功能不全等手术禁忌证和无全身转移征象,家属签字同意则予手术治疗,术后注意观察病人症状缓解如何;如需化疗或其他对症治疗的,亦应注意观察治疗效果,病人生活质量如何;证实复发或转移时,应根据病人症状,如有无胆道梗阻、胆道感染征象、出血等,予以相应治疗。即使经有关检查确认为晚期肿瘤失去手术机会,或手术后复发或转移,也应尽可能帮助病人,予以对症、支持治疗,以延长生存期,提高病人的生活质量。

**【临床经验】**

**(一)诊断方面**

1.胆管癌常缺乏特异性症状,多表现消化不良和上腹胀痛,往往与其他胆道疾病的症状相混淆,当病变发展到一定阶段时,可出现皮肤巩膜黄染、腹痛等一系列症状,早期诊断率低。阻塞性黄疸是胆管癌最突出的表现,约半数病例以黄疸为首发症状,黄疸一旦出现则常呈持续性、进行性加重,当癌组织坏死脱落、破溃、血块排出,胆管充血水肿减轻时黄疸可暂时缓解而出现波动;有黄疸者约80%伴皮肤瘙痒,70%伴有灰白色大便或伴脂肪泻。

2.高位胆管癌病人胆囊一般不肿大或是萎缩,胆管中段或中下段癌时在右季肋部可触及饱满、张力大的无压痛的淤胆性胆囊肿大,肝肿大是胆管癌的主要特征,肝肿大程度取决于胆道梗阻的时间和程度,梗阻时间长的可以发生胆汁淤积性肝硬化,有肝区胀痛和轻压痛。

3.本病实验室检查对诊断不具有特征性,有时胆道梗阻不完全,则肝损害相关的酶谱改变可不明显,诊断时应十分小心。影像学检查对本病的诊断有很大价值,检查目的在于估计肿瘤的范围,包括胆管、肝、肝门血管的受累情况以及有否远处转移,经过序贯的检查进行TNM分期,对治疗和预后进行判断,因此一般可根据所在医院条件,选择腹部B超、CT、MRI检查,或PTC、ERCP或纤维胆道镜检查,以明确诊断。如临床高度怀疑,病人及家属签字同意,剖腹探查亦是诊断方法之一。

**(二)治疗方面**

1.术前充分准备、必要的支持、对手术风险的恰当估计是保证手术疗效的前提。糖尿病、高血压和肥胖是手术的相对禁忌证,近期心肌梗死、充血性心力衰竭、严重肺功能不全等为手术禁忌;肝硬化特别是合并门脉高压者,手术危险性大大增加;阻塞性黄疸可影响脏器器官功能和免疫系统,术前应做积极支持、降黄处理,须做肝切除者更应注意;存在营养不良、肾功能不全、脓毒血症也是导致有黄疸病人预后不良的因素。因此,临床上在考虑病人手术适应证时,更重要的是应重视对患者一般状况的估计。

2.对于那些证实有转移或肿瘤肯定不可切除或不适合手术的患者,应行非手术姑息治疗,如PTCD和ERCP下支架置放术以缓解黄疸。临床病理资料发现,肝及胆道的机会性感染及败血症是肝外胆管癌病人死亡的主要原因,临床上予内科积极的支持疗法及抗感染也是十分重要的治疗内容。

**(三)医患沟通**

胆道恶性肿瘤早期诊断困难,确诊时往往已为晚期,手术机会较少,且相当一部分病人已有局部或全身转移,因此,经治医师应如实向病人及家属告知病情及对预后估计等,以便能理解,并配合经治医师所采取的治疗方案。高度怀疑本病,但不能肯定诊断的,需要采取有创检查的,经治医师更需与病人及家属做好沟通,获得他们的配合和理解,并尽快明确诊断。肿瘤晚期,已无法采取根治措施的,积极的对症和支持治疗、防止并发症处理,往往会帮助病人度过最后一段最艰难的时光,对家属来讲也是一种安慰。

**(四)病历记录**

1.门急诊病历 记录病人就诊的主要症状特点,如黄疸的发生、发展过程,有无尿色、大便颜色的改变,有无腹痛、皮肤瘙痒的表现。有无进行性体重减轻、食欲不振的症状。以往有无酗酒、吸烟病史,有无胆囊炎、胆石症史。体检记录有无浅表淋巴结肿大、腹部包块,腹部移动性浊音是否阳性等。辅助检查记录血常规、肝功能、B 超等检查的结果。

2.住院病历　记录病人入院前的门急诊及外院的诊疗经过。记录本病的诊断依据、鉴别诊断要点。记录病人入院治疗后的病情变化、治疗效果,记录有关影像学检查的结果分析,如行 ERCP 术或 PTCD 术,或需要输血支持的,均应将与家属的谈话过程、同意与否记录在案,并请家属签字为据。

（刘　奎）

# 第十一节　急性胰腺炎

急性胰腺炎是多种病因引起胰酶激活,继以胰腺局部炎症反应为特征,伴或不伴有其他脏器功能障碍和(或)代谢紊乱的疾病。临床上急性胰腺炎可分为轻症或重症,轻症预后良好,重症则病情凶险,死亡率 $10\% \sim 20\%$。

**【诊断步骤】**

**(一)病史采集**

1.现病史　大多数病人以腹痛就诊,应详细询问腹痛的部位、性质、程度,有无向腰部、右肩胛部放射;腹痛发生是突发的还是渐缓起病的,持续性还是阵发性;腹痛是否伴有恶心、呕吐、腹胀、尿黄等症状,有无寒战、发热,有无肛门排气。亦应详细询问病人有无胸闷、气急等表现,有无少尿、无尿等。注意询问发病前是否饮酒或进食油腻食物等。

2.过去史　以往有无胆囊炎、胆石症病史,若有,应仔细询问以往 B 超和(或)CT 等影像检查的结果、以往的治疗情况;有无甲状旁腺功能亢进及高脂血症史;有无邻近胰腺的脏器手术史;有无 ERCP 检查术史;有无类风湿性关节炎等免疫系统疾病的病史,发病前有无服用激素、免疫抑制剂、化疗药物等,如有,应详细询问服用药物的名称、剂量、时间等。

3.个人史　以往有无吸烟、酗酒史,如有,应询问其每日吸烟量、饮酒量及病史多长等。

4.家族史　应询问直系亲属中是否有类似病史,有无家族性高脂血症史。

**(二)体格检查**

1.上腹部或左上腹部压痛,重症者则有局部或全腹肌紧张、反跳痛,可有程度不同的腹胀。

2.部分病人巩膜、皮肤黄染。

3.重症病人则有肠鸣音减弱或消失,腹部移动性浊音阳性,少数重症病人有时可见有两侧胁腹部皮肤蓝-棕色斑(Grey-Turner 征)或脐周皮肤蓝-棕色斑(Cullen 征)。并发左侧肺底不张或肺炎时,则左侧胸部呼吸音减弱或消失,部分病人可闻及湿性啰音。

4.重症者可有血压下降、呼吸困难、脉搏增快、神志欠清等。

5.病情发展,可有胰腺囊肿、脓肿等并发症,上腹部可触及肿块。

**(三)辅助检查**

1.实验室检查

(1)血常规:多数白细胞计数增高($>10\times10^9/L$),重症者可$>20\times10^9/L$,血红蛋白下降,如有大量脱水,则血细胞比容可增高。

(2)淀粉酶:血淀粉酶常在起病后 6～12 小时升高,48 小时开始下降,持续 3～5 天。血淀粉酶活性增高≥正常值上限的 3 倍以上则有诊断价值。尿淀粉酶因影响因素较多,目前认为尿淀粉酶测定的变化仅做参考。

(3)血清脂肪酶:血清脂肪酶常在病后 24～72 小时开始升高,持续 7～10 天,对发病后就诊较晚的急性胰腺炎病人诊断具有重要临床价值。

(4)血清标志物:发病后 72 小时 C 反应蛋白(CRP150mg/L 则提示胰腺组织坏死可能。动态测定血清白介素 6(IL-6)水平增高的,提示预后不良。

(5)血液生化:血糖可升高,部分病人血甘油三酯升高;部分病人血钾下降,重症者血钙下降,如低于 1.75mmol/L,则提示预后不良。如有肾功能不全,则血钾升高。如为胆源性引起本病,则血清胆红素、碱性磷酸酶、转氨酶等升高。

2.特殊检查

(1)X 线检查:可排除其他原因的急腹症和提供支持急性胰腺炎的间接证据。"哨兵襻征"(邻近胰腺的小肠节段性扩张)、"结肠切割征"(横结肠痉挛,邻近的结肠胀气扩张)为胰腺炎的间接征象。胰腺钙化提示可能原有慢性胰腺炎。部分病人 X 线胸片可见到一侧或双侧横膈抬高或胸腔积液,以及肺部感染的征象。

(2)腹部 B 超:可确定是否合并胆系结石,对存在的胆石症、胆道蛔虫症的诊断很有价值。本病发作时,B 超可显示胰腺呈普遍性、均匀增大,界限模糊,胰腺呈低回声;如有假性囊肿可显示液性暗区。受胃肠道积气的影响,对急性胰腺炎常不能做出准确判断。

(3)CT:动态增强 CT 是诊断急性胰腺炎的重要诊断方法,对本病诊断与预后判断尤为重要,常为常规检查方法,重症急性胰腺炎时可见有胰腺肿大、胰周渗出、胰腺坏死、腹腔积液等征象。

(4)心电图:部分病人有 S-T 段改变。

**(四)诊断要点**

在排除其他急腹症的基础上,有以下 3 条中的至少 2 条可诊断本病:

1.急性胰腺炎特征性急性、持续性腹痛。

2.血淀粉酶增高和脂肪酶≥正常值上限的 3 倍。

3.急性胰腺炎的特征性 B 超或 CT 改变。

符合急性胰腺炎诊断者,如有下列临床征象,拟诊重症胰腺炎:①存在器官衰竭——呼吸衰竭($PaO_2$<60mmHg);肾功能衰竭(补足液体后血肌酐>176.8$\mu$mol/L);休克(收缩压≤80mmHg);胃肠出血(估计>500ml/24 小时以上);凝血功能障碍(凝血酶原时间<70% 或部分凝血活酶时间>45 秒)。②血钙<1.87mmol/L。③血糖>11.2mmol/L(无糖尿病史)。④出现胰腺假性囊肿、脓肿、坏死等局部并发症。

**(五)鉴别诊断**

1.急性胃肠穿孔　可能原有消化性溃疡的病史,突发性上腹部疼痛,迅速波及至全腹,全腹肌紧张呈板状腹,有反跳痛,肝脏浊音界消失,X 线腹部透视横膈下可见游离气体。

2.肠梗阻　有呕吐、腹胀、腹痛、肛门停止排气等症状,肠鸣音亢进,X 线腹部平片提示肠梗阻征象,手术探查证实诊断。

3.胆绞痛　往往有胆囊炎、胆石症史,右上腹痛,Murphy 征阳性,B 超等检查证实胆囊炎、胆石症,血淀粉酶可升高,但低于正常值的 3 倍。

4.急性心绞痛　多有冠心病或冠状动脉粥样硬化病史,压窄性心前区疼痛,有体力劳动或情绪变化的诱发因素,舌下含服硝酸甘油几分钟内可缓解症状,心电图以 R 波为主的导联中,S-T 段压低,T 波平坦或倒置(变异性心绞痛则有关导联 S-T 段抬高)。

5.心肌梗死　多有冠心病或冠状动脉粥样硬化的病史,压迫性心前区疼痛,常伴有休克、心力衰竭、心律失常等,舌下含服硝酸甘油不能缓解症状,血清心肌酶谱升高,心电图面向梗死部位的导联 S-T 段抬高,并有异常 Q 波等。

6.胆道蛔虫病　农村病人多见,可有呕吐或排出蛔虫的病史,上腹剧痛或右上腹剧痛,呈钻顶样绞痛,反复发作,但腹部无明显压痛,腹部 B 超可发现蛔虫影,ERCP 能清楚地了解胆道内有无蛔虫及其位置。

7.肠系膜动脉栓塞与血栓形成　多有心肌梗死或心房纤颤的病史,可能存在血液高凝状态、动脉硬化、腹部外伤、脱水及脾切除等情况。腹痛常突然发生,呈痉挛性绞痛,疼痛部位视病变位置而定,常为弥漫性,腹痛数小时后出现腹胀、腹泻和血性便。腹部 X 线平片可见小肠大量积气,腹腔穿刺可抽出血性液体,选择性肠系膜上动脉造影或腹腔动脉造影可确诊本病。

## 【治疗方案】

### (一)一般治疗

目前急性胰腺炎的治疗尚无特效方法。所有拟诊本病的病人均应加强护理和密切监护病情变化。病人应禁食,明显腹胀时应予胃肠减压,补液维持水、电解质及酸碱平衡,补液量包括基础需要量和流入组织间隙的液体量,应注意输注胶体物质(白蛋白、血浆)和补充微量元素、维生素等。重症患者收入 ICU 病房治疗。

### (二)药物治疗

1.减少胰酶分泌、抑制胰酶活性　除禁食、胃肠减压外,还可使用 $H_2$ 受体阻滞剂或质子泵抑制剂、生长抑素及其类似物、抑肽酶、加贝酯等药物。生长抑素十四肽(施他宁)及其类似物奥曲肽(善宁,生长抑素八肽)可减少胰腺的内、外分泌及胃、小肠和胆囊分泌,降低胰酶的活性,对胰腺细胞有保护作用,目前主要用于治疗重症急性胰腺炎,亦可预防性使用防止 ERCP 术后发生胰腺炎。用法:奥曲肽 0.6mg 加入 5％葡萄糖注射液 1000ml,24 小时持续静脉滴注;或用奥曲肽 0.1mg,每 6～8 小时 1 次,皮下注射;或用施他宁以首剂 250μg 加入 0.9％氯化钠注射液或 5％葡萄糖注射液 10ml 在 3～5 分钟内缓慢注射,以后持续静脉滴注,按 250μg/小时的速度(5％葡萄糖注射液 500ml 中加施他宁 3mg),治疗 5～7 天,或直至病情稳定;注意,此法治疗可能有恶心、呕吐等胃肠道副反应,对本药过敏者不宜使用。$H_2$ 受体阻滞剂、质子泵抑制剂能通过抑制胃酸分泌,从而抑制胰腺分泌,故用法莫替丁(高舒达)20mg 加入 5％葡萄糖注射液 500ml 中静脉滴注,1 次/天;或加用奥美拉唑 40mg,静脉缓慢注射,1 次/天。加贝酯(Gabexatemesilate,FOY),为非肽类化学合成的蛋白酶抑制物,能有效抑制胰蛋白酶、磷脂酶 $A_2$ 和纤溶酶的活性,对轻症胰腺炎有一定疗效,一般以加贝酯 100～300mg 加入 5％葡萄糖注射液 500ml 中静脉滴注,1 次/天,其不良反应是可能引起低血压、静脉炎等。

2.营养支持　轻症急性胰腺炎病人,只需短期禁食,不需肠内或肠外营养;重症急性胰腺炎病人主张早期常施行肠外营养,一般 7～10 天;对于病情趋向缓解者,则逐步考虑行肠内营养、口服饮食。重症急性胰腺炎病人需要的热量为 8000～1 万 KJ/天。有高脂血症者,应减少脂肪类物质的补充。

3.使用抗生素　有应用指征时,应选择脂溶性高,能透过血-胰屏障,在胰液、血液、胆汁及组织体液中能达到治疗作用的血浆浓度,对多种病原菌均有治疗作用的广谱抗生素,临床上常用亚胺培南(泰能)、喹诺酮类、头孢类及甲硝唑(灭滴灵)等药物,如用氧氟沙星 200mg,2 次/天,静脉滴注;或用亚胺培南(泰能) 0.5g,每 8 小时 1 次,静脉推注;甲硝唑 1g 加入 5％葡萄糖注射液 500ml 中静脉滴注,1 次/天。目前,《指南》建议胆源性轻症急性胰腺炎或重症急性胰腺炎应常规使用抗生素。

4.镇痛　病人疼痛剧烈时应予以镇痛治疗,如 20％硫酸镁 20ml 加入 5％葡萄糖注射液 500ml 中静脉滴注;在严密观察病情变化下,可用盐酸哌替啶(杜冷丁)止痛:杜冷丁 50～75mg,肌内注射。一般不主张应用吗啡类药物,慎用胆碱能受体拮抗剂,如山莨菪碱(654-2)。

5.改善微循环　微循环障碍在急性胰腺炎,尤其是重症急性胰腺炎发病中起重要作用,可使用低分子右旋糖酐 500ml 静脉滴注,1 次/天;或用丹参 20ml 加入 5％葡萄糖注射液 500ml 中静脉滴注,1 次/天。

6.预防与治疗肠衰竭　重症急性胰腺炎病人应密切注意观察腹部体征变化,监测肠鸣音变化,及早予以生大黄、硫酸镁、乳果糖等,如用乳果糖 30～50ml,3 次/天,口服,以保持 2～3 次软便/天为宜。

(三)其他治疗

1.内镜治疗　重症胰腺炎患者伴有急性胆管炎或胆总管梗阻时,有条件的医院应行急症 ERCP 及 EST 治疗,必要时应请普外科会诊紧急处理。

2.中医中药　"清胰汤"作为急性胰腺炎综合治疗中的措施之一,临床应用的疗效肯定,重症胰腺炎伴麻痹性肠梗阻时,可从胃管注入生大黄 15g,1～2 次/天,以促进肠道蠕动,治疗肠道衰竭;腹部外敷皮硝(500g 皮硝装在棉布袋内做腹部外敷,每日更换 2 次)能加速腹腔渗液吸收。

3.并发症治疗　急性呼吸窘迫综合征是本病的严重并发症,可给予糖皮质激素,如甲基强的松龙 40～80mg 加入 5％葡萄糖注射液 500ml 中静脉滴注,1 次/天,亦可用机械通气和呼吸机辅助呼吸。有急性肾功能衰竭的,可用血液滤过治疗;血糖升高时,应根据血糖浓度,将静脉补液换用 0.9％氯化钠注射液,或在 5％葡萄糖注射液中加用胰岛素 6～8U;弥散性血管内凝血(DIC)者则需用肝素;有低血压者,应予以血流动力学监测,静脉补液,必要时使用血管活性药物(如多巴胺 40～80mg 加入补液中静脉滴注);有上消化道出血的,予以输液、扩容及应用质子泵抑制剂;并发胰腺假性囊肿的,应密切观察,部分会自行吸收,如假性囊肿存在而有压迫症状的,则可行穿刺引流或外科手术引流;重症病人并发胰腺脓肿是外科手术治疗的指征。

4.其他治疗　血液滤过对阻止本病的病情发展有一定效果,有条件者临床上可应用;重症急性胰腺炎病人腹腔有大量渗液时,可予腹腔灌洗治疗。

(四)外科手术指征

有以下情况者应予手术治疗:①胰腺坏死组织继发感染;②胰腺脓肿;③胆源性胰腺炎伴胆道梗阻或化脓性胆管炎内镜治疗失败;④积极的内科治疗后胰腺炎病情仍恶化者。

【病情观察】

(一)观察内容

1.诊断明确者,应根据病人的临床症状、体征,结合实验室检查及影像学检查,确定病人为轻症急性胰腺炎还是重症急性胰腺炎,并密切监测病人的病情变化,如病人的生命体征、血氧分压、尿量、肌酐、尿素氮、血常规、血电解质、血钙、动脉血气、X 线胸片等,以便及时对症处理;实施上述治疗后,同样须密切观察上述指标的变化。

2.诊断不明确者,应根据病人临床表现及体征,尽快予血淀粉酶、血常规、腹部 B 超、心电图等检查,必要时予腹部 CT 检查,以尽快明确诊断。

**（二）动态诊疗**

1.急性胰腺炎是一内科急症，诊断为本病者应即收入住院；疑为重症者，可收入 ICU 病房进一步抢救治疗；重症急性胰腺炎目前存在两个死亡高峰，第 1 周死亡的主要原因为多脏器功能衰竭，后续的死亡高峰为 3～4 周后，其原因是感染以及相关的并发症。因此，临床诊治时应密切观察病情变化，根据病人临床表现，予全面的体格检查，辅以血常规、淀粉酶、电解质、血钙、血糖等检测，行腹部 B 超或 CT 等检查，以了解有无胆囊炎、胆石症，确定是否为重症急性胰腺炎，并注意排除急性胃肠穿孔、肠梗阻等疾病，同时应予以积极的支持、对症治疗。

2.病人住院治疗后，同样应密切观察病人病情变化，并应行动脉血气分析、C 反应蛋白、肝肾功能检测，以及 X 线胸片、CT 等影像检查，予以临床评估，确定病人急性胰腺炎的严重程度；如有相关的并发症表现，应提请相关科室会诊，以协助诊治；病情治疗效果不佳或病情恶化者，应请普外科会诊，予以手术或腹腔灌洗等治疗；治疗过程中，应随时复查上述的相关监测指标，继续评估病情严重程度，并予以相应治疗。轻症急性胰腺炎一般有自限性，体温正常、腹痛消失、血淀粉酶活性降至正常后即可出院；重症急性胰腺炎则因病情重，可能有各种并发症，治疗时间相对较长，应随时监测、评估治疗效果，必要时及时调整治疗，病人体温正常、临床症状改善、腹痛消失、腹部 B 超检查提示胰腺炎症基本缓解后，可予出院，但应嘱病人定期门诊随访；并发胰腺假性囊肿者可暂不处理，定期随访，部分患者胰腺假性囊肿自行消失，如未消失则根据病人的症状、囊肿大小以及 B 超、CT、ERCP 等影像检查，进一步确定囊肿与主胰管的关系，根据所在医院条件，行内镜下穿刺引流或外科手术切除囊肿；胆源性引起本病的，轻症胰腺炎病人最好在病人同一次住院期间行胆囊切除，重症胰腺炎则可做延期的胆囊切除，一般要求在胰腺炎性反应消退和临床康复后进行。

**【临床经验】**

**（一）诊断方面**

1.突发性、持续性左上腹部疼痛对本病诊断十分重要，急性胰腺炎病人常以急腹症就诊，往往表现为左上腹痛；有黄疸者，应考虑可能有胆道结石或胆管炎。诊断本病时，应注意对发病原因的判别，部分病人可能原有胆囊炎、胆石症的病史，部分病人发病前有酗酒或暴饮暴食病史；必须仔细了解病人的发病过程、临床特点，注意与其他急腹症如肠梗阻、胃肠道穿孔等疾病的鉴别。老年人、肥胖病人则可能腹部体征不明显，而以腰酸、腹胀痛为主要表现，应提高警惕；本病的发生、发展多样，临床医师必须高度重视病人的体征变化。

2.诊断本病时，应仔细寻找其发病原因，如胆结石是我国常见的发病原因，高脂血症引起的也逐渐增加，少见的原因有胰腺肿瘤、药物、自身免疫等引起，注重病因的规范治疗，对于预防再次发作很有价值。

3.有关 IL-6、胰蛋白酶、弹性蛋白酶、磷脂酶 $A_2$ 等检测对重症胰腺炎的诊断及预后判断，临床上还没有普遍开展，其意义仍有待于进一步研究和评价。目前认为，CT 扫描对症状初起的患者并非必需，除非患者存在持续的器官衰竭、新发的器官衰竭、有持续腹痛和败血症，或有临床需要鉴别的其他腹部情况，治疗过程中如出现病情变化，估计可能发生并发症者，才需要复查 CT。对孕妇或其他不宜行 CT 检查的患者，可予以 MRI 检查，其无辐射影响，且对胆结石的检出优于 CT。

4.诊断本病者，临床须及时做出病情严重程度的判断，其对治疗选择十分重要。临床上可按照 Ranson 指标、APACHE-Ⅱ评分、CT 严重指数等予以评估，体重指数对判断病情严重程度有肯定价值：体重指数＞28kg/m² 的患者较易演变为重症；起病后 72 小时内应每 24 小时临床评估病人是否存在心、肺、肾等器官衰竭；入院后 48～72 小时行增强 CT 对诊断胰腺坏死非常重要，CT 严重指数对判断本病严重程度有较好的临床诊断价值(见表 12-1)。

表 12-1　急性胰腺炎分级和 CT 严重指数(CTSI)*

| 急性胰腺炎分级和 CT 严重指数(CTSI) | |
| --- | --- |
| CT 分级 | 评分 |
| A | 0 |
| B | 1 |
| C | 2 |
| D | 3 |
| E | 4 |
| 坏死面积 | |
| 无 | 0 |
| 1/2 | 2 |
| 1/3 | 4 |
| >1/3 | 6 |
| CTSI—CT 分级评分十坏死评分 | |

*:CT 影像上胰腺炎症的严重程度分级为 A～E 级-A 级,影像学为正常胰腺(0 分);B 级,胰腺实质改变(1 分),包括胰腺局部或弥漫性肿大,胰腺内小范围的积液(侧支胰管或直径<3cm 的胰腺坏死所致);C 级,胰腺实质及周围的炎症改变(2 分),除 B 级所述胰腺实质的变化外,胰腺周围软组织也有炎症改变;D 级,胰腺外的炎症改变(3 分).以胰腺周围改变为突出表现而不是单纯的液体积聚;E 级,广泛的胰腺外积液或脓肿(4 分),包括胰腺内显著的积液坏死,胰腺周围的积液和脂肪坏死,胰腺脓肿。

临床上亦可根据 CT 分级和坏死范围将急性胰腺炎的严重度分为 3 级:Ⅰ级 0～3 分,Ⅱ级 4～6 分,Ⅲ级 7～10 分,Ⅱ级以上为重症,分值越高,预后越差。

**(二)治疗方面**

1.近年来随着治疗观念及治疗方式的转变,重症急性胰腺炎的治疗已由早期手术切除坏死组织转为以重症监护(ICU)为基础的综合治疗,并根据具体情况决定手术与否,疗效有了明显提高;但尽管本病的治疗已取得了很大的进展,死亡率仍高达 15%～20%。因此,重症胰腺炎的治疗需要多学科的协作,如消化内科、ICU、普外科、影像介入科等,而其并发症的治疗则更需要许多学科的共同合作。目前的基本观点是,急性胰腺炎出现坏死未感染者,宜采用非手术治疗的"个体化治疗方案";并发坏死感染者采用手术治疗。有经验的医院和医师可根据患者的实际情况,采用 CT 或超声引导下经皮穿刺引流或腹腔镜、内镜下微创治疗。作为住院医师,应在上级医师的指导下,积极参与本病的救治,并按照上级医师的指示实施救治方案。

2.急性胰腺炎的治疗是一综合治疗,尤其是重症急性胰腺炎,目前尚无特效的治疗药物或治疗手段,因此,应高度重视本病基础治疗措施的应用,如严密观察病人的病情变化,监护生命体征;早期液体复苏对维持血液动力学和改善胰腺灌注,防止胰腺坏死尤为重要。静脉补液时注意维持尿量大于 0.5ml/kg,补液速度可根据中心静脉压来调整。营养治疗亦是重症胰腺炎治疗的重要方面,早期禁食时可以肠道外营养,也可根据病人情况及早实施肠内营养,可用鼻饲管放置于 Treitz 韧带以下实施肠内营养,先给予要素饮食,从小剂量开始,20～30ml/小时,如能耐受,则逐渐加大剂量,最大达 100ml/小时,进行肠内营养时,应注意腹痛等症状有无加重,并定期监测电解质、血常规、血糖、肝肾功能等。

3.急性胰腺感染的病原菌以革兰阴性菌和厌氧菌为主,抗生素的应用应针对上述细菌,以脂溶性强、有效透过血胰屏障等为选择,一般以喹诺酮类加甲硝唑为一线治疗药物,效果不佳时可根据药敏结果或改用亚胺培南,疗程 7~14 天;对临床上无法用细菌感染来解释的发热等表现,应注意是否有真菌感染,应及时行血液和体液的真菌培养,亦可经验性使用抗真菌药。

4.预防治疗肠道衰竭对重症急性胰腺炎治疗和转归非常重要,临床医师应尽可能尽快恢复患者肠道功能,如及早应用大黄、清胰汤、硫酸镁、乳果糖等药物,也可给予微生态制剂调节肠道菌群,应用谷氨酰胺保护肠道粘膜屏障。

5.急性胰腺炎治疗中应常规禁食,治疗后腹痛减轻或消失、肠动力恢复者可以考虑恢复进食,开始时以碳水化合物为主,逐步过渡到低脂饮食,注意不应以血淀粉酶活性的高低作为开放饮食的必要条件。

**(三)医患沟通**

临床医师必须清楚,重症胰腺炎的死亡率仍高达 $10\%\sim20\%$,而目前尚无特效治疗方法,况且本病的治疗费用较大,一旦病人确诊为重症胰腺炎,医师应向患者家属全面交代病情,如本病目前的诊治现状、病情严重程度、可能的并发症、预后等,以求得患者家属的理解和支持。同时医师在诊治过程中,应将所采用的治疗方案、使用的药物随时告知家属,并充分沟通,求得同意、理解。病人住院治疗后,床位医师应在上级医师的指导下,根据病人的情况,制订详尽的诊疗计划,如病情出现变化,或需要调整诊疗计划,均应请上级医师指导、把关。本病的护理观察亦很重要,医师应告知床位护士,注意观察的内容(如病人的生命体征、尿量),治疗过程中应注意口腔护理、引流管护理,以免引发感染。

**(四)病历记录**

1.门急诊病历 详细记录病人就诊的主要症状,如腹痛的特点、性质、部位,有无放射痛,有无发热、恶心、呕吐等症状,发病前有无酗酒或暴饮暴食的病史,以往有无胆囊炎、胆石症,如有,应详尽记录以往的诊治经过、效果如何;如系其他医院转至本院治疗的,亦应详细记录其他医院的诊治过程。体检记录病人血压、脉搏、呼吸频率等生命体征,有无皮肤、巩膜黄染,有无腹部包块、腹腔积液等,肺部有无干、湿啰音,辅助检查记录血常规、血电解质、血钙等以及腹部 B 超、CT 等检查结果。

2.住院病历 记录病人入院前门急诊或外院的诊疗过程、所用药物及效果如何。记录本病的诊断依据、与相关疾病的鉴别要点、制订的诊疗计划。记录病人相关重要检查的结果。重症胰腺炎病情危重,记录应随时记,如实反映动态的病情变化,详细记录有关病情变化、治疗措施、所用药物等。如需输血或急诊内镜治疗、外科治疗等,均应记录与病人家属谈话要点,无论病人家属同意与否,均应记录在案。

(刘 奎)

# 第十二节 慢性胰腺炎

慢性胰腺炎是一种以不同程度的胰实质损害为特征,慢性、进行性发展,最后导致胰外、内分泌功能丧失,以持续或反复发作腹痛、胰功能不全、吸收不良(脂肪泻)为特征的疾病。西方国家以慢性酒精中毒为常见病因,我国则以胆道疾病长期存在为主要病因,其他发病因素包括重度营养不良、高钙血症、遗传因素等,部分患者原因不明。

## 【诊断步骤】

### (一)病史采集

1.现病史　本病临床表现轻重不一。应询问病人有无腹痛、腹胀、黄疸等症状,有腹痛者,则详细询问其腹痛的特点,有无放射痛,腹痛是间隙性发作还是持续性发作,是否与体位有关;有无胰腺外分泌和内分泌功能不全的表现,如腹泻、吸收不良、食欲不振、口干、多饮、多尿、消瘦等;亦应询问有无慢性胰腺炎并发症的临床表现,如腹胀、腹水等。如疼痛急性发作,应询问有无发热,有无饱食、饮酒或高脂肪餐等发病的诱因。

2.过去史　有无类似发作史,有无胆道疾病(结石、炎症)病史,有无甲状旁腺功能亢进、高脂血症史。有无急性胰腺炎病史,如有,应注意询问诊治经过。

3.个人史　有无长期酗酒史,应询问每日饮酒量及年数,有无营养不良史。

4.家族史　应询问有无类似病史,重点是询问有无遗传性胰腺炎史、家族性高脂血症史。

### (二)体格检查

1.腹痛常为持续性钝痛,位于中上腹,可牵涉到背部,坐位或屈膝可缓解或减轻疼痛。

2.部分病人有夜盲、皮肤粗糙、肌无力、手足抽搐等。

3.晚期病人腹部移动性浊音阳性,皮肤、巩膜黄染,部分病人上腹部可触及包块。

### (三)辅助检查

1.实验室检查

(1)血常规部分病人血红蛋白下降,如急性发作,则白细胞计数升高($>10\times10^9$/L)。

(2)粪常规粪便中可见未消化的肌肉纤维和脂肪滴,用苏丹Ⅲ酒精液染色后,粪便中性脂肪被染成红色,呈大小不等的圆形小球。

(3)血液生化一般慢性胰腺炎血淀粉酶无升高,急性发作时可显著升高;合并糖尿病时,空腹血糖升高或糖耐量试验异常;如有胆道疾病或胰腺肿大压迫胆总管,则血胆红素、血碱性磷酸酶和γ谷氨酰转肽酶升高。

(4)胰腺外分泌功能检查胰腺外分泌功能检查可分为直接试验和间接试验两类,直接试验系利用胃肠激素直接刺激胰腺分泌,如胰泌素试验;间接试验则是利用试验餐等方法刺激胃肠激素分泌,进而刺激胰腺分泌,如 Lundh 标准餐试验、无管法胰功能试验等;两者均通过测定胰液和胰酶的分泌量,或测定胰酶消化底物的生成量.以评估胰腺分泌胰酶的能力,从而判定胰腺外分泌功能。胰功肽试验(N-苯甲酰-L-酪氨酸对氨苯甲酸,BT-PABA 试验)BT-PABA 口服 500mg 后,收集 6 小时内全部尿液,测 PABA 的回收率,正常人 $72.9\pm6.9\%$,本病为 $5.41\pm11.3\%$。目前,这些检查因检查繁琐临床上很少开展应用。

2.特殊检查

(1)X 线检查:X 线腹部平片可显示 1～3 腰椎左侧胰腺区有钙化,常提示有钙化性慢性胰腺炎存在,胃肠道 X 线钡餐造影可见十二指肠内侧壁正常粘膜消失、乳头增大、粘膜呈针刺状,这是胰头增大压迫十二指肠的征象。

(2)腹部 B 超:B 超是本病常用的诊断方法,可见有胰腺弥漫性增大,胰腺实质密度不均匀,回声不均,或胰腺边界不清,胰管不规则扩张或粗细不均。如有胰管结石,则胰管内可见强回声光团;有胰腺假性囊肿时,可较清晰显示胰腺低回声液性暗区。

(3)胰管内超声(IDUS):是将超声探头经十二指肠乳头逆行插至主胰管中,其主要作用是对主胰管有局灶狭窄的胰腺疾患的良恶性进行鉴别,对慢性胰腺炎有诊断价值。

(4)CT:慢性胰腺炎表现为正常胰腺结构丧失,胰腺实质密度不均匀,胰腺局部肿块、表面分叶不均匀,多见于在胰头部;见有胰管扩张,或粗细不均匀的扭曲扩张。胰管结石可见胰管内有强光团的高密度点。部分慢性胰腺炎也可表现为胰管梗阻或狭窄与胰腺癌较难鉴别。合并胆管系统病变以胆总管梗阻及肝管扩张多见;慢性胰腺炎合并有胰腺假性囊肿时,CT则显示胰腺内有圆形低密度占位病变。

(5)内镜下逆行胰胆管造影(ERCP):ERCP对诊断慢性胰腺炎有重要价值,常是确诊本病的重要依据,ERCP诊断慢性胰腺炎的敏感性和准确性分别为75%~95%和90%,比B型超声和CT高。常见有主胰管口径增大且不规则,呈串珠状,见到假性囊肿,并可显示胆总管有无异常,如胰管内显示有结石影或见胰腺钙化常可确诊慢性胰腺炎。

(6)MRI、MRCP:作为一种新的非侵入性影像学检查方法,MRI对慢性胰腺炎的诊断价值与CT相似,但对钙化和结石的显示不如CT清楚;MRCP诊断胰胆系疾病具有无创、不需造影剂、可多方位旋转、多角度观察等优点,可清晰显示主胰管全段,能发现慢性胰腺炎的特征性改变,如主胰管及分支胰管扩张、狭窄、不规则,能清晰显示可能存在的主胰管内结石(表现为充盈缺损),对诊断慢性胰腺炎有很大价值;MRCP与MRI相结合适用于对胰胆系疾病的诊断,尤其适用于ERCP术失败者及危重患者;在假性囊肿与胰管不相通及胰管狭窄近段胰管扩张的情况下,MRCP的诊断率也优于ERCP。对慢性胰腺炎的特殊形式——钩突胰腺炎,MRI和MRCP能清楚显示胰腺钩突的纤维瘢痕组织。

**(四)诊断要点**

2012年中华胰腺病杂志编委会和中华医学会消化内镜分会联合制订了我国最新的慢性胰腺炎的诊治指南,其中提出了本病的诊断标准:

1.典型的临床表现(反复发作上腹痛或急性胰腺炎等);

2.影像学检查提示胰腺钙化、胰管结石、胰管狭窄或扩张等;

3.病理学特征性改变;

4.胰腺外分泌功能不全表现。

符合以上第2或第3项可确诊,符合第1+第4项者拟诊。

**(五)鉴别诊断**

1.胰腺癌　病程较短,早期即出现进行性消瘦,肿瘤标志物CA19-9升高,CT、B超、ERCP等影像学检查可予以区别,如能行腹部B超、CT等引导下行胰腺穿刺细胞学检查可确定诊断。如胰腺肿瘤位于胰头,则以黄疸为首发症状,并在短期内出现消瘦、腹块、腹泻及症状性糖尿病等。由于胰腺癌可伴有慢性胰腺炎,而慢性胰腺炎又可进展为胰腺癌,使得两者的鉴别诊断较为困难。在CT、EUS引导下做胰腺肿块穿刺活检,对鉴别慢性胰腺炎与胰腺癌有很大帮助。

2.急性胰腺炎　本病起病急,无脂肪泻等吸收不良症状,一般无胰管结石和胰腺钙化,炎症缓解后,临床症状及相关的影像学征象消失。

**【治疗方案】**

**(一)一般治疗**

去除或减轻原发病因对胰腺的进一步损害是治疗慢性胰腺炎的基础,酒精性慢性胰腺炎的患者应完全戒酒,如继续酗酒,其他治疗就不会收效。与胆道疾病有关的慢性胰腺炎应积极治疗胆道病变,如去除胆道结石,解除梗阻。慢性胰腺炎时推荐的食物是低脂高碳水化合物。有高脂血症者,应注意饮食控制,增加体力活动,减轻体重,应用降血脂药物;如有糖尿病,则应控制血糖;病情较重,可行全胃肠道外营养(TPN),能为机体提供营养支持,避免口服,使全胃肠道处于"休息"状态,从而减少胰腺分泌,降低胰管内压力。

### (二)药物治疗

1.止痛　慢性胰腺炎常有不同程度的腹痛,部分病人可能为顽固持续性的腹痛,及时有效地处理腹痛是治疗慢性胰腺炎中的重要内容,应用止痛药要根据病人具体情况选用不同类药物。一般常用的镇痛药物有:盐酸曲马朵(曲马多盐酸盐),50～100mg/次,口服,24小时不超过400mg,连用不超过48小时;或用芬太尼(多瑞吉)贴片,每次1片(25mg/片),贴在皮肤上,72小时更换1次,应用时应注意可能有出汗、嗜睡、头晕、恶心、呕吐等不良反应;有些病人用非甾体类消炎镇痛药有效,可用阿司匹林0.3mg,3次/天,口服,但要注意其可能有损伤胃粘膜的副作用;对烦躁不安、睡眠不佳的病人可加用安定类镇静剂,如地西泮5～10mg,2～3次/天,口服。

2.胰酶替代治疗　依据胰酶分泌的负反馈机制,若给以有效的胰酶替代治疗,则可减少胰分泌的刺激,降低胰管内压力,从而使疼痛缓解,不少临床研究证实,外源性胰酶制剂使许多慢性胰腺炎患者的疼痛得到缓解。目前被证实效果较好,且已用于临床的药物有:得每通150μg,3次/天,口服;或用达吉2片,3次/天,口服;或用康彼身2片,3次/天,口服,应用得每通时应注意可能有皮疹、恶心等不良反应,而达吉、康彼身应用则不良反应甚少。

3.抑制胰液分泌　通过抑制胃酸分泌,提高十二指肠腔内的pH,减少酸刺激引起的胰腺外分泌,可应用$H_2$受体拮抗剂或质子泵抑制剂,如法莫替丁20mg,2次/天,口服;或用奥美拉唑20mg,1次/天,口服;或用雷贝拉唑20mg,1次/天,口服;或用埃索米拉唑40mg,1次/天,口服,质子泵抑制剂一般均为清晨口服。临床亦可用生长抑素八肽(奥曲肽)治疗,其缓解慢性胰腺炎疼痛的机制是奥曲肽可降低血浆胆囊收缩素(CCK)水平和抑制胰液分泌,可用奥曲肽200μg,3次/天,皮下注射,疗程4周。

### (三)其他治疗

1.内镜治疗　对于Oddi括约肌功能失调、胰管结石、胰管狭窄和阻塞伴远侧胰管扩张的慢性胰腺炎患者,内镜的干预治疗当为最佳选择;对于主胰管狭窄的患者,常采用内镜下胰管内置入支架缓解疼痛;去除胰管内结石的方法有:内镜下碎石术、Oddi括约肌切开胰管取石等技术。

2.介入治疗　对顽固性疼痛病人,可在内镜超声引导下以无水酒精注射腹腔神经丛,破坏腹腔神经节,常可使疼痛缓解。

3.并发症的治疗　慢性胰腺炎常合并有糖尿病,对这些病人应控制饮食,根据血糖、尿糖情况给予适当地降低血糖药物或胰岛素治疗;长期慢性胰腺炎病人多伴有营养不良,应注意补充营养,给以足够热量、易消化食物,补充中链或短链脂肪酸;对长期脂肪泻病人还应注意补充脂溶性维生素及维生素$B_{12}$、叶酸,适当补充铁、钙及各种微量元素。有关胰腺假性囊肿的治疗可参阅急性胰腺炎章节。

### (四)手术治疗

手术目的是缓解疼痛,治疗并发症。有下列情况时应予手术治疗:①反复发作的剧烈上腹痛或背痛,经内科治疗失败者;②胰石存存,内镜下治疗失败者;③慢性胰腺炎伴有假性囊肿和胰瘘等并发症者;④合并胆管狭窄;⑤有胰腺肿块存在,不能除外胰腺癌者。

### 【病情观察】

#### (一)观察内容

1.诊断明确者,应注意了解病人可能的发病诱因,如是否为长期饮酒所致、是否有遗传性。注意观察病人的用药情况、治疗疗效,是否控制症状,确定有无腹水、糖尿病等并发症。有内镜治疗指征的,可行内镜治疗;如有上述并发症,或疼痛药物治疗欠佳,或需内镜或介入治疗的,或难以除外胰腺癌,应将病人收入住院进一步治疗,治疗过程中,均须仔细观察病情变化、评估治疗疗效,以便及时调整治疗用药。

2.慢性胰腺炎的诊断比较困难,诊断未明确而疑诊本病的,应向病人家属介绍慢性胰腺炎的临床特征、诊断、治疗方法,病人可收入住院,进一步检查明确诊断。难以与胰腺癌鉴别者,应注意检测胰腺癌相关的肿瘤标志物,如 CA19-9,根据医院所在条件,行 ERCP、MRCP、内镜超声、CT 等影像学检查,予以明确诊断。

(二)动态诊疗

慢性胰腺炎病人常因腹痛和腹泻就诊,可根据病人的临床表现、体检,选择上述合适的影像学检查方法,予以明确诊断;症状较重,或门诊检查有困难者,应将病人收入住院。腹痛的治疗常用止痛药、胰酶替代治疗、抑制胃酸和胰液分泌等治疗,应注意观察治疗疗效,有无副反应,治疗有效者继续治疗,注意病人随访;如临床症状、影像学特征无改善,则可换用其他类型的制剂;如为顽固性疼痛,则可根据所在医院条件,施行介入治疗;有内镜治疗指征者,可施行内镜治疗。诊断难以明确且不排除胰腺癌者,可征求病人及家属意见,同意后行剖腹探查。对有大量的脂肪泻、消瘦、营养不良或有腹水等并发症者,应住院治疗,住院治疗后,腹水基本消退、黄疸基本控制、脂肪泻明显减少、腹痛基本缓解等,病人可出院,门诊随访。

【临床经验】

(一)诊断方面

1.本病早期无明显症状或仅有消化不良的症状,故其早期诊断颇为困难。其典型的临床表现主要有三个方面,一是慢性胰腺炎炎症本身引起的,二是胰腺外分泌及内分泌不全引起的,三是慢性胰腺炎本身引起的并发症。值得重视的是,本病常有消化不良的表现,如腹胀、食欲不振等,腹泻多为脂肪泻。如有长期饮酒或本病的家族史,则应高度警惕本病。

2.慢性胰腺炎的临床体征并不典型,须注意的是有消化吸收不良引起的各种吸收不良症状,如夜盲、皮肤粗糙、肌无力、手足抽搐等;晚期则有各种并发症,如糖尿病、腹水、腹块等。一般上述临床体征应结合临床表现,才能疑及本病。

3.本病诊断一般依据相关的实验室检查及影像学检查,尤其是典型的影像学特征对诊断尤为重要。粪便中含有脂肪滴提示为脂肪泻,可指向本病;血糖升高提示胰腺内分泌功能不全。有关胰腺的外分泌功能检查由于试剂及相对实验检测较繁琐,一般医院并不开展,且本病早期影响不明显,亦限制了临床应用。目前临床上诊断更多的是依赖影像学检查,ERCP 下胰管有相应改变视为诊断慢性胰腺炎的"金标准",其他如 MRI、MRCP、超声内镜、胰管内小探头超声等技术对本病的诊断亦有较大价值。因此,可根据所在医院的实际情况,选择相应的检查技术,结合临床表现、体征做出本病诊断。如腹部触及包块,有条件时可行 B 超、CT、超声内镜等引导下的胰腺穿刺,取得病理学组织诊断,是确诊本病的主要依据。如经相关的检查,难以与胰腺癌鉴别的,如病人及家属同意,可予以剖腹探查明确诊断。

(二)治疗方面

1.慢性胰腺炎的治疗包括非药物治疗、药物治疗、内镜治疗、手术治疗等。戒酒、治疗胆道疾病或高脂血症是控制本病发展的前提,对此,医师应向病人及家属讲清,以便积极配合治疗。腹痛是本病常见的原因,亦是病人就诊的主要原因。治疗药物的选择应为个体化原则;积极寻找并解决与疼痛相关的病变,不应消极地应用鸦片类镇痛剂,最好由镇痛专科医师、心理及精神科医师协同诊治。必须应用止痛药时,应注意选择成瘾性小的镇痛剂,从小剂量开始,尽量不用吗啡类药物,若选择阿片类药物,最好使用长效制剂;胰酶替代治疗也是缓解病人疼痛的药物治疗之一,部分病人治疗效果较理想,治疗时可选择适当的胰酶药物。对有胃酸分泌过多者,则可加用质子泵抑制剂或 $H_2$ 受体拮抗剂,亦可使用奥曲肽,治疗疗程一般为 4 周,治疗效果不明显者,应及时换药。

2.若有上述内镜治疗指征,所在医院有相关的治疗经验,则应使用此项技术治疗,但须征得病人及家属的同意。如有外科手术指征.应及时请普外科会诊,予以手术治疗。本病有关并发症的治疗应根据具体病人采用具体方法对症治疗,应注意的是治疗是长期的,对治疗的效果不应盲目乐观。

3.本病如急性发作,其临床治疗则可按急性胰腺炎的治疗进行。

### (三)医患沟通

慢性胰腺炎的早期诊断颇为困难,晚期治疗则相对疗效不肯定。病人往往多次就诊、多次检查,为此应随时与病人及家属沟通,求得理解。如疑及本病,应收入住院,以进一步行相关检查,予以明确诊断。如需行相关影像检查,应事先告知病人及家属,如行有创伤的检查,如 B 超、CT、超声内镜等引导下的胰腺穿刺,则应向家属及病人交代相关的风险、检查的意义、所需的费用等,征得同意并签字后进行。治疗过程中,选择何种治疗方案、药物治疗调整,需内镜治疗或外科手术者,均应及时与家属讲明。诊断明确者,往往在治疗上存在难点,如疼痛的治疗、胰管结石或胰管狭窄的治疗;治疗中应努力使病人树立治疗信心,从而积极配合治疗。

### (四)病历记录

1.门急诊病历　记录病人的主要症状腹痛、腹泻的特点。详细记录病人外院或以往的诊治过程、相关的检查结果。记录有无长期饮酒或反复发作的胆道疾病的病史,以往有无反复发作的急性胰腺炎的病史。体检中记录有无腹水,腹块等征象。辅助检查记录门急诊所行的检查结果如粪常规、肝功能等,尤其是以往影像检查的结果。

2.住院病历　记录病人主诉、相关的症状、发病过程、门急诊及外院的诊断过程、治疗的药物及效果等。过去史中记录有无长期饮酒、高脂血症病史,有无本病的家族史,详细记录全面体检的结果,病程记录病人治疗后的病情变化、治疗效果。记录上级医师的查房意见,尤其是本病的诊断、治疗意见。记录 ERCP、CT 等重要检查的结果,如行 ERCP、内镜治疗、外科治疗等,均记录病人及家属是否同意,并签字为据。

(刘　奎)

# 第十三节　胰腺癌

胰腺癌主要指胰外分泌腺腺癌,是一种最常见的胰腺肿瘤,约占消化道肿瘤的 10%。本病早期诊断十分困难,确诊时大多已有转移,预后差,5 年生存率仅为 1%~10%。本病发生的病因不明,可能与高脂肪饮食、长期吸烟、糖尿病有关。

## 【诊断步骤】

### (一)病史采集

1.现病史　应详细询问病人症状发生、发展特点,初始是否为上腹胀满、胀痛,后逐渐转为上腹痛,注意询问症状有无进行性加重。是否有腰背痛,是否与体位有关,本病特点一般是病人仰卧位疼痛加重,弯腰或前倾坐位或侧卧位稍缓解。应了解是否有进行性皮肤、巩膜黄染、尿黄等表现。是否伴有食欲不振、乏力、恶心、呕吐、腹胀等消化不良症状。有无短期内进行性消瘦的表现。

2.过去史 以往有无反复急性发作性胰腺炎或慢性胰腺炎的病史,如有,应询问其诊疗经过、效果如何。以往是否有糖尿病史。

3.个人史 是否喜高脂饮食,有无吸烟、饮酒史,是否长期接触工业化学制品及石油衍生物。

4.家族史 是否有癌症家族史。

**(二)体格检查**

1.上腹部深压痛,仰卧位及夜间为甚,坐位或向前弯腰、屈膝位时可有所缓解。

2.全身皮肤及巩膜可见黄疸。

3.明显消瘦。

4.部分病人可扪及囊状,无压痛、表面光滑并可推移的肿大胆囊,即 Courvoisier 征阳性。

5.有时可于上腹部触及结节状硬块,该肿块可以是肿瘤本身,也可以是腹腔内转移的淋巴结。部分胰体尾癌压迫脾动脉或主动脉时,左上腹部或脐周可闻及血管杂音。

6.肿瘤晚期有皮肤瘙痒、腹水、腹块等表现。直肠指诊可摸到盆腔转移灶。

**(三)辅助检查**

1.实验室检查

(1)血生化:可有血清总胆红素升高,以结合胆红素为主,血清碱性磷酸酶、γ-谷氨酰转移酶等明显升高。

(2)血常规:可有不同程度的贫血。血白细胞计数一般无改变。

(3)粪、尿常规:粪中可见脂肪滴和肌纤维,部分患者粪隐血试验阳性。可有胆红素尿。

(4)肿瘤标志物:CEA、CA19-9 明显增高,约 95% 的进展期胰腺癌 DU-PAN-2 明显升高。近据报道,胰液、粪便等中 k-ras 的基因突变检测可为胰腺癌的诊断提供新的手段。

2.特殊检查

(1)腹部 B 超:常为首选的检查方法,可显示肝内、外胆管有无扩张、胰头或胆总管下端有无肿块、肝外胆管梗阻的部位、性质和胆管扩张程度。诊断阳性率可达 90%,可显示>2cm 的胰腺肿瘤,声像图上表现为胰腺局限性增大,轮廓不规则,另外可发现胆胰管扩张及胰腺肿大。

(2)腹部 CT:可检查出>2cm 的肿瘤,诊断价值与 B 超相似。可见胰腺形态变异、局限性肿大、胰周脂肪消失、血管周围侵犯、胰管扩大等,其准确率可达 80%。此项检查有助于肿瘤分期,也可在 CT 引导下行穿刺活检,获取组织行病理学检查,可明确诊断。

(3)逆行胰胆管造影(ERCP):可观察十二指肠壁及壶腹部有无肿瘤浸润;插管造影表现为胆胰管受压,胰管阻塞,突然变细或中断,断端变钝或呈鼠尾状或杯口状,管壁僵硬。其诊断正确率可达 90%。

(4)MRI、MRCP:一般可根据质子密度显像,可用于鉴别胰腺的良恶性肿瘤。

(5)超声内镜:可发现直径小于 1cm 的微小肿瘤。超声内镜在胃内检查时,可见胃后壁有局限性低回声区,通常为低回声团块、内部见不规整斑点,典型病变边缘呈火焰状,还可见周围大血管被浸润的表现,此项检查对胰腺癌尤其是早期胰腺癌的诊断有较大价值。另外可在超声内镜下行穿刺活检,有助于确诊本病。

(6)选择性动脉造影:经腹腔动脉做肠系膜上动脉、肝动脉、脾动脉选择性动脉造影,对显示胰体尾癌可能比 B 超和 CT 更有效。

(7)X线钡餐检查:胰头癌时可显示有十二指肠曲扩大,有压迹或降部呈反"3"字形,胰头癌对胃窦及胃角压迫,使其向前、向上移位。

(8)胰腺活检和细胞学检查:有条件时可在B超或CT引导下进行细针穿刺活检(FNA)行组织病理学诊断,这是诊断胰腺癌很有效的方法之一。

（四）诊断要点

1.上腹胀满或上腹痛,有与体位有关的腰背痛,进行性消瘦,进行性皮肤、巩膜黄染。

2.体检发现上腹部肿块、无痛性胆囊肿大等。

3.B超、CT、MRI、MRCP、ERCP、超声内镜等显示胰腺占位,X线检查显示十二指肠降部反"3"征等,可做出胰腺癌诊断。

4.血清肿瘤标志物CA19-9可高于正常。

5.如病理证实,则可确诊本病。

（五）鉴别诊断

1.慢性胃炎或消化性溃疡    一般均有上腹饱胀、隐痛,但其临床经过呈非进行性,一般无体重明显减轻,胃镜可明确诊断。

2.慢性胰腺炎    有时其临床表现、B超和CT检查均与胰腺癌很相似,如X线平片、超声、CT发现胰腺部位有钙化点则对慢性胰腺炎的诊断有帮助。病程相对较长,无进行性加重趋势,相关的影像学检查可有助于鉴别,有条件时可在B超、CT引导下行胰腺穿刺细胞学检查以确定诊断。

3.胆石症    常有反复发作性右上腹痛,发作时局部压痛,Murphy征阳性,B超证实本病。

4.原发性肝癌    一般可有肝炎史,血AFP增高,B超、CT等影像学检查证实肝脏占位。

5.壶腹周围癌    起病较急,多有波动性黄疸、消瘦、呕血和(或)黑便等,腹痛不显著,常并发胆管炎,反复发热、寒战较常见。B超、CT、MRI、MRCP、ERCP等检查可有助于诊断。难与胰腺癌鉴别者可剖腹探查明确诊断。

【治疗方案】

（一）一般治疗

拟诊本病者应饮食清淡,戒烟、戒酒,并根据临床症状予以相应治疗。

（二）手术治疗

手术是治疗胰腺癌的主要方法,也是治疗本病最有效的措施。凡确诊本病而无心、肺功能不全等手术禁忌、无全身广泛转移者,均应手术治疗。胰十二指肠切除术(Whipple手术)是常用的标准术式,如无"根治"条件,为解除或减轻症状,可行姑息性手术,如针对梗阻性黄疸,可行胆囊空肠吻合术和胆总管空肠吻合术等。

（三）介入治疗

内镜下支架放置术可使胆总管梗阻、胰管梗阻等得到缓解。内镜下鼻胆管或置放支架做内引流,适用于胰腺癌并发黄疸的病人;经皮经肝穿刺胆管引流也有助于缓解黄疸症状。一般可根据所在医院的条件和经验选用相关的介入治疗技术。

（四）化疗

目前仍以氟尿嘧啶(5-FU)为主的联合化疗为常用,有效率33%,常用的是FAM方案:氟尿嘧啶于第2、5和6周,各以600mg/m² 静脉注射;阿霉素以30mg/m²,第1、5周静脉注射;丝裂霉素10mg/m²,第1

周静脉注射。近年来,盐酸吉西他滨被美国 FDA 批准为治疗胰腺癌的一线药物,推荐方案为:健择 $1000mg/m^2$,静脉滴注 30 分钟以上,每周 1 次,连续 7 次,其后停用 1 周,然后每 4 周治疗 3 周为 1 个疗程。应用时应注意化疗可能的副反应,如消化道症状、骨髓抑制等。

**(五)放射治疗**

包括术中、术后放疗,亦可与化疗联合应用,可使肿瘤缩小、控制或缓解症状;对无手术条件的病人可采取高剂量局部照射及放射性同位素 $^{125}$I 局部植入照射等方法治疗,现有一些具有一定治疗疗效的临床报道。

**(六)对症治疗**

支持治疗对晚期及术后胰腺癌病人尤为重要,可选用高营养和氨基酸液静脉输注,给予多种维生素、胰酶片等,如康彼身 2 片,3 次/天,口服。本病疼痛顽固难忍,可予以止痛剂治疗,可按照 WHO 三阶梯止痛原则选用相应的药物。常用的镇痛药物:盐酸曲马朵(曲马多盐酸盐).成瘾率较低,50～100 mg/次,口服,24 小时不超过 400 mg,连用不超过 48 小时;或芬太尼(多瑞吉)贴片,每次 1 片(25 mg/片),贴在皮肤上,72 小时更换 1 次。应用时应注意可能有出汗、嗜睡、头晕、恶心、呕吐等不良反应。哌替啶类止痛药极易成瘾,一般在病程后期,其他药物治疗无效者使用。亦可加用安定类镇静剂,如地西泮 5～10 mg,2～3 次/天,口服。非甾体类消炎镇痛药有时亦有效,如加用阿司匹林 0.3 mg,3 次/天,口服,但要注意其可能损伤胃粘膜的副作用。

**【病情观察】**

**(一)观察内容**

1.诊断明确者,应行 X 线胸片、CT 等影像检查及相关的肝、肾功能检测,做出可否行切除术的评估。具备手术指征者,应请普外科会诊,予以手术治疗;对不能手术者则可根据其主要症状、体征,选择病人可接受的合适方案实施治疗,目的是延长病人生存期,提高病人生活质量。无论何种治疗,均要注意观察治疗后病情变化、治疗效果,包括病人疼痛是否缓解、黄疸是否减轻。

2.诊断未明确者,宜根据病人的临床表现,选择 CT、MRI 等相应的影像诊断方法,结合肿瘤血清学标志物检测,以尽快明确诊断。有条件行 B 超、CT 引导下胰腺穿刺的,应在征得病人及家属同意后进行;如无条件行 B 超、CT 引导下胰腺穿刺的,临床上高度疑诊本病,则可在病人及家属同意后行剖腹探查,以明确诊断。住院诊疗过程中应注意观察其临床表现,如黄疸的动态变化、影像学的动态变化等。

**(二)动态诊疗**

临床上主要根据病人相关的病史、体征,行上述影像学诊断,检测相关的肿瘤血清标志物可以确定或排除本病诊断。如诊断本病,则可根据医院条件,以尽可能明确病情程度,做出可否手术的评估,可手术者应予手术治疗;如不能手术则应予相应的姑息手术、化疗、介入治疗等,以缓解病人症状。无论何种治疗,均应评估治疗效果,尤其是病人生存期、生活质量等;注意有无治疗后副反应、并发症等。治疗后症状基本控制,如腹痛减轻、黄疸消退,病情稳定后,病人可予出院,门诊随访;有腹痛加重、黄疸加深等病情变化或肿瘤复发者,应再次入院治疗。

**【临床经验】**

**(一)诊断方面**

1.由于胰腺癌起病隐匿,早期无特殊表现,首发症状极易与胃肠、肝、胆等疾病相混淆,故往往会被医生忽视,而出现明显症状时病情已处于晚期,故重视首发症状,提高警惕可有助于提高胰腺癌的早期诊断。上腹痛和上腹部饱胀不适是本病最常见的症状,疼痛常为持续性、进行性加剧,可向肩背部或腰部放射,疼痛部位位于中上腹深处,当癌累及腹腔内脏或腹膜时则有脐周和全腹痛,疼痛以夜间和仰卧时加剧,弯腰或前倾坐位时可减轻,疼痛用解痉止痛药难以控制,这些征象往往高度提示本病。黄疸亦为本病的突出症状,以胰头癌常见,一般为进行性加深,伴有皮肤瘙痒、尿色加深,严重时大便可呈陶土色。少数病人仅表现为非特异性消化道症状如恶心、呕吐与腹胀等,对症治疗常常无效,如有此种情况,医师应想到本病可能。一般认为,有下列表现者应疑及胰腺癌的可能:无明显诱因的上腹部不适,进行性加重,并逐步转为隐痛、胀痛和腰背痛;难以解释的乏力和进行性消瘦;原因不明的糖尿病等。

2.目前尚无一种肿瘤标志物可诊断早期胰腺癌。CA19-9 对分化良好的胰腺癌有一定的诊断价值,但仅 70％左右胰腺癌病人血清 CA19-9 升高,CA19-9 升高亦可见于胆囊、胆管肿瘤和慢性胰腺炎、慢性肝病病人,CEA 升高主要见于无法切除的胰腺癌。因此,目前主张联合多种血清肿瘤标志物检测分析,可能提高胰腺癌的早期诊断率。

3.影像学检查在本病的诊断中起重要作用,B 超、CT 是诊断胰腺占位的主要手段,一般 CT、B 超能测出直径在 1～2cm 的病变。超声内镜可发现一些直径小于 1cm 的病灶。必要时,应及时行 MRCP、ERCP、影像导引下的胰腺穿刺;对大多数疑有胰腺占位和伴有胰胆管扩张的病人,有条件时均应行 ERCP 检查,ERCP 诊断胰腺癌的敏感性可达 90％以上,抽取胰液及细胞刷检查可提高诊断效果;在 B 超、CT 引导下的细针穿刺细胞学检查,对胰腺癌的敏感性达 80％～90％,特异性达 100％,对临床难以明确者尤为适用。

（二）治疗方面

1.手术是胰腺癌治疗的主要方法,但由于胰腺癌早期诊断困难,所以能手术切除的病例较少,充分的术前评估很重要,因其有助于选择合适的手术方式。本病的手术技术难度高、创伤大,术后近、远期并发症多,故其围手术期处理在外科治疗中亦很重要。

2.本病化疗、放疗效果仍不理想,临床上应根据病人的具体情况,选择病人可接受的治疗方法进行治疗,应注意化、放疗可能产生的副反应。对以梗阻性黄疸为主要症状,肿瘤无法手术切除者,可予以姑息手术、内镜下放置支架、PTCD 等治疗,以缓解症状、提高生活质量。

（三）医患沟通

胰腺癌是一种恶性肿瘤,其恶性程度高、生存率很低、预后极差,因此在诊治过程中,应注意医患沟通,诊断一时难以明确者,应及时向病人及家属说明,介绍本病诊断的难度及临床常用的影像诊断方法,以尽快明确诊断。诊断明确者,应及时向家属交代病情,介绍本病诊疗的常用方法,取得家属的理解和配合,以利于治疗的实施,同时也可避免不必要的医疗纠纷。需手术、介入治疗、内镜下放置支架者.应详细介绍操作过程,并请家属签字为据。同时应鼓励病人,努力保持乐观心态,正确面对病情,以提高生活质量。

（四）病历记录

1.门急诊病历　记录病人就诊的主要症状,如腹痛、黄疸的特点,有无进行性加重,腹痛与体位是否有关。注意询问有无反复发作的急性胰腺炎史,个人史中记录有无吸烟、酗酒史。记录外院的诊治经过。体检记录有无浅表淋巴结肿大、皮肤及巩膜黄染、腹部包块、压痛,腹部移动性浊音是否阳性。辅助检查记录血常规、肝功能、腹部 B 超等检查的结果。

2.住院病历　详尽记录病人主诉及发病过程、门急诊或外院的诊疗经过、效果如何。病程记录应提出本病的诊断依据、与其他疾病的鉴别要点、诊疗计划。病程记录应反映疾病的发展、诊疗过程,记录上级医师的查房意见、所行影像检查及实验室检测的结果分析,以及治疗后的疗效及可能的副应。需手术或相关治疗者,须有病人或亲属签署的知情同意书。

（王建海）

# 第十三章　腹膜及肠系膜疾病

## 第一节　腹膜疾病

### 一、结核性腹膜炎

结核性腹膜炎是由结核杆菌引起的慢性、弥漫性腹膜感染性炎症。发病率仅次于肺结核及肠结核。可发生于任何年龄,以 20～40 岁多见,男女发病率为 1:2。结核性腹膜炎的病理改变可分为以渗出、粘连和干酪样为主的三种类型。临床以粘连型多见,渗出型次之,干酪型较少。

**【诊断】**

1.临床表现

(1)结核性中毒症状

1)发热和盗汗:发热是本病常见表现,占 67%～95%。热型以中等与低热为最多,约 1/3 患者有弛张热,少数可有稽留热,高热有时达 40℃。盗汗常存在于发热患者,重者身如水洗,轻者睡中汗出,醒来渐收。

2)消瘦与营养不良:体重减轻与乏力可随病程发展而渐加重,食欲不振明显。严重者可出现水肿、贫血、舌炎及口角炎等,甚至表现为恶液质。

3)其他:女性可停经或不育,男性有性功能不全。

(2)腹膜刺激症状

1)腹痛与腹部压痛:腹痛也是常见症状之一,以持续性隐痛或钝痛为多,但也有阵发性疼痛者。腹痛常在脐周、下腹或全腹。偶见有剧烈腹痛者,这要考虑结核病灶破溃或穿孔所致。腹部压痛可轻重不一,多数为轻微或没有压痛,少数压痛明显,伴反跳痛。

2)腹胀与腹水:病人起病时常有腹胀,但多不伴有腹部膨隆,也无明显腹水。本病有腹水者约占 1/3 病例,腹水量以中、小量者为多。

3)腹壁柔韧感:腹部扪诊发现腹壁柔韧感曾被认为是本病的重要体征,其实在其他情况下,如血腹或腹膜癌时也可以有类似发现。

4)腹块:腹部触及肿块多见于粘连性或小房型结核性腹膜炎病人,常位于脐周,但也可见于其他部位。其大小不一,边缘不整,表面不平,有时呈结节状,可误诊为肿瘤。

5)其他:患者常有腹泻,一般每日 6～7 次,大便多为糊状。也可有便秘或便秘与腹泻交替。有肠梗阻时出现恶心呕吐。

2.实验室和其他检查

(1)血液检查:部分患者有轻至中度贫血,白细胞正常或偏高,急性期白细胞和中性粒细胞可明显升高。血沉一般均见加快。

(2)腹水常规检查:腹水常为草黄色渗出液,静置后自然凝固,少数外观呈淡血色,偶见乳糜样,比重可超过 1.018,蛋白质含量增多,细胞计数多超过 500 个/mm³。以单核细胞为主。但有些结核性腹膜炎的腹水检查结果可与上述截然不同。

(3)腹水查结核杆菌 DNA:PCR 技术检测结核性腹水中结核分枝杆菌 DNA 的敏感性为 69%,特异性为 96%,明显优于抗酸染色镜检和培养。

(4)腹水查结核菌抗体:ELISA 检测腹水中结核分枝杆菌特异性抗体的敏感性与 PCR 技术相似,但 PCR 特异性更强。而 ELISA 法检测抗体水平仅能起辅助诊断作用。

(5)胃肠 X 线检查:可提示结核性腹膜炎的征象,包括肠粘连、肠结核、肠梗阻、腹水等征象。有肠梗阻者,则可呈现多数液平面、肠管排列紊乱、分布不均等。对于粘连型病例行钡餐检查多有肠袢汇集成团,运动减弱,或因包裹性积液占据肠间隙、推移肠管、排列紊乱;或呈现不全肠梗阻的征象。若同时存在肠结核者,常可发现回盲部或其他病变部位的肠腔充盈缺损。腹部平片有时可见腹腔内大小不等的斑点状或结节状钙化影,对诊断有一定意义。疑为腹膜结核的病例,应常规胸部 X 线检查。

(6)超声检查:可发现腹水或局部包裹性积液、腹膜增厚或网膜卷缩、粘连形成的团块等征象。超声诊断符合率可达 80%左右。腹水型者可见弥漫性无回声,其中有分隔的光带。在无回声区边缘有点状或斑状高回声,后方多有增强效应。

(7)腹腔镜检查:渗出型并腹水者最适于腹腔镜检查,准确率可达 90%以上。腹腔镜下腹膜常呈苍白或灰白色。早期病变可有充血及出血现象。腹膜、网膜或脏器浆膜可见结核特有的灰白色粟粒样结节,一般为米粒大小,有些可融合成较大的结节。有的可见腹膜、网膜或脏器间形成局限或广泛粘连。病程较长者腹膜明显增厚、网膜萎缩、色泽灰黄、血管稀少、分布不均。腹腔镜下取标本做病理检查,阳性率很高,不足之处是严重的腹膜粘连为其禁忌证。

## 【治疗】

1.治疗原则

(1)争取早期、彻底治愈,以防复发或并发症的形成。

(2)重视腹膜外结核病变,给予充分治疗。

(3)注意调整机体全身情况,应用中西医结合治疗,注意休息,加强营养。

2.抗结核药物治疗 结核性腹膜炎基本上以药物抗结核治疗为主。目前可供选择的抗结核药物有链霉素、异烟肼、利福平、对氨水杨酸钠、乙胺丁醇等。

(1)渗出型患者,常用链霉素 0.75g,每日肌注 1 次,1~2 个月后改为每周 2~3 次,继续用药物至少 3 个月,同时常规剂量口服异烟肼或对氨水杨酸钠。连续用药 0.5~1 年。对粘连合并渗出或小房型的患者,可考虑链霉素、异烟肼和对氨水杨酸钠联合用药。链霉素治疗以不引起毒性反应为前提,适当延长其疗程,对氨水杨酸钠可静滴,异烟肼可用 1.5~2 年。

(2)对已接受抗结核治疗的患者,考虑有耐药性,可选用尚未用过的抗结核药物治疗。

(3)对有血行播散或结核毒血症严重的患者,在有效的应用抗结核药物的同时,可加用肾上腺皮质激素,以减轻毒血症。

3.手术治疗 原则是根据病变状况、粘连范围和程度选择手术方法。手术治疗指征:①并发完全性、急性肠梗阻或慢性不全肠梗阻经非手术治疗久不见效或加重者。②并发肠穿孔导致急性腹膜炎或包裹性积脓。③腹壁瘘管经久不愈。④不能排除其他原因的急腹症和腹腔内肿瘤者。对于合并慢性肠梗阻者,只要没有出现肠绞窄征象,尽管非手术治疗恢复缓慢,仍以尽量保守治疗为妥。

4.中医中药治疗

(1)邪留阴分:可予养阴清热,方用青蒿鳖甲汤。

(2)气血两虚:治以益气补血,方用归脾汤加减。

(3)腹胀有水:治以健脾利湿、活血化瘀,方用胃苓汤加减。

5.并发症治疗　有不完全性肠梗阻时,应及时胃肠减压,纠正水、电解质平衡紊乱。有感染者予足量合理抗生素治疗。

有下列情况可考虑手术治疗:

(1)并发完全性、急性肠梗阻者,或慢性肠梗阻保守治疗无效者。

(2)肠穿孔引起急性腹膜炎者。

(3)粪瘘经保守治疗无效,粪瘘之远端有梗阻存在者。

(4)与急腹症或肿瘤鉴别困难者。

## 二、化脓性腹膜炎

本病是指因细菌或非细菌感染引起的腹膜化脓性改变。按发病机制可分为原发性和继发性两大类。前者致病原多经血行播散侵入腹腔;后者则由腹腔内病变直接涉及腹膜。还可根据不同病因分为细菌性和非细菌性两类。非细菌性腹膜炎可由胃酸、胆汁、胰液或血液等刺激引起,但最后可成为细菌性腹膜炎。异物、胶原性疾病、过敏状态引起的腹膜炎,才是真正的非细菌性腹膜炎。也可以病变涉及的范围分为局限性和弥漫性腹膜炎。

### (一)原发性腹膜炎(SBP)

本病是由血行感染所致的急性腹膜炎。原发性腹膜炎常并发于晚期肝硬化或见于儿童的原发性腹膜炎。

1.肝硬化腹水并发原发性腹膜炎　一般见于肝硬化晚期。肠道感染也为常见病因,SBP是肝硬化最具有特征性的感染并发症,发生率为7%～23%,其发病机制为①细菌移位:肠腔内细菌经腹腔淋巴结进入血液循环。肝硬化患者容易发生肠道菌群失调,大肠杆菌等某些细菌过度繁殖,肠道粘膜屏障功能障碍以及机体免疫防御功能低下等,都是促使细菌移位的重要原因。②菌血症的发生:肝硬化患者网状内皮系统防御功能低下,不能有效地发挥吞噬清除血中细菌的作用;加之肝硬化门脉高压,侧支循环大量开放,血液不能有效地经过肝窦网状内皮系统,因此不能清除由肠道细菌移位入血或由呼吸道等途径入血的细菌,菌血症的发生率升高,相应地使SBP发生的危险性增加。③腹水中的抗菌活性不足:肝硬化患者腹水中调理素、免疫球蛋白、补体及趋化因子等各种抗菌物质活性低下,不能有效清除腹水中的细菌及各种炎性递质。其致病菌大多数是大肠杆菌、副大肠杆菌,少数由肠球菌、链球菌、葡萄球菌、铜绿假单胞菌(绿脓杆菌)等引起。

【诊断】

本病多起病急,有发热、畏寒、腹痛,腹部压痛为腹膜炎常见体征。典型的SBP仅占50%左右,多数为不典型SBP,相当一部分患者表现为腹水增加,黄疸加深,肝功能进一步减退,肝性脑病,肾功能障碍或中毒性休克等。此时应及时做血的细菌培养,并进行腹穿做腹水化验检查。其结果具有确诊价值。

【治疗】

应早期、合理、充分地应用抗生素,积极预防和治疗中毒性休克、肝昏迷等并发症,并注意纠正水、电解质平衡紊乱及酸碱平衡。同时加强保护肝及全身支持疗法。

腹腔抗生素注入。近年来国内有人采取放腹水加腹腔抗生素注入治疗 SBP,取得满意效果。其理由:①起外科引流作用,定期将腹腔内细菌、毒素、炎性渗出物引出,减少其吸收,减轻中毒症状,保护其他脏器功能。②隔日放 1 次腹水 1000ml～2000ml,在适当增加补液量,补充白蛋白或血浆情况下,一般不会引起水、电解质平衡失调和诱发肝性脑病。③放腹水后腹腔注入抗生素能提高腹腔抗生素有效浓度,增强抗菌效果。④节省抗生素,减轻病人经济负担。

本病预后差,后期多死于肝昏迷、肾衰及上消化道出血等并发症。因此,对晚期肝硬化并发原发性腹膜炎的及时诊断和治疗十分重要。

2.儿童期原发性腹膜炎

患儿多在 10 岁以下,女孩多见。本病是血行感染引起的腹膜炎,但原发病灶往往不明显。起病前常有呼吸道感染或皮肤感染病史。

【诊断】

多为急性起病,有腹痛、恶心、呕吐、发热、畏寒,并出现明显腹膜刺激症状。特别是常见腹泻,并有肠鸣音亢进,在继发性化脓性腹膜炎则属少见。应注意与阑尾炎及其他急腹症相鉴别。检查尿常规,了解有无蛋白尿及管型尿。腹穿做腹水化验对确诊很有帮助。

【治疗】

本病确诊后,在给足量抗生素治疗和全身支持措施情况下,预后一般良好。

## (二)继发性腹膜炎

这是最常见的一种腹膜炎,在腹腔内脏疾病或损伤的基础上,细菌进入腹腔,引起腹膜化脓性感染。根据病史和发病原因,可将继发性腹膜炎分成三大类:①急性穿孔性腹膜炎,包括胃肠穿孔、肠缺血和盆腔腹膜炎等类型。②手术后腹膜炎,包括吻合口漏、意外胃肠穿孔和血运供应阻断等类型。③创伤后腹膜炎,包括腹部钝性和穿透伤等类型。这一分型对诊断很有帮助。

致病机制:腹腔污染细菌后,其结局取决于全身的和腹膜局部的防御机制和细菌的性质、数量和时间,细菌及其产物(内毒素)刺激患者的细胞防御机制。

【诊断】

1.临床表现

(1)腹部表现

1)腹痛:是最先和最常见症状。为持续性剧痛,腹痛部位先于原发病变处,后涉及全腹,疼痛不能忍受。但在老年患者及衰竭患者腹痛可不明显。

2)恶心呕吐:起病时即可有恶心呕吐,当出现肠麻痹时,呕吐反见减少。但呕吐物可为胆汁或粪样液体。

3)腹肌紧张、压痛与反跳痛:此为腹膜炎特征性表现。

4)肠鸣音、肝浊音区与移动性浊音:急性腹膜炎伴肠麻痹时其肠鸣音减少或消失。由于胃、肠穿孔引起的腹膜炎,肝浊音区缩小或消失。当腹腔内积液超过 1500ml 时,可出现移动浊音。

(2)全身表现:腹膜炎不同发展阶段可出现不同的临床表现。起病时一般体温正常,至腹膜炎发展期,体温、脉搏、呼吸平行上升。如毒血症明显,可有高热与寒战,常伴有脱水与代谢性酸中毒,最后进入中毒性休克。

2.辅助检查 本病根据上述临床表现,一般诊断多无困难。但需要下列检查助诊。

(1)血常规:白细胞和中性粒细胞明显升高,严重感染时可出现核左移现象。

(2)X线腹部检查:检查有无游离气体,重点在膈下透明区,或观察肠曲形态与液平。

(3)腹腔穿刺:鉴别腹水是渗出液还是漏出液,细菌培养,测定淀粉酶含量及涂片病理检查。

(4)诊断性腹腔灌洗:有助于确诊与创伤无关的所有腹膜炎,尤在不能正确反映腹部症状,不能口服或注射造影剂而行 CT 扫描检查者。在拟行剖腹切口做一小切口,插入一塑料管,灌注生理盐水 1L,并回收至少 500ml,取回收液作白细胞及分类、红细胞、pH 值、淀粉酶、蛋白和胆红素测定。如白细胞数 $>200/mm^3$,急性腹膜炎的概率为 99%。

(5)血清溶菌酶测定:这是一种有效的诊断腹腔内脓肿的方法,溶菌酶为分子量 14000 的蛋白,存在于吞噬细胞、粒细胞和单核细胞的溶酶体内,脓肿形成时必然伴有血清溶菌酶增高。腹腔内脓肿的诊断敏感性为 79%,特异性为 81%。

(6)腹腔镜:对临床症状不典型及诊断不明的腹膜炎可以通过腹腔镜检查辅助诊断。对急性出血性胰腺炎可置管引流及腹腔灌洗,手术后胆汁性腹膜炎可置引流管,腹膜炎缓解后再相应处理,必要时可经腹腔镜取材活检或经引流管灌入治疗药物。但是对有明确急诊手术探查指征者不宜选用腹腔镜检查辅助诊断。

【治疗】

1.手术及中西医结合治疗 继发性腹膜炎的手术目的在于清除原发的炎症或感染病变,并进行腹腔引流。及时手术常避免腹膜炎扩散,有利于控制感染,减少并发症。

近年来,中西医结合治疗急腹症有很大发展,有的可不手术获得治愈,但要注意选择好适应证。

2.支持疗法 目前仍主张取半卧位,禁食,肠梗阻者要胃肠减压。积极补充机体的耗损,纠正水、电解质和酸碱失衡,包括输血。近年来采用静脉高营养治疗,有利于改善全身情况。

3.抗菌治疗 继发性腹膜炎的主要致病菌为大肠杆菌属和脆弱类杆菌,第三代头孢菌素足以杀灭大肠杆菌而无耐药。也可选用氨苄西林或头孢菌素。合并厌氧菌感染者用甲硝唑等治疗有效。

## 三、腹膜肿瘤

本病是由原发和继发两种因素引起的腹膜增殖性病变,前者为间皮细胞瘤,很少见.而继发性癌很常见。

### (一)腹膜间皮细胞瘤

本病为原发性腹膜增殖性病变,来源于间质的表皮或间质内组织,较为罕见。良性间皮细胞瘤常为单发,最常见于输卵管、子宫顶部的腹膜,其他部位少见。恶性间皮细胞瘤往往为弥漫性的覆盖全部或部分腹膜的肿瘤,或呈弥漫性结节性播散,或呈一层坚韧、白色的腹膜增厚,或多或少围绕着腹内脏器。病因与接触石棉有关,30%腹膜间皮细胞瘤的患者在腹膜组织中有石棉沉着。

【诊断】

1.临床表现 腹痛、腹水和消化道功能紊乱是本病的主要表现,而且腹痛为顽固性,腹水的发生率可达 90%。腹水顽固,常呈浆液纤维性或血性,有时呈胶质状,白蛋白含量高,可找到恶性细胞。消化道功能紊乱一般发生于后期。全身情况在较长时间内很少有变化,食欲尚可,消瘦不明显,无发热,血沉增快,有时出现自发性低血糖症。体检时可发现不同部位有大小不等的单个或多个肿块。

2.辅助检查

(1)胃肠道 X 线检查有时可见外来压迫征象。

(2)腹水细胞学检查对本病的诊断有很大帮助,如在腹水找到新生物性间皮细胞最有价值。

(3)在 B 超和 CT 引导下行细针穿刺抽吸可得出细胞学诊断。

(4)腹腔镜检查和腹膜活检对于确诊可提供有意义的依据。

**【治疗】**

目前无有效治疗方法,放射治疗及化疗效果不满意。一般明确诊断后 1～2 年内死亡。

### (二)腹膜继发性癌

腹膜继发性癌是腹腔脏器癌扩散到腹膜的结果,绝大多数是腺癌,多来源于胃肠道、肝、胰及卵巢。常伴腹水,多呈血性。癌向腹膜扩散的途径有:①直接蔓延,胃肠癌最易累及腹膜。②表面种植,是由腹膜脏器的癌细胞脱落,种植于腹膜所形成。③循血行或淋巴道转移,任何上皮组织的恶性肿瘤均可循血行或淋巴道转移到腹膜而形成广泛的转移癌。常表现为腹膜广泛布满小粒状癌,或肠壁表面可有网状的白色线条。

**【诊断】**

1.临床表现

(1)有明确的原发腹腔内脏癌,如出现腹膜累及的临床表现应考虑有腹膜转移,或在原发病灶手术时发现有腹膜转移癌。

(2)无明确的原发性腹腔内脏癌,临床发现腹水或通过腹水检查发现有腹膜转移癌。

(3)本病常有腹水,须反复穿刺放液。无门脉高压,无脾大,腹水少时可扪及包块。有的患者无明显腹水,但常伴腹痛和消瘦。

2.辅助检查

(1)X 线检查可见有腹膜继发癌有关的征象。

(2)腹腔镜检查和腹膜活检有助本病诊断。

**【治疗】**

应用化学药物腹腔内注射(噻替哌、氧化氮芥、氮芥等),放射性核素$^{32}$P、$^{198}$Au 腹腔内注射及其他对症治疗。

## 四、腹膜假性粘液瘤

本病又称腹膜胶质病,很少见,分为粘液性囊腺瘤和粘液性囊腺癌,分别来源于盲肠、子宫、附件。所谓腹膜胶质病是根据腹腔积液的外观而命名的。可有程度不同的粘性,胶状肿块占满腹腔或覆盖着腹膜,通常位于下腹部或盆腔部,穿刺或吸引难以排出。恶性型者其腹膜布满颗粒或新生物样结节。胶状物经生化分析主要属涎粘多糖。

**【诊断】**

1.临床表现　患者腹部显著膨大而一般健康情况良好,这是本病的特点。因为大量粘液潴留于腹腔内,形成所谓"胶腹"。

发病初期,可有右下腹疼痛,盆腔下坠感及膀胱刺激症状。可有腹痛、恶心及呕吐,但这些症状很轻。少数可出现幽门梗阻、肠梗阻及阻塞性黄疸。后期多有腹胀、食欲减退、消瘦等表现。体检时可摸到肿块和腹水。

2.腹腔穿刺　腹腔穿刺一般能作出诊断。如果积液特别粘稠,可呈白色,外表为胶状,不易流动。腹水蛋白质含量高,如有丰富的透明质酸,则有利于间皮细胞癌的诊断。

【治疗】

主要是切除原发病灶,并尽可能完全切除腹膜胶质状的增生灶。抗癌化疗可能对控制疾病的进展有一定效果,特别是对起源于卵巢的病变可能作用更好些。

（谭志洁）

# 第二节　肠系膜疾病

## 一、急性肠系膜淋巴结炎

本病主要累及回盲部的淋巴结,多见于儿童和青年。1/3 起源于上呼吸道感染。因小肠系膜有丰富的淋巴结,以回肠末端及回盲部淋巴结最丰富,所以病变主要侵及回肠末端的淋巴结,出现以右下腹稍靠近脐部的一系列症状和体征,淋巴结改变分为①普通型:多由病毒感染所致,淋巴结充血、肿胀、增生。②化脓型:多由细菌引起,包括沙门菌、葡萄球菌、大肠杆菌、厌氧菌等,淋巴结有肿胀、出血、坏死、化脓等改变。

【诊断】

1.普通型　多见于 7 岁以下,于冬春季节常在急性上呼吸道感染过程中并发,或继发于病毒所致的肠道感染。

(1)发热:约 90％以上病例表现为发热,一般为中等度发热,偶有高热。

(2)腹痛:性质不固定,可表现为钝痛或痉挛性疼痛,通常是先发热后腹痛,但以右下腹稍近脐部或脐周为主。

(3)消化道症状:可伴有呕吐但不剧烈,有时伴腹泻或便秘。

(4)腹部检查:腹胀不明显,压痛较轻,多位于右下腹。但位置偏上或靠近脐部,较少出现腹肌紧张和反跳痛,偶可在右下腹触及具有压痛的小结节状肿物,压痛部位随体位变动,如向左侧卧位时压痛点可向左侧偏移。

(5)其他检查:白细胞计数可正常;超声表现具有特征性,即回、结肠区域肠系膜淋巴结数目增多,径线增大,呈椭圆形,结构类似靶样或内呈均匀低回声,无融合,可根据这些特征做出定性诊断。

2.化脓型　较少见,主要见于 7 岁以上儿童,无明显季节特点,起病较急,中毒症状出现较早。有精神萎靡、高热、脱水等,持续性腹痛,初在右下腹,随后为双下腹和脐周,可伴有呕吐或稀便,压痛明显,以右下腹为主,随病情发展压痛范围扩大,甚至延及全腹,并常伴有腹肌紧张和反跳痛。有时合并肠梗阻症状,白细胞计数明显升高;B超或 CT 检查有时可探及位于肠管外肿大淋巴结或小脓肿形成,阑尾区无异常;腹腔穿刺有时可抽到黄色或白色脓液,细菌涂片或培养为阴性。早期病例静脉滴注广谱抗生素可能有效,中、后期病例则效果不明显,多数病例误诊为急性阑尾炎。

【治疗】

1.普通型　非手术治疗为主。

(1)一般治疗:包括禁食、静脉输液、止吐、止痛、退热等。

(2)抗病毒治疗:①利巴韦林(病毒唑)每日 10mg/kg,通常用 0.1g～0.2g 溶于 10％葡萄糖液 100ml～200ml 中静滴。②双黄连注射液每次 60mg/kg,通常用 0.6g～1.8g 加入 10％葡萄糖液中单独静脉滴注,每日 1 次。

（3）抗生素：体温较高且白细胞计数或者中性粒细胞增多，粒细胞比例增高者可选用青霉素、氨苄西林、头孢呋辛（西力欣）等。

2.化脓型　以手术治疗为主。

（1）早期病例：除一般治疗外，应使用广谱抗生素静脉滴注，如头孢呋辛每日 60mg/kg、头孢曲松（菌必治）0.5g～1.0g/次等，也可以考虑静脉滴注氨苄西林、甲硝唑或者庆大霉素，治疗中发现患者压痛范围扩大或腹腔穿刺有脓性渗液或出现腹膜炎征象时，应积极手术。

（2）中晚期病例：通常要手术探查及引流治疗。

## 二、肠系膜乳糜囊肿

为肠系膜淋巴管的病变，即淋巴管膨大、囊肿化。可能是先天性的淋巴管壁发育不良所致，即所谓淋巴管瘤，或可能因腹部外伤、炎症、手术后等致使局部淋巴管粘连、阻塞。淋巴液淤滞其间，逐渐长大而成囊肿。但在正常情况下，淋巴管间、淋巴管和静脉间有丰富的侧支沟通，不至于产生囊肿，故侧支的闭塞亦可能为引发本病的重要因素。囊肿可以是单发的或多发的，内含乳糜液或混有少量血液和纤维素。囊壁为上皮细胞和结缔组织。

【诊断】

1.临床表现　囊肿体积较小时，一般无症状和体征。多数患者因腹部包块而就诊，包块无疼痛和压痛、边界清楚、有囊性感、活动度大。因为固定于后腹壁的肠系膜根部从左上走向右下，故肠系膜囊肿常沿右上至左下轴心活动。少数肿大明显者可产生局部压迫症状，个别患者囊肿破裂形成乳糜腹水。

2.影像检查

X 线检查有时可见到囊肿对肠道的压迫现象；腹部 B 超、CT 及磁共振检查可发现囊肿的部位、形态及大小等。腹腔镜检查可直接窥见囊肿。

【治疗】

囊肿较小而无压迫症状者，可不予治疗。但若囊肿较大或不能除外其他肿瘤时，应及时剖腹手术切除。

## 三、肠系膜脂膜炎

这是一种主要累及肠系膜脂肪组织的非特异性炎症性疾病，常伴有发热和反复发作的特点，临床上统称为 Weber-Christian 病。此症少见。其基本病变可能是血管炎引起脂肪缺血坏死，继发地再引起炎症。血管炎可由于直接的创伤或变态反应所致。本病有时伴发系统性红斑狼疮，或在应用碘剂、磺胺类、普拉洛尔（心得宁）后诱发，支持免疫性病因。患者血中的溶蛋白酶较正常人为高，可造成小血管内皮细胞损害而产生血栓以及闭塞。肠系膜脂膜炎又称为收缩性肠系膜炎、肠系膜脂肪肉芽肿、肠系膜脂肪营养不良症、原发性硬化性肠系膜炎等。

【诊断】

1.临床表现　多见于老年男性，常见的症状是反复发作性腹痛，可以很轻，也可以很剧烈；可以弥漫全腹，也可以局限于脐周或偏左，同时伴有发热、食欲不振、恶心呕吐和体重减轻等炎性症状，发热常为低热，很少见高热，有白细胞增多症。可有腹胀和不完全性肠梗阻。体检有 2/3 在脐周偏左可扪到肿块，有触痛，边缘模糊，但也可很清晰，质较硬，可传导腹主动脉搏动而被怀疑为腹主动脉瘤。X 线表现常不显著，除非肿大到能排挤肠道。早期可有肠段激惹现象,钡剂在肿块处通过较快,也可见多段回肠袢分离现象,其间距增宽,并见有一长段狭小肠袢扭曲或折角,这些是肠系膜内有多个肿块的表现。广泛的收缩性肠系膜炎可阻碍血流和淋巴回流,引起腹水。本症往往到剖腹后才能获得确诊。

2.辅助检查

(1)X线钡剂造影:可见肠段移位或有外来物压迫肠道的征象。但肿物较小时无此征象。

(2)CT检查:腹部可见不均匀的低密度占位性病变。

(3)血管造影:可见直肠血管变直,有时见血管外被包绕的征象。

## 【治疗】

轻症患者,特别是非全身性者,病变多能以纤维化而告终,达临床痊愈,但往往反复发生,延续几个月到几年。激素可以保护细胞的溶酶体膜,减少炎症反应,改善临床症状,但需要量较大,且停药后极易复发。可应用小剂量免疫抑制剂,特别是有脂膜炎全身扩展时。产生肠梗阻者,应予手术切除,但宜尽可能保留肠段。术后症状多能改善。

## 四、肠系膜肿瘤

肠系膜肿瘤可以是原发性的,或者是继发性的。本病较罕见。肠系膜的各部分都可以发生原发性肿瘤,大多位于小肠系膜,其次是乙状结肠或横结肠系膜。肠系膜肿瘤有囊性和实质性之分,一般囊性者多为良性;实质性者多为恶性。肠系膜的囊性肿瘤包括各种囊肿和淋巴管瘤。实质性肿瘤以淋巴肉瘤发病率最高,其他有平滑肌肉瘤、脂肪肉瘤、纤维肉瘤、间皮肉瘤等。淋巴肉瘤表现为结节融合,形成大的肿块或散在的大小不等的结节,镜下均为弥漫型,属B淋巴细胞源性。脂肪肉瘤外观呈脂肪瘤样、粘液样及鱼肉样,镜下分四种类型:分化良好型、粘液样型、圆形细胞型及多形型,其中前两型预后良好。可根据镜下核分裂相的多少来判断肿瘤的分化程度。以良性者居多,其中常见的是纤维瘤和脂肪瘤;恶性肿瘤中以纤维肉瘤或平滑肌肉瘤最为常见;部分恶性淋巴瘤始于肠系膜淋巴组织。

## 【诊断】

1.临床表现　肠系膜原发性肿瘤,即使是恶性,转移也较晚,所以早期多无症状,不易发现。多因其他原因行剖腹手术时发现。肿瘤稍大则可因腹膜受牵拉而产生腹痛,但多不剧烈。体检有时可触到肿块,尤其是消瘦者。肿瘤长大后可造成压迫,出现疼痛、恶心、呕吐、腹泻、便秘等肠梗阻症状。恶性肿瘤还常出现腹水、肿瘤的转移表现,以及消瘦、乏力等全身衰竭的表现。通过血液和淋巴转移、直接蔓延或局部种植等途径在肠系膜形成的继发肿瘤多有原发肿瘤的临床表现。

2.影像检查

(1)X线检查:可发现肿瘤对邻近组织压迫。有钙化的可能是畸胎瘤。X线钡造影可显示肠管受压移位,有助于确定是否为肠外肿块,有时肠系膜恶性肿瘤侵入肠壁,则可出现肠壁僵硬,粘膜皱襞增粗或中断,钡剂通过缓慢等现象。

(2)B超检查:可显示腹腔肿块,区别囊、实性,肠系膜囊肿见液性暗区,边界回声清晰,并有明显包膜回声及后方增强效应。良性肿瘤包膜清晰完整,内部呈现均匀稀少的低回声区,有时或部分为无回声区,如脂肪瘤、纤维瘤和神经鞘瘤等;恶性肿瘤包膜回声区有或无,内部回声强弱不一,分布不均。

(3)CT检查:可直接了解肿块的大小、质地、边界和毗邻关系。可清楚显示周围组织器官是否被侵犯。特别是肠管与肿块的关系对术前诊断十分有益。

(4)腹腔镜检查:既可确定肿块的位置,又可取活组织进行病理检查,以确定肿瘤的性质。

**【治疗】**

肠系膜肿瘤的治疗以手术切除为主,是否辅加其他治疗,当视肿瘤的病理类型、恶性程度以及患者的年龄和全身状况而定。

肠系膜囊肿常具有完整的包膜,界限清楚,孤立的囊肿一般可用钝剥离法作囊肿摘除术。若囊肿与肠管关系密切或与系膜血管紧密粘连,可连同部分小肠一起切除。如囊肿切除有困难,可作囊肿袋形外翻术。淋巴管瘤往往含有大小不等的多个小囊,个别呈蔓状生长,为求根治,宜连同部分小肠及系膜一起切除,多发的体积很小的淋巴管瘤,可将其一一剪破,再用3%～5%的碘酊涂抹其内壁,以破坏肿瘤壁的上皮组织,也可用电烙烧灼其囊壁以免复发。

恶性肿瘤施行广范围的肿瘤切除,是获得根治的最佳治疗手段,不能行根治性切除的肿瘤应积极行减瘤术或捷径肠吻合,以提高术后故、化疗的疗效及延缓并发症的发生。对复发者应争取再次手术切除,能有效延长患者的生存期。

肠系膜肿瘤患者若并发肠梗阻、肠扭转,应在积极术前准备下尽早剖腹探查。若肠扭转或套叠的肠管已坏死,不可复位,应先切除坏死的肠管,再探查肿瘤,决定手术方式,以减少毒素吸收。

(贾会兵)

# 第三节　腹膜后疾病

## 一、腹膜后疝

腹膜后疝是内疝的一种,发生于腹膜褶凹。腹膜后疝常发生于十二指肠旁、盲肠旁或乙状结肠曲的腹膜褶凹,疝入的内脏总是一段小肠。诊断常很困难。

**【诊断】**

1.临床表现

(1)症状:主要为小肠梗阻,因可逆性而呈反复发作。突然发生肠梗而取某一体位时又突然缓解为其特点。主要症状为餐后疼痛和不适,有腹部胀气和恶心、呕吐,有时有便秘或发作性腹泻、仰卧位时可有腰痛。

(2)体征:发作时腹部可见一肿块,扪及囊性肿块,叩诊呈鼓音,听诊肠鸣音亢进。

2.X线检查　取决于检查时疝囊内有无肠袢。最重要的表现是在站立侧位时见一段扩张的小肠向后方伸展,超过脊柱的前缘和骶骨上半部。可见有多个小肠粘膜环限制在一个小空间内,无蠕动或者有逆蠕动,其近端肠袢有扩张和淤积,有时也见气液平面。

**【治疗】**

如症状严重,发作频繁,可行手术治疗。

## 二、腹膜后脓肿

腹膜后脓肿指由于细菌感染而引起的腹膜后腔的化脓性疾病。

**【病因】**

腹膜后腔对细菌侵袭的阻力较腹膜为低。脓肿的发生常有以下五个方面的来源。

1.继发于腹腔内的疾病　最常见的是腹膜后的阑尾穿孔,其次为后壁消化性溃疡穿孔、结肠癌、胃癌、结肠阿米巴溃疡穿孔、肠道异物或外伤穿扎等,均可继发感染引起脓肿。主要在腹膜后腔积脓。常为多种细菌的混合感染,包括大肠杆菌、金黄色葡萄球菌、粪链球菌、变形杆菌和各种厌氧杆菌。

2.继发于腹膜后器官的疾病　常见的有急性出血坏死性胰腺炎、肾周脓肿、腹膜后化脓性淋巴结炎等。

3.继发于脊柱和第十二肋的感染　在结核性脊柱炎、细菌性或放线菌性脊髓炎时,炎症可在后腹壁肌的筋膜下扩散而达大腿部。

4.盆腔腹膜后腔脓肿　常与直肠、膀胱、前列腺和女性盆腔器官的感染有关。

5.血行感染　有时无上述病因而腹膜后腔感染只是继发于菌血症。

【诊断】

1.临床表现　①腹部及腰背痛是最突出的症状,直接与脓肿的部位有关,疼痛可放射至相应的髋关节、大腿及膝关节,且以这种放射痛为主要表现,有时弯曲大腿或向健侧侧卧可减轻疼痛。②寒颤、高热、出汗、软弱、体重减轻。③可有尿频、尿急、尿痛等症状。④腹部体检、肛门指检及阴道指检可扪到触痛性肿块。如有肾周脓肿,则肋脊角膨隆、有压痛,膈肌痉挛,腰部皮肤有凹陷性水肿。如果累及髂腰肌,则有脊柱弯曲和病变侧大腿屈曲,伸直时有痛感。偶见引流窦道、皮下气肿或感染波及到相邻结构(髂静脉炎和血栓、硬脑膜腔感染)而提示存在腹膜后腔脓肿。腰大肌的筋膜腔可将脓液从纵隔引向大腿,腰方肌筋膜腔引向 Petit 三角,而髂肌筋膜腔引向腹股沟环或大腿。脓肿也可自发地穿破进入腹腔、小肠、结肠、阴道、胸膜、纵隔、支气管、心包或血管。

腹膜后感染弥漫且严重时,腹胀明显,常发生神志错乱、嗜睡、黄疸或休克。

2.实验室检查　白细胞计数和中性粒细胞分类常明显增高,但也可以正常甚至减少。如有肾周脓肿,可有脓尿、蛋白尿和菌尿,也可阴性。

3.X线检查　腹部平片可在受累一侧显示软组织肿块,肾影模糊不清和腰大肌边缘模糊,有时见脓肿部有液气平面,脊柱弯曲,肠麻痹。也可见腰椎及肋骨破坏,横膈抬高,胸腔积液。静脉肾盂造影可显示肾脏改变。造影剂流入肾周,输尿管外移或阻塞。胃肠道钡剂检查可示肠道前移,有时可见钡剂流入腹腔。

【治疗】

1.原发疾病的治疗　治疗原发疾病极其重要。腹部创伤所致的腹膜后脓肿,大多是由于首次手术时漏诊了肠管的损伤,或对其处理不当而致引流不畅。因此,阻断感染来源极为重要。

急性胰腺炎所致的腹膜后脓肿由于胰腺腺泡破裂,胰液不断注入腹膜后间隙并在其中蔓延。首先累及肾旁前间隙,继而进入其他间隙,并因胰酶的破坏产生超间隙扩散,从而向纵深蔓延至肾周和肾旁后间隙,对胰周彻底有效的引流能有效地防止腹膜后脓肿的发生和控制其发展,对改善全身情况亦有重要作用。

2.腹膜后脓肿的治疗　充分有效的引流在腹膜后脓肿的治疗中极其重要。引流必须疏通各间隙,打开分隔,消除隧道。一种为手术引流,包括经腹前壁和经后上腰腹膜后引流,后者更符合低位、捷径的原则,效果较好;另一种为B超引导下经皮穿刺置粗管引流,具有创伤小,引流效果好的优点,但不宜应用于合并有腹腔内感染,尤其是有肠瘘的病例。

应根据脓液细菌培养的结果选用有效的抗菌药物,但抗菌药物虽有助于控制腹膜后感染,仍难以达到治愈的目的。

3.营养支持治疗　营养支持治疗对腹膜后脓肿的治疗意义重大。由于腹膜后脓肿常可影响腹膜后神经丛,引起肠麻痹,造成肠道功能障碍,再加其原发疾病大多有瘘存在,应给予肠外营养支持,以改善营养状况,提高组织愈合能力,增强机体免疫力,促进感染的局限与控制。在病情得到控制后,根据情况可改用肠内要素饮食灌注,更好地改善营养状况,为彻底治愈创造良好条件。

## 三、腹膜后淋巴结结核

结核杆菌可通过血行播散,侵犯腹膜后淋巴结而发病,其结局是大多数自行愈合形成钙化;少数立即呈干酪化,有些也可暂时愈合,经相当一段时期以后出现干酪化,形成一个大的冷脓肿。

### 【诊断】

起病隐袭是所有结核病的共同特点,如食欲减退、消瘦、午后低热及夜间盗汗等。还可有餐后腹胀、恶心、呕吐、腹部不适和疼痛。可在腹中线上隐约扪到一肿块。这种情况有时易误诊为肿瘤。

结核性淋巴结炎伴冷脓肿可压迫邻近组织引起症状:①压迫肾及输尿管,引起肾移位和输尿管移位阻塞,可在静脉肾盂造影中显示。②压迫幽门引起幽门梗阻。③压迫和侵犯十二指肠,可使十二指肠框扩大,十二指肠有切迹和狭窄,引起十二指肠壅滞症。④压迫胆总管引起阻塞性黄疸。⑤压迫门静脉引起门脉高压。

几个淋巴结脓肿的融合及其与周围粘连,有时在肠系膜淋巴结根部附近,可形成一个巨大假性肿瘤,如果在其他部位没有活动性结核病灶,诊断很困难。影响淋巴引流时,下肢可发生淋巴水肿。如淋巴结炎在乳糜池附近,则可发生乳糜腹水。

确定诊断主要靠剖腹活检或周围肿大的淋巴结活检。采用抗结核药物试探性治疗也是一种诊断手段。

### 【治疗】

抗结核治疗,可用异烟肼 0.3g,每日 1 次,口服;链霉素 0.75g,每日 1 次,肌注;对氨水杨酸或乙胺丁醇等进行治疗。用药时间不能少于 18～24 个月,以减少复发。

## 四、腹膜后原发性肿瘤

腹膜后原发性肿瘤可起源于脂肪、疏松结缔组织、筋膜、血管、神经、淋巴结和泌尿生殖系统的胚胎残余。可分为原发性和继发性肿瘤,腹膜后肿瘤是比较少见的,占所有肿瘤的不到 0.2%,恶性肿瘤占 60%～85%。一般认为原发性腹膜后肿瘤,良性的瘤体多较小,形态较规则,边缘较清楚。而恶性的瘤体多较大,浸润性生长,密度明显不均匀。继发性肿瘤多来源于邻近器官肿瘤延伸和转移以及远隔肿瘤的转移。

### 【诊断】

1.临床表现　起病缓慢,症状出现得晚,开始时常比较含糊。症状与肿瘤的起源、部位和对周围脏器的推移、压迫或浸润有关。随着疾病的进展,这种含糊的症状为疼痛所代替。如果是恶性肿瘤,腹痛可以很严重,疼痛也可出现在背部和下肢。可在大腿前外侧、腹股沟和大腿内侧及阴囊部感觉麻木或疼痛。有些可有坐骨神经痛。如果肿瘤位于腹膜后腔的上方,可发生肩痛。

由于肿瘤的压迫和累及胃肠道,患者可有胃肠道的症状,包括食欲不振、恶心、呕吐、腹泻、便秘、胀气和肠痉挛,有时可引起肠梗阻。

如果肿瘤已达后期,则有食欲不振、乏力、体重减轻、衰弱及发热等症状。腹膜后恶性淋巴瘤可只表现为周期性发热而无其他症状。发热伴肿瘤内出血或坏死,更常见于儿童淋巴瘤,常见轻中度贫血。

肿块是最常见的体征,少数可伴有触痛。腹膜后肿瘤可在肛检及阴道检查中扪到,其包块可有下列体征:①比较固定,很少移动。②双手扪诊(一手在阴道,一手在下腹)示肿块深而固定。③在肿块上叩诊呈鼓音。④腰部可饱满或隆起,叩诊浊音。一部分质地坚硬、不易移动而边缘不很清楚的肿块常表示为恶性肿瘤。

良性肿瘤可以长期无症状,只是达到巨大程度后因对周围组织的压迫才产生症状。腹膜后囊肿可使腹部全面或局部膨隆,使患者稍感不适,但极少发生疼痛。也可以压迫肾、输尿管或结肠而引起移位。如压迫膀胱,可引起尿急和排尿不净感,如压迫下腔静脉可引起下肢水肿。如压迫腰骶神经,则可引起疼痛向大腿后侧放散,但较少见。

2.X线检查 后前位及侧位腹部平片可显示肿瘤阴影及其在腹膜后腔的部位(腰大肌影不显及肿块阴影在侧位时贴近脊柱)。静脉和逆行肾盂造影可鉴别肾脏肿瘤与腹膜后肿块,并对肿块是否在腹膜后予以定位。如输尿管有向内侧、外侧或向前移位时,则肯定肿块在腹膜后。胃肠道钡餐检查或钡剂灌肠也能根据胃肠道的移位情况帮助肿瘤的定位及与胃肠道肿瘤的鉴别。腹膜后充气造影对探测肾上腺肿瘤意义很大。

3.CT扫描 原发性腹膜后良性肿瘤的影像学诊断依据是:病灶在4cm以下,边缘比较规则,边界清楚。肿瘤内部密度比较均匀,增强扫描时肿块强化大多不明显。后腹膜恶性纤维组织细胞瘤属于原发性间质性肿瘤,由于肿瘤基质内可以积聚骨软骨化生性组织结构,因此病灶性钙化的出现比较明显。CT扫描时这种钙化的主要征象为:肿瘤内的多团块状或环状偏一侧性钙化,当后腹膜肿瘤出现这种钙化时应当首先考虑本病。神经源性肿瘤除位置比较恒定外,肿块内部密度在CT扫描中也有一些特征:肿瘤在增强扫描中全部或者大部分组织密度低于周围肌肉组织。肿瘤可以完全或者部分包绕局部血管,血管可以变窄。这种密度特点是与后腹膜其他组织类型肿瘤有所区别的重要方面。

4.超声检查 有助于腹膜后肿瘤良、恶性的鉴别,囊性肿块多属良性,而实性肿块即使回声均匀者也应考虑为恶性。超声引导下穿刺活检可较好地辅助诊断。

【治疗】

腹膜后肿瘤较少见,一经发现瘤体多已巨大,且对周围脏器及重要血管有侵犯,手术会给患者带来一定风险。但大多数腹膜后肿瘤为低度恶性,对放、化疗不敏感,完整切除是治疗肿瘤的重要手段。

原发性腹膜后肿瘤由于瘤体巨大,易侵犯周围脏器。完整切除肿瘤常须联合脏器切除。腹膜后肿瘤与腹腔大血管关系密切,有些肿瘤来源于大血管或侵犯血管,若强行剥离易损伤大血管而引起大出血,若不剥离,血管表面残留的肿瘤细胞可导致复发,术前应充分估计,作好血管移植的准备。动脉壁较厚且易分离,一般不必行血管切除或重建。静脉壁薄,易被肿瘤浸润,常须行静脉切除与重建。淋巴瘤可行放疗及化疗。

# 五、原发性腹膜后纤维化

腹膜后纤维化是一种罕见病,特点是腹膜后的筋膜和脂肪发生非特异性炎症转变成致密的纤维组织,病因不明。最近有研究认为,原发性腹膜后纤维化是对从粥样硬化血管壁漏出来的不溶性脂质的变态反应结果,其他病因还有肿瘤、淋巴管炎、感染和放疗,这些病均能刺激纤维化的形成。原发性腹膜后纤维化可能是一种系统性纤维化的表现。可同时伴有胸纵隔纤维化,硬化性胆管炎以及肠系膜脂膜炎等。疾病的基础是系统性血管炎。导致腹膜后疏松结缔组织和脂肪缺血坏死,发生非特异性炎症,最后形成纤维组织增生。

早期病理学改变为不成熟纤维化过程,疏松的胶原网内含有纤维母细胞,炎症细胞,毛细血管增生,液体增多,内含蛋白和红细胞。晚期为成熟期,细胞成分减少,纤维化组织包裹血管和输尿管等。

## 【诊断】

1.临床表现

(1)早期：主要是炎症表现，患者感腰部、腰骶部和下腹部钝痛，偶尔很剧烈，一侧或两侧，晚间比较明显。腰痛可放散至腹股沟、外生殖器、会阴及大腿前内侧，前弯或俯卧可减轻疼痛，患者也可感腰椎屈曲不灵活，同时伴有比较模糊的胃肠道症状，如食欲不振、下腹胀痛等，还常有乏力和体重减轻，偶尔有下肢水肿，有些患者有低热。实验室检查还可以有白细胞增多和血沉加快。

(2)后期：主要是并发症的表现，以尿路梗阻为主，发生肾盂积水，夜尿、多尿或少尿和尿毒症。腰痛位置常较早期为高，常为持续性，有时呈绞痛，扩散至下腹部，肾盂积水也可继发感染。纤维组织可压迫和牵拉肠道血管引起血供不足而发生缺血性肠绞痛；或胃及肠道的自主神经紊乱而引起胃肠道功能失常。表现为食欲不振、恶心、呕吐、腹胀、腹泻或便秘；也可压迫和牵拉十二指肠、横结肠或乙状结肠引起移位和部分性肠梗阻。纤维斑块也可累及腹膜后淋巴管和血管（特别是下腔静脉）引起梗阻，产生下肢、阴囊和阴茎水肿。

2.X 线检查　静脉肾盂造影是最重要的诊断手段。可显示肾盂扩大、输尿管一侧或双侧有阻塞，在第3 至第 5 腰椎水平输尿管向内侧偏移，管腔狭窄，而逐渐变细。病变常为不对称性，因累及输尿管的部位和长短不一。有时可有多发性狭窄而表现为多发性偏移，狭窄段以上输尿管囊状扩张和积水。如静脉肾盂造影不显影，则逆行肾盂造影可显示这些典型现象。腹膜后肿瘤的表现与此不同。

同位素肾图、腹部 X 线平片对诊断有不同程度的帮助。

3.血管造影　下腔静脉造影显示下腔静脉呈光滑的逐渐狭窄，有些病例血管可能完全梗阻。主动脉造影显示为远端主动脉和髂总动脉光滑或不规则狭窄；腹膜后纤维化淋巴管造影可见淋巴管扩张、扭曲，造影剂通过主动脉旁淋巴管排空延迟，有时淋巴管造影可能正常。

4.超声检查　能提示存在腹膜后纤维化，典型的表现为下腰椎或骶岬前缘边界清晰的无回声肿块。对良、恶性腹膜后纤维化或大多数恶性淋巴结肿大的病例超声表现都一样。动脉瘤周围纤维化也是无回声改变。腹膜后纤维化轻微的早期改变可能由于肠气或肠腔内液体重叠而漏诊。

5.CT 和 MRI 检查　是目前诊断并确定该病程度的最有决定性的方法。腹膜后纤维化的 CT 表现多种多样，通常表现为单个或多个匀质密度的软组织块影，前缘境界多较锐利，后缘边界不甚清楚，病变可局限或广泛，肿块的大小不等，最大者宽径可达 10cm，病变 CT 值与肌肉或实质性脏器密度相近似，因此在 CT 上与新生物或肿大的淋巴结包块不易区别。薄扫有利于观察组织结构，静脉增强程度取决于纤维化的分期、炎症的程度以及血管数目的多少。

本症的诊断要点：①持续腰背痛伴低热和各种胃肠道症状。②血沉增快。③典型的肾盂造影改变。④尿毒症。

## 【治疗】

原发性者若无肾功能异常，可用激素、免疫抑制剂和抗风湿治疗，如泼尼松和硫唑嘌呤等。激素可减轻炎性水肿及输尿管梗阻，至少要用 6 个月，临床症状好转和消失，通常以血沉及 MRI 为观察指标，正常后停药或再用 1 周。原发性伴有肾功能异常者应早期手术治疗，可采用输尿管松解术、输尿管松解术加大网膜包裹术、输尿管腹腔化或腹膜袋形成术、输尿管内支架输尿管部分切除吻合术、回肠代输尿管术。其中以输尿管松解加大网膜包裹术最为常用。近年已采用腹腔镜下手术治疗。术后加用激素及免疫抑制剂辅助治疗。

## 六、腹膜后腔内液体渗漏

腹膜后腔可以发生十二指肠液、胆汁、胰液、淋巴或尿液的渗漏，十二指肠是腹膜间位器官，其前半部包有腹膜，后半部直接与腹膜后腔相连，故后壁溃疡穿孔或外伤，十二指肠液可流入腹膜后腔。胰腺本身是腹膜外器官，胰腺手术创伤或外伤及急性胰腺炎均可有胰液的外漏。胆管的外伤或手术创伤或胆总管结石磨损穿孔也可使胆汁漏入腹膜后腔。腹膜后的淋巴管也可因创伤而发生淋巴漏出。肾盂或输尿管的外伤或手术创伤可使尿液外漏偶尔逆行肾盂造影术时插管或注射造影剂时肾盂内压力过高或尿路结石引起肾盂内压力突然升高时，均可造成肾盂破裂的意外，而有病的肾盂是肾盂破裂的病理基础。

【诊断】

腹膜炎时腹痛很剧烈，但腹膜后腔内积液刺激则相反，一般腹痛较轻而模糊，虽然有时也可很剧烈，腹部触痛和肌卫不如腹膜炎时那样恒定，而且程度上要轻得多。胃肠道功能紊乱，可表现为恶心、呕吐、肠胀气和麻痹，有时在出现肠麻痹前先有腹泻，这是由于神经反射引起的症状。

症状出现的强度和出现的速度与漏入液体的量和速度、漏液的部位以及漏入液体的性质相关。尿液和胰液刺激性较强，症状也较重，可发生局部的后背痛甚至可扣到肿块。漏液快而多时可发生休克，同时可出现寒战、高热，而且也常发生继发性肠道细菌感染。

【治疗】

漏液少者一般予保守治疗，包括补液及预防感染等；腹痛及反射性胃肠功能紊乱可静注普鲁卡因；如果病情重，保守治疗无效则应行手术引流及缝合渗漏道。

## 七、腹膜后腔出血

腹膜后腔出血可由很多原因引起，最常见的病因是腹部创伤、骨盆和脊柱骨折、出血性疾病（如血友病）、出血性胰腺炎、抗凝治疗、急性坏死性胰腺炎、肾上腺或腹膜后肿瘤自发性出血、腹主动脉瘤破裂和病理性肾破裂，也有时找不到病因。

一般突然发作，血肿发展很快，特别是动脉瘤破裂。血肿可压迫腹膜后腔内的结构引起各种症状。可在肠系膜各叶间蔓延，也可沿后腹壁弥散，甚或穿入腹腔，出血可缓慢而持续，或自行终止，或形成包裹性血肿，最后发生机化、纤维化或中央发生液化。

【诊断】

1.临床表现

（1）疼痛：大多数起病急而发展快，引起疼痛，疼痛可轻可重，可局限也可弥漫，位于腹部、腰部和背部，偶尔放射至髋关节或大腿，俯卧时疼痛可减轻或缓解。

（2）胃肠道症状：恶心、呕吐、腹泻，随之发生便秘、肠麻痹胀气、肠鸣音消失。

（3）休克：失血可致虚弱、出汗、心悸、面色苍白，严重时发生低血压、昏厥，甚至休克。

（4）体格检查：腹部和腰部有触痛，腹壁可有肌紧张，有时腹部和腰部可扣到肿块，如系动脉出血，则肿块可以快速增大，在腰和腹壁可见皮下出血，偶在腹股沟和阴囊处、大腿或肛周也有皮下出血。也可有腰大肌刺激性痉挛，引起病侧大腿屈曲。

腹膜后血肿破裂入腹腔，可引起腹膜刺激和休克。有时血肿包绕股神经，使股神经的功能失调，表现为股四头肌软弱和膝反射消失。血肿压迫十二指肠，引起十二指肠扩张和壅滞；血肿压迫肾静脉，引起肾病综合征;压迫下腔静脉而引起下肢水肿和血栓性静脉炎。肾周血肿也可导致肾功能衰竭和血尿。

2.辅助检查　血常规示贫血、网织红细胞增多和白细胞增多。有出血性胰腺炎时血淀粉酶升高。

腹部 X 线平片可发现骨折、动脉瘤、异常阴影或一侧肾或腰大肌不显影,以及局限性弥漫性肠麻痹。静脉肾盂造影可探查肾脏和输尿管的情况,超声波检查则能发现血肿。

## 【治疗】

抗凝剂和出血性疾病引起者,停抗凝剂并行支持疗法。出血量小而自动局限者也以支持疗法为宜。由妊娠或分娩引起者和由病肾破裂或创伤、骨折引起者应及时手术。

(马文杰)

# 第四节　网膜疾病

## 一、网膜扭转

大网膜由四层间皮组织组成,血供应来自左、右胃网膜动脉。因为它是一个游离膜,活动度很大,可以发生扭转,引起缺血坏死。

大网膜扭转可为原发性,也可为继发性的。原发性者病因不明,常为体位的突然变动,负荷过重,或剧烈运动所诱发,特别在网膜有畸形者容易发生。继发性者是指在粘连性病变或网膜疝的基础上所发生,扭转发生于粘连处或疝颈处。

本病多在 25~50 岁间发病,男性略多于女性。患者突然发生局部疼痛,可自行缓解,但可复发。若扭转不缓解,则腹痛持续,且大多位于右下腹,有腹膜刺激征,甚至可以触及充血水肿的网膜,犹如包块。同时有恶心、呕吐、发热和周围血白细胞升高,很难与急性阑尾炎相鉴别。严重病例可发生大网膜坏疽,必须及时手术,切除受累之网膜。术后预后良好,不再复发。

## 二、网膜炎

网膜炎实际上是腹膜炎的一部分,可引起网膜的广泛粘连,常继发于腹腔内其他脏器的炎症性病变,如急性阑尾炎、急性胆囊炎、盆腔炎、胰腺炎和结核性腹膜炎。手术也可引起网膜发炎而产生粘连。

网膜趋向炎症区而受累,使本身发生急性炎症,可有充血、水肿或坏死等病理改变。网膜急性炎症常与原发疾病交织在一起,而临床上只视为一个疾病。少数病例转成慢性,导致不同程度的局部粘连,轻者牵引腹膜产生腹痛,重者则可发生肠梗阻。

本病诊断主要依靠病史。X 线检查常能发现原发病或胃肠道粘连性、梗阻性表现。

对炎症的治疗应给予足量抗生素,若保守治疗无效,则应手术治疗,连同原发病灶一起清除。对于粘连性病变,若无明显梗阻症状,则应尽可能保守治疗。

## 三、穿网膜疝

小肠袢可凸入正常的网膜解剖孔或某些疾病所造成的孔隙而形成疝,称穿网膜疝,属内疝的一种。

正常的 Winslow 孔常常是这种疝的颈部,而损伤、外科手术以及网膜的炎症性病变所造成的网膜粘连是后天性的基本病因,特别是大网膜的游离缘与前腹壁或内脏的粘连有利于疝的形成。因为小肠游离性大,故小肠几乎是唯一的疝内容物。疝一般都是在腹压增加的情况下生成的,若疝孔大而软,且疝囊不大时,常可自行回纳而缓解或有轻度腹痛;若孔小而较硬时,则形成的疝常发生嵌顿,表现为剧痛,而后产生小肠梗阻的症状。

一旦明确诊断,或疑似本病而经保守治疗后梗阻不缓解时,应及早剖腹,进行小肠复位手术,并宜将疝孔关闭,或切除网膜裙。若肠段有坏死表现,则应切除。

## 四、网膜肿瘤

网膜肿瘤以转移性恶性肿瘤为多见,主要来自胃肠道或卵巢,而原发性者,不论是良性或恶性都较罕见。其肿瘤组织类型甚多,常见平滑肌肿瘤及淋巴管瘤,其次为脂肪肿瘤、间皮肿瘤、血管肿瘤、纤维肿瘤、神经源瘤、畸胎瘤、恶性淋巴瘤等,囊性肿瘤多为良性,实性肿瘤多为恶性。

小的原发性实体瘤并不产生症状,也难以触及。瘤体大时,主要表现是腹部膨大,可牵引腹膜并影响到胃肠道而产生腹部隐痛、腹胀等症状,甚至产生瘤体的压迫症状,并可触及。良性者活动度大,恶性者则多与周围组织粘连,转移性者还可能触及多个瘤体。恶性者除有消瘦、乏力等全身衰竭症状外,还可产生腹水。

腹部 B 超及 CT 检查可显示肿瘤的大小、形态及部位,还可在 B 超、CT 引导下穿刺活检。胃肠道 X 线检查可发现肿瘤的压迫征象。腹腔镜检查可窥见肿瘤,但可因粘连而受到阻碍,最可靠的是剖腹探查。

手术切除是唯一治疗方法,但转移性者预后较差。

## 五、网膜囊肿

网膜的囊肿少见,主要发生在儿童和青少年,病情进展缓慢。大网膜囊肿分为真性囊肿和假性囊肿两类。真性囊肿多数由淋巴管梗阻所致,也可以由先天异位淋巴组织发展而来,其囊壁薄,壁内被覆单层内皮细胞,可以是单房或多房,囊肿的内容物多为淡黄色浆液和乳糜样液。而假性囊肿多在炎症反应以后发生,也可由损伤和寄生虫等引起,其囊壁厚,由炎性细胞及纤维结缔组织构成,无衬里内皮细胞,多为单房,内含浑浊炎性渗出液或血性液。

一般较小的囊肿可无症状,多在手术时偶然发现。大囊肿可出现腹部饱胀感,并可伴有隐痛或坠痛,炎症感染时症状加重,并发扭转或肠梗阻时可发生剧烈腹痛。查体腹部可触及无压痛、移动性大的包块,多在上腹部,有时可有囊性感。因本病在临床上缺乏特征性的症状和体征,故诊断较为困难。

胃肠道钡餐 X 线检查可发现胃上移、小肠后移及压迫征,前腹壁与小肠间距明显增宽等征象,对诊断有一定帮助,但不易与肠系膜囊肿相鉴别。B 超检查可证实为囊性,但 CT 扫描比 B 超定位更确切,若应用胃肠钡餐、B 超检查及 CT 扫描未能与肠系膜囊肿相鉴别者,可行腹腔动脉造影而确诊,但最可靠的还是剖腹探查。

本病一经诊断,应尽早手术切除。因大网膜囊肿虽属良性病变,但可出现腹部疼痛、饱胀等症状,有时可合并感染,诱发大网膜扭转坏死,囊肿压迫和牵拉小肠可出现肠梗阻、肠扭转可致严重并发症,故应以手术治疗为主。手术首选包括囊肿在内的全部或部分大网膜切除术。术中若发现囊肿与胃、肠管粘连紧密,原则上应连同受累部分胃、小肠一并切除。

（胡先平）

# 参考文献

1.田德安.消化系统疾病诊疗指南(第3版).北京:科学出版社,2013

2.贾玫,王雪梅.消化系统疾病.北京:北京科学技术出版社,2014

3.唐承薇.消化系统疾病.北京:人民卫生出版社,2011

4.林寿宁,朱永苹,林树元.消化内科新医师手册(第二版).北京:化学工业出版社,2015

5.杨长青,许树长.消化内科常见病用药(第2版).北京:人民卫生出版社,2016

6.钱家鸣.消化内科学(第2版).北京:人民卫生出版社,2014

7.张爱霞,王瑞春.消化内科临床护理.北京:军事医学科学出版社,2014

8.关玉霞.北京协和医院消化内科护理工作指南.北京:人民卫生出版社,2016

9.张铭光,杨小莉,唐承薇.消化内科护理手册(第2版).北京:科学出版社,2015

10.钱家鸣.消化内科疾病临床诊疗思维.北京:人民卫生出版社,2012

11.林三仁.消化内科学高级教程.北京:人民军医出版社,2013

12.李荣宽,陈骏,王迎春.消化内科处方分析与合理用药.北京:军事医学科学出版社,2014

13.刘玉兰,胡大一.消化内科.北京:北京科学技术出版社,2010

14.王伟岸.胃肠病学手册.北京:人民卫生出版社,2016

15.高峰玉,解祥军,陈宏辉,陈明.实用临床胃肠病学(第2版).北京:军事医学科学出版社,2015

16.莫剑忠,江石湖,萧树东.江绍基胃肠病学.上海:上海科学技术出版社,2014

17.姜泊.胃肠病学.北京:人民卫生出版社,2015

18.卫洪波.胃肠外科手术并发症.北京:人民卫生出版社,2014

19.任建林,王秀伯,刘润皇.整合胃肠肿瘤学基础.北京:人民卫生出版社,2014

20.刘晓政.新编临床消化内科疾病诊疗精要.陕西:西安交通大学出版社,2014

21.吴永贵,王爱玲.当代内科学进展.安徽:安徽科学技术出版社,2015

22.陈卫昌.内科住院医师手册.南京:江苏科学技术出版社,2013

23.左婷婷,郑荣寿,曾红梅,张思维,陈万青.中国胃癌流行病学现状.中国肿瘤临床,2017,44(01):52-58

24.雷碧霞,谭建兰,杨滢,梁汝忠.影响消化内镜消毒灭菌效果相关因素分析及质量管理.中国实用医药,2017,12(10):195-197

25.邹文斌,吴浩,蔡全才,李兆申.胃癌危险因素研究进展.中国实用内科杂志,2014,34(04):415-420

26.仲海,严超,燕敏,朱正纲.胃癌术前分期的研究现状.世界华人消化杂志,2011,19(01):48-56

27.孔金艳,唐平,邢玉斌,王盈盈,张修礼,杨云生.消化内镜清洗消毒全程质量追溯管理的探讨.中华医院感染学杂志,2011,21(22):4753-4755

28.徐亭,张艳桥.胃癌骨转移的临床研究进展.中国肿瘤,2016,25(08):628-633

29.和水祥,张丹,禄韶英.胃癌的分子机制及靶向诊断研究进展.西安交通大学学报(医学版),2016,37(04):461-472

30.孟庆贺.消化内镜消毒方法及消毒剂研究进展.河南预防医学杂志,2016,27(11):828-830